AF452904

Octave DOIN ET FILS, Éditeurs, 8, place de l'Odéon, Paris, 6e.

NOUVELLE BIBLIOTHÈQUE

DE

L'ÉTUDIANT EN MÉDECINE

PUBLIÉE SOUS LA DIRECTION

DE

L. TESTUT

Professeur à la Faculté de médecine de Lyon.

PAR MM. LES PROFESSEURS ET AGRÉGÉS

ANCEL (de Nancy), ARNOZAN (de Bordeaux), AUGAGNEUR (de Lyon),
BOISSON (de Lyon), BORDIER (de Lyon),
BOULUD (de Lyon), BOURSIER (de Bordeaux), CADE (de Lyon),
CARLE (de Lyon), J. CARLES (de Bordeaux), CASSAET (de Bordeaux),
CAUSSE (de Lyon), J. CLUZET (de Lyon),
COLLET (de Lyon), J. COURMONT (de Lyon), P. COURMONT (de Lyon),
DENUCÉ (de Bordeaux), DUBREUILH (de Bordeaux), M. FAVRE (de Lyon),
FORGUE (de Montpellier), GALLAVARDIN (de Lyon), GANGOLPHE (de Lyon),
HÉDON (de Montpellier), HERRMANN (de Toulouse),
HUGOUNENQ (de Lyon), L. IMBERT (de Marseille), JACOB (du Val-de-Grâce),
LAGRANGE (de Bordeaux), LAMARQUE (de Bordeaux), LANGLOIS (de Paris),
LANNOIS (de Lyon), LE DANTEC (de Bordeaux), J. LÉPINE (de Lyon),
LESIEUR (de Lyon), LYONNET (de Lyon), MAYGRIER (de Paris),
MONGOUR (de Bordeaux), MOREAU (de Lyon), A. MOREL (de Lyon),
C. MOREL (de Toulouse), NOVÉ-JOSSERAND (de Lyon), PATEL (de Lyon),
PAVIOT (de Lyon), PIC (de Lyon), PIÉCHAUD (de Bordeaux),
M. POLLOSSON (de Lyon), PONT (de Lyon), POUSSON (de Bordeaux),
RÉGIS (de Bordeaux), RICHE (de Montpellier), RIEUX (de Lyon), SCHWAB (de Paris),
TESTUT (de Lyon), THOINOT (de Paris), TOUBERT (de Paris),
TOURNEUX (de Toulouse), VERDUN (de Lille), VIALLETON (de Montpellier),
WEILL (de Lyon).

Cette bibliothèque est destinée avant tout, comme son nom l'indique, aux étudiants en médecine : elle renferme toutes les matières qui, au point de vue théorique et pratique, font l'objet de nos cinq examens de doctorat.

Les volumes sont publiés dans le format in-18 colombier (grand in-18), avec cartonnage, toile et tranches de couleur. Ils comporteront de 400 à 1.300 pages et seront

illustrés de nombreuses figures en noir ou en couleurs.
Le prix des volumes variera de 6 à 12 francs.

La Nouvelle Bibliothèque de l'Étudiant en Médecine comprend actuellement (le nombre pourra en être augmenté dans la suite) soixante-cinq volumes, qui se répartissent comme suit :

VOLUMES PARUS :

Anatomie descriptive (Précis d'), par L. Testut, professeur d'anatomie à la Faculté de médecine de Lyon, 7ᵉ édit., 1 vol. de 840 pages.   **9 fr.**

Anatomie topographique (Précis d'), par L. Testut, professeur d'anatomie à la Faculté de médecine de Lyon, et O. Jacob, médecin-major de l'armée, professeur au Val-de-Grâce, 4ᵉ édition, 1 vol. de 560 pages. . . . . **7 fr.**

Art de formuler (Précis de l'), par B. Lyonnet, médecin des hôpitaux de Lyon, et B. Boulud, pharmacien des hôpitaux de Lyon. 1 vol. de 400 pages . . . . **6 fr.**

Auscultation et de Percussion (Précis d'), par E. Cassaët, professeur agrégé à la Faculté de médecine de Bordeaux, médecin des hôpitaux, 2ᵉ édition, 1 vol. de 800 pages avec 208 figures, dont 104 en couleurs, dans le texte. . . . . **10 fr.**

Bactériologie (Précis de), par J. Courmont, professeur d'hygiène à la Faculté de médecine de Lyon, médecin des hôpitaux, 4ᵉ édition. 1 vol. de 1.150 pages avec 449 figures, dont 104 en couleurs, dans le texte. . . . . , ... , . **12 fr.**

Chimie physiologique et pathologique (Précis de), par L. Hugounenq, professeur de chimie à la Faculté de médecine de Lyon, 3ᵉ édit. 1 volume de 620 pages, avec 113 figures dans le texte et 8 planches chromolithographiques hors texte. . . . . **9 fr.**

Chirurgie d'armée (Précis de), par J. Toubert, professeur agrégé au Val-de-Grâce, 1 volume de 550 pages, avec 234 graphiques ou figures dans le texte, dont 104 tirés en couleurs . . . . . . **8 fr.**

Chirurgie infantile (Précis de), par T. Piéchaud, 2ᵉ édition revisée par M. Denucé, professeur de clinique chirurgicale infantile et orthopédie à la Faculté de médecine de Bordeaux, chirurgien des hôpitaux, 1 vol. de 1.050 pages avec 219 figures dans le texte.   **10 fr.**

Chirurgie journalière (Précis de), par M. Patel, professeur agrégé à la Faculté de médecine de Lyon, chirurgien des hôpitaux. 1 vol. de 775 pages, avec 400 figures dans le texte. . . . . **9 fr.**

Consultations médicales (Précis de), par X. Arnozan, professeur de clinique à la Faculté de médecine de Bordeaux, médecin des hôpitaux. 1 volume de 480 pages. . . . . **7 fr.**

Dermatologie (Précis de), par W. Dubreuilh, professeur agrégé à la
Faculté de médecine de Bordeaux, médecin des hôpitaux, 3e édition,
1 volume de 550 pages, avec figures dans le texte. . . . . 7 fr.

Diagnostic médical et de Séméiologie (Précis de), par Paviot, professeur agrégé à la Faculté de médecine de Lyon, médecin des
hôpitaux, 2e éd. 1 vol. de 1300 pages avec 57 fig. dans le texte. 12 fr.

Dissection (Précis de). (Guide de l'étudiant aux travaux pratiques
d'Anatomie), par P. Ancel, professeur d'anatomie à la Faculté de
médecine de Nancy, 1 volume de 330 pages avec 71 figures dans
le texte, dont 47 en couleurs . . . . 6 fr.

Embryologie humaine (Précis d'), par F. Tourneux, professeur d'histologie à la Faculté de médecine de Toulouse, 2e édit. 1 volume
de 600 pages, avec 248 figures dans le texte, dont 59 tirées en
couleurs . . . . 9 fr.

Gynécologie (Précis de), par A. Boursier, professeur de clinique des
maladies des femmes à la Faculté de médecine de Bordeaux,
chirurgien des hôpitaux. 2e édition, 1 vol. de 1.160 pages avec 311 figures dans le texte . . . . 12 fr.

Hématologie et de Cytologie (Précis d'), par Rieux, médecin-major de
l'armée, professeur agrégé au Val-de-Grâce. 1 vol. de 950 pages, avec
157 figures dans le texte et 8 planches en couleurs hors texte 10 fr.

Histologie (Précis d'), par F. Tourneux, professeur d'histologie à la
Faculté de médecine de Toulouse, 2e édition. 1 volume de 1.050 pages,
avec 537 figures, dont 99 en couleurs, dans le texte . . . 12 fr.

Hygiène publique et privée (Précis d'), par J.-P. Langlois, professeur
agrégé à la Faculté de médecine de Paris, 4e édition. 1 vol.
de 650 pages avec 79 figures dans le texte . . . . 8 fr.

Législation et d'Administration militaires (Précis de), par le docteur A. Boisson, médecin-major à l'Ecole du service de santé
militaire à Lyon, 1 volume de 672 pages, avec 26 figures dans le
texte et une planche chromolithographique hors texte. . . 8 fr.

Maladies du cœur et de l'aorte (Précis des), par P. Gallavardin,
médecin des hôpitaux de Lyon. 1 vol. de 900 pages avec 203 figures,
dont une partie en couleurs, dans le texte. . . . . 10 fr.

Maladies de l'estomac et de l'intestin (Précis des), par Cade, médecin des hôpitaux de Lyon, 1 volume de 1.020 pages, avec
162 figures dans le texte et 2 planches en couleurs hors texte. 12 fr.

Maladies du foie (Précis des), par Ch. Mongour, professeur agrégé
à la Faculté de médecine de Bordeaux. 1 volume de 636 pages
avec 75 figures dans le texte. . . . . 8 fr.

Maladies des oreilles, du nez, du pharynx et du larynx (Précis des),
par R. Lannois, professeur adjoint à la Faculté de médecine de
Lyon, médecin des hôpitaux, 2 vol. formant 1.700 pages avec 445
figures dans le texte. . . . . 18 fr.

Maladies des reins (Précis des), par Jacques CARLES, médecin des hôpitaux de Bordeaux. 1 volume de 660 pages, avec 93 figures dans le texte et 4 planches en couleurs hors texte . . . . **8 fr.**

Maladies vénériennes (Précis des), par V. AUGAGNEUR, ancien professeur de clinique des maladies cutanées et syphilitiques, et M. CARLE, chef de laboratoire de la clinique des maladies cutanées et syphilitiques de la Faculté de médecine de Lyon, 2ᵉ édition, 1 vol. de 850 pages avec 60 figures dans le texte et 16 planches chromolithographiques hors texte . . . . **10 fr.**

Maladies des vieillards (Précis des), par A. PIC, professeur à la Faculté de médecine de Lyon, médecin des hôpitaux et S. BONNAMOUR, chef de laboratoire à la Faculté de Médecine de Lyon, 1 vol. de 900 pages avec 80 figures dans le texte. . . . . **10 fr.**

Maladies des voies urinaires (Précis des), par A. POUSSON, professeur à la Faculté de médecine de Bordeaux, chirurgien des hôpitaux, 3ᵉ édition, 1 volume de 1.120 pages, avec 318 figures dans le texte dont 25 tirées en couleurs . . . . **12 fr.**

Matière médicale (Précis de), par H. CAUSSE et B. MOREAU, professeurs agrégés à la Faculté de médecine de Lyon. 1 vol. de 800 pages avec 150 figures dans le texte et 4 planches en couleurs hors texte . . . . **9 fr.**

Médecine infantile (Précis de), par E. WEILL, professeur de clinique des maladies des enfants à la Faculté de médecine de Lyon, médecin des hôpitaux, 3ᵉ édition. 2 volumes formant 1.500 pages, avec 100 figures en noir et en couleurs dans le texte et 16 planches en couleurs hors texte. **18 fr.**

Médecine opératoire (Précis de) (Manuel de l'Amphithéâtre), par M. POLLOSSON, professeur de médecine opératoire à la Faculté de médecine de Lyon, 3ᵉ édition, 1 volume de 420 pages, avec 157 figures dans le texte . . . . **6 fr.**

Obstétrique (Précis d'), par CH. MAYGRIER, professeur agrégé à la Faculté de médecine de Paris, accoucheur de la Charité, et A. SCHWAB, ancien interne des hôpitaux, ex-chef de clinique d'accouchement à la Faculté de médecine de Paris, 1 volume de 1.325 pages avec 326 figures, dont une partie en couleurs, dans le texte . . . . **12 fr.**

Opérations d'urgence (Précis des), par M. GANGOLPHE, professeur agrégé à la Faculté de médecine de Lyon, chirurgien en chef de l'Hôtel-Dieu, 1 volume de 450 pages, avec 138 figures en noir et en couleurs dans le texte. . . . . **7 fr.**

Ophtalmologie (Précis d'), par F. LAGRANGE, professeur agrégé à la Faculté de médecine de Bordeaux, chirurgien des hôpitaux, 3ᵉ édit. 1 vol. de 870 pages, avec 310 figures en noir et en couleurs dans le texte et 5 planches en couleurs hors texte . . . . . . **10 fr.**

Orthopédie (Précis d'), par NOVÉ-JOSSERAND, professeur agrégé à la Faculté de médecine de Lyon, chirurgien des hôpitaux, 1 vol. de 600 pages avec 266 figures dans le texte et 8 planches en photogravure hors texte.................... 8 fr.

Parasitologie humaine (Précis de) (parasites animaux et végétaux, bactéries exceptées), par P. VERDUN, professeur de zoologie médicale et pharmaceutique à la Faculté de médecine de Lille, 2ᵉ édit. 1 vol. de 950 pages, avec 444 fig. et 4 pl. en couleurs hors texte . . 10 fr.

Pathologie exotique (Précis de), par A. LE DANTEC, professeur de pathologie exotique à la Faculté de médecine de Bordeaux, 3ᵉ édition entièrement revisée, 2 volumes formant 1.850 pages, avec 234 figures, dont une partie en couleurs, dans le texte et 3 planches en couleurs hors texte.................... 18 fr.

Pathologie externe (Précis de), par E. FORGUE, professeur de clinique chirurgicale à la Faculté de médecine de Montpellier, 5ᵉ édition, 2 volumes formant 2.300 pages avec 789 figures en noir et en couleurs dans le texte.................... 24 fr.

Pathologie générale (Précis de), par Paul COURMONT, professeur agrégé à la Faculté de médecine de Lyon, médecin des hôpitaux. 2ᵉ édition, 1 volume de 1.200 pages, avec 121 figures dans le texte . 12 fr.

Pathologie interne (Précis de), par F.-J. COLLET, professeur à la Faculté de médecine de Lyon, médecin des hôpitaux, 6ᵉ édition. 2 volumes formant 1.840 pages avec 256 figures, dont 46 en couleurs dans le texte et 4 planches en couleurs hors texte........ 18 fr.

Physiologie (Précis de), par E. HÉDON, professeur de physiologie à la Faculté de médecine de Montpellier, 6ᵉ édition, 1 volume de 729 pages, avec 198 figures dans le texte.......... 8 fr.

Physique biologique (Précis de Manipulation de) (Guide de l'étudiant aux travaux pratiques de physique biologique), par H. BORDIER. 1 volume de 325 pages, avec 82 figures dans le texte .... 5 fr.

Psychiatrie (Précis de), par E. RÉGIS, professeur de clinique psychiatrique, à l'Université de Bordeaux, 4ᵉ édition. 1 volume de 1.226 pages, avec 90 figures et 6 tracés dans le texte. . . 12 fr.

Technique chimique (Précis de), à l'usage des Laboratoires médicaux (Guide de l'étudiant et du praticien dans les recherches de chimie, de physiologie et de clinique), par A. MOREL, professeur agrégé à la Faculté de médecine de Lyon, 1 vol. de 800 pages avec 160 fig. dans le texte et 2 planches hors texte.......... 9 fr.

Technique histologique et embryologique (Précis de) (Guide de l'étudiant aux travaux pratiques d'histologie), par L. VIALLETON, professeur d'histologie à la Faculté de médecine de Montpellier, 2ᵉ édit. 1 vol. de 480 pages, avec 86 figures dans le texte et 12 planches en couleurs hors texte.................... 9 fr.

Thérapeutique (Précis de), par X. Arnozan, professeur de clinique médicale à la Faculté de médecine de Bordeaux, médecin des hôpitaux et Ch. Mongour, chargé du cours de thérapeutique à la Faculté de médecine, médecin des hôpitaux de Bordeaux. 4ᵉ édit., 2 vol. formant 1.320 p., avec fig. dans le texte. . . . . 15 fr.

Thérapeutique chirurgicale (Précis de), par L. Imbert, professeur de clinique chirurgicale à l'École de médecine de Marseille, 1 volume de 950 pages avec 292 figures dans le texte . . 10 fr.

VOLUMES EN COURS DE RÉDACTION OU D'IMPRESSION

Anatomie pathologique (Précis d'), par G. Herrmann et C. Morel, prof. à la Faculté de médecine de Toulouse. 2 vol. (sous presse).

Chirurgie opératoire (Précis de), par E. Forgue, professeur à la Faculté de médecine de Montpellier et V. Riche, professeur agrégé à la même Faculté . . . . 1 vol.

Consultations chirurgicales (Précis de), par E. Forgue, professeur de clinique chirurgicale à la Faculté de médecine de Montpellier . . . . · . . . . 1 vol.

Consultations gynécologiques (Précis de), par X. . . . . . 1 vol.

Déontologie médicale (Précis de), par L. Thoinot, professeur à la Faculté de médecine de Paris. . . . . 1 vol.

Hydrologie médicale (Précis d'), par X. Arnozan, professeur à la Faculté de médecine de Bordeaux et Lamarque, ancien chef de clinique à la même faculté . . . . 1 vol. (sous presse).

Maladies de l'appareil respiratoire (Précis des), par F.-J. Collet, professeur à la Faculté de médecine de Lyon, médecin des hôpitaux. . . . . 1 vol. (sous presse).

Maladies des Dents et de la Bouche (Précis des), par Pont, directeur de l'École dentaire de Lyon . . . . 1 vol.

Maladies du système nerveux (Précis des), par J. Lépine, professeur à la Faculté de médecine de Lyon . . . . 2 vol.

Médecine journalière (Précis de), par X. . . . . 1 vol.

Médecine légale (Précis de), par L. Thoinot, professeur à la Faculté de médecine de Paris. . . . . 2 vol. (sous presse).

Microscopie clinique (Précis de), par Lesieur, professeur agrégé à la Faculté de médecine de Lyon et M. Favre, médecin des hôpitaux de Lyon . . . . · . . . 1 vol. (sous presse).

Physique médicale (Précis de), par J. Cluzet, professeur à la Faculté de médecine de Lyon . . . . 1 vol. (sous presse).

NOUVELLE BIBLIOTHÈQUE

DE

L'ÉTUDIANT EN MÉDECINE

PUBLIÉE SOUS LA DIRECTION DE

L. TESTUT

Professeur à la Faculté de Médecine de Lyon.

MALADIES VÉNÉRIENNES

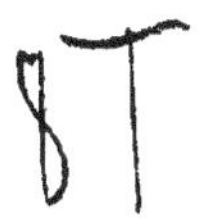

PRÉCIS

DES

MALADIES VÉNÉRIENNES

PAR

V. AUGAGNEUR

Ancien professeur de clinique
des maladies cutanées et syphilitiques
à la Faculté de Médecine de Lyon.

M. CARLE

Ancien chef de clinique
des maladies cutanées et syphilitiques
à la Faculté de Médecine de Lyon.

DEUXIÈME ÉDITION, REVUE, CORRIGÉE ET AUGMENTÉE

Avec 60 figures dans le texte

ET 16 PLANCHES CHROMOLITHOGRAPHIQUES HORS TEXTE

PARIS

OCTAVE DOIN ET FILS, ÉDITEURS

8, PLACE DE L'ODÉON, 8

1913

PRÉFACE

DE LA PREMIÈRE ÉDITION

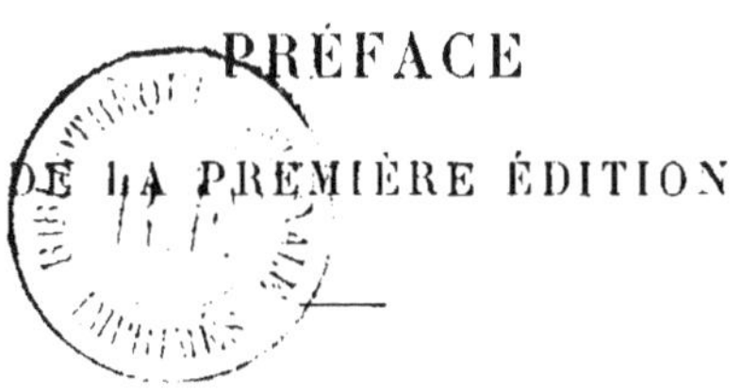

Nous dédions ce Précis des maladies vénériennes aux
étudiants, aux jeunes praticiens, et surtout aux stagiaires
de nos services hospitaliers. La plupart d'entre eux suivent
les consultations des maladies vénériennes au début de
leur vie médicale, alors que leurs connaissances en pathologie générale sont encore rares et peu coordonnées.
Il est donc nécessaire qu'ils aient entre les mains un
ouvrage simple et pratique, guide facile à consulter, auquel
ils puissent se reporter pour retrouver les variétés symptomatiques observées à l'hôpital, apprendre leurs caractères différentiels, ainsi que les indications thérapeutiques
qu'elles ont suggérées. Il fallait donc nous en tenir aux
notions générales, aux faits bien établis, pour les présenter d'une façon sobre, claire, schématique, tout en
adaptant, autant que possible, ce schéma à la réalité clinique. Il fallait également indiquer à peine, et souvent
laisser de côté, nombre de notions théoriques, de patho-
génies douteuses, cependant intéressantes par l'ampleur
des discussions qu'elles ont quelquefois suscitées.

Ce double esprit schématique et pratique a présidé à l'ordonnance de cet ouvrage. Les parties cliniques et thérapeutiques ont été surtout développées. En ce qui concerne la première, nous avons cherché à éviter la tendance déplorable qui consiste à accumuler les noms, les divisions, les sous-divisions, à créer autant de *types* que l'on voit de malades, à donner autant d'importance au « cas » isolé qu'au symptôme le plus fréquent. Cet esprit « casuomaniaque » a donné en dermatologie les résultats les plus fâcheux. Aussi avons-nous toujours insisté sur la description des types les plus fréquemment observés, leur rattachant les cas exceptionnels, dissemblables en apparence, mais qui sont la plupart du temps des transformations ou des complications.

En thérapeutique, nous n'avons pas fait la longue et pénible énumération des innombrables médicaments préconisés depuis HIPPOCRATE jusqu'à nos jours, liste chaque année augmentée d'un certain nombre de nouveaux remèdes. Autant que possible, nous nous sommes mis en présence du malade à traiter, à diverses périodes, depuis le début de la maladie jusqu'à sa terminaison ; car il est de toute nécessité pour l'élève de savoir que le traitement diffère, et en quoi il diffère, suivant le moment et les accidents qui peuvent survenir. Et cependant le nombre est grand des jeunes praticiens qui viennent hâtivement, quelques jours avant leur installation, demander dans les services spéciaux quel est *le* remède de la blennorrhagie, ou *la* préparation mercurielle à employer contre la vérole.

Tout en consacrant à la partie théorique une place moindre, nous n'avons omis, pensons-nous, aucun des problèmes importants qu'ont fait surgir, en ces trente dernières années, les nouvelles notions sur la blennorrhagie maladie générale, les toxines, le virus syphilitique, la syphilis héréditaire, etc. En présence de questions aussi intéressantes et aussi complexes, l'écueil est l'excès ; et la concision, d'ailleurs obligatoire, manque évidemment d'intérêt. Aussi avons-nous le seul regret de n'avoir pu donner à quelques-unes de ces discussions pathogéniques l'extension qu'elles méritaient.

Cependant, considérant que quelques esprits investigateurs, quoique jeunes encore, pouvaient exiger davantage, nous les avons mis à même, par une bibliographie sagement dosée, de pousser plus loin leurs recherches. Dans les cas où il nous était impossible d'exposer en détail les arguments pour et contre, nous avons préféré après avoir rappelé une opinion, citer le travail d'où elle était extraite, permettant ainsi, à ceux susceptibles de s'y intéresser, une étude plus complète.

Ajoutons que nous n'avons pas cru devoir faire abstraction de nos opinions personnelles. Cet ouvrage n'est pas la représentation photographique des idées couramment admises aujourd'hui. Sur nombre de points, nous avons donné notre manière de voir, toutes les fois du moins qu'une expérience suffisante nous a permis de l'affirmer — lors même que nous heurtions d'anciennes traditions ou des croyances solidement établies.

Les gravures, accompagnement nécessaire de tout

manuel de ce genre, proviennent à peu près toutes du Musée de la clinique dermatologique de l'Antiquaille. Elles ont été reproduites avec un soin tout particulier par nos éditeurs, à qui nous adressons nos plus vifs remerciements.

Lyon. le 1er décembre 1903.

V. Augagneur   M. Carle.

PRÉFACE

DE LA SECONDE ÉDITION.

Six ans se sont à peine écoulés depuis l'apparition de cet ouvrage. L'accueil qui lui fut réservé nous permet d'espérer que nous avons atteint notre but, d'ailleurs modeste. Mais voici qu'en ce laps de temps, pourtant fort court, bien des événements sont survenus, dans le domaine de la syphiligraphie, si tranquille depuis de longues années. L'agent virulent de la syphilis qui posait timidement, lors de notre première édition, sa candidature à l'existence, a été consacré par les recherches ultérieures. La syphilis est maintenant dotée d'un état civil complet, et, semble-t-il, définitif. Aboutissant logique des connaissances hématologiques antérieures, la réaction de Wassermann sort maintenant de la période de gestation, et laisse entrevoir dans l'avenir un horizon illimité de recherches hautement scientifiques, susceptibles d'aboutir à des conclusions pratiques du plus haut intérêt. Enfin l'intervention des arsenicaux dans la thérapeutique, après avoir quelque peu troublé le monde savant par leur arrivée un peu brutale, ne laisse pas que d'être un fait de la plus grande importance ; et cette médication, sagement mise au point, n'en est pas moins un adjuvant de premier ordre dans notre lutte contre la syphilis.

Il faut remonter à l'époque héroïque des virulistes et des avirulistes pour retrouver une pareille activité. Et il n'est pas d'exemple, croyons-nous, d'une telle accumulation de faits intéressants en aussi peu d'années. Quelle que soit la partialité de notre jugement, gêné par un recul insuffisant, quelles que soient les critiques de l'avenir, il paraît certain que l'œuvre déjà accomplie en ces six ans marquera comme une date dans les annales de la Syphiligraphie, d'abord parce qu'elle est l'aboutissant du travail obscur des générations antérieures, et surtout parce qu'elle est le point de départ de toute une série de recherches nouvelles, théoriques et pratiques.

Nos ouvrages, et particulièrement les manuels classiques, ont fatalement subi le contre-coup de la rapidité de ces découvertes. Ils en paraissaient vieillis d'autant, et dégageaient déjà un parfum d'antiquité, quelle que fût leur jeunesse relative. Il a donc fallu se mettre à l'œuvre, modifier bien des chapitres, compléter la plupart, et créer tout le département hématologique à peine esquissé autrefois. Ce fut notre œuvre dans cette seconde édition, un peu retardée, car nous avons voulu attendre, à propos des récentes questions thérapeutiques, un certain degré de mise au point.

Par ailleurs, nous avons révisé et ajouté, sans faire de grosses modifications, sauf peut-être en ce qui concerne le traitement de la blennorrhagie, question très simple ou très complexe suivant l'angle sous lequel on l'envisage. La vogue des traitements abortifs, à laquelle nous prétendons avoir quelque peu contribué, les récents progrès de l'uréthroscopie, ont modifié bien des notions; la pathogénie et le diagnostic en ont largement profité, au moins autant que la thérapeutique, dont l'abord exige une éducation préalable assez délicate. Nous avons rappelé ce qui a été dit et fait, à ce point de vue un peu spécialisé; mais surtout, nous nous sommes attachés à en extraire, pour le résumer très simplement, ce qui était susceptible d'intéresser l'étudiant ou le médecin, pour leur éducation ou leur pratique quotidienne.

Plus encore que dans notre première édition, nous avons dû, pour un certain nombre de questions, nous contenter de les effleurer, à cause de leur rareté ou de leur intérêt purement théorique. Mais, chaque fois, nous avons donné les indications bibliographiques suffisantes pour que le lecteur puisse, à l'occasion, se renseigner plus complètement.

Il en a été ainsi, tout particulièrement, pour un grand nombre de questions purement expérimentales, très intéressantes, mais très discutées et au sujet desquelles l'accord est loin d'être définitif. Dans ces conditions, il est impossible à un Précis de prétendre à faire cet accord. En pareil cas, nous avons toujours indiqué la dernière monographie parue, ou la revue générale la plus complète, de façon à ce que le lecteur, désireux d'une éducation plus complète sur ce point, puisse facilement être renseigné.

Nous renouvelons nos remerciements à nos éditeurs

qui ont subi sans murmure l'allongement nécessaire de notre Précis, rançon des progrès de la science ! Et nous témoignons également notre reconnaissance à notre jeune confrère, le Dr André Augagneur, dont l'aide nous fut précieuse par sa connaissance de la technique microscopique et expérimentale.

Lyon, juin 1912.

V. Augagneur   M. Carle.

PRÉCIS

DES

MALADIES VÉNÉRIENNES

PREMIÈRE PARTIE

BLENNORRHAGIE

HISTORIQUE ET DIVISION DU SUJET

Les phénomènes réactionnels, consécutifs à l'ensemencement et à la culture du *gonococcus* de Neisser, sur l'organisme humain, constituent la blennorrhagie.

Avant d'en arriver à une définition aussi précise, définitive puisqu'elle repose sur une pathogénie certaine, les vénéréologistes se contentèrent longtemps d'une définition clinique. La blennorrhagie était l'ensemble des phénomènes consécutifs à l'inflammation suppurative du canal de l'urèthre chez l'homme, des diverses muqueuses génitales chez la femme, inflammation reconnaissant pour cause déterminante un rapport sexuel avec une personne atteinte de la même maladie.

Toute imparfaite qu'elle était, cette définition de la blennorrhagie avait nécessité des siècles d'observations, et il n'y a pas cent ans que la chaudepisse est en possession d'un état civil, d'une personnalité indiscutée.

L'histoire de la blennorrhagie est passée par trois phases.

1° Première période. — La question d'origine ne s'est jamais posée pour la blennorrhagie ; il semble que cette maladie soit aussi vieille que l'homme lui-même. Les premiers principes d'hygiène, que Moïse sut réunir dans le *Lévitique*, envi-

sagent déjà les précautions à prendre, et les écrits hippocratiques décrivent très clairement la période aiguë. C'est même
à cette date lointaine que prit naissance, appuyée sur l'autorité
d'Hippocrate, la légende des tubercules et des carnosités du
canal, comme cause habituelle de la blennorrhagie. Notons en
passant qu'elle trouva des défenseurs jusqu'au siècle passé !
Les auteurs de l'époque romaine avaient cependant su rejeter
ce qu'elle avait trop d'absolu. Et nous voyons CELSE parler
des ulcérations du canal, ARÉTÉE DE CAPADOCE réfuter l'erreur
de GALIEN, qui avait fait de cette affection une gonorrhée
(flux de semence), PAUL d'ÉGINE étudier le paraphimosis, etc.

Puis les documents deviennent plus précis. Bien que la doctrine hippocratique domine toujours en matière de pathogénie,
nous trouvons d'excellentes études cliniques, sur les hématuries avec RHAZÈS au ixᵉ siècle, sur les orchites avec JEAN DE
GODDESDEN et JEAN de CONCORRÈGE. La notion de contagion
s'établit avec GUILLAUME DE SALICET, et plus tard GUY DE
CHAULIAC [1]. En même temps, ARGELATA et MARCELLUS CUMA-
NUS jetaient les bases de la médication expectative et émol-
liente. ANTOINE GUAINER pratiquait le premier la dilatation
avec des instruments métalliques, ARCULANUS distinguait
dysurie et iscurie, faisait l'examen à la sonde et découvrait
les propriétés de l'argent dans les cystites. La vérité était en
marche ! Et l'histoire de la blennorrhagie eût été bien simplifiée, si la syphilis n'était survenue à cette époque, c'est-à-dire
à la fin du xvᵉ siècle.

2° Deuxième période. — La deuxième période de l'histoire de la blennorrhagie commence au xviᵉ siècle. A la fin du
xvᵉ siècle, il s'était produit un événement considérable : l'invasion brusque et terrifiante de la syphilis. La gravité, le nombre
des cas de la maladie nouvelle, d'origine le plus souvent vénérienne, accaparèrent l'attention des médecins.

---

[1] On trouvera tout cet historique exposé d'une façon très intéressante dans la thèse de ROUCAYROL (Paris 1907).

Au milieu des symptômes bruyants et persistants de la syphilis, la blennorrhagie ne tenait plus qu'une place insignifiante. Fréquemment, comme nous le voyons si souvent, le même malade souffrait à la fois de blennorrhagie et de syphilis. La blennorrhagie contractée en même temps que la syphilis, et d'incubation plus courte, apparaissait toujours la première : on en conclut bientôt que la syphilis secondaire succédait à la blennorrhagie tout comme au chancre, que la blennorrhagie et la syphilis étaient une seule et même maladie, que les écoulements uréthraux constituaient un des symptômes de la syphilis.

Cette absorption de la blennorrhagie par la syphilis ne se réalisa que graduellement. Les médecins qui, avant l'apparition de la *grosse vérole*, avaient connu la blennorrhagie, durent la reconnaître encore au milieu des symptômes de la nouvelle venue. La tradition subsista pendant près d'un siècle : en 1527, JACQUES DE BÉTHANCOURT et JEAN DE VIGO distinguaient les deux maladies ; en 1530, SIMON FUSTT, un Anglais, ne confondait pas la syphilis et le mal d'arsure ; quelques médecins continuèrent encore à voir la vérité ; le dernier, malgré l'obscurité de son fatras, paraît avoir été PARACELSE (1583).

Dès 1550, BRASSAVOLE avait tout confondu, les ulcérations, les papules, les écoulements. En 1560, TOMITANUS affirmait, comme chose reconnue par tous, l'unicité des maladies vénériennes. Les ténèbres devinrent alors définitives, les maladies vénériennes constituaient un syndicat malfaisant sous la raison sociale syphilis, et beaucoup renforçaient encore cette association de la lèpre et de la gale.

Il fallait que ces idées fussent bien ancrées, pour qu'un observateur de la valeur d'AMBROISE PARÉ les ait admises sans discussion. Il ne faut cependant pas oublier qu'il fut aussi le véritable vulgarisateur du traitement des uréthrites chroniques par la dilatation.

C'est d'ailleurs dans ce sens que se sont dirigées les recherches pendant cette période confuse. De cette époque datent en effet les cures de LOYNEAU, qui guérit les rétrécissements d'Henri IV, les travaux de FABRICE d'ACQUAPENDENTE, VAN HELMONT, DIONIS sur ce même sujet, et aussi les recherches de MORGAGNI sur l'anatomie du canal, qui démontrèrent la rareté des carroncules et carnosités de l'urèthre.

La doctrine régna, incontestée, jusqu'à la fin du xviiie siècle.

Cependant, avant cette date, quelques lueurs de vérité s'étaient manifestées. Quelle que fût la fausseté des doctrines générales, certains esprits surent distinguer la vérité dans les faits particuliers. Nous avons vu au début de la deuxième période quelques médecins conserver la tradition de la blennorrhagie; à la fin de cette même période, certains retrouvèrent cette tradition.

En 1750, ASTRUC observait que « jamais la gonorrhée ne cause la vérole pourvu que la semence ou liqueur séminale infectée de virus coule abondamment et librement ». ASTRUC méconnaissait la véritable nature de la blennorrhagie, mais l'observation lui avait démontré que lorsque la maladie vénérienne n'était constituée que par l'écoulement uréthral, les symptômes de la syphilis généralisée ne se montraient jamais. Si la blennorrhagie était de nature syphilitique, c'était en tout cas une syphilis de forme spéciale, très atténuée.

Vingt-cinq ans plus tard, FABRE soutenait que la chaudepisse était une maladie purement locale. Ainsi peu à peu, l'observation clinique reconstituait la personnalité de la blennorrhagie : l'expérimentation insuffisante remit tout en question. HUNTER, par l'observation, comme ASTRUC, comme FABRE, comme tant d'autres, était arrivé à séparer la blennorrhagie de la syphilis ; il voulut démontrer expérimentalement par l'inoculation la différence de nature des deux maladies. Le virus blennorrhagique devait, si blennorrhagie et syphilis étaient choses différentes, produire la blennorrhagie et uniquement la blennorrhagie. HUNTER s'inocula à lui-même, dans l'urèthre, une goutte de pus empruntée au canal d'un prétendu blennorrhagien : deux mois plus tard, outre une blennorrhagie, le courageux et infortuné expérimentateur avait une syphilis généralisée. HUNTER était, par une fatalité singulière, tombé sur un sujet porteur d'une blennorrhagie et d'un chancre du canal.

Laborieusement, accumulant des siècles d'expérience,

l'observation était parvenue à isoler la blennorrhagie des autres maladies vénériennes, l'expérimentation insuffisante remettait tout en question.

A la fin du xviiie siècle, le bilan des connaissances médicales, concernant la blennorrhagie, s'établissait ainsi : l'observation clinique démontrant tous les jours que le syndrome blennorrhagique n'est pas suivi généralement d'infection syphilitique, l'expérimentation semblant établir que syphilis et blennorrhagie sont cependant de nature identique. Si l'on voulait concilier la clinique et l'expérimentation, il fallait admettre que la blennorrhagie était une forme de l'infection syphilitique.

3° Troisième période. — Très heureusement, la fâcheuse expérience de Hunter n'avait pas convaincu tous les praticiens. De 1767 à 1797, les publications de Balfour en Ecosse, d'Ellis et son traducteur français Bosquillon, de Bell en Angleterre, de Duncan en Ecosse, vulgarisèrent de plus en plus cette notion que la blennorrhagie était une maladie spéciale indépendante de la syphilis.

En 1812, Hernandez, médecin du bagne de Toulon, convaincu par les travaux de Bell et de ses compatriotes, reprit les expériences de Hunter. Il inocula dix-sept fois la blennorrhagie à des forçats et n'obtint jamais que la blennorrhagie. C'était l'expérimentation répétée corrigeant l'expérimentation insuffisante de Hunter, et mise au service de l'observation clinique qu'elle a trop souvent la prétention de diriger. En bonne justice, c'est Hernandez à qui devait revenir le mérite d'avoir définitivement rendu à la blennorrhagie sa personnalité contestée depuis des siècles.

Une idée si juste qu'elle soit ne s'impose pas sans peine, quand elle va à l'encontre de la tradition et des préjugés. Nombreux, jusqu'à une époque très voisine de la nôtre, furent les médecins confondant dans une même pathogénie toutes les maladies vénériennes. La doctrine d'Hernandez fut, pendant longtemps, confirmée par les uns, infirmée par les autres.

Les idées de Broussais obscurcirent un instant la question : Jourdan supprima d'un trait de plume la spécifité de toutes les maladies vénériennes, en les réduisant à de simples variétés de l'inflammation.

En fait, quoique la démonstration irréfutable de la spécificité de la blennorrhagie et de son indépendance de la syphilis ait été faite par HERNANDEZ, c'est RICORD qui l'imposa définitivement au monde médical.

En 1838, parut le *Traité de l'inoculation*, synthèse de nombreuses publications et de leçons plus nombreuses encore, dues à l'activité du chirurgien du Midi. Cette date consacre la reconnaissance, sur laquelle on ne reviendra plus, de la blennorrhagie en tant qu'individualité morbide. Et cependant l'œuvre de RICORD était basée sur une erreur énorme. Confondant tous les chancres entre eux, *uniciste*, RICORD par ses inoculations avait cru différencier la chaudepisse de la syphilis, en réalité ses expériences avaient une portée bien moindre : elles séparaient de la blennorrhagie le seul chancre simple.

N'est-il pas piquant de constater quel rôle l'expérimentation a joué dans cette question de la spécificité de la blennorrhagie, imposée par l'observation clinique ? Avec HUNTER, une erreur malheureuse met en désaccord l'expérimentation et la clinique, avec RICORD une heureuse erreur les réconcilie !

Un grand pas était fait. Cependant, pour RICORD, la blennorrhagie était encore une simple inflammation de la muqueuse uréthrale, pouvant se développer sous l'influence des causes les plus variées. Mais peu à peu l'idée de la spécificité de la blennorrhagie prennait naissance, soutenue par les expérimentations de CULLERIER, les observations cliniques de ROLLET et le talent de polémiste de DIDAY. Bien avant la découverte d'un principe défini, ces auteurs soutenaient la théorie de la virulence spécifique de cette maladie, qui ne pouvait être engendrée que par une maladie semblable. Ce sont là les véritables précurseurs de la période actuelle.

4° Période moderne. — Ce principe virulent fut découvert par NEISSER en 1879. Ce fut le gonocoque. Désormais l'histoire de la blennorrhagie suit deux voies : l'une, expérimentale, s'attache au gonocoque, à sa biologie, à ses cultures, à son action sur la muqueuse uréthrale; l'autre, thérapeutique, utilise le perfectionnement des méthodes endoscopiques pour rechercher et poursuivre dans ses derniers repaires ce principe virulent. Pour éviter des redites, nous retrouverons l'historique de l'une et l'autre aux chapitres qui les concernent.

5° Division du sujet. — Une première division résulte des différences sexuelles : il y a une blennorrhagie de *l'homme* et une blennorrhagie de la *femme*. La blennorrhagie de l'homme sera *simple* quand elle est localisée à *l'urèthre*. De *l'urèthre* la blennorrhagie peut, par simple extension du processus infectieux, s'étendre aux diverticules en communication avec *l'urèthre : follicules, tissu cellulaire péri-uréthral, prostate, testicule et ses annexes, vaisseaux sanguins et lymphatiques* du pénis.

Chez la femme, la blennorrhagie, plus complexe dès le début, atteint soit d'emblée, soit par extension secondaire, *l'urèthre*, les *follicules vulvaires*, la *muqueuse utérine*. Des extensions plus tardives frappent la *glande de Bartholin*, le *vagin*, les *trompes utéro-ovariennes*.

Une autre catégorie de processus blennorrhagiques reconnaît pour cause non plus la propagation par extension, par envahissement de proche en proche, mais le transport du virus par un agent de transmission médiate : telles sont les blennorrhagies *anale, ano-rectale, oculaire, nasale*.

Enfin, dans une dernière classe de fait se groupent les processus blennorrhagiques *par infection*. Le virus blennorrhagique pénètre dans les vaisseaux, et par l'intermédiaire des liquides circulants arrive à divers organes : *articulations, séreuses, peau*, etc.

Ces diverses localisations primitives ou secondaires, par extension, inoculation, ou infection correspondent à autant de divisions naturelles dans l'histoire de la blennorrhagie.

CHAPITRE PREMIER

BLENNORRHAGIE DE L'HOMME

Comme il vient d'être dit, nous étudierons tout d'abord la blennorrhagie uréthrale, aiguë, avec ses propagations directes aux tissus voisins, aux follicules, aux glandes. Puis nous verrons la blennorrhagie chronique, l'inflammation blennorrhagique de la prostate et celle du testicule, toutes localisations particulières à l'homme.

ARTICLE PREMIER

BLENNORRHAGIE URÉTHRALE
(NORMALE AIGUE)

Nous présentons dans l'ordre suivant l'étude de la blennorrhagie : les symptômes, l'anatomie physiologique et pathologique, la pathogénie avec l'étude du gonocoque, l'étiologie, le diagnostic et le traitement.

§ 1. — SYMPTOMATOLOGIE

Les premiers symptômes sont toujours précédés d'une période de latence plus ou moins longue. Ces symptômes eux-mêmes seront envisagés à la période d'état, à la période de déclin et de terminaison. Les complications, même immédiates, feront l'objet d'autres chapitres.

1° Période de latence. — La période qui s'écoule entre le

moment de l'inoculation du virus blennorrhagique et le moment
où apparaissent les premiers symptômes, est dénommée en
général période d'*incubation*. L'expression, période de *latence*,
est plus exacte : le virus n'incube pas, la maladie existe dès
l'inoculation ; seulement pendant un temps variable, les symptômes ne sont pas observables, réduits qu'ils sont à des phénomènes histologiques et histo-chimiques échappant à toute
constatation objective, sur le vivant, et n'excitant pas suffisamment les terminaisons nerveuses sensitives pour susciter
des phénomènes subjectifs chez l'inoculé.

La période de latence est de durée variable. Nous avons
connu (AUGAGNEUR) un étudiant en médecine, qui, vierge de
toute blennorrhagie, eut, après une période de continence de
plusieurs mois, un coït certain jour vers trois heures du soir ;
à *minuit, neuf heures* après la contamination, il éprouvait des
pesanteurs au périnée, de la chaleur en urinant, et voyait
sourdre une goutte au méat. Dans un cas, non moins rigoureusement observé, la latence persista pendant une semaine.
En dehors des faits cliniques, les inoculations ont démontré,
entre les mains de BELL, BAUMÈS, des variations très grandes
dans la durée de cette période. Faut-il les attribuer à des
différences dans l'activité du virus, dans la résistance des
épithéliums ? Nul ne le sait. Dans une statistique due à LANZ
nous voyons que la période de latence a duré :

1 jour dans	. . . .	2 cas
3	»	13 »
4	»	4 »
5	»	9 »
7	»	4 »
8	»	1 »
10	»	1 »
14	»	1 »
20	»	2 »

Sur ces 39 observations, vingt et une fois, les symptômes
apparurent dans les trois premiers jours après l'inoculation.
L'expérience clinique nous apprend d'ailleurs qu'une durée de

quarante-huit heures doit le plus souvent s'observer pour la période de latence.

Nous ne tenons compte que des blennorrhagies évoluant sur un terrain vierge de toute contamination blennorrahagique antérieure, ou chez un individu complètement guéri depuis longtemps. Qand nous trouvons des périodes de latence de plus de cinq jours, il devient douteux qu'il s'agisse d'une inoculation nouvelle ; il est plus vraisemblable que nous sommes en face d'un rappel d'une ancienne affection.

2° Période de début. — La période de *début* comprend des symptômes *subjectifs*, constatables par le malade seulement, et des phénomènes *objectifs* perceptibles, à la fois, pour le malade et pour le médecin.

Le plus souvent les symptômes subjectifs ouvrent la série, c'est même la règle pour la première blennorrhagie ; parfois aussi l'apparition d'une goutte au méat devance toute autre manifestation ; mais cela n'arrive guère que chez les sujets *ayant coulé* plusieurs fois déjà.

a. *Symptômes subjectifs.* — Les premiers phénomènes par lesquels se révèle l'infection blennorrhagique consistent en sensations anormales se produisant le long de l'urèthre pénien. Tout d'abord, ces sensations sont peu intenses, elles consistent en un chatouillement localisé dans la fosse naviculaire, en titillations légères de l'urèthre, comparées par le futur malade à la sensation produite par des pattes de mouche courant sur la muqueuse.

L'effet en est plutôt agréable et le résultat une excitation génésique amenant des érections fréquentes.

Bientôt les phénomènes sensitifs s'accentuent, les titillations sont remplacées par une sensation de brûlure, plus forte vers le méat, et s'étendant en arrière, jusqu'à la racine des bourses. Enfin la cuisson se transforme en véritable douleur, vive surtout dans l'érection ou pendant la miction.

b. *Symptômes objectifs.* — Parallèlement, puisque débutant quelques heures plus tard, se sont développés des symptômes constatables par l'examen des organes génitaux. Le méat est devenu plus rouge, la muqueuse semble sèche, comme vernissée. Il y a un peu d'œdème du tissu cellulaire sous-muqueux, qui projette cette muqueuse en avant, et amène l'éversion des lèvres du méat. Le gland se tuméfie, non pas comme dans une inflammation phlegmoneuse ou dans un étranglement paraphimosique, mais en ce sens que, en l'état de flaccidité de la verge, il ne revient pas à ses dimensions normales, restant dans une sorte de demi-érection. Sa surface est, comme celle de la muqueuse du méat, tendre, luisante, vernissée, plus sensible au toucher.

Enfin par la pression sur la fosse naviculaire, quand ces divers phénomènes ont été constatés, apparaît une *goutte*.

Cet écoulement peu abondant, simple suintement au début, se manifeste par la pression sur le canal, sous forme d'une goutte adhérente aux lèvres du méat, ne les abandonnant qu'avec difficulté. Le liquide ne tombe pas par gouttes, il faut l'essuyer ; il est clair, muqueux, légèrement filant entre les doigt, très semblable au mucus nasal.

Bientôt l'écoulement augmente de quantité et change d'aspect. Il devient opalin, n'est plus ni transparent, ni filant, mais épais, blanchâtre, et forme une véritable goutte, que la pression sur le canal peut faire tomber en masse.

Ces symptômes, soit subjectifs, soit objectifs, ont duré généralement quarante-huit heures ; ils se sont développés parallèlement, l'aspect de l'écoulement se modifiant à mesure que les sensations deviennent plus vives.

En pratique, la période de début, comme la période de latence, peut manquer, ou s'allonger. Parfois les titillations légères, l'écoulement muqueux persistent pendant une semaine, le malade croit à une affection bénigne, à ce que le public nomme un échauffement, et après ce long espace survient la période d'état.

Au contraire, dans certaines formes suraiguës, la période d'état paraît se constituer d'emblée.

3° Période d'état. — L'intensité des douleurs, la transformation purulente de l'écoulement annoncent que la blennorrhagie en est arrivée à la période d'état. Les symptômes sont objectifs, subjectifs et fonctionnels.

a. *Symptômes objectifs.* — L'écoulement, opalin quand se termine la période de début, devient vert dans les cas intenses, ou simplement jaune quand la réaction est moins violente. Cette coloration se reproduit sur les linges, où le pus est déposé : chemise, suspensoir, draps de lit, linges de pansement, etc. ; mais la dessiccation la modifie. Le pus vert laisse, une fois sec, une tache jaune, le pus jaune une tache blanc sale : la dessiccation atténue d'un degré la couleur du pus blennorrhagique. Il n'est pas rare que l'écoulement soit, au moins à certains moments, strié d'un peu de sang.

L'écoulement va en augmentant de quantité. A la période de début, il fallait le récolter, en pressant sur le canal, maintenant il sort spontanément de l'urèthre sous l'influence de la pesanteur, et de son incessante reproduction. Certains sujets *coulent comme des fontaines;* le pus sécrété chaque jour se concrète en larges placards sur la chemise, la traverse parfois par imbibition, et va jusqu'au pantalon : déshabillez-les, vous verrez le pus vert, abondant, tomber du méat en larges et lourdes gouttes, sans cesse renouvelées. D'autres ne présentent presque pas d'écoulement spontané, quoique le pus soit devenu vert ou jaune, il faut, comme au début, en provoquer l'écoulement. Notons que ceux qui coulent le plus sont souvent ceux qui souffrent le moins.

L'odeur du pus blennorrhagique est d'ordinaire cette odeur fade propre à tous les pus, d'autant plus accusée que la sécrétion est plus forte : quelquefois elle est très fétide. Dans un cas, cette fétidité se reproduisait même sur les cultures tentées avec le pus (AUGAGNEUR).

L'intensité de la réaction inflammatoire se manifeste aussi par des modifications dans l'état anatomique du pénis, et parfois de certains organes voisins.

Le gland est rouge, tendre, douloureux au toucher ; certains malades supportent avec peine le contact des vêtements. Le méat est en ectropion, livide, dur, douloureux au moindre contact. L'urèthre, dans toute sa portion accessible, est plus dur que normalement. Au lieu de cette gouttière, donnant une sensation de mollesse, et correspondant à l'urèthre physiologique, le doigt rencontre une saillie dure, sans souplesse. De loin en loin, mais principalement aux environs du méat, font saillie de petites granulations, que le malade nomme des *glandes* et dont il est fort préoccupé.

Les corps caverneux, dans les formes les plus intenses, peuvent être atteints ; ils sont alors sur certains points tuméfiés, durs et douloureux au toucher.

Le prépuce, dans les cas de phimosis congénital plus ou moins complet, sans cesse baigné par le pus, a son limbe rouge, macéré, mais la posthite véritable est rare.

Chez des blennorrhagiens, à conformation normale, survient parfois un phimosis ou un paraphimosis non inflammatoire, non douloureux, sans rougeur, déterminé par un œdème blanc, localisé au tissu conjonctif préputial, sans réaction de la peau ou de la muqueuse. Cet œdème n'a aucun rapport direct avec la blennorrhagie et est purement mécanique ; il ne se voit que chez les individus ayant maintenu un linge autour de la verge à l'aide d'un lien : c'est un œdème par constriction survenu à l'occasion d'une blennorrhagie, mais non par elle.

Notons enfin que parfois les ganglions de l'aine sont tuméfiés et douloureux.

b. *Phénomènes subjectifs.* — Les symptômes douloureux l'emportent sur tous les autres. La douleur est *spontanée* ou *provoquée* :

α) *Spontanée*, elle consiste en une sensation constante de brûlure, de cuisson, plus vive à l'extrémité du canal vers le méat, mais étendue en réalité au canal entier, semblant s'exacerber vers la racine des bourses et l'anus. Sur ce fond constant se détachent les élancements brusques, violents, véritables douleurs fulgurantes, parcourant tout l'urèthre, de la symphise ou de l'anus à son extrémité, avec irradiations dans les bourses, la face interne des cuisses, les lombes.

Constamment le malade sent un poids au périnée, dans l'anus, les bourses ; cette sensation de lourdeur testiculaire motive le port du suspensoir, plus encore que la crainte de l'orchite.

β) Les douleurs *provoquées* sont beaucoup plus violentes et pénibles que les spontanées, dont elles sont toujours une grave exacerbation.

Nous avons déjà parlé des sensations déterminées par le contact des vêtements, la pression sur le canal, tout cela n'est rien à côté des résultats de la miction et de l'érection.

La *miction* est redoutée comme un supplic e par les blennorrhagiens à la période aiguë. L'urine devient du plomb fondu parcourant le canal, les malheureux, suivant leurs expressions imagées, pissent du feu, des lames de rasoir. La peine est si intense que certains se cramponnent littéralement aux objets voisins. Après cette douloureuse opération, toutes les douleurs spontanées sont exaspérées pendant vingt minutes, une demi-heure, une heure. Or, le blennorrhagien urine souvent, et la douleur déterminée par une miction persiste quelquefois, alors qu'une nouvelle miction devient imminente.

L'*érection* n'est pas moins redoutable. Le canal a perdu toute élasticité, son extension cause une sensation de déchirement, qui devient intolérable en cas de pollution.

Les douleurs, très vives surtout au niveau de l'urèthre pénien, s'irradient souvent vers la région ano-périnéale. Nous avons vu un jeune homme qui, à chaque érection, éprouvait une douleur intolérable sur le trajet du canal inguinal droit, et qu'il ne faisait cesser qu'en laissant tomber sur la région quelques gouttes de chloroforme (AUGAGNEUR).

c. *Symptômes fonctionnels*. — Les symptômes fonctionnels se rapportent à la double fonction urinaire et génitale de l'urèthre.

La *miction* est augmentée de fréquence. Nous verrons plus loin combien ce phénomène est important au point de vue, soit de l'anatomie, soit de la physiologie pathologiques de la blennorrhagie. Beaucoup de blennorrhagiens urinent toutes les heures pendant la journée, et trois ou quatre fois par nuit. Souvent il y a de la *dysurie :* le malade doit attendre le premier jet d'urine, le jet est diminué de volume, les dernières gouttes sont expulsées avec peine.

Quelquefois il existe une rétention absolue. De tous ces symptômes, nous étudierons plus tard le mécanisme.

Comme la miction, l'érection est très fréquente : fréquente le jour à la moindre cause d'excitation génitale, d'ordre intellectuel et surtout mécanique. Le blennorrhagien ne peut aller en voiture, en chemin de fer, sans être tourmenté par des érections.

Les érections nocturnes sont encore plus souvent répétées, empêchant le sommeil. Ces érections ont bien le type pathologique, le gland y participe peu, restant à demi flasque, tout paraît se passer dans les corps caverneux et spongieux. Quelquefois l'urèthre, rendu inextensible par l'inflammation, s'allonge moins que les corps caverneux, les sous-tend comme l'arc soutient une corde ; c'est la *chaudepisse cordée*.

Chez des individus jeunes et continents momentanément, l'érection aboutit souvent à l'éjaculation, d'où la fréquence des *pollutions*.

L'*urine* émise par les blennorrhagiens est généralement trouble ; par le repos, elle s'éclaircit dans sa partie supérieure, le fond est constitué par un dépôt de pus, au-dessus duquel surnage un nuage, de mucus plus ou moins épais.

Le *sperme* rejeté par l'éjaculation est parfois sanguinolent.

La durée de la période d'état est variable. Dans une première chaudepisse, d'intensité normale, non traitée ou, ce qui revient au même, traitée par la méthode des *émollients*, il faut compter sur une durée d'environ trois semaines.

Il va sans dire qu'à cet égard rien n'est absolument fixé, souvent la durée est considérablement allongée : DIDAY prétendait avoir vu la période d'état persister pendant dix-huit mois : le malade songeait au suicide, ce qui se conçoit.

d. *État général au cours de la blennorrhagie.* — Quelques auteurs, TREKAKI, MAURIAC, BRETON, LELOIR ont constaté de l'*élévation thermique* au cours de la blennorrhagie simple. En réalité, la blennorrhagie uréthrale est *apyrétique*. Les oscillations thermiques éphémères ou légères sont de simples coïncidences, persistantes et marquées elles annoncent une complication. Souvent il existe de l'*embarras gastrique*, à mettre au compte des médicaments absorbés.

La seule manifestation constante du côté de l'état général

est un état d'asthénie, et souvent d'anémie incontestable.

L'impression morale, intense chez beaucoup de vénériens, le régime alimentaire débilitant systématiquement observé par quelques-uns, la diarrhée copahivique, les douleurs, l'insomnie due à la fréquence des mictions et des érections constituent évidemment des conditions d'affaiblissement, sans qu'il soit nécessaire de faire intervenir l'intoxication.

4° Période de déclin et terminaisons. — Tous les symptômes de la période d'état diminuent graduellement d'intensité. Insistons sur ce fait que l'atténuation est graduelle, jamais brusque comme dans certaines infections. Les symptômes subjectifs, objectifs et fonctionnels s'améliorent parallèlement. La douleur spontanée disparaît la première, puis diminuent la fréquence des érections, la fréquence de la miction devenue moins pénible. Les érections longtemps encore sont génératrices de douleurs, alors que les autres algies ont presque totalement disparu.

L'écoulement change d'abord de couleur, de vert il devient jaune, de jaune blanc, puis opalin, puis muqueux. La quantité se réduit, dès que l'écoulement jaune a cessé.

Depuis longtemps, tout aspect inflammatoire de l'urèthre s'est dissipé. Enfin arrive un moment où tout phénomène pathologique a disparu. Combien de temps dure cette période de déclin ?

Il est très difficile de répondre, parce que toute donnée précise est erronée, non en rapport avec les espèces.

Nous ne voyons que des chaudepisses traitées, donc modifiées dans leur évolution spontanée, nous ignorons véritablement ce qu'est l'évolution spontanée d'une chaudepisse livrée à elle-même, et nous voyons même rarement l'évolution d'une chaudepisse bien traitée. Il semble que la période de déclin, dans une chaudepisse soignée classiquement par la méthode de DIDAY, soit égale à peu près à celle de la période d'état : soit trois semaines. Car quelques traitements que nous indiquerons plus tard suppriment réellement la période d'état : tous les symptômes sont ceux de la période de déclin, d'une blennorrhagie atténuée : la durée est encore à peu près la même.

Malheureusement, dans un nombre considérable de cas, en raison d'erreurs thérapeutiques ou de fautes contre l'hygiène, cette période de déclin est interminable, dure pendant des mois, et dans les moments où elle est le plus atténuée est difficile à distinguer de l'état chronique. On pourrait ici rééditer les discussions élevées en clinique chirurgicale, sur le moment où un retard de consolidation d'une fracture devient une fracture non consolidée.

La blennorrhagie se termine par guérison ou par le passage à l'état chronique. Souvent la guérison ou la chronicité sont précédées par l'avènement d'*extensions* de la blennorrhagie à d'autres organes que l'urèthre. Ces diverses éventualités seront étudiées plus loin.

§ 2. — ANATOMIE ET PHYSIOLOGIE PATHOLOGIQUES

Nous venons d'exposer les symptômes constituant la blennorrhagie uréthrale aiguë, qui pourrait s'appeler aussi blennorrhagie simple ou normale chez l'homme. Ce chapitre des symptômes, depuis qu'il y a des observations, n'a subi aucune retouche, n'a reçu aucune addition. Même au temps où la blennorrhagie était confondue avec la syphilis, l'écoulement, les douleurs, les troubles fonctionnels de la chaudepisse constituaient un ensemble, considéré comme un des modes de début de la vérole, mais ayant son aspect spécial, grâce à un ensemble de phénomènes auquel les vénéréologues modernes n'ont rien ajouté. Un sonnet de RÉGNIER résume avec précision et brutalité tout ce qui est décrit dans le chapitre précédent.

Là s'arrête l'accord des médecins de tous les temps. Dès que l'observation devient plus difficile, dès que l'interprétation entre en jeu, les désaccords se manifestent. Cet ensemble de phénomènes objectifs et subjectifs composent la blennorrhagie uréthrale : à quelles lésions correspond-il ?

La question doit être envisagée à deux points de vue : 1° quelle est la partie de l'urèthre qui est atteinte ? 2° quelles sont les altérations anatomiques des éléments constitutifs de l'urèthre ?

1° Quelle est la partie de l'urèthre qui est atteinte ? (uréthrite antérieure et uréthrite postérieure). — Anatomiquement et physiologiquement l'urèthre est divisé en deux parties : l'urèthre antérieur et l'urèthre postérieur. Jusqu'à ces dernières années, le siège *normal* de la blennorrhagie était placé dans l'urèthre antérieur, son extension à l'urèthre postérieur était considérée comme une déviation du type normal, comme une véritable complication.

Cette opinion résultait de vieilles conceptions doctrinales sur l'inflammation, et aussi d'idées théoriques inexactes donnant certains dispositifs anatomiques comme capables de s'opposer aux extensions inflammatoires. L'urèthre postérieur, fermé par la contraction musculaire, ne se laisserait pas habituellement forcer par l'invasion du pus, refluant de l'urèthre antérieur, si une force adjuvante ne s'alliait à l'inflammation, pour lui faire franchir la barrière constituée par la tonicité et la contraction musculaire, la blennorrhagie restait comprimée dans son domaine naturel : l'urèthre antérieur.

Récemment, des auteurs, aussi autorisés que GUYON, ont encore admis que la blennorrhagie était normalement l'inflammation de l'urèthre antérieur.

Cette manière de voir erronée doit être absolument abandonnée. La blennorrhagie débute par l'urèthre antérieur, point sur lequel elle s'inocule, elle y reste localisée plus ou moins longtemps, mais physiologiquement, normalement, sans l'intervention d'aucune action étrangère, elle peut s'étendre à l'urèthre postérieur. Dans les cas légers, la blennorrhagie reste localisée à l'urèthre antérieur ; il se peut même, la chose se conçoit théoriquement, qu'elle n'envahisse qu'une partie de cet urèthre antérieur, mais l'extension à l'urèthre postérieur est aussi naturelle que l'extension de la fosse naviculaire à la région bulbaire.

Nous comprenons aisément, avec les données modernes sur la physiologie des infections, que la fermeture de l'urèthre postérieur par la tonicité musculaire ne constitue pas une barrière pour la progression d'une inflammation résultant de la pullulation microbienne.

Des procédés rigoureux d'examen ont permis, d'ailleurs, de démontrer l'existence de l'uréthrite postérieure. GUYON, qui la considérait comme exceptionnelle, mais l'admettait à l'état chronique, croyait en démontrer l'existence quand, ramenée de l'urèthre profond, l'olive d'un explorateur portait du pus sur son talon. Rien ne prouvait que ce pus provînt de la profondeur, le *raclage* de la muqueuse de l'urèthre superficiel pouvant tout aussi bien le fournir.

Puis fut employé le procédé des deux verres. Le malade commence à uriner dans un premier récipient, et termine la miction dans un second. La première urine est toujours trouble ; elle a laissé l'urèthre antérieur en état de suppuration.

Si le contenu du deuxième verre est limpide, c'est qu'il n'y a pas d'uréthrite postérieure, l'uréthrite postérieure existe si le contenu est trouble.

Le procédé est par trop grossier : avec une sécrétion légère de l'urèthre postérieur, le lavage de cet urèthre sera fait par le premier jet comme celui de l'urèthre antérieur ; avec une sécrétion abondante de l'urèthre antérieur, le premier jet ne suffira pas au lavage de cet urèthre. Malgré une uréthrite postérieure légère, le second verre pourra contenir un liquide limpide ; et sans uréthrite postérieure, mais dans le cas d'uréthrite antérieure intense, il présentera un trouble parfois très marqué.

Seul le procédé d'AUBERT (de Lyon) permet les conclusions formelles. Un tube de caoutchouc de 16 à 17 millimètres de diamètre est introduit dans l'urèthre antérieur, jusqu'au bulbe, une injection pratiquée dans le tube revient entre la paroi externe du tube et les parois de l'urèthre ; on irrigue jusqu'à ce que l'injection devienne d'une limpidité absolue. A ce moment, le malade urine. Si l'urine contient du pus, on a la certitude que ce pus vient de l'urèthre profond.

Des recherches minutieuses d'AUBERT, pratiquées avec des solutions qui auraient changé de coloration si le liquide vésical était venu en contact avec celui de l'injection, ont montré que le lavage portait uniquement sur l'urèthre antérieur, qu'aucun refoulement par le fait de l'injection n'avait pu se produire dans l'urèthre postérieur. Les résultats de la méthode d'Aubert défient toute contestation.

Or cette méthode a démontré la fréquence de l'uréthrite postérieure au cours de la blennorrhagie. Cette opinion a été défendue par Rona qui la considère comme constante, par Finger qui l'admet dans 65 p. 100 des cas observés dans sa clientèle : à l'hôpital, la proportion s'élevait à 82 p. 100. Philipson l'a notée 86 fois sur 100 cas et Letzel dans les uréthrites de huit à dix semaines, 92,5 p. 100.

Certains symptômes de la blennorrhagie ne sont-ils pas dus évidemment à l'inflammation de l'urèthre profond ? Récitant la traditionnelle litanie des symptômes de la chaudepisse, nous ne nous demandons guère à quelles lésions ils correspondent. Nos ancêtres ont vu ces symptômes, les attribuant tous à l'uréthrite antérieure, nous faisons comme eux.

Cependant les douleurs périnéales, testiculaires, anales, ne s'expliquent que par la participation de l'urèthre profond à la maladie. La *pollakiurie* ne peut exister que grâce à cette même localisation. L'inflammation de la muqueuse d'où part le réflexe urinaire détermine ce réflexe à chaque instant.

L'urèthre postérieur n'est évidemment frappé qu'après l'urèthre antérieur, il faut un certain temps au processus pour envahir la profondeur.

L'étendue de ce temps est très variable si l'on s'en rapporte aux recherches publiées sur ce sujet. Finger considère l'envahissement de l'urèthre profond comme constant à la troisième semaine de la blennorrhagie ; Heister confirme cette opinion par l'observation de 50 cas. Par contre, Janet, dans 40 cas p. 100, a vu l'uréthrite postérieure s'établir dans les quatre premiers jours, et l'a constatée même dès la dix-huitième heure d'une blennorrhagie.

Cette extension doit évidemment varier beaucoup, suivant l'intensité du processus. Il est fort probable, en tenant compte de l'interprétation des symptômes, qu'en général l'urèthre postérieur est atteint dès la première semaine.

Mais, sur cette question, l'accord est loin d'être fait. Entre Jamin, qui estime à 15 p. 100 le nombre des uréthrites postérieures, jusqu'à RONA, qui les porte à 90 p. 100, il y a tous les intermédiaires. On peut expliquer cette discordance par le fait que chacun entend à sa façon l'uréthrite postérieure, que chacun a son procédé particulier pour la diagnostiquer. La confusion vient de ce que les uns parlent de la propagation possible de l'inflammation à l'urèthre postérieur, les autres de l'ensemble de symptômes que cette propagation peut engendrer. Autrement dit, il y a l'uréthrite postérieure histologique et l'uréthrite postérieure clinique.

Or, si nous nous plaçons sur le terrain de la pratique, cette différenciation devient essentielle. Car il peut y avoir, au cours d'une blennorrhagie, participation anatomo-pathologique de l'urèthre postérieur, avec urines troubles, sans que cela influe sur le cours de la maladie. La plupart de ces uréthrites sont intermittentes, sans importance pronostique, et spontanément curables. Mais, de temps à autre, l'inflammation s'installe, manifestée par les symptômes classiques de l'uréthrite postérieure (pollakyurie, douleur à la fin de la miction, etc.) ; et c'est alors que le praticien doit compter avec cette petite complication, car elle implique certaines réserves et une médication particulière.

2° Quelles sont les altérations anatomiques des éléments constitutifs de l'urèthre ? — Non moins que sur la région de l'urèthre atteint par la blennorrhagie, les opinions ont varié quant à la nature des lésions elles-mêmes.

L'anatomie pathologique de la blennorrhagie ne commence qu'à MORGAGNI. Avant lui, l'opinion générale avait d'abord confondu la sécrétion blennorrhagique avec la spermatorrhée, d'où le nom de gonorrhée attribué à la chaudepisse.

En 1857, utilisant le microscope, COCKBURN prouva que l'écoulement blennorrhagique n'est pas d'origine spermatique.

Puisque la sécrétion blennorrhagique était du pus, elle devait provenir de plaies intérieures.

La doctrine de la spermatorrhée fut abandonnée et remplacée par celle des ulcérations, des callosités de l'nrèthre, qui s'imposa parce que personne n'était allé y voir.

C'était là un retour aux vieilles conceptions, puisées par le moyen âge dans les écrits hippocratiques et les ouvrages de GALIEN.

MORGAGNI décrivit les sinus de la muqueuse uréthrale et localisa dans leur cavité, l'inflammation blennorrhagique. W. HUNTER, SHARP montrèrent que la chaudepisse était, au point de vue de l'anatomie macroscopique, une simple rougeur avec tuméfaction de la muqueuse, un catarrhe uréthral.

Depuis HUNTER, nos notions, à cet égard, se sont peu modifiées. Les lésions de l'uréthrite blennorrhagique, macroscopiquement et histologiquement, en dehors des caractères qu'elles tirent de la spécificité de leur cause et que nous examinerons plus tard, ne diffèrent en rien de celles de toutes les muqueuses enflammées. Les exposer serait adapter un chapitre d'anatomie pathologique générale à la structure de l'urèthre.

Dans le chapitre suivant, à propos du gonocoque, nous décrirons l'action particulière de ce microbe sur la muqueuse uréthrale et les transformations histologiques de cette dernière.

Il faut cependant mentionner quelques constatations dues à l'endoscope.

L'endoscopie n'a rien apporté de bien nouveau, car elle ne se fait pas, elle est même tout à fait contre-indiquée au cours des uréthrites aiguës. Mentionnons cependant quelques constatations dues à GRÜNFELD. Cet auteur a poussé jusqu'au raffinement les distinctions des divers états optiques de la muqueuse uréthrale vue au bout de la lunette endoscopique.

Le champ endoscopique comprend l'*infundibulum*, surface conique existant seulement dans certaines conditions de souplesse ou de rigidité, les parois, surface conique dont la base correspond à l'ouverture du tube endoscopique et la pointe au point le plus éloigné, atteint par l'œil de l'examinateur dans la profondeur du canal.

Le *centre de figure* est ce point terminus où atteint le rayon visuel ; les *parois* sont examinées par glissement de l'instrument et se déroulant successivement devant lui.

Avec ces trois éléments *infundibulum, centre de figures, parois,*

Grundfeld a constitué les uréthrites blennorrhagiques, membraneuse, simple, granuleuse, trachomateuse, phlycténulaire.

Nous croyons pouvoir dégager de ces recherches aussi touffues que consciencieuses, que dans quelques cas l'inflammation n'occupe que certaines régions (*uréthrite membraneuse*), que parfois elle est généralisée (*uréthrite blennorrhagique*), qu'au point de vue, non plus des surfaces, mais des profondeurs atteintes, elle a tantôt une simple rougeur (*uréthrite simple*), tantôt des vésicules (*uréthrite herpétique ou phlycténulaire*), quelquefois des granulations (*uréthrite granuleuse*), et dans les cas les plus intenses, une sclérose du tissu cellulaire sous-muqueux (*uréthrite trachomateuse*).

§ 3. — Nature et pathogénie de la blennorrhagie

Ni les symptômes, ni les lésions de la blennorrhagie ne pouvaient imposer une opinion sur sa nature et sa pathogénie, et sur les causes faisant apparaître les lésions dont ces symptômes étaient la manifestation extérieure.

1° Période présyphilitique — Tout d'abord, les médecins se contentèrent de constater ce fait, que la chaudepisse paraissait après le coït. Les Scythes, atteints de blennorrhagie après avoir violé le temple de la déesse à Ascalon, se crurent punis de Dieu ; les Hébreux malades reconnurent la vengeance de Jéhovah. Plus tard, l'influence divine sembla moins manifeste ; mais les disciples d'Hippocrate, qui d'ailleurs donnèrent peu d'attention, non plus que les médecins latins, à la blennorrhagie, rare, semble-t-il, dans les sociétés grecque et romaine, tout en voyant dans le mal une suite du coït, ne considérèrent ce coït que comme une cause occasionnelle, une irritation.

L'idée que dans le rapport l'état de santé de la femme a une influence apparaît vaguement d'abord, puis très nettement chez les Arabistes et leurs successeurs. Michel Scott indique la longueur du coït avec une femme qui *fluxum patietur*. Fluxus

veut-il dire écoulement pathologique ou les règles ? Il est difficile de décider, mais la nocivité du fluxus est précieuse. Ber-
nard Gordon parle de celles dont *materia est immunda plena
sanie aut nimbatio*, Guy de Chauliac des rapports avec *mu-
liere fœtida*.

Donc, dans la période présyphilitique, la cause de la blennorrhagie est attribuée au coït pendant lequel agit une cause d'irritation, vague d'abord, finalement précisée dans des sécrétions
virulentes des organes génitaux de la femme. Aucune idée de
spécificité n'est attachée à cette constatation de la virulence des
sécrétions féminines ; cela est si vrai que si l'on trouve dans les
auteurs de l'époque une description assez claire de la blennorrhagie mâle, rien, absolument rien, ne révèle que ces auteurs
en aient soupçonné l'existence chez la femme.

La blennorrhagie de l'homme ne semble pas être transmissible. L'homme la prend de la femme, mais ne la lui rend pas.

2° Période de confusion avec la syphilis. — Puis vint le
moment où la blennorrhagie s'éclipsa dans l'ombre grandissante
de la syphilis. Le syndrome blennorrhagie ne fut plus qu'une
des manifestations de l'infection syphilitique, la blennorrhagie
fut, comme la syphilis, attribuée aux causes les plus fantastiques,
l'ire de Dieu, la conjonction des astres, etc. Plus tard, quand
certains observateurs isolèrent le syndrome blennorrhagie des
autres maladies vénériennes, la vérité fut près d'être reconnue,
mais la fameuse expérience de Hunter maintint la parenté
originelle de la syphilis et de la blennorrhagie. Si le même virus
causait, comme le déclarait Hunter, victime à tous égards
d'une expérience démolissant une hypothèse exacte, et la blennorrhagie et la syphilis, il fallait cependant expliquer pourquoi
la même semence donnait tantôt un fruit et tantôt l'autre.
Hunter imagina que le virus syphilitique déposé sur les muqueuses internes produisait un simple catarrhe et, sur les
muqueuses externes ou la peau, une ulcération. L'infection
générale était prévenue par la coque muqueuse d'Hufeland.

3° Période moderne. — La *blennorrhagie est une maladie* *spéciale indépendante de la syphilis.* Les inoculations de B. BELL avaient montré que le pus blennorrhagique inoculé à un sujet sain reproduit la blennorrhagie, celles d'HERNANDEZ que le pus blennorrhagique inoculé ne reproduisait pas de chancre quand il était inoculé dans la peau d'individus sains, celle de RICORD que le pus blennorrhagique inoculé au porteur ne produisait aucun chancre. Quelle était donc la nature de ce virus blennorrhagique, différent et du virus chancrelleux et du virus syphilitique ?

Et d'abord ce virus blennorrhagique existe-t-il ? Semblable question paraît aujourd'hui surannée ; autour d'elle, les spécialistes ont bataillé pendant un demi-siècle. Tout un parti ne voulait voir dans la blennorrhagie qu'une inflammation banale dans ses causes, sans spécificité aucune. Un parti opposé, celui de la vérité, soutenait que la chaudepisse ne se contractait que par la contagion.

La *contagion*, dans certains cas, était victorieusement démontrée. La contagion *immédiate* apparaissait par les confrontations du sujet blennorrhagien avec le sujet dont le contact, dans les rapports sexuels, avait précédé l'apparition du mal. Elle apparaissait encore dans les inoculations du pus blennorrhagique (B. BELL, BAUMÈS) à des sujets sains, produisant la blennorrhagie.

La *contagion médiate* avait été établie par des expériences de CULLERIER, par des observations de contamination par l'intermédiaire de linges, d'éponges, chargés de pus virulent.

Ces faits et surtout les confrontations cent fois répétées avaient convaincu des observateurs comme DIDAY, ROLLET, CULLERIER, que la contagion est la seule cause de la blennorrhagie, que toute blennorrhagie naît d'une blennorrhagie.

Les adversaires, les antispécifistes, ne pouvaient nier les cas de contagion, trop évidents, mais ils prétendaient que la plupart des blennorrhagies ne reconnaissent pas cette cause. La blennorrhagie de nature contagieuse était pour eux l'exception : les inflammations dues à des causes banales, la règle. De là, les distinctions entre blennorrhagie et uréthrite, que le public fait encore en distinguant la chaudepisse des écoulements.

Les causes de l'uréthrite étaient très nombreuses ; c'était tout ce qui pouvait déterminer l'*irritation* de l'urèthre. Ricord fut l'énergique défenseur de cette thèse, adoptée par Langle-bert, Profeta, Berkeley-Hill, pour ne citer que ses principaux adeptes.

La leucorrhée, le sang menstruel, les excès de coït, l'érection prolongée, le traumatisme (contusions périnéales), les excès de boisson, l'absorption de la bière, des asperges, etc., etc., tout cela donnait la chaudepisse. Puis, pour expliquer les blennorrhagies contagieuses indéniables, on déclarait « qu'une cause « irritative quelconque, apte à provoquer l'inflammation d'une « muqueuse, peut donner naissance à un écoulement aussi « aigu, aussi persistant, aussi contagieux, aussi blennorrha- « gique, en un mot, que s'il devait son origine à la contagion « la plus avérée » (Jullien).

Nous ne prétendons concilier cette opinion ni avec la logique, ni surtout avec nos connaissances actuelles en pathologie géné-rale, et il serait oiseux d'en démontrer l'erreur, par une discus-sion approfondie. Bornons-nous à dire que les notions actuelles sur les infections en général, et sur la blennorrhagie en particu-lier, démontrent que les causes invoquées comme déterminantes par les antispécifistes ne sont qu'adjuvantes ; que d'autre part nombre de leurs confrontations, innocentant la femme cause de la chaudepisse, sont entachées d'erreurs, imputables soit à une insuffisance d'examen, soit à l'idée préconçue de l'innocence de l'accusée, « femme qu'on ne pouvait soupçonner », qu'enfin quelques observations authentiques appartiennent à une classe d'uréthrites, peu fréquentes mais incontestables et qui ne sont pas de nature blennorrhagique.

Ces objections, aujourd'hui sans valeur, gênaient considéra-blement les partisans de la spécificité, qui sentaient que leur doctrine ne s'imposerait sans conteste que le jour où ils auraient isolé dans le pus blennorrhagique l'agent produc-teur de la blennorrhagie.

Thiry avait imaginé le virus granuleux. En 1844, Donné avait attribué la virulence blennorrhagique au trichomonas vaginalis et au vibrio lineola. En 1862, Jousseaume décrivait une genitalia fantastique, d'aspect serpent de mer, jamais revue depuis.

En 1872, HALLIER D'IENA trouvait dans le pus blennorrhagique un microorganisme, qui peut bien avoir été le gonocoque, mais qui passa inaperçu à une époque où la technique microscopique était imparfaite, et l'usage du microscope insuffisamment répandu.

Enfin en 1879, NEISSER décrivit le *gonococcus* et cette découverte, en prouvant l'existence d'un microorganisme pathogène dans le pus blennorrhagique, établit définitivement que la blennorrhagie est une maladie virulente spécifique.

Découvert et décrit par NEISSER, de 1879 à 1882, le gonocoque doit être étudié à divers point de vue.

§ 4. — LE GONOCOQUE

1° Description du gonocoque. — Le gonocoque est un microorganisme ayant les dimensions moyennes de 1,25 μ en longueur, sur 0,7 μ en largeur. Il est donc sensiblement allongé. Une de ses faces est presque plane dans le sens de la longueur, il en résulte que son aspect général est réniforme : il a été souvent comparé à un grain de café.

La description du gonocoque *isolé* est inexacte, en ce sens que jamais un gonocoque n'est isolé. Ces microorganismes se montrent toujours groupés, deux gonocoques font la paire, en se regardant par leur surface aplatie. Ces *paires* microbiennes sont presque toujours multiples, et le nombre des gonocoques est toujours multiple de quatre ; on en trouve 8, 16, etc.

Les gonocoques se présentent en amas, jamais en chaînettes, ce qui permet de les distinguer aisément des streptocoques.

Quelques auteurs ont constaté leur *mobilité* et même un triple mouvement de translation, d'oscillation lente et de rotation (MOORE).

Récemment, par suite de l'application de la cinématographie à l'étude des mouvements du gonocoque, COMMANDON a constaté que sa mobilité était presque nulle, et que ses déplacements ne seraient que des mouvements browniens.

2° Coloration des gonocoques. — La goutte purulente étant amenée au méat par pression du canal, on cueille avec une aiguille flambée une toute petite parcelle de cette goutte que l'on dépose sur la lamelle. Le procédé qui consiste à recueillir la goutte en appliquant directement la lame sur le méat doit être délaissé, car l'étalement se fait mal et donne une préparation opaque difficile à examiner. On peut de même faire uriner le malade dans un verre et pêcher avec une aiguille à cataracte les grumeaux et filaments, procédé très inférieur, mais auquel on est quelquefois réduit ; on peut étendre le produit déposé entre deux lamelles de verre par des mouvements de va-et-vient. Il est très préférable de l'étaler avec une aiguille à cataracte, ou mieux avec une aiguille d'acier ordinaire, promenée parallèlement à la surface du verre, de façon à ne pas faire un tas avec les produits recueillis. Ceci fait, on laisse sécher sous globe la préparation, ou bien on la passe doucement 3 ou 4 fois au-dessus de la flamme d'un bec Bunsen ou d'une lampe à alcool, s'il est nécessaire de la fixer de suite. Ce procédé exige une patience qui n'est pas toujours récompensée. Si l'on dispose d'un centrifugeur, l'opération est plus simple ; une fois l'urine centrifugée, on étale le culot sur des lames et il ne reste plus qu'à colorer.

On colore la préparation. Toutes les couleurs à base d'aniline, mises en présence du produit, à chaud, pendant une demi ou une minute, donnent d'excellents résultats : on peut utiliser le *violet de méthyle*, en solution aqueuse, ou mieux en solution alcoolique (EHRLICH).

> Solution alcoolique saturée de violet
>   de méthyle . . . .   5 centimètres cubes
> Eau d'aniline. 100   »

Le *bleu de méthylène* (SAHLI) :

> Solution aqueuse de bleu de méthylène saturée. 24 parties
> Solution de borax à 5 p. 100. 16   »
> Eau distillée. 40   »

ou adjoint à un autre mordant (*liquide de Löffler*).

Solution aqueuse de potasse au $\frac{1}{10\,000}$ . . 100 vol.

Solution aqueuse concentrée de bleu de méthylène $\left(\frac{1,50}{100}\right)$ . . . . 30 »

Le *violet de gentiane.*

Solution saturée de violet de gentiane dans l'alcool 95° . . . . . 10 centimètres cubes

Eau phéniquée $\frac{1}{100}$ . . . . 100 »

Ces couleurs peuvent être combinées de façon à teinter différemment d'un côté les cellules et les leucocythes (violet), de l'autre les noyaux et les microbes (bleu foncé).

Solution alcoolique sursaturée $\left(\frac{6}{100}\right)$ de violet de gentiane. . . . . 1 vol.

Solution aqueuse concentrée de bleu de méthylène. $\left(\frac{3}{100}\right)$. . . . . 4 »

Solution aqueuse de potasse $\frac{1}{10\,000}$ . . . . . 20 »

(GUIARD.)

On peut essayer d'obtenir deux colorations plus tranchées. Les procédés sont multiples. Rappelons celui de HALLÉ : plonger la lamelle pendant cinq minutes dans la solution de Löffler, laver à l'alcool à 60°, puis recolorer en rouge avec le liquide de Ziehl très dilué. Voici la formule du liquide de Ziehl :

Fuschine, ... 1 gramme
Phénol. . . . . 5 »
Alcool à 90°. . . . . 10 »

(Remuer jusqu'à dissolution. Puis ajouter : eau, 90 centimètres cubes, attendre vingt-quatre heures avant l'usage.)

Dans ce procédé, les gonocoques se voient en bleu foncé, le reste en rouge.

Les gonocoques sont *décolorés par la solution iodo-iodurée*

2.

(méthode de GRAM). Cette propriété, signalée par ROUX en 1886, peut être mise en lumière de la façon suivante :

On colore cinq minutes dans la solution d'Ehrlich, puis on plonge dans la solution de Lugol

Iode.	1 gramme
Iodure de potassium.	2 »
Eau distillée.	300 »

jusqu'à coloration noire, soit une minute et demie à deux minutes. Alcool absolu jusqu'à décoloration, xylol et baume. Dans ces conditions les autres éléments sont colorés, le gonocoque ne l'étant pas.

Enfin on peut utiliser cette décoloration, pour recolorer ensuite et obtenir aussi des teintes diverses suivant les produits. Résumons l'un de ces procédés, celui de NICOLLE :

Plonger quatre à six secondes dans la solution déjà formulée de violet de gentiane phéniquée.

Puis, sans laver, dans la solution forte de Lugol (2 à 4 secondes) :

Iode. . . . .•.	1 gramme
Iodure de potassium.	2 »
Eau distillée.	200 »

Décolorer par alcool-acétone.

Si l'on veut alors colorer les tissus d'autres façons, faire agir rapidement :

Solution saturée de fuschine dans	
alcool à 95°.	50 centimètres cubes
Alcool à 90°.	100 »

ou bien, si l'on veut colorer les gonocoques en rouge, on se sert de :

Solution saturée d'éosine dans	
alcool à 50°.	5 centimètres cubes
Eau distillée	100 »

Laver, déshydrater, monter.

ou encore :

Vesuvine . . . . 3 grammes
Alcool à 95°. 30   »
Eau distillée chaude. 70   »

gonocoques en brun, microbes pyogènes en violet.

3° Cultures. — Les premières cultures ont été faites par Kokaï, en 1880. D'une façon générale, ces cultures réussissent difficilement et sont très éphémères.

Certains prétendent avoir réalisé les cultures du gonocoque sur les milieux ordinaires : gélatine liquéfiée (G. Roux, Legrain, etc.), gelose liquéfiée (Crivelli), pomme de terre (Vibert et Bordaz).

Ces résultats ont été contrôlés et même absolument révoqués en doute par Hogge, notamment, qui a soutenu la nécessité d'un milieu humain : sérum du sang humain, urine, etc.

Furbringer et Bumm, en employant le sérum sanguin solidifié, ont poussé leurs cultures jusqu'à la vingtième génération.

Sur le sérum, maintenu à 37°, se développe la culture, en un jour ; la colonie se montre sous forme d'une couche mince, incolore, lisse, unie. L'accroissement s'opère par prolongements nombreux, déchiquetés. Le sérum n'est pas liquéfié. Après deux ou trois jours, arrêt de la fructification. La colonie se dessèche, d'abord au centre, prend un aspect grenu, les prolongements s'arrêtent dans leur marche, puis se flétrissent.

Les réensemencements sont fertiles, à condition d'être exécutés avec les éléments d'une culture de vingt-quatre ou vingt-huit heures au plus, et en prélevant la semence sur les bords ou prolongement de la colonie.

Ces repiquages, entre les mains de Bumm, ont réussi sur le sérum, jamais sur les milieux ordinaires : agar, gélatine, etc.

Gohn et Schlagenhaufer ont préconisé, comme milieu de culture, des plaques d'agar recouvertes d'une pellicule de sang humain.

Finger s'est servi d'un mélange de : urine humaine, 1 partie, agar, 2 parties. Sur ce bouillon, le gonocoque se développe à 36° et meurt à 40°. Le milieu doit être *acide ;* l'alcalinité forte et la chaleur tuent les cultures.

Nous citerons encore le milieu de WASSERMANN, mélange de sérum de porc et de nutrose incoagulable par la chaleur :

$$
\begin{array}{ll}
\text{Sérum de porc} & \text{15 grammes} \\
\text{Eau} & \text{30 à 35 grammes} \\
\text{Glycérine} & \text{2 » 3 »} \\
\text{Nutrose} & \text{8 grammes} \\
\text{Ajouter : Peptone agar} & \text{2 p. 100.}
\end{array}
$$

Ce qui résulte de ces quelques expériences choisies entre les plus probantes, c'est que le gonocoque se cultive avec prédilection dans le sérum humain ou les substances analogues, qu'il a besoin d'un milieu acide, qu'il est tué par une faible élévation de température vers 40°, que ces cultures sont très irritables.

D'après BUMM, sur le sérum humain gélatinisé à 36°, les cultures apparaissent dix-huit à vingt-quatre heures après sous forme d'un petit îlot de 2 millimètres de largeur à bords escarpés, à surface brillante, semblable à du vernis.

Plus récemment, GRIFFON (*Annales génito-urinaires*, 1907) a employé un mélange de 10 parties de gélose pour 5 parties de sang de lapin, puisé directement à l'artère. Il a ainsi obtenu des cultures précoces, rapides et abondantes, d'une longévité remarquable.

Parmi les autres *milieux solides*, citons : *gélose de Wertheim*, composée d'une partie de sérum (homme ou veau) à laquelle on ajoute deux parties de gélose. On stérilise. Quand on a ensemencé, on voit apparaître au bout de trois jours une mince traînée grisâtre ou de petites colonies arrondies de la dimension d'une tête d'épingle.

La *gélose de Wildbolz*, composée de gélose peptonée à **2 p. 100**, à laquelle on ajoute 5 p. 100 de pseudo-mucine.

La *gélose de Nasstiloff* : on mélange un jaune d'œuf à 3 parties d'eau à 45°, on ajoute une partie de ce mélange à trois de gélose liquéfiée.

4° Les toxines gonorrhéiques. — Les cultures du gonocoque, comme celles de tous les microorganismes, contiennent des toxines, peu étudiées jusqu'à ce jour.

Depuis quelques années cependant, les expériences se sont multipliées, rappelons les plus importantes d'entre elles. Celles de CHRISTMAS (1897), concluant à la présence d'une toxine dialysable et phlogogène isolée par lui, sont déjà classiques. NICOLAYSEN à obtenu des effets positifs par injections de cultures de gonocoques tués par ébullition, négatifs avec des cultures filtrées. SCHOLTZ (1893) arrive aux mêmes résultats et conclut également à la présence des toxines dans le corps même des gonocoques, les cultures filtrées n'ayant jamais rien produit. Conclusion identique de WASSERMANN, de MASLOWSKI (*Annales de gynécologie et d'obstétrique*, 1893). MORAX a essayé d'extraire cette toxine du corps des gonocoques par macération prolongée dans une solution alcaline. Il a eu quelques résultats positifs par inoculation de la conjonctive des lapins et reconnaît que les cultures filtrées donnent des réactions moins intenses. Cependant SCHŒFFER (*Annales Pasteur*, 1900) a obtenu trois inoculations uréthrales heureuses, en employant des cultures filtrées.

Il est inutile de multiplier les noms. En somme, la plupart des auteurs admettent aujourd'hui l'existence d'une toxine non dialysable, tenant surtout aux gonocoques, puisque les cultures ne donnent pas ou peu de résultats. Cette toxine semble être mise en liberté par la mort ou la macération des gonocoques. A noter cependant, que les résultats de CHRISTMAS, MORAX, SCHŒFFER, doivent laisser planer un doute sur la possibilité de l'existence de cette toxine du vivant du gonocoque.

L'expérience a démontré que cette toxine inoculée pouvait déterminer des réactions inflammatoires uréthrales ou passagères, conjonctivales le plus souvent, des arthralgies et quelques légers phénomènes généraux. Elle ne confère en aucune façon l'immunité.

5° Le rôle pathogène du gonocoque démontré par l'inoculation des cultures. — Sur quelles preuves NEISSER et les partisans de la spécificité du gonocoque ont-ils établi cette spécificité ? NEISSER l'a soutenue, en prouvant par nombre d'examens que, dans le pus de la presque totalité des chaudepisses récentes, on trouve le gonocoque, et qu'on ne le trouve que dans le pus des chaudepisses.

Les antivirulistes, que nous avons vus si opiniâtrement invoquer des causes banales comme déterminant la blennorrhagie, ne s'inclinèrent pas immédiatement devant les constatations de NEISSER.

Ils demandèrent si le gonocoque n'était pas une sorte de conséquence de l'inflammation uréthrale, s'il n'était pas un microbe trouvant, dans le pus uréthral, les conditions indispensables à sa végétation, mais ne survenant qu'après le début de l'inflammation et ne la déterminant pas. La même objection s'est donnée à propos de toutes les maladies parasitaires. Force fut, pour déloger les adversaires de leur dernier retranchement, de démontrer que le dépôt, vers la muqueuse de l'urèthre, du gonocoque pur, séparé du pus uréthral, isolé par la culture, produit une blennorrhagie classique.

A la période précédente, BELL, BAUMÈS, d'autres encore, avaient produit la blennorrhagie, en injectant le pus blennorrhagique dans l'urèthre. Nous allons voir d'autres expérimentateurs, serrant la question de plus près, éliminant tous les éléments de doute, provoquer la blennorrhagie par l'injection de l'élément spécifique du pus blennorrhagique, isolé des substances accessoires au virus lui-même, par l'injection du gonocoque.

BOCKHART en 1883, BUMM et WERTHEIM, à peu près en même temps, déterminèrent la blennorrhagie en contaminant, avec les cultures, le canal de malades paralytiques et voués à une mort prochaine.

Plus probantes, définitivement probantes, furent les expériences faites en 1894, par GOHN et SCHLAGENHAUFFEN dans le service de FINGER.

Ils introduisirent des cultures gonococciennes pures dans l'urèthre de sept individus : trois étaient des blennorrhagiens récemment guéris, deux présentaient une blennorrhagie chronique avec gonocoques, deux un écoulement chronique sans gonocoques.

Après deux ou trois jours, les sept sujets, terrain de l'expérience, étaient en possession d'une blennorrhagie aiguë, dont l'écoulement renfermait de nombreux gonocoques.

6° Comment le gonocoque agit-il sur la muqueuse de l'urèthre ? — La preuve de l'action pathogène du gonocoque étant faite, il reste à connaître par quel mécanisme il détermine les altérations de la muqueuse utéthrale, traduites par les symptômes de la blennorrhagie.

Nous avons été renseignés sur ce point par l'expérimentation sur l'homme. Dans le service de FINGER, GOHN et SCHLAGENHAUFFEN inoculèrent quatorze malades devant succomber, vu le pronostic fatal des diverses maladies dont ils étaient atteints, dans la semaine suivant l'inoculation. Onze de ces malades étaient des fébricitants, avec température dépassant 39°. Chez tous ceux-ci l'inoculation fut négative, fait confirmatif en clinique de la constatation expérimentale de l'influence de la chaleur dans les cultures.

Les trois sujets chez qui l'infection blennorrhagique fut inoculée succombèrent dans le premier, deuxième et troisième jour après l'inoculation.

Trente-huit heures après la contamination, la muqueuse uréthrale présente les caractères d'un catarrhe diffus, dont le traumatisme (l'infection ayant été déterminée par le passage d'une sonde enduite d'une culture de gonocoques), semble être responsable pour la plus grande partie. Les gonocoques ont pénétré dans les leucocythes de la surface, dans l'épithélium des lacunes, dans le tissu conjonctif, là où le traumatisme l'a dénudé de son revêtement épithélial. Les épithéliums cylindriques n'ont pas été pénétrés par le parasite.

Le deuxième jour, quarante-trois heures après la contamination, les gonocoques ont pénétré dans les cellules épithéliales, les leucocythes les ont charriés dans le tissu cellulaire sous-épithélial.

Après soixante-douze heures, les localisations du parasite sont les mêmes, le pus apparaît à la fosse naviculaire.

Par ces expériences, rapprochées des résultats de l'observation clinique, la physiologie pathologique de la blennorrhagie se résume nettement.

Le gonocoque déposé à la surface de l'urèthre attaque les cellules épithéliales, et pénètre dans les espaces intercellulaires. Cette attaque du revêtement épithélial provoque la diapédèse, premier acte de la réaction phagocytaire. Les globules blancs sortent des vaisseaux, se faufilent et s'accumulent dans les espaces interorganiques ; leucocytes et gonocoques s'abordent, les premiers pénètrent dans les seconds ou plutôt sont saisis par eux.

Quelques gonocoques sont détruits, mais ceux qui résistent, entraînés par les leucocytes, pénètrent jusque dans le tissu conjonctif sous-épithélial.

La congestion vasculaire, l'effraction des cellules par les micro-organismes, tuent les cellules épithéliales qui desquament ; leur élimination produit l'écoulement muqueux du début. Puis la suppuration de l'écoulement résulte de la sécrétion incessante des cadavres des phogocytes.

L'infection s'étend à la fois en surface et en profondeur. En *surface*, elle chemine du point d'inoculation jusque dans l'urèthre postérieur. En *profondeur*, elle va de l'épithélium dans le derme muqueux, et de la muqueuse dans le tissu conjonctif sous-muqueux.

Cette pénétration en profondeur fait la gravité de la blennorrhagie, sa résistance au traitement. Après un lavage prolongé de la muqueuse, poussé au point que le liquide revienne absolument limpide, le raclage de l'épithélium avec une curette ramène des lambeaux de tissu, dans lesquels on retrouve constamment des gonocoques (ORCEL).

7° L'écoulement blennorrhagique. — Les phénomènes que nous venons de décrire et d'interpréter, dans la mesure du possible, se révèlent cliniquement en première ligne par la sécrétion d'un écoulement dont nous avons, au chapitre des symptômes, étudié les divers aspects. Examinons maintenant quelle est la constitution de cette sécrétion uréthrale.

A la *période d'état*, l'aspect macroscopique de l'écoulement est franchement purulent ; l'examen histologique confirme cette impression. Le liquide renferme quelques rares cellules épithéliales, très déformées, et un nombre considérable de globules purulents.

Les *gonocoques* sont, dans les cas aigus, très abondants. Ils se trouvent quelquefois dans les cellules épithéliales, constamment dans les globules de pus. Dans les globules ils sont en amas, le plus souvent, en dehors des noyaux : le gonocoque est intra-protoplasmique, mais extra-nucléaire. Cette localisation du parasite, dans la cellule, est pathognomonique : si importantes que soient la morphologie, les propriétés histochimiques, les réactions à l'égard des colorants, rien, pour le diagnostic du gonocoque, ne vaut l'occupation du protoplasma des leucocytes. La quantité des gonocoques est fort variable suivant l'intensité du processus, et par conséquent suivant l'âge de la maladie.

Parfois, les parasites sont innombrables, infectant un grand nombre de cellules, parfois il faut de multiples préparations pour trouver un ou deux leucocytes infectés.

Au point de vue chimique, on a beaucoup discuté pour la *réaction* du pus blennorrhagique : est-il acide, est-il alcalin ? Malgré les assertions contraires de MARTINEAU, JULLIEN, CASTELLAN, il semble bien que l'alcalinité soit la règle. Ce fait est, cependant, malaisé à concilier avec cet autre fait que les milieux de culture doivent être acides, et qu'une alcalinité forte arrête la fructification. ZELENEFF a rencontré constamment, dans le pus blennorrhagique, la réaction du glycogène.

A la période de *début*, l'écoulement n'est pas purulent, il est d'aspect muqueux. Au microscope, le liquide ne contient que de rares leucocytes, et une grande quantité de cellules épithéliales de plus en plus altérées dans leurs formes, à mesure que le processus devient plus intense.

A la fin de la période de *déclin*, l'aspect purulent disparaît de nouveau, l'écoulement est constitué par des filaments visibles quand l'écoulement est jeté dans un liquide, telle que l'urine. Ces filaments, que nous décrirons plus en détail avec les blennorrhagies chroniques, sont constitués par quelques leucocytes, quelques débris épithéliaux agglutinés par de la mucine, qui entre pour la plus grande part dans leur composition.

L'écoulement blennorrhagique contient des *microorganismes autres que le gonocoque*, dans tous les cas de blennorrhagie. Le gonocoque ne se montre isolé qu'au début de la chaudepisse. Après deux semaines les associations microbiennes existent dans presque tous les cas. C'est donc au début de la maladie que la virulence spécifique du pus blennorrhagique est au maximum. Les microbes associés appartiennent à des familles variées, staphylocoques, streptocoques, bacterium coli, etc. LEGRAIN a isolé douze espèces microbiennes, saprophytes de l'urèthre, qui deviennent actives quand le gonocoque a diminué la résistance des tissus.

8⁰ Physiologie et anatomie pathologiques de la guérison. — Nous venons de voir les phénomènes histologiques correspondant aux périodes cliniques de latence, de début et d'état. Par quelles modifications intimes se caractérise la période cliniquement désignée sous le nom de période de déclin ?

A un moment donné, l'épithélium parvient à se reconstituer (FINGER). Les gonocoques disparaissent des espaces conjonctifs, rejetés vers les parties les plus superficielles de la muqueuse. Ils quittent les saillies papillaires et ne se rencontrent plus que dans l'épithélium. Ils suivent, en sens inverse, la route jadis parcourue par eux au moment de la période d'état. En même temps, les îlots d'épithélium, restés sains, prolifèrent, poussant des prolongements en surface et en profondeur. En surface, ils tendent la main à d'autres îlots voisins, les rencontrent et reconstituent ainsi la muqueuse de proche en proche. En profondeur, ils se réimplantent sur les saillies papillaires, et comblent les espaces interpapillaires.

Peu à peu, parallèlement à ce processus, l'aspect de l'écoulement s'est modifié. La leucocytose a disparu quand les gonocoques se sont retirés des parties profondes, le pus a cessé de couler ; un écoulement séreux, constitué par le mucus épithélial, est la dernière manifestation externe de la blennorrhagie.

Pourquoi et comment, dans une blennorrhagie évoluant spontanément, se produit-il un arrêt du processus morbide, permettant la réparation ?

S'agit-il de l'épuisement du terrain organique par la végétation microbienne, de la saturation de ce terrain par les toxines ? Simples hypothèses.

Il est un fait à retenir. La végétation du gonocoque s'arrête, en même temps que l'exosmose séreuse diminue. On objectera que nous prenons, sans doute, la conséquence pour la cause, que le gonocoque ne disparaît pas, parce que l'exosmose séreuse est moindre, mais que l'exosmose se réduit parce que la retraite des gonocoques rend la diapédèse et la sécrétion séreuse qui l'accompagne moins actives.

C'est possible, mais que l'on veuille bien donner attention à quelques faits indiscutables.

Le milieu séreux paraît indispensable à la vie du gonocoque ; les procédés de culture le démontrent : or, quand une cause étrangère au processus blennorrhagique fait, au cours d'une blennorrhagie, augmenter ou diminuer l'activité et l'abondance de l'exosmose séreuse dans l'urèthre, parallèlement la blennorrhagie s'aggrave ou s'améliore.

La congestion des organes génito-urinaires, au cours d'une blennorrhagie à la période d'état ou à son déclin, la rend plus aiguë ou la rappelle. L'influence nocive du coït, des érections, de la menstruation, de la grossesse, des excès de boisson, est classique. Or que sont toutes ces causes, sinon des causes de coercition ?

La fièvre, les injections locales chaudes (OTIS), les balsamiques, qui décongestionnent ou déshydratent, ont au contraire la propriété d'atténuer la blennorrhagie.

Il resterait, en admettant comme démontré le fait de l'influence de la résorption séreuse sur le processus blennorrhagique, la disparition du sérum rendant impossible la culture gonococcienne, il resterait à démontrer pourquoi, spontanément, à un moment donné, l'exosmose séreuse cesse de se produire Nous n'avons aucune hypothèse sérieuse à fournir.

Notons enfin que, dans nombre de cas, la guérison clinique ne correspond pas à une guérison anatomique complète. Il reste dans l'urèthre des gonocoques devenus saprophytes, gonocoques latents. Qu'une cause de congestion reproduise l'afflux sanguin nécessaire à la prolifération gonococcienne, et nous serons témoins d'une de ces récidives si fréquentes dans la blennorrhagie, et parfois, en pratique, si difficile à distinguer d'une infection nouvelle.

§ 5. — ÉTIOLOGIE

Nous connaissons les symptômes de la blennorrhagie uréthrale, nous savons que cette affection est déterminée par le gonocoque, nous avons vu par quel mécanisme le gonocoque provoque les réactions organiques génératrices des symptômes et les lésions anatomiques ; il nous reste à étudier l'étiologie de la chaudepisse, c'est-à-dire par quels procédés le gonocoque, dans la pratique, s'introduit dans le canal de l'urèthre, et par quelles circonstances l'infection se trouve favorisée ou entravée.

Toute action, qui réalisera sur la muqueuse de l'urèthre le dépôt d'une quantité quelconque de pus blennorrhagique, déterminera la blennorrhagie. En fait, la blennorrhagie est essentiellement d'origine vénérienne : le coït avec une femme atteinte de blennorrhagie en est sa cause habituelle. La blennorrhagie vénérienne, à éviter, est la blennorrhagie *immédiate*. *Médiate* elle résulterait de l'inoculation du gonocoque véhiculé par un objet quelconque inanimé : le type de ce genre est la blennorrhagie expérimentale par injection de cultures ou de pus blennorrhagique. En pratique, ce mécanisme de l'infection est exceptionnel ; s'il se voit parfois chez les petites filles, chez l'homme, il est d'une extrême rareté ; à peine pourrait-on en trouver quelques cas authentiques et à mécanisme compliqué.

Y a-t-il pour la blennorrhagie des *causes adjuvantes* ? Les antispécifistes avaient accumulé les observations de blennorrhagies déterminées par la simple irritation : les cas abondaient d'hommes ayant contracté la chaudepisse avec des femmes saines, d'une vertu au-dessus de tout soupçon ; l'inflammation uréthrale était imputée à des causes dont la variété démontrait la fécondité imaginative des observateurs ; la responsabilité de la chaudepisse revenait à la trop grande surexcitation des amants ou des époux, à la leucorrhée de l'une, à l'érection trop énergique de l'autre, à la répétition des rapports sexuels, au repas trop copieux ou trop arrosé ayant précédé ces rapports, à la conjonction de Bacchus et de Vénus. On citait le fait d'un postillon atteint d'uréthrite parce que, dans une longue course, sa culotte trop étroite avait comprimé les parties génitales ; d'un médecin chez qui une blennorrhagie avait apparu, parce que pendant sept heures consécutives (!) il était resté en érection auprès d'une femme dont la vertueuse résistance était plus solide que la manifestation cependant louablement énergique de ses désirs (JULLIEN). De petites histoires analogues contées souvent avec esprit, le recueil s'allongeait sans cesse : RICORD avait mis à la mode ces collections d'*anas*, prises pour des observations médicales ; il y avait tant de façons de prendre la chaudepisse, indépendamment de la recette indiquée par RICORD, que, si commune que fût la maladie, on pouvait s'étonner de ne pas en voir atteints tous les hommes et toujours.

Tous les faits avancés par les antivirulistes ne sont pas faux, mais inexactement interprétés.

Le chapitre des uréthrites non gonococciennes nous permettra de trouver l'explication de certains *écoulements*, nous ne disons pas de blennorrhagie, contractés avec des femmes non blennorrhagiques, ou en dehors de tout rapport sexuel.

Puis combien de fois a-t-on dû prendre pour des chaudepisses nouvelles, le réveil d'un gonococcisme latent, d'une blennorrhagie guérie cliniquement, mais non anatomiquement ! Tous ces agents d'irritation considérés comme déterminants ne furent, par la congestion et la suffusion séreuse, que les causes réveillant l'activité d'un virus existant déjà dans la muqueuse uréthrale. Dans l'infection première, les causes adjuvantes ne jouent qu'un rôle insignifiant : tout au plus peut-on, avec

Finger, admettre que la sécrétion alcaline des glandes génitales annexes : prostate, glandes péri-uréthrales, etc., produite pendant l'érection précédant l'éjaculation, favorise par cette alcalinité l'ensemencement du gonocoque. En fait, il n'y a aucune différence entre la blennorrhagie consécutive au coït exercé dans les conditions d'*irritation* les plus violentes : ivresse, coïts répétés et prolongés, femme ayant des règles, ou leucorrhée abondante, et la chaudepisse résultant de l'injection d'une goutte de pus blennorrhagique dans le méat, opération accomplie dans l'état de frigidité la plus résolument scientifique.

En étudiant la blennorrhagie chez la femme, nous verrons que, chez elle, le gonococcisme latent se réveille dans des conditions diverses de congestion, dont la menstruation est le type habituel. Ce fait explique quelques-unes des observations des antivirulistes affirmant que la blennorrhagie peut être la suite du coït avec une femme menstruée : menstruée sans doute, mais génératrice d'une blennorrhagie, non parce que menstruée, mais parce que la menstruation a réveillé chez elle le gonococcisme latent, résidu d'une blennorrhagie plus ou moins ancienne. Retenons que la congestion, dans tous les modes et mécanismes, est non pas une cause d'*apparition*, mais de *réveil* de l'infection.

Les mécanismes de la congestion sont nombreux. *Localement* ce sont les excès vénériens, l'érection prolongée ou répétée, l'onanisme, la succion, le cathétérisme, les contusions, la bicyclette, etc.

La congestion, par augmentation *générale* de la pression circulatoire, n'ayant plus son point de départ dans une modification locale, est réalisée par la marche, l'ivresse, les repas copieux.

Certaines substances ont une action congestive spécifique sur les organes urinaires : telles la bière, le champagne, le kawa, etc.

§ 6. — Diagnostic de la blennorhagie

Le diagnostic de la blennorrhagie chez l'homme se pose, en général, comme une question assez simple. Cependant les conditions du problème sont variées. Remarquons que souvent, à la période de déclin, le diagnostic de la blennorrhagie, presque guérie dans l'urèthre, devient important pour élucider la nature d'une manifestation blennorrhagique à distance, une arthropathie par exemple.

En présence d'un malade soupçonné de blennorrhagie, le médecin doit se poser et résoudre les questions suivantes :

1° Y a-t-il uréthrite ? (*diagnostic de l'uréthrite*).

2° L'uréthrite constatée est-elle gonococcienne ? (*diagnostic de la nature.*)

Plus tard deux autres problèmes seront à étudier :

3° Quel est le degré d'extension de la blennorrhagie ? (*diagnostic de degré d'extension.*)

4° La blennorrhagie est-elle guérie ? (*diagnostic de la guérison.*)

1° Diagnostic de l'uréthrite. — Admettons qu'il y ait uréthrite toutes les fois qu'il y a *écoulement* par le méat, dans l'intervalle des mictions, d'un liquide purulent, séreux ou muqueux. Les douleurs, phénomène purement subjectif, ne sont pas cliniquement un signe certain d'uréthrite. Avec une uréthrite, anatomiquement certaine, les douleurs peuvent manquer ; c'est la règle à la période de déclin ; dans certains réveils de blennorrhagie, avec écoulement franchement purulent et abondant, cette absence de phénomènes subjectifs est fréquente. D'autre part, les douleurs sans uréthrite, sans écoulement, s'observent chez certains névralgiques, chez les onanistes, dans les maladies vésicales.

Les anamnestiques, tant au point de vue des symptômes que des causes et conditions d'apparition du mal, mettent en général sur la bonne voie. Mais n'oublions pas que l'examen *direct* est toujours utile, souvent indispensable, parce que les simulateurs et dissimulateurs, à l'occasion de la blennorrhagie, sont extrêmement nombreux.

Les uns sont simulateurs de bonne foi, les autres simulateurs ou dissimulateurs de mauvaise foi.

Le simulateur de bonne foi, c'est le névropathe, poursuivi

par la phobie de la chaudepisse, qui tire sur son canal jusqu'à ce qu'apparaisse au méat une goutte de mucus, spectre sans cesse renaissant d'une blennorrhagie d'âge préhistorique ; c'est le mari, tenaillé par le remords, qui, le lendemain d'une infidélité, a découvert, signe certain de contamination, un peu de rougeur du gland, ou la saillie des glandes voisines du frein.

Le simulateur de mauvaise foi, c'est le pédéraste, qui fait parade d'une fausse blennorrhagie, pour se créer un alibi... moral.

Le dissimulateur, c'est l'individu accusé de viol avec transmission de la chaudepisse, et qui sait bien que, seule, la constatation de sa maladie constitue une preuve décisive de son crime.

Le dissimulateur, c'est, et il s'appelle légion, celui qui ne veut pas *avouer* la blennorrhagie, parce que ce serait avouer la cause qui l'a produite. C'est le père de famille austère, d'âge mûr, de situation commerciale bien assise, de piété réputée, qui croyait bien avoir pris toutes les précautions pour que « ça ne se sache pas ».

C'est le vieillard qui ne veut pas s'avouer à lui-même que l'Abigaïl très chère, à laquelle il réchauffe ses derniers ans, l'a trompé.

C'est le jeune bachelier, qui entre dans notre cabinet, amené par une mère naïve : ni l'un ni l'autre ne comprennent « comment c'est arrivé ».

Il faut donc, pour établir l'existence d'une uréthrite, constater celle d'un écoulement uréthral. Dans le cas où vous soupçonnez quelque simulation, examinez d'abord les linges, la chemise du sujet : vous y trouverez parfois des taches révélatrices, alors qu'une miction récente a lavé le canal. Les taches sur le linge ne sont qu'une présomption, la certitude est fournie par la vue de la goutte sourdant au méat.

L'écoulement constaté, le diagnostic de l'uréthrite se pose différemment suivant que le méat est *invisible* ou *visible*.

A. MÉAT INVISIBLE. — Le méat uréthral est inaccessible aux investigations en cas de phimosis *congénital* ou *acquis*.

a. *Phimosis congénital.* — Le diagnostic de la blennorrhagie est, dans le cas de phimosis congénital, serré, parfois épineux. La sécrétion purulente apparaît à l'orifice préputial ; vient-elle d'une uréthrite, des chancres sous-préputiaux ou d'une balano-posthite ?

Les *anamnestiques* sont peu importants. S'il n'y a eu qu'un coït dans les deux ou trois mois précédents, et que la maladie ait apparu dans la semaine suivant ce coït, on peut écarter l'idée de chancre syphilitique, mais cette donnée n'écarte pas l'hypothèse de chancre simple ou de balanite.

L'étude attentive des symptômes subjectifs et fonctionnels est beaucoup plus importante. Avec les chancres ou la balanite, il n'y a pas de *pollakyurie*, pas *d'érections fréquentes ;* la *douleur*, réduite à une simple cuisson, ne survient qu'au moment où l'urine passe sur le prépuce et son limbe, au lieu d'être étendue à tout l'urèthre. Avec les chancres, s'ils ne siègent pas au méat ou vers le limbe, il n'y a pas de douleur dans la miction. *L'érection* n'est pas douloureuse en dehors de la blennorrhagie, de même la palpation du canal est indolore.

La palpation du *prépuce et du gland* est indolore dans la blennorrhagie, douloureuse dans les affections autres ; avec les chancres, on perçoit toujours des différences de consistance au niveau des ulcérations.

Le plus souvent, le chancre simple s'accompagne de fissures du limbe préputial, d'aspect chancreux, n'existant pas dans la blennorrhagie.

Le *pus* est peu abondant avec le chancre syphilitique, avec le chancre simple fréquemment hématique, dans la balanite plus épais que dans la blennorrhagie et *très fétide.*

Les *ganglions inguinaux* toujours tuméfiés avec des chancres restent indifférents dans la blennorrhagie ; à moins qu'une balanite concomitante ne crée une adénite douloureuse. Mais, même dans ce cas, celle-ci n'est jamais bien volumineuse, et elle cesse avec quelques lavages sous-préputiaux.

b. *Phimosis acquis.* — Dans le phimosis acquis, le diagnostic est généralement plus aisé que dans le phimosis congénital, en raison des anamnestiques. Le malade a vu les ulcérations syphi-

3.

litiques ou chancrelleuses évoluer peu à peu et amener le *phimosis* ; il sait si, antérieurement au chancre syphilitique, ou simultanément avec le chancre simple, il existait un écoulement uréthral. Ces blennorrhagies sous phimosis acquis sont le type des maladies vénériennes mixtes, mélange de syphilis et de blennorrhagie, qui ont contribué, si longtemps, à obscurcir la nature de la blennorrhagie.

En dehors des anamnestiques, l'examen direct amène aux distinctions que nous avons exposées plus haut, dans l'hypothèse de phimosis congénital.

Même dans une circonstance où le malade porteur d'un phimosis acquis donnerait des renseignements insuffisants, le diagnostic est plus aisé qu'avec le phimosis congénital. Le phimosis acquis n'est pas, en général, aussi absolu que le phimosis congénital ; avec un peu de patience de la part du médecin et du malade, on arrive à apercevoir le méat. Et quand ce phimosis est absolu, c'est qu'il est déterminé par une induration caractéristique des œdèmes syphilitiques, ou par une inflammation consécutive à des chancrelles dont quelques-unes sont toujours visibles.

Enfin des renseignements précieux, en cas de phimosis congénital ou acquis, sont fournis par le lavage sous-préputial. Quand, après une douche sous-préputiale soigneuse, on n'amène plus par la pression sur le prépuce aucune goutte au méat, pressez sur le canal depuis les bourses, allez chercher la goutte ; si cette manœuvre amène quelque chose, c'est qu'indépendamment des lésions du prépuce et du gland, il y a inflammation et écoulement de l'urèthre.

B. Méat accessible. — Avec un méat accessible, le diagnostic est en général aisé, si l'écoulement est abondant ; avec une sécrétion modérée, le problème se pose de savoir si l'écoulement n'est pas dû à un *chancre du canal*.

Il ne s'agit que du chancre syphilitique : le chancre simple du canal est d'abord un chancre du méat et est toujours visible. On devra conclure à la blennorrhagie, quand l'écoulement s'est montré dans les cinq jours suivant le coït, quand il y a des douleurs pendant la miction et l'érection, quand miction et érection sont fréquentes, quand la palpation du canal pénien est pénible sur toute son étendue, quand l'écoulement, franchement purulent, se produit en allant chercher la goutte depuis le périnée, et non pas seulement en pressant sur la fosse naviculaire.

Avec le chancre du canal, il y a presque toujours un peu de paraphimosis œdémateux et dur, sans constriction pouvant l'expliquer mécaniquement, presque toujours aussi un peu d'induration en masse du gland, constamment de l'adénopathie inguinale caractéristique.

2° Diagnostic de la nature, uréthrite gonococcienne et non gonococcienne. — Nous avons constaté l'existence de l'uréthrite, démêlons quelle est sa nature ?

Et d'abord dans quelle proportion trouve-t-on des uréthrites non gonococciennes ? Dans une proportion infime. Soit microbiennes, soit amicrobiennes, les uréthrites non gonococciennes sont à peu près quantité négligeable en pratique. *A priori* toute uréthrite doit être estimée gonococcienne : on ne fait pas le diagnostic d'une uréthrite à gonocoques, c'est le contraire qu'il faut exiger, c'est-à-dire la preuve qu'une uréthrite quelconque n'est pas due au gonocoque.

Ce diagnostic, bien entendu, repose en entier sur l'examen microscopique de la matière de l'écoulement.

Prenez une goutte de liquide apparu au méat, avec un instrument quelconque, étalez-la sur une lamelle, en couche aussi mince que possible, puis desséchez-la. Colorez, par exemple, avec une solution alcoolique saturée de violet de méthyle mélangée à de l'eau distillée au moment de l'emploi ; vous filtrez la solution aqueuse, et en répandez une goutte sur la plaque où est étalé le pus desséché. Après un temps variable, que l'expérience seule enseigne, la coloration est suffisante, vous lavez l'excès de teinture, vous placez une lamelle sur la préparation et vous examinez à un grossissement de 7 à 800 diamètres. Les gonocoques apparaissent avec les caractères indiqués plus haut.

Quand les gonocoques sont abondants, un seul champ microscopique montre de nombreuses cellules infectées. Au déclin de la blennorrhagie, il faut parfois plusieurs préparations pour découvrir quelques rares parasites. Dans les circonstances où les gonocoques sont clairsemés, on peut en voir, dans une expertise médico-légale, par exemple, contester l'existence, et soutenir qu'il s'agit de coques morphologiquement analogues.

Le *diagnostic microscopique* du parasite de la blennorrhagie repose principalement sur sa propriété de ne pas prendre le Gram, ou mieux de se décolorer par la méthode de Gram. Cette réaction, découverte par G. Roux, n'est cependant pas absolument démonstrative, quoique acceptable en pratique ; les recherches ultérieures ont démontré qu'elle se produisait dans la proportion de 95 fois sur 100 (Voir, pour plus de détails, le chapitre consacré au gonocoque, p. 29).

Enfin, il y aurait un dernier procédé pour déceler le gonocoque, la *culture*. La difficulté réelle de cultiver ce microorganisme, même pour les professionnels de la bactériologie, rend la méthode difficilement utilisable en clinique.

Il faut savoir qu'une *inflammation de l'urèthre n'est pas fatalement gonococcienne*. Elle peut résulter de l'invasion de l'urèthre par divers microorganismes ou du retentissement sur l'urèthre d'une maladie générale quelconque. Les uréthrites sans gonocoques sont donc *microbiennes* ou *amicrobiennes*.

a. *Uréthrites microbiennes.* — Elles se divisent en *primitives* et *secondaires* :

α) *Secondaires*, elles nous occuperont peu, nous en avons parlé plus haut : elles sont la règle dans l'infection par le gonocoque. Elles résultent de la transformation des saprophytes de l'urèthre, dont LEGRAIN [1] a isolé douze espèces, en organismes pathogènes. Ce n'est pas que la nocivité du saprophyte s'accroisse, mais la résistance des tissus uréthraux diminue sous l'agression du gonocoque : le gonocoque ouvre la brèche dont profitent les saprophytes, incapables d'agir seuls. Plus la blennor-

---

[1] LEGRAIN, Thèse de Nancy. 1888.

rhagie est âgée, moins nombreux sont les gonocoques, plus important paraît le rôle des microorganismes associés.

De nombreux travaux ont été publiés sur la flore des uréthrites. Ils sont très complètement résumés dans la thèse de Rousseau (*Thèse de pharmacie*, Paris, 1905). Pour ne citer que les principaux microbes, signalons par ordre de fréquence le streptocoque (celui-ci bien plus fréquent que le gonocoque, à la fin des uréthrites, d'après Von Vahl, *in Deutsch. Med. Woch.*, 1911), le staphylocoque, le pneumocoque, le coli-bacille, les sarcines, le bacille de la diphtérie, le m. cœruleus albus, etc. Une mention particulière pour deux microorganismes : d'abord un petit bacille court et grêle, disposé en amas ou en chaînettes, très abondant et fréquent dans les vieilles uréthrites. D'après Finger, c'est un hôte habituel du cul-de-sac préputial. A noter également la présence d'un diplocoque presque semblable au gonocoque et très difficile à différencier. Il se rencontre en amas intra ou extra-leucocytaires, et surtout la coloration avec le Gram est tout à fait irrégulière. Tantôt il le prend, tantôt il ne le prend pas. Déjà signalé dans la thèse de Rousseau sous le nom de *micrococcus fallax*, ce bacille a été encore revu et décrit par Géraud (*Assoc. franç. d'urologie*, 1907), plus récemment par Wormser (*La Clinique*, juin 1910). On voit combien il est important pour le médecin de connaître ces diplocoques, pour ne pas être exposé à poursuivre indéfiniment des traitements inutiles, sur la foi d'un examen microscopique mal interprété.

β) *Primitives*, les uréthrites microbiennes non gonococciennes, c'est-à-dire dans lesquelles, à aucun moment, ne se trouve le gonocoque, sont très rares. Depuis le premier cas d'uréthrite bactérienne publié par Aubert en 1879, l'observation n'en a pas enregistré trente cas. Elles sont dues aux microorganismes les plus divers, déjà reconnus dans les uréthrites microbiennes secondaires.

Legrain, Janet et Lüys ont rapporté des observations de ce genre. Ils pensent que ces uréthrites sont dues à des rapports sexuels avec des femmes ayant une sécrétion vaginale abondante, entretenue par le manque de soins. C'est possible, mais les observations présentées ne sont pas à l'abri de toute critique, et il est souvent bien téméraire d'affirmer qu'un gonocoque n'a pas précédé tous ces microbes banaux dans l'urèthre masculin.

Cliniquement elles n'ont pas de caractères communs, mais appartiennent le plus souvent au type de l'uréthrite subaiguë.

b. *Uréthrites amicrobiennes.* — Ces affections ont pour caractères communs : de manquer d'incubation puisqu'elles n'ont pas une origine vénérienne, d'être peu douloureuses, de donner une sécrétion peu abondante, séreuse, rarement purulente, d'être très éphémères, de coïncider avec une maladie générale, ou de suivre l'ingestion de certaines substances. Elles se divisent en *uréthrites pathologiques* et *uréthrites ab ingestis.*

α) *Pathologiques*, elles ont été observées dans le rhumatisme, la goutte, le diabète, le paludisme, les oreillons, l'infection typhoïde.

A côté de cette classe, il convient de ranger les uréthrites survenues à la suite d'une infection primitive de la vessie ou du rein, ou consécutive à une ulcération primitive de la prostate ou de l'urèthre. Elles sont quelquefois le premier symptôme par lequel se manifeste la tuberculose des voies urinaires. Jamin, dans sa thèse, Tuffier, Lavaux (Congrès de Chirurgie, 1898) ont rapporté des exemples de ce genre.

β) *Ab ingestis*, elles ont été déterminées par les excès de bière, des asperges et certaines substances comme les cantharides, soit absorbées directement, soit indirectement. Les médecins militaires ont vu en Algérie des épidémies d'écoulements chez les soldats ayant mangé des grenouilles nourries de cantharides.

Enfin, dans ces uréthrites amicrobiennes doivent figurer les uréthrites par *injection de liquides irritants*. De ce type est la classique expérience de Swediaur s'injectant une solution ammoniacale pour étudier, sur lui-même, les symptômes de l'uréthrite. Nous avons vu chez un étudiant une uréthrite très aiguë, consécutive à une injection d'une solution de sublimé prise à titre préventif; une autre fois, c'était un jeune ouvrier, qui, dans le même but, s'était injecté dans l'urèthre le contenu d'une seringue d'eau-de-vie de marc (AUGAGNEUR).

3° Diagnostic du degré d'extension. — L'existence d'une infection gonococcienne de l'urèthre établie, pouvons-nous reconnaître sur quelle étendue de la muqueuse uréthrale s'est développée cette infection ? L'uréthrite est-elle antérieure, ou antérieure et postérieure à la fois ?

En général, l'uréthrite postérieure est *systématiquement latente,* se révélant à peine par quelques pesanteurs ano-périnéales et la pollakiurie. Pour la mettre en évidence, il faut employer le procédé de lavage de l'urèthre antérieur imaginé par AUBERT et décrit au chapitre de l'anatomie pathologique.

Pour être certain que le pus recueilli avec le premier jet d'urine vient de l'urèthre postérieur, KROMAYER a imaginé de laver d'abord l'urèthre antérieur avec une solution de bleu de méthylène. Il teint de cette façon les parois de l'urèthre antérieur et les leucocytes de la surface. Il enlève l'excès de colorant par une douche d'eau simple, jusqu'à ce que le liquide de cette douche devienne absolument incolore. Le malade urine alors, il est certain que tout élément purulent, *non coloré*, vient de l'urèthre postérieur.

4° Diagnostic de la guérison. — Dans les maladies vénériennes, le diagnostic de la guérison a une importance considérable. Ordinairement une maladie est guérie, quand les troubles fonctionnels, les sensations subjectives ont disparu ; pour celui qui en était atteint, la guérison est réalisée, puisqu'il n'a conscience d'aucune condition anormale dans son individu. En vénéréologie, il faut aller plus loin, parce que la maladie a une importance sociale supérieure à son importance pour l'individu ; il faut, pour affirmer la guérison, avoir la certitude que le malade n'est plus apte à propager la contagion.

En pratique, la question de la guérison se pose fréquemment à l'occasion du mariage. Souvent la guérison est évidente. Quand un individu a, depuis plusieurs semaines, repris toutes ses habitudes alimentaires et génitales, bu de la bière, pratiqué le coït, marché, etc., sans qu'aucune goutte, même le matin, paraisse au méat, la guérison est certaine et solide.

Quelquefois la question est plus compliquée. Il s'agit d'un jeune homme dont la blennorrhagie a évolué pendant le temps des fiançailles, et qui, grâce à un traitement rigoureux, a vu récemment s'arrêter l'écoulement et disparaître les douleurs.

Cette guérison est-elle solide ? Après deux ou trois jours de mariage, la récidive ne viendra-t-elle pas avec tout son cortège d'ennuis pour le jeune marié, de dangers pour la jeune femme ? La guérison apparente ne voile-t-elle pas un gonococcisme latent, dont le mariage amènera le réveil ?

Dans ce cas, il n'est pas possible de vérifier la réaction par le coït : on a proposé les injections de nitrate d'argent. NEISSER considère comme définitivement guéri tout individu chez qui une injection uréthrale de nitrate d'argent à 2 p. 100 n'amène pas la repullulation des gonocoques ; la guérison est démontrée par la résistance à la « provocation » toujours efficace en cas de gonococcisme latent.

Ces cas sont rares, fort heureusement, car ils se terminent presque toujours fort mal. L'erreur plus fréquente, et moins grave, est celle du blennorrhagien qui, s'injectant depuis quelques jours, ne voit plus d'écoulement, et, de ce fait, se déclare guéri. On ne saurait trop le répéter : en cours de traitement, l'état du canal, sec ou non, n'a aucune espèce d'importance, pas plus d'ailleurs que l'examen microscopique, car les injections peuvent par elles-mêmes entretenir une purulence artificielle. Il faut donc suspendre le traitement pendant quatre ou cinq jours avant de se livrer à tout examen, clinique ou expérimental. A ce moment, et en cas de doute, l'absorption de bière ou de champagne est un moyen commode, agréable même, et quoi qu'on en ait dit, très suffisant pour faire réapparaître un écoulement mal éteint. En cas de rechute, le microscope peut fixer les hésitations et le traitement en faisant connaître si l'écoulement est simplement purulent, ou encore gonococcien. En cas de réussite, autoriser la reprise de la vie normale, et ne pas s'acharner à poursuivre des médications sous prétexte qu'on a encore trouvé un filament dans l'urine, ou un mononucléaire dans le champ microscopique. Car c'est ainsi que, sans aucun profit, on prépare des neurasthéniques.

§ 7. — TRAITEMENT DE LA BLENNORRHAGIE URÉTHRALE AIGUË

Nous ne savons ce que fut exactement le traitement de la blennorrhagie à la période présyphilitique. Pendant tout le temps où la blennorrhagie fut eonfondue avec la syphilis, elle fut soumise aux mercuriaux. Jusqu'à un temps très rapproché, jusqu'à ce que les résultats de l'antisepsie en chirurgie aient indiqué une voie nouvelle pour le traitement des maladies infectieuses, la blennorrhagie était justiciable des procédés banals dirigés contre l'inflammation, quel qu'en fût le siège. En agissant ainsi, les antivirulistes étaient logiques, puisque la blennorrhagie était, à leurs yeux, le résultat d'une cause quelconque d'irritation. Leurs doctrines, contestées en théorie par quelques-uns comme DIDAY, ROLLET, s'étaient imposées à la pratique de ces adversaires. Le traitement antiphlogistique était la base de la thérapeutique antiblennorrhagique.

Les prescriptions de DIDAY sont restées classiques, presque jusqu'à nos jours. Tant que la douleur, les phénomènes fonctionnels, l'aspect de l'écoulement étaient ceux de la *période d'état*, il fallait *laisser couler*. Le malade était gorgé de prétendus émollients, tisanes abondantes et variées, il prenait des bains fréquents, ne buvait que de l'eau, mangeait à peine. Après trois semaines environ, la période de déclin se dessinait, DIDAY alors se décidait *à couper* l'écoulement.

Des balsamiques à l'intérieur, des injections astringentes devaient pourvoir à cette indication.

Depuis DIDAY, la découverte du gonocoque, mais surtout l'orientation nouvelle de la thérapeutique, en médecine générale, ont un peu changé les choses.

Actuellement le malade atteint de blennorrhagie se trouve

dans deux situations différentes, au point de vue du traitement, quand il vient demander des soins.

Ou bien la blennorrhagie en est au premier jour de la période de début, ou bien elle est arrivée nettement à la période d'état. Dans le premier cas, on peut songer à enrayer brusquement l'infection, à la supprimer, c'est le *traitement abortif;* dans le second cas, il faut guérir une infection développée plus ou moins, mais qu'on ne peut songer à faire avorter, c'est le *traitement curatif.*

DIDAY distinguait ces deux situations en état *abortable* et état *irrépressible.*

A. — TRAITEMENT ABORTIF

1° Indication. — A quelle période de l'évolution blennorrhagique, le traitement peut-il prétendre au titre d'abortif ?

L'avortement du processus blennorrhagique ne peut être réalisé, à proprement parler, que tant que la blennorrhagie n'est pas cliniquement constituée, c'est-à-dire tout à fait au commencement de la période de début. A ce moment, l'écoulement est surtout séreux, peu abondant, ne s'accompagne ni de douleurs, ni de tuméfaction des parois de l'urèthre.

Cette situation est très éphémère et ne peut s'étendre au delà de vingt-quatre ou trente-six heures, tout au plus quarante-huit heures. C'est donc dans ces limites étroites qu'il sera permis d'espérer des résultats du traitement.

Jamais il ne devra être entrepris sans que l'examen microscopique ait démontré la présence des gonocoques dans l'écoulement. Nous verrons plus loin, qu'assez fréquemment, des écoulements dépendent de la prostatite catarrhale, réchauffée par les rapports sexuels ou une cause quelconque de congestion : certains succès du traitement abortif sont peut-être le résultat d'erreurs du diagnostic.

En pratique, les occasions de recourir à l'abortion seront fort rares. Les blennorrhagiens viennent toujours consulter le médecin à une période déjà avancée, trop tard pour être dans les conditions requises pour l'application de la méthode abortive.

Mais auparavant une *définition* s'impose. En présence d'une affection à évolution aussi déterminée, ce terme de traitement abortif doit être très précis. Sans exiger une guérison définitive en quatre ou cinq jours, nous ne pouvons cependant considérer comme abortifs les traitements qui, tout en supprimant assez vite les symptômes d'inflammation, doivent être continués pendant plusieurs semaines pour obtenir la vraie guérison.

Une médication digne de ce nom doit empêcher l'arrivée des symptômes douloureux et réduire au minimum l'écoulement purulent dès les premières quarante-huit heures. Il doit enfin obtenir la guérison complète en une quinzaine de jours, ce qui veut dire que, dans ce délai, toute médication étant supprimée, l'urèthre, débarrassé de gonocoques, peut être déjà soumis, sans crainte de rechutes, aux épreuves qui certifieront la guérison.

Même dans les meilleures conditions, il faut savoir discerner et ne pas conseiller systématiquement ce traitement. C'est ainsi qu'il est préférable de laisser couler ceux, très nombreux, qui ne pourront, du fait de leurs occupations, s'astreindre aux injections multiples, et encore moins aux grands lavages, pendant le temps voulu. Il en sera de même pour les néophytes, ignorants du maniement de la seringue et surtout pour ceux qui mettent en doute l'authenticité de leur blennorrhagie. Car l'amélioration apparente des premiers jours les inciterait certainement à la reprise prématurée de la vie normale. Mieux vaut les laisser couler, ce qui est la meilleure façon de les convaincre de la nécessité d'une médication.

2° Technique. — En matière de traitement abortif, on a tout essayé. La plupart des solutions antiseptiques ou cautérisantes ont donné, entre les mains de leurs défenseurs, des résultats encourageants, que la critique n'a pas toujours retrouvés. Ce n'est pas une raison pour douter, car il est bien probable que n'importe quel sel, manié par des mains expertes, peut donner d'intéressants résultats, à condition que l'on ait passé au préalable par la période d'étude et de tâtonnements absolument nécessaires en pareil cas. Autrement dit, nous attribuons volontiers le succès à la façon de donner le médicament, et de surveiller ses effets, beaucoup plus qu'au médicament lui-même.

Ne voulant pas compliquer la question, nous nous en tiendrons aux trois procédés les plus connus : l'injection unique, les injections multiples, les grands lavages uréthro-vésicaux.

A. Injection unique. — Diday fut le vulgarisateur de ce procédé qu'il emprunta à Carmichaël et à Ricord. Il l'employait de la façon suivante :

Pour une inflammation tout à fait récente, il injectait huit grammes de la solution :

> Nitrate d'argent 0gr,20
> Eau distillée . . . . 18 grammes.

Retenir le liquide en bouchant le méat avec un doigt, ou en le coiffant avec un dé à coudre empli de la même solution. Garder ainsi cinq minutes environ. Survient alors une abondante sécrétion purulente, qui persiste deux ou trois jours avec des douleurs et quelquefois du sang.

Dans un cas un peu plus avancé, faire deux injections au lieu d'une, à quelques heures de distance et promener le doigt le long du canal de façon à faire circuler le liquide dans la profondeur. Mêmes suites. Attendre le cinquième jour pour connaître le résultat.

Parmi les procédés plus récents, citons celui de Tarnowsky : injecter pendant deux minutes, si possible, une seringue de solution de nitrate d'argent à 1 p. 30. Faire suivre d'une injection de chlorure de sodium à 1 p. 100. Douleurs, dysurie, sang. Repos au lit, compresses et attendre le troisième jour.

Même technique, à peu près, de Ullmann qui injecte de 3 à 5 grammes d'une solution de nitrate d'argent à 2 p. 100.

Le procédé d'Engelbreth est un peu plus compliqué. Faire, dès la constatation de l'affection, un lavage de l'urèthre antérieur avec 600 grammes d'une solution de nitrate d'argent de 0,50 centigrammes p. 1000, sous une pression de 125 centi-

mètres cubes à une température de 37° ; puis lavage des cinq
premiers centimètres du canal avec une autre solution plus forte
(3 p. 100 environ). Suivant la réaction, on fait six à dix heures
après un autre lavage avec une solution à 1 p. 100. Si besoin
est, on peut en faire deux autres encore, avec des intervalles
de dix à douze heures. En somme, tout est fini en quarante-
huit heures. L'auteur affirme une énorme proportion de guérisons.

Quoi qu'il en soit, ce genre de traitement sera toujours un
procédé d'exception. D'abord parce que, passé les premières
vingt-quatre heures, c'est-à-dire quand l'écoulement est encore
à peine appréciable, il est inutile de le tenter. Il peut même
devenir dangereux entre des mains inhabiles, et, dans tous
les cas, il reste très douloureux, exigeant repos et compresses.
DIDAY était très chaud partisan de ces tentatives, mais le gonocoque n'était pas encore là pour signer l'authenticité des
blennorrhagies ainsi avortées. Les essais antérieurs semblent
en encourager d'autres (MORAN), dans les cas où, pour diverses
raisons, le malade peut exiger un traitement ultra-abortif,
mais à la condition d'une sérieuse expérience de la part du
médecin et d'un certain stoïcisme de la part du malade.

B. INJECTIONS MULTIPLES. — Moins ambitieux et moins
rapide, ce procédé est peut-être plus sûr. Il peut s'appliquer
plus largement, en ce sens que les résultats sont en général
très bons dans les deux premiers jours de la maladie, et que,
même encore au troisième, on a quelquefois des succès. Il ne
faudrait pas trop dépasser ce délai. On a utilisé un grand
nombre de sels, nous nous en tiendrons aux plus connus.

a. *Permanganate de potasse.* — Il est le plus connu des anti-
blennorrhagiques, en France du moins. Il n'a pas un très grand
pouvoir de pénétration, et c'est pourquoi il semble préférable
de le réserver pour les cas tout à fait récents (CARLE,*Clinique,*
août 1907).

Dès le diagnostic posé et le principe de l'abortion décidée,
le médecin doit procéder lui-même dans les conditions ordinaires à une première injection. Chaque injection en comprend

en réalité deux ou trois consécutives, les premières étant destinées à nettoyer le canal, la dernière étant conservée de deux à cinq minutes.

La dose doit être minime, 20 centigrammes p. 1000 tout au plus, pouvant être abaissée en cas de réaction trop vive. Un bock laveur est commode, mais une bonne seringue suffit, pourvu qu'elle ait la dimension suffisante pour bien emplir et même distendre légèrement le canal antérieur, c'est-à-dire 10 ou 12 centimètres au moins.

Pendant les premiers jours, les injections seront ainsi faites par le malade lui-même, dûment stylé, toutes les quatre heures environ, sauf irritation. La dernière sera faite le plus tard possible le soir, la première le plus tôt possible le matin. Pendant six à huit jours encore on continuera en diminuant, soit trois ou quatre injections par jour, puis on cessera. C'est affaire d'habitude, de savoir s'il faut prolonger plus ou moins le traitement, suivant le moment où il fut entrepris, l'aspect de la goutte, l'examen microscopique des exsudats.

Si le traitement doit réussir, l'asséchement paraît absolu dès le cinquième jour. Il ne faut pas s'y fier et continuer quelques jours encore. Ne pas prendre pour un exsudat pathologique, la goutte brune ou grisâtre qui n'est que le résultat de l'action thérapeutique du sel sur la muqueuse uréthrale.

Certaines précautions sont nécessaires. D'abord le contrôle médical tous les deux jours, un repos relatif, et l'observation stricte des règles hygiéniques, telles que nous les formulerons à propos du traitement expectatif. Le traitement interne, antiseptique ou balsamique, peut être négligé.

b. *Les sels d'argent.* — Nos confrères allemands, qui pratiquèrent bien avant nous ce mode de traitement, emploient plutôt les sels d'argent, et de préférence les succédanés ou les dérivés albumineux du nitrate, tels que le protargol, l'argonine, l'ichtyargan, l'argentamine, etc. Ces composés, sans avoir l'action brutale du nitrate, ont cependant un pouvoir bactéricide et pénétrant, supérieur à celui du permanganate. Mais leur emploi exige la connaissance très précise de leurs propriétés, et un certain doigté dans leur dosage et leur administration.

Nous prendrons comme exemple le protargol, d'abord parce qu'il est le plus anciennement connu chez nous, ensuite parce qu'il fut recommandé par la plupart des partisans de cette médication (Neisser, Blaschko, Ahlström, Jadassohn).

Voici quelle sera la direction générale du traitement : dès l'affection diagnostiquée, on procédera à une première injection avec une solution de protargol à 1 p. 100, qui sera répétée trois fois dans la journée. Cette dose, plutôt faible, est nécessaire pour constater la sensibilité du malade et de son urèthre. Dans les quarante-huit heures elle sera élevée à 1,5 ou 2 p. 100, ce qui sera possible chez la plupart des malades. Neisser ajoute 1 gramme d'antipyrine, sans grand effet semble-t-il. Il est bon d'ajouter un peu de glycérine (3 à 5 grammes) à la préparation. Dès le second jour, les injections seront ordonnées trois fois par jour, au moins, quatre fois dans certains cas, à quatre heures d'intervalle. Les injections de la journée seront conservées deux ou trois minutes, celle du soir cinq minutes au moins et jusqu'à dix ou quinze en allant graduellement.

D'ailleurs toutes ces doses, et ces temps, sont simplement des moyennes. C'est affaire au praticien de savoir discerner, avec chaque cas et à chaque moment, quelle est la conduite à tenir et la solution à injecter. Il faudra toujours se baser sur les réactions précédentes, sur la façon dont la muqueuse tolère le médicament, pour fixer la suite de la médication. A ce propos, il faut savoir que le protargol est un sel cautérisant, qu'il n'y a pas lieu de s'inquiéter de la réaction immédiate légèrement douloureuse, non plus que de la grosse goutte jaunâtre, épaisse, que l'on trouve au méat, et qui pourrait faire croire à une recrudescence de l'affection.

Ainsi institué le traitement sera continué pendant huit jours, sauf incidents. Ceux-ci seront toujours possibles avec ces traitements intensifs, et il faudra espacer les séances, diminuer les doses ou même cesser en cas d'œdème inflammatoire, d'hémorragies persistantes ou de crainte de prostatite. S'il ne survient aucun incident, mais que le pus ou les gonocoques persistent, il faut rapidement élever les doses, aller jusqu'à 3 p. 100, très rarement 4 p. 100, sous la réserve d'une surveillance quotidienne. Puis vers le huitième jour, on se borne à deux injections, matin et soir, puis l'on cesse dans l'attente des résultats. Mais ne pas affirmer la guérison avant trois ou quatre jours d'observation.

Entre des mains expertes, les résultats sont, en général, excellents ; car il faut bien en croire la presque unanimité de ceux qui, dans les pays de langue allemande, ont expérimenté avec succès cette méthode, avec quelques variantes dans le détail de l'explication et le choix du sel. Mais ici plus que dans tout autre procédé, la surveillance du malade et la connaissance de la technique, même dans ses minuties (nombre, dose et durée des injections), sont les conditions essentielles du succès. Telle est du moins la conclusion à laquelle est arrivé l'un de nous, à la suite de nombreux essais (CARLE, *Province Médicale*, 12 novembre 1910 et *Consultations Médicales*, n° 24). Avec un sel analogue, l'argyrol, employé en injections à la dose de 5 p. 100 et en lavages à la dose de 4 p. 1000, JANET est arrivé, avec une technique à peu près semblable, à des résultats également bons (Congrès d'urologie, 1910).

C. GRANDS LAVAGES. — Sous l'influence de JANET, dont les premiers travaux datent de 1893 (*Annales de Dermatologie*) il est devenu classique de rechercher par les lavages uréthro-vésicaux la guérison rapide de la blennorrhagie. Devant à plusieurs reprises parler de leur emploi, nous indiquerons de suite, une fois pour toutes, la technique de cette médication.

Le procédé consiste à envoyer dans la vessie, après avoir forcé, sous pression, la résistance du sphincter, une certaine quantité de liquide que l'on urine ensuite. Le double passage du liquide, à l'aller et au retour, constitue pour la muqueuse un excellent nettoyage.

L'instrumentation consiste en un réservoir, genre seau d'Esmarch, un embout et un tube de caoutchouc de longueur appropriée. L'embout peut être en caoutchouc durci, ou mieux en verre à ouverture plus ou moins effilée, suivant les méats. Il est bon de l'adapter à un robinet à poussette, qui permet de régler le jet et de maintenir l'embout en place, avec la même main.

Le seau étant accroché à 1^m,50 environ, le malade assis ou demi-couché, l'embout est introduit dans le méat et pincé de façon à obtenir une occlusion complète, sans exercer de traction sur la verge. Après quelques simples injections, on emplit le canal antérieur. A ce moment, on perçoit la résistance du sphincter. Il faut alors conseiller au malade de faire modérément l'effort de la miction, sans se contracter, ou plus simplement détourner son attention par une conversation quelconque. Sous l'influence de cette pression douce, mais persistante, le sphincter se relâche et laisse passer le liquide. Sinon, on peut varier la pression, ou, au besoin, faire une injection préalable de cocaïne à 1 p. 100.

Quelquefois cela ne suffit pas. On pourra alors abandonner le seau d'Esmarch et essayer la seringue, chaudement défendue par GUIART. Entre des mains exercées, elle constitue un instrument très sensible, sachant apprécier exactement la résistance du sphincter, et varier en conséquence la pression d'un moment à l'autre, sans jamais traumatiser la muqueuse. La seringue doit tenir au moins 100 grammes, et être cependant suffisamment légère, donc en caoutchouc durci de préférence.

Par l'un ou l'autre de ces procédés, on arrive généralement à faire pénétrer la solution. Le malade ressent alors une fraîcheur particulière qui marque l'entrée du liquide dans la vessie. On laisse ainsi pénétrer doucement de 150 à 300 grammes, suivant les susceptibilités individuelles. Quand le malade ressent une forte envie d'uriner, on le laisse rejeter le liquide. On peut ensuite recommencer une ou deux fois le même lavage, sauf fatigue ou spasmes gênants.

Le sel le plus couramment employé est le *permanganate de potasse*. L'emploi des doses faibles est la condition nécessaire du succès. Dans l'enthousiasme des premiers essais, on utilisait souvent les doses fortes, mais les incidents survenus ont obligé à y renoncer, d'autant que les résultats étaient franchement mauvais. Peu à peu JANET a notablement baissé le titrage de ses solutions, que GUIART conseille de diminuer encore jusqu'à 1 p. 10000. Comme pour les injections, ceci est variable suivant les cas. Voici un exemple de proportions plutôt excessives, autrefois conseillées par JANET :

Le 1er jour, matin, un lavage	1 p. 1000.	Soir,	1 p. 4000
Le 2e	—	—	—	1 p. 300).	—	1 p. 4000
Le 3e	—	—	—	1 p. 2000.		
Le 4e	—	—	—	1 p 2000.	—	1 p. 4000
Le 5e	—	—	—	1 p 2000.		
Le 6e	—	—	—	1 p. 1000.		

Les dernières doses sont certainement trop fortes. Il n'y a aucun intérêt à dépasser le 1 p. 3000 avec lequel on obtient des résultats tout à fait identiques, avec les risques de cystite en moins. En réalité, c'est encore là affaire de doigté, et de réaction personnelle du malade. Si la surveillance ne peut être rigoureuse, s'en tenir à des solutions oscillant de 1 p. 10000 à 1 p. 5000 au maximum.

Ainsi ordonnés, ces lavages seront faits deux fois par jour d'abord, une seule fois ensuite, pendant une douzaine de jours, avant d'être interrompus.

Les grands lavages ont acquis chez nous droit de cité ; ils se défendent par leur énorme bibliographie et le nombre de leurs partisans. Dans quantité d'hôpitaux, civils et militaires, il semble que ce soit la seule arme, la vraie panacée applicable à toute blennorrhagie même au début. Et depuis des années, malgré les protestations des promoteurs mêmes de la méthode, il en a été fait un abus vraiment déplorable. Le grand lavage est pour ainsi dire tombé dans le domaine public.

Or, il faut savoir que, comme toutes les armes vigoureuses, celle-là présente ses inconvénients et ses dangers, lorsqu'elle est maniée par des mains ignorantes. On n'a pas assez insisté sur ses difficultés et ses mécomptes. Même avec toutes les précautions, les échecs sont fréquents, et aussi les accidents, signalés d'ailleurs par les plus fervents partisans de la méthode, NOGUÈS, HOGGE, GUIART et JANET lui-même. Dans notre statistique personnelle, nous ne comptons plus les cystites, orchites et prostatites que nous avons vu succéder à des tentatives intempestives de grands lavages, surtout lorsque ceux-ci sont appliqués par les malades eux-mêmes.

En somme, en matière de traitement abortif, le grand lavage uréthro-vésical est très rarement nécessaire, car, à cette période ultra-précoce, on ne peut invoquer l'uréthrite postérieure. Cependant il a incontestablement donné de brillants résultats. Si donc on possède l'instrumentation et la technique, si le malade est disponible aux heures fixées, si le médecin peut s'en occuper lui-même, il sera probablement satisfait des résultats obtenus. Mais si ces conditions ne sont pas réalisées nous persistons à penser qu'il vaut mieux recourir aux injections que faire un demi-traitement ou l'abandonner tout entier aux mains du malade.

B. — TRAITEMENT CURATIF

Pour énumérer les médicaments préconisés contre la chaudepisse, il faudrait un volume énorme. Chaque jour, sans compter les préparations innombrables imaginées par le mercantilisme, prônées par le charlatanisme pharmaceutique ou médical, une injection nouvelle, *jugulant* la chaudepisse avec célérité et sans douleur, est recommandée par quelque autorité médicale, avec observations à l'appui. Pendant quelques semaines ou quelques mois les blennorrhagies sont attaquées, dans le monde civilisé tout entier, avec l'agent nouveau ; puis bientôt une autre substance est annoncée, réalisant des merveilles, qui, elle-même, ira rejoindre ses prédécesseurs en succès dans l'oubli où sont ensevelis tant d'autres remèdes héroïques. Aussi, qu'on ne s'attende pas à voir indiquer et apprécier des médicaments : nous n'en mentionnerons que quelques-uns, ceux dont nous avons vérifié l'action par nous-même.

On peut réunir sous trois chefs les médications proposées en pareil cas :

Les uns pensent, avec DIDAY, qu'il est inutile et même dangereux d'arrêter le flux blennorrhagique. Mieux vaut laisser l'écoulement suivre sa marche et n'intervenir qu'au moment où l'amélioration se manifeste spontanément. C'est le *traitement dit classique, expectatif, méthodique*, préconisé par CULLERIER, FOURNIER et la plupart des maîtres de l'Ecole française.

Les autres trouvent préférable de s'attaquer de suite à la localisation inflammatoire, au principe virulent, à l'aide d'injections ou de grands lavages, qui portent directement le remède, antiseptique ou cautérisant, au contact de la muqueuse atteinte. C'est la *méthode antiseptique ou suppressive*, couramment appliquée à l'étranger, moins connue chez nous.

Il est enfin possible d'unir les avantages des unes et des autres, en s'opposant dès la période d'état au développement de l'affection, par l'administration simultanée des balsamiques et des injections. C'est là *une méthode mixte* qui, pour beaucoup, est une méthode de choix.

1° Traitement classique ou expectatif. — Le traitement est variable suivant le moment de l'affection. Nous le décrirons à ses trois périodes, correspondant aux trois phases cliniques : période d'état, période de défervescence, période de terminaison.

a. *Période d'état*. — Cette période est la plus pénible pour le blennorrhagien. C'est le moment des mictions douloureuses, des congestions, des érections matinales et aussi des complications. Et cependant, quelle que soit l'impatience du malade, il faut lui faire entendre que toute médication active serait peut-être dangereuse en ce moment, et qu'il est préférable de s'en tenir à quelques précautions et règles hygiéniques. Telle était la règle de DIDAY pendant cette période qu'il qualifiait d'irrépressible.

α) Les *précautions prophylactiques* sont nécessaires, étant donné l'abondance et la virulence du pus. Le porteur doit se protéger lui-même et protéger ceux qui l'entourent contre toute contamination. Il doit avoir pour lui seul tout son arsenal de nettoyage, de façon à ne pas mélanger ses linges à ceux d'autres personnes, et se laver les mains après chaque contact avec l'organe. Bien se souvenir que l'œil se laisse infecter par le doigt souillé de pus.

β) L'*hygiène* et un repos relatif sont de toute nécessité. Le malade peut vaquer à ses occupations, car rien n'est plus neurasthénisant que le lit ou la chaise-longue. Mais il faut renoncer momentanément aux fatigues sportives, aux distractions semi-platoniques, aux veillées trop prolongées. « Il faut que le malade tienne bonne manière de vivre, disait Ambroise Paré, et qu'il évite toute chose qui échauffe le sang. »

γ) Le *régime* a son importance, mais il ne faut rien exagérer. Parmi les prescriptions vexantes de cette période, il en est d'inutiles : le vin très coupé d'eau, les asperges, quelques viandes, même noires ou en sauce, le café après le déjeuner, le **tabac** ne peuvent en aucune façon avoir, sauf excès, l'influence néfaste qu'on leur attribue. Mais il en est aussi de dangereuses : telle la déplorable habitude, prise par quantité de médecins, de gorger littéralement le malade d'infusions ou de diurétiques, sans compter le lait. Si bien qu'après quelques jours de ce régime, la fatigue imposée à la vessie crée un état de congestion permanente dans tout le petit bassin, avec pesanteurs, épreintes, congestion du canal, diarrhée et souvent cystite.

Tenons-nous à un régime moyen : abstention absolue de bière, vin mousseux, cidre, vins fins et liqueurs. Vin coupé d'eau, minérale ou non. Boire peu dans l'intervalle des repas, et, en cas de nécessité, s'en tenir aux limonades, sodas ou sirops ou eaux alcalines.

Quant à l'alimentation, elle doit être telle qu'on ne risque ni la diarrhée, ni la constipation, c'est-à-dire qu'on évitera toute surcharge gastrique aussi bien que les mets trop raffinés. Bref, aucun excès, et ce sera suffisant : car il est parfaitement inutile d'attirer les charitables réflexions de ses voisins par un régime trop affichant.

δ) Les *prescriptions thérapeutiques* ne sont pas de toute nécessité à cette période, on pourrait même s'en abstenir ; mais les malades tiennent beaucoup à la médication ! Il est même bon d'avoir à sa disposition un petit choix de remèdes anodins, qui alcalinisent l'urine et surtout calment l'impatience du patient, en attendant la période de défervescence.

4.

Il faut cependant reconnaître que les *alcalins* paraissent agir heureusement sur les mictions ; on formulera par exemple :

> Bicarbonate de soude . . . . 40 grammes
> Salicylate de soude . . . . 10 —
> (Une cuillerée dans un litre de limonade.)

ou :

> Bicarbonate de soude . . . . 5 grammes
> Sucre blanc . . . . 30 —
> Suc de citron . . . . III gouttes
> (Pour un litre d'eau.)
>
> (FOURNIER.)

ou encore :

> Bicarbonate de soude . . . . 40 grammes
> Sucre vanillé . . . . 30 —
> Poudre de gomme arabique . . . .
> —   réglisse . . . . } ââ 10 grammes
> —   guimauve . . . .
> Essence de citron . . . . III gouttes
>
> (CARLE.)

Une cuillerée à café dans un verre d'eau, une ou deux fois par jour.

On peut conseiller en même temps quelques antiseptiques urinaires, par exemple :

> Salol . . . . 50 centigrammes
> Benzoate de soude . . . . 25 —

(2 à 4 cachets par jour) auxquels on peut adjoindre de l'urotropine ou de l'helmitol.

Et aussi quelques émollients à dose modérée :

> Sirop de codéine . . . . } ââ 50 grammes
> Sirop de tolu . . . .
> Infusion de fleurs d'oranger ou d'uva
>   ursi . . . . R. s. p. 500 gr.

Par cuillerées à soupe toutes les deux heures.

Outre les mictions cuisantes, le vrai désagrément de cette période est l'*érection douloureuse* du réveil matinal. Nous

sommes bien désarmés en présence de ce petit incident, qui
peut être une source de complications et d'hémorragies. Le
mieux est de se coucher tôt, en évitant toute circonstance
susceptible de provoquer le réveil inconscient de l'érection.
Le bromure de potassium ne semble pas avoir grand effet.
Cependant on peut le combiner aux opiacés par exemple :

> Bromure de potassium 1gr,50
> Extrait thébaïque. 0gr,03
> Sirop d'écorces d'oranges amères . .   100 grammes

A prendre au moment de se coucher deux heures après le repas.

ou encore xv à xx gouttes de laudanum en lavement, dont
l'effet semble très supérieur à celui des suppositoires :

> Extrait thébaïque 0gr,04
> Extrait de belladone 0gr,02
> Beurre de cacao . . . .   3 grammes

Pour un suppositoire à mettre le soir.

ε) **Le** *traitement local* est le meilleur préventif de tous ces
ennuis, érection, balanite, congestion, etc. Il consiste en nettoyages faits plusieurs fois par jour, ou mieux encore en petits
bains locaux, plus ou moins prolongés. Il faut découvrir complètement le gland, laver à l'eau chaude, sécher, poudrer légèrement au talc, et glisser un double de gaze entre les muqueuses
du gland et du prépuce. Inutile d'utiliser les antiseptiques, qui
à la longue feraient de l'inflammation pour leur propre compte.

En cas de congestion, d'érections très pénibles, il est excellent de répéter ces ablutions et bains, en se servant d'eau assez
chaude, 40° environ, à défaut du lait tiède de femme, que conseillait Ambroise Paré ! Au cours de ces manœuvres, éviter
toute écorchure, qui peut être source de lymphangite.

Dès le début, un suspensoir est utile. Non pas la petite bourse
en treillis qui n'immobilise rien, et fait une désagréable constriction au niveau de la racine, mais bien le large suspensoir
muni de coton, genre Horand-Langlebert, qui plaque les parties contre la face antérieure du pubis, empêche ainsi tout
mouvement intempestif et atténue les heurts dangereux.

b. *Période de défervescence.* — Cette période est marquée par la sédation relative des symptômes inflammatoires observés jusqu'ici. Ces modifications sont graduelles, en sorte qu'il est difficile de leur assigner une date fixe ; cependant on peut s'attendre avec assez de régularité à les voir survenir du dix-huitième au vingt-cinquième jour, sauf incidents imprévus ou fautes thérapeutiques. Vers cette époque, le canal est plus souple, le gland seulement rougi autour du méat, la miction plus facile, et l'écoulement très réduit. Les caractères de cet écoulement sont de prime importance pour décider de la médication à suivre. Encore marqué le matin, il doit être diminué pendant la journée, ne réapparaître que quelques heures après une miction, et surtout avoir déjà une composition moins fluide, plus muqueuse, plus visqueuse. Au microscope, les gonocoques sont rares, les globules de pus en moindre quantité, les cellules épithéliales et les cocci réapparaissent. Le moment est propice à l'administration des balsamiques.

Une expérience déjà ancienne a démontré qu'on obtenait à cette époque d'excellents résultats à l'aide de médicaments térébenthinés et oléo-résineux, faussement dénommés *balsamiques* par tous les classiques. L'administration graduellement intensive de ces médications amène en quelques jours la sédation complète des phénomènes congestifs et douloureux, et quelquefois la guérison définitive.

Parmi ces médicaments, les uns sont bien connus comme modificateurs des sécrétions, tels les balsamiques proprement dits (substances résineuses renfermant de l'acide benzoïque ou de l'acide cinnamique), les térébenthinés et leurs dérivés ; d'autres sont considérés comme ayant une action plus particulière sur les muqueuses de l'appareil urinaire, tels le kawa, le cubèbe, le copahu, le santal.

Les *balsamiques proprement dits* sont le baume de tolu, le baume du Pérou, le benjoin, le styrax. Ils sont peu ou pas employés.

Les *térébenthinés* donneraient de meilleurs résultats. Dans la période intermédiaire, vers la troisième semaine, on peut ordonner l'*essence de térébenthine*. Il ne faut pas dépasser

2 grammes par jour d'essence de térébenthine, soit sous forme
de pilules (25 centigrammes chaque), soit sous forme de
sirop du Codex (50 grammes par jour) soit :

> Térébenthine . . . .)
> Goudron . . . . (àà 10 centigrammes
> Benzoate de soude. . . . .)
> Trois à six par jour.

De même on peut conseiller la terpine à la dose de 50 centigrammes à 1 gramme par jour sous la forme de cachets combinés, par exemple :

> Terpine. . . . .) àà 25 centigrammes
> Benzoate de soude . . . .)

Le *kawa*, extrait de la racine du piper méthysticum, conseillé
en 1876 par Dupouy, étudié cliniquement par Lewin (1886),
est également un bon médicament d'attente, sous forme de
macérations de racines (5 grammes dans 500 grammes d'eau)
ou d'extrait hydro-alcoolique (30 à 60 centigrammes en
capsules). Le kawa entre dans la composition du produit présenté sous le nom de *gonosan*, qui comprend 20 p. 100 de kava
et 80 p. 100 d'essence de santal.

Le *cubèbe* est la baie desséchée et pulvérisée d'un arbre de
l'Océanie, d'où son vrai nom de poivre cubèbe. Rapporté en
Angleterre en 1816, vulgarisé en 1822 par Pierquini et Del-
pech, il est toujours employé aujourd'hui comme complément
du copahu.

Le *copahu* est une oléo-résine, obtenue en faisant des incisions
à des arbres du genre Copaïfera, originaires de l'Amérique du
Sud. C'est un excellent desséchant de la muqueuse uréthrale,
peut-être le meilleur, lorsqu'il est donné à dose suffisante et
qu'il est de bonne qualité. Se méfier des imitations. Suivant
le moment et le but recherché, on varie l'absorption quotidienne de 5 à 12 grammes, rarement plus. Le mieux est d'utiliser le cubèbe pour faire avec le copahu une sorte de pâte. Celle-
ci peut se rouler en boulette et être plus facilement absorbée,

soit dans de l'hostie, soit roulée en boulette dans de la poudre de réglisse.

On peut ainsi formuler un *bol* :

```
Copahu. . . . . . . . . . . . . . . . . . .  1 gramme
Cubèbe. . . . . . . . . . . . . . . . . . .  2    —
Essence de menthe . . . . . . . . . . .  I goutte
```

ou bien un *opiat* :

```
Copahu. . . . . . . . . . . . . . . . . .  30 grammes
Cubèbe. . . . . . . . . . . . . . . . . .  40    —
Cachou pulvérisé. . . . . . . . . . . . .   5    —
Essence de menthe . . . . . . . . . . .  IV gouttes
```

En général, mettre du cubèbe jusqu'à consistance de pâte épaisse. Ajouter au besoin 5 grammes de magnésie pour les constipés. Deux boulettes (grosses comme des noisettes) de ce mélange, par jour ; à jeun, de préférence avant les repas.

On peut également le donner en émulsions. La mixture vendue sous le nom de *potion de Chopart*, même modifiée par RICORD, détraque facilement l'estomac. La dose élevée de copahu qu'elle renferme est l'explication de ses succès. On peut le donner à cette dose d'autres façons, par exemple en potion de Chopart capsulée.

Comme tous les produits très imités, le copahu a été capsulé (de 30 à 50 centigrammes par capsule, suivant les marques). Sous la même forme on trouve également le copahivate de soude, produit d'une efficacité incontestable et bien supporté en général. Varier les doses de 8 à 12 capsules de 40 centigrammes chaque.

Le *santal* est une essence extraite par distillation d'un arbre répandu dans diverses régions chaudes (Océanie, Afrique australe). La variété santal citrin est la seule utilisée. Importé en 1750, rappelé en 1865 par ANDERSON, il jouit actuellement d'une faveur méritée, malheureusement mitigée par ses effets souvent pénibles sur quelques organes, l'estomac, l'intestin et le rein particulièrement. On le prescrit à la dose de 3 à 8 grammes par jour, presque toujours en capsules marquées, à cause de ses nombreuses falsifications. Une étude personnelle est nécessaire à tout praticien pour se reconnaître au milieu des multiples réclames. Quelques mois d'essais, mêlés de succès et de mécomptes, l'instruiront rapidement.

De l'essence de santal, on a extrait certains composants bien définis qui donnent d'excellents résultats, tels les alcools sesquiterpéniques (arrhéol), le santalol (eumictine), l'éther salicylique neutre de santalol (santyl), etc.

Pour produire tous leurs bons effets, les vrais modificateurs de la sécrétion, c'est-à-dire le copahu et le santal, doivent être prescrits : *au moment propice, en quantité suffisante, et sans léser d'autres organes.*

Le moment propice est le plus éloigné du début : c'est-à-dire celui où toute douleur, tout signe de congestion ayant cédé, les gonocoques ayant à peu près disparu, le mucus commence à dominer dans la goutte matinale, devenue gélatineuse et blanc grisâtre. Il faut tromper jusque-là l'impatience du malade.

Lorsqu'enfin on juge le moment venu, au début de la cinquième semaine le plus souvent, on a recours au copahu et au santal. Ceux-ci doivent être largement distribués, mais il est nécessaire de s'assurer tout d'abord par de petites doses que la médication sera bien supportée. Suivant les cas, l'estomac, l'intestin, les reins ou la peau peuvent être tout à fait réfractaires et réagissent chacun à leur façon sous forme de crampes gastriques, de diarrhées, d'albumine ou d'érythèmes.

Il faut commencer par examiner l'urine du malade et s'assurer qu'il n'est pas albuminurique. Ces précautions doivent être prises, ce travail de tâtonnement terminé, en trois ou quatre jours. Dès lors, il faut agir avec vigueur et porter de suite à 8-10 grammes en vingt-quatre heures la dose du médicament, c'est-à-dire de copahu, car il est préférable de commencer par lui. Quatre à six grammes de copahivate de soude agissent à peu près de la même façon. Continuer pendant quelques jours, de huit à douze jours en moyenne, jusqu'à ce que l'écoulement soit réduit à son expression matinale, représentée par une gouttelette visqueuse, adhérente, venant à une forte traction et presque pas renouvelée pendant la journée.

Puis continuer le même médicament ou le remplacer par le santal à dose forte jusqu'à disparition absolue de l'écoulement, certifiée par le microscope, et le non-retour de la goutte, malgré la cessation du traitement et l'absorption de la bière. Lorsque tout se passe ainsi, lorsque l'ensemble des symptômes observés fait prévoir que l'on obtiendra une guérison sans injections, il est bon, et nous insistons sur cette recommandation, de ne pas cesser brusquement le remède, sous peine de voir revenir la goutte matinale. Diminuer peu à peu la dose maxima que l'on aura atteint, de 50 centigrammes, d'une capsule par jour, par exemple, et prolonger au besoin cette période de descente, au fur et à mesure que le malade reprend les habitudes, bonnes ou mauvaises, de la vie courante. De telle façon que l'on ne soit pas pris au dépourvu si quelque incident survient, sous forme de retour d'écoulement. De la sagesse du malade à cette dernière période, de la longueur qu'il voudra bien lui donner, dépend bien souvent la guérison définitive ou le passage aux injections.

Nombre de maîtres éminents se refusent cependant absolument à admettre la possibilité de ces guérisons par les seuls balsamiques. Et parmi ces derniers il faut ranger les représentants des écoles allemandes, ceux de Vienne et de Breslau, comme ceux de Berne.

Jusque dans ses plus récentes publications (1907), NEISSER affirme l'inutilité absolue des balsamiques, et n'est pas loin de considérer comme des dangers publics ceux qui parlent de leurs bons effets. JADASSOHN ne leur accorde dans sa thérapeutique qu'une place illusoire. Quoique plus conciliant, FINGER n'est guère enthousiaste. Mais tout ceci se comprend fort bien, lorsque l'on connaît la façon de traiter des uns et des autres. Partisans absolus des injections de sels d'argent prolongées, à forte dose, les deux premiers n'ont aucune raison d'admettre les oléo-résineux, qui, en pareil cas, fatiguent l'estomac sans aucune utilité. Leur manière de faire, rationnelle et très défendable d'ailleurs, dont nous reparlerons en temps et lieu, exclut complètement la médication interne. Quant à FINGER, il n'admet pas que l'emploi des balsamiques puisse supprimer les

injections et les donne prudemment à des doses variant de
.50 centigrammes à 2 grammes. Inutile de dire que dans ces
conditions on n'obtient pas les résultats intéressants dont
nous venons de parler. Et ce qui démontre bien qu'en réalité
les Allemands ne connaissent pas nos balsamiques, c'est cette
assertion, relevée dans FINGER, que les premiers signes de
pollakyurie doivent immédiatement faire cesser l'emploi du
copahu. Or il n'est pas d'indication plus nette de son emploi,
sauf albumine ou sang.

En somme, nous avons la conviction que l'on obtiendrait
bien plus fréquemment des guérisons avec les seuls balsamiques, si on les donnait à la dose voulue, pendant le temps
voulu, et avec les précautions indiquées.

c. *Période de terminaison.* — En cas d'insuccès, une troisième période s'ensuit, période de terminaison, caractérisée
par la disparition absolue des phénomènes congestifs, la persistance matinale d'une goutte muco-purulente, à peine renouvelée dans la journée et quelques picotements. Lorsque ces
symptômes persistent vers la cinquième semaine, il est indiqué
de recourir, pour activer la guérison, aux *injections* ou *aux
grands lavages.*

α) Dans la plupart des cas, lorsqu'aucun incident n'est survenu
pouvant faire croire à la participation prolongée de l'urèthre
postérieur, les *injections* suffisent à donner d'excellents résultats. Mais la condition essentielle du succès est le choix de l'injection, du sel et de la dose. Il faut que celle-ci soit juste suffisante pour assécher la muqueuse sans l'irriter, car toute action
trop forte est en ce moment inutile ou même dangereuse. Il faut
bien savoir qu'à cette période, la blennorrhagie ne demande
qu'à guérir toute seule. Inutile donc d'aller chercher les doses
fortes, les astringents violents. On doit s'abstenir des formules
toutes faites, des sels d'argent, des trois sulfates et du permanganate à 1 p. 1000. Il suffira amplement d'ordonner matin et
soir une injection de deux ou trois minutes avec une solution
de résorcine à 1 ou 2 p. 100, de permanganate à 0,25 p. 1000,
d'ichtyol à 1 p. 100. Mais que l'on ne se fie pas à l'asséchement
apparent qui surviendra deux ou trois jours après, et que l'on

continue pendant huit ou dix jours au moins, avant de cesser
la médication. Ici plus encore que pour le traitement abortif,
la seringue de 10 à 12 centimètres cubes est nécessaire
Donc, bien se souvenir que la muqueuse est en pleine voie de
réfection, que sa cicatrisation est l'évolution normale, et qu'il
ne faut pas lui enlever ses moyens d'action par d'intempestives
applications topiques.

Même dans les cas superficiels, et facilement guérissables,
les injections ne suffisent pas toujours et il est nécessaire de
recourir aux grands lavages.

β) Les *grands lavages* sont indiqués toutes les fois que l'histoire
antérieure de la maladie montre la participation répétée ou
prolongée de l'urèthre postérieur. Ils sont donc recomman-
dables quand le malade a présenté des signes d'uréthrite postérieure (pollakyurie diurne, et quelquefois nocturne, douleur
courte, mais nette, à la fin de la miction, trouble purulent
dans l'urine terminale) ou encore une orchite ou une prostatite,
mais à la condition que celles-ci soient tout à fait terminées.
A plus forte raison peuvent-ils être ordonnés si les injections,
après un premier essai, n'ont pas donné le résultat voulu. Il est
toujours entendu que le malade est rompu à ce genre d'exercices, ou que le médecin les pratique lui-même.

Mêmes recommandations que pour les injections : les doses
les plus légères suffisent (0,10 ou 0,15 p. 1000 de permanganate
de potasse). Mais à la condition de les prolonger une huitaine
de jours au moins.

d. *Période de surveillance.* — Une période de surveillance est
nécessaire à la fin de toute blennorrhagie. Et l'oubli de cette
simple règle de sagesse explique la bonne moitié des uréthrites
chroniques. Il faut bien savoir que l'asséchement obtenu par
la médication est peut-être artificiel, que des gonocoques
peuvent encore persister, attendant la première occasion pour
réinfecter l'urèthre. Donc il y a intérêt, pour soi-même et
pour autrui, à ne pas se livrer de suite à des excès génésiques.
D'autre part, même dans les cas les meilleurs, on doit se dire
que la muqueuse vient de subir une desquamation intense,
qu'elle se refait lentement, et que cette épidermisation ne sera

certainement pas favorisée par des manœuvres congestionnantes. A tous ces points de vue, il est nécessaire que le malade observe pendant six à huit jours encore, après la cessation du traitement, la chasteté et une hygiène relative. Un dernier examen médical, dans ce délai, est utile pour certifier la guérison.

2° Méthode antiseptique ou suppressive. — Cette méthode vise à la guérison de la blennorrhagie par la destruction immédiate de l'agent microbien, à l'aide de solutions antiseptiques ou cautérisantes employées en injections ou grands lavages. De tout temps, cette méthode eut des partisans et sa vogue s'accrut, au siècle passé, de l'appui que vint lui apporter la découverte des microbes et des antiseptiques. Chaque jour vit éclore, sous d'illustres patronages, d'infaillibles injections, et leur nombre est aujourd'hui tellement considérable que la nécessité s'impose d'une rigoureuse sélection. Nous ne présenterons donc que des remèdes dûment expérimentés.

Ce chapitre peut se diviser en deux paragraphes, suivant qu'on emploie les *injections* ou les *grands lavages*.

A. DE L'EMPLOI DES INJECTIONS. — Nous pouvons diviser les médicaments proposés en *antiseptiques, astringents* et *çautérisants*. Pour les uns comme pour les autres, il est bien entendu que leur application se fait au cours de la période d'état, mais en dehors de tous phénomènes suraigus ou accidentels.

a. *Injections antiseptiques.* — La plus employée dans notre pays est le *permanganate de potasse.* On l'ordonne trop souvent à la dose de 1 p. 1000 deux fois par jour. Il est très préférable d'employer des doses moindres, et de répéter les injections trois fois par jour, au moins. La dose de 0,25 p. 1000 est suffisante et n'expose pas aux irritations.

La *résorcine* à 1 ou 2 p. 100 peut être employée dans les mêmes conditions. L'*ichtyol* a été expérimenté avec succès par JADASSOHN. On l'emploie à des doses variant de 1 à 5 p. 100, suivant les cas, en injections suffisamment prolongées et répétées.

D'un maniement plus délicat, les *sels mercuriels* sont moins facilement utilisés. On a cependant essayé le sublimé (0,10 à

0,25 p. 1000), l'oxycyanure de mercure (1 p. 1000) et le cyanure de mercure (5 à 10 p. 1000).

Toutes ces injections présentent l'avantage de dessécher rapidement le canal, et de faire disparaître les symptômes d'inflammation. Mais, trop souvent, cette action n'est que superficielle et momentanée. Il faut continuer ce traitement plusieurs semaines, longtemps après la guérison apparente, pour espérer une guérison définitive.

b. *Injections astringentes.* — Ces solutions agissent très rapidement sur les écoulements, qui disparaissent en quelques jours, momentanément du moins, au prix de quelques cuissons. Ce résultat apparent explique la vogue de ces injections, et le nombre des spécialités dont elles sont la base. Citons entre autres, le sulfate de zinc à 1 p. 100 ou 200, l'alun à 1 p. 200, le sulfate de cuivre à 0,25 p. 100, le sous-acétate de plomb, le tanin et le sous-nitrate de bismuth à 2 p. 100.

Très en faveur autrefois, grâce au patronage de RICORD, ces injections ont en réalité des indications très limitées. L'écoulement revient toujours plus ou moins après la cessation du traitement ; et d'autre part elles sont mal supportées, si on les continue trop longtemps.

c. *Injections cautérisantes.* — Ces injections sont toutes à base d'argent, qu'il s'agisse du nitrate ou de ses succédanés, protargol, argonine, etc. C'est là une méthode essentiellement allemande, préconisée depuis longtemps par NEISSER et toute l'école de Breslau. Elle n'est pas aussi estimée en France, peut-être parce qu'elle n'est pas connue dans ses détails. Or, en l'espèce, la connaissance des détails est la condition nécessaire des réussites.

Le choix du sel n'a pas une grande importance, en ce sens qu'il n'y en a pas de véritablement spécifiques. En graduant les doses, on obtient avec n'importe quel sel des effets calmants ou cautérisants. Les uns sont cependant d'un maniement plus facile que les autres ; le *protargol* et l'*argonine*, qui se dosent de 1 à 3 p. 100 mieux que l'*ichtyargan* (0,25 p. 100 à 0,50 p. 100) ou le *nitrate d'argent*, qui ne doit guère dépasser 0,10 p. 100 à cette.période.

Les auteurs préfèrent en général les solutions chaudes, et même très chaudes. Ils conseillent avec raison des seringues de 10 à 12 centimètres cubes, à bout conique.

Etant donné l'état du canal, toujours plus ou moins enflammé à cette période, il faut débuter par des doses faibles, conservées deux minutes seulement, et répétées trois ou quatre fois par jour. Mais il faut arriver en quelques jours aux doses moyennes et les conserver cinq minutes, et même bien plus, dans le canal, au moins une fois par jour, celle du soir de préférence, que NEISSER conseille de garder jusqu'à une demi-heure environ.

Dans les cas heureux, après l'inévitable réaction des premiers jours, on remarque l'atténuation des phénomènes congestifs, et plus tard, vers le quinzième jour, la disparition des gonocoques ; mais on doit continuer jusqu'à la cinquième semaine avant d'arrêter le traitement.

Si l'écoulement et les gonocoques persistent, il faut augmenter les doses, jusqu'à la limite de l'irritation, pendant plusieurs jours, puis diminuer peu à peu, mais très lentement.

Enfin s'il survient des accidents, tels que congestions, hémorragies, cystites, on cesse la médication intensive pour prendre un sel moins irritant. Traiter concurremment les complications, ou enfin laisser le canal au repos en cas de persistance.

En somme, le principe de cette méthode est de savoir à tout moment proportionner le sel et sa dose au degré d'irritation du canal. De là sa difficulté, pour ceux qui n'ont pas l'habitude du maniement des sels d'argent. Mais, au prix de quelques tâtonnements, elle donnera de très intéressants résultats, pourvu que l'on se souvienne de ses principes essentiels : le nombre et la durée des injections, ainsi que la variabilité des doses suivant le moment.

B. LES GRANDS LAVAGES URÉTHRO-VÉSICAUX. — On a également conseillé les grands lavages comme traitement de la maladie à cette période. La technique est la même que pour les traitements abortifs (v. page 60). On a expérimenté le *pro-*

targol à la dose de 0,50 à 1 p. 1000, l'*ichtyargan* à 1 p. 4000, le *cyanure de mercure* de 1 p. 1000 à 5 p. 1000 (Escat). Pour chacun de ces sels, on commence par les doses faibles, pour augmenter peu à peu, au fur et à mesure de la disparition des phénomènes inflammatoires.

Mais le plus employé est encore le *permanganate de potasse.* On doit commencer par des doses très faibles, 10 centigrammes p. 1000, pour aller progressivement à 0,25 p. 1000, après sédation de l'écoulement. Au début, deux lavages par jour sont nécessaires. Après disparition des gonocoques, un seul lavage suffit, qui doit être continué longtemps après la guérison aprente. La terminaison est donc assez peu précise. Une statistique de Hogge (1897), portant sur 60 cas, nous montre quelques guérisons complètes en vingt jours, tandis que d'autres en ont exigé cent. Même variété dans les résultats de Janet, dont les guérisons oscillent de quinze jours à trois mois.

Tous les auteurs recommandent une grande prudence dans l'application de ces lavages. En présence de symptômes d'une certaine acuité, il vaut mieux s'abstenir. Dans la plupart des cas, il est utile de limiter les lavages à l'urèthre antérieur pendant les deux ou trois premiers jours.

On voit que cette méthode a bien quelques inconvénients, d'abord elle est gênante, d'une application difficile en pratique, exigeant des déplacements et de nombreuses visites au médecin ; surtout si on est dans la nécessité de la prolonger. De ce fait elle ne peut être qu'un procédé d'exception.

Esculape est devenu plus coûteux que Laïs ; le repentir que Démosthène ne voulait pas acheter si cher a, depuis, beaucoup augmenté de prix.

La méthode des lavages transforme la blennorrhagie en une grave maladie, difficile à dissimuler.

Elle pourrait être appliquée par les malades eux-mêmes. Ses défenseurs unanimes déclarent que, si dans cette condition elle est plus pratique et moins onéreuse, elle est par contre beaucoup moins profitable. Il faut, pour réussir, un jugement que le malade ne possédera jamais.

Si cette intervention devait aboutir à une guérison rapide,

après huit ou dix jours, on pourrait passer sur ces très graves inconvénients. Mais ne comptez pas sur semblable résultat. D'ordinaire il faut au moins une quinzaine de lavages ; et comme en dehors des circonstances rares, où le malade arrive dès les premiers jours, il faut attendre la disparition de l'état aigu, la blennorrhagie dure toujours au moins cinq semaines.

Si l'on ne se laisse pas hypnotiser par quelques succès rapides, obtenus d'ailleurs par toutes sortes de méthodes, la durée de la blennorrhagie, dans les conditions où elle se présente au praticien, n'est pas sensiblement abrégée par les grands lavages, et cette faible réduction de la durée, si elle était certaine, ne compenserait pas les inconvénients inhérents à la technique de la méthode elle-même.

Mais il y a plus ; dans beaucoup de cas, les grands lavages sont dangereux.

S'ils sont limités à l'urèthre antérieur, ils diffèrent bien peu, comme mode d'action, des injections répétées exécutées avec l'instrumentation ordinaire ; et, même dans ce cas, ils sont souvent intolérables, déterminent de la douleur, de la tension du canal. Cela est si vrai que la plupart les proscrivent pendant la période aiguë, les trouvant plus nuisibles qu'utiles.

Quand un lavage atteint l'urèthre postérieur, il risque d'être inutile et souvent, très souvent, nuisible.

Il est inutile, car l'uréthrite postérieure est infiniment moins grave anatomiquement et symptomatiquement que l'uréthrite antérieure. Elle passe le plus souvent inaperçue, reste subjectivement latente, et guérit spontanément. L'urèthre mâle postérieur est l'homologue anatomiquement et physiologiquement de l'urèthre de la femme : voyez combien, dans le syndrome blennorrhagie chez la femme, l'uréthrite occupe symptomatiquement et anatomiquement une place insignifiante.

Laver l'urèthre postérieur, au cours d'une blennorrhagie aiguë, c'est prendre une massue pour écraser une mouche, et en tombant la massue n'écrase pas que la mouche.

Nous verrons plus loin quelle funeste influence exerce sur le processus blennorrhagique la congestion de l'urèthre postérieur et de ses annexes, et surtout le rôle déterminant des poussées inflammatoires dans la production des prostatites, cause la plus fréquente des écoulements chroniques.

Or, nous avons vu fréquemment les grands lavages déterminer ces poussées du côté de l'urèthre postérieur, amener les douleurs, la pollakyurie, tout le cortège symptomatique de l'uréthrite postérieure aiguë.

Et, implicitement, nous trouvons l'aveu de ces dangers dans les publications de quelques partisans des grands lavages, Guiard a vu la rétention, la prostatite et l'orchite directement déterminées par les grands lavages.

Comme l'a très justement reconnu Janet lui-même à la Société d'Urologie, cette méthode ne donne des résultats qu'à condition de faire preuve d'un véritable éclectisme, au point de vue du choix des doses et au point de vue des lavages antérieurs et postérieurs. En somme, son gros inconvénient, à cette période de la maladie, est la délicatesse de son application.

3° Méthode mixte. — Dès qu'un blennorrhagien se présente, quelle que soit la période et l'acuité de sa maladie, on doit instituer immédiatement le traitement, à la fois général et local ; telle est la base de cette méthode (Augagneur).

Sur quels principes se guide l'intervention dans le choix de ses procédés ?

L'insuccès si fréquent, ou tout au moins la nécessité d'une application prolongée des grands lavages nous ont démontré que, très séduisante en théorie, l'attaque du virus par les antiseptiques est, en fait, très médiocrement efficace. Le topique spécifique du gonocoque n'est pas encore trouvé.

Un rappel de nos connaissances anatomo-pathologiques nous expliquera la raison de cette impuissance. Le gonocoque n'est pas établi en surface ; très rapidement il pénètre les couches épithéliales, s'introduit dans les mailles du tissu conjonctif sous-épithélial, dans les lacunes et les vaisseaux lymphatiques. Un courant liquide traversant l'urèthre ne peut avoir aucune action directe sur les microorganismes profonds. Que, dans les premières heures de l'infection, quand la migration du gonocoque en profondeur n'est pas encore effectuée, le lavage puisse supprimer l'infection, parce qu'il entre en contact avec la totalité des éléments infectés, c'est possible; mais plus tard l'agent antiseptique n'atteint qu'une quantité insignifiante, la moins tenace, des organismes virulents.

Le problème consiste donc à trouver une substance gonococcide et à l'introduire dans la profondeur des tissus, partout où se cultive le gonocoque. Il est évident que cette mise en contact de l'agent antivirulent avec le virus ne peut se faire par la voie uréthrale, après ce que nous venons de rappeler sur la situation du microbe pathogène dans la paroi uréthrale. Le procédé chirurgical doit céder le pas au procédé médical ; le véhicule du médicament sera l'appareil circulatoire après introduction par la voie gastrique.

Mais ce médicament spécifique existe-t-il ? Nous croyons pouvoir répondre par l'affirmative : c'est le *copahu*, et avec lui, à un moindre degré, d'autres balsamiques, le *cubèbe* et le *santal*. Le copahu a une action spécifique sur la blennorrhagie : une expérience vieille de plus d'un siècle le démontre sans conteste (AUGAGNEUR).

Comment agit le copahu ? Faut-il attribuer ses heureux effets à la puissance antimicrobicide de l'urine chargée des urines et des essences éliminées par les reins ? Dans cette hypothèse, l'urine constituerait un liquide d'injection, poussée d'arrière en avant, au lieu de la voie suivie d'ordinaire, répétée souvent, lavant à la fois les deux urèthres. Mais si le copahu agissait de cette manière, son emploi ne constituerait pas une méthode différente de celle des lavages ; nous ne serions autorisés à le préférer aux lavages que dans la limite où son action antiseptique serait plus spécifique que celle du permanganate de potasse ou du sublimé, ou la technique des injections rétrogrades exécutées par la miction moins aggravante que celle des grands lavages.

Ainsi interprétée, l'action du copahu, comme les lavages, laisserait évoluer librement les microorganismes profonds.

Des faits expérimentaux ont d'ailleurs démontré que les choses ne se passent pas ainsi : l'injection du copahu dans l'urèthre ne donne aucun résultat appréciable.

Le copahu n'agit pas comme microbicide, comme modificateur direct de la vitalité du gonocoque ; il attaque le virus en modifiant le terrain organique. Le copahu est un puissant modificateur de la circulation générale : l'apparition des éruptions copahiques le prouve : son action sur les organes urinaires est constante, manifeste. L'ingestion de doses trop considérables de copahu, en dehors de la blennorrhagie, rend ces effets évidents. Tout récemment, nous avons vu un jeune homme de dix-sept ans qui, au lendemain d'un rapport sexuel inquiétant, absorba, à titre préventif, vingt-deux capsules de potion de Chopart en une journée. Dès la nuit suivante, il éprouva de violentes douleurs rénales, de la cuisson uréthrale, de la pesanteur sus-pubienne et périnéale. Les urines furent supprimées ; et pendant quarante-huit heures il ne rendit que du sang par l'urèthre (Augagneur).

Cette propriété du copahu, de modifier profondément la circulation de l'arbre urinaire, est admise par tous les auteurs de traités de thérapeutique. D'après Binz, il s'oppose à la diapédèse, et c'est là, probablement, l'explication de son efficacité. Il amène la vaso-constriction et arrête l'exosmose séreuse, cette exosmose indispensable, semble-t-il, à la culture du gonocoque.

Le copahu n'est pas un médicament spécifique de la blennorrhagie, en ce sens qu'il n'est pas destructeur du gonocoque ; mais il l'est indirectement, comme le plus puissant modificateur du terrain organique, dans un sens défavorable à la multiplication et à la vitalité du microorganisme pathogène.

Donc, dès qu'un blennorrhagien se présente, on doit prescrire des balsamiques. La préparation la plus connue est la *potion dite de Chopart*. Les propriétés nauséeuses de cette potion obligent à la donner en capsules. Jusqu'ici ces capsules sont fournies par des spécialistes dont nous ne donnons pas les noms, pour des raisons facilement explicables. Les *capsules* de copahu seraient aussi bonnes que la potion de Chopart, si le bon copahu en capsules n'était devenu une rareté dans le commerce pharmaceutique. Prescrivez donc toujours une marque de capsules dont la valeur et l'efficacité vous auront été démontrées.

L'opiat de copahu et cubèbe donne également de bons résultats (Voy. p. 70).

En même temps que le copahu, nous prescrivons toujours des injections. Elles ne sont qu'un adjuvant du traitement, mais un adjuvant utile. Elles attaquent les gonocoques de la surface et joignent leur action à celle du copahu opérant dans la profondeur : elles atteignent le canal, couvert de pus, et préviennent les réinoculations.

A cette période aiguë, on emploie des injections *antiseptiques*, mais limitées à l'urèthre antérieur, pour·les raisons expliquées plus haut, en critiquant la méthode des grands lavages.

Les antiseptiques doivent être peu irritants, sous peine de produire de la congestion et de contrecarrer le rôle antiosmotique du copahu. Nous donnons la préférence à la *résorcine* à 2 p. 100, mais sans rejeter, n'ayant pas pour cela de raisons sérieuses, une foule d'autres agents et, entre autres, le *permanganate de potasse* à la dose de 0,25 p. 1000.

Le traitement de choix imposé à tout blennorrhagien, dès le début et pendant toute la période aiguë, se résume ainsi : absorption de copahu à la dose de 4 à 6 grammes par jour, trois injections par jour d'une solution de résorcine à 1 ou 2 p. 100.

Sous l'influence de ce traitement, la blennorrhagie la plus aiguë est rapidement transformée ; la période d'état est supprimée après deux ou trois jours, et remplacée par un état subaigu. Les mictions sont à peine douloureuses, peu fréquentes, l'écoulement rare et blanc jaunâtre, ou franchement blanc. Si la médication a été instituée à temps, il n'est pas rare de voir disparaître en huit ou dix jours tous les phénomènes inflammatoires aigus.

Mais dans tous les cas, l'immense avantage de cette méthode, c'est la suppression de la période douloureuse, si longue avec la méthode classique et longue aussi avec la méthode des grands lavages, qui n'intervient pas pendant l'état aigu.

En admettant que la durée totale de la maladie soit aussi longue qu'avec les autres procédés, celui-ci aurait au moins l'avantage inappréciable de substituer à une maladie pénible une affection très tolérable.

En général, après dix ou douze jours, il ne reste qu'un écoulement séreux, purulent parfois le matin ; la douleur, disparue pendant la miction, se fait encore sentir pendant les érections.

A ce moment, le copahu est supprimé et remplacé par le *santal*, à la dose de cinq ou six capsules par jour. Cette manœuvre a pour but de détruire l'accoutumance au copahu.

A la place d'antiseptiques en injections, on donne des astringents, avec la pensée de favoriser la réparation épithéliale.

Parfois, pendant les deux ou trois jours qui suivent la suppression du copahu, se produit une certaine exacerbation des symptômes, elle cesse assez vite.

Si, après une semaine environ de cette nouvelle médication, la guérison totale n'est pas obtenue, nous revenons pour quatre ou cinq jours au copahu, dont la nouvelle intervention est, le plus souvent, héroïque.

Contre les suintements, derniers symptômes de la blennorrhagie, et qui ne sont pourtant pas la blennorrhagie chronique, on agit en reprenant le copahu et les injections astringentes pendant quelques jours, et cela à deux, trois reprises, si le suintement supprimé réapparaît après quelques jours, suivant ces reprises thérapeutiques de très courte durée.

§ 8. — PROPHYLAXIE DE LA BLENNORRHAGIE

Il y a deux sortes de prophylaxies : la prophylaxie *officielle* et la prophylaxie *individuelle*. La première est l'ensemble des lois et des règlements édictés par les autorités locales ou régionales en vue de la préservation de la santé publique. La seconde comprend les précautions préventives et hygiéniques que chacun peut prendre en pareil cas.

α) En matière de blennorrhagie, la *prophylaxie officielle* n'existe pas, et ceci, malgré tous les règlements, et malgré tout le zèle que l'on mettra à les appliquer.

En effet, si une femme n'était contaminante qu'au moment des accidents aigus, il serait encore possible de dépister la maladie et de s'en préserver en conséquence. Mais il n'en est malheureusement pas ainsi. Longtemps après la période congestive du début, lorsque celle-ci a été insuffisamment traitée, ce qui est le cas habituel, la femme peut, en certaines circonstances, donner la blennorrhagie. Alors même que les symptômes les plus évidents d'uréthrite, vulvite et vaginite, ont disparu depuis longtemps, il persiste souvent dans les culs-de-sac vaginaux, et surtout dans le conduit cervical, des infiltrats inflammatoires susceptibles d'exsuder des produits encore contagieux. Cette période de gonococcie latente chez la femme, connue et décrite par quantité d'auteurs, peut durer des mois, quelquefois des années. Pendant toute cette période, la femme n'est pas contaminante à tout instant, mais elle le sera dans certaines circonstances, toutes les fois qu'une cause congestive viendra exacerber l'inflammation endormie. C'est ainsi que le moment des époques, et les deux jours qui suivent, le manque d'ablutions, les rapports prolongés et répétés sont d'excellentes conditions prédisposantes pour ces périodes de contagion intermittente.

Et pendant toute cette période également, les symptômes se réduisent à presque rien, tout au plus quelques pertes, et un bouchon muco-purulent à l'orifice du col, du moins jusqu'à la prochaine poussée de métrite.

Dans ces conditions, il est facile de comprendre que toute surveillance médicale officielle est impossible. Même en supposant applicable les règlements policiers les plus sévères, même en supposant que les malades veuillent bien se laisser docilement conduire à l'hôpital, cela ne serait pas encore suffisant. Car il ne serait pas possible de trouver les centaines de lits nécessaires pour recevoir les malades de ce genre ; et d'autre part, en admettant qu'elles soient guéries, les malades seraient contaminées à nouveau dans les huit jours qui suivraient leur sortie.

En tout ceci, nous laissons de côté la question de la légitimité de la réglementation officielle, question complexe que nous exposerons à propos de la syphilis, contre laquelle, bien comprise, elle peut rendre des services bien plus sérieux.

A notre avis, en ce qui concerne la blennorrhagie, la meilleure prophylaxie consiste à être prévenu du danger possible. Il faut que le jeune éphèbe et le monsieur d'âge mûr sachent également que toute surveillance est illusoire, même dans les maisons les plus cotées, et malgré les cartes portant l'estampille de la santé.

β) Reste la *prophylaxie individuelle*, celle que chacun doit connaître et appliquer, non seulement dans les cas dits suspects, mais même d'une façon habituelle quand il s'agit d'une compagne de hasard.

De ce que nous venons de dire, certains principes découlent : il faut éviter le voisinage des époques, les longues préparations, les séances prolongées : *non morari in coïtu, non bis in idem*, disaient nos pères. Relire la célèbre recette de RICORD pour attraper la chaudepisse. Elle est d'ailleurs absolument fausse, en ce sens que ni les alcools, ni les épices, ni les danses les plus érotiques n'arriveront à donner un gonocoque à qui n'en a pas. Mais il est non moins certain que tous ces préambules congestionnants sont parmi les conditions les plus favorisantes du réveil des vieilles contagions.

Exiger également de sa compagne un lavage abondant et complet. C'est peut-être là la meilleure des précautions. L'adjonction d'antiseptiques, aromatisés ou non, ne paraît pas de toute utilité, non plus que la canule pour qui sait se servir des doigts.

De son côté, le sujet aura avantage à vaseliner au préalable les organes en présence, et même avec une certaine abondance. C'est là une très bonne précaution contre l'une et l'autre avarie. Le calomel, qu'y ajouta M. METCHNIKOFF, nous paraît une superfétation.

Après le rapport, uriner aussi vigoureusement que possible et procéder à un lavage complet, eau et savon. A ce moment, les injections sont-elles utiles ? Peut-être. Il est certain que quelques nettoyages avec des solutions faibles d'une résorcine quelconque ne peuvent être nuisibles. Mais, en pratique, il y a quelques difficultés, la seringue et la solution ne faisant pas partie, en France du moins, du mobilier des filles de joie !

Ces pratiques prophylactiques sont mieux organisées à l'étranger. On vend dans les officines de petites ampoules de 3 ou 4 centimètres cubes de protargol à 4 p. 100 et même 20 p. 100 (FRANCK). On s'en injecte consciencieusement le contenu, qui est conservé quelques instants après le rapport, jusqu'à sensation de brûlure. Une inflammation s'ensuit, d'une durée de trois ou quatre jours, qui entraînerait les germes nocifs.

Ce procédé manque d'agrément, et encore ne donne-t-il pas une certitude absolue. Pour un esprit timoré ou un mari en bonne fortune, il serait encore préférable de revenir au vieux préservatif en baudruche ou en caoutchouc auquel le docteur anglais CONDOM donna son nom. Médecins et littérateurs se sont acharnés contre cette pauvre capote — toile d'araignée contre le danger, cuirasse contre l'amour — phrase lapidaire, qui contient simplement deux hérésies. Son rôle à l'égard des manifestations amoureuses nous importe peu, mais il est bien certain que l'on n'a encore rien trouvé de mieux contre le danger. Et si RICORD pouvait apprécier combien, de nos jours, le caoutchouc a acquis d'élasticité, il ne stigmatiserait plus ce moyen de préservation. En réalité notre tempérament, resté chevaleresque, répugne à ce procédé de défiance, que n'admettent même pas les hétaïres les plus infectées ! Et c'est grand dommage pour beaucoup !

En tout cas, il est préférable de ne pas se servir des instruments, non plus que des linges de toilette aimablement offerts par votre hôtesse momentanée. Même ayant pris toutes les précautions, bien des contagions mystérieuses peuvent s'expliquer par leur emploi pendant ou après le rapport.

Un dernier conseil, le plus important de tous, car sans lui toutes les notions précédentes resteraient vaines : chacun doit bien savoir que la blennorrhagie n'est pas l'apanage exclusif des prostituées de bas étage ou des petites pierreuses à linge douteux. Chaque jour, apprenant à un malade qu'il vient de contracter cette maladie, nous nous heurtons à d'énergiques dénégations, basées sur la confiance absolue qu'il a en la personne soupçonnée. Et ce, pour des raisons toujours les mêmes : il s'agit d'une petite ouvrière bien sage, d'une personne de maison très surveillée, voire même d'une femme mariée. Mettez-lui alors sous les yeux la statistique de FOURNIER, que nous reproduisons plus loin. Il verra quelle place honorable occupent, parmi les contaminantes, l'ouvrière et la femme mariée, même avant la prostituée, qui, au moins, se sait malade et a l'habitude des ablutions ! Il est donc essentiel de savoir que toute personne, même la plus saine en apparence, peut avoir eu autrefois une métrite, dont elle conserve quelques séquelles, susceptibles de réveil.

ARTICLE II

VARIÉTÉS DE LA BLENNORRHAGIE AIGUE

Le type classique de la blennorrhagie uréthrale aiguë de l'homme est parfois modifié dans quelques-uns de ses traits ; ces types déformés constituent des variétés.

L'*absence d'écoulement* (?) constaté par quelques-uns avec tous les autres phénomènes, avait fait admettre par quelques spécialistes une blennorrhagie *sèche*. Nous n'en parlerons pas par expérience, n'ayant rien observé qui puisse légitimer l'adoption. Quelques individus hypochondriaques, hantés au lendemain d'un coït par la blennophobie, déclarent souffrir en urinant et surtout spontanément, alors qu'ils n'ont aucun écoulement ; on doit mettre ces faits sur le compte du nervosisme. On voit également quelques individus présenter un syndrome analogue au syndrome subjectif et fonctionnel de la blennorrhagie, sans écoulement véritable ; mais nous attribuons ces phénomènes à des poussées de prostatite glandulaire.

Les modifications dans *l'aspect de l'écoulement* ont fait créer la variété *hémorrhagique*. Dans tout écoulement aigu, de couleur verte, se trouvent des hématies ; si elles sortent plus abondantes des vaisseaux, d'une façon continue, et non pas à la suite d'une érection, cause d'écoulement sanguin local, la sécrétion devient franchement hémorrhagique. Cette variété est rare, elle semble guérir assez rapidement, et d'ailleurs, sauf ce caractère, n'est en rien différente de la blennorrhagie normale.

Nous ne ferons que mentionner une blennorrhagie *croupale*, caractérisée par une sorte d'exsudat diphtéritique s'expulsant sous forme de fausses membranes, avec très peu de pus. Nous n'en avons observé aucun exemple.

Les variétés les plus importantes se distinguent du type normal, soit par l'atténuation, soit par l'exagération des symp-tômes.

Les atténuations du processus inflammatoire donnent la variété *subaiguë*.

L'exagération du même processus fournit, si l'acuité reste localisée à l'urèthre antérieur, la chaudepisse *suraiguë*, si elle se manifeste principalement sur l'urèthre profond, *l'uréthrite postérieure suraiguë*, inexactement dénommée par les classiques *cystite du col*.

§ 1. — BLENNORRHAGIE SUBAIGUE

C'est le type fréquemment observé chez les blennorrhagiens récidivistes. Certains *coulent* à toute occasion, avec tant de facilité qu'il est souvent malaisé de démêler s'ils souffrent de contaminations répétées ou de réveils émanant d'une première infection. Dans ces urèthres, le processus perd de son acuité, la période d'état manque : d'emblée la chaudepisse est à la période de déclin. Les phénomènes sensitifs et fonctionnels sont si peu marqués que la blennorrhagie ne se révèle que par la goutte.

Cette absence de douleur, si le malade est peu soigneux de sa personne, ne s'examine pas, est l'explication de longues incubations, simples erreurs d'observation.

Le malade ne s'aperçoit des taches étalées sur son linge que dix, douze jours après un coït, il fixe à cette époque le début d'une blennorrhagie qui existait déjà depuis une semaine, mais qui était restée inaperçue, parce qu'il n'avait rien senti, et n'avait pas regardé.

Aussi les blennorrhagiens d'habitude et d'expérience ne comp-tant plus sur leurs sensations uréthrales, ne s'en fient qu'à leurs yeux ; et, le lendemain, et les jours suivant la rencontre d'une occasion dangereuse, vont, dès leur lever, chaque matin, chercher la goutte jusque dans le périnée.

La blennorrhagie subaiguë, très tolérable, n'a qu'un seul inconvénient : sa durée souvent indéfiniment prolongée.

§ 2. — BLENNORRHAGIE SURAIGUE

Parfois la réaction inflammatoire s'étend au delà de la muqueuse uréthrale. Les parois uréthrales sont infiltrées, dures et douloureuses au toucher. C'est dans ces conditions que l'érection est la plus pénible, et que se réalise au plus haut point le phénomène de la *corde.* Les douleurs spontanées sont violentes, pulsatiles, lancinantes, comme dans une inflammation phlegmoneuse.

Les corps caverneux peuvent participer à l'extension inflammatoire (CULLERIER). Dans l'un ou l'autre de ces corps apparaît un foyer douloureux, spontanément et au toucher, tendu, résistant, de consistance dure, même dans l'état .flaccide. Pendant l'érection, toute la partie en aval du point enflammé reste flasque, la verge se courbe en arc.

Le pus est vert, abondant, souvent saturé de sang. L'état général est plus ou moins mauvais.

Ces chaudepisses suraiguës sont justiciables des traitements indiqués plus haut, contre l'exagération des symptômes inflammatoires ; elles guérissent en général assez vite et très franchement.

La cause de l'acuité est souvent une faute contre l'hygiène, l'emploi d'injections trop irritantes, la constitution trop vigoureuse de certains sujets.

§ 3. — URÉTHRITE POSTÉRIEURE SURAIGUE
(CYSTITE DU COL)

1° Symptômes. — Au cours d'une blennorrhagie, jusque-là normale, brusquement le malade est pris de *pollakyurie.* Le besoin d'uriner est impérieux ; à peine est-il satisfait, qu'un besoin nouveau s'annonce. Tous les quarts d'heure, toutes les cinq minutes parfois, le besoin d'uriner se fait sentir. Cette pollakyurie est plus intense dans la position verticale que dans le décubitus ; pris de ce besoin dans la rue, les malades se précipitent d'un urinoir dans l'autre.

La *quantité* d'urine expulsée à chaque miction est insignifiante et consiste le plus souvent en quelques gouttes.

Des *douleurs* de différentes espèces se font sentir. C'est une pénible sensation de *contraction vésicale* et de *vacuité vésicale*, occupant la région sus-pubienne : ce sont des irradiations douloureuses dans les testicules, un poids dans l'anus, au périnée.

La miction aggrave toutes ces sensations et en crée de nouvelles. Il n'y a pas seulement pollakyurie, mais *dysurie*. Le besoin d'uriner a beau être violent, impérieux, un instant s'écoule toujours entre le moment de la volonté et celui de l'exécution.

Il semble que tous les muscles du périnée se contractent paradoxalement pour s'opposer à la sortie de l'urine. Pour amener l'expulsion de l'urine, des efforts sont nécessaires, toujours douloureux, grâce aux contractions antagonistes et simultanées des puissances de l'expulsion et de la rétention.

Les efforts sont tels, quelquefois, qu'il y a expulsion des *matières fécales*, production d'ecchymoses sous-conjonctivales.

Puis une goutte d'urine brûlante, goutte de plomb fondu, traverse l'urèthre. Le dernier *coup de piston* est spécialement pénible. Le ténesme vésical, le ténesme sphinctérien uréthral s'étendent à tous les muscles voisins ; muscles du périnée, releveur et sphincter de l'anus, muscles de la paroi abdominale. Ce ténesme peut aller jusqu'à la rétention complète, nécessitant le cathétérisme.

Des *douleurs réflexes* s'étendent à l'hypogastre, la région anale.

Après chaque miction, un calme relatif s'établit, puis bientôt l'orage éclate à nouveau.

Les phénomènes *objectifs* sont non moins importants.

Presque toujours, l'*écoulement* est diminué de quantité, il disparaît même totalement.

Les faits les plus caractéristiques sont révélés par l'examen de l'urine.

L'*hématurie* est la règle. Le sang arrive à la fin de chaque miction. La première urine recueillie contient du pus, dans un deuxième verre l'urine est presque limpide, dans un troisième verre le sang est à peu près pur. Ce sang n'est pas mélangé à l'urine ; dans un verre, il forme un dépôt au fond du verre, au-dessous de l'urine qui a sa coloration normale.

Pollakyurie, *dysurie*, *hématurie* sont les symptômes cardinaux de l'uréthrite postérieure aiguë.

Cette affection très douloureuse, la plus douloureuse peut-être des manifestations blennorrhagiques, ne laisse pas *l'état général* indifférent. La température s'élève jusque vers 39°, le malade est angoissé, sans cesse par la dysurie, rappelant par son facies et son abattement ce que l'on observe dans les lésions abdominales graves.

Très heureusement la durée de cet état est généralement courte, trois à huit jours, et sans traitement la disparition des symptômes se fait parfois brusquement.

Les blennorrhagies chroniques ne sont pas rares chez ceux qui ont souffert d'uréthrites postérieures suraiguës.

Enfin certains individus, après un calme de quelques jours, voient se produire des réveils des symptômes dont ils ont déjà souffert.

2° Étiologie. — Les conditions de l'apparition de l'uréthrite postérieure suraiguë sont connues depuis longtemps et bien connues.

Elle se montre d'ordinaire à un âge avancé de la blennorrhagie, à la période de déclin, rarement à la période d'état, à l'opposé de ce que nous voyons pour l'urèthre antérieur. C'est donc de la troisième à la sixième semaine qu'elle se verra le plus souvent.

Parfois elle survient, épiphénomène suraigu, au cours d'une blennorrhagie, à l'état persistant, presque chronique.

Les phénomènes faisant passer l'uréthrite à l'état d'acuité sont de nature variée. Les injections brutalement données, les grands lavages, le coït, la marche, les efforts, l'équitation, la bicyclette, les excès de boisson ont été accusés de tout temps, et à juste titre. L'étiologie se résume en cette phrase : l'uréthrite postérieure suraiguë est déterminée, au cours d'une blennorrhagie, par toute faute commise contre l'hygiène classique des blennorrhagiens.

3° Nature et physiologie pathologiques. — Le syndrome que nous venons d'étudier est décrit par tous les classiques sous le nom de *cystite du col*, comme résultant d'une extension de l'infection blennorrhagique à la région du col vésical.

Cette idée provenait de notions incomplètes sur les localisations normales de l'infection blennorrhagique. La chaudepisse vraie restait confinée dans l'urèthre antérieur ; si l'une des causes énumérées plus haut exerçait son action, elle déterminait l'infection du col vésical, par refoulement (injections trop violemment poussées), ou par tout autre mécanisme permettant l'entrée du pus uréthral antérieur dans l'urèthre postérieur et la vessie en communication constante avec cette partie profonde du canal. Le syndrome cystite du col constituait une véritable complication.

Aujourd'hui cette conception n'est plus soutenable. Nous savons que l'infection de l'urèthre postérieur est habituelle dans la blennorrhagie, qu'elle est partie constituante de la blennorrhagie normale, que, très précoce le plus souvent, elle existe depuis longtemps à l'époque où l'apparition du syndrome prétendu *cystite du col* se manifeste de préférence.

Cette notion indiscutable de la préexistence de l'uréthrite, postérieure aux phénomènes de la cystite du col, rend caduque l'explication anciennement classique. Si l'on admet encore qu'il s'agisse de cystite, il faut expliquer pourquoi et comment se produit cette inflammation de la muqueuse vésicale (AUGAGNEUR).

Dès que l'urèthre postérieur est contaminé, la muqueuse du col vésical est fatalement mise en contact avec le pus virulent. Dans le mouvement de va-et-vient de l'urine, précédant la miction, les contractions du sphincter volontaire résistant à la pression vésicale portent constamment du pus dans la vessie. Cette présence du pus dans l'urine vésicale des blennorrhagiens a été mise en relief par AUBERT, et interprétée à tort comme un signe d'inflammation vésicale ; c'est simplement l'indice que la vessie reçoit du pus de l'urèthre postérieur fermé en avant mais ouvert en arrière.

Donc, chez le plus grand nombre de blennorrhagiens pendant la durée totale de la maladie, chez ceux présentant le syndrome cystite du col, pendant toute la durée de la maladie sauf sept ou huit jours, la vessie reste indifférente au contact de ce pus virulent. Cette susceptibilité rare est bien singulière ! Très singulière encore serait la localisation de l'infection au col vésical. La muqueuse du col ne diffère pas de celle du corps, pourquoi seule serait-elle atteinte ? Hormis la tuberculose, les infections vésicales se généralisent rapidement, pourquoi l'infection gonococcienne ferait-elle exception ? Nous l'avons vu passer spontanément de l'urèthre superficiel dans l'urèthre profond, et elle s'arrêterait à une simple convention anatomique !

Il était impossible de soutenir sérieusement l'existence d'une cystite vraie ; on a imaginé une cystite du col, cystite clinique spéciale à la blennorrhagie, ne se voyant jamais dans les autres infections, et que l'absence d'autopsie a permis de maintenir contre toute logique et toute vraisemblance.

L'analyse des symptômes fait repousser l'idée d'une inflammation vésicale. Les *hématuries* sont les hématuries *uréthrales* et non *vésicales ;* le sang n'est pas mélangé à l'urine, il en est isolé ; il n'est pas sécrété dans l'intervalle des mictions, sans quoi refoulé dans la vessie il en rougirait le contenu. Il est exprimé de l'urèthre profond par les dernières contractions musculaires et arrive seulement à la fin de la miction. Quelquefois c'est le premier jet qui balaye un caillot ou une goutte restée dans l'urèthre ; mais jamais, sauf dans quelques cas rares d'hémorrhagie abondante, l'urine n'est hématique comme dans les cystites hémorrhagiques.

L'urine n'est pas *purulente ;* du pus s'échappe par le premier jet balayant l'urèthre ; cela fait, l'urine est claire, plus claire quelquefois que dans la blennorrhagie normale, parce que le pus disparaît en partie, au cours de la complication, soit de l'urèthre antérieur, soit de l'urèthre postérieur.

L'examen cystoscopique (GUYON) a démontré l'absence d'inflammation de la paroi vésicale.

Si le gonocoque déposé sur la muqueuse du col en amenait l'infection spécifique, pourquoi cette infection ne se montrerait-elle pas chez la femme ? L'urèthre de la femme est constamment infecté dans la blennorrhagie.

L'urèthre féminin est l'analogue de l'urèthre profond de l'homme, ses sécrétions sont incessamment versées dans la vessie : la prétendue cystite du col n'existe pas chez la femme.

Le syndrome ne décèle donc pas une inflammation du col vésical, il résulte simplement de l'exacerbation de l'uréthrite postérieure.

L'uréthrite postérieure existe constamment dans la blennorrhagie âgée de quelques jours ; cliniquement cette inflammation reste latente, ne se révèle que par quelques symptômes peu pénibles : la pollakiurie, les pesanteurs périnéales, etc., d'ailleurs rattachées à tort, jusqu'ici, aux symptômes de la blennorrhagie antérieure.

L'inflammation blennorrhagique du canal profond ne donne pas de phénomènes subjectifs, soit parce que le processus y est moins aigu que dans le canal antérieur, soit parce que la sensibilité de cette région de l'urèthre est moins vive.

Cette moindre délicatesse de la sensibilité est mise en évidence aisément : instillez dans l'urèthre postérieur une solution de nitrate d'argent à 1 sur 30, vous déterminerez un peu de chaleur très supportable ; laissez refluer une goutte de ce liquide dans l'urèthre antérieur, vous produirez une intolérable cuisson.

Pourquoi dans certains cas cette sensibilité s'exalte-t-elle brusquement, pourquoi de *latente* l'uréthrite postérieure devient-elle *manifeste*, de tolérée intolérable, constituant le syndrome d'uréthrite postérieure suraiguë ?

Examinez le mode d'action de toutes les causes reconnues pour déterminer le phénomène, toutes, locales ou générales, sont génératrices de la congestion vasculaire. Une uréthrite postérieure, latente symptomatiquement, devient apparente chaque fois qu'un afflux sanguin brusque exacerbe les lésions anatomiques. La congestion accroît la vitalité, l'activité, des gonocoques, comme nous l'avons établi déjà. D'autre part, la congestion, l'augmentation de l'intensité inflammatoire, comme dans toutes les muqueuses enflammées, portent à son maximum la sensibilité spéciale de la muqueuse de l'urèthre postérieur.

Cette muqueuse, peu sensible à la douleur, est organisée sensitivement en vue des fonctions spéciales qui lui sont dévolues dans la miction. Son rôle est de révéler la présence de l'urine sortie de la vessie, en forçant le sphincter automatique, pour que la volonté puisse régler les mouvements du sphincter volontaire. La muqueuse de l'urèthre postérieur, assez indifférente aux perceptions algiques, est entraînée pour percevoir les sensations de contact. L'exacerbation de cette faculté se manifeste par la pollakiurie, habituelle dans la blennorrhagie normale, et portée à son maximum quand l'uréthrite postérieure devient suraiguë. La pollakiurie est une véritable photophobie de l'urèthre postérieur.

Relisez la description symptomatique de l'uréthrite postérieure aiguë : tout se résume dans la pollakiurie et les spasmes qui l'accompagnent.

La congestion, qui joue un si grand rôle dans les maladies des organes urinaires chez l'homme, se produit aisément en raison de la richesse vasculaire de la région uréthrale profonde, des réseaux vésicaux développés tout autour de la prostate et de l'urèthre, et en raison des afflux sanguins physiologiques accompagnant le coït et l'érection prolongée.

Cette richesse vasculaire de la région uréthrale profonde, physiologique chez l'homme de par les fonctions aussi génitales qu'urinaires qui lui sont dévolues, explique que l'uréthrite postérieure suraiguë s'observe si souvent dans le sexe mâle, tandis que la femme, dont l'urèthre est purement urinaire, beaucoup moins sujet à des variations dans l'afflux sanguin, n'en souffre à peu près jamais.

4° Diagnostic. — Nous éliminons du diagnostic théorique toutes les affections vésicales chroniques, ayant les caractères des cystites : cystite par corps étrangers, cystites infectieuses consécutives ou non au cathétérisme, cystites ou cystalgies associées aux néoplasmes. L'absence d'écoulement uréthral actuel ou récent, l'apparition et l'aggravation graduelles des symptômes, leur longue durée, suffisent pour écarter toute confusion.

Les cystites aiguës sont peu nombreuses, en dehors des poussées greffées sur les états chroniques. L'absence d'écoulement, dans tous les cas, la coexistence d'autres symptômes (goutte, rhumatisme), les anamnestiques (cystite cantharidienne) seront les éléments du diagnostic véritable.

Reste une affection, survenant comme l'uréthrite postérieure suraiguë, au cours d'une blennorrhagie, dont elle est une complication : la *prostatite aiguë phlegmoneuse*.

Les *douleurs* dans la prostatite siègent surtout dans la région sacrée, elles se manifestent aussi sous forme d'éclairs douloureux ano-pubiens.

Fréquemment le malade éprouve des crises d'*épreintes rectales*, indépendantes de la miction.

Les *troubles fonctionnels* se manifestent du côté du rectum aussi intenses que du côté vésical : la *constipation* est habituelle, il n'y a pas seulement *dysurie*, mais *rétention*.

Les signes *objectifs* sont : la douleur et la tension du périnée appréciées par la palpation, la tuméfaction et la douleur prostatiques révélées par le toucher rectal.

La miction n'est pas accompagnée d'écoulement sanguin comme dans l'uréthrite.

Enfin la prostatite phlegmoneuse, affection grave, est toujours accompagnée de fièvre intense.

5° Traitement. — L'action du copahu est héroïque et en quarante-huit heures fait disparaître l'urétrorrhagie et la plupart des symptômes douloureux et des troubles fonctionnels. La préparation de choix pour amener ce résultat est la potion de Chopart à la dose de deux à quatre cuillerées par jour (AU-GAGNEUR), ou toute bonne préparation de copahu.

Les injections et les lavages doivent être soigneusement proscrits, à cause des troubles circulatoires qu'ils peuvent amener.

Comme adjuvants, permettant d'attendre l'effet des balsamiques, il faut recommander les irrigations chaudes du rectum, soit prolongées en employant l'appareil de FINGER, soit répétées sous forme de lavements de 250 à 300 grammes d'eau à 45 ou 50°. L'action décongestionnante de l'eau chaude, si souvent vérifiée en thérapeutique gynécologique, trouve ici une heureuse application.

Contre la douleur les suppositoires belladonés, à la morphine, à la cocaïne peuvent être utilisés, surtout comme médicaments de la nuit.

Enfin dans quelques circonstances, quand l'hémorrhagie persiste, rien ne l'arrête mieux qu'une instillation de quelques gouttes d'une solution de nitrate d'argent à 1/50 pratiquée pendant deux ou trois jours consécutifs. C'est même l'indication la plus réelle de ces instillations.

La prophylaxie repose entièrement sur l'observation étroite de l'hygiène générale du blennorrhagien, éloignant les causes de congestion.

ARTICLE III

LOCALISATIONS EXTRA-URÉTHRALES PAR PROPAGATION DE LA BLENNORRHAGIE CHEZ L'HOMME

DIVERTICULITES BLENNORRHAGIQUES

L'urèthre mâle est en communication avec de nombreux diverticules.

Annexés à l'*urèthre antérieur*, l'anatomie décrit les *follicules glandulaires* du *prépuce*, du *méat*, des *glandes uréthrales*, les *glandes de Cowper*.

Indépendamment de ces diverticules normaux, se rencontrent des cavités inconstantes telles que la *gouttière uréthrale des hypospades*, certains *culs-de-sac péri-uréthraux*, vestiges de l'évolution embryonnaire.

Communiquant d'une façon *médiate* avec l'urèthre antérieur, le *tissu cellulaire de la région spongieuse*, les *veines* et les *vaisseaux lymphatiques*.

Des cavités beaucoup plus importantes s'ouvrent dans l'urèthre postérieur, ce sont la *vessie*, en arrière, et, au niveau du *veru montanum*, les *canaux* aboutissant à la *prostate* d'une part, d'autre part aux *vésicules séminales*, au *canal déférent* et par son intermédiaire à l'*épididyme* et au *testicule*.

La pénétration du virus blennorrhagique, ou plus simplement l'extension directe de l'inflammation dans ces divers organes, constituent tout autant de *complications* de la blennorrhagie chez l'homme

La gravité, la fréquence de ces localisations secondaires de l'injection blennorrhagique sont extrêmement variables. Disons immédiatement que l'infection des organes satellites de l'urèthre postérieur ont une importance capitale.

Pour bien comprendre la physiologie de la blennorrhagie chez l'homme, il ne faut jamais perdre de vue l'existence possible de ces extensions aux organes voisins, de l'infection primitivement uréthrale. La localisation purement uréthrale de la blennorrhagie est un concept théorique, nécessaire pour la démonstration, réalisable parfois en pratique, mais presque toujours troublé par l'adjonction des phénomènes dus à quelqu'une des extensions que nous allons étudier.

Jadis la blennorrhagie simple était la blennorrhagie de *l'urèthre antérieur*, l'uréthrite postérieure était une complication. Cette conception ne correspond à la réalité, nous le savons aujourd'hui, que pendant quelques heures ou quelques jours ; l'uréthrite postérieure est constante ; la blennorrhagie simple est actuellement l'inflammation de l'urèthre tout entier. Il n'est pas plus légitime de dire que la blennorrhagie normale est l'inflammation de l'urèthre antérieur, que de soutenir qu'elle est l'inflammation de la fosse naviculaire, à l'exclusion de la région bulbaire atteinte plus tard.

Eh bien, cette conception est souvent trop étroite ; le syndrome blennorrhagie résulte, le plus fréquemment, de l'inflammation de l'urèthre entier et de la prostate. C'est dire toute l'importance de l'étude des diverticulites.

§ 1. — PROPAGATION DE LA BLENNORRHAGIE
AUX ORGANES SATELLITES DE L'URÈTHRE ANTÉRIEUR

Des organes satellites de l'urèthre antérieur, les uns communiquent *directement*, par l'intermédiaire d'un canal excréteur, avec le canal ; ce sont les *folliculites du méat*, les *glandes uréthrales*, les *glandes de Cowper* et certains *diverticules accidentels*. L'infection dans ces conditions anatomiques s'explique, sans peine, par le cheminement du gonocoque envahissant de proche en proche les parois uréthrales, et trouvant un orifice glandulaire dans lequel il s'introduit.

Les *follicules préputiaux* constituent une autre catégorie de faits. Là encore, l'infection se produit bien par la pénétration du gonocoque dans un canal glandulaire, mais par transport du pus à distance, alors que les régions avoisinant le follicule infecté, *gland et prépuce*, sont restées saines, en ce sens que leurs éléments anatomiques, résistant à l'infection, ont servi de véhicule au virus, mais non de milieu de culture.

Enfin dans une dernière catégorie de faits : inflammation du *tissu cellulaire*, *lymphangite*, *phlébite*, *adénite*, *ulcérations*, l'inflammation s'est propagée par le procédé banal, commun à tous les agents d'infection, par effraction des tissus, et non pas en empruntant une voie normalement ouverte comme celle d'un canal glandulaire.

1° Folliculites du méat. — Au niveau d'une des lèvres du méat, tantôt sur le bord évasé et saillant, par conséquent à sa surface, tantôt sur la face intérieure de cette lèvre et visible en faisant *bâiller* l'orifice du canal, se voit une petite saillie rougeâtre, brillante, du volume d'un grain de mil. Au toucher elle donne la sensation d'un petit grain dur et régulier. La pression sur ces côtés amène parfois la sécrétion d'une goutte de pus.

A la période aiguë de la blennorrhagie, l'inflammation de ces glandules a peu d'importance, et passe inaperçue au milieu de phénomènes plus bruyants. Elle ne préoccupe le malade et n'attire l'attention du médecin qu'à la période de déclin, et plus souvent encore après guérison de l'uréthrite. L'infection du follicule persiste, amenant une réaction constante de pus séreux, par une sorte de fistulette, ouverte tantôt sur le bord libre, tantôt sur la face interne du méat. La pression amène une sorte de débâcle, le follicule se vide pour se remplir à nouveau.

Le canal glandulaire est quelquefois long de près de deux centimètres et ces dimensions expliquent l'insuccès des médications s'adressant à la muqueuse uréthrale.

Abandonnées à elles-mêmes, ces folliculites parfois guérissent définitivement, plus souvent encore elles persistent indéfiniment, se réveillant brusquement après d'apparentes guérisons.

Elles sont fort gênantes, elles sont des sources de contagion transmettant la blennorrhagie par le coït, et réinoculant parfois le canal du malade lui-même.

Leur sécrétion renferme de nombreux gonocoques à la période aiguë ; à la période chronique, il est parfois difficile d'en déceler la présence, mais dès que le processus se réchauffe, ils apparaissent du nouveau.

Un seul traitement est efficace : la destruction ou tout au moins la modification profonde de la glandule par l'électrolyse. Une fine aiguille est introduite, reliée au pôle négatif, jusqu'au fond du follicule ; la plaque positive est appliquée sur la cuisse, un courant de 6 à 10 milliampères passant une minute à deux ou trois reprises, amène la suppression de toute sécrétion, par la destruction de la paroi épithéliale de follicule.

2° Blennorrhagie des glandes uréthrales. — Anatomiquement, les glandes uréthrales, glandes de Littre, ont la même constitution que les follicules du méat. Cliniquement, leur inflammation mérite une description à part, parce que leurs orifices invisibles, leur situation plus profonde modifient la symptomatologie.

Les glandes uréthrales sont nombreuses ; leur inflammation est susceptible de déterminer des tuméfactions localisées sur toute l'étendue du canal accessible à la palpation, c'est-à-dire sur sa face inférieure, de la fosse naviculaire au bulbe.

En fait, les glandulites uréthrales blennorrhagiques se réduisent à deux types dont l'un se montre dans la fosse naviculaire, l'autre sur tout le reste de l'urèthre libre à sa face inférieure.

a. *Au niveau de la fosse naviculaire*, l'inflammation des glandes uréthrales se révèle par une tuméfaction siégeant sur un côté du frein. Un grain dur, douloureux à la pression, apparaît au fond de la dépression formée par la couronne du gland et le filet. Il est rare que, peu après, une tuméfaction symétrique n'apparaisse pas de l'autre côté.

L'évolution de ces grains inflammatoires est variable. Ils passent à résolution, suppurent, ou s'éternisent à l'état chronique.

La suppuration est à redouter, en raison des fistules qui peuvent en être la conséquence, fistulettes urinaires, peu larges, mais de guérison laborieuse, comme toutes les fistules uréthrales péniennes.

Si la tumeur rougit, se tend, il faut intervenir pour éviter l'ouverture spontanée et la fistule consécutive. La cautérisation a donné souvent de bons résultats. Avec le galvano-cautère on pénètre jusqu'au centre des grains inflammatoires. La cautérisation détermine à la fois la stérilisation du foyer virulent, une obturation momentanée de la communication avec l'urèthre par l'intermédiaire de l'eschare, et autour de cette eschare une réaction aboutissant à un processus de néoformation empêchant la formation d'une fistule.

Dans les cas de folliculites chroniques, on emploie l'électrolyse comme dans les folliculites du méat. Au lieu de la faire pénétrer par un conduit glandulaire normal, on introduit l'aiguille par effraction de dehors en dedans, en ayant soin de ne pas dépasser le centre du grain, afin de ne pas établir de communication avec l'urèthre.

b. *Sur la face inférieure de l'urèthre pénien*, les tuméfactions des glandes de l'urèthre ne se révèlent plus par une saillie appréciable à l'œil, comme vers la base naviculaire, mais par le relief perçu par la palpation. Parfois plusieurs de ces diverticulites blennorrhagiques s'échelonnent sur la paroi inférieure du canal, parfois il ne s'en trouve qu'une seule.

Leur volume est ordinairement celui d'un grain de plomb n° 5 ou 6, et par sa forme régulière, sa dureté, la glande enflammée donne bien la sensation d'un grain de plomb enchâssé dans les tissus. Passé la période aiguë, on peut percevoir des nodosités beaucoup plus petites, en introduisant dans le canal un Béniqué droit, le mandrin de Dittel. Le palper de la face inférieure, dans ces conditions, permet de retrouver quelquefois toute une série de petits grains, grains de chènevis ou grains de mil, incrustés dans la muqueuse. Ce sont là des inflammations purement glandulaires, des *littrites*.

Les plus grosses de ces glandes enflammées prennent les dimensions d'un haricot ; si ces limites sont dépassées, c'est qu'il existe autour du foyer glandulaire un foyer secondaire développé dans le tissu conjonctif ambiant. C'est alors une tumeur ovoïde, dure, mobile et souvent peu douloureuse, une *folliculite*.

La résolution est la règle, la suppuration l'exception. Les cas de suppuration se sont toujours confondus avec les abcès péri-uréthraux développés dans le tissu cellulaire, dont nous nous occuperons plus loin.

Une terminaison observée plus fréquemment que la suppuration, c'est la persistance à l'état chronique. L'affection est interminable, amenant des réveils de la blennorrhagie ou mieux de l'écoulement à toute occasion. La constatation de ces littrites et folliculites, au cours de la période aiguë, est d'un mauvais pronostic.

On peut affirmer une blennorrhagie longue, sujette aux rechutes purulentes, et toute prête pour la chronicité.

Nous avons particulièrement (AUGAGNEUR) le souvenir d'un

jeune homme qui portait depuis quinze mois, en avant des
bourses, sur la face inférieure de l'urèthre, un noyau dur, gros
comme un haricot, ayant survécu à une blennorrhagie. Le
noyau était indolore spontanément et au toucher, dur, mobile,
se déplaçant avec l'urèthre, sans aucune connexion avec le
tissu cellulaire lâche sous-jacent. Dès que les injections quotidiennes dans l'urèthre, avec une substance antiseptique quelconque, étaient supprimées, reparaissait un écoulement qui
allait s'aggravant les jours suivants. Chaque rapport sexuel
amenait une recrudescence. Le noyau semblait trop volumineux pour être traité par l'électrolyse : le malade étant
endormi, le noyau fut isolé des tissus voisins, et incisé au bistouri jusqu'en son centre, évitant d'aller jusqu'à l'urèthre.
Cette intervention amena en huit jours une guérison radicale
de l'écoulement ; peu à peu le noyau se fondit, et trois mois
après on ne percevait, comme vestige, qu'une granulation
grosse comme une tête d'épingle.

Le traitement de ces littrites se confond avec celui de la
blennorrhagie et surtout de la blennorrhagie chronique, avec
laquelle nous l'étudierons.

3º Folliculites préputiales. — Sur la face muqueuse du
prépuce, là où elle abandonne la couronne du gland, le pus
blennorrhagique, qui, sorti du méat, s'étale sous un prépuce un
peu long, infecte parfois de petits follicules glandulaires. Cliniquement, cette inoculation se traduit par l'apparition d'un
petit grain inflammatoire rougeâtre, d'où l'on peut voir sourdre
une gouttelette de pus. Si ces granulations survivent à la blennorrhagie, elles peuvent être traitées par la cautérisation galva-
nique ou l'électrolyse : elles sont aisément accessibles et d'importance insignifiante.

4º Blennorrhagie de diverticules accidentels. — Chez
les hypospades, en avant du méat, ouvert à des distances variables, à la face inférieure de l'urèthre, suivant le degré de la
difformité congénitale, se voit une rainure taillée dans le gland,
rainure interrompue par un pli transversal, vestige de la val-

vule de Guérin. Ce pli limite une cavité plus ou moins profonde dans laquelle se localise parfois l'infection blennorrhagique. La cautérisation directe de cette cavité, avec le crayon de nitrate d'argent, une solution de chlorure de zinc, réalise facilement la guérison, dès que la cause de la persistance de la goutte est connue.

Chez certains individus à la face inférieure du gland, en arrière et dans l'épaisseur du frein, là où il se continue avec le fourreau, se prolongeant plus ou moins dans l'épaisseur du fourreau lui-même, se voit une tumeur congénitale, à volume variable, grosse comme un pois, et même comme un grain de raisin. C'est une petite tumeur pleine de liquide. Dans un cas nous avons vu (AUGAGNEUR) ce kyste se continuer en forme de raquette jusqu'à la racine des bourses. Ces tumeurs ne se vident pas, semblent n'avoir aucun canal excréteur. Ce sont des invaginations épithéliales produites au moment où le phallus embryon du pénis va se souder au sinus uro-génital.

Nous possédons plusieurs observations d'infection de ces diverticules au cours de la blennorrhagie. Pour expliquer cette infection, il faut admettre que l'isolement des kystes n'est qu'apparent, que, produits par des invaginations de l'épithélium uréthral, ils conservaient avec la muqueuse uréthrale une communication perméable par son étroitesse, pour les seuls éléments microbiens.

Sous l'influence de l'infection blennorrhagique, les kystes congénitaux se transforment en abcès enkystés. La simple ouverture ne suffit pas pour amener la guérison. Tant qu'il reste une partie de la paroi muqueuse, la sécrétion purulente continue, par une fistule plus ou moins longue. C'est à l'ablation du kyste, par une dissection soigneuse qu'il faut recourir. Quelquefois cette petite opération est assez laborieuse. Chez un malade, nous avons dû (AUGAGNEUR) poursuivre depuis le frein jusqu'à la racine des bourses, l'isolement d'un cordon enflammé depuis des mois, et dont des cautérisations, tentées par d'autres avec des méthodes variées, n'avaient pu tarir la suppuration.

Nous sommes tenté de croire que ces cavités anormales

accessoires de l'urèthre sont plus fréquentes que l'absence
de description ne le laisserait supposer, et sont le siège habituel des kystes suppurés de Morgagni, dont nous parlerons plus
loin.

**5° Blennorrhagie des glandes de Cowper ou de Mery.
Cowperite**. — Quoique leur structure et leur physiologie
soient identiques à celles des autres glandes de l'urèthre antérieur, leur volume, leur localisation anatomique précise et
constante justifient, en anatomie, en pathologie, un chapitre
spécialement consacré aux glandes de Cowper, très justement
appelées de Mery, si l'on s'occupe de leur révélation anatomique,
de Gubler si l'on veut indiquer l'auteur principal de leur histoire clinique. Ces glandes situées de chaque côté de l'urèthre,
en arrière du bulbe, dans la région la plus reculée de l'urèthre
antérieur, dans lequel elles s'ouvrent par un canal relativement long, sont rarement atteintes par l'infection blennorrhagique.

A. ÉTIOLOGIE. — Une cause occasionnelle est nécessaire pour
produire leur inoculation, elle se réalise sous forme de contusion
violente, ou légère et répétée : l'équitation, la bicyclette, une
chute sur le périnée. Unilatérale, ordinairement, la blennorrhagie atteint quelquefois les deux glandes.

B. SYMPTÔMES ET MARCHE. — Les symptômes commencent
par une *douleur* vague au périnée, une sensation de tension,
bientôt accrue d'élancements douloureux irradiés dans toute la
région. Le malade ne peut s'asseoir que de profil, évitant tout
appui sur la partie sensible, il marche les jambes écartées. Les
derniers efforts de la miction, la défécation, la toux, chaque
mouvement retentissant sur le périnée, avivent les sensations
douloureuses.

La *tuméfaction* révélatrice de l'inflammation se dessine dans
la région périnéale, à gauche d'ordinaire, disent les statistiques,
quand la cowpérite est unilatérale. La *direction* et la *forme* de
cette tuméfaction sont importantes. La direction est oblique

d'avant en arrière et de dedans en dehors. Supposez un triangle dont le sommet est sur le raphé périnéal, à la racine des bourses, la base sera figurée par une droite réunissant les ischions. La tuméfaction de la cowpérite sera un des côtés de ce triangle isocèle, dont l'urèthre, parallèle au raphé, est la bissectrice.

La tumeur est généralement *plus large* en arrière qu'en avant. Elle est *très dure, loin du doigt* qui l'explore, *multilobée*, comme constituée *par des saillies multiples*. Il va sans dire que la palpation est douloureuse.

Bilatérale, la cowpérite a des caractères moins tranchés. Au début, il est possible de distinguer deux foyers distincts, séparés par une rainure simple, correspondant à l'urèthre. Plus tard, les symptômes sont plus obscurs ; tout se résume en une plaque phlegmoneuse, plus large en arrière et allant des bourses à l'anus.

Comme toute inflammation un peu intense la cowpérite s'accompagne d'un mouvement fébrile plus ou moins accentué.

La *marche* de la rowpérite est assez irrégulière. Après dix ou douze jours normalement survient la *résolution*, lente, graduelle, laissant assez longtemps subsister un noyau induré dans la profondeur du périnée.

Parfois la résolution est arrêtée par une recrudescence. Répétée en alternatives de résolution et d'inflammation, elles constituent la cowpérite à *rechutes*.

Enfin, la *suppuration* n'est pas rare. Elle s'annonce par les symptômes généraux et locaux ordinaires. Localement, en raison de la profondeur du foyer, de l'épaisseur des aponévroses qui l'isolent, la suppuration s'accompagne de douleurs très vives, et n'arrive que lentement à la peau. On a vu le pus fuser vers les organes voisins avant d'atteindre les téguments.

La cowpérite peut alors s'ouvrir dans l'urèthre, événement qui se traduit par une brusque *débâcle* uréthrale, et des *décharges* analogues les jours suivants, quand le foyer se remplit et se vide de nouveau. Comme, d'autre part, le processus se propage du côté de la peau, une *fistule urinaire* peut être la conséquence de cette double ouverture ; cette éventualité est rare.

Plus rare encore serait la production d'une *fistule ano-uré-thrale* par un mécanisme qui se comprend aisément.

La persistance de simples *fistules cutanées* est au contraire assez souvent observée à la suite de la cowpérite.

Le périnée, en raison des interstices musculaires, des plans aponévrotiques qui le constituent, des mouvements dont il est le siège, est prédestiné aux fistules. Une cowpérite, ouverte spontanément par un pertuis insuffisant pour évacuer rapidement le contenu de l'abcès profond, réalise toutes les conditions voulues pour la production d'une fistule.

Enfin, quelquefois la cowpérite deviendrait *chronique* et serait la source de quelques écoulements persistants (JULLIEN). Nous n'en avons vu aucun cas.

C. DIAGNOSTIC. — Le diagnostic de la cowpérite est aisé. La *profondeur, l'intégrité de la peau* pendant la plus grande partie de sa durée, tant que le pus ne marche pas vers la périphérie, font éliminer les *abcès tubéreux* du périnée, dû à l'infection des glandes ou des follicules pileux.

La *situation latérale, l'indépendance d'avec l'urèthre, l'obli-quité* de la tuméfaction inflammatoire élimineront l'hypothèse d'un *phlegmon péri-uréthral.*

Le *phlegmon péri-anal* est toujours plus en arrière de la ligne bi-ischiatique, tandis que la cowpérite est toujours en avant.

Les *fistules de la glande de Cowper* se distingueront des fistules urinaires, parce qu'elles suintent en tout temps sans être influencées par la miction.

Les *fistules anales* s'ouvrent plus en arrière ; les anamnestiques et le cathétérisme fournissent d'autres éléments décisifs.

D. TRAITEMENT. — Le traitement de la cowpérite pendant *la période phlegmoneuse, avant* la suppuration n'a rien de spécial ; repos, cataplasmes ou glace.

Après la *suppuration,* ouverture *large* au bistouri dès que la présence du pus est certaine.

Les *fistules* seront disséquées jusqu'à leur point de départ :
la guérison est toujours longue à obtenir.

§ 2. — INFECTION BLENNORRHAGIQUE DU TISSU CELLULAIRE JUXTA-URÉTHRAL

La participation du tissu conjonctif juxta-uréthral de l'urèthre antérieur à l'infection blennorrhagique se manifeste sous
différentes formes, suivant que le tissu enflammé est celui de la
face inférieure ou *supérieure* de l'urèthre.

1° Inflammation du tissu conjonctif sous uréthral. —
A la face *inférieure* de l'urèthre, il y a lieu de distinguer les
inflammations siégeant dans la *portion pénienne* et la portion
périnéale.

A. RÉGION PÉNIENNE. — Dans la *région pénienne* les phlegmons péri-uréthraux ne sont que des adéno-phlegmons, ayant
leur point de départ dans l'infection d'une glande.

Les côtés du prépuce, le cul-de-sac bulbaire, sont les points
où ils se voient le plus souvent.

Rien à ajouter à ce que nous avons dit au chapitre des diverticulites : symptomatologie, traitement, tout leur est applicable.

Il peut arriver que la communication avec l'urèthre s'obture :
le pus s'enkyste et on se trouve en présence de petits abcès
isolés des tissus et des organes voisins, kystes suppurés de
Morgagni.

B. RÉGION PÉRINÉALE. — Dans la *région périnéale*, les phlegmons du tissu conjonctif ont une importance clinique autrement considérable.

a. *Symptômes.* — Au cours d'une blennorrhagie uréthrale,
je plus souvent pendant la période d'état, le malade éprouve au
périnée, en arrière des bourses, une douleur très vive manifestée
d'abord pendant les mictions.

Le passage de l'urine qui, auparavant, chauffait tout le canal
et spécialement la fosse naviculaire, brûle avec intensité un

point fixe, au périnée. La sensation de cuisson persiste un certain temps, la miction terminée.

Bientôt la douleur devient continue : la marche, l'action de s'asseoir, tout ce qui tiraille le périnée la rend plus violente. La cuisson est remplacée par les sensations satellites du processus phlegmoneux : pulsations, élancements, etc.

A la *palpation*, la région périnéale est douloureuse. Sur le trajet du canal, le doigt, si l'observation est faite dès le début, perçoit, soit un noyau induré, de forme arrondie, adhérent profondément à l'urèthre, soit une sorte d'induration en masse, de tout le canal, comme engainé dans un étui à parois plus épaisses et plus résistantes que ses parois normales.

Plus fréquemment, le chirurgien n'observe la complication qu'à une période plus avancée de son évolution. C'est alors une masse phlegmoneuse du volume d'une noix, parfois d'une mandarine, occupant exactement la *partie médiane* du périnée, symétrique par rapport à l'urèthre dont l'axe se confond avec son grand axe antéro-postérieur.

Suivant les cas, les *limites antérieures* sont plus ou moins rapprochées des bourses, en *arrière*, elles s'arrêtent toujours en avant de la ligne bi-ischiatique.

Les *troubles fonctionnels* ordinaires au cours de la blennorrhagie sont accrus : la dysurie est plus accentuée, le calibre de l'urèthre étant réduit par la saillie de sa paroi inférieure soulevée par le phlegmon ; l'érection devient très douloureuse.

L'*état général* est celui de tous les phlegmons un peu intenses, proportionnel à l'étendue et à l'acuité des phlegmons.

L'inflammation peut évoluer vers *la résolution*, c'est l'exception, la *suppuration* étant la règle. La suppuration s'annonce par les symptômes classiques : frissons, douleurs lancinantes d'abord, puis calme relatif, ramollissement de la masse enflammée, rougeur et adhérence de la peau, etc.

L'*abcès* périnéal s'ouvre ou est ouvert par le chirurgien. Parfois, après l'expulsion de quelques gouttes de pus épais, il se referme, la cicatrisation est complète et rapide. Cette heureuse terminaison est d'autant plus fréquente que l'ouverture aura été précoce.

Après l'*ouverture spontanée* ou l'*incision tardive*, il faut redouter la formation de *fistules*. La fistule est tantôt *cutanée*, tantôt *uréthrale*, tantôt à la fois *cutanée et uréthrale*, c'est-à-dire *urinaire*.

La *fistule cutanée* aboutit dans un cul-de-sac, le fond de l'abcès dont l'évacuation est gênée par l'insuffisance des dimensions de l'ouverture.

Cette insuffisance des dimensions de l'orifice cutané est cause des *fistules urinaires*. Le pus stagne dans la profondeur de l'abcès, au niveau de la paroi uréthrale ; le processus infectieux continue sa marche envahissante et arrive à perforer l'urèthre ; la fistule urinaire, uréthro-cutanée est constituée. L'abcès primitivement phlegmoneux devient urinaire secondairement.

L'ouverture tardive expose au même accident et le rend encore plus grave. Le phlegmon progresse à la fois vers la peau et vers l'urèthre. Si l'urèthre cède le premier, un peu de pus s'écoule brusquement par le méat : il y a *fistule uréthrale*. Le soulagement n'est que momentané : bientôt, l'urine pénètre dans la cavité de l'abcès au moment des mictions ; il se produit une véritable *infiltration d'urine* avec toutes ses dangereuses conséquences.

b. *Etiologie.* — L'étiologie des phlegmons péri-uréthraux est celle de toutes les extensions blennorrhagiques. L'occasion du processus d'extension est réalisée par toutes les causes congestives ou traumatiques agissant sur la région bulbaire. On peut incriminer : les injections brutalement poussées, la marche, l'équitation, le coït, la bicyclette. Cette dernière cause a été relevée dans plusieurs observations personnelles.

Chez *les rétrécis*, une réinfection ou un réveil de blennorrhagie détermine plus aisément cette complication, grâce à l'existence d'une dilatation rétro-stricturale antérieurement enflammée.

Comment l'inflammation passera-t-elle de l'urèthre dans le tissu conjonctif ambiant ? Les *glandules* paraissent le plus souvent être l'intermédiaire de cette migration : il s'agit alors d'un véritable adéno-phlegmon. Cependant dans quelques cas, dès le début, la forme de la région enflammée semble démontrer l'infection d'*emblée* du tissu cellulaire. Ce que nous savons de la marche du gonocoque vers la profondeur de la muqueuse, de son transport par les lymphatiques, permet de comprendre cette contamination de régions si éloignées du foyer infectieux primitif.

Des recherches *bactériologiques*, fréquemment répétées nous ont montré que, dans le pus des abcès péri-uréthraux, on ne trouve généralement pas de gonocoques, mais les organismes banals de la suppuration.

Les associations microbiennes jouent un rôle important dans la genèse de l'infection du tissu cellulaire juxta-uréthral : la fréquence de cette extension du processus inflammatoire chez les rétrécis, atteints de blennorrhagie, s'explique par la suractivité des éléments virulents existant constamment dans la dilatation rétro-stricturale, accompagnant les rétrécissements un peu serrés.

c. *Diagnostic.* — Le diagnostic du phlegmon péri-uréthral est aisé. L'intégrité persistante de la peau éloignera l'idée d'un phlegmon développé dans les glandes cutanées : furoncle, abcès tubéreux, etc. La situation médiane détruira l'hypothèse d'une cowpérite.

d. *Traitement.* — A la période de début, alors que la résolution peut encore être espérée, le malade gardera le lit pour éviter l'aggravation due aux actions mécaniques résultant des mouvements ou des contacts. Les applications chaudes tels que les cataplasmes, la glace diminuent la douleur. Dès que la présence du pus sera constatée, il faut se hâter d'ouvrir et il y a du pus dès que la peau est œdémateuse au niveau de la tumeur. En intervenant de bonne heure la perforation uréthrale, les fistules, les infiltrations urinaires sont certainement évitées.

Point n'est besoin, si l'intervention est exécutée dès que l'œ-dème est constaté, de pratiquer une longue incision. Il faut se rappeler que le pus est profond, la peau épaisse et intacte. Avec un bistouri inciser la peau, dans toute sa hauteur sur deux ou trois centimètres, introduire par cette ouverture une pince *porte-drain*, que l'on ouvre dès qu'elle est dans le tissu cellu-laire sous-cutané, en donnant à ses mors un écartement de deux centimètres environ : deux ou trois gouttes purulentes s'écoulent. Pendant vingt-quatre heures mettez un petit drain dans l'ouverture pour empêcher la réunion immédiate de la peau. Il est inutile de drainer et de laver le foyer.

Trois ou quatre jours après, tout est terminé.

Si l'intervention est, volontairement ou non, plus tardive, s'il y a perforation uréthrale, le traitement est celui des infiltrations d'urine ou des fistules urinaires.

2° Inflammation du tissu conjonctif sus-uréthral. — Au lieu de s'étendre au tissu conjonctif de la face inférieure de l'urèthre, la blennorrhagie frappe celui de la face supérieure. Mais ce tissu cellulaire de la face supérieure se confond en pratique avec les corps caverneux et le phlegmon sus-uréthral devient une *cavernite*.

Cette extension du processus blennorrhagique est rare. Elle débute probablement par l'infection de quelque follicule sus-uréthral et se présente sous forme d'un noyau phlegmoneux développé d'ordinaire dans un seul des corps caverneux. C'est un nodule gros comme une noisette, parfois étendu au corps caverneux entier, faisant une faible saillie à la vue, l'expansion du foyer étant gênée par la résistance de l'enveloppe fibreuse du pénis. Au toucher, dans l'état de flaccidité de la verge, il est facile de délimiter une zone dure, sensible à la pression, tantôt assez régulièrement sphérique, tantôt s'irradiant en prolongements étoilés.

L'*érection* est douloureuse, atroce parfois. L'afflux sanguin est supprimé dans la zone enflammée, il en résulte que le corps caverneux intact entre seul en érection ; la direction de la verge et sa forme sont très modifiées.

La cavernite évolue vers la résolution complète, l'induration scléreuse, ou la suppuration.

La suppuration n'arrive que lentement à se faire jour au dehors, et, avant de perforer l'enveloppe fibreuse, pousse des fusées destructives dans tout le tissu caverneux.

Il faut, pour éviter cette fâcheuse évolution, ouvrir de bonne heure le foyer purulent.

La transformation scléreuse est assez fréquente. Des plaques indurées infiltrent les corps caverneux sur une étendue variable.

Ces plaques sont peu douloureuses, mais gênent l'érection. Elles sont d'autant plus fâcheuses, que la thérapeutique paraît absolument impuissante à les modifier : ce sont des éléments cicatriciels définitifs sur lesquels nous ne possédons aucune action.

3° Lymphangite blennorrhagique. — La lymphangite est rare au cours de la blennorrhagie. Elle peut se présenter sous des formes diverses. Cliniquement ces formes sont au nombre de deux : la lymphangite préputiale et la lymphangite dorsale. Nous ne nous occupons que des lymphangites tronculaires, les angioleucites, les lymphangites articulaires étant beaucoup moins nettement sous la dépendance de la blennorrhagie.

La *lymphangite préputiale* est très caractéristique. Si le prépuce recouvre le gland, il paraît gonflé sur une certaine étendue, gonflement partiel, n'amenant pas de changement dans la coloration de la peau. Si le prépuce est ramené en arrière du gland, il se retourne brusquement, sans souplesse dans le point correspondant à la région œdémateuse, et généralement la muqueuse se montre alors soulevée par un vaisseau blanc ayant les dimensions d'une plume de corbeau, légèrement flexueux, paraissant s'enfoncer sous la couronne du gland, et, à l'autre extrémité, se perdre insensiblement vers le limbe préputial.

La douleur spontanée n'existe pas, la palpation est très peu pénible. En quatre ou cinq jours, ces angioleucites se résolvent habituellement.

La *lymphangite dorsale* est plus rare. Elle se présente sous forme d'une traînée rougeâtre, occupant le dos du pénis, se perdant vers le pubis, ayant, en un mot, les caractères classiques de l'angioleucite. L'évolution en est favorable.

4° Adénite. — L'adénite est parfois satellite de la lymphangite, plus souvent encore elle est isolée. Elle se présente sous forme d'une tumeur inguinale, petite, douloureuse spontanément et au toucher, siégeant à la pointe interne du triangle de Scarpa. Quand elle existe sans lymphangite cliniquement constatable, il faut douter de sa nature blennorrhagique, et en chercher la cause dans les balanites, si fréquentes chez les sujets malpropres.

5° Phlébite. — La veine dorsale de la veine peut être atteinte par le processus inflammatoire siégeant dans l'urèthre ; le cas est peu fréquent. La première observation détaillée a été publiée en 1900 par BATUT. On pourra lire une étude complète de la question dans les *Annales des maladies vénériennes* (Payenneville, avril 1908) et dans la thèse de DREYFUS (Paris 1910). Le système nerveux superficiel est presque toujours touché ; on ne cite que deux ou trois observations de phlébite des veines caverneuses profondes.

Il faut distinguer la phlébite par infection générale, et la phlébite consécutive à des foyers inflammatoires voisins. La première était autrefois considérée comme la plus fréquente, opinion dont on semble revenir aujourd'hui.

Cette complication survient généralement vers la troisième semaine.

La *phlébite* est constituée par un cordon dur au toucher, se dessinant sous la peau sous forme d'un ruban rouge, plus large, plus dur, plus régulier que celui de la lymphangite.

La douleur est plus vive, les troubles fonctionnels plus marqués que dans la lymphangite. Suivant les uns, l'érection serait impossible, persistante suivant les autres.

Une rougeur plus ou moins diffuse de la peau survient, comparable à une traînée lymphangitique. Puis apparaissent des symptômes de gêne circulatoire résultant de l'oblitération veineuse, marquée par une circulation collatérale très développée.

L'évolution se fait en trois ou quatre semaines, laissant pendant assez longtemps une sorte d'œdème chronique de la verge. Le pronostic est bon, en général, exception faite pour quelques cas (RICHET, BATUT) qui se sont terminés par le sphacèle d'une partie de la verge.

TÉDENAT, HAMONIC auraient trouvé des gonocoques dans le sang de la veine enflammée.

D'autres cas semblables sont cités dans la thèse de FAURE-

Beaulieu (Paris, 1906). Voss, Payenneville n'ont pas retrouvé de gonocoques.

Le *traitement* est celui de la blennorrhagie suraiguë, avec enveloppements chauds.

ARTICLE IV

BLENNORRHAGIE URÉTHRALE CHRONIQUE

Après avoir passé par la période d'état, la blennorrhagie entre en défervescence ; et cette nouvelle période, marquée par la sédation plus ou moins rapide des symptômes subjectifs ou objectifs, doit aboutir à la guérison absolue, c'est-à-dire telle qu'aucune excitation, génitale (coït), alimentaire (bière) ou chimique (instillation de nitrate d'argent), ne soit susceptible d'amener le retour de l'écoulement disparu. Une uréthrite normalement traitée, non réinfectée, doit arriver à cet état en un mois et demi environ, quelquefois moins, souvent plus. Mais si, dans le cours du troisième mois, quelques phénomènes inflammatoires persistent, même très latents, si l'on retrouve des globules de pus, à plus forte raison des microbes, dans la petite goutte du matin ou dans les filaments de l'urine, on peut porter le diagnostic d'uréthrite chronique et chercher la cause de cette chronicité. Ce point de chronologie nous paraît suffisant pour définir la maladie, sans recourir à la limitation des lésions en un point circonscrit du canal, bien que cette localisation soit certainement une des caractéristiques essentielles de la chronicité.

Nous étudierons les causes qui peuvent expliquer la persistance de l'inflammation, ses lésions et ses microbes, les symptômes, le diagnostic, le traitement.

§ 1. — Étiologie

On trouve les raisons de la chronicité dans une disposition défectueuse du canal, congénitale ou acquise, dans les fautes hygiéniques ou thérapeutiques commises au cours du traitement, d'après certains auteurs, dans l'état général du sujet. Nous verrons au paragraphe suivant les raisons anatomo-pathologiques de cette persistance.

1° Dispositions anatomiques. — Dans tous les cas où un obstacle, quel qu'il soit, se trouve sur le passage du pus, celui-ci sera plus facilement et plus longtemps retenu dans le canal. Dans ce sens agissent les méats étroits, les phimosis congénitaux, au point que RELIQUET conseillait autrefois la section large du méat ou la circoncision. Il semble exact que les méats étroits soient des méats à chaudepisses prolongées. Dans ce sens encore agissent les rétrécissements pathologiques acquis, consécutifs à d'anciennes uréthrites aiguës. La muqueuse étant habituellement enflammée en arrière de ces rétrécissements, une blennorrhagie nouvelle s'y propage facilement et y persistera d'autant mieux que le pus stagne derrière l'obstacle qui s'oppose à son écoulement. Déjà en 1861, ROLLET reconnaissait le rôle des rétrécissements larvés de l'urèthre, tout en exagérant un peu leur importance.

On a voulu faire jouer le même rôle prédisposant aux rétrécissements larges de l'urèthre, c'est-à-dire à ceux qui sont caractérisés par une diminution relative du calibre des culs-de-sac uréthraux ; OTIS a démontré à l'aide de son uréthromètre l'existence de ces rétrécissements, auxquels WEIR, FINGER, JANET accordent également un certain rôle dans la prolongation des blennorrhagies.

En réalité, ces rétrécissements, larges ou non, sont constitués, comme nous le verrons plus loin, par des infiltrations plus ou moins étendues et plus ou moins profondes, restes de la période aiguë. Il ne sont donc pas tant la cause que l'effet de l'inflammation chronique, et constituent souvent à eux seuls les dernières séquelles blennorrhagiques.

A côté des obstacles normaux ou pathologiques, signalons les diverticules, fistules ou anomalies. comme susceptibles de conserver l'inflammation gonococcienne bien après le canal, et, par conséquent, de le réinfecter. Les hypospades sont tout spécialement prédisposés à ce genre d'accident.

2° Fautes hygiéniques ou thérapeutiques. — Sans être taxé d'exagération, on peut dire que neuf fois sur dix, la chronicité est due à une faute thérapeutique, que le médecin ou le

7.

malade soient coupables, qu'ils aient péché par excès ou par défaut. Il faudrait reprendre le traitement de la blennorrhagie aiguë et noter pas à pas les innombrables écueils que l'on peut rencontrer.

Signalons seulement les plus nombreux, ceux qui, préjugés populaires ou essais thérapeutiques, sont par cela même plus dangereux.

Au début : les essais de traitement abortif (passé les deux ou trois premiers jours), les injections fortes, quelles qu'elles soient, astringentes ou caustiques, les grands lavages, surtout quand ils sont mal faits, ou d'un dosage trop élevé, l'absorption immodérée de tisanes qui congestionnent l'urèthre prostatique et favorisent l'écoulement.

Pendant la période d'état : les injections inutiles mal faites, caustiques (nitrate d'argent ou sublimé), les grands lavages, continués trop longtemps, malgré les symptômes de congestion du canal, l'insuffisance du traitement balsamique, les infractions à l'hygiène (boissons, fatigues, excitations génésiques), qui, plus que toute autre cause, facilitent la propagation à l'urèthre postérieur et l'infiltration.

A la période de défervescence, surtout, les sages conseils de morale donnés par les médecins ne sont pas suivis ; la reprise prématurée des coïts est de beaucoup la cause la plus importante de la prolongation des uréthrites. La continence antérieure et le retour des érections présentables expliquent, sans les excuser, ces rapports intempestifs. De même la cessation prématurée des injections, ou leurs changements sans motifs autres que l'impatience du malade. De même les instillations précoces, les dilatations ou autres manœuvres, quelquefois dangereuses à cette période de la blennorrhagie.

3° **État général.** — On a successivement cherché dans le lymphatisme, le tempérament strumeux, la tuberculose (JUL-LIEN), le rhumatisme (JAMIN) et l'arthritisme (HORTELOUP) l'explication de la persistance déplorable de certaines blennorrhagies. Sauf quelques exceptions, d'apparence scientifique, il semble que ces diathèses soient aujourd'hui, comme autrefois, la providence des étiologistes dans l'embarras (GUYON). On ne sait trop pourquoi, elles satisfont généralement le malade ; de plus cette explication permet de se dispenser de l'examen difficile et minutieux de l'appareil uro-génital, nécessaire pour qui veut rechercher la cause de cette prolongation. Peut-être vaudrait-il mieux avouer que certaines choses nous échappent. C'est même la seule explication possible en présence de cas, trop nombreux, où, sans passé uréthral, sans fautes thérapeutiques, des écoulements persistent et reviennent, pour la plus grande désespérance des malades et des médecins.

§ 2. — ANATOMIE PATHOLOGIQUE

C'est surtout à l'occasion de la blennorrhagie chronique que les auteurs du moyen âge décrivirent avec insistance les chairs exubérantes, caroncules et carnosités, dont ils avaient trouvé la tradition dans les écrits grecs et latins. Il est curieux de constater que ces descriptions, transmises par FABRICE D'ACQUAPENDENTE et A. PARÉ, ont longtemps influencé les recherches ultérieures. Lors même que les autopsies se multiplient, on voit encore MORGAGNI, HUNTER, B. BELL, LALLEMAND affirmer leur fréquence tout en reconnaissant qu'elles ne sont pas la cause habituelle de la blennorrhagie. Les auteurs du siècle passé, tout en restreignant encore leur nombre et leur rôle, sont cependant quelque peu hantés par cette idée de polypes et les décrivent, tels MERCIER, LEROY D'ETIOLLES. Puis l'étude anatomique se fait plus minutieuse, et l'on voit la muqueuse dépolie, inégale, hérissée de petites saillies arrondies, hémisphériques, rouges, juxtaposées. Ces granulations, étudiées par THYRY (de Bruxelles), CULLERIER, DÉSORMEAUX, furent considérées par nombre d'auteurs comme la caractéristique des vieilles uréthrites, en même temps que DESRUELLES, CIVIALE, RICORD découvraient les lésions scléreuses du chorion, la tendance à la transformation fibreuse des tissus sous-jacents. Les recherches microscopiques commencent enfin en 1882 et 1883 avec les recherches de VAJDA, de GUYON, réunies dans la thèse de JAMIN (Paris 1883) ; elles furent

modifiées et complétées ensuite par Melsen, Touton, Wassermann et Hallé, Finger. Enfin, dans ces dernières années,
l'uréthroscopie, renouvelée de Désormeaux et de Grünfeld,
perfectionnée par Oberlander, Kollmann, Valentine,
Luys, a permis une connaissance bien plus précise de toutes
les lésions visibles, et une classification aussi adaptée que
possible aux manifestations cliniques.

1° Siège des lésions. — Jusqu'aux travaux de Guyon, on
a expliqué la chronicité des uréthrites par les lésions de l'urèthre
postérieur, et, d'une façon plus précise, par les brides, cicatrices,
ulcérations, et déviations du veru montanum et des canaux
éjaculateurs. Signalées par Bartholin, Brunner, Wharton,
ces altérations sont minutieusement décrites par Morgagni,
puis par Lallemand qui leur attribuent également les longues
blennorrhagies. Uréthrite chronique était à peu près l'équi-
valent d'uréthrite postérieure.

Vinrent les recherches de Guyon (in Th. de Jamin, Paris
1883). Celles-ci ont tout d'abord porté sur l'importance clinique du sphincter membraneux, qui diviserait l'urèthre en
deux parties, antérieure et postérieure, très différentes au point
de vue de leurs manifestations morbides. De plus, en avant du
sphincter, se trouve un cul-de-sac, correspondant au bulbe,
dont la profondeur serait bien souvent le dernier refuge de
l'inflammation blennorrhagique. Se basant surtout sur l'examen clinique, Jamin trouve, sur 103 cas d'uréthrites chroniques,
73 localisations à l'urèthre antérieur et 29 localisations à
l'urèthre postérieur. Deux pièces anatomiques permettent de
montrer la présence exclusive des lésions dans la région du cul-
de-sac bulbaire, où se retrouvent les petites granulations
rosées et un peu saillantes décrites par les anciens auteurs.
L'uréthrite postérieure lui paraît de peu d'importance.

Les recherches purement anatomiques de Finger (1894) sur
31 urèthres ont donné les résultats suivants :

La région mobile était le siège des lésions dans   15 cas
     »   et le bulbe.   1   »
Le bulbe seul   1   »

```
Les régions mobiles et prostatiques . . . . . .   1 cas
Le bulbe, les régions mobiles et prostate  . . .   5  »
Les régions membraneuses et prostatiques. . .     1  »
Tout l'urèthre. . . . . . . . . . . . . . . .       1  »
La région prostatique seule. . . . . . . . . .     6  »
   Soit : 24 fois la région mobile
         14       »          prostatique
          8 fois le bulbe
          2  »  la région membraneuse.
```

Ces chiffres s'accordent donc pour faire admettre, bien que dans des proportions différentes, la grande majorité des lésions chroniques antérieures, et, en même temps, la fréquence de la localisation prostatique.

Les travaux suivants n'éclairent pas la question. D'un côté, KLOTZ et OBERLANDER croient à la rareté des propagations postérieures dans l'uréthrite chronique et les admettent dans la proportion de 20 p. 100 environ. D'autre part pour LOHNSTEIN, FRANK, elles sont beaucoup plus fréquentes, 72 p. 100 au moins. AUBERT, AUDRY, les voient encore plus souvent, 85 à 90 p. 100. Il est vrai qu'ils comprennent dans leur statistique les propagations postérieures survenant au cours de la période aiguë. Or, celles-ci peuvent fort bien être passagères, guérir assez vite, et ne pas entraîner forcément la chronicité.

Puis la question fut un peu déplacée. On en vint à chercher l'explication de la chronicité non dans l'urèthre, mais dans la *prostate*, et, par conséquent, à examiner systématiquement cet organe chez les vieux blennorrhagiens. Dans cet ordre d'idées, les recherches sont déjà nombreuses. MONTAGNON (1892) trouve 70 propagations prostatiques sur 100 blennorrhagies, FEZZOLI déclare que c'est là une complication à peu près constante, CASPER (1900) trouve la prostate malade 80 fois sur 100, FRANCK, de Berlin (Congrès de 1900) 210 fois sur 210 cas.

Les travaux récents, basés sur l'uréthroscopie, et nos recherches personnelles nous ont conduit aux conclusions suivantes :

α) Dans un grand nombre de cas, la congestion prostatique consécutive à l'uréthrite est la cause ordinaire de la chronicité. L'inflammation réfugiée dans les culs-de-sac glandulaires s'y conserve très longtemps, et, avec elle, la possibilité des réinfections de la muqueuse uréthrale, manifestées par les symptômes de la goutte militaire. Ceux-ci disparaissent peu à peu, très lentement, susceptibles longtemps encore de retours offensifs et passagers.

Même après de longues périodes de latence, sous l'influence d'excitations congestionnantes, génésiques ou autres, nous avons constaté des retours d'écoulements, quelquefois assez abondants pour faire croire à de nouvelles inoculations. En pareil cas, il nous est arrivé de retrouver des gonocoques dans l'exsudat prostatique. Nous croyons, avec FINGER, que ces retours passagers, ces « échauffements », sont dus à la réinfection momentanée de la muqueuse uréthrale par la prostate chroniquement enflammée (CARLE, Congrès de Berlin, 1904).

Comme le dit très justement FRAISSE (Gonorrhée chronique de l'homme, 1910), les gonocoques tapis au fond des glandes de Littre ou des lobules prostatiques y vivent d'une existence paisible, bien à l'abri des multiples liquides introduits dans l'urèthre; mais que les boissons ou les coïts fassent sécréter et évacuer les glandes, les microbes, transportés à la surface libre de la muqueuse congestionnée, s'y régénèrent et y créent une nouvelle inflammation.

Constatons, en passant, que la prostate joue chez l'homme le même rôle que la matrice chez la femme. Derniers refuges des séquelles inflammatoires post-blennorrhagiques, ces organes en souffrent de temps à autre, sous forme de douleurs et d'exsudations. Dans les deux cas, les symptômes, goutte militaire ou pertes blanches, sont minimes, les réveils fréquents, le traitement long et douteux.

β) L'*uréthrite postérieure* ne peut être considérée comme cause de chronicité. Elle n'existe pas à l'état d'entité morbide, pas plus que le sphincter ne constitue, au point de vue pathologique, une barrière entre les deux urèthres, antérieur et postérieur. Cette limite toute anatomique ne peut avoir aucune influence sur la marche du processus inflammatoire, lequel n'a cure des inégalités de terrain.

Deux cas se présentent : Ou bien l'uréthrite postérieure participe à l'inflammation générale du canal, ou bien elle coexiste avec une prostatite qui l'entretient et la réveille de temps à autre. Dans les deux cas, l'uréthrite postérieure est essentiellement passagère, guérissant presque toujours spontanément. Elle n'a pas plus d'importance que l'uréthrite dans la blennorrhagie féminine. Au cours de l'uréthrite chronique, des poussées de pollakyurie douloureuse indiquent de façon intermittente que la muqueuse de l'urèthre postérieur participe à l'inflammation, réveils momentanés, sans conséquences sur la marche de l'affection.

γ) **Enfin**, dans la majorité des cas, la cause de la chronicité se trouve localisée à l'*urèthre antérieur*. Dans ces conditions, la raison en est presque toujours dans les *diverticulites, folliculites, littrites*, qui accompagnent habituellement les blennorrhagies. Quand ces infiltrations glandulaires et péri-glandulaires persistent, elles entraînent pour une période indéterminée la réinfection du canal, avec reprise d'écoulements purulents après de courtes périodes de latence.

Plus rarement, la persistance de l'écoulement s'explique par les seules modifications de la muqueuse et du tissu conjonctif sous-épithélial. Les transformations de l'épithélium, l'infiltration inflammatoire du chorion et du tissu conjonctif sous-jacent retardent bien des guérisons. Mais elles ne peuvent être durables, car elles aboutissent, en somme, à l'hyperplasie conjonctive chronique, précurseur de la sclérose et de la rétraction cicatricielle, processus de guérison.

2° Lésions macroscopiques. — Les lésions macroscopiques sont différentes suivant leur localisation :

a. *Urèthre antérieur.* — Dans l'urèthre antérieur, les multiples lésions visibles à l'endoscope (rougeur, gonflement, etc.) disparaissent complètement à l'autopsie. Les modifications de l'*épithélium et du derme* varient, depuis un léger degré de tuméfaction trouble jusqu'à un gros épaississement. De-ci et de-là quelques points blanchâtres offrant l'aspect d'une cicatrice superficielle. Les érosions sont rares, et les ulcérations, si souvent décrites par les vieux auteurs, encore plus rares. Quand le *tissu conjonctif* sous-jacent est atteint, la muqueuse revêt à son niveau une apparence bosselée, avec un semis de petites élevures, correspondant aux granulations de DÉSORMEAUX et THYRY. Les orifices des *lacunes de Morgagni* sont, ou dilatés, ou oblitérés par une cicatrice blanchâtre. Quand l'uréthrite a été longtemps antérieure, il est exceptionnel de ne pas rencontrer des *follicules enflammés* chroniquement, et quelquefois abcédés.

L'uréthroscopie a permis de contrôler et de préciser sur le vivant l'existence et le degré de ces lésions. Grâce aux nombreux travaux qu'elle a suscités, on a pu créer un certain nombre de types cliniques, correspondant aux formes anatomo-pathologiques. Allant des plus récentes aux plus anciennes, on peut observer :

α) Une première forme, encore récente, superficielle, où, sous l'épithélium desquamé, granuleux et kératinisé en partie, les phénomènes d'infiltration sont plutôt généralisés, sans tendance bien marquée à l'organisation et à la localisation. C'est la forme chronique superficielle de FINGER, l'*infiltration molle* d'OBERLANDER. Cependant les lésions ont déjà une tendance à prédominer sur le tissu épithélial et le stroma conjonctif sous-jacent (forme interstitielle) ou sur les glandes de Littre (forme glandulaire).

β) Plus tard, l'infiltration embryonnaire se localise en plaques circonscrites, englobant à la fois les éléments interstitiels et glandulaires ; et en même temps elle évolue dans le sens de la transformation fibreuse, de la xérose (GRUNFELD). Ce sont les *infiltrations dures*, d'OBERLANDER. Suivant son degré, cette forme sera humide ou leucoplasique, glandulaire (lorsque les glandes de Littre seront seules atteintes), ou folliculaires (lorsque la réaction inflammatoire péri-glandulaire a créé autour d'elles un véritable follicule clos).

On peut encore multiplier ces divisions, mais c'est compliquer inutilement la question. Nous avons dû cependant rappeler celles qui précèdent, car leur connaissance est nécessaire pour comprendre la multiplicité des causes de chronicité, et aussi la variété des symptômes et des traitements.

b. *Urèthre postérieur.* — Dans l'urèthre postérieur, la muqueuse peut présenter deux aspects très différents ; ou bien elle se caractérise par son ramollissement, elle est hérissée de petites excroissances papilleuses, villeuses, reposant sur un fond mat et terne, ou bien elle est dure, épaissie, infiltrée, sans aspérité aucune. Ces lésions sont surtout marquées sur le veru montanum, qui, suivant les cas, est hérissé de granulations, comme une mûre, ou divisé en plusieurs lobes, ou tiraillé, en arrière généralement, par des brides cicatricielles, toutes lésions déjà longuement décrites par MORGAGNI, DESRUELLES, LALLEMAND, etc., qui voyaient là la cause de l'uréthrite chronique.

Ici encore, l'uréthroscope a pénétré. Il a permis de retrouver des lésions inflammatoires simples de l'urèthre postérieur, et, à un degré plus accentué, la purulence des glandes prostatiques. Comme pour l'urèthre antérieur, mais à un degré moindre, se produit la transformation fibreuse, donnant un aspect cicatriciel à toute la région. Mais ces découvertes sont d'un moindre intérêt au point de vue pratique, exception faite pour quelques trouvailles imprévues, tels que végétations ou polypes, qu'on fait quelquefois dans cette région.

3° Lésions microscopiques. — Nous les étudierons successivement, dans l'urèthre antérieur et dans l'urèthre postérieur.

a. *Urèthre antérieur.* — L'*épithélium* est plus ou moins modifié suivant le degré d'inflammation du tissu sous-jacent, suivant l'ancienneté de la lésion. Dans les cas les plus simples, il conserve sa structure normale ; mais, au milieu des cellules cylindriques apparaissent des vides et de nombreuses cellules en voie de dégénérescence muqueuse, entourées de corpuscules de pus. Peu à peu, cet épithélium se transforme en épithélium pavimenteux stratifié ; au-dessus de l'assise la plus profonde, celle des cellules cubiques, se multiplient des couches de cellules intermédiaires, polygonales, fusiformes, dentelées quelquefois. Au fur et à mesure qu'elles approchent de la surface, elles s'aplatissent pour constituer la couche superficielle d'une ou plusieurs assises de cellules plates, rappelant, par conséquent, l'aspect de l'épiderme et même celui d'une cicatrice.

Comme dans tout processus inflammatoire, cette transformation s'accompagne d'une desquamation, d'une exfoliation des assises superficielles. Quand ce processus a été très aigu, les assises épithéliales ont disparu en certains points, créant à leur place de petites plaies ulcéreuses, qui laissent voir le chorion sous-jacent. Celui-ci apparaît à l'endoscope sous forme de granulations rougeâtres.

En somme, *desquamation* et *kératinisation*, tels sont les deux caractéristiques de la transformation épithéliale.

Le *chorion* et le *tissu conjonctif* sous-jacent sont envahis par un infiltrat plus ou moins dense de cellules uninucléées, de cellules épithélioïdes et de corpuscules de pus, infiltrat inflammatoire très diffus, périlacunaire et périglandulaire. Des vaisseaux néoformés, le plus souvent larges, parcourent ce tissu sous-épithélial. C'est ce double processus, *infiltration et vascularisation*, qui caractérise l'uréthrite chronique. Ces lésions donnent à la muqueuse son aspect granulé caractéristique ; ce sont elles qui commandent les lésions de l'épithélium ; de leur évolution, dépendront les suites de la blennorrhagie. Car, les cellules rondes et épithélioïdes, au lieu de se résorber, peuvent se transformer en cellules fusiformes à tendance fibreuse et persister très longtemps.

C'est là le premier stade de l'hyperplasie conjonctive du tissu sous-épithélial, foyer initial d'où partent les lésions inflammatoires chroniques qui envahiront les couches sous-muqueuses et le corps spongieux.

Il est en somme caractérisé par l'envahissement cellulaire, et la formation, en plaques bien délimitées, d'un tissu néoformé rappelant les bourgeons des cicatrices, d'où le nom d'*infiltrations molles*, très justement données par Oberlander, aux manifestations de cette première période.

Tout ce processus aboutira, dans un temps plus ou moins long, à la transformation fibreuse, et cette infiltration scléreuse péri-uréthrale sera l'origine des futurs rétrécissements. C'est là l'opinion de Wassermann et Hallé, dont on lira avec profit les très intéressantes descriptions anatomo-pathologiques (Wassermann et Hallé. Uréthrites chroniques et rétrécissements. *Annales de Guyon*, 1894). Elle est depuis longtemps classiquement admise. Rappelons que cette sclérose concentrique péri-uréthrale est loin d'être fatale, et que les lésions peuvent fort bien rester superficielles, avec cicatrices peu épaisses, rétractées excentriquement et déprimées, inaptes à faire de la coarctation. Il y a donc, entre l'infiltration molle et l'organisation cicatricielle définitive, toute une très longue période, pendant laquelle les cellules de granulation se transforment peu à peu en éléments d'un tissu conjonctif dense et de nature fibrillaire. C'est la période des *infiltrations dures* d'OBERLANDER, qui va, par gradations insensibles, de l'apparition des premières travées conjonctives à la callosité.

Les *glandes de Littre et les lacunes de Morgagni* sont le siège des mêmes lésions que l'épithélium. L'infiltrat leucocytaire entoure non seulement le conduit excréteur qui traverse la muqueuse, mais encore la glande elle-même, jusque dans le corps caverneux. L'inflammation peut en rester au stade congestif ou aboutir à la suppuration. Sa rétraction consécutive peut aboutir à la destruction complète des culs-de-sac ou à la dilatation kystique par oblitération cicatricielle de l'orifice. Ces lésions glandulaires, déjà décrites par MORGAGNI, HUNTER, CIVIALE, ROLLET, étaient considérés par eux comme la véritable cause de la plupart des blennorrhagies persistantes. L'endoscopie est venue pleinement confirmer cette opinion. Grâce à l'examen direct, l'étude de ces lésions, qui était autrefois du ressort de l'anatomie pathologique, passe au chapitre de la symptomatologie, et c'est là que nous les décrirons, avec leurs formes glandulaires et folliculaires.

Les *corps caverneux* sont atteints par l'intermédiaire des glandes, et, dans ce cas, ils se montrent, à la coupe, traversés par de nombreux cordons conjonctifs sclérosés. Mais l'infiltrat peut envahir le corps caverneux directement, soit qu'il reste localisé dans le voisinage de la muqueuse, soit qu'il se propage dans toute son épaisseur, par le même processus, qui, produisant l'infiltration inflammatoire, peut aboutir à la rétraction scléreuse. Et, dans ce cas, muqueuse et corps caverneux se trouvent transformés en un tissu cicatriciel dur, origine des rétrécissements.

b. *Urèthre postérieur.* — Dans l'urèthre postérieur, toutes les lésions purement épithéliales se retrouvent également, quoique atténuées, mais elles se compliquent du fait de la présence des *glandes prostatiques.* Là comme ailleurs, l'infiltrat leucocytaire enveloppe les glandes tubuleuses, et crée les mêmes lésions que dans les glandes de Littre. Mais il arrive bien plus souvent que l'épithélium glandulaire est directement enflammé, aussi bien dans le veru montanum que dans la profondeur de la prostate. A la coupe des glandes, on peut trouver soit un épithélium hypertrophié et desquamé avec sécrétion abondante, mais normale, soit des signes de catarrhe purulent, avec infiltration cellulaire, et, dans la sécrétion épaisse et jaunâtre, de nombreux corpuscules de pus.

En somme, inflammations des glandes, d'une part, de l'élément interstitiel, de l'autre. Certains auteurs ont ainsi voulu créer deux formes cliniques différentes, suivant la prédominance de ces deux sortes de lésions. Il est fort probable que lorsque l'un des éléments, connectif ou glandulaire, est malade, l'autre ne reste pas longtemps sain. En fait, l'uréthrite chronique est presque toujours mixte.

4° Bactériologie. — Dans l'uréthrite chronique, le gonocoque n'est plus l'hôte habituel du canal. On le trouve plus rarement et bien souvent il fait défaut, sans que pour cela on puisse conclure à la guérison définitive de la blennorrhagie. Il existe d'une façon tout à fait inconstante, absent au moment des périodes de calme, et remplacé, pour ainsi dire, par quelques-unes des nombreuses espèces de bactéries ou de microcoques que Wassermann et Petit, Janet, Legrain considèrent comme pathogènes des infections secondaires postgonococciennes. Mais qu'un incident aigu survienne, provoqué par le malade ou le médecin, et l'on voit, avec la rapidité la plus grande, s'atténuer ou disparaître ces organismes, tandis que les gonocoques emplissent à nouveau les cellules de pus. Il est donc des gonorrhées à gonocoques, il en est à microorganismes pathogènes, il en est où l'on retrouve les deux, il en est, enfin, où l'examen répété de la goutte et des filaments ne révèle ni les unes ni les autres de ces espèces microbiennes.

Si l'on fait abstraction des épisodes aigus, l'on peut dire que, plus la maladie vieillit, plus les gonocoques sont rares. C'est du moins la conclusion que l'on pourrait retenir de la longue statistique de Goll (1891) portant sur plus de mille cas :

ANCIENNETÉ de la maladie.	NOMBRE de cas.	EXAMENS positifs.	EXAMENS négatifs.	P. 100
4-5 semaines . .	85	40	45	47
6 » . .	54	21	33	38
7 » . .	35	11	24	31
2 mois	75	15	60	26
3 »	76	13	63	17
4 »	62	13	49	21
5 »	43	8	35	14
6 »	55	8	47	14
7-9 »	108	21	87	19
Un an	83	12	71	14
Un an et demi .	76	7	69	9
2 ans.	135	7	128	5
3 »	86	2	78	2,5
4 »	37	0	37	0
5 »	20	0	20	0
6 »	22	0	22	0

Cependant les auteurs sont très divisés sur le fait de savoir quels sont les hôtes ordinaires des vieilles uréthrites. D'un côté la statistique de Cohn (1898), portant sur 30 cas d'uréthrites postérieures compliquées de prostatites, donne comme résultats :

Gonocoques. . . . . 1 fois
Staphylocoques. . . . . 11 »
Streptocoques. . . . . 3 »
Colibacille . . . . 1 »
Diplocoques . . . . 2 »
Bactérie indéterminée. . . . . 1 »

Sur 210 cas, FRANCK (de Berlin, Congrès de 1900) trouve :

    Gonocoques . . . . 175 fois
    Autres microbes . . . . 20 »
    Pas de microbes . . . . 11 »

Dans 12 cas de prostatites chroniques, KRÖGIUS (1900) a trouvé 12 fois des staphylocoques, jamais de gonocoques. FINGER croit, dans la plupart des cas, à l'infection banale post-gonococcique. C'est également notre opinion.

Dans 16 cas de prostatites chroniques très anciennes, la dernière blennorrhagie datant de un an à dix-sept ans auparavant, mais l'affection étant encore manifestée par quelques réveils d'écoulements intermittents et des symptômes prostatiques locaux (CARLE, Congrès de Berlin, 1904), nous avons trouvé :

α) Dans la goutte matinale (présente 8 fois seulement) ou dans les filaments urinaires :

    Le gonocoque . . . . . une fois.
                            Toujours, soit 16 fois, dont
    Autres bactéries (et sur-   7 fois seulement dans
    tout les staphylocoques)   la goutte et 9 fois à
                                 l'aide des cultures.

β) Dans l'exsudat obtenu par le massage prostatique après nettoyage de l'urèthre :

    Les gonocoques. . . . . 6 fois.
    Les staphylocoques ou   En grande quantité dans
    autres microbes. . . . .   toutes les cultures.

Notons cependant les résultats obsenus par BANZET et CRESSER (Assoc. franç. d'urologie, 1904) :

    Gonocoques. 20
    Microorganismes divers 30
    Gonocoques et microorganismes.   3
    Aseptiques. 36
                                              8 aseptiques
    A cellules épithéliales prédomi-   4 avec microorga-
    nantes. . . . . 12 dont   nismes.

Un travail récent de Santos Saxe (New-York, *Med. Journal*, 1909) porte sur le nombre des prostatites et la qualité des microbes que l'on peut retrouver dans la prostate, dans les années qui suivent une blennorrhagie. Sur 103 cas étudiés, il trouve :

Le gonocoque seul dans. . . .	4 p. 100 des cas.	
— associé	28 —	—
Bacilles	28 —	—
Staphylocoques	24 —	—
Diplocoques banals	10 —	—
Streptocoque.	7 —	—

§ 3. — Symptomatologie

L'inflammation blennorrhagique chronique peut s'étendre indifféremment à toute la longueur du canal et à la prostate. Mais, comme dans toutes les séquelles inflammatoires, les lésions se localisent, et, par leur persistance dans l'une ou l'autre de ces régions, expliquent la chronicité et la variété de ses formes cliniques. Suivant leurs sièges, les symptômes sont assez spéciaux pour permettre de les différencier. Aussi exposerons-nous successivement les symptômes de l'uréthrite antérieure, puis ceux de l'uréthrite postérieure avec la propagation prostatique, de façon à ce que ceux-ci apparaissent plus schématiques et plus clairs. Mais il est bien entendu que ceci est plus théorique que vrai. En réalité, la multiplicité des lésions et la diffusion des symptômes est la règle, les uréthrites étant souvent totales, malgré leur durée — alors que d'autres, jeunes encore, seront déjà infiltrées en quelque point précis. Là, pas plus que dans la blennorrhagie aiguë, le sphincter ne constitue pas un obstacle qui, une fois franchi, implique un degré de plus. Nous avons déjà dit que les idées modernes sur les propagations inflammatoires nous empêchaient d'admettre le rôle de barrière qu'on veut lui faire jouer.

Donc, un malade survient au troisième mois de sa blennorrhagie, ou plus tard ; celle-ci a normalement évolué, ou du moins sans gros accrocs. Mais la goutte muco-purulente, prélude de la sécheresse, a persisté ; elle devient encore de temps à autre purulente, verdâtre, tachant la chemise, sous des influences diverses, bière, champagne, fatigues ou coïts. Ce nouvel écoulement s'atténue de lui-même en quelques jours ou bien persiste plus ou moins longtemps, quelquefois des semaines et des mois, devenu alors à peu près indifférent aux circonstances extérieures, mais désespérément tenace dans sa matinale réapparition. Des filaments suspects nagent toujours dans l'urine, et, de temps à autre, des picotements du canal, des mictions impérieuses ou trop multipliées, des éjaculations pénibles, viennent rappeler l'existence de l'inflammation au malade qui s'efforce de l'oublier.

Il y a uréthrite chronique. Quel est son siège? Telle est la première question à résoudre.

A) — Uréthrite chronique antérieure

Après avoir interrogé le malade sur ce qu'il ressent (symptômes fonctionnels), nous ferons successivement l'étude de l'écoulement, l'examen de l'urine, l'examen du canal.

1º Symptômes fonctionnels. — Le plus souvent, ils se réduisent à peu de chose. Tout au plus quelques picotements le long du canal, une sensation de brusque tiraillement quand l'urine distend le méat collé, des mictions et des éjaculations un peu plus « chaudes » qu'auparavant. Ces phénomènes s'exacerbent avec l'écoulement sous l'influence d'excès, mais bien souvent aussi cette réaction ne se fait pas. Ils ne prennent de l'importance que chez les individus à tendance névropathique qui décrivent complaisamment des propagations névralgiques diverses, conservent les gouttes recueillies sur un mouchoir chaque matin, inspectent plusieurs fois par jour leurs urines en numérotant les filaments, etc.

2º L'écoulement. — Tous les intermédiaires sont possibles entre l'écoulement à peu près continu, renouvelé deux heures après chaque miction, et la goutte solitaire, péniblement extraite e matin par un savant massage du canal d'arrière en avant-

Dans le premier cas, la sécrétion, relativement abondante, peut avoir les caractères de celle de l'uréthrite aiguë, opaline, blanche, jaune ou verte, ne s'étirant pas, empesant le linge sur lequel elle laisse des taches ovales, bien limitées, à centre coloré, jaunâtre ou verdâtre, à périphérie gommeuse et incolore. Puis, le liquide diminue, la goutte est moins nette. S'il veut la voir, le malade est obligé d'attendre cinq à six heures avant d'uriner ou de la cueillir le matin, au réveil ; il peut alors extraire une goutte moins purulente, grisâtre, difficile à séparer de la muqueuse, faisant la stalactite, agglutinant quelquefois sous forme de croûtelles les lèvres du méat. Elle semble presque toujours composée de tout petits filaments qui nagent dans une substance semi-fluide, louche ou séro-muqueuse. C'est là la vraie *goutte*, dite *militaire*, la *gleet* des Anglais, le *Bonjour-tröpfen* des Allemands.

Il est de toute nécessité pour le praticien de constater lui-même la présence de cette goutte ; car les malades s'hypnotisent avec une facilité déplorable sur un peu de mucus normal ou de liqueur prostatique, suites d'érection. Il ne faut donc pas hésiter à faire venir le malade de bonne heure le matin, après une nuit calme, sans coït ni pollutions, avant qu'il ait uriné. L'ingestion de bière, la veille au soir, facilitera souvent le diagnostic. La main gauche tenant la verge tendue, la main droite lamine, pour ainsi dire, le canal, depuis l'anus jusqu'au gland, qui, débarrassé du prépuce et exprimé, laissera sourdre la goutte révélatrice. Son volume, sa couleur, donneront déjà des indications à un œil habitué. Sa fluidité, ou au contraire sa viscosité, la difficulté que l'on aura à la saisir avec une aiguille d'acier pour l'étendre sur une plaque de verre signifieront, dans le premier cas, la présence du pus, dans le second cas, la prédominance du mucus, indice favorable.

Au besoin, l'on peut glisser jusqu'au sphincter une sonde à boule olivaire de Guyon, qui, ramenée, sera recouverte de produit de sécrétion muco-purulente.

Tous ces produits seront étalés sur une lamelle, préparés et examinés. Nous reparlerons du résultat de cet examen à propos des filaments (p. 134).

3° L'urine. — Il est de toute nécessité, surtout dans les cas douteux, où l'on n'a pu obtenir qu'une goutte médiocre, de recourir à l'examen du premier jet d'urine recueillie dans un verre à expérience ; car ce premier jet, balayant toutes les sécrétions accumulées dans le canal, les met sous les yeux et permet d'examiner leur disposition dans l'urine et leur composition. L'urine filamenteuse ainsi émise peut être *trouble* ou *claire*. Dans le premier cas, il faut tout d'abord s'assurer que ce trouble n'est pas dû à une affection passagère des voies digestives, des reins, de la vessie, ou à la présence en quantité anormale des sels minéraux, que quelques gouttes d'acide azotique dissoudront.

Ce trouble sera donc du pus, du pus délayé, non englobé par le mucus, que l'urine a balayé au passage. Dans ce cas — et dans ce cas seulement — il se rassemblera plus ou moins vite au fond du verre, où on pourra le recueillir. Cela signifie qu'à côté de la vieille blennorrhée, un élément inflammatoire nouveau a fait réagir la muqueuse, qui vient d'émettre sous cette influence une nouvelle quantité de pus. C'est une uréthrite chronique réchauffée encore récente, une uréthrite subaiguë. Une urine claire, dans laquelle nagent les flocons, signifie au contraire uréthrite franchement chronique, sans poussées inflammatoires depuis longtemps. Ce premier examen peut donc être de quelque intérêt.

4° Les filaments de l'urine. — Le premier jet de l'urine balaye le canal tout entier. Dans le verre qui le recueille seront donc compris tous les détritus uréthraux. Le second verre, au contraire, contiendra une urine claire, qui restera telle jusqu'à terminaison de la miction. Si les filaments sont rares, il ne faut pas se fier à leur présence pour diagnostiquer une localisation. Si ces filaments sont multiples, le malade n'ayant pas uriné quatre à cinq heures avant l'expérience, la plus grande partie de ces détritus provient évidemment de l'urèthre antérieur. Inutile de dire que cela est insuffisant pour diagnostiquer cette localisation exclusive.

Divers procédés, que nous exposerons à propos de l'uréthrite postérieure, peuvent être employés pour différencier ces filaments d'origine antérieure ou postérieure, et permettre un diagnostic plus sûr (voy. p. 145).

Au point de vue morphologique, il existe deux sortes de filaments : les filaments *muqueux* et les filaments *purulents*.

a. *Filaments muqueux*. — Filaments à prédominance muqueuse, devrions-nous dire, car ils contiennent toujours quelques globules de pus. Ils sont plutôt longs, de quelques millimètres à un centimètre et plus, allongés ou enroulés sur eux-mêmes, tortillés comme des vers ou comme des nœuds. Ils sont homogènes et transparents pour la plupart ; mais souvent ils présentent sur leur trajet des renflements plus denses. Ces filaments sont légers. Ils restent longtemps dans la partie supérieure du liquide où la moindre agitation les fait remonter, et descendent peu à peu pour constituer une couche gélatineuse et blanchâtre dans le fond du verre. Ils sont visqueux, aussi difficiles à pêcher qu'à étaler sur la lame de verre où ils se rétractent, après s'être cramponnés aux parois du verre et à l'agitateur qui veut les cueillir.

Ces filaments, comme tout exsudat de même origine, qu'il soit exprimé du canal ou ramené dans l'urine, contiennent, en proportion variable, les éléments suivants : *mucus, cellules épithéliales, leucocytes, microbes*.

Tels que nous venons de les décrire, les filaments comprennent surtout les deux premiers de ces éléments : tantôt les cellules épithéliales sont rares, isolées, peu déformées, cylindriques, séparées par des espaces clairs, muqueux, au milieu desquels apparaissent quelques leucocytes libres ; tantôt elles sont multiples, tassées, se présentant sous forme d'une mosaïque en placards irréguliers, emprisonnant dans ses mailles des leucocytes quelquefois nombreux, et divers cocci. Alors ces cellules perdent leur forme cylindrique ; elles sont déformées, arrondies, ovales, fusiformes, ou polygonales, à gros noyaux, bien colorés en jaune pâle par le picro-carmin. Ces placards sont nombreux, reliés également par des espaces muqueux, clairs, peu nombreux, semés de mononucléaires et de quelques polynucléaires. La première disposition correspond aux filaments, transparents et muqueux qui surnagent longtemps : la seconde aux filaments muco-purulents, plus lourds, plus denses, coupés d'épaississements représentés par les placards épithélio-leuco-cytaires.

Ces filaments signifient une inflammation antérieure déjà ancienne, sans réchauffements récents, en voie de cicatrisation. La proportion des flocons muqueux et muco-purulents peut faciliter un pronostic.

b. *Filaments purulents.* — Ces filaments sont courts, opaques, d'un blanc tirant sur le jaune. Ils sont nombreux, petits et droits, sans tortillons. En remuant fortement, on les fait fondre en partie, l'urine semble uniformément trouble, comme recueillie dans un verre terni. Au repos, ils descendent en quelques minutes au fond du verre, où ils constituent un fond blanchâtre, épais d'un demi à un centimètre.

Cet amas, étalé sans difficulté sur une lame, montre les mêmes éléments que précédemment, avec une bien plus forte proportion de *leucocytes* et de *cocci*.

Le mucus est en quantité moindre ainsi que les cellules épithéliales. Celles-ci, presque toutes fusiformes et pavimenteuses, sont entourées de globules de pus, polynucléaires pour la plupart, isolés ou en paquets, toujours nombreux, couvrant quelquefois le champ du microscope. Il y a presque toujours quelques cocci, en général intercellulaires. On trouve souvent des streptocoques, des staphylocoques et quelquefois des gonocoques. Nous avons déjà parlé de leur fréquence relative et des conditions de leur recherche.

Ces filaments indiquent une uréthrite encore subaiguë, ou qui vient de subir une rechute. En somme, une uréthrite à surveiller et qui ne semble pas proche de la terminaison.

5° Examen de l'urèthre. — Cet examen peut se pratiquer avec la *sonde à bout olivaire de Guyon*, avec l'*endoscope*, avec l'*uréthromètre*.

a. *Sonde à bout olivaire.* — La sonde à bout olivaire, de Guyon, donne de précieux renseignements sur les localisations des lésions. Imbibée de glycérine, on introduit doucement dans l'urèthre une sonde d'un calibre moyen (n°s 18 à 20 de la filière Charrière) qui permettra de mieux percevoir les sensations. A mesure qu'elle progresse, l'olive terminale réveille quelquefois le long des parois des douleurs localisées en un point plus ou moins étendu, et presque toujours une sensation assez pénible lorsqu'elle arrive dans le cul-de-sac bulbaire et au niveau du sphincter. A côté de ces *localisations douloureuses*, l'olive permettra quelquefois d'apprécier l'*infiltration des parois*, localisée ou diffuse. En effet, si l'hyperplasie conjonctive chronique gagne en quelque endroit le tissu sous-muqueux ou les corps caverneux, l'infiltration formée en ce point pourra être appréciée par la sonde, aidée du doigt qui la suit à l'extérieur. Si cette hyperplasie est arrivée jusqu'à la stricture, le sondage avec différents calibres déterminera facilement leur siège et le degré de rétrécissement. Pour ceux-ci, surtout pour les rétrécissements dits larges (rétrécissements mous, de FINGER), le secours de l'uréthromètre est souvent nécessaire.

Le même examen permettra de dépister les *littrites* ou *folliculites* qui peuvent exister le long du canal antérieur, surtout sur sa paroi inférieure, où elles donnent l'impression d'un pois plus ou moins volumineux, et autour du méat. Cet examen doit être *très minutieux* et nous insistons d'autant plus sur ce point, que, dans la plus grande partie des cas d'uréthrite antérieure chronique, ces dernières lésions sont la véritable cause de la chronicité et des rechutes.

Pour obtenir des renseignements plus exacts, on peut s'aider de la palpation sur sonde métallique. Il suffit d'introduire dans l'urèthre antérieur un Béniqué droit, ou mandrin de Dittel, n° 40 au moins. Avec la pulpe des doigts, on explore les parois de l'urèthre, en inclinant alternativement les corps caverneux à droite et à gauche. Sur cette surface résistante, on percevra facilement les petits grains durs caractéristiques des glandulites. Le palper uréthral est facile, et d'une utilité incontestable pour le pronostic et le traitement.

b. *Uréthroscopie.* — L'uréthroscopie est ici plus applicable que dans l'uréthrite aiguë. Si son maniement exige quelque

8.

expérience, du moins elle présente peu d'inconvénients et pas
de dangers. D'autre part, l'instrumentation s'est bien simplifiée. Personne n'emploie plus les uréthroscopes à lumière
externe, qui furent utilisés par les promoteurs de la méthode,
Désormeaux, Otis et Grünfeld. L'idée d'introduire une
source lumineuse jusqu'au fond du tube endoscopique revient
à Nitze (1879) qui, de même qu'Oberlander se servait dans
ce but d'un petit fil de platine incandescent. Ce dispositif
exposait à des brûlures. Valentine, de New-York, a remédié
à cet inconvénient en remplaçant le fil de platine par une
toute petite ampoule électrique. Celle-ci est montée sur une
longue tige métallique, dont le manche est muni d'un interrupteur de courant. Depuis cette époque, quelques modifications
de détail, introduites par Kollmann, Kauffmann, Luys,
n'ont pas sensiblement changé cette instrumentation.

Quelques mots tout d'abord sur l'examen de l'urèthre normal. Le tube uréthroscopique est enfoncé jusqu'au sphincter,
le mandrin retiré et remplacé par la lampe. Au centre de la
surface éclairée, on voit alors un orifice représentant le centre
du canal de l'urèthre (figure centrale) ; de chaque côté les parois
muqueuses, écartées par le tube.

La *figure centrale* a la forme d'une fente verticale au niveau
du bulbe ; elle est punctiforme, au niveau de la région pénienne
et ressemble à une petite fente ovale au niveau du gland.

La *muqueuse* est de coloration variable, du gris rougeâtre au
rouge sang, suivant la vascularisation. Elle présente des plis
longitudinaux au nombre de 6 à 10, en rayons de roue, sauf
dans la région balanique. Des stries longitudinales, d'un rouge
vif, dues à des ramifications vasculaires, apparaissent également
plus ou moins nombreuses. Sur la paroi supérieure, on voit de
petites fosses, ayant la forme d'un V, dont la pointe serait
tournée en bas : ce sont les lacunes de Morgagni. On ne voit
pas les glandes de Littre.

A l'*état pathologique*, dans les premières périodes, l'aspect
général est celui d'une muqueuse hyperémiée, lisse et luisante,
d'un rouge foncé et même cyanosé ; mais déjà la desquamation
de l'épithélium se marque, par places bien délimitées, sous

forme de placards dépolis et opaques, ayant perdu le reflet humide de l'état sain. Cet épithélium peut manquer par endroits et la couche papillaire apparaît, représentée par de petites granulations rougeâtres, saignant facilement, fréquentes surtout au niveau du bulbe. On ne voit plus que deux ou trois gros plis longitudinaux, boursouflés, faisant saillie dans la lumière du tube. La striation longitudinale disparaît, perdue dans l'hyperémie générale.

Plus tard, à la période fibreuse, la muqueuse prend un aspect mat, de couleur grisâtre. Par endroits apparaissent des placards blancs jaunâtres à surface chagrinée, de formes ovales, qui sont des épaississements leucoplasiques. De-ci, de-là, de petites pertes de substance, d'apparence sanguinolente. Les plis longitudinaux diminuent ou disparaissent. La figure centrale n'est plus punctiforme. L'urèthre apparaît sous forme d'un entonnoir à parois rigides et dépourvues d'élasticité.

Les *glandes de Littre*, à la période subaiguë, constituent de toutes petites saillies rouges, dont on peut quelquefois surprendre la sécrétion. Les *lacunes de Morgagni*, plus volumineuses, se présentent comme un nodule, pouvant atteindre la grosseur d'un petit pois. A la période fibreuse, ces petites saillies prennent un aspect cratériforme. Au centre de la dépression peut se voir un petit orifice, d'où jaillit un liquide, tantôt clair, tantôt purulent. Plus tard encore les conduits excréteurs sont oblitérés, et les glandes constituent un petit kyste, que l'on sent à la palpation, mieux qu'on ne le voit. L'aspect uréthroscopique est alors caractérisé par le manque d'orifices glandulaires.

Tels sont très résumés, les enseignements de l'uréthroscopie. A propos du diagnostic anatomo-clinique des lésions, nous parlerons de son utilité et de ses indications réelles, dans chaque cas en particulier.

c. *Uréthromètre*. — L'uréthromètre créé par Otis, puis modifié par Weir, plus récemment par Kollmann, consiste essentiellement en un tube plus ou moins dilatable que l'on introduit dans le canal jusqu'au point à mensurer. A l'aide d'un réglage visible à l'extérieur, on dilate, graduellement et très lentement, les ressorts commandant l'olive, jusqu'à légère sensation douloureuse, et l'on compte sur un cadran gradué le degré d'ouverture ainsi obtenu. Cet instrument sert à apprécier la dilatabilité et l'élasticité du canal en certains points, le siège et le degré des ébauches de rétrécissement que la sonde à bout olivaire pourra laisser échapper ; enfin il décèlera les *rétrécissements larges* du cul-de-sac bulbaire, où une diminution de calibre peut survenir sans entraver aucun phénomène fonctionnel. La difficulté de la dilatation dira en même temps l'âge de l'infiltrat, le degré atteint par la sclérose. Son utilité ne doit pas être méconnue. Cet appareil est souvent nécessaire pour dépister les strictures au début, que la sonde à bout olivaire laisse passer inaperçues. Celles-ci sont d'autant plus intéressantes à connaître qu'elles sont quelquefois la cause des retours inflammatoires, ce que la thérapeutique devra envisager.

B) — URÉTHRITE CHRONIQUE POSTÉRIEURE ET PROSTATITE

Comme précédemment, nous étudierons les symptômes subjectifs, l'écoulement, l'urine et les modifications survenues dans l'anatomie du canal.

Il est entendu que l'uréthrite postérieure, seule cause de la chronicité, est très rare, ou du moins qu'elle guérit vite, soit spontanément, soit sous l'influence de quelques instillations bien faites. Presque toujours l'inflammation gagne les conduits glandulaires prostatiques, et leurs symptômes sont dès lors intimement unis, l'uréthrite postérieure se manifestant de temps à autre sous l'influence de poussées congestives intermittentes, déterminées par un manque quelconque aux règles de l'hygiène. Dans la plupart des cas véritablement chroniques, l'inflammation s'est propagée à toutes les glandes prostatiques, directement ou par l'intermédiaire des canaux éjaculateurs, enflammés également. La glande tout entière est atteinte dans son tissu épithélial, d'abord ; puis le tissu interstitiel réagit, faisant, suivant les cas, de la sclérose ou de petits abcès qui s'enkystent ou se vident dans une glande. En somme, il se crée une prostatite blennorrhagique chronique d'origine uréthrale, caractérisée par des symptômes quelquefois isolés, plus souvent unis aux précédents.

Sans vouloir répéter nos assertions ni nos statistiques, rappelons cependant que les unes et les autres aboutissent à cette conclusion, qu'il y a à peu près autant de prostatites que d'uréthrites chroniques. La prostate, comme la matrice de la femme, constitue pour les vieilles inflammations blennorrhagiques un dernier refuge, d'où elles seront d'autant plus difficiles à extraire que leurs symptômes en sont minimes et le traitement très long.

1° Symptômes fonctionnels. — Il est de toute nécessité, à ce point de vue, de se renseigner sur l'évolution de la blennorrhagie.

Certains faits antérieurs, tels que cystites, orchites, prostatites, nous apprennent de suite que l'inflammation s'est solidement installée au delà du sphincter. Et si cette extension est récente, si elle a été persistante, il est probable qu'il en est resté quelques reliquats.

Cette opinion sera encore singulièrement confirmée, si le malade éprouve encore quelques symptômes dénotant la persistance de cette inflammation. Certains malades se plaignent de modifications survenues dans les mictions : les uns urinent d'une façon habituelle depuis leur uréthrite, sept à huit fois pendant le jour, une à deux fois pendant la nuit. Les autres ont des manifestations plus discrètes : il s'agit simplement du *caractère impérieux des mictions*, ou, tout au moins, de quelques-unes d'entre elles, suite de dîners prolongés, par exemple.

Ce petit signe, persistant pendant des mois, a une assez grande importance et demande à être recherché.

Il est également fréquent de voir les malades accuser avec insistance des *phénomènes douloureux* se passant dans le périnée, l'anus, les bourses, les aines, les reins, dont il est très difficile de leur faire préciser la nature. Plus rarement ils se plaignent de chatouillements, de picotements, de brûlures localisées au périnée, le long du canal, surtout au niveau de la fosse naviculaire ; chez d'autres, la forme névralgique domine, avec des irradiations au scrotum, aux cuisses, dans tout le bas-ventre. Quelquefois, c'est une simple lourdeur, une pesanteur, avec quelques épreintes passagères, surtout après les repas. Tout ceci est très variable, suivant le degré de nervosisme du malade.

L'*éjaculation* est gênée, douloureuse, quelquefois hémorrhagique ; non pas de façon constante, mais de temps à autre, par crises. Le sperme n'est pas lancé au dehors, il bave, sort incomplètement et, dans certains cas rares, reflue dans la vessie pour s'écouler avec la première miction. Ces symptômes ressortissent de la congestion prostatique — ou des déviations survenues au niveau du veru montanum.

Quelques sensations sont plus particulières à la *congestion prostatique*. La prostate chroniquement enflammée supporte impatiemment le voisinage d'un organe distensible comme la vessie. Elle réagit d'autant plus que celle-ci s'emplit, surtout quand cette réplétion est rapide. Le même malade, qui pourra rester depuis le soir sans uriner jusqu'à 10 ou 11 heures du matin, sera absolument obligé de vider sa vessie lorsqu'un dîner prolongé ou l'absorption de bière l'ont rapidement distendue. Ce qui est très caractéristique, c'est l'impérieuse sensation de lourdeur, de corps étrangers dans le rectum, de véritable épreinte, qui accompagne cette envie d'uriner, et cesse dès qu'elle est satisfaite. Dans l'uréthrite, l'attention du malade est volontiers attirée vers le canal, picotements, élancements douloureux, etc. ; dans la prostatite, au contraire, toutes ces sensations, variables avec la névropathie de chacun, *sont reportées vers la région anale* qui devient le siège des chaleurs, cuissons, lourdeurs, contractures, névralgies, etc.

Le nervosisme aidant, ces symptômes s'étendent et s'exaspèrent. Douleurs et sensations d'étranglement à la miction ; douleurs lancinantes, intermittentes ou continues, dans le scrotum, les cuisses, les reins, les aines ; hyperesthésie douloureuse du périnée, de l'anus, avec contractions réflexes, quelquefois réelles.

Les *symptômes génitaux* surviennent. Ils ont quelque chose

de réel en ce sens que le sperme lancé par un canal scléreux n'est plus émis avec la vigueur de la jeunesse, que la même cause rend douloureux le passage du liquide, qu'un peu de sang peut quelquefois teinter le jet séminal. Cette irritation persistante de la région prostatique, et par conséquent du plexus sexuel, s'exprime pendant longtemps par une excitation générale anormale, coïts faciles et trop courts, pollutions nocturnes fréquentes, éjaculations sans érections, etc. Ceci plus que tout autre symptôme contribue à déprimer le malade et précipite l'arrivée de la période suivante, caractérisée par l'impuissance et la misogynie.

Dès lors les *manifestations névropathiques* n'ont plus de limites. Si un conseiller autorisé, médical ou autre, ne prend pas sur le malade un ascendant moral suffisant pour lutter contre son nervosisme, celui-ci fera de la véritable neurasthénie avec toutes ses formes et toutes ses conséquences. Longtemps les douleurs restent localisées à la région génito-urinaire ou aux régions voisines ; puis elles passent aux reins, à la colonne vertébrale, au cœur, à la tête : céphalalgie, rougeurs, chaleurs, palpitations, points de côté, associés à une série de symptômes nébuleux et variables chaque jour, compliqués de quelques idées fixes. La plupart des malades ne vont pas plus loin. Il arrive cependant que ces accidents retentissent sur la nutrition et que l'affaiblissement physique vient se joindre à la dépression morale. Nous n'insisterons pas davantage, malgré l'intérêt que présenterait l'étude de ces curieux états névropathiques, des plus variés puisqu'ils s'étendent du simple picotement uréthral jusqu'à la neurasthénie véritable, terminée quelquefois par le suicide. Nous avons voulu simplement indiquer les conséquences que peuvent entraîner par leur persistance, chez les individus prédisposés, l'insignifiante gêne, ou la minime irritation locale, auxquelles se réduisent, en somme, les symptômes subjectifs propres à cette localisation.

Il n'est d'ailleurs pas exact que ces complications nerveuses soient l'apanage exclusif de ces congestions prostatiques. Elles sont peut-être plus gênantes et plus durables que les autres causes de chronicité, mais nous avons vu bien souvent des malades s'hypnotiser avec la même ardeur sur des folliculites du méat ou des cicatrices de glandulites de l'urèthre antérieur. En réalité, tous les chroniques peuvent devenir des phobiques. Le picotement uréthral n'est que la minime cause déterminante qui pousse à la neurasthénie un individu prédisposé par des tares ataviques ou acquises. Et tous les médecins ont leurs phobiques, quel que soit l'organe atteint.

2° L'écoulement. — Dans l'*uréthrite postérieure* il est réduit à fort peu de chose ; il existe cependant ; et si le matin, au réveil, le malade ne trouve pas la goutte révélatrice, il lui suffira le plus souvent de faire, avant d'uriner, une courte promenade, pour voir apparaître au méat une goutte grisâtre et gluante, à peine grosse comme une tête d'épingle. L'expression un peu forte le long du périnée et du canal donnera les mêmes résultats. Il semble que l'on ait quelque peu exagéré l'obstacle qu'oppose le sphincter aux sécrétions venues de l'urèthre postérieur. Si celles-ci sont rares et visqueuses, elles resteront sur place ou glisseront dans la vessie ; mais, si leur fluidité et leur abondance le leur permet, elles sauront se frayer spontanément un passage jusqu'au méat.

On considérera seulement que dans ce cas la goutte est plus rare, plus discrète, plus petite, qu'elle ne se renouvelle pas ou peu dans la journée.

Quand la *prostate* est atteinte, la sécrétion se présente d'une façon assez particulière.

A. Mode de sécrétion. — La goutte matinale peut exister, comme précédemment, mais elle manque souvent. En général, la sécrétion se manifeste sous quatre formes, ou plutôt en quatre circonstances :

α) *A la suite d'une érection* tant soit peu prolongée, le malade *mouille* avec une grande facilité et trouve à la suite des plus légères excitations un liquide semblable à de la glaire d'œuf au méat ou sur sa chemise ;

β) *D'une façon très intermittente*, sous forme d'une ou plusieurs grosses gouttes, assez abondantes, quelquefois, pour faire croire à une petite perte séminale. Cette *sorte d'éjaculation* arrive spontanément, sans douleurs et, n'était la sensation d'humidité, on ne s'en apercevrait pas. On trouve sur le linge une tache assez grosse, blanchâtre ou un peu jaunâtre au centre, empesée à la périphérie. Cet écoulement étonne d'autant plus le malade qu'il est quelquefois resté des semaines sans rien apercevoir. Un interrogatoire minutieux permet la plupart du temps de retrouver la cause de cette exsudation : coïts, érections prolongées, courses fatigantes pour la région périnéale, voyage, automobile, bicyclette, cheval, etc. Il est fort probable que, sous une influence congestionnante quelconque, la prostate a sécrété assez abondamment pour forcer le sphincter et permettre la brusque arrivée du liquide au méat. L'écoulement dure trois ou quatre jours, et cesse de lui-même, sauf le cas — assez fréquent — où l'on institue un traitement par des injections, croyant à une nouvelle blennorrhagie ;

γ) *A la fin de la miction :* ce symptôme n'est décelé que par les malades très portés à s'examiner, car il passe facilement inaperçu. Il est cependant assez fréquent : le dernier jet d'urine, vigoureusement poussé et reçu sur un linge filtrant, laisse déposer sur ce linge un produit poisseux, épais, long à sécher, et qui produit finalement une tache blanchâtre et empesée. Cette excrétion est due à la pression exercée sur la prostate par les muscles caverneux contractés pour l'émission du dernier jet d'urine ;

δ) *Pendant la défécation :* le bol fécal, passant dans le rectum, comprime les vésicules séminales et la prostate contre les plans antérieurs, osseux et membraneux. Toutes les glandules s'expriment à la fois dans le canal. Le produit excrété est abondant, gélatineux, trouble, d'autres fois blanchâtre, très épais, consistant, rarement jaunâtre ou verdâtre.

B. COMPOSITION DE LA SÉCRÉTION. — Elle est constituée, en proportion très variable, suivant les cas, par les éléments suivants :

α) Les mêmes éléments que ceux de l'uréthrite chronique : *leucocytes, cellules épithéliales,* en moindre quantité, presque toujours quelques *cocci* et quelquefois des *gonocoques*, même après une période de latence fort longue.

β) Les éléments propres de la *sécrétion prostatique* : d'abondantes cellules épithéliales cylindriques, ou polygonales, en une ou deux couches, provenant des conduits glandulaires, des grains de leucine, des corpuscules amyloïdes. De plus, en laissant tomber une goutte de solution à 1 p. 100 de phosphate ammoniaco-magnésien sur un peu de cette sécrétion, on voit, après desséchement, se former des cristaux particuliers à la sécrétion prostatique, d'après FINGER (cristaux de Böttcher). Ces éléments prostatiques constituent la grosse partie des écoulements ; quelquefois on ne trouve qu'eux, surtout à la suite d'érections prolongées, ou de continence anormale. Il y a véritablement *prostatorrhée*, sans oublier toutefois qu'elle est consécutive à l'inflammation, et non primitive, ce que les nombreux leucocytes errant sur les préparations rappellent suffisamment.

γ) *Du liquide spermatique*, provenant sans doute des vésicules séminales, contenant des spermatozoïdes en petit nombre, la plupart privés de mouvement. On le trouve surtout dans le liquide venu à la suite de la défécation, mêlé aux autres éléments. Aussi est-il quelque peu exagéré de mettre la *spermatorrhée* parmi les symptômes de la prostatite post-blennorrhagique.

3° L'urine. — L'urine émise au début de la miction contient généralement quelques filaments, soit qu'elle ait balayé l'urèthre postérieur, soit qu'il y ait concomitance d'uréthrite antérieure. L'urine du dernier jet peut se présenter sous deux aspects différents : ou bien elle est uniformément trouble avec quelques rares filaments, mais d'un trouble peu marqué donnant l'impression qu'elle a été recueillie dans un verre terni ; ou bien elle contient nombre de filaments. Ceux-ci sont rarement semblables aux filaments muqueux décrits plus hauts ; ils sont plutôt courts, trapus, lourds, comme les filaments purulents, ou bien recourbés en forme de *crochets* ou de *virgules*.

Pour constater ces phénomènes, il est nécessaire d'examiner le malade à son lever, et de le faire uriner de suite — car, dans la journée, l'intervalle qui sépare les mictions est insuffisant pour permettre au pus de se renouveler en assez grande quantité.

Il n'est pas rare de trouver dans l'urine une grande quantité de mucus et de sécrétions prostatiques. Après quelques instants de repos, les uns et les autres s'agglutinent au fond du verre, en grosses masses floconneuses et cotonneuses, en assez grande quantité pour remplir la moitié du verre.

Voici comment les classiques expliquent ce trouble et ces filaments quand on les rencontre.

Il est probable (FINGER) que l'urèthre postérieur émet pendant la nuit une exsudation plus ou moins muqueuse ou purulente. Empêchée par le sphincter de pénétrer dans l'urèthre antérieur, elle descend dans la vessie où ses éléments constituants, sous l'action de la pesanteur, se réunissent dans le bas-fond vésical. Au moment de la miction, le premier jet d'urine balaye le canal et entraîne les filaments légers qui recouvrent la muqueuse. Vers la fin de la miction, les muscles sphinctériens, le bulbo- et l'ischio-caverneux se contractent, exerçant une action de pression sur le bas-fond vésical et sur la prostate, qui expriment dans le canal des bouchons muco-purulents, en crochets ou en virgule, qui encombrent ses glandes superficielles. FURBRINGER et FINGER considèrent ces filaments en virgule comme les moules des petites glandes prostatiques qui s'ouvrent dans le canal. Tous ces exsudats, venus de la vessie ou arrachés à la muqueuse uréthro-prostatique, se réunissent dans le dernier verre d'urine, auquel ils donnent cette apparence trouble et filamenteuse, suivant qu'ils sont dissous ou concrétés.

Cette explication est possible. Mais la présence de ce symptôme n'est pas constante. Car l'on ne retrouve pas toujours dans la sécrétion, la qualité, la quantité et la densité voulues. En sorte que, bien souvent, le premier jet d'urine entraîne tout. Donc, même s'il n'y a pas de filaments dans le dernier verre, on ne doit pas conclure qu'il n'y a pas d'uréthrite postérieure.

On a cherché à isoler d'autre façon les filaments provenant

de l'urèthre prostatique. Zeissl faisait des lavages d'eau pure avec une seringue dans l'urèthre antérieur, jusqu'à ce que cette eau ressorte claire. Puis le malade urinait dans un verre. L'eau de lavage contenait les sécrétions de l'urèthre antérieur, l'urine celles de l'urèthre postérieur. Aubert, Jadassohn emploient le même procédé, mais font le lavage avec une sonde introduite jusqu'au sphincter et qui irrigue rétrogradement l'urèthre antérieur. Kromayer conseille un ingénieux procédé qui consiste à injecter une solution de bleu de méthylène pendant deux ou trois minutes dans le canal antérieur. Les filaments sont ainsi bleus ou blancs, suivant leur provenance. Enfin Guyon pratique le ramonage de l'urèthre antérieur avec sa bougie à boule. Quand celui-ci paraît suffisamment nettoyé, on passe à l'urèthre postérieur, d'où l'on peut encore ramener du mucus ou du pus, s'il en existe.

Tous ces procédés sont susceptibles de critique ; ils peuvent cependant être utiles dans des cas douteux et leur réussite peut certifier un diagnostic hésitant. Ceux d'Aubert, de Jadassohn nous semblent les plus pratiques.

4º Examen du canal. — Cet examen peut se faire avec la sonde, ou à l'aide de l'uréthroscope.

α) *La sonde à bout olivaire* suffit à nous faire connaître d'une façon assez précise l'état du sphincter. Dans un urèthre qui fut blennorrhagien, on éprouve longtemps à son niveau une légère résistance douloureuse, qui cause chez le malade un sursaut plus ou moins marqué. L'intensité de la douleur, le calibre de l'olive qui passe nous renseigneront sur l'état actuel de l'inflammation, le degré de la sclérose et la stricture commençante, si elle existe. Passé le sphincter, le sondage devient très supportable dans le cas d'uréthrite chronique, un peu plus douloureux dans les inflammations subaiguës. Certains auteurs ont noté une sensation de constriction de la boule pendant la traversée de l'urèthre prostatique (?)

β) *L'examen endoscopique* est un peu plus compliqué que pour l'urèthre antérieur. Le tube endoscopique étant arrivé au bulbe, il faut quelque habitude pour lui faire franchir le sphincter, en abaissant doucement l'instrument, tout en le poussant avec une certaine fermeté.

Dès qu'on a pénétré dans la vessie, la mandrin étant retiré, l'urine s'écoule. Il faut ramener le tube, sécher avec un porte-coton, et allumer la lampe, quand l'hémorrhagie le permet toutefois. *A l'état normal*, on voit tout d'abord la région rétro-prostatique. Du col vésical marqué à la partie supérieure sous la forme d'infundibulum se détachent des plis de muqueuse divergeant en éventail à la partie inférieure. Revenant toujours, on voit apparaître la saillie arrondie du veru montanum, au-dessus de laquelle la muqueuse uréthrale, finement plissée, forme un croissant en bourrelet à concavité inférieure, qui encadre le veru. Puis la saillie médiane s'effile et disparaît, laissant place à une figure régulière, caractérisée par un point central, d'où partent des plis radiés, aspect caractéristique de la région membraneuse.

A l'état pathologique, le veru montanum est hypertrophié, rouge sombre. L'utricule prostatique est plus facilement visible et sécrète plus ou moins. La région membraneuse perd sa régularité et son aspect luisant. Ses plis congestionnés viennent faire hernie dans la lumière du tube. A un degré plus avancé, les glandes prostatiques apparaissent souvent sous l'aspect de grains rouges entourés d'un rebord saillant ou de petites masses purulentes acuminées. Ces lésions d'infiltration molle peuvent persister très longtemps, sans transformation fibreuse. Quand celle-ci s'est installée, on la reconnaît à la coloration jaunâtre des tissus et aux déviations du veru, déjeté latéralement par les travées cicatricielles.

Signalons également que cette région est le siège ordinaire des quelques papillomes que le hasard peut faire découvrir.

Comme pour l'uréthroscopie antérieure, nous verrons plus loin dans quelles conditions, assez limitées, cet examen peut avoir quelque utilité.

5° Examen de la prostate. — Cet examen est essentiel et nécessaire, dès qu'il s'agit de blennorrhagie chronique. Le doigt, introduit dans le rectum, appréciera d'abord par une pression générale le volume de l'organe, sa consistance, sa sensibilité, décelée par les sensations éprouvées par le malade. Puis on parcourra lentement, sous une certaine pression, un lobe, puis l'autre, de façon à ne pas laisser échapper un point hypertrophié, ramolli ou douloureux. On trouvera le plus souvent une prostate uniformément douloureuse, hypertrophiée, dure ou résistante ; d'autres fois, surtout dans les formes chroniques, les lésions se localisent et le malade accuse en un point déterminé, ou sur un lobe, un maximum de douleur à la pression. En ce point, on sent une bosselure. Ce point peut être plus ou moins étendu, occuper tout un lobe, ou ne pas dépasser le diamètre d'une pièce de cinquante centimes. Ils peuvent être multiples, et donner à l'ensemble une apparence bosselée. Dans ces cas, le diagnostic est à faire avec une prostate tuberculeuse. Un massage de deux minutes sur la prostate fera apparaître au méat plusieurs gouttes d'un liquide blanchâtre, ayant les caractères et la composition des précédentes sécrétions. Il est à noter qu'on obtient, en général, une moindre quantité que celle qui suit le bol fécal. Ce dernier liquide doit évidemment contenir l'exsudat des vésicules séminales.

Chez un malade habitué, on peut aller plus loin et faire de même l'examen de ces vésicules.

§ 5. — Diagnostic

Nous aurons à résoudre successivement quatre questions : 1º Y a-t-il uréthrite, c'est-à-dire inflammation du canal, en dehors de toute cause locale d'irritation ? 2º Cette uréthrite est-elle blennorrhagique ? 3º Est-elle encore gonococcienne ? 4º Est-elle antérieure ou postérieure ? 5º Quel est le siège et le degré des lésions ?

1º Y a-t-il uréthrite ? — Lorsqu'un malade se présente trois ou quatre mois après une blennorrhagie aiguë classique, qu'il en a suivi les phases diverses jusqu'au suintement muco-purulent encore existant, la question est simplifiée. Mais, le plus souvent, l'origine réelle ou supposée de cet écoulement n'est pas bien précise dans l'esprit du malade, soit qu'il attribue de multiples réinoculations à la première chaudepisse « qui n'a jamais bien guéri », soit, inversement, qu'il considère chaque exacerbation comme une nouvelle blennorrhagie. Quoi qu'il en soit, un interrogatoire minutieux est tout d'abord nécessaire pour dépister le point de départ réel de ces inflammations, et savoir l'âge de l'affection, depuis le début, ou depuis la dernière rechute aiguë ou subaiguë.

Après quoi, il sera nécessaire de faire un examen complet de l'organe. On doit d'abord inspecter le gland, le prépuce, le sillon. Certaines personnes, à prépuce long, sécrètent normalement beaucoup plus que d'autres. Sécrétion inaperçue auparavant, décelée par la blennorrhagie, exacerbée par les lavages irritants employés par le malade, et qui ramenée sous le prépuce par une main qui ne sait pas « traire » la goutte, aboutira au méat, donnant ainsi l'illusion d'un liquide sorti du canal. S'il y a balanite, papillomes, herpès, l'illusion sera encore plus facile et le liquide plus abondant. L'erreur est en réalité fréquente, chez le malade du moins.

Un *phimosis* compliquera la question. Car sous un prépuce non lavé, l'herpès, le chancre syphilitique, les crêtes de coq, un polype, peuvent créer et entretenir une irritation locale, source de liquide muco-purulent. Tout ceci ne sera évidemment pas une difficulté. Il suffit d'être prévenu, de nettoyer soigneusement le sillon, et de découvrir le gland, toutes les fois qu'il sera possible, avant l'examen du canal.

Sur le méat, ou dans l'urèthre, un *chancre syphilitique* peut encore causer une sécrétion persistante. De même des *polypes.* L'examen et la palpation les décéleront. Le polype peut être plus profond. L'uréthroscope est alors nécessaire. Mais ce cas est très rare et rien ne permet de le soupçonner, sinon la durée anormale et uniforme de l'écoulement.

On peut ranger, parmi les autres causes d'erreurs, deux sortes d'écoulements qui ne sont que l'*exagération de sécrétions normales.*

L'un provient des glandes à mucus du canal, qui émettent un liquide visqueux, clair, filant, plus abondant à la suite des érections prolongées, de séances d'onanisme, ou d'excès sexuels incomplets. On l'a appelé *urorrhée* ou *uréthrorrhée*. L'autre n'est autre chose que le flux prostatique, la *prostatorrhée*. En réalité, cette hypersécrétion est très rare, en dehors de l'irritation post-blennorrhagique. Elle est fluide et laiteuse, survenant pendant la défécation. Outre leurs caractères objectifs différents, ces sécrétions ne renferment *aucun* globule de pus, et ce sera là le très facile diagnostic à faire. Ne pas oublier cependant que toutes deux, la première surtout, sont la terminaison presque normale d'une uréthrite un peu ancienne, que ce suintement muqueux est le premier signe de la guérison qui s'ensuivra certainement, si les injections ou les sondes n'interviennent pas.

Enfin l'*examen des urines* implique quelques observations. Tout filament n'est pas, par sa seule présence, un signe révélateur d'une blennorrhagie. Il suffit d'une érection prolongée, d'une pollution, d'un coït pendant la nuit pour expliquer la présence de légers filaments dans l'urine du matin. Il faudra donc tenir compte de leur persistance, de leur nombre, de leur densité, et surtout de la présence des globules de pus.

Quelques malades, soumis à certains régimes alcalins, peuvent émettre dans leur urine quantité de phosphates ou de carbonates de chaux. Ces sels donnent au liquide une apparence laiteuse, trouble, grisâtre, qui laisse déposer un sédiment granuleux au fond du verre, d'où erreur possible. Quelques gouttes d'acide acétique dissolvent les sédiments et l'urine s'éclaircit aussitôt. Au microscope on reconnaîtra la masse amorphe des sels phosphatiques, les cristaux cunéiformes des carbonates de chaux. Cette *phosphaturie* est passagère et intermittente. Elle peut d'ailleurs accompagner la blennorrhagie, chez les malades astreints à une diète sévère, avec absorption d'eaux alcalines abondantes.

2° Cette uréthrite est-elle blennorrhagique ? — Il ne s'agit pas ici des uréthrites nouvellement déclarées, concomitantes avec une maladie aiguë, oreillons ou fièvre typhoïde, avec une crise goutteuse ou rhumatismale, dont il a été question à propos du diagnostic de la blennorrhagie aiguë. La question

est autre, et se pose ainsi : étant donné un écoulement à début
atone et lointain, persistant, mais sans poussées gonococciennes,
est-il permis dans certains cas d'attribuer sa cause et sa durée
à d'autres motifs qu'aux localisations blennorrhagiques,
autrement dit, existe-t-il des *uréthrites constitutionnelles ou
diathésiques* ?

On a fortement incriminé la *tuberculose*. VERNEUIL admettait
l'existence d'une uréthrite tuberculeuse contractée à la suite de
rapports avec une femme malade, et dont l'évolution simule-
rait assez bien la blennorrhagie chronique, par sa durée et son
minimum de symptômes. Cette opinion, défendue par BOUR-
SIER, acceptée encore par JULLIEN, n'est plus soutenable
aujourd'hui. Il est amplement démontré que le bacille de Koch
ne se trouve jamais, ou presque jamais, dans les écoulements,
même très tenaces ; que sa présence, dans les cas très rares où
elle a été constatée, était due à une tuberculose de la prostate
ou des vésicules séminales, enfin que cette tuberculose survient
par la voie circulatoire. Il n'est pas possible de dire que la
tuberculose peut créer, encore moins entretenir, un écoulement
purement uréthral.

Le *rhumatisme* et la *goutte* peuvent être accompagnés au cours
d'accès aigus d'écoulements incolores ou blanc laiteux, généralement éphémères. On a rapporté de nombreux cas des uns et
des autres. Mais la plupart de ces observations appartiennent à
une époque où les diathèses et leurs manifestations métastatiques expliquaient les symptômes les plus inattendus. D'autres,
plus récentes, sont fondées sur des arguments moraux et non sur
des recherches microscopiques. (MARTINEAU (1887), THILENIUS
et SOULIGOUX (1884), TURBURE (1887), PICARD (1893), etc.)
Cependant, étant donné les recherches bactériologiques négatives de quelques-uns d'entre eux (MINGUET, SCHRADER), on
peut admettre à titre de curiosité l'existence des poussées
subaiguës de ce genre. Mais leur caractéristique est justement
leur courte durée et leur disparition, sans autre traitement que
celui de l'affection diathésique. Il ne peut donc pas y avoir
confusion avec une uréthrite chronique.

Il est une autre façon d'invoquer les diathèses, trop souvent

9.

employée. Elle consiste à expliquer une longue et désespérante suppuration du canal par l'*arthritisme* du sujet. Ce vocable présente l'avantage de dispenser le médecin de toute explication, en même temps que de toute recherche pénible. De plus il est avéré qu'il sonne agréablement aux oreilles du malade, qui, de vieux chaudepisseux qu'il était, se trouve transformé en victime quelque peu héréditaire de la vie intense et des surmenages de toutes sortes. Etant donné le nombre desdits *arthritiques*, cette assertion a du moins l'avantage de ne pas être compromettante.

3° Cette uréthrite est-elle encore gonococcienne? — Il est de toute nécessité, au point de vue pronostic, de connaître la flore du canal. Disons de suite que la plupart du temps le gonocoque fait défaut. Est-ce à dire qu'il ait définitivement disparu ? Certainement non. Il suffira de faire plusieurs colorations pour démasquer souvent sa présence dans l'une d'entre elles. Mais pour cela, il est nécessaire de voir le malade le matin, avant qu'il ait uriné, de façon à recueillir le plus d'exsudat possible. Dans d'autres cas, on devra recourir à l'absorption de bière à dose convenable, qui suffit souvent à amener la recrudescence voulue. Enfin, au besoin, on instillera dans le canal quelques gouttes de nitrate d'argent à 1 p. 200 (FINGER), ou bien on le lavera avec une solution à 1 p. 2000 (JANET). A bref délai, on constatera un retour inflammatoire et la présence des gonocoques, s'ils existent encore. Ces derniers moyens ne sont à conseiller qu'en cas de nécessité et sur demande du sujet, car ces réactions thérapeutiques ne sont pas toujours inoffensives. On doit toujours employer la méthode de Gram et — si possible — on pourra essayer les cultures.

Malgré tout, il est possible que l'on ne trouve pas de gonocoques. On pourra alors baser le pronostic sur la plus ou moins grande abondance de cellules de pus, de streptocoques ou de staphylocoques, ceux-ci étant multiples, occupant surtout les cellules épithéliales, quelquefois intra-leucocytaires, plus souvent libres.

Il ne faut pas s'hypnotiser sur le gonocoque. Même en son

absence, si le champ microscopique renferme quantité de globules de pus, peu de cellules épithéliales et de cocci insignifiants, on doit se dire que l'uréthrite est probablement encore gonococcienne et que ces diplocoques réapparaîtraient à la moindre exacerbation. Par contre, quelques mononucléaires errant dans un lit de cellules épithéliales sont du meilleur pronostic, et il ne faut pas s'obstiner à voir en un diplocoque quelconque, fallax ou autre, un gonocoque survivant.

4° L'uréthrite est-elle antérieure ou postérieure? — Les lésions peuvent être diversement disséminées, ou même ne pas être localisées du tout. Cependant étant donné leur tendance ordinaire à infiltrer de préférence telle ou telle région, il est nécessaire de savoir retrouver cet endroit où elles existeront au maximum — diagnostic qui sera une indication au point de vue pronostic et thérapeutique. Cette recherche, à la fois clinique et expérimentale, a été exposée tout au long dans la symptomatologie. Nous reproduisons sous forme de tableau (page 156) les grandes lignes de ce diagnostic, de façon à faciliter aux débutants leurs premières études cliniques, mais tout en faisant bien remarquer qu'en pratique les signes ne se trouvent pas réunis avec ce caractère schématique.

5° Quel est le siège et le degré des lésions ? — Quelle que soit la difficulté de cette recherche, il est souvent nécessaire de connaître de façon plus précise le siège exact des lésions. De moindre importance quand il s'agit des formes subaiguës, ce diagnostic devient absolument indispensable dans les formes plus anciennes, chez lesquelles la résistance au traitement est la preuve d'une infiltration profonde ou d'une localisation méconnue. Reconnaître ces points localisés est la préface nécessaire d'une médication rationnelle. C'est là un travail très minutieux, d'une minutie disproportionnée avec le peu de gravité des symptômes observés, mais auquel on est souvent obligé, en présence des échecs et des rechutes, après d'apparentes guérisons.

Nous reprenons donc notre division des uréthrites, telle que nous l'avons exposée au chapitre de l'anatomie pathologique, mais il est bien entendu au préalable que ces distinctions,

DIAGNOSTIC DE LA LOCALISATION DES LÉSIONS

LOCALISATIONS	ANTÉCÉDENTS	SYMPTÔMES FONCTIONNELS
Uréthrite antérieure.	Uréthrite, sans incidents notables, malgré sa longueur.	Souvent nuls ou réduits à quelques picotements au passage de l'urine, quelques sensations de chaleur.
Uréthrite postérieure. Symptômes survenant à titre d'épisodes, et greffés sur les précédents ou les suivants, auxquels ils sont habituellement unis.	Uréthrite à incidents multiples = pollakyurie douloureuse précoce et tenace. Cystite. Orchite. Traitement souvent intempestif et trop violent au début.	Mictions plus fréquentes, plus impérieuses, de façon intermittente ou habituelle. La vessie contient mal l'urine. Quelques irradiations douloureuses dans la région génito-crurale.
Prostatite chronique.	Mêmes incidents, souvent symptômes antérieurs de prostatite, en une ou plusieurs poussées.	Symptômes névralgiques ou douloureux reportés vers le rectum ou l'anus. Mictions impérieuses avec ténesme ou épreintes sous certaines influences. Symptômes d'excitation génitale, puis de dépression. Tendance névropathique, quelquefois neurasthénie véritable, chez les sujets prédisposés.

ANS LA BLENNORRHAGIE URÉTHRALE CHRONIQUE

L'ÉCOULEMENT	LES FILAMENTS URINAIRES	EXAMEN DES ORGANES
Constant le matin, au réveil, quelquefois peu dans la journée, sous forme de goutte muco-purulente grisâtre ou blanchâtre, susceptible de recrudescences faciles sous influences alimentaires, thérapeutiques ou génitales. Composition { Leucocytes. Mucus. Cellules épithéliales. Microbes.	Filaments abondants dans le premier jet d'urine, homogènes, transparents, vermiformes, légers (muqueux) ou courts, opaques, jaunâtres, lourds (purulents), Urine claire sauf poussées récentes. Pas de filaments dans le dernier jet d'urine.	Suivant les cas, simples localisations douloureuses le long du canal antérieur (décelées par la sonde de Guyon). Infiltrations des parois, rétrécissements larges. Débuts de stricture (endoscope et uréthromètre). Et surtout diverticulites et folliculites.
Goutte plus rare, plus discrète, apparaissant après la marche, à la fin de la miction, ou après tractions fortes, rarement spontanée, plus susceptible de retours subaigus, même composition.	Filaments dans le dernier jet d'urine, celui-ci étant souvent trouble, surtout le matin au réveil (il est nécessaire de laver l'urèthre antérieur). Peu de choses pendant la journée. Rien dans le premier verre d'urine (sauf uréthrite antérieure concomitante).	Traversée indolente de l'urèthre antérieur. Résistance douloureuse au niveau du sphincter et dans la région prostatique.
Ecoulement sous forme de : a. Petites éjaculations intermittentes survenant sous l'influence de congestions de la région. b. A la fin de la miction. c. Pendant et après la défécation. Composition = id. précédente. + éléments spéciaux. (Cellules épithéliales prostatiques, leucines, corpuscules amyloïdes, cristaux de Bœttcher.) + liquide spermatique.	Id. précédente. + quantité de filaments en crochets, en virgules. Filaments abondants et urines troubles après massage de la prostate.	Examen de la prostate, plus ou moins déformée, bosselée, hypertrophiée ou douloureuse, soit localement, soit d'une façon générale. Le massage de cet organe fait exsuder du pus, mêlé au liquide prostatique.

commodes en pratique au point de vue de la description, ne correspondent pas à des types cliniques définis. Chaque infiltration, molle ou dure, ne constitue pas une entité morbide, non plus qu'une uréthrite glandulaire ou folliculaire. Toutes ces lésions peuvent coexister sur le même canal, alterner les unes avec les autres, prédominer pendant quelque temps et disparaître ensuite. Mais encore faut-il savoir les discerner, et pour cela les diviser en formes distinctes, lors même que cette division est un peu artificielle.

A. Uréthrites entretenues par des lésions juxta-uréthrales. — Cette forme est d'un diagnostic facile, car il suffit d'un examen minutieux du méat et de ses environs. Encore faut-il y penser, car ces pertuis sont souvent infiniment petits. A l'inspection du méat, on découvre quelquefois, de chaque côté de ses lèvres, des rougeurs acuminées, dont le sommet percé d'un tout petit orifice, laisse sortir par pression une infime goutte de pus ; les folliculites peuvent également siéger plus profondément. Chez les hypospades, le faux urèthre supérieur est profond et constitue un repaire pour l'infection. Il faut aller plus loin et faire bâiller les lèvres du méat. Sur leurs parois, on peut voir de petits pertuis, auxquels aboutissent des diverticules plus ou moins longs. Toutes ces cryptes sont difficiles à désinfecter, ce qui explique nombre de récidives. On peut soupçonner leur présence, lorsque, chez un malade aussi guéri que possible en apparence, l'écoulement revient sans causes appréciables, à plusieurs reprises, avec abondance, et vite, soit cinq ou six jours après la cessation de tout traitement. Dans ces cas, l'affection débute comme une nouvelle blennorrhagie, gonflement rouge du méat, sécrétion verte, épaisse, douleurs, etc.

B. Uréthrites superficielles de Finger (infiltrations molles d'Oberlander). — Nous allons succinctement résumer les symptômes propres aux localisations antérieures et postérieures.

a. *Uréthrites à localisations antérieures.* — Ces formes encore récentes, avons-nous dit, sont à prédominance *interstitielle* ou *glandulaire*.

α) *Uréthrites à prédominance interstitielle :* dans ce cas, il y a persistance d'un écoulement muco-purulent, surtout visible le matin sous forme d'une forte goutte opaque, mais également appréciable pendant la journée, lorsque le malade n'a pas uriné de trois ou quatre heures. Cette goutte est facilement amenée par traction de l'urèthre antérieur. La tache faite sur le linge est verte au centre et empesée à la périphérie. L'écoulement est assez uniforme sans à-coups, ni rechutes très marquées, peu influencé par les excès, si ce n'est les excès génitaux, et encore passagèrement.

Sensations variables suivant nervosisme (picotements, chaleurs, douleurs), particulièrement après les fatigues sexuelles ou les érections.

Le premier jet d'urine est trouble, riche en filaments lourds, opaques, multiples. Le reste plus clair.

Dans la sécrétion, l'examen microscopique montre des leucocytes en grand nombre, et des cocci de toutes sortes, quelquefois des gonocoques, quelques cellules épithéliales, pavimenteuses en majorité.

La sonde olivaire ne dénote que la sensibilité plus ou moins grande de la muqueuse, de même que la palpation directe du canal.

L'examen endoscopique à ce moment est d'une utilité très contestable. Des maîtres, comme NEISSER, recommandent la prudence la plus grande et ne voient aucun intérêt à cette recherche. A cette période si rapprochée du début, si la muqueuse est encore susceptible de réaction, on ne doit procéder à cet examen qu'en présence d'indications précises, telles que soupçon ou constatation de glandulites ou folliculites dans les parois uréthrales, ou encore rechutes successives et inexpliquées.

D'autant que les constatations sont en général peu importantes. La muqueuse boursouflée proémine plus ou moins dans la lumière du cube endoscopique ; le cône terminal, fait par les parois de la muqueuse qui se rejoignent, en est raccourci d'autant. Elle est plus rouge, plus luisante. Tous ces signes de congestion peuvent se deviner sans examen. Il est plus intéressant, mais plus rare, de constater en certains points de toutes petites granulations rouges, friables, quelquefois disséminées en plaques, quelquefois réunies au point de ressembler à du frai de grenouille. Ces granulations sont l'indice de la disparition du tissu épithélial, laissant voir une sous-muqueuse anormalement vascularisée. Le contact du tube uréthroscopique les fait souvent saigner. On les rencontre de préférence dans le cul-de-sac bulbaire, ou à l'angle péno-scrotal.

β) *Uréthrites à prédominance glandulaire :* à cette même période, et sous diverses influences, (médication mal dirigée, coïts, etc.), il peut arriver que l'inflammation ait envahi un plus ou moins grand nombre de glandes de Littre. Cette prédominance glandulaire laisse persister la plupart des symptômes précédents, mais avec les modifications suivantes :

L'écoulement est beaucoup plus irritable. La muqueuse réagit plus facilement aux excès gastriques ou génésiques. Et même sans faute contre l'hygiène, alors qu'on a toutes les raisons de croire à la guérison, la sécrétion réapparaît, rapidement, verte et abondante, autant qu'aux premiers jours. Et ceci plusieurs fois de suite, malgré la sagesse du malade et les soins les plus éclairés. Il faut chercher dans la présence des glandes enflammées l'explication de la plupart de ces chaude-pisses à répétition, de ces rechutes inexpliquées, à forme aiguë, que nous sommes souvent tentés de rattacher à une nouvelle inoculation malgré les dénégations formelles de nos malades. La présence de ces glandes est rarement appréciable avec la sonde à bout olivaire, sauf dans des cas très marqués. Elle l'est davantage par la palpation sur le Béniqué, comme Motz l'a préconisé. Le cathéter glycériné ayant été introduit dans le canal suivant le mode ordinaire, on peut reconnaître, dans l'épaisseur de la muqueuse pressée entre le doigt et l'instrument, une série de petits grains, la plupart du temps à peine sensibles. Rarement l'on constate la présence de follicules plus notables (grains de mil), tels que ceux que nous verrons au contraire à une période plus éloignée.

Même remarque pour l'examen endoscopique. Tant que l'on conserve l'espoir d'obtenir une guérison, il est inutile et quelquefois dangereux de procéder à cette recherche. FINGER dit très expressément que cette manœuvre est recommandable chez les seuls malades dont l'urine, tout à fait claire, indique le bon état de la plus grande partie du canal. Mais si le nombre et la persistance des rechutes enlève tout espoir de cicatrisation, il est permis de procéder à un examen plus détaillé, au risque d'augmenter passagèrement l'irritation locale. Ici on peut constater, à côté de l'œdème rouge de la muqueuse et de son aspect quelquefois granuleux, quelques lésions plus intéressantes, consistant en grains rouges, plus rouges que le reste du tissu, encastrés dans la muqueuse ou la dépassant faiblement. Ces grains, le plus souvent à peine perceptibles pour un œil non exercé, sont percés d'un tout petit orifice, d'une petite fente, d'où la pression de l'appareil fait quelquefois surgir une gouttelette de pus. Ce sont des glandes de Littre enflammées. Bien souvent on ne voit que l'orifice entouré d'un halo rouge.

Les autres, plus rares, sont aussi plus visibles (un grain de mil et quelquefois un peu plus) et fermés, d'allure kystique. Ce sont sans doute des littrites plus anciennes, avec péri-littrites, qui constitueront plus tard les folliculites.

b. *Uréthrites à localisations postérieures.* — Concomitantes avec l'une ou l'autre des formes précédentes, les uréthrites postérieures constituent, à notre avis, non point une forme particulière, mais un accident plus ou moins durable, au cours des uréthrites antérieures. Ce qui signifie qu'au cours d'une uréthrite déjà ancienne peuvent survenir (sous l'influence d'un écart de régime, par exemple) les symptômes caractéristiques de l'uréthrite postérieure, c'est-à-dire la pollakyurie impérieuse et même douloureuse, diurne d'abord, nocturne ensuite, les irradiations névralgiques dans l'aine, les bourses, le périnée, le trouble de la dernière portion de l'urine et l'abondance des filaments dans cette portion ; fréquemment un peu de cystite ou de prostatite. Dans ce cas, l'examen uréthroscopique est absolument contre-indiqué.

C. Uréthrites anciennes, fibreuses, profondes de Finger (infiltrations dures d'Oberlander). — Dans les uréthrites anciennes, les symptômes se modifient, s'atténuent,
exprimant en cela la transformation fibreuse qui se produit
dans la muqueuse uréthrale. Ici, plus que dans les gonorrhées
récentes, les formes cliniques s'intriquent et le petit écoulement persistant a rarement une seule cause. Cependant, tout
en reconnaissant ce qu'une division a d'artificiel, nous la conser-
vons pour les besoins de la démonstration.

a. *Uréthrites à localisations antérieures.* — Comme précédemment, l'urèthre antérieur est le siège le plus habituel de ces
restes inflammatoires.

α) *Formes infiltratives ou glandulaires :* dans cette première forme, l'écoulement est peu marqué. Il se réduit le plus
souvent à la goutte matinale, rarement renouvelée pendant la
journée, sinon par de fortes tractions entre deux mictions très
éloignées. La goutte est muco-purulente, et souvent le mucus
prédomine. Même sur le linge, elle laisse seulement une petite
tache centrale jaunâtre entourée d'un large cercle empesé.
Cette goutte, quotidienne d'ailleurs, est peu sujette aux recrudescences. L'alimentation n'a plus d'influence sur elle et les
rapports sexuels déterminent tout au plus un ou deux jours
d'exacerbation minime et passagère. Les sensations sont nulles
ou réduites à quelques picotements. Mais elles peuvent prendre
une importance énorme dans l'esprit d'un malade nerveux,
qu'exaspère la durée de ce chatouillement et la vue de sa goutte.

Dans la sécrétion, on trouve rarement des gonocoques.
Toujours des cellules épithéliales pavimenteuses et des globules
de pus, plus ou moins nombreux et aussi des cocci, bacilles,
streptocoques ou staphylocoques. La présence en grand nombre
des habitants normaux de l'urèthre est plutôt un bon pronostic.
On peut tirer par contre un mauvais présage de leur absence.

La sonde à bout olivaire, le Béniqué permettent déjà de
reconnaître le manque de souplesse, les ébauches de rétrécissements, les indurations de certaines portions, souvent étendues
(rétrécissements larges). On perçoit également sous le doigt
les petites glandules hypertrophiées. L'uréthromètre d'Otis,

prudemment manié par une main expérimentée, renseigne, par la résistance plus ou moins forte opposée aux essais de dilatation, sur l'âge de l'infiltrat, le degré de sa transformation fibreuse.

A l'endoscope, on peut faire assez facilement des constatations intéressantes. Les parois, anormalement rigides, ne se rapprochent plus en un cône court et régulier à l'extrémité du tube, mais constituent un entonnoir dont le sommet n'est plus punctiforme, mais ovale, en fente, et quelquefois irrégulier. Les infiltrations des parois, visibles sous forme de plaques pachydermiques, ternes ou même blanchâtres, donnent aussi à l'image endoscopique la forme d'une étoile à branches irrégulières, par le fait des soulèvements particls de la muqueuse. La couleur de la muqueuse va du blanc rose anémique (dans les cas encore jeunes) au blanc gris (dans les vrais rétrécissements). La gêne de la circulation, due au tissu fibreux, explique cette coloration. Les plaques de cette nature siègent de préférence à la partie moyenne de la région pénienne, à l'angle pénioscrotal, à la région bulbaire. Elles se présentent sous la forme de taches rondes, petites, de couleur gris-perle, ou de placards plus étendus blanchâtres, leucoplasiques, s'étendant à toute une partie de l'urèthre, leur grand axe correspondant habituellement à celui de l'urèthre.

A ce degré les orifices des glandes sont, en général, bien visibles, soit qu'ils émettent une minime quantité de pus, sous la pression du tube endoscopique, qui, en se retirant, fait bâiller leurs lèvres, soit qu'ils se présentent sous la forme de nodosités rouges surélevées par l'infiltration péri-glandulaire. Les lacunes de Morgagni se présentent de même, mais sont plus visibles.

L'examen endoscopique renseigne d'une façon précise sur le siège de toutes ces lésions. Dans ces formes atones, il ne présente pas les risques déjà signalés à propos des écoulements plus récents ; et dans quelques cas, il est très utile pour dépister le siège du mal et établir un traitement rationnel.

3) *Formes sèches ou folliculaires :* dans les formes folliculaires ou sèches, les symptômes sont encore moins perceptibles ;

et si, de temps à autre, une humidité grisâtre ne venait pas rappeler pendant quelques jours l'ancienne affection, on la croirait définitivement terminée. C'est le suintement muqueux de Diday, la blennorrhée latente de Rollet. De fait, la bonne moitié des malades, dits guéris, traversent allègrement cette période, qui peut durer des mois, sans se douter qu'ils ont encore le long du canal quelques placards infiltrés ou quelques follicules encore purulents. Et nous faisons cette constatation sans la moindre amertune, persuadés qu'il n'y a pas grand mal à cela.

Cependant, quelques malades, plus exigeants, s'aperçoivent de la persistance matinale d'une humidité opaque, un peu plus marquée de temps en temps ; et aussi de quelques picotements, d'un semblant de gêne à la miction, symptômes qui peuvent évidemment s'aggraver avec le temps.

Quelques rares globules de pus errant dans un grand nombre de cellules épithéliales et de cocci, tel est le résultat habituel de l'examen microscopique, du moins dans la goutte matinale.

On perçoit presque toujours à la sonde des portions stricturées plus ou moins longues, plus ou moins nombreuses, et souvent de vrais rétrécissements, anciens et durs.

Les glandes enflammées, follicules ou kystes, sont souvent perceptibles à la seule palpation du canal, qu'il est toujours possible de faciliter par l'introduction d'une sonde en gomme ou d'un Béniqué. Elles arrivent à la grosseur d'une tête d'épingle, surtout dans la partie tout à fait antérieure de l'urèthre pénien.

A l'endoscope, les saillies rouges des glandes, perforées ou non, se voient bien, avec un peu d'habitude. Même aspect superficiel que précédemment, plus blanchâtre et plus leucoplasique encore. Il n'est pas facile de deviner les granulations cachées sous la xérose superficielle, mais la palpation combinée à l'endoscope arrive encore à les déceler. C'est là le triomphe de l'endoscope, sa vraie indication, d'autant que les renseignements ainsi obtenus nous seront de grande utilité pour le traitement.

b. *Localisations prostatiques*. — Enfin, à la suite de plusieurs poussées d'uréthrite postérieure, l'inflammation devient prostatique, superficielle et glandulaire d'abord, puis parenchymateuse. Aux symptômes de l'uréthrite postérieure, très atténués d'ailleurs, viennent s'ajouter toute une série d'irradiations névralgiques douloureuses reportées par le malade à la région périnéale ou à l'anus, aux bourses, aux cuisses, aux régions lombaires.

L'écoulement, à peu près nul, se manifeste quelquefois sous forme de petites éjaculations intermittentes, survenant sous l'influence de congestions de la région, ou encore à la fin de la miction ou pendant la défécation. Outre les globules de pus et les cocci, presque jamais les gonocoques, cette sécrétion contient des cellules épithéliales, des corpuscules amyloïdes prostatiques, et aussi du sperme ; cet ensemble revêt un aspect plus gélatineux que purulent. Le massage de la prostate le produit facilement et permet en même temps de retrouver, dans l'urine trouble émise après, quantité de filaments en virgules, moules des glandes prostatiques. Le même examen fera connaître la prostate, souvent peu déformée, mais grosse, spongieuse, très exsudante et quelquefois douloureuse. Ce sont là de petits signes, mais leur ensemble, joint aux symptômes énumérés plus haut, en fait une entité bien déterminée, très fréquente chez les anciens blennorrhagiens, et intéressante pour le praticien qui doit instituer un traitement, lequel doit être souvent moral autant que médicamenteux, étant donné la tendance névropathique des malades de cette sorte.

§ 6. — Traitement

On a préconisé contre l'uréthrite chronique un nombre infini de remèdes, trop souvent sans préciser dans quels cas les uns ou les autres étaient indiqués. De l'étude précédente il ressort en effet que cette affection n'est pas toujours semblable à elle-même, que les causes de cette anormale prolongation sont multiples, ainsi que ses manifestations. Il est de toute évidence qu'une localisation franchement antérieure demande un traitement tout à fait différent de celui d'une inflammation uréthro-prostatique. Avant toute thérapeutique, on étudiera donc la forme clinique de l'affection ; on recherchera la localisation des lésions, leur ancienneté, leur degré d'infiltration ou de sclérose ; et, ceci étant bien établi, on instituera une médication rationnelle.

Cette première recherche elle-même n'est pas toujours très simple. Rares sont les malades qui n'ont pas subi au préalable une série de médications, anodines ou néfastes, d'autant plus nombreuses que la goutte est plus ancienne. Le plus souvent même, les sujets sont en cours de traitement et s'injectent consciencieusement tous les jours, bien heureux lorsqu'ils n'en sont pas aux sondages répétés, aux dilatations intempestives, aux électrolyses et autres remèdes, quelquefois utiles, mais qui ont l'inconvénient d'être trop souvent appliqués sans raisons.

Dans ces conditions, il est de toute nécessité d'interrompre tout traitement actif et local, de laisser le canal revenir spontanément au calme, faisant ainsi la part de ce qui est dû à l'irritation médicamenteuse. On donnera donc pendant quelques jours du salol, du santal, quelques alcalins, et l'on recommandera de suivre les prescriptions hygiéniques, aussi sévèrement que s'il s'agissait d'une uréthrite aiguë. De cette façon, on aura en quinze jours environ le tableau symptomatique exact de la maladie qu'on devra étudier. Quelquefois même, en interrompant simplement toute médication, l'écoulement pourra cesser définitivement, entretenu qu'il était par des injections ou des manœuvres irritantes.

On ne saurait se douter du nombre de guérisons merveilleuses que l'on pourrait ainsi obtenir par la simple suppression du traitement local. A ce propos, rappelons brièvement la curieuse anecdote, rapportée par l'un de nous dans un autre ouvrage[1], d'autant plus amusante qu'elle concerne DIDAY lui-même. Notre bon maître, étant étudiant, contracta une blennorrhagie qui dura indéfiniment, malgré qu'il eût

1. CARLE, *Blennorrhagie uréthrale chez l'homme, prophylaxie et traitement*, Doin. édit.. 1910.

épuisé, dit-il, pour la guérir la série des injections et des remèdes locaux. En désespoir de cause, il cesse tout traitement, part pour Marseille et guérit. Rapportant cette histoire, quarante ans plus tard, dans sa *Thérapeutique des maladies vénériennes*, DIDAY mit sa guérison sur le compte du chaud soleil du Midi. Bien qu'il soit un peu osé d'avoir un avis différent, nous pensons que la privation des injections fut la cause première de ce bon résultat imprévu. Car il nous est arrivé bien souvent de renouveler ce petit miracle, lors même que le sujet ne quittait pas notre brouillardeuse cité.

Cette cause d'erreur étant écartée, l'urèthre ayant été au préalable complètement examiné, nous pouvons aborder le chapitre du traitement.

Pour ne pas présenter en bloc les multiples traitements proposés, sous forme énumérative et confuse, nous exposerons tout d'abord les procédés curatifs ayant trait aux localisations uréthrales antérieures, puis ceux de l'uréthrite postérieure, et de la prostatite, tout en signalant au passage les indications des uns et des autres. Cette conception nous permet d'être plus complets et plus clairs, mais on ne doit pas oublier qu'elle ne répond à la réalité clinique qu'autant qu'elle sera bien interprétée, suivant les cas particuliers, simples ou complexes.

Avant de commencer le traitement d'une uréthrite chronique, il faut s'assurer que l'inflammation n'est pas entretenue par de petites *lésions juxta-uréthrales voisines du méat*. Celles-ci sont de trois sortes : les *diverticules anormaux*, fréquents chez les hypospades, les *follicules* enflammés, que l'on découvre facilement de chaque côté du méat, et beaucoup plus rarement les *papillomes* infectés péri ou intra-méatiques.

Dans le premier cas, il faut détruire à l'électrocautère la paroi du diverticule et le cautériser fortement au nitrate. S'il est trop long, constituant un véritable faux urèthre, on peut encore le brûler en le sondant avec un fil de platine porté au rouge. Si l'on dispose de l'instrumentation, on peut encore électrolyser ce conduit : employer le pôle négatif, et faire passer pendant trente ou quarante secondes un courant de 6 à 8 milliampères.

Les follicules sont faciles à atteindre. Avec la plus petite pointe de l'électro-cautère plongée dans le centre du petit abcès, on brûle toute la cavité, fond et parois, puis on badigeonne au nitrate quotidiennement pendant trois ou quatre jours.

Enfin les papillomes, très rares d'ailleurs, sont brûlés à l'électro-cautère.

Il est facile de comprendre que le traitement de ces lésions, quand elles existent, est la préface nécessaire de toute médication. Après quoi, nous entreprendrons le traitement de l'uréthrite proprement dite.

A) — Uréthrite chronique antérieure

Ce traitement diffère suivant que l'inflammation est *superficielle*, *profonde*, ou *localisée* aux glandes et aux follicules.

1° *Uréthrites chroniques superficielles* *(infiltrations molles d'Oberlander)*.

Il est rare qu'une uréthrite reste telle. En général elle devient fibreuse ou guérit. Mais l'on peut hâter cette guérison, en employant judicieusement les *injections*, les *grands lavages* et les *instillations*.

1° Les injections. — Cet excellent moyen de thérapeutique, dont il est fait un abus déplorable, a, comme les **autres**, ses indications. D'une façon réflexe, pour ainsi dire, nombre de praticiens ordonnent systématiquement une injection — toujours la même — quels que soient le moment et le degré de la maladie. Il est bon de savoir que leurs véritables indications sont, au contraire, limitées et leurs effets bien différents, suivant leur composition.

On conseillera une seringue à monture en caoutchouc durci, d'une contenance de 10 à 12 centimètres cubes au moins. Les seringues couramment vendues sont le plus souvent trop petites, et ne remplissent pas suffisamment l'urèthre antérieur. Plus encore ici que pour la blennorrhagie aiguë, la solution employée doit être en quantité suffisante pour bien remplir le canal antérieur, et même en distendre les parois. Nous répétons donc une fois de plus que les petites seringues sont inutiles.

Les *médicaments* proposés sont légion. Nous nous contenterons d'énumérer les plus connus, très suffisants pour répondre aux diverses indications qui peuvent se présenter.

a. *Résorcine (Dyoxibenzine)*. — Antiseptique non irritant dont les effets, variables suivant la dose, sont souvent très bons. On l'ordonne de 1 à 4 p. 100. On peut le combiner avec le sulfophénate de zinc (2 p. 100, UNNA), et tous les astringents.

b. *Permanganate de potasse*. — On l'emploie à la dose de 0,25/1000 jusqu'à 1/1000. Cette dernière proportion, très couramment ordonnée, devrait l'être avec plus de prudence. Une dose de moitié moins forte est bien suffisante pour obtenir tous ses bons effets, incontestables dans tous les cas où l'écoulement, encore gonococcien, est plus purulent que muqueux. En variant les doses, on peut obtenir d'excellentes guérisons par ce seul moyen. Il est toujours utile de continuer les injections longtemps après la guérison apparente, en diminuant *peu à peu* leur nombre et leur dose.

c. *Sublimé*. — Le sublimé est utilisé surtout quand l'examen microscopique décèle l'abondance des microbes des infections secondaires, à la fin de la période gonococcienne. Si celle-ci n'est pas suffisamment terminée, on verra se produire un nouvel écoulement. Il sera bon de prévenir le malade de cette possibilité. On ordonne le sublimé à la dose de 1/10000 que l'on peut légèrement augmenter. Ne pas trop dépasser 1/5000, et dans certains cas seulement, après essais antérieurs.

d. *Solutions astringentes*. — Les *solutions astringentes* sont quelquefois utiles dans les cas chroniques qui nous occupent. Elles seront d'autant meilleures que la goutte sera à peine purulente, que les cellules épithéliales l'emporteront dans les préparations sur les leucocytes, que les microbes, spécifiques ou non, n'existeront à peu près plus. Citons quelques formules :

Celle de RICORD :

Sulfate de zinc	1 gramme.
Acétate de plomb.	2 —
Laudanum de Sydenham . . . . . . ⎫ àà 4 —
Teinture de cachou . . . . ⎭
Eau distillée.	200 —

Les sulfates combinés :

Sulfate de zinc . . . .   1 gramme.
—   cuivre . . . .   }
—   fer . . . .   } àà 0,50 centigramme.
Eau distillée . . . .   200 grammes.

Celle-ci, conseillée par FINGER :

Sulfate de zinc . . . .   }
Acide phénique. . . . .   } àà 0,30 centigrammes.
Alun . . . .   }
Eau distillée . . . .   100 grammes.

Ou telles autres combinaisons :

Sulfate de zinc . . . .   1 gramme.
Résorcine.   4   —
Eau distillée   200   —

Sulfate de zinc . . . .   1 gramme.
Tannin   2   —
Eau distillée   100   —

ou toutes autres que l'on voudra faire avec le *sous-nitrate de bismuth*, le *citrate de bismuth* (astringents légers) employés à 2 p. 100 — ou encore avec l'*ichtyol* (1 à 5 p. 100), l'*airol* (de 1 /500 avec 5 p. 100 de glycérine) — qui sont considérés à la fois comme antiseptiques et quelque peu astringents.

e. *Solutions argentiques.* — Les *sels d'argent* sont d'un emploi très délicat. Les moins irritants d'entre eux, la *largine* (albuminate d'argent, 1 p. 100), l'*argonine* (caséinate d'argent 1 à 3 p. 100), l'*ichtyargan* (0,50 p. 100) etc., d'ailleurs d'un emploi peu répandu, agissent un peu comme les astringents. Mais les sels les plus connus, le *protargol* et surtout le *nitrate d'argent* demandent un doigté tout spécial, car ils provoquent avec la plus grande facilité un retour d'écoulement dans un canal qui guérit. Aussi ne doivent-ils jamais être employés lorsque la marche régulièrement décroissante des symptômes fait prévoir la guérison.

Ils peuvent au contraire donner de très bons résultats, à

faible dose, pour les écoulements atones, peu abondants, mais tenaces et persistants. On donne alors le protargol à 0,50 — 1/100, le nitrate d'argent à 0,10/100. D'autres fois, on veut obtenir une réaction inflammatoire relativement forte, destinée à ramener l'uréthrite à une période plus aiguë, laquelle pourra être suivie d'une guérison définitive. Cet essai, pratiqué avec du protargol à 2 — 5/100 ou du nitrate d'argent à 1/100, a nombre d'heureux résultats à son actif, mais ne saurait être conseillé sans quelque étude préalable.

Parmi les sels moins employés, mais qui peuvent alterner avec les précédents en cas d'échec, citons : l'argentamine (1 p. 200-1 p. 100) et l'argyrol (1-2 p. 100).

Pour toutes ces injections, on ne doit pas interrompre brusquement le traitement, sous peine de retour de la goutte. On doit le terminer peu à peu, en abaissant la dose, puis le nombre et la durée des injections, tout en se tenant prêt à revenir à des doses plus fortes, si l'écoulement reparaissait.

2° Les grands lavages uréthro-vésicaux. — Les *grands lavages uréthro-vésicaux* sont employés d'une façon très systématique par quantité de praticiens, dans toutes les formes, quelles qu'elles soient, de l'uréthrite chronique. L'usage, et même l'abus, qu'on en a fait depuis quelques années les a répandus, en France du moins, sans que pour cela leurs indications soient bien précisées. Nous rappellerons les différentes techniques proposées. Mais nous insisterons sur ce fait qu'ils nous paraissent, dans certains cas seulement, répondre aux besoins. Une cause fréquente de chronicité étant la congestion prostatique, les grands lavages ont inévitablement pour effet de rappeler cette congestion ou même de la créer, quelquefois à l'état aigu. L'assèchement momentané du canal qui suit leur emploi ne nous paraît pas suffisant pour expliquer la facilité avec laquelle on les conseille.

A. Technique. — On peut pratiquer ces grands lavages, soit avec les *sondes*, soit avec le *seau d'Essmarch*, soit avec une *seringue* de contenance suffisante.

a. *Grands lavages uréthro-vésicaux avec sondes.* — Le premier procédé consiste à glisser jusqu'au col vésical une sonde mince, à jet direct (DIDAY) ou rétrograde (LANGLEBERT), percée de trous (DE PEZZER), en caoutchouc (DIDAY, REVERDIN), ou métallique (ULTZMANN). D'autres sont plus compliquées. L'appareil de LANZ comprend deux tubes concentriques, en métal, dont l'externe, largement fenêtré, permet l'issue de la muqueuse dans son intérieur. Le liquide, injecté par le tube interne, revient par l'externe, baignant ainsi les parties malades.L'injecteur de BURKHARDT est terminé par une coiffe criblée de trous, tels que le jet est multiple et rétrograde.

Quels que soient les appareils, le principe consiste toujours à injecter jusqu'au col vésical une grande quantité d'un liquide quelconque, assez pour baigner longuement la muqueuse, une ou deux fois par jour. Ce procédé présente le double inconvénient d'exiger la présence quotidienne du médecin, et aussi de répéter chaque jour un traumatisme dont le canal s'accommodera peut-être fort mal. On emploie aujourd'hui de préférence les autres moyens.

b. *Lavages uréthro-vésicaux sans sonde.* — Déjà essayés par CLOQUET, HARRISON, LAVAUX, etc., ils ont été introduits dans la pratique courante en Allemagne par FINGER, en France par JANET. Leur technique a été plus ou moins modifiée depuis cette époque, soit par eux-mêmes, soit par d'autres expérimentateurs.

Rappelons que l'instrumentation se compose d'un seau, dans le genre du seau d'Essmarch, en verre, émail ou caoutchouc, muni d'un tuyau de caoutchouc de 2 mètres de long terminé par un embout conique et un robinet que l'on peut ouvrir et fermer d'une seule main.

Le manuel opératoire est plus simple que dans l'uréthrite aiguë, en ce sens que les complications sont moins à craindre. On pourra élever le seau jusqu'à une hauteur de 1^m,50 ou 2 mètres. Il sera cependant préférable de faire coucher le malade, à moins que celui-ci n'ait déjà l'habitude de cette opération. On peut cocaïniser l'urèthre avec une injection préalable d'une pleine seringue de solution cocaïnée à 1 p. 100, ou mieux avec une instillation de 4 à 5 centimètres cubes, même dose, dans l'urèthre postérieur et sur le sphincter. De cette façon le spasme sphinctérien sera moins marqué. L'embout étant solidement adapté au méat, on laisse doucement couler le liquide, de façon à ne pas impressionner trop vite l'urèthre antérieur. Celui-ci étant rempli, on sent, et le malade a également cette sensation, que le sphincter résiste. Cette résistance est quelquefois vaincue de suite. D'autres fois, on doit recommander au malade de faire l'effort nécessaire pour envoyer un jet d'urine, effort qui a pour effet d'entr'ouvrir le sphincter. On peut détourner l'attention du malade, augmenter la pression, etc. Dans certains cas, rien n'y fait, et il semble inutile d'insister, sans risques de malaises, sueurs froides, syncopes. Il vaudra mieux recommencer une autre fois, ou employer la seringue, ou renoncer. On introduit ainsi une quantité très variable de liquide, depuis 100 jusqu'à 500 grammes, suivant les susceptibilités vésicales particulières de chaque malade. On fera chaque fois de trois à six lavages, qui, tant à l'aller qu'au retour, agiront médicalement sur la muqueuse. Pour le nombre de ces lavages, on se guidera surtout sur la réaction immédiatement produite, et sur l'état de fatigue du sujet. Quant à leur répétition, elle sera également variable, suivant les premiers effets. En général, on peut annoncer au malade une douzaine de lavages, un par jour. Il est absolument nécessaire de ne pas se contenter de la disparition de l'écoulement, trop facilement obtenue, pour affirmer la guérison.

c. *Lavages uréthro-vésicaux avec la seringue.* — Enfin, on peut se servir également d'une *seringue*, dans le genre de la seringue à hydrocèle, contenant de 100 à 200 grammes de liquide, en verre et armature métallique ou mieux en caoutchouc durci. A l'extrémité de la seringue, on fixe un embout en verre (JANET) ou l'embout ordinaire plus ou moins conique, en caoutchouc, demi-mou ou dur. Cet embout étant bien adapté au méat par la main gauche, la main droite presse sur le piston de la seringue remplie de la solution choisie.

Ce procédé a l'avantage de permettre au médecin de graduer la pression suivant la résistance perçue par la main qui dirige le piston. Le malade étant couché et son urèthre cocaïnisé, on arrive en général fort bien à vaincre la résistance spasmodique du sphincter, et à introduire, avec une irritation bien moindre, une aussi grande quantité de liquide. Comme précédemment, on fera doucement pénétrer le liquide dans l'urèthre antérieur, et l'on recommandera, dès que l'on sentira le sphincter, l'effort nécessaire pour l'ouvrir. Mais, ce procédé n'est applicable qu'à ceux qui peuvent disposer de leur temps, étant donné le nombre de lavages quelquefois nécessaires.

B. Solutions médicamenteuses et doses. — On emploie surtout le *permanganate de potasse*. À ce point de vue, aucun médicament n'est encore arrivé à le déplacer. Le premier essai de grand lavage doit toujours être fait avec une dose très faible, 1/10000 par exemple. On peut ensuite élever le titre de solution jusqu'à 1/5000 et même 1/2000, mais sans faire de sauts trop brusques, en se guidant constamment sur l'intensité des réactions immédiates ou éloignées.

On a également utilisé les sels de mercure, le *sublimé* surtout. La dose de 0,05 centigrammes p. 1.000 peut être employée au début. On ne doit pas trop dépasser 0,10 ou 0,15 centigrammes p. 1000. À côté du sublimé, citons l'*oxycyanure de mercure* (de 0,50 à 3 p. 1000) souvent employé par Albarran, le *cyanure de mercure*, même dose, recommandé par Escat (1898).

Enfin les *sels d'argent* : le *nitrate d'argent*, à 0,10 centigrammes p. 1000, constitue déjà une dose efficace que l'on peut élever jusqu'à 0,30 et 0,50 centigrammes p. 1000, en surveillant les résultats. Le *protargol* a été souvent employé en Allemagne, à la dose de 1-2 p. 1000 ainsi que quelques autres sels d'argent moins connus.

3° Les instillations. — En matière de blennorrhagie, qui dit localisation dit infiltration. Il sera donc nécessaire d'utiliser des solutions d'un dosage plus élevé et, en même temps, plus limitées comme action, déversées de telle façon qu'elles agissent plus spécialement sur un point du canal. Les *instillations* préconisées depuis trente ans environ par le professeur

Guyon répondent à ces différentes indications. N'oublions pas qu'il ne s'agit ici que des lésions de l'urèthre antérieur, et surtout de celles du cul-de-sac bulbaire ou de l'angle péno-scrotal.

L'instrumentation se compose simplement d'une sonde en gomme terminée par un renflement olivaire, de diamètre variable, correspondant aux différents numéros de la filière Charrière, et d'une seringue compte-gouttes (seringue de Guyon), en verre, à monture métallique, graduée, d'une contenance de 4 grammes, qui peut d'ailleurs, avec un peu d'habitude, être remplacée par une seringue ordinaire.

La sonde (de 16 à 18 environ), huilée ou glycérinée, est doucement introduite dans le canal, jusqu'à ce que l'on ait la sensation bien connue, aussi bien du médecin que du malade, de la résistance sphinctérienne. A ce moment, l'on revient, de un centimètre environ, en avant. On fixe alors la canule de la seringue, pleine du liquide médicamenteux, au pavillon de la sonde. Dans cette position, on déverse en appuyant sur le piston la quantité voulue de liquide dans le cul-de-sac bulbaire, tout en faisant exécuter à la sonde quelques mouvements de va-et-vient, pour que toute la région præ-sphinctérienne soit imbibée sur une longueur de 3 à 5 centimètres. On attend un instant avant de retirer la sonde, de façon à ramener le moins de solution possible.

Il est bon de prévenir le malade de la douleur consécutive, très variable d'ailleurs suivant les malades et suivant la jeunesse des lésions. Il y aura en tout cas toujours quelques cuissons à la miction suivante, même éloignée, quelquefois un peu de sang et souvent le lendemain un léger renouveau d'écoulement, très fugitif. De tout ceci le malade doit être prévenu.

Les instillations se font surtout au *nitrate d'argent*. Pour l'urèthre antérieur, on emploie généralement 10 à 40 gouttes d'une solution dosée de 1 p. 100 à 1/20, la quantité diminuant en proportion de l'intensité de la solution. On a également utilisé le protargol (5 à 10 p. 100), le sulfate de cuivre (1 p. 20), le sulfate de zinc, seul (de 1 10 à 1 20) ou combiné avec le tannin (10/100), la résorcine 10,30), etc. Leur choix exige souvent des tâtonnements. Mais, en principe, c'est le nitrate d'argent que l'on doit tout d'abord essayer, à cause de ses excellents résultats, sauf dans les cas où le microscope aura montré une telle pénurie de leucocytes, que cet agent paraisse inutile ou même dangereux.

On peut renouveler ces instillations tous les deux ou trois jours, suivant la réaction consécutive. Le mieux doit s'accuser dès la quatrième ou cinquième instillation. Si le résultat n'a pas été obtenu vers la huitième ou la dixième, au plus, il est inutile de poursuivre. On ne peut qu'irriter le canal ou provoquer des complications.

Ce traitement, qui permet d'agir directement sur un point malade et de graduer l'action du médicament, a rallié, en France du moins, nombre de suffrages. Les vieux procédés de DIDAY avec ses injections profondes, de LANGLEBERT, avec son porte-caustique solide, ne méritent plus qu'un souvenir. En Allemagne, l'injecteur uréthral métallique de NEWMAN est toujours employé.

2° Uréthrites chroniques profondes
(infiltrations dures d'Oberlander).

Dans ces cas, la médication se propose de détruire la couche superficielle, leucoplasique, tant pour créer une irritation substitutive, que pour faciliter la pénétration du médicament dans les couches sous-jacentes, et d'atteindre ainsi directement les plaques infiltrées. Nous emploierons donc les *dilatations* précédées et suivies de *nettoyages* (grands lavages) ou de *cautérisations* (injections et instillations).

Il est nécessaire de bien connaître la technique des dilatations, ainsi que les précautions à prendre, soit que l'on se serve des Béniqués, soit que l'on utilise les dilatateurs spéciaux.

1° Dilatation à l'aide des Béniqués. — Avant de procéder à la dilatation sur Béniqué, il est entendu que le canal a été examiné, que tout épisode aigu n'est plus à craindre, que le siège des lésions a été repéré et noté. Quelques lavages au perman-

ganate très léger, une injection de cocaïne avec la solution à
1 p. 100, quelques sondes en gomme introduites au préalable,
enduites de glycérine, seront utiles, tant pour l'asepsie de
la région que pour la sagesse du malade.

On pratique alors avec douceur la première dilatation à
l'aide des Béniqués, en partant du numéro qui est le plus facilement supporté. On le laisse en place une minute avant d'introduire le suivant (se rappeler que les Béniqués sont gradués
par sixième de millimètre). On peut ainsi gagner de trois à six
numéros en une séance, suivant la souplesse du canal et la sensibilité du malade. Le dernier numéro introduit est laissé en
place cinq minutes environ. On mettra ce temps à profit pour
exercer des *massages* graduellement plus intensifs sur les parois
du canal, ainsi distendu. Les doigts promenés, depuis le périnée
jusqu'au gland, compriment les parois inférieures et latérales,
et même une partie de la paroi supérieure, en refoulant alternativement les corps caverneux à droite et à gauche. Ce massage a pour effet d'exprimer les infiltrations et les glandes et
l'on finit par sentir très bien sous les doigts les points indurés
sur lesquels doit porter l'effort du masseur.

Le Béniqué est retiré et l'on procède à un *grand lavage*, à
l'aide d'une solution antiseptique faible, permanganate de
potasse (0,10 centigrammes p. 1000) ou oxycyanure de Hg
(0,25 p. 1000). Ces lavages seront renouvelés deux ou trois fois
dans les quarante-huit heures qui suivront, sauf réaction
excessive. On peut également employer avec avantage le *laveur
uréthral de Jeanbrau*. C'est une sonde métallique du calibre 45
Béniqué, à petite courbure. La portion rectiligne est quadran-
gulaire, creusée de quatre cannelures, percées sur toute leur
longueur de petits trous. Un mandrin creux, muni de quatre
orifices à son extrémité pénètre à frottement dans la sonde, et
est parcouru par le liquide émané d'un seau d'Esmarch. En
enfonçant et en retirant le mandrin, le liquide sort par ses
orifices, puis par les trous des cannelures et lave ainsi toute la
paroi du canal, que l'on peut également masser pendant tout
ce temps. C'est un excellent nettoyage. Il exige certaines précautions que l'auteur a indiquées dans une récente brochure

(*Traitement de l'uréthrite chronique*, 1910), que devront consulter ceux qui voudront essayer ce procédé.

Un ou deux jours après cette séance de dilatation, quand le calme est à peu près revenu, le moment sera propice aux *injections*. Il faut savoir que seules les injections fortes, cautérisantes prolongées, auront quelques chances de succès. N'oublions pas que l'épithélium, en voie de transformation fibreuse, n'est plus apte à ressentir l'action des médicaments faiblement dosés. Il ne s'agit donc pas d'ordonner banalement une injection vaguement antiseptique, matin et soir. Il faut recourir de suite aux sels d'argent, à dose supportable, mais en injections aussi prolongées que possible.

Nous employons quelquefois le *nitrate d'argent*, avec les malades dont on est tout à fait sûr, et le plus souvent le *protargol*. Ceci n'implique aucunement l'exclusion des autres sels d'argent (ichtyargan, argentamine, argyrol, etc.), qui peuvent au besoin donner les mêmes résultats. On commence par une injection de protargol à 2 p. 100, puis à 3 p. 100, que le malade garde de trois à cinq minutes le soir avant de se coucher. Suivant la façon dont elle est supportée, on prolonge jusqu'à quinze minutes et on peut augmenter la dose jusqu'à 4 p. 100, ces chiffres représentant des maxima qu'il n'est pas nécessaire d'atteindre. Il est inutile de provoquer de l'œdème pénien, des douleurs pénibles ou des urétrorrhagies. Ces injections sont faites pendant huit à dix jours, une seule fois seulement le soir.

Pendant ces huit jours également, on pourra, si l'examen clinique ou urétroscopique l'a fait juger utile, pratiquer une ou deux *instillations* au niveau des infiltrations dures, des plaques raboteuses, dont le siège habituel est l'angle péno-scrotal ou le cul-de-sac bulbaire. On les pratiquera avec toutes les précautions indiquées depuis longtemps par GUYON : quelques gouttes de nitrate d'argent en solution forte (1 p. 50 à 1 p. 25) sur les endroits malades.

Huit à dix jours après seulement, on procède à une seconde séance de dilatation, que l'on s'efforcera, sans traumatismes excessifs, de pousser au maximum compatible avec la résistance du malade et de la muqueuse. Cette seconde séance sera précédée et suivie des mêmes lavages et injections que la première. La réaction provoquée est en général assez forte et le sang apparaît souvent. Quand on le juge possible, on reprend la série d'injections, que l'on cesse huit à dix jours après. Trois ou quatre séances, seront, en général, suffisantes. Il ne reste plus, toute amélioration étant terminée, qu'à attendre le résultat. S'il est bon, sans être suffisant, on peut refaire une nouvelle séance. S'il est nul, il faut chercher ailleurs la cause de la chronicité, et on la trouve quelquefois.

Cette méthode des dilatations et des injections alternatives est déjà bien ancienne. Avec une ordonnance plus ou moins semblable, et des différences de détails, on la retrouverait dans la plupart des ouvrages spéciaux depuis DÉSORMAUX et ROLLET jusqu'à LUYS, en passant par le professeur GUYON. Elle est recommandable, d'abord, parce qu'elle est d'une application simple, parce qu'elle n'excède, ni comme instrumentation, ni comme science, ce que tout praticien doit posséder et savoir, enfin, parce qu'elle donne des résultats excellents dans un grand nombre de cas récidivants et difficiles. Mais il est bon d'en préciser quelques points, tel que la rareté des séances, la médication à faire dans l'intervalle et les précautions à prendre, qui sont parfois trop oubliées.

2° Dilatations instrumentales. — Dans d'autres cas, on est obligé de procéder à la dilatation à l'aide d'instruments spéciaux, de dilatateurs mécaniques. Le Béniqué est quelquefois insuffisant. L'étroitesse des premiers centimètres du canal peut, en effet, empêcher la dilatation des régions bulbaires. La dilatation sur Béniqué est uniforme, elle ne se systématise pas sur les régions stricturées, les rétrécissements larges, les plaques leucoplasiques circonscrites. Toutes ces objections seront d'autant plus fondées que l'uréthrite sera plus ancienne, la transformation fibreuse plus avancée, l'infiltration péri-glandulaire plus profonde, le méat plus étroit.

On aura donc recours à certains instruments spéciaux, permettant une dilatation plus localisée, plus complète et moins brutale.

En Europe, les dilatateurs les plus connus sont ceux d'Ober-lander, et de Kollmann. Il nous suffira de parler de ces derniers.

Les *dilatateurs de Kollmann* se présentent sous plusieurs formes de longueurs différentes, suivant qu'ils servent à dilater l'urèthre antérieur, l'urèthre postérieur ou la région bulbaire. Ils sont constitués par quatre branches parallèles en acier. Leur extrémité visible est munie d'une vis, à laquelle aboutissent les quatre branches, et qui permet de les écarter plus ou moins. Un cadran numéroté sur lequel se meut une aiguille obéissant à la vis indique le degré (du n° 25 au 45) de la dilatation obtenue. Les derniers dilatateurs de Kollmann sont également munis de rigoles latérales permettant l'irrigation continue pendant la dilatation.

En principe, deux dilatateurs suffisent : le dilatateur droit long de 21 centimètres environ, destiné à l'urèthre antérieur, le dilatateur courbe ayant la forme d'un Béniqué, à petite courbure et destiné aux régions sphinctériennes et prostatiques de l'urèthre.

Pour l'usage, on peut introduire le dilatateur dans une chemise de caoutchouc bien tirée, de manière à ce qu'elle ne forme pas de plis et ne puisse pincer la muqueuse. On glycérine ensuite le caoutchouc avant de procéder à l'introduction de l'instrument ; mais cette adjonction n'est pas une nécessité.

Après un examen destiné à s'assurer de la non-susceptibilité du canal, et quelques lavages, on introduit l'instrument. Nous utilisons pour l'instant le dilatateur droit, qui doit pénétrer facilement et sans douleurs jusqu'au sphincter. On tourne alors la vis et la lecture du cadran numéroté permet de graduer la dilatation. Il est absolument essentiel de se rappeler que, sous aucun prétexte, la dilatation, au cours de cette première séance, ne doit dépasser deux degrés, trois au maximum. Et, dans les débuts surtout, on est toujours tenté d'aller au delà, à cause du peu de résistance que rencontre la dilatation à l'aide de la vis. Même en s'en tenant à ces chiffres, la réaction consécutive est toujours assez forte, sous forme de sang, pus et douleurs. S'abstenir de toute médication active pendant ces phénomènes aigus, et agir ensuite, comme pour les dilatations sur Béniqués, avec des injections fortes ou des instillations, suivant les cas.

Dans une seconde séance, huit ou dix jours après, on gagnera doucement encore un numéro, rarement deux. Et surtout on laissera l'instrument en place le plus longtemps possible, sans fatiguer le malade. Mêmes lavages et même traitement avant, pendant et après. Une troisième et une quatrième séance sont utiles, quelquefois davantage. On peut pousser la dilatation jusqu'au 30 ou 35 de la filière Charrière, avec toutes les précautions et le temps nécessaire. Nous croyons dangereux d'aller jusqu'aux numéros 40 ou même 45, conseillés par OBERLANDER.

Pendant les quinze jours qui suivent le dernière séance, le malade est mis au repos complet, sans médication. Passé ce délai, quelques excès soigneusement gradués nous démontreront, à l'aide du microscope, la solidité du résultat obtenu.

3° *Infiltrations glandulaires et folliculaires.*

Les dilatations exerçant une action uniforme sur une surface étendue n'ont aucune influence sur ces points localisés. On devra donc recourir à la cautérisation directe. Ce traitement s'impose toutes les fois que le Béniqué ou l'uréthroscope ont démontré l'existence de repaires glandulaires (littrites ou folliculites), que la dilatation n'atteint pas toujours. Pour toutes ces manœuvres uréthroscopiques et le détail de l'application, on lira avec le plus grand profit l'ouvrage de FRAISSE sur *La Gonorrhée chronique de l'homme* (Paris 1910).

L'*uréthroscope* est ici nécessaire, pour trouver la lésion et éclairer le champ opératoire, que l'on traitera ainsi directement. Le tube endoscopique, muni de sa lampe, étant glissé jusqu'au sphincter, on le ramène ensuite doucement, jusqu'à ce que l'on découvre le premier point malade. Suivant les cas, ce point est représenté par un petit orifice imperceptible entouré d'un cercle rouge inflammatoire très net (glande de Littre suppurée) ou par un orifice plus visible, cratériforme, dont les bords peuvent bâiller sous la pression du tube et rejeter un peu de pus (lacunes de Morgagni suppurées) ou bien enfin par une tuméfaction rouge ou blanchâtre, assez étendue (glandes devenues kystiques par oblitération du conduit excréteur).

Dans tous ces cas, il faut aller brûler directement cette petite lésion. Comment ?

α) Avec un *pinceau imbibé de nitrate d'argent* ou de *teinture d'iode*, on peut aller toucher directement les lésions. Le procédé est très en vogue dans les cliniques allemandes, où il est employé couramment. Les résultats ne paraissent pas correspondre à la patience du médecin et du malade.

β) La très fine pointe d'un *électro-cautère* est recommandable pour les lacunes de Morgagni un peu volumineuses, les kystes bombants, et aussi les petits papillomes, que l'on découvre, paraît-il, de temps à autre dans cette région. Il faut de toute nécessité un électro-cautère très fin, très pointu, et monté sur une tige ayant au moins la longueur du tube endoscopique. On peut introduire la pointe à froid dans la petite collection et faire alors passer le courant pendant une ou deux secondes, pas davantage. La manœuvre est rapide, mais délicate, et une certaine expérience est nécessaire.

C'est pourquoi nous croyons qu'il est encore préférable, si le noyau est suffisamment volumineux pour être immobilisé, de recourir à un autre procédé. On va directement chercher le noyau par la voie externe, en incisant la peau et le tissu cellulaire. Le noyau, ainsi mis au jour, est ouvert, nettoyé et pansé. Les cas sont rares où ce procédé est applicable, mais les résultats en sont excellents. On peut remplacer le bistouri par l'électro-cautère.

γ) Enfin, la *cautérisation par la pointe électrolytique* constitue le procédé le moins dangereux et le plus sûr.

Il est bon d'avoir deux électrodes à sa disposition, l'un à pointe mousse, pouvant être utilisé pour les cryptes de Morgagni, l'autre à pointe aiguë pour les petits orifices des glandes de Littre.

Ils peuvent être droits (Kollmann) ou recourbés en baïonnette (Orberlander), et toujours recouverts de caoutchouc solant, sauf dans les deux ou trois derniers millimètres.

Le choix de l'instrument n'a pas une bien grande importance, et l'emploi des électrolyseurs brevetés est inutile.

Le tube endoscopique étant en place dans le canal, le champ uréthral éclairé et la plaque métallique (pôle positif) fixée sur le bras du malade, on introduit dans le tube la pointe électrolytique, adaptée au pôle négatif, par l'intermédiaire d'un interrupteur ; arrivé sur le point inflammatoire ou le noyau, on introduit à froid la pointe de platine dans son centre et on fait alors passer, pendant une minute, un courant de deux milliampères, ces chiffres représentant des moyennes que l'on peut faiblement dépasser.

On peut ainsi traiter trois ou quatre glandes à chaque séance, pas davantage, car la réaction consécutive serait trop vive. On agira, les jours suivants, comme à la suite des séances de dilatation et on les répétera dans le même ordre, avec les mêmes délais et les mêmes précautions terminales.

B) — Uréthrite postérieure
ET CONGESTION PROSTATIQUE

En principe, l'uréthrite postérieure guérit spontanément, ou, du moins, avec une simple médication hygiénique, aidée de balsamiques à haute dose.

En cas de persistance, les *instillations* donneront de très bons résultats.

On se sert d'une sonde à bout olivaire plus petite, n° 14 ou 15 de la filière Charrière. Arrivé au sphincter, on le franchit, sauf spasme que l'on prévient par les moyens ordinaires (détourner l'attention du malade, injection préalable de cocaïne, etc.).

Une fois dans l'urèthre postérieur, on revient doucement en avant jusqu'à ce que le talon de la boule olivaire terminale repose contre le sphincter. Dans cette position, on instille la solution choisie. Celle-ci habituellement est le nitrate d'argent, à la dose de 1,100 à 1,20, soit, d'une façon générale, plus forte que pour l'urèthre antérieur. Cinq à vingt gouttes suffisent en général. La quantité du liquide sera d'autant moindre que les solutions seront plus fortes. De plus cette région est moins irritable et supporte mieux les cautérisations. Mais on doit veiller à ce que le nitrate d'argent inonde le moins possible la région du col vésical, car les malades conservent un désagréable souvenir des ténesmes, épreintes et mictions douloureuses qui s'ensuivent. On peut la faire précéder d'une instillation de cocaïne à 1 p. 100, et attendre trois minutes entre les deux opérations. Comme pour les précédentes, il est inutile de dépasser 6 à 8 instillations, quand celles-ci n'ont pas donné de résultats.

Mais, dans nombre de cas, on obtient d'excellents résultats avec des sels moins caustiques que le nitrate d'argent. On peut très bien employer l'ichtyol (2-5 p. 100) ou le thigenol (5-10 p. 100) dans les cas récents ; et plus tard le protargol, ou tout autre succédané du nitrate, seront encore employés avec succès et sans désagréments.

Bien recommander au malade de ne pas uriner dans les deux heures qui suivent l'instillation.

Les *dilatations*, excellentes et même nécessaires quand le sphincter est le siège d'un commencement de rétraction scléreuse, n'ont qu'une action très médiocre sur les vieilles lésions de l'urèthre postérieur proprement dit. Elles sont d'ailleurs inutiles, étant donné l'absence de strictures et d'infiltrations scléreuses.

Mais, dans les cas résistants, il est utile de passer quelques Béniqué qui dilatent le sphincter, facilitent l'évacuation des exsudats et assouplissent la région. Un grand lavage est nécessaire à la suite de ces opérations. C'est là un bon prélude aux instillations et aux massages.

Si l'inflammation s'est cantonnée dans les glandes prostatiques, cas ordinaire, le traitement sera plus complexe. La première indication est en effet de décongestionner la prostate. On peut évacuer le contenu muco-purulent des culs-de-sac glandulaires, par un *massage* de la prostate, massage qui sera fait à l'aide de l'index introduit dans le rectum. Cette médication date de 1882, avec le rapport de EBERMANN à la Société de médecine de Saint-Pétersbourg. Depuis cette époque de nombreux auteurs l'ont essayée et préconisée. Le Congrès urologique de 1900 l'a rendu classique. Les thèses de Aubry (Paris 1899), de Etienne (Lyon 1900) ont précisé ses indications. On a même perfectionné l'outillage en proposant un masseur spécial (Féleki) ou un doigtier électrique (Hogge, Fraudenberg). L'index suffit amplement. Le doigt étant dans le rectum, on commence à frictionner doucement de la périphérie au centre, en insistant particulièrement sur les points hypertrophiés, rénitents ou indurés. Puis on augmente l'énergie des frictions, jusqu'à limite de la sensibilité de la glande, décelée par la douleur témoignée par le malade. En général, celle-ci est à peine marquée, pourvu que l'opération ne soit pas prolongée au delà de trois minutes. En même temps qu'il est évacuateur, ce massage agit sur la tonicité de la glande, modifiant la circulation, excitant les contractions fibrillaires, bref, aidant de toute façon à la résorption des exsudats.

Ceci fait, le malade urine. On terminera enfin par l'instillation dans l'urèthre postérieur d'un centimètre cube environ de solution argentique à 1 p. 100 ou 1 p. 50 si on le juge nécessaire.

Exécuté de six à douze fois, tous les trois jours, cette pratique a donné de bons résultats dans de très anciens cas de blennorrhagie chronique ayant résisté à toutes les médications (Carle, *Lyon médical*, 1902).

On peut également, avec un peu d'habitude, atteindre les vésicules séminales. Cela ne nous paraît pas de toute utilité et ne va pas sans quelque traumatisme. Jadassohn vient de rappeler récemment (1908) avec beaucoup de sagesse que tous ces massages prostatiques ne sont pas tout à fait anodins, qu'ils peuvent fort bien réveiller quelques foyers endormis et causer par la suite des orchites ou des réinfections. On ne doit donc les employer qu'à bon escient et dans un but déterminé.

Les indications et la technique des massages de prostate ont été exposés avec beaucoup de détails et de précision dans la thèse de Davenne (Paris, 1908).

Mais ce traitement est aussi désagréable pour le malade que

pour le médecin. De plus il est encombrant et exige la présence
du patient deux ou trois fois par semaine, ce qui n'est pas toujours possible. Aussi peut-on utiliser les propriétés déconges-
tionnantes de l'eau chaude, et faire prendre tous les soirs au
malade un lavement (200 grammes environ) d'eau à 40° qu'il
gardera aussi longtemps que possible, au besoin on adjoint
quelques calmants (antipyrine, laudanum). On peut également
se servir d'un appareil semblable au *psychophore* de Winternitz,
dans lequel on fait passer un courant d'eau chaude plus ou
moins longtemps. Quelques pilules de fer et ergotine pourront
compléter la médication, par leur action possible sur les fibres
musculaires de la prostate. On obtient ainsi rapidement la
sédation des phénomènes douloureux et névralgiques, lesquels
sont d'origine congestive — et, dans un délai plus ou moins éloigné, l'amélioration des écoulements prostatorrhéiques.

Des suppositoires calmants pourront être ordonnés, mais
sont moins efficaces. On assurera la quotidienne liberté des
selles, au besoin par des purgatifs légers, ou des lavements
huileux.

Enfin ce malade est souvent un candidat névropathe, ou
même un véritable neurasthénique, des plus malheureux. Ici
plus que jamais, le médecin doit être doublé d'un psychologue.
Un doux optimisme ne suffit généralement plus à ce genre de
malades. Ils ont trop vu de médecins. Leur expliquer l'ina-
nité des symptômes si variés dont ils se plaignent n'a absolument aucun succès. Encore davantage faut-il éviter d'exagérer
la gravité de l'affection, en imposant un régime trop sévère ou
une thérapeutique trop prolongée, procédé qui conduit infailliblement à une incurable neurasthénie. Le mieux est d'entreprendre un vrai traitement, à la fois externe (massage, instillations, lavements) et interne (sulfate de strychine, valériane,
bromures, etc.) et de profiter de l'amélioration symptomatique
qui se produit presque toujours pour détourner leur attention
et leur activité vers d'autres pensées ou d'autres occupations.
Le mariage ou tout au moins la reprise régulière des rapports
sexuels est une thérapeutique quelquefois rationnelle, après
quelques excès préalables soigneusement gradués, qui auront

bien démontré aux malades la terminaison réelle de leur blennorrhagie.

PROSTATITES BLENNORRHAGIQUES

La topographie de la prostate, ses rapports intimes avec l'urèthre expliquent suffisamment que cette glande puisse participer aux inflammations de la muqueuse uréthrale, quel que soit leur degré, subaiguë, aiguë ou chronique. Et cependant cette motion est encore récente. Pendant longtemps on se contenta de décrire les prostatites suppurées, avec BELL, PETIT, LAGNEAU, DESAULT, CHASSAIGNAC, etc., dont les idées sont réunies dans le travail magistral de PAUL SEGOND (1880). Mais, dès cette époque, sous l'impulsion de VOILLEMIER, de THOMPSON et surtout de GUYON (leçons professées à Necker de 1867 à 1888), le cadre des complications blennorrhagiques s'élargissait singulièrement et la prostatite y prenait une place importante. Plus récemment, l'expérimentation et les recherches microbiennes, entre les mains de NEISSER, FINGER (1885), COHN (1898), ALBARRAN (1899), BERG (1900) ont permis de retrouver, sous l'uréthrite postérieure, l'inflammation prostatique catarrhale ou chronique qui l'accompagne et presque toujours explique sa persistance.

Nous traiterons des prostatites *aiguës* et *chroniques*.

§ 1. — PROSTATITE AIGUË

Cette forme, la plus connue sinon la plus fréquente, comprend les suppurations prostatiques et péri-prostatiques. Nous étudierons ces dernières dans les complications.

1° Étiologie, pathogénie. — Parmi les prostatites aiguës, les gonococciennes sont de beaucoup les plus nombreuses, 69 fois sur 98, d'après la statistique de SEGOND. Par rapport au nombre des blennorrhagiens, elles sont plutôt rares 1/100 (JULLIEN), 3/240 (DRON). Ce n'est donc pas une complication fréquente. Elle est le plus souvent expliquée par la persistance de la congestion due à un traitement insuffisant ou trop vigoureux : par des sondages répétés ou septiques, par une sonde à demeure, des grands lavages — ou encore des fatigues, coïts excessifs, marches, équitation, bicyclette.

Le gonocoque a été rarement trouvé dans le pus, qui contient par contre des staphylocoques (ALBARRAN), quelquefois des streptocoques (FRISCH 1899), des pneumocoques (GUILLON 1899).

2° Symptômes. — Le début peut être insidieux, marqué seulement par une douleur peu accusée, une sensation de gêne, de tension, dans la région périnéale — ou bien au contraire par un frisson violent, avec douleurs vives, gênant la défécation, empêchant la miction. Dans tous les cas, au bout de quelques heures ou de quelques jours, la douleur acquiert une grande intensité, augmentée par le mouvement, obligeant le malade à rester pelotonné dans son lit en chien de fusil, dans une immobilité complète.

Elle devient intolérable au moment de la miction, généralement réduite, quoique très impérieuse, et de la défécation, dont une constipation tenace vient habituellement diminuer les souffrances. Le malade a la sensation d'avoir dans le rectum un corps étranger gênant, source constante d'épreinte et de ténesme.

Le toucher rectal est très pénible et ne doit pas être prolongé. Il permettra de constater soit l'hypertrophie générale de la prostate, soit celle d'un lobe, soit enfin la présence de noyaux disséminés et peu consistants, origines de foyers qui vont se collecter.

Le cathétérisme uréthral ne doit pas être pratiqué, car la moindre éraillure de la muqueuse peut être le point de départ d'une infection générale. Il n'est autorisé qu'en cas de rétention complète, avec une sonde molle, après avoir essayé tous les moyens décongestifs connus.

La fièvre est constante, 39° en moyenne, procédant quelquefois par frissons semblables à ceux de l'infection urineuse, surtout au début. Parmi les phénomènes généraux concomitants, les troubles gastro-intestinaux sont les plus marqués. Les uns et les autres reflètent d'ailleurs l'état local et décroissent avec la suppuration et l'ouverture de l'abcès.

3° Complications, abcès prostatique. — Lorsque la maladie doit se terminer par la suppuration, un certain nombre de symptômes le font prévoir. Les douleurs prennent le caractère lancinant, et le malade a la sensation de battements sourds dans le rectum, les phénomènes généraux persistent et les frissons apparaissent, en même temps que des phénomènes de rétention. Le doigt, mis dans le rectum, sent des battements vasculaires. De plus, suivant que le pus est séparé de l'index par la muqueuse seule ou par une certaine épaisseur de tissu, il sera perçu sous forme de zone dépressible et rénitente, rarement fluctuante, ou seulement comme une tuméfaction dououreuse et profondément tendue. En cas de périprostatite, on trouvera les mêmes caractères plus nets, avec plus d'empâtement et les organes déformés. Dès que la lésion est un peu avancée, on voit le périnée œdémateux, douloureux et rouge, non dans toute son étendue, mais sur la marge de l'anus ou au niveau des fosses ischio-rectales. On doit combiner la palpation périnéale avec le toucher rectal.

Lorsque les symptômes de suppuration sont nets, on ne doit pas escompter la guérison par résolution. La terminaison par ouverture à l'extérieur devient la meilleure des solutions. Elle peut se faire de diverses façons. Voici à ce point de vue la statistique de Segond (1880) portant sur 102 cas :

Par l'urèthre	64
Par le rectum	43
Par le périnée	15
Creux ischio-restal	8
Région inguinale	3
Trou obturateur	2
Ombilic	1

Par l'urèthre, l'écoulement apparaît après un effort de miction particulièrement douloureux et persiste pendant très longtemps, avec des augmentations de temps à autre. De même par le rectum, mêmes phénomènes douloureux au début, même persistance. Cependant ces deux processus peuvent amener la guérison, quoique les fistules recto-périnéales, uréthro-périnéales et recto-uréthrales ne soient pas rares. Les autres modes d'ouverture sont généralement insuffisants, et le chirurgien doit intervenir. Dans les cas graves et mal traités, il se forme des fusées purulentes diffuses, pouvant causer la mort (24 fois sur 93 d'après Campenon), soit infection purulente, soit septicémie lente. A noter, comme cas exceptionnels, la péritonite, la pyélonéphrite, la perforation d'un vaisseau, etc.

4° Pronostic. — La prostatite aiguë abcédée est toujours chose grave, car les fusées purulentes, les fistules, les formes gangréneuses sont possibles. Mais, en somme, très fréquemment, elle en reste au premier stade d'inflammation aiguë. Les phénomènes s'amendent peu à peu et il ne persiste rien, tout au plus une légère induration, ou quelques noyaux, peu sensibles, mais menace permanente de récidives pour l'avenir.

5° Diagnostic. — L'anamnèse et le toucher rectal donnent des renseignements tellement précis que l'erreur est peu possible. Quelques cas de cystites très aiguës, ou de tuberculose prostatique pourraient en imposer. On pourrait confondre avec une cowpérite, mais le siège de la tuméfaction périnéale est tout à fait différent. L'empâtement, la disparition des contours de la glande, la fluctuation plus nette caractérisent le phlegmon péri-prostatique.

6° Traitement. — On doit envisager deux cas : la prostatite aiguë non suppurée et l'abcès prostatique.

a. *Prostatite aiguë non suppurée.* — Le traitement doit être antiphlogistique, diète légère, tous les jours lavement évacuant une fois, et trois petits lavements très chauds (50°). Suppositoires belladonés la nuit. Bains généraux. Bains de siège. Et surtout suppression absolue des injections, lavages, sondages. Le cathétérisme, très doucement pratiqué, n'est autorisé qu'en cas de rétention aiguë, après avoir épuisé tous les moyens décongestionnants. Traitement général par la quinine, les excitants, le lait, etc.

b. *Abcès prostatique.* — On doit aller ouvrir la collection, car l'ouverture spontanée est rarement suffisante. A moins que l'abcès ne pointe très nettement dans le rectum, il y a intérêt à l'ouvrir par le périnée. On fait une incision curviligne d'un ischion à l'autre, à un travers de doigt au-devant de l'anus. Après section de l'aponévrose et décollement du rectum en arrière, on arrive sur la prostate que l'on ouvre et que l'on draine.

La question fut largement traitée dans le rapport d'ORAISON (Assoc. franç. d'Urologie, 1907). Il conclut à l'insuffisance habituelle de l'ouverture par l'urèthre. Pour lui, l'incision par le rectum, à l'aide d'un bistouri boutonné, est la méthode de choix, sauf pour les trop gros abcès, qu'il est préférable de drainer par la voie périnéale.

§ 2. — Prostatite chronique

Les prostatites chroniques peuvent être dues à la persistance de noyaux inflammatoires à la suite des accidents aigus; ou bien, et ce sont de beaucoup les plus fréquentes, s'installer insidieusement au déclin d'une blennorrhagie ordinaire. Car, comme nous l'avons dit, dès les premières semaines quelquefois, les glandules prostatiques participent à l'inflammation de la muqueuse uréthrale. Le tout peut guérir en même temps, mais il arrive bien souvent que l'inflammation, chassée de l'urèthre, se réfugie dans ces glandules et y persiste. C'est alors de la « blennorrhagie chronique de la prostate ».

Nous ne reviendrons pas sur l'étude de cette forme de prostatite, complètement étudiée à propos de l'uréthrite postérieure. Son histoire clinique se confond tellement avec celle de cette dernière que leurs symptômes se trouvent étroitement unis dans la plupart des descriptions classiques. Nous nous sommes efforcés de faire la part de ce qui revient à la prostate dans ce tableau symptomatique, et renvoyons à cette description.

ARTICLE VI

TESTICULE BLENNORRHAGIQUE

Nous donnons ce nom à l'ensemble des manifestations épididymo-testiculaires de la blennorrhagie. La synonymie est nombreuse : orchite, épididymite, vaginalite blennorrhagique, tumeur blennorrhagique des bourses (HORAND), blennocèle (AUBERT). Nous préférons notre titre, qui a l'avantage de ne pas préjuger de l'état anatomique de la glande spermatique et de mettre quelque symétrie dans la nomenclature des affections de cet organe.

1⁰ **Étiologie.** — Tout individu atteint de chaudepisse est exposé à la voir tomber dans les bourses. Cette complication est la plus fréquente de la blennorrhagie. Sur 1.008 complications diverses traitées à l'Antiquaille, nous en avons compté 584 (AUGAGNEUR). FOURNIER donne la proportion de 1 sur 9 blennorrhagies. Elle se montre surtout de la quatrième à la sixième semaine, mais peut survenir bien plus tard et même alors que l'écoulement paraît complètement guéri. FOURNIER en a vu deux ans, trois ans et même sept ans après le début, et nous avons décrit le testicule blennorrhagique tardif, survenant chez des individus guéris depuis plusieurs mois (AUGAGNEUR).

Les deux côtés semblent être également pris. Voici les statistiques : JULLIEN 1.115 à gauche pour 1.159 à droite ; FOURNIER 102 à droite pour 124 à gauche ; LE FORT 249 à droite,

200 à gauche, en somme peu de différences. Un douzième environ sont bilatérales, un trentième d'après Hardy.

Peut-être une hernie, un varicocèle concomitant, agissent-ils comme cause prédisposante (loi de Ledouble). Ce n'est pas prouvé, pas plus que la prédisposition par une orchite antérieure, contre laquelle s'élèvent Augagneur et Molière (*Dict. encyclop. des Sciences méd.*, art. testicule).

Il est probable que les traumatismes de l'organe ont une influence plus sérieuse : chocs, coups, froissements, efforts, ou cathétérismes mal faits ; il en est de même des causes locales de congestion, telles que marches, boissons, coïts répétés, érections prolongées, etc.

La notion de la virulence a déblayé le terrain de toutes les théories diathésiques (influence de la scrofule et du rhumatisme), ou hypothétiques (influence du climat, des latitudes) (Lagneau), sur lesquelles nous n'insistons pas.

2° Pathogénie. — Depuis que la spécificité et la généralisation de la blennorrhagie ont été démontrées, la question pathogénique a été singulièrement éclaircie. Du coup, la plupart des anciennes théories n'ont plus présenté qu'un intérêt historique. La rétention spermatique (Astruc), la métastase (Swediaur, de Castelneau), la sympathie (Cooper, Rollet), bien que rajeunie par la connaissance de l'action médullaire réflexe sur la vaso-motricité des organes (Vulpian, Brown-Sequard) ne méritent plus qu'un rappel.

On peut actuellement admettre *deux modes d'invasion* de la glande. D'abord la *propagation de l'inflammation* par l'intermédiaire des canaux déférents. Cette explication déjà ancienne, puisqu'elle date de Velpeau, paraît rationnelle étant donnée l'époque ordinaire de l'apparition de l'épididymite (quatrième semaine), la présence constante de l'uréthrite postérieure à cette période et les douleurs inguinales dont se plaignent presque toujours les malades au début de l'affection. Ces épididymites sont *secondaires* à la funiculite.

D'un autre côté, il est bien des cas où l'examen le plus minutieux ne montre rien du côté des voies spermatiques supérieures, et quelques autopsies sont venues confirmer ce fait. Il existe donc des épididymites *primitives*. Dans ce cas, on peut admettre l'évolution silencieuse des microbes, gonocoques ou autres, jusqu'à leur arrivée dans l'épididyme, dont les tissus offrent des qualités spécialement favorables pour leur pullulation, constituant, dans la glande séminale, le meilleur « bouillon de culture ». On peut également invoquer les infections secondaires, toxiniques ou microbiennes, et expliquer la lésion épididymaire comme les infections des séreuses articulaires, les pleurésies, les endocardites, etc., par la localisation du produit virulent charrié par le sang, dans un organe prédisposé, au cours d'une maladie générale. Cette notion correspond mieux que la précédente à ce que nous savons aujourd'hui de la blennorrhagie. Les deux modes d'invasion, *par propagation directe* et *par le sang*, sont possibles, et peut-être même correspondent à des périodes et à des modalités cliniques différentes.

3° Symptômes. — Le premier symptôme est *la douleur*. Son apparition peut être brusque, immédiatement épididymaire et le malade incrimine le coup, l'effort, le mouvement qui la lui ont décelée. En d'autres circonstances, elle s'installe insidieusement, marquée d'abord au niveau du canal inguinal où elle persiste deux ou trois jours, sans autres phénomènes. La première forme est le propre des épididymites aiguës, des premiers jours de la blennorrhagie, de celles qui sont l'expression génitale de l'infection générale de l'organisme. La seconde forme se rencontre dans les blennorrhagies déjà anciennes et s'explique vraisemblablement par la lente propagation de l'inflammation le long des voies génitales supérieures.

Une fois établie, la douleur est très variable. Le plus souvent, semble-t-il, elle est modérée. Son intensité est surtout accrue (AUGAGNEUR) dans les cas aigus où les canaux sont rapidement distendus par les exsudats, et surtout par la vaginalite aiguë concomitante.

Dans ces cas, la marche est impossible et les douleurs irradiées dans tous les sens (périnée, lombes, cuisse, genou, etc.).

Quelquefois le malade se plaint de véritables crises névralgiques, avec redoublements intermittents et points douloureux. Ces névralgies vont fort loin, lombo-abdominales, rachial-
giques, intercostales, viscérales et surtout sciatiques ou crurales.
Elles peuvent simuler l'étranglement herniaire.

A l'inspection nous voyons un scrotum, rouge, œdématié,
déplissé et pendant, à cause de la perte de tonicité du dartos
et du crémaster.

A la palpation, à laquelle on doit procéder avec la plus grande
délicatesse, quand elle est possible, nous constatons de suite la
prédominance des lésions sur l'*épididyme*. La queue (globus
minor) présente les premières traces du gonflement ; le corps,
la tête (globus major), le tissu cellulaire voisin se tuméfient et
coiffent le testicule. — A la période d'état, l'ensemble a doublé
de volume et constitue une tumeur dure, douloureuse, affectant la forme d'un cimier de casque, qui tapisse la face postérieure du testicule.

Le *canal déférent* est gonflé et douloureux, facile à apprécier par comparaison avec le côté sain. Le toucher rectal, douloureux et difficilement accepté, montre que le lobe correspondant de la *prostate*, traversé par le canal éjaculateur, peut
être également hypertrophié et douloureux.

La *vaginale* est toujours enflammée et sa lésion se traduit
par un *épanchement* d'abondance variable. Celui-ci s'exprime
par la tuméfaction rouge qui double ou triple le volume normal du scrotum et masque complètement le testicule et l'épididyme.

Le *testicule*, enfermé dans l'albuginée intacte, est douloureux,
plus ou moins accessible à la palpation, suivant l'épanchement
de la vaginale.

L'*état général* est toujours atteint. Les douleurs créées par
ces voies amènent des désordres viscéraux plus ou moins marqués, gastriques ou intestinaux : vomissements, anorexie, constipation. La fièvre est peu élevée, 38,5. Tout ceci très variable
suivant les malades. Presque tous les cliniciens ont attiré
l'attention sur l'anémie produite par l'orchite, anémie vraie,
due à une déglobulisation rapide, hors de proportion avec la

gravité de la cause, mais peut-être explicable par la présence de toxines dans le sang.

On observe fréquemment des pollutions nocturnes et quelquefois des pollutions sanglantes. Il nous a été donné (AUGAGNEUR) de voir le mélange intime des spermatozoïdes morts et des globules sanguins, phénomènes que nous attribuons à des ruptures vasculaires dans la glande séminale.

4º Formes cliniques. — Elles peuvent être différenciées, soit par leur intensité, soit par leur localisation anatomique, soit par leur évolution.

a. *Intensité.* — Deux formes : 1º aiguë, forme à début rapide, infectieuse, violente, épididymaire d'emblée, et douloureuse ; 2º subaiguë, lente à venir, tolérante, due à la propagation inflammatoire le long du canal déférent.

b. *Localisation anatomique.* — La cryptorchidie avec ses diverses modalités (inguinale, périnéale, abdominale, crurale) peut être cause de nombreuses erreurs de diagnostic. Ces formes sont généralement violentes, accompagnées de vomissements et de phénomènes généraux.

L'inversion, et surtout l'inversion antéro-postérieure, modifie la forme des organes malades, on doit songer à son existence.

La funiculite isolée a été décrite (HORTELOUP, AUGAGNEUR).

GOSSELIN a vu une inflammation localisée sur un vas aberrans.

c. *Marche.* — L'amélioration doit normalement se dessiner du huitième au dixième jour. L'état général devient meilleur, tandis que rougeur, douleur et gonflement diminuent d'intensité. La tumeur épididymaire mettra, par la suite, plus ou moins longtemps à se résorber ; le malade n'en est pas moins guéri vers le quinzième jour, susceptible de reprendre ses occupations, avec un suspensoir bien fixé.

5º Terminaisons. — La résolution plus ou moins rapide est de beaucoup la plus commune des terminaisons. Après trois ou quatre jours d'accroissement, cinq à sept jours de période d'état, la décroissance survient, amenant la guérison complète. Il ne reste guère comme traces qu'une certaine sensibilité et quelquefois un petit noyau induré, sur la queue de l'épididyme. Mais cette évolution normale ne se produit pas toujours.

a. *Testicule irritable.* — Quelquefois, la sensibilité est assez marquée et persiste des mois et des années. C'est le « testicule irritable » de CURLING, source d'ennuis moraux plutôt que de gêne physique pour le malade.

b. *Terminaison par suppuration.* — La terminaison par suppuration était autrefois considérée comme rare, CULLERIER n'en a vu que trois ou quatre cas, BELL jamais.

Il semble que l'on revienne un peu aujourd'hui sur cette opinion. Depuis l'observation de AUDRY (1893) qui, croyant à une lésion tuberculeuse, incisa un bel abcès blennorrhagique en plein épididyme, de nombreux auteurs ont signalé l'existence de suppurations. Quelques-uns ont retrouvé le gonocoque dans le pus (COLLAN, SPRECKER, HARTUNG, WITTE). Leur nombre augmentera avec la tendance actuelle à intervenir chirurgicalement au cours de l'orchi-épididymite aiguë.

Dans ces cas, la fièvre persiste, les douleurs se localisent en un point et prennent le caractère lancinant ; les bourses gonflent, la peau rougit, mais reste très longtemps à ce stade de congestion, qui se termine bien souvent, quoique bien lentement, par la *restitutio ad integrum*, avec persistance d'un noyau sensible. Puis la peau s'ulcère, et l'abcès se vide à l'extérieur, à moins qu'il ne proémine quelque temps sous forme d'une tuméfaction molle qui appelle le bistouri. Cet abcès apparaît presque toujours sur la face postérieure des bourses. Cette évolution, en général bénigne, se termine par la cicatrisation. En analysant les cas observés, on s'aperçoit que bien souvent l'on a pris pour des suites de blennorrhagie ce qui était de la tuberculose, soit sous la forme subaiguë (*orchite pseudo-tuberculeuse* de FOURNIER), soit sous la forme aiguë (RECLUS). Dans un autre ordre de faits, on doit incriminer le traitement suivi. Les mouchetures de VIDAL, les ponctions de VELPEAU ont souvent été des agents de suppuration.

Il existe cependant quelques observations authentiques d'abcès de la vaginale, ulcérant secondairement l'albuginée et amenant ainsi un véritable fongus des canalicules spermatiques (GOSSELIN).

c. *Terminaison par atrophie.* — La terminaison par atrophie est possible. Nous en avons observé un cas des plus nets (AUGA-GNEUR). L'épididyme flexueuse allongée composait les trois quarts de l'organe et entourait le testicule gros comme une dragée et indolent. L'eunuchisme consécutif a été vu par ROL-LET. Ces atrophies ne paraissent pas définitives.

d. *Orchite à bascule.* — Quand tout semble fini, une rechute peut survenir du côté opposé, et l'alternance se prolonge quelquefois ainsi en plusieurs poussées inflammatoires, les lésions n'évoluant jamais parallèlement des deux côtés.

e. *Orchite à répétitions.* — C'est le réveil plusieurs fois répété d'une inflammation qui avait à peu près disparu. Elle est généralement expliquée par la recrudescence de l'uréthrite ou des fautes contre l'hygiène.

6° Pronostic. — Le testicule blennorrhagique est une affection bénigne. Cependant, on ne doit pas oublier la possibilité de complications phlegmoneuses locales (suppuration de la vaginale ou du testicule), ou éloignées (paroi abdominale). Penser dans le cas de cryptorchidie à la propagation péritonéale. On doit également se souvenir de quelques gangrènes du testicule, survenues à la suite d'épididyme (AUDRY, 1899).

Bien plus fréquemment, se pose la question de l'état de l'organe après la maladie, question brûlante d'intérêt pour le malade, lorsque l'orchite a été bilatérale. S'il fallait prendre à la lettre le résultat des recherches de GOSSELIN, GODARD, LIÉGEOIS, JULLIEN, la stérilité serait la conséquence ordinaire de l'orchite double. Voici d'ailleurs leurs statistiques :

Dans 25 cas de GOSSELIN, le retour des spermatozoïdes s'est fait 5 fois
  » 35 » GODARD,   »   »   1 »
  » 23 » LIÉGEOIS,   »   »   2 »
  » 2 » JULLIEN,   »   »   1 »

Ce serait désespérant. Des recherches personnelles (Augagneur) nous permettent d'affirmer que ces tableaux sont pous-
sés au noir et que d'indéniables paternités ont bien souvent
succédé à des épididymites doubles, ne laissant après elles aucun
signe morbide. Cette opinion a été soutenue par Morel-Lavallée (*Soc. de Dermatologie*, janvier 1899) et appuyée par Balzer
et Fournier.

A noter la curieuse constatation faite par De Sinety (*Soc. de
Biologie*, 1896) : le sperme de jeunes gens atteints, longtemps
auparavant, d'orchite unilatérale, contiendrait un très petit
nombre de spermatozoïdes, et ceux-ci perdent leurs mouvements deux ou trois heures après l'éjaculation, ce qui n'est pas
normal. La moindre activité du sperme, dans ces conditions,
expliquerait, d'après cet auteur, nombre de cas de stérilité
conjugale.

7° Diagnostic. — La notion étiologique et les symptômes
concomitants éclaireront le diagnostic des *orchites aiguës d'origine infectieuse* (ourlienne, rhumatismale, etc.), lesquelles sont
d'ailleurs en nombre infime par rapport aux orchites blennorrhagiques. Parmi les autres, la tuberculose testiculaire peut
créer quelques erreurs.

L'*orchite tuberculeuse vraie*, avec sa marche subaiguë, insidieuse, le gros volume et les bosselures de l'épididyme, et surtout son état stationnaire pendant plusieurs semaines avec des
poussées successives jusqu'à suppuration, ne présente aucune
difficulté diagnostique. Moins simples sont les formes à début
aigu ou les poussées inflammatoires développées autour d'un
noyau tuberculeux, quelquefois anodin. L'adhérence de la
queue de l'épididyme à la face profonde du scrotum, donnée
comme caractéristique de la tuberculose par quelques auteurs,
se retrouve en réalité, au cours de l'inflammation blennorrhagique : elle est due à un épanchement séro-sanguin, non gonococcique, produit dans les lames du tissu conjonctif péri-épidi-
dymaire (Augagneur).

Les signes objectifs manquent. En pareil cas, il est nécessaire de se rappeler deux principes essentiels : la bien plus

grande fréquence de l'orchite blennorrhagique, et la tendance habituelle des malades à nier l'écoulement, que le médecin doit chercher, envers et contre les affirmations les plus catégoriques. L'expectation est quelquefois obligée pendant deux ou trois semaines, jusqu'à ce que la résolution ou la suppuration facilitent le diagnostic. Les cas limites se présentent, tels les épididymites *pseudo-tuberculeuses* de Fournier, dont l'étiologie n'est pas facile à déterminer.

Au cas où des recherches minutieuses ne décèleraient aucun écoulement, on doit songer à l'*épididymite syphilitique de* Dron, et questionner le malade à ce point de vue. Objectivement, le noyau enchâssé dans l'épididyme, l'indolence ou le peu de réaction de la lésion, la vaginale intacte, suffisent à distinguer ces deux affections. De très rares formes, plus aiguës, pourraient amener la confusion.

L'orchite du *testicule ectopié, inguinale* ou *iliaque,* par ses vives douleurs et les réflexes qu'elle engendre peut faire croire à l'*étranglement herniaire.* Il y a évidemment quelques précautions à prendre chez un malade atteint de pareils phénomènes et monorchide. Faire un palper soigneux, rechercher la goutte, s'assurer par le toucher rectal de l'état des vésicules séminales et du canal déférent, et opérer si les accidents persistent avec des caractères inquiétants.

8° **Anatomie pathologique.** — Les occasions d'étudier l'épididymite sont rares et dues à des maladies intercurrentes. Nous passerons en revue les diverses parties de l'appareil génital.

Le *canal déférent* est gros, doublé ou triplé quelquefois. La pression en fait sortir un liquide jaunâtre et purulent. La muqueuse présente les signes ordinaires de l'inflammation. Le tissu cellulaire est habituellement enflammé, constituant autour du canal une gangue indurée, perceptible à la palpation. Dans quelques cas (orchite du début) le canal déférent paraît sain.

Les *vésicules séminales* sont souvent atteintes, comme le prouve le toucher rectal.

L'*épididyme*, débarrassée du tissu cellulaire, abondant et congestionné qui l'entoure, apparaît rouge, semée de points ecchymotiques et de petits abcès blanchâtres, nés dans le tube épididymaire lui-même. Les lésions inflammatoires sont beaucoup plus marquées vers la queue de l'épididyme que vers la tête. Glande et tissu cellulaire enflammés forment le volumineux cimier de casque qui coiffe le bord postérieur de la glande. Suivant l'intensité de l'inflammation, la *restitutio ad integrum* en est la suite, quelquefois lointaine, ou bien divers noyaux fibreux persistent, étouffant le canal dans leur gangue conjonctive et scléreuse.

La *vaginale* est toujours touchée. Elle réagit par l'exsudation, ordinairement minime, mais capable de distendre fortement la séreuse, et même de créer des néomembranes, faisant une sorte de pachyvaginalite, à laquelle prennent part toutes les enveloppes du testicule.

Le *testicule* est congestionné et présente quelquefois des signes véritables d'inflammation. Les lésions sont toujours bien moindres que celles de l'épididyme.

Dans tout ceci, une grosse part revient donc au *tissu cellulaire péri-canaliculaire*. Dans tous les canaux génitaux, on rencontre un liquide jaunâtre, mais qui est épanché également dans la gangue connective péri-canaliculaire. Les injections de liquide dans cette gangue, au pourtour du canal épididymaire (Monod), ont réalisé la forme clinique du testicule blennorrhagique. D'après Robin, ce liquide contiendrait des globules de pus, des granulations graisseuses et des cellules épithéliales.

Dans le pus provenant des incisions, on a rarement retrouvé le gonocoque, mais plutôt la plupart des parasites habituels de la suppuration. L'orchiocoque, décrit par Éraud et Hugouneng, a disparu de la scène bactériologique.

En somme, tout l'appareil génital est plus ou moins atteint et l'épididymite isolée est une rareté. La preuve s'en trouve encore dans ce tableau de Sigmund, portant sur 1.342 malades :

Epididymite seule.		61
»	avec vaginalite.	856
»	» funiculite	108
»	» les deux	317

C'est donc avec quelque raison que nous avons rejeté la dénomination classique d'épididymite blennorrhagique, comme indiquant trop nettement une localisation qui semblerait exclusive.

9° Traitement. — Tout blennorrhagien doit porter un suspensoir, surtout s'il se livre à quelque travail tant soit peu fatigant. Ceci est le meilleur des traitements préventifs.

Les traitements ont été multipliés, et pourtant les indications sont simples : rendre tolérable pour le malade les dix ou quinze jours de souffrance, et lui permettre de ne pas rester complètement au lit pendant ce laps de temps. Le suspensoir Horand-Langlebert remplit ces indications aussi bien que possible, et, à lui seul, il suffit à la médication. Il comprime et amène la sudation, mais surtout il immobilise et c'est là le grand point. Bourré de coton cardé fixé par une toile caoutchoutée rectangulaire, le suspensoir doit appliquer les testicules contre le pubis, de façon à les maintenir complètement immobiles lors même que le malade marcherait ; c'est dire que les petits suspensoirs en treillis, en forme de sacs à bourses, sont totalement insuffisants dès qu'il s'agit d'une orchite blennorrhagique.

Avec ce traitement, les douleurs disparaissent et le malade peut vaquer à ses occupations habituelles, même si elles sont fatigantes. Toutefois, mis dès le début, le suspensoir peut être une cause de douleurs, dues à la compression trop forte exercée sur le testicule qui continue à gonfler. Une douleur aiguë et persistante prévient le praticien qui l'accommode au degré voulu. On peut le quitter pendant la nuit, pour le remettre pendant le jour, dès que les quatre ou cinq premiers jours sont passés.

Cependant, dans quelques cas de douleurs particulièrement violentes, chez des malades impatients ou nerveux, une médication plus variée est nécessaire. On a alors le choix entre les pommades à la belladone, à l'iodure, au mercure, l'acide phénique en badigeonnage, l'emplâtre de Vigo, le gaïacol à 3 p. 30 de vaseline (PERRY, 1893), le salicylate de méthyle à 1 p. 3 d'huile d'olive (BETTMANN), l'ichtyol en pommade à 4 p. 30

(PETRINI, GALATZ). On use trop en pareils cas de la pommade mercurielle, dont l'efficacité n'est pas certaine, et qui complique souvent l'affection d'une dermite très douloureuse.

La vogue des sangsues n'est heureusement plus qu'un souvenir. La sédation très relative que donnait leur application le long du canal inguinal, s'obtient à moins de frais et plus sûrement avec des cachets d'antipyrine ou de pyramidon, très supérieurs en pareil cas au chloral et à l'extrait thé-baïque.

En réalité, si les douleurs atteignent un degré d'intensité intolérable, chose rare, le mieux est de faire reposer le scrotum sur un sachet rempli de glace pilée, sans le laisser trop long-temps en place à cause de la gangrène possible. Ces exacerba-tions sont d'ailleurs de courte durée et nécessitent rarement l'emploi d'autres moyens.

Une piqûre de morphine est quelquefois nécessaire pour le repos de la nuit.

On a aujourd'hui une tendance marquée à intervenir chirur-gicalement dans les cas à gros épanchements, accompagnés de congestion persistante, de douleurs vives et de fièvre, ou encore dans ceux, moins aigus, où l'infiltration de l'épididyme résiste au temps et à la médication locale.

On a d'abord recommandé la ponction (BAERMANN, *Presse médicale*, 1903) ; et ce procédé, un peu modifié, a été adopté par BELFORD (1906) et ERNST (*Berl. Klin. Woch.* 1909). Mais, depuis 1906 (BAZET, *Assoc. urol. Améric.*) l'épididymoto-mie semble rallier le plus grand nombre de partisans. On trou-vera dans un travail de DIND et MÉTRAUX (*Annales des Mala-dies vénériennes*, 1908) un résumé des indications et du manuel opératoire. Les auteurs se contentent d'une incision sur le dos de l'épididyme, avec nettoyage antiseptique des foyers puru-lents. L'ouverture de la vaginale leur paraît inutile. D'autres enfin (HAGNER, *Medical Record* 1906), incisent tous les plans, y compris la vaginale, et ponctionnent ensuite les ori-fices visibles des foyers purulents.

A noter les récents essais de HAMONIC, puis ceux de ASCH (*Zeitschrift fur Urol.* 1911), qui se déclarent très satisfaits, dans les cas anormaux, de l'emploi d'une injection de 2 centimètres cubes d'électrargol en plein foyer d'épididymite.

Pendant la durée de l'affection, doit-on interrompre tout traitement actif de l'uréthrite et se borner à quelques antiseptiques ou balsamiques internes ?

La question, qui paraissait résolue par l'affirmative, est à nouveau très discutée en ce moment. L'opinion de l'école de Neisser, qui conseille de ne pas arrêter les injections, paraît gagner du terrain chez nous. Au point que dans son dernier Traité (1912), Luys préconise, dès que la fièvre est tombée, les grands lavages, en même temps que les massages des vésicules. Pour notre part, nous considérons les uns et les autres comme inutilement traumatisants. Il est très préférable d'ordonner des balsamiques à haute dose, quelques lavements chauds, et des injections antiseptiques légères (résorcine ou permanganate).

Dans tous les cas, veiller au régime et surtout à la régularité des selles.

CHAPITRE II

BLENNORRHAGIE CHEZ LA FEMME

Les connexions anatomiques étroites existant chez la femme
entre l'urèthre, la vulve et le vagin font que tous ces organes
participent à l'inflammation. Au lieu d'être simplement uréthrale, la blennorrhagie s'étend sur tout l'appareil génital, avec
des modalités très diverses, suivant que l'affection domine
sur l'un ou sur l'autre organe. Déjà appréciable au début,
cette multiplicité de formes ne fait que s'accuser par la suite, et
la localisation se fait avec la chronicité.

On répète journellement que la chaudepisse est plus fréquente
chez l'homme que chez la femme. On trouve même de bonnes
raisons : la protection offerte à l'urèthre par les petites lèvres,
la résistance plus grande de l'épithélium vaginal, la moindre
congestion des organes féminins au moment du coït. Il semble
plus simple d'invoquer le manque de soins chez la femme,
et aussi le manque de recherches de la part des médecins.
Quelques douleurs très passagères de la miction, quelques
pertes blanches en plus ou en moins, ne décident pas une femme
à demander un traitement. L'homme, poussé par la souffrance,
et très réellement gêné par la difficulté de la miction, par l'impossibilité de la copulation, se fait examiner plus souvent.
Peut-être est-ce là la seule cause de cette fréquence relative
chez l'homme.

Encore faut-il s'entendre sur ce que l'on appelle la blennorrhagie chez la femme et ne pas comprendre dans son étiologie toute cause irritante susceptible de faire naître une inflammation catarrhale sur les muqueuses du conduit vulvo-utérin.
Ce n'est pas ainsi que nous l'entendons : l'ensemble des symp-

tômes compris sous ce nom est toujours déterminé, pour nous, par l'action du gonocoque. Que ce microbe se localise d'abord sur l'urèthre et les glandes vulvaires, qu'il prépare le terrain pour les infections secondaires, c'est chose probable et admise aujourd'hui ; la cause première, le gonocoque, n'en reste pas moins la même, que son action soit directe ou qu'elle soit indirecte. Nous laisserons donc de côté toutes les leucorrhées douteuses, spontanées (?), lymphatiques, strumeuses, et celles que peuvent expliquer la malpropreté ou un traumatisme quelconque, dont le nombre diminuerait singulièrement, si l'on pratiquait chaque fois l'examen microscopique.

Nous étudierons d'abord la blennorrhagie féminine dans ses localisations ordinaires, vulve, urèthre, vagin, col de l'utérus, et dans ses formes aiguës et chroniques. Puis nous rappellerons, sans insister, les extensions inflammatoires au corps de l'utérus, aux ovaires, celles-ci étant du ressort de la gynécologie.

ARTICLE PREMIER

LOCALISATIONS ET FORMES CLINIQUES DE LA BLENNORRHAGIE CHEZ LA FEMME

Nous comprenons dans cet article l'étude de la blennorrhagie des organes génitaux primitivement atteints : vulve, urèthre, glande de Bartholin, et col de l'utérus. Nous verrons successivement l'étiologie, les symptômes, le diagnostic, le pronostic, le traitement, et, pour chacun d'entre eux, tout ce qui concerne les formes aiguës et chroniques.

§ 1. — ÉTIOLOGIE

1° Blennorrhagie aiguë. — Les réserves exposées ci-dessus nous ont fait admettre l'unicité de la cause, c'est-à-dire la contagion gonococcienne sous toutes ses formes. Préparée ou non par la congestion (malpropreté, coïts multiples, végétations, etc.), l'inoculation se fait par l'intermédiaire du pénis, des

doigts, des linges, des injecteurs ; chez les petites filles, les
attouchements digitaux ou les frottements avec le pénis sont le
plus souvent incriminables. Il arrive quelquefois que ces vulvites procèdent par épidémie, dans les pensionnats, les hôpitaux. D'aucuns les attribuent au lymphatisme (BROUARDEL,
1883). Des recherches suffisantes ont montré que l'inoculation
se faisait ordinairement d'une petite fille malade aux autres,
par l'intermédiaire de linges ou d'éponges communes. En 1895,
WEIL et BARJON ont vu à l'hôpital de la Charité (Lyon) une
épidémie de 30 vulvites transmises par le thermomètre. L'arrêt
se fit après lavage du thermomètre avec l'acide chlorhydrique
au tiers.

Parmi les vulvo-vaginites, les blennorrhagiques sembleraient
les plus fréquentes, 14 21 d'après ISRAEL. Voici la récente statistique de BOURY (1899) sur 54 cas :

```
Gonocoques. . . . . . . . . . . . . . . . . . . . . .  20
Diplocoques . . . . . . . . . . . . . . . . . . . . .  33
Staphylocoques. . . . . . . . . . . . . . . . . . .    1
```

Quelques états pathologiques ou physiologiques ont une
influence réelle sur leur durée, telles que la scarlatine chez les
petites filles, la grossesse chez les adultes (BUMM).

Il est fort probable que les localisations inflammatoires ne
sont pas simultanées. Les muqueuses glandulaires, celles de
l'urèthre, de la vulve en partie, du conduit de Bartholin, du col
de l'utérus, sont atteintes en premier lieu. Puis, comme BUMM
l'a démontré, le gonocoque met, par son action sur les glandes,
l'épithélium vaginal et vulvaire en état de réceptivité à l'égard
des streptocoques et des staphylocoques, ses hôtes ordinaires
mais inoffensifs jusqu'à ce jour, d'où vulvo-vaginite par infection secondaire.

Dans quelles proportions ces divers organes sont-ils atteints ?
Les statistiques sont nombreuses, mais généralement faites
d'une façon incomplète, et surtout ne différenciant pas les
formes aiguës des formes chroniques.

Dès le début, il fut admis que l'urèthre et le col de l'utérus
étaient le siège le plus ordinaire de l'affection. ROLLET, BUMM

croient à l'atteinte primitive du col utérin, étant donné qu'il est le plus directement exposé à l'infection.

Les statistiques qui suivent ne furent pas en faveur de cette opinion. En 1887, Steinschneider signale une majorité d'uréthrites. Fabry (1888) sur 38 cas trouve :

Urèthre et col. . . . . 16 fois
Urèthre seul . . . . 20 »
Col seul . . . . 2 »

Welander (1888) donne comme exacte la forte proportion de 89 p. 100 d'uréthrites, et seulement de 43,7 p. 100 d'inflammations du col. Et depuis cette époque la plupart des auteurs sont d'accord pour considérer l'uréthrite comme étant la manifestation la plus ordinaire de la blennorrhagie féminine aiguë.

Statistique de Baumeke (1891) :

Urèthre seul. . . . . 90 p. 100
Col seul . . . . 37,5 »
Vulvite et bartholinite. . . . . 12,5 »

Statistique de Lukzny (1891) :

Uréthrite . . . . 40 p. 100
Vaginite (et métrite). . . . . 19 »
Bartholinite . . . . 17 »
Vulvite . . . . 12 »

En regard de ces tableaux, nous devons mettre celui de Fournier reproduit par Jullien :

Vaginite (et métrite) . . . . 176 p. 100
Uréthrite. . . . . 150 »
Uréthro-vaginite . . . . 81 »
Vulvite. . . . . 22 »
Vulvo-uréthrite. . . . . 2 »

Malgré l'intérêt de ces statistiques, démontrant le nombre des uréthrites par rapport aux autres lésions, il serait à souhaiter que les cas aigus fussent séparés des chroniques. La clinique de tous les jours nous montre la différence des localisations suivant l'âge de la maladie, l'urèthre réagissant surtout dans les premiers temps, le col utérin conservant longtemps et quelquefois toujours les traces de l'inflammation.

Il faut bien aussi reconnaître que la recherche de la goutte uréthrale est une manœuvre à laquelle le médecin se livre peu, lorsque son attention n'est pas attirée par des douleurs à la miction. Et cependant, même dans ces cas, il n'est pas rare de ramener au méat la goutte révélatrice, et de la trouver pleine de microbes. Mais comme les symptômes subjectifs se réduisent à très peu de choses, on a une grande tendance à faire un examen incomplet et à donner des autorisations dangereuses.

2° Blennorrhagie chronique. — Se plaçant à ce dernier point de vue, il est exact de dire que la blennorrhagie chronique de la femme est la plus contaminante. Non qu'elle soit d'une contagiosité plus grande, mais parce que la croyance à la guérison d'un côté, la disparition des douleurs de l'autre, autorise et permet les rapprochements sexuels, d'autant plus dangereux, que la femme, ne se doutant pas de sa maladie, prend moins de précautions. Aussi la petite ouvrière ignorante est-elle bien plus à craindre que la professionnelle, instruite par l'expérience, et ayant, de plus, à sauvegarder sa réputation. La statistique de FOURNIER sur 387 femmes ayant donné la chaudepisse, est des plus instructives :

Filles de théâtre	138
Ouvrières	126
Prostituées clandestines	44
Domestiques	41
Femmes mariées	26
Filles publiques	12

Car il est certain que toute femme atteinte de blennorrhagie chronique n'est pas fatalement contagionnante. Elle pourra ne pas être nocive si elle prend les soins voulus, si elle évite les causes de reviviscences ; ces causes sont évidemment toutes celles qui peuvent congestionner le petit bassin ou fatiguer

12.

l'organe ; équitation, bicyclette, marches forcées, machines à coudre, lavages insuffisants, coïts multipliés, etc.

Les périodes menstruelles ont une influence indéniable, et c'est une croyance répandue que la transmission de la chaudepisse par les règles. Il est certain que la congestion qu'elles déterminent agit défavorablement sur les vieilles inflammations cervicales en les réveillant momentanément.

Enfin on doit faire entrer en ligne de compte la façon dont s'accomplit l'acte sexuel. Le coït à froid, tranquille et unique, sera beaucoup moins nocif que celui qui s'aide de toutes les congestionnantes ressources de l'art amoureux. Là où un mari passe indemne, un amant peut fort bien être pris. De deux amis sains, ayant vu la même femme au même moment, un seul peut être contaminé ; le fait est fréquent, et le malade ne devra bien souvent accuser que son excès de vigueur ou son peu d'égoïsme.

§ 2. — SYMPTOMATOLOGIE

1° Blennorrhagie aiguë. — Le premier symptôme est la douleur, *douleur vulvaire* et *douleur uréthrale*. La première consiste plutôt en une sensation de cuisson, de démangeaison, de prurit, localisée d'abord à la vulve, puis rapidement irradiée. Les contacts sont pénibles, la palpation mal supportée, les coïts à peu près impossibles. De son côté la miction est douloureuse, augmentée, impérieuse, avec une sensation de brûlure dès le premier jet, persistant souvent quelques minutes après. L'*écoulement* apparaît, jaune verdâtre d'abord, franchement vert par la suite, particulièrement fétide. Simple suintement au début, il devient peu à peu plus abondant. Il irrite la rainure interfessière, la face interne des cuisses (triangle des adducteurs), le pourtour de l'anus. Il crée de l'intertrigo, de l'érythème ou des ulcérations. L'inflammation est surtout marquée au niveau de l'urèthre, de glandes vulvo-vaginales, mais, dès la première semaine, elle est généralisée.

a. *Vulve*. — La vulve frappe tout d'abord par sa *tuméfaction* considérable et sa rougeur. L'entrée du vagin est difficile à trouver ; le clitoris est invisible, enfermé sous un capuchon œdémateux, les petites lèvres sont tendues et luisantes, s'écrasant et s'étranglant quelquefois contre les grandes lèvres (paraphimosis vulvaire). Il est nécessaire au préalable de nettoyer la vulve, dont les poils sont généralement agglutinés par l'abondante sécrétion de la muqueuse ou des glandes sébacées.

Plus tard surviennent des érosions épithéliales, ou même de véritables ulcérations, surtout chez les petites filles, à cause de la délicatesse des téguments. Enfin les complications folliculaires, phlegmoneuses ou gangréneuses sont possibles, mais bien rarement dans les formes simples. Elles sont le plus souvent expliquées par une grossesse concomitante ou une fièvre éruptive antérieure. Il est au contraire assez fréquent de voir persister longtemps un certain degré d'hyperesthésie de la vulve.

b. *Urèthre.* — L'état de l'urèthre est très important à diagnostiquer ; car, dans les cas douteux, la présence d'une goutte, amenée avec le doigt de la profondeur du canal, tranchera la question. Ce même procédé d'investigation permettra d'apprécier l'induration de l'urèthre. Le méat participe à l'inflammation ; il est plus ou moins éversé en dehors et très rouge, presque toujours entouré d'une couronne de 15 à 20 follicules para-uréthraux enflammés et suppurants, cause de chronicité pour plus tard.

c. *Vagin.* — Le vagin est également le siège d'un gonflement que le spéculum grillagé ou les valves permettront d'apprécier. La muqueuse est uniformément rouge ou tachetée par des érosions.

d. *Glande de Bartholin.* — Le *conduit de la glande de Bartholin* participe de suite à l'inflammation. Dès les premiers jours son orifice vulvaire est entouré d'une aréole rouge très marquée *(macula gonorrhea)*. Dans certains cas, c'est même le seul signe bien apparent de la maladie. L'exsudation trouble, puis purulente, du conduit survient les jours suivants. Cette inflammation muqueuse du canal excréteur peut faire un véritable abcès. Celui-ci se développe sur la petite lèvre à l'union du tiers inférieur avec les deux tiers supérieurs, proémine et s'ouvre du côté du vagin par un orifice déchiqueté.

La *glande de Bartholin* elle-même est bien plus souvent le siège des abcès. Ceux-ci débutent d'une manière aiguë, par une douleur graduellement croissante, irradiée vers le pubis et le périnée. Un gonflement œdémateux de la grande lèvre survient alors, commençant par le tiers inférieur. L'abcès se collecte, faisant une saillie qui atteint en bas le voisinage de la fourchette, gros comme une noix ou un œuf de dinde. Fièvre plus ou moins forte. La fluctuation apparaît. Quand on la laisse évoluer, l'ouverture se fait spontanément à la face interne ou antérieure de la grande lèvre. Mais dans ces cas-là, après une première évacuation, il n'est pas rare de voir revenir une série de poussées aiguës, d'abcès à répétitions, avec fièvre légère à type intermittent. L'affection se termine par une induration qui persiste, à moins que le chirurgien n'intervienne pour faire l'excision complète de la glande. Plus tard se voient des granulations, des pustules ou des ulcérations d'apparence folliculaire.

e. *Utérus.* — Enfin le col de l'utérus est également malade, et souvent des premiers. Comme celle du vagin, la muqueuse est congestionnée, rouge, autour de l'orifice cervical principalement. Puis elle prend un aspect velvétique, piqué par des papilles turgescentes. Les lèvres du col se boursouflent. Un peu plus tard, l'épithélium disparaît par plaques, comme dans la balanite érosive. Si le processus continue, une véritable ulcération se forme, à contours géographiques, à fond villeux, donnant du pus. Quelquefois les follicules mucipares hypertrophiés apparaissent sous forme de granulations plus ou moins grosses. L'écoulement est constant. Il est facile de l'apprécier avec un spéculum. On voit l'orifice du col occupé par une « limace » muco-purulente assez semblable à du blanc d'œuf comme consistance, mais plus jaunâtre. Tout à fait fluide et purulent au début, semblable au pus du canal masculin, cet écoulement s'épaissit par la suite jusqu'à consistance gélatineuse, au fur et à mesure que le mucus reparaît.

Quelques douleurs, réflexes pour la plupart, dans le bas ventre. Peu de fièvre le plus souvent.

Ceci est la métrite cervicale blennorrhagique qui fait partie intégrante de la description des formes aiguës, car elle est à peu près constante, autant que l'uréthrite, pour certains (Rollet), plus pour d'autres (Bumm, Fournier).

Mais il arrive que l'inflammation blennorrhagique dépassant le col, se propage en quelques jours au corps, en temps que cavité utérine. Dans ce cas, il y a véritablement *métrite aiguë*, avec phénomènes graves rapidement survenus, quelque peu comparables à ceux de la métrite post-puerpérale. Les douleurs sont violentes, irradiées dans l'hypogastre et les lombes, avec épreintes, ténesmes, pollakyurie douloureuse. Le repos absolu est obligé, les mouvements occasionnent de vives douleurs abdominales. Le ventre est météorisé, tendu, difficile ou impossible à palper. L'écoulement consiste en lochies abondantes, verdâtres, épaisses, irritantes pour les parties voisines, quelquefois striées de sang.

Quoique sans gravité, l'état général est atteint. L'embarras gastrique et la diarrhée sont habituels. L'appétit est nul. La fièvre oscille de 38° à 39°.

Tout ceci dure cinq à dix jours, puis s'atténue peu à peu, sauf complications fort rares, du côté du pelvi-péritoine. La métrite chronique est la suite ordinaire des inflammations.

2° Blennorrhagie chronique. — Dès que la période aiguë est terminée, la maladie entre dans une période de latence, telle que la malade se considére comme tout à fait guérie. En dehors des poussées de métrite et des complications, la maladie se réduit à des « pertes blanches » plus ou moins abondantes, quelquefois accompagnées d'intertrigo, de prurit vulvaire ou de sensation de tension de cette région. L'étude minutieuse des divers organes est nécessaire pour trouver les localisations persistantes.

a. *Vulve.* — La vulve est rarement malade ou du moins ne présente pas de symptômes objectifs bien nets. Il persiste des démangeaisons, exaspérées par le manque de lavages et les causes congestives. Sous les mêmes influences, la muqueuse redevient facilement violacée ou livide, recouverte d'un enduit blanchâtre et visqueux. Cet écoulement provient des follicules isolés de la vulve, soit mucipares, soit sébacés, qui, hypertrophiés, font sur la muqueuse des saillies visibles.

b. *Glande de Bartholin.* — La glande de Bartholin est bien plus fréquemment le siège de lésions chroniques. Suivant leur localisation primitive, celles-ci persistent, soit dans le *canal*, soit dans la *glande*.

α) Les *bartholinites chroniques canaliculaires* sont ordinairement bilatérales et proéminent sous forme d'induration allongée en fuseau sur la face interne de la grande lèvre, tout près de la petite lèvre. Par la pression sur cette induration on fait sourdre à l'orifice un peu d'humeur. De temps à autre, la tumeur augmente, devient douloureuse et saillante, jusqu'à émission d'une certaine quantité de pus, petites débâcles généralement peu importantes.

β) La *bartholinite chronique glandulaire* est bien plus appréciable, grâce à sa situation sur la face externe de la grande lèvre et à son volume. Elle persiste sous deux formes. Dans un premier cas, le pus écoulé, il reste une petite induration peu douloureuse, qui croît lentement en des mois ou des années jusqu'au volume d'une noix ou d'une mandarine. L'opération la montre constituée par un tissu épais, résistant et lardacé, sans cavité centrale, ni pus. Dans un second cas, des fistules se sont faites et persistent, soit fistule borgne externe, reste de l'orifice d'écoulement du pus, ouvert sur la face interne de la grande lèvre, soit fistules vulvo-vaginales ou vulvo-anales entraînant des rétentions purulentes avec poussées fébriles, des inflammations du voisinage, etc. C'est la terminaison ordinaire des abcès glandulaires non traités par les moyens chirurgicaux.

c. *Urèthre.* — L'uréthrite persiste sous forme de susceptibilité du canal. Celui-ci s'irrite facilement, devient douloureux, réagit aux excès de boissons, aux frottements. Mais cette douleur est peu marquée et très inconstante. Pendant ces poussées subaiguës, il n'est pas rare d'amener avec le doigt une goutte blanchâtre au méat.

Cette goutte peut persister bien plus longtemps que les symptômes subjectifs, surtout lorsque l'inflammation s'est logée dans les glandules de la muqueuse uréthrale.

Outre ces glandules, le canal présente dans les environs du méat, et de chaque côté, quantité de glandes folliculaires. HAMONIC a insisté récemment (*Revue clinique de Gynécologie*, 1910) sur l'importance de leur rôle dans la blennorrhagie chronique. On voit de petits points rouges, un peu saillants, autour de l'orifice ; et ceux-ci laissent sourdre, par la pression, une gouttelette de pus. Il arrive quelquefois que l'exploration de ces petits pertuis, avec un stylet, fait découvrir un conduit de 2 ou 3 centimètres de longueur.

L'uréthrite chronique devient facilement proliférante chez la femme. On trouve le long du canal, et surtout à l'orifice, un ou plusieurs petits polypes, rouges, irritables, saignant facilement, et qui aboutissent souvent à la transformation fibreuse.

d. *Col de l'utérus et vagin.* — La muqueuse vaginale prend une coloration violacée sur toute son étendue, plus foncée dans le cul-de-sac postérieur. L'écoulement est jaunâtre, peu abondant, les douleurs se bornent à quelques élancements dans le vagin, à des sensations de chaleur, le tout survenant sous forme de poussées subaiguës.

Nous renvoyons l'étude de la métrite chronique au chapitre des extensions blennorrhagiques.

§ 3. — DIAGNOSTIC

1° De la blennorrhagie aiguë. — Les éléments essentiels du diagnostic sont : l'*état d'éréthisme de la vulve*, les *mictions fréquentes* et *douloureuses*, enfin l'*écoulement*.

L'examen soigneux de la vulve permet d'éliminer facilement les *ulcérations chancreuses*, avec leur fond grisâtre, granuleux, purulent, les vésicules rondes de l'*herpès* dont l'aréole érythémateuse pourrait induire en erreur, l'*eczéma* dont les vésicules et les croûtes ne se trouvent pas dans les vulvites, enfin le *prurit essentiel*, non accompagné de rougeurs ni d'écoulement.

Les mictions répétées pourraient faire croire à des *calculs vésicaux*. Rares chez la femme, ils sont la cause de ténesme vésical intermittent, exaspéré par la marche et les mouvements, rendant l'urine sédimenteuse et sanguinolente.

Le cathétérisme devra être fait malgré la douleur pour dépister au besoin un *petit polype uréthral*, d'ailleurs généralement accompagné d'hémorrhagies. Dans tous les cas, il sera absolument nécessaire d'aller chercher avec le doigt par le vagin la goutte qui stagne dans l'urèthre. C'est là le signe clinique le plus important et celui que l'on doit toujours rechercher.

Mais le problème se complique s'il s'agit d'affirmer l'origine blennorrhagique de cet écoulement, surtout dans quelques cas de médecine légale où cette affirmation peut avoir une certaine importance. Des écoulements de toute autre cause peuvent en effet exister chez certaines petites filles dont la profession est d'être violées, et dont les récits doivent être tenus pour suspects.

La coexistence chez l'accusé et la plaignante d'une blennorrhagie avérée est alors une confirmation des plus sérieuses. A une certaine époque où la sévérité des lois était à la hauteur de l'insuffisance des moyens de diagnostic, on voit de bons esprits, PERCIVAL, COOPER, se lamenter sur le nombre de gens pendus chaque année à la suite des erreurs de l'expertise (*Surgical lectures*, 1824). Les conséquences en sont aujourd'hui moins terribles et les recherches microscopiques répétées permettent d'éviter bien des erreurs. Sans rien enlever de sa valeur à la présence du gonocoque, on doit cependant se souvenir que bien des diplocoques lui ressemblent, et que la décoloration par le procédé de GRAM est nécessaire pour établir un diagnostic de quelque valeur.

2° Blennorrhagie chronique. — C'est en somme le diagnostic de la cause des écoulements persistants. L'examen de la vulve, du vagin avec le spéculum permettra dans l'énorme majorité des cas de constater que le col de l'utérus et les culs-de-sac vaginaux, quelquefois, sont le siège des séquelles de l'inflammation et la cause des écoulements. Nous avons dit ce que l'on devait penser de la persistance de la contagiosité, beaucoup plus longue que les malades ne se l'imaginent, mais très capricieuse également et d'une virulence très variable, suivant les moments et les sujets. De la meilleure foi du monde, une femme peut se croire guérie et être très étonnée quand une preuve irréfutable de contagion lui est donnée. Le diagnostic qu'elle demande alors au médecin doit surtout porter sur l'examen de l'urèthre et du canal cervical, dans l'intérieur desquels on doit aller chercher avec une petite curette les produits exsudés, pour les soumettre à l'examen microscopique. Dans ce cas, la seule clinique ne permet que des hypothèses.

Ceci explique la quantité de femmes qui, venant de contaminer fraîchement quelqu'un, reviennent, après examen médical, rapportant triomphalement un certificat de bonne santé. Nous le répétons une fois de plus, tout examen superficiel est inutile, et ne peut que donner une fausse sécurité.

§ 4. — PRONOSTIC

Nous avons déjà plusieurs fois effleuré le pronostic de cette affection. Elle est souvent bénigne, c'est certain, et les malades s'accommodent trop facilement de sa présence. Cependant nous ne saurions trop répéter que la femme ne doit pas garder des pertes blanches blennorrhagiques, et qu'il est du devoir du médecin d'essayer un traitement réel, sans se borner à de vagues injections vaginales, bien souvent insuffisantes. Cette affection peut être dangereuse :

1º Pour la malade, menacée de toutes les complications des métrites, endométrites végétantes, métrite blennorrhagique, abcès péri-utérins, lymphangites, lésions annexielles et péritonite ;

2º Pour sa progéniture, les métrites étant en première ligne dans les causes prédisposantes des avortements et pouvant entraîner la stérilité ;

3º Pour le partner, amant ou mari, que la malade contaminera d'autant mieux qu'elle a presque toujours l'intime conviction qu'elle est inoffensive et qu'elle en agira avec d'autant plus de conscience et d'autant moins de précautions.

§ 5. — Traitement

Il est très rare qu'une femme vienne consulter le médecin dès les premiers jours de son affection, c'est-à-dire quand l'inflammation est encore uréthrale, et à peine vulvaire. Si le cas se présente, il faut instituer de suite de grands lavages uréthrovésicaux avec une solution de permanganate de potasse à 1 p. 5000, deux fois par jour, pendant une quinzaine de jours. En même temps, on fera des injections avec une solution plus forte ; et, pendant toute la nuit, on pourra garder sur la vulve des compresses imbibées de permanganate, d'ichtyol ou de protargol. On peut ainsi obtenir des traitements abortifs intéressants, mais trop rares.

Dans les formes habituelles, il y a deux cas à considérer, suivant que la malade en est à la période d'éréthisme douloureuse et de miction pénible, ou bien au déclin, au moment où le traitement doit porter surtout sur les pertes blanches.

Dans le premier cas, le repos est indiqué autant que possible. Cependant, comme on doit transiger avec les exigences sociales, on adoptera l'hygiène suivante : le matin, lavage vaginal chaud, abondant, avec de l'eau bouillie, de l'eau de pavot ou de tanin, du permanganate de potasse à 1/1000, de sulfate de zinc à 1/100, ou de la résorcine. Ces derniers doivent être donnés huit à dix jours au moins après le début. Si la malade doit sortir, poudrage abondant avec : talc, bismuth, acide borique (parties égales) ou tout autre. Pendant les périodes de repos, laisser en permanence sur la vulve des tampons imbibés de permanganate faible.

Le soir, nouveau nettoyage, et lavage vaginal très abondant dans les mêmes conditions. Pour la nuit, onction sur toute la vulve avec un glycérolé ou une pommade à l'oxyde de zinc 5/10 additionnée de cocaïne, d'ichtyol, etc. Balsamiques à l'intérieur et même hygiène que pour l'homme.

Au bout de quinze à dix-huit jours, la rougeur et l'irritation ont sensiblement diminué, la miction ne fait presque plus souffrir. Cependant, en cas de persistance, il y aura intérêt à ce moment-là à faire dans la vessie des lavages au nitrate d'argent à 1,100. De plus, si le vagin peut maintenant supporter le spéculum, on badigeonnera le col avec la teinture d'iode ; on enfoncera, s'il est possible, entre les lèvres, un écouvillon imbibé, manœuvre que l'on fera suivre d'un lavage vaginal abondant. A cette période, les tampons glycérinés imbibés de substances médicamenteuses (sulfate de zinc, acide picrique, nitrate d'argent, iodoforme, ichtyol, thigénol, etc.) peuvent donner d'excellents résultats. En trois semaines, au plus un mois, les symptômes sont atténués ou disparus, et la malade se croit guérie. C'est le moment d'obtenir d'elle qu'elle continue son traitement et surtout — conseil presque toujours illusoire — qu'elle ne sacrifie de quelque temps encore aux jeux de l'amour. Dès ce moment, on devra lui conseiller deux lavages par jour au permanganate, solution faible, et attendre les événements, qui, trois fois sur cinq, se présenteront sous forme de pertes blanches chroniques.

La présence d'une bartholinite complique la scène, à cause de sa durée et des rechutes probables, même en cas de guérison. Il est possible que, appliquée dès le début, la méthode antiphlogistique (isolants, onguents, etc.) ait quelque succès à son actif. En général, on n'empêche pas la suppuration. Quelquefois, la glande peut s'ouvrir spontanément ; il ne reste plus qu'à laver et panser. Une interminable fistule s'ensuivra généralement.

S'il est possible, il vaut mieux attendre la fin de la période aiguë sans inciser, sauf douleurs trop vives ou propagations inquiétantes. Et lorsque la glande est réduite à un noyau sensible, on procède à l'ablation complète, avec réunion par première intention ou drainage, suivant les cas.

Si cette intervention est refusée, on peut s'aider de la méthode de Bier, en appliquant deux fois par jour une ventouse spéciale à l'orifice du canal. Le procédé est long et gênant. On a également obtenu quelques bons résultats avec des injections dans l'intérieur du canal avec du nitrate d'argent ou de la teinture d'iode. Lévy-Bing conseille quelques gouttes de permanganate de potasse (1 p. 100, à 1 p. 20) tous les deux jours jusqu'à cessation de l'écoulement et dégénérescence de la glande (Sabatier, thèse de Paris, 1909).

Le traitement de la forme chronique est inséparable de celui de la métrite. Nous renvoyons à ce chapitre.

ARTICLE II

LES EXTENSIONS BLENNORRHAGIQUES
CHEZ LA FEMME

Nous comprenons sous ce titre la propagation de l'inflammation gonococcienne au corps utérin, aux trompes et aux ovaires. Ce sont là questions gynécologiques, mais l'importance de plus en plus grande de la blennorrhagie dans l'étiologie de ces affections nous fait un devoir de ne pas les laisser complètement de côté. Nous nous en tiendrons d'ailleurs à une description sommaire et ne dépassant pas les limites de notre sujet.

§ 1. — Métrites

Nous voulons parler seulement des métrites du corps, celles du col ayant été décrites plus haut avec la blennorrhagie aiguë dont elles font partie. Nous laissons de côté également les métrites consécutives aux fausses couches, aux grossesses, à la menstruation, au traumatisme, pour nous en tenir aux métrites gonococciennes.

1° **Étiologie.** — Les coïts, même répétés et traumatisants, ne sont plus considérés aujourd'hui comme pouvant déterminer des métrites. Ils agissent surtout en apportant l'infection blennorrhagique. Cette infection est, soit indirecte, consécutive à une vulvite, soit directe, par pénétration dans le canal cervical d'un sperme contaminé. D'après ROLLET et HARDY, ce dernier cas serait de beaucoup le plus fréquent. D'après BUMM (1891), il y a 75 p. 100 de métrites cervicales et 15 p. 100 de métrites du corps dans la blennorrhagie féminine. A Lourcine, RÉMY trouve, 3 fois sur 5, l'utérus envahi. Plus terrifiants encore sont les résultats de NŒGGERATH (1892) qui, sur 1 000 hommes mariés, trouve 800 vieux chaudepisseux et 90 p. 100 non guéris, donc contaminants, pour leurs épouses. Ceci est un peu pessimiste, tous les vieux blennorrhagiens n'étant pas fatalement contagieux. Il en reste en tout cas ce fait universellement admis aujourd'hui de la très grande importance de la blennorrhagie dans l'étiologie des métrites (POZZI, SEGOND, etc.).

2° Symptômes. — Pendant que la maladie s'installe, elle manifeste sa présence par des douleurs pelviennes assez constantes, mais peu caractéristiques, irradiées aux jambes, au périnée, exaspérées au moment de la menstruation (dysménorrhée).

Aussitôt après apparaissent des symptômes fonctionnels, et en tête la *leucorrhée*. Celle du corps est blanc jaunâtre et assez fluide, se mêlant à la sécrétion visqueuse et opaque du col. L'ensemble constitue une glaire jaune verdâtre, épaisse, opaque, abondante, difficile à détacher de l'orifice externe, exprimée par la pression de l'utérus ou le rapprochement des valves du spéculum. Ces *flueurs blanches* sont plus abondantes au voisinage des époques. Ces caractères les différencieront des pertes muqueuses et transparentes, propres à quelques jeunes filles et non pathologiques. Les *règles* ne sont plus régulières, deviennent douloureuses, et les écoulements sanglants font leur apparition, soit au moment des époques (*ménorrhagies*), soit dans leurs intervalles (*métrorrhagies*), les premiers étant les plus fréquents. C'est surtout aux environs de la ménopause que l'on rencontre ces hémorrhagies.

Les *signes physiques* sont très variables. Bien souvent l'écoulement cervical, appréciable au spéculum, et la mobilisation douloureuse de l'utérus sont les seuls signes. D'autres fois, on trouve le col tuméfié, ramolli, œdémateux, le corps est augmenté de volume, globuleux et douloureux à la palpation bi-manuelle. Le col est simplement allongé (allongement hypertrophique du col) ou augmenté dans toutes ses dimensions, et, de conique, devenu cylindrique. Au spéculum, outre la rougeur vernissée, il existe de l'ectropion de la muqueuse cervicale, quelques érosions, de l'hypertrophie folliculaire, sous forme de petites saillies blanchâtres.

Les *douleurs* sont d'intensité variable, mais constantes. Elles se bornent souvent à des points fixes ou mobiles, réveillés par la marche ou les rapports sexuels. Les localisations hypogastriques et lombaires sont les plus fréquentes. Chez nombre de malades, toute fatigue est interdite, sous peine de réveils douloureux obligeant pendant plusieurs jours au repos absolu au lit ou sur une chaise longue. Dans certains cas plus graves, se produisent des réveils de métrite aiguë, avec douleurs violentes, étendues à tout l'abdomen, irradiations aux lombes, aux cuisses, aux aines, impossibilité absolue de bouger, et même de supporter la moindre palpation abdominale. Le ventre est tendu, quelque peu ballonné, météorisé, ce qui implique un certain degré de participation péritonéale. La fièvre apparaît et persiste plusieurs jours, l'état général est celui des infections péritonéales légères. Cet état peut durer plus ou moins longtemps, deux semaines en général, après quoi la sédation se fait, très lente, pour revenir à l'état chronique, avec poussées plus ou moins aiguës de temps à autre.

3° Marche et pronostic. — Ces métrites présentent deux caractères essentiels, d'abord leur persistance, ensuite leur tendance à gagner de proche en proche, du col, au corps, aux trompes, aux ovaires, au péritoine, soit qu'elles passent par les lymphatiques, soit qu'elles envahissent directement le tissu cellulaire pelvien. D'où une série de complications, dont les plus fréquentes sont les salpingites que nous allons étudier, et à côté d'elles les lymphangites, les phlébites, les abcès péri-pelviens, les pelvi-péritonites et les péritonites vraies. Les travaux de CEPPI (1887) ont depuis longtemps démontré la présence des gonocoques dans les exsudats péritonéaux — et ceux de WERTHEIM (1892) ont précisé l'influence directe du microbe, les toxines et produits de culture étant impuissants à créer seuls l'affection (ORTHMANN, GRAWITZ, etc.).

La guérison spontanée est rare, et, le plus souvent, il persiste de la métrite chronique, exprimée par des pertes blanches et des irrégularités menstruelles. Les douleurs sont fugaces ou nulles. Aussi la femme ne s'en préoccupe-t-elle que fort peu. Cette « goutte militaire » féminine est la terminaison la plus fréquente des métrites blennorrhagiques, menace permanente de complications annexielles, de prédisposition aux avortements et de contamination.

4° Traitement. — La prophylaxie consiste dans la stricte application des soins d'hygiène et de propreté après tout coït. Une fois la métrite installée, à l'état aigu, on doit se contenter au début d'un traitement symptomatique, repos au lit, glace ou compresses chaudes, lavages vaginaux antiseptiques. Plus tard, et surtout pour lutter contre la chronicité, on aura le choix entre les divers moyens de laver la cavité utérine, soit avec les sondes, soit par le drainage, le tamponnement à la gaze iodoformée ou l'écouvillonnage. Les solutions antiseptiques employées doivent être faibles.

La cautérisation a de nombreux succès à son actif. Les caustiques solides (pâte de Canquoin) sont dangereux. On emploie de préférence les caustiques liquides, acide phénique, teinture d'iode, chlorure de zinc à 50 p. 100, nitrate d'argent à 1 p. 100 ou plus, portés sur un écouvillon après dilatation du col. On donne actuellement la préférence au chlorure de zinc.

Enfin, les cas rebelles sont justiciables du curettage, suivi ou non de cautérisations fortes.

Le traitement de ces complications est du ressort de la chirurgie gynécologique.

§ 2. — COMPLICATIONS ANNEXIELLES

L'inflammation propagée par la muqueuse, ou par les lymphatiqués, gagne les annexes qui deviennent le siège d'une salpingite ou d'une salpingo-ovarite.

1° Étiologie. — L'importance de ce facteur n'avait pas échappé aux anciens praticiens, à RICORD (1843), à BERNUTZ. La démonstration en a été faite à notre époque. Malgré les échecs de CORNIL, TERRILLON, une vingtaine d'expérimentateurs ont réussi à retrouver le gonocoque dans le pus salpingien, depuis WESTERMARK (1886) jusqu'à MARTIN (de Guy's hospital, 1894) qui résume tous les précédents travaux de SCHAUTA, PROCHOWNIK, WERTHEIM, etc. Sur une statistique de 2 074 cas personnels, l'auteur a retrouvé très nettement la blennorrhagie comme cause ordinaire — et 76 fois il a pu déceler le gonocoque. HARTMANN et MORAX (1894) ont trouvé les proportions suivantes :

Salpingites catarrhales : pas de microbes . 13 fois
   —   suppurées :
   —   —   gonocoques . . . . 13 »
   —   —   colibacille seul . . . 2 »
   —   —   streptocoques . . . 4 »
   —   —   pneumocoques . . . 1 »

Les microbes sont surtout en grand nombre à la surface de la muqueuse de la trompe, dans une couche purulente composée de leucocytes en quantité et des cellules desquamées. Ils peuvent se trouver dans les cellules, dans les leucocytes ou entre les cellules.

On pourrait répéter pour l'ovarite toutes les théories pathogéniques émises au sujet de l'orchite, car en somme l'analogie est assez grande. Les connexions anatomiques sont plus complexes et l'expérience plus difficile. Aujourd'hui la plupart des auteurs admettent la propagation par l'intermédiaire de la muqueuse. Quelques cas d'ovarites sans salpingites obligent cependant à croire à la possibilité de l'invasion par les lymphatiques (LUCAS-CHAMPIONNIÈRE).

2° Symptômes. — Le début peut être brusque. En pleine

blennorrhagie, la malade est prise tout à coup de douleurs violentes du côté du petit bassin avec inflammation généralisée au péritoine, annexes et tissu cellulaire. La rétrocession se fait au bout de quinze jours environ et permet d'apprécier les lésions tubo-ovariennes persistantes.

Mais le plus souvent, le syndrome se constitue peu à peu. La douleur s'installe des deux côtés, mais avec prédominance à gauche. Les règles deviennent très douloureuses et apparaissent tous les quinze jours ou plus. Dans l'intervalle, l'écoulement leucorrhéique s'établit avec des augmentations intermittentes brusques (vomiques salpingiennes), accompagnées de violentes douleurs dans les annexes (coliques salpingiennes), arrivant et disparaissant avec le flux.

A la palpation, on remarque la sensibilité anormale de toute la région située au-dessus de l'arcade de Fallope, et souvent on trouve à ce niveau une induration plus ou moins étendue (plastron abdominal).

Le toucher, seul ou combiné à la palpation abdominale, démontre l'existence dans les culs-de-sac de petits cordons gros comme des porte-plumes, durs, effilés, sinueux (salpingite catarrhale) ou au contraire de tumeurs ovoïdes bosselées, dures par places, fluctuantes à d'autres, séparées de l'utérus par un sillon appréciable (salpingites kystique, hématique, séreuse ou purulente). L'utérus est refoulé du côté opposé à la lésion annexielle et plus ou moins immobilisé.

Le toucher rectal fait apprécier les adhérences postérieures de l'utérus.

3° Marche et pronostic. — C'est une affection essentiellement chronique. La malade peut traîner fort longtemps avec des troubles dyspeptiques variés et une impossibilité de plus en plus grande de faire un travail actif. Elle passe des alternatives d'amélioration et de poussées métro-salpingitiques pendant fort longtemps. La température apparaît avec la purulence. Enfin la terminaison peut survenir brusquement par rupture d'une poche purulente dans le péritoine. L'ouverture se fait aussi par le rectum, le vagin ou la vessie.

4° Traitement — Il est du ressort de la gynécologie. Si les essais de thérapeutique simple : repos au lit, révulsifs sur l'endroit douloureux (pointes de feu ou vésicatoire) et injections très chaudes ne réussissent pas, il y a lieu de prévoir une inter-vention et il appartient au gynécologue de décider.

LOCALISATIONS BLENNORRHAGIQUES COMMUNES
AUX DEUX SEXES

Le virus contaminant peut être indirectement porté sur les muqueuses autres que celles de l'appareil génital, et créer des inflammations sur la conjonctivite, les muqueuses ano-rectales, nasales et buccales.

§ 1. — Conjonctivite blennorrhagique

Nous entendons sous le nom de conjonctivite blennorrhagique l'ensemble des phénomènes réactionnels consécutifs à l'infection de la conjonctive par le gonocoque ou ses toxines. Nous éliminons donc par définition les vagues inflammations décrites sous le nom d'ophtalmie purulente, et pendant longtemps attribuées aux leucorrhées, à la diathèse rhumatismale, à l'herpétisme, etc. Bien que les recherches les plus anciennes de Saint-Yves (1702), de Swediaur (1815), fassent peu mention de la notion étiologique, bien que les travaux de Desmarres et Perrin sur les ophtalmies catarrho-rhumatismales soient encore récents, nous pouvons en tête de ce chapitre poser en principe la spécificité de cette forme de conjonctivite.

1° **Étiologie.** — La condition essentielle reste donc toujours la même, c'est l'infection gonococcienne. Cette infection est directe ou indirecte, suivant que l'inoculation est due au transport sur l'œil du muco-pus d'une blennorrhagie en activité, ou qu'elle se fasse par la voie sanguine. La première, inutile de le dire, est la plus ordinaire.

Les modes d'inoculation directe sont innombrables. Quelques-uns sont restés classiques parce qu'ils sont curieux ; tel le borgne de CULLERIER qui lave son œil de verre et sa verge dans le même verre d'eau. Tel encore le malade de JARJAVAY atteint d'uréthrite, qui nettoyait son œil accidentellement traumatisé, avec son urine. Parmi les causes plus banales, rangeons : le linge commun à l'œil et à la verge, la cuvette servant également à deux fins, et surtout le transport du pus de l'urèthre à l'œil par le doigt. Le mode de transport variera suivant la profession, les habitudes, les occasions. Un médecin peut recevoir dans l'œil la goutte inoculante pendant qu'il examine un méat (cas de DUCOURTENEY). Une femme peut aller la chercher sur le pénis d'un amant ou d'un mari (cas de DUPUYTREN). Mais dans l'énorme majorité des cas on a affaire au blennorrhagien qui s'est souillé le doigt en recherchant sa goutte. C'est là le vrai mode d'inoculation.

Il en est un autre, intéressant parce qu'il correspond aux théories modernes sur l'infection gonococcienne. On peut admettre dans certains cas que le gonocoque ou ses produits, amenés par le sang, créent une inflammation sur la conjonctive, comme ils le font sur les synoviales. Ce qui expliquerait les conjonctivites blennorrhagiques spontanées de FOURNIER. Dans des cas où l'inoculation directe ne pouvait être admise, MORAX a retrouvé des gonocoques et suppose le transport par voie sanguine. Dans ces cas, il est bien difficile de prouver que l'inoculation directe n'a pas eu lieu.

Plus récemment, TERRIEN (*Le médecin praticien*, 1909) a très complètement étudié ces formes particulières de conjonctivites métastatiques. Elles se distingueraient des autres par la précocité de leur apparition, la bénignité des symptômes, rappelant ceux d'une conjonctivite banale de faible intensité, la fréquence des symptômes généraux (fièvre, courbature, concomitance d'arthralgies) et l'absence de gonocoques dans la sécrétion conjonctivale.

a. *Age, conjonctivite des nouveau-nés*. — Cette affection peut se rencontrer à tout âge. Sa fréquence chez les nouveau-nés a été remarquée depuis longtemps et il est classiquement admis que l'enfant s'inocule pendant son passage dans le vagin, celui-ci étant préalablement contaminé. Quelques auteurs (Von Ammon, 1900) semblent croire que des attouchements digitaux postérieurs à la naissance en sont la véritable cause. Les deux sont possibles; et, pour Ferré, elles correspondaient même à deux formes différentes d'ophtalmie, l'une grave, débutant au troisième jour, caractérisée par la présence de gonocoques et de streptocoques, l'autre, légère, plus tardive, pneumococcienne.

b. *Sexe*. — L'homme est beaucoup plus atteint. Et ceci s'explique naturellement par la fréquence des rapports entre les doigts et le pénis, soit pour diriger le jet urinaire, soit pour chercher une goutte. Le jupon est pour la femme une gêne et une protection.

c. *Fréquence*. — C'est en somme une maladie rare chez l'adulte, et les statistiques le prouvent, même en faisant la part de celles qui s'égarent hors des services spéciaux. Dans une polyclinique, on en signale deux ou trois par an. La moyenne de un cas sur 628 maladies oculaires, chiffre de Jullien, ne paraît pas trop faible.

2° Pathogénie, nature de la maladie. — Que le microbe spécifique soit l'agent causal ordinaire, c'est aujourd'hui admis, mais il est certain, d'abord qu'on ne le trouve pas toujours, ensuite qu'il est fréquemment accompagné d'autres microbes. Dans sa statistique de 1900, Von Ammon (de Munich) trouve les résultats suivants. Sur 100 cas :

Gonocoque.	56 fois
Streptocoque.	45 »
Pneumocoque	3 »
Staphylocoque.	2 »

Pas de résultats dans les autres cas.

Une statistique danoise est défavorable aux microbes qui sont signalés 5 fois sur 11. Le staphylocoque serait fréquent.

Ferré a vu des streptocoques, Bietti (1899) du B. coli. Tout ceci n'a pas grande importance ; si la cause de la maladie est spécifique, la cause de la persistance peut en être banale. Les microbes disparaissent ou se mélangent sans influer beaucoup sur la marche régulière de l'affection. D'ailleurs la part du microbe et de ses toxines est encore loin d'être bien délimitée.

A cette question se rattache étroitement celle des conjonctivites *leucorrhéiques*.

Nous pensons qu'elles ne rentrent que très indirectement dans notre cadre. Il est même curieux de voir certains auteurs classiques persister à décrire en même temps les conjonctivites blennorrhagiques vraies et celles des enfants impétigineux ou strumeux. Que la malpropreté ou l'impétigo soient une cause prédisposante, c'est évident, mais si la cause efficiente, le gonocoque manque, l'allure clinique ne sera plus la même et le pronostic sera tout différent, quoi qu'on en ait dit. On ne doit donc pas ranger parmi les causes suffisantes de cette forme de conjonctivite, le manque de soins, ou les vulvites douteuses rattachées aux éruptions dentaires, aux parasites intestinaux ou à une hygiène défectueuse.

Cependant, si on entend par conjonctivites leucorrhéiques un ensemble de formes atténuées, subaiguës, il y a là un fait réel qu'il faut expliquer. Il semblerait assez rationnel de voir un rapport entre l'âge de la blennorrhagie inoculante et le degré de virulence de la conjonctivite inoculée, la seconde d'autant plus intense que la première serait plus jeune. D'anciens observateurs (Roosebrœch, Brière), avaient noté l'insuccès ordinaire des inoculations faites avec le pus des chaudepisses âgées de plus de cinq semaines, et considéraient que la conjonctivite subaiguë n'apparaît jamais qu'après ce délai. Cette opinion est aujourd'hui bien battue en brèche. En effet, l'expérience, entre les mains de Warlomont (1890), a montré la possibilité d'une forte inoculation avec une solution de pus au centième ; la clinique a fait découvrir la transmission par un bain pris en commun ; le microscope enfin nous prouve la présence du gonocoque, souvent abondant, bien après le délai fixé par les auteurs. Nous sommes donc réduits à invoquer le plus ou moins de virulence du gonocoque, la résistance variable de l'organisme, en attendant des expériences plus précises sur ce point.

3° Symptômes. — Nous étudierons successivement le début, la période d'état, le mode de terminaison avec les complications.

a. *Début.* — Les premiers symptômes sont la *rougeur* de la conjonctive accompagnée d'une *cuisson*, légère encore, et le *larmoiement.* La *rapidité d'apparition* est un des signes les plus nets. De cinq à dix heures après l'inoculation, un peu plus chez les enfants, l'affection est déjà inquiétante. Au second jour, elle est constituée par l'adjonction aux premiers symptômes de l'*œdème* et de l'*écoulement.*

b. *Période d'état.* — Ce qui frappe tout d'abord, c'est le *gonflement.* Débutant par l'angle interne de l'œil, envahissant d'abord la caroncule lacrymale et le pli semi-lunaire, il s'étend rapidement à la paupière supérieure. Tuméfiée, rouge ou violacée, œdématiée ou dure, celle-ci recouvre comme un rideau l'ouverture orbitaire. Il faut la soulever, manœuvre douloureuse pour le malade, dangereuse pour le médecin, car l'écoulement retenu sous cet obstacle est quelquefois projeté assez loin quand on lui ouvre un passage.

Comme le gonflement, ce *pus* est survenu très vite, et s'est rapidement épaissi. D'abord lacrymo-purulent (JULLIEN) puis citrin, il est dès le troisième jour jaune verdâtre, empesant le linge, analogue en somme au pus uréthral à la période d'état de la blennorrhagie. Sa stagnation forcée et son abondance le font facilement concréter en croûtes verdâtres, agglutinant les cils et le bord libre des paupières.

La paupière soulevée et l'œil nettoyé nous laissent voir la conjonctive et la cornée.

La *conjonctive* est d'un rouge intense, tendue, vascularisée et œdématiée. Peu marqué sur la conjonctive palpébrale, cet œdème rouge l'est surtout au niveau des culs-de-sac, et sur la conjonctive oculaire. Celle-ci forme autour de la cornée un *chémosis* plus ou moins considérable, qui l'enserre jusqu'à la faire disparaître. Quelquefois un enduit grisâtre, diphtéroïde, tenace, revèt la muqueuse. Les cas en sont rares et le pronostic mauvais.

Les modifications de la *cornée* rentrent dans l'étude des complications. Cependant celle-ci est presque toujours ou anormalement vascularisée ou au contraire opaque et trouble, en un point ou sur toute sa surface.

La cuisson du début est devenue une *douleur violente* se manifestant surtout à chaque mouvement des paupières. Elle est plutôt provoquée que spontanée, soit par les frottements, soit pas spasmes de l'orbiculaire, quelquefois avec des irradiations.

Les *ganglions pré-auriculaires* sont généralement atteints dès le début. Plus tard, on peut constater une adénopathie sous-maxillaire.

Sans complications, les *phénomènes généraux* n'existent pas, ou du moins proviennent seulement de la situation pénible, tant physique que morale, où se trouve le malade. Avec une évolution normale, la fièvre n'apparaît pas.

c. *Terminaisons.* — Après un temps très variable, de un à deux mois, la sécrétion s'éclaircit peu à peu, les exsudats se résorbent, l'œdème disparaît et la vue se rétablit lentement. Mais souvent un traitement insuffisant ou trop actif amène la persistance d'une exsudation plus ou moins purulente, cause de recrudescence sous la moindre influence. Dans ces conditions la guérison définitive est reculée à une période indéterminée, et, bien souvent, la maladie laisse des traces de son passage sous forme de conjonctivite granuleuse, de dacryocystite ou d'affaiblissement de la vue.

4° Complications. — Elles sont *immédiates* ou *tardives :*

a) Immédiates, elles surviennent dès les premiers jours. La cornée s'ulcère en un point, et se perfore. Ou bien il se forme un abcès, qui, une fois vidé, ouvre un passage à la membrane profonde ou à l'iris. Ou bien encore un point de sphacèle se déclare très rapidement, limité ou enlevant la cornée tout entière. La perte de la vue en est la conséquence fréquente.

Parmi ces complications, nous devons également ranger

l'irido-choroïdite, bien que celle-ci puisse évoluer pour son propre compte. Elle est souvent d'origine métastatique (TERRIEN, *Journal de médecine interne*, 1910). Les symptômes sont ceux d'une iritis qui, rapidement, revêt les caractères d'une grande acuité avec diminution parfois considérable de la vision et formation rapide des adhérences. Le pronostic est grave, car les exsudats papillaires et les troubles du vitré laissent des reliquats, et d'autre part les récidives sont fréquentes.

β) *Tardives*, elles aboutissent au même résultat, mais par un processus plus lent. L'ulcération se fait peu à peu, par exfoliations successives, amenant des leucomes, des kératocèles, des staphylomes, mais aussi la chute du cristallin, des suppurations profondes, la fonte purulente de l'œil.

5° Diagnostic. — En présence d'une conjonctivite au début, pour peu que les symptômes soient accentués, que la douleur soit vive, le larmoiement intense, on ne doit jamais négliger la notion facile à acquérir d'une blennorrhagie concomitante. En son absence, interroger soigneusement le malade sur son entourage, ses récents rapports sexuels et la façon dont il a procédé, sans craindre d'entrer dans quelques détails. D'ailleurs la rapidité de la marche et l'intensité des symptômes faciliteront bientôt le diagnostic, car aucune inflammation oculaire ne lui est comparable à ce point de vue. Une conjonctivite, encore catarrhale au quatrième jour, n'est pas blennorrhagique. Les formes diphtéritique, folliculaire, végétante se différencient facilement, par leurs symptômes objectifs. Plus complexe est quelquefois le diagnostic avec la panophtalmie infectieuse. La notion d'un traumatisme antérieur ou d'un ulcère pré-existant peut le faciliter.

6° Traitement. — Il doit être prophylactique et curatif, et dans les deux cas s'applique soit au nouveau-né, soit à l'adulte.

A. TRAITEMENT PROPHYLACTIQUE. — Le meilleur préventif pour le nouveau-né est l'asepsie soigneuse du conduit vaginal par les lavages d'autant plus répétés que l'on soupçonne une contamination. De plus, de suite après la naissance, après ou même avant la section du cordon, on instille dans les yeux, sur la conjonctive même, un liquide légèrement cautérisant. Jus de citron, acide phénique à 2 p. 100, permanganate de potasse à 2 p. 1000, iodoforme à 2 p. 100 ont tour à tour été employés avec succès — mais le plus connu est le *nitrate d'argent* à 2 p. 100, préconisé par CREDÉ. Ajoutons cependant que depuis quelques années une réaction se fait, avec BUDIN en France, ŒTTINGER, VON AMMON à l'étranger, contre l'emploi de ces caustiques relativement violents. Se basant sur le danger des solutions fortes (ŒTTINGER, 1899), la rareté des inoculations réellement congénitales (VON AMMON, 1900), ces praticiens se contentent de laver les yeux à l'eau salée, ou même à l'eau bouillie. Si l'on a quelques soupçons, le nitrate d'argent à 1 p. 100 est très suffisant. Les statistiques n'en paraissent pas plus mauvaises.

Il est du devoir du médecin de prévenir tout blennorrhagien adulte du danger qu'il encourt en ne surveillant pas ses mains, et celles des autres. En cas de conjonctivite unilatérale, protéger l'autre œil par un monocle ou mieux par un verre de montre fixé sur l'œil par une bande de toile ou des bandelettes de leucoplaste.

B. TRAITEMENT CURATIF. — Chez le nouveau-né le traitement est à peu près le même que chez l'adulte : les doses sont moins fortes et les interventions chirurgicales plus rares. Chez l'adulte, nous considérons trois périodes : 1° *période de début* ; 2° *période d'état* ; 3° *période de terminaison.*

a. *Période de début* : conjonctives rouges, luisantes, tendues, paupières épaisses, douleurs violentes. Le traitement antiphlogistique est indiqué : 1° applications permanentes de compresses glacées, constamment renouvelées sur l'œil malade. Les compresses sont préférables au petit sac de glace pilée, qui peut amener de la gangrène de la cornée ; 2° lavages abondants toutes les heures, aussi souvent qu'il sera possible, avec de l'eau salée, de l'eau boriquée ou une solution très faible de permanganate 0,25/1000 par exemple. En cas d'exsudats adhérents, débarrasser l'œil avec un pinceau de coton hydrophile trempé dans de l'alcool au 1 4 ou du benzoate de soude au 1/100 ; 3° instillations fréquentes avec le collyre cocaïne-atropine à 1 100, tant pour éviter les douleurs que pour diminuer la pression intra-oculaire.

Déjà à cette période, quelques médecins (TERSON) emploient la solution de nitrate d'argent à 1 100. Elle peut avoir de bons résultats à condition d'en surveiller l'emploi et de l'arrêter si la conjonctive persiste à rester luisante et lardacée.

Si ces moyens de décongestion ne suffisent pas, on peut essayer les sangsues, les topiques et surtout les émissions sanguines faites par scarifications du chémosis tout autour de la cornée. Depuis les simples incisions radiées jusqu'à l'excision complète du chémosis (DE WECKER), tout peut être essayé suivant la gravité de l'engorgement.

b. *Période d'état.* — Écoulement abondant, séro-purulent ou purulent. Les cautérisations sont alors absolument nécessaires, on les fait surtout au nitrate d'argent, avec la solution de 1,50 à 1/20, bien préférable au crayon, après retournement des paupières et lavage de la région au permanganate faible. On les fait deux ou trois fois par jour.

Dans ces derniers temps, le protargol a également été employé avec un succès incontestable, à la dose de 1/20 en moyenne et jusqu'à 1 5. Compresses froides sur les yeux après la cautérisation. Cinq lavages par jour au permanganate et nettoyage au pinceau. Il faut absolument soulever la paupière, au besoin sous le chloroforme. Comme dans la première période, arrêter les cautérisations si la cornée prend un aspect vitreux et diphthéroïde.

c. *Période terminale.* — On revient peu à peu aux lavages en espaçant les cautérisations. Ne pas permettre la vue de la lumière avant la guérison absolue.

C. TRAITEMENT DES COMPLICATIONS. — On devra surtout songer aux lésions cornéennes, et ceci dès les premièrs jours. Si une ulcération commence, la traiter de suite par les onctions iodoformées, le bleu de méthylène, et surtout le galvano-cautère. On préviendra la pression intra-oculaire par les collyres à l'éserine, au besoin par la section de l'ulcération avec le couteau de Graef, qui établit une fistule temporaire, facile à surveiller. Après guérison, on fera, s'il y a lieu, le traitement ordinaire des leucomes et des staphylomes.

§ 2. — BLENNORRHAGIE ANO-RECTALE

Quoique un peu différentes, ces deux localisations peuvent être traitées dans le même chapitre. Nous verrons successivement, l'étiologie, la pathogénie, les symptômes et le traitement.

1° Étiologie. — Il est certain que cette affection est très rare. Dans une longue pratique, WOLF, VERCHÈRE n'en ont pas vu ; TARDUCI en a rencontré un cas, BALZER, après vingt ans dans les hôpitaux, publie son premier cas en 1900, ROLLET en a vu plusieurs cas, hommes et femmes. Réunissant toutes les observations antérieures, MERMET (*Gaz. des Hôp.*, mai 1896) a trouvé 60 cas dont 40 vérifications microbiennes. En somme, et malgré les 4 ou 5 cas publiés depuis, affection très rare.

La femme est bien plus souvent atteinte que l'homme. L'étude des causes explique bien cette prédisposition. L'auto-infection est bien plus facile chez elle par la présence continuelle d'un écoulement vaginal, soigneusement entretenu chez certaines femmes par le manque de soin et les rapports douteux. Le peu de susceptibilité de l'anus est même remarquable, étant données la fréquence et aussi l'abondance de ces écoulements muco-purulents. Outre le voisinage du vagin, celui de la glande de Bartholin est une autre cause de propagation, soit que son contenu s'écoule après ouverture sur l'anus, soit qu'elle s'ouvre directement dans le rectum. Toutes ces causes sont spéciales à la femme. L'homme peut évidemment se contaminer l'anus avec un doigt souillé de pus. Tel ce malade de ROLLET qu'une constipation opiniâtre poussait à se désobstruer le fondement. Mais le cas est resté une rareté.

Rares également les cas signalés par PICKER (1905), de contamination par le voisinage des glandes de Cowper ou de la prostate enflammées.

L'hétéro-infection, suite des manœuvres sodomiques, est également une cause de contagion, plus fréquente aussi chez la femme. Car si les passifs ne sont pas rares, les professionnelles du rectum le sont encore moins. La rareté de ce mode de contamination est à noter, et VERCHÈRE, ayant visité un grand nombre de pédérastes, n'a jamais trouvé de blennorrhagies de cette sorte.

2° Pathogénie. — Que la blennorrhagie ano-rectale soit consécutive à l'inoculation du principe virulent, cela ne fait actuellement de doute pour personne. Les expériences de BONNIÈRE (1873) sont décisives : prenant du pus provenant d'une ophtalmie blennorrhagique, BONNIÈRE en barbouilla la muqueuse anale. En six jours, une inflammation accompagnée d'écoulements s'était installée.

Mais le rectum est-il également apte à recevoir le virus ? Les mêmes expériences sembleraient prouver que non. Promenant avec un pinceau le même pus sur la muqueuse rectale, BONNIÈRE n'obtint aucun résultat. Il semblerait que l'épithélium cylindrique soit plus résistant que l'épithélium pavimenteux. Cependant ceci est loin d'être admis et les travaux de GRIFFON (*Presse Médicale*, 1893), de BALZER (1900) prouvent que l'inflammation gonocorrhéique peut très bien se localiser dans le rectum. Ces derniers auteurs en ont même précisé le siège, dans les glandes de Lieberkuhn et dans le tissu périglandulaire. La blennorrhagie n'est donc pas seulement anale, elle est ano-rectale et c'est comme telle que nous devons la décrire.

3° Symptômes. — Le premier symptôme signalé par le malade est la *douleur*. Elle est à peu près constante; à peu près, disons-nous, car on a constaté quelques cas indolents. Elle apparaît dès le troisième jour qui suit l'inoculation. Elle est spontanée, sous forme de prurit persistant, de sensations de chaleur, de picotements. Elle est aussi provoquée, soit par le passage des matières fécales, soit par le doigt investigateur qui dilate l'anus pour examiner le rectum. Dans certains cas rebelles, la constriction de l'anneau sphinctérien, due à l'inflammation de la muqueuse qui la recouvre, cause de très violentes douleurs, absolument comparables à celles des fissures anales. Quelques irradiations du côté du périnée, des cuisses, des lombes, du scrotum.

L'*écoulement* est généralement assez abondant, épais, plus épais que dans la gonorrhée uréthrale. Il est particulièrement acide et irrite très vivement les parties voisines.

L'état de celles-ci est très variable suivant les cas. La *rougeur* anale et péri-anale est constante et marque le début de l'affection. Bien souvent, il n'y a pas d'autres signes, mais le manque de soin ou la persistance de la cause entraînent tous les symptômes caractéristiques des irritations prolongées de cette région, sous forme de condylomes acuminés (KOPP), crêtes de coq, papillomes, etc., ces derniers paraissant les plus fréquents. Plus tard, des fissures et des ulcérations apparaissent. Enfin, comme symptômes concomitants : le relâchement au sphincter, l'effacement des plis, la disposition infundibuliforme de l'anus, dus au traumatisme causal ou à l'inflammation elle-même.

Le plus souvent, il n'y a pas de réaction générale, sinon les quelques troubles digestifs que peut amener une constipation forcée, causée par la douleur.

La résolution est la règle, vu la facilité des lavages. Les cas chroniques sont fort rares mais aboutissent quelquefois au rétrécissement. On en a publié quelques-uns. Les lésions dues aux traumatismes concomitants en sont le plus souvent la cause.

Les *complications* sont de trois sortes (BRUNSWICK-LE BIHAN, 1907) : la *péri-rectite aiguë* qui n'est autre qu'un phlegmon ischio-rectal ; la *péri-rectite chronique*, caractérisée par la constitution autour de la paroi rectale d'une sorte de virole fibreuse qui entoure le rectum sur une hauteur variable ; le *rétrécissement blennorrhagique*, assez comparable à celui de la syphilis.

4° Traitement. — Le traitement est simple. Lavages fréquemment renouvelés avec du permanganate de potasse à 1/100 ou du nitrate d'argent à 1/500. Poudrer pendant le jour avec le mélange : talc, bismuth, par exemple, et mettre pendant la nuit un suppositoire d'onguent belladoné. Lutter contre la douleur et la constipation par les moyens ordinaires.

Luys a récemment imaginé un rectoscope (1910), pouvant, soit aspirer les liquides, soit insuffler de l'air, soit éclairer la cavité. Il peut donc être utilisé aussi bien pour l'examen de l'organe que pour les lavages ou les cautérisations directes.

§ 3. — Blennorrhagie nasale

Le fait même de son existence est très discuté. Quelques cas paraissent indéniables, et, par leur rareté, ont acquis une certaine célébrité. Telle la veuve dont parle Edwards (1857) dont le nez devint rouge, cuisant, chaud et rouge, cinq jours après s'être servi du mouchoir de son fils blennorrhagien. Tous les symptômes d'écoulement s'ensuivirent.

Un cas analogue est rapporté par Duncan, par Renzone (inoculation par une seringue non nettoyée, ayant servi préalablement à une injection uréthrale). Mais à côté de ces faits anciens — et les infirmant scientifiquement — se placent tous les essais d'inoculation directe sur la muqueuse, faits par Diday (1858), par Bonnière, par Friedreich. — En aucun cas ils n'ont donné de résultats. De sorte que, sans nier la possibilité de cette affection, on peut admettre que la muqueuse nasale, vu sa constitution anatomique, peut-être, est difficilement inoculable, et que cette inoculation exige certaines conditions prédisposantes encore peu connues.

Il est possible que, parmi les coryzas des nouveau-nés, quelques-uns soient blennorrhagiques, ceux du moins qui surviennent deux ou trois jours après la naissance (JULLIEN, *les blennorrhagies aberrantes*, 1905).

§ 4. — BLENNORRHAGIE BUCCALE

Les exemples de blennorrhagies uréthrales consécutives à des rapports purement buccaux (coït *ab ore*), sont déjà assez nombreux pour mériter une citation (HORAND, LANGLEBERT, DIDAY, etc). Il est vrai que la confrontation est très difficile, et dans le cas d'HORAND, elle fut négative. Il est en somme possible que la contamination se soit faite par les doigts souillés de pus, au cours des manœuvres précédant ou suivant le rapport buccal.

A signaler encore quelques-unes des stomatites qualifiées de blennorrhagiques, dont les produits (pus ou fausses membranes), contiennent des gonocoques (thèse de SOUPLET). Dans l'observation de CUTTLER (1888), la stomatite était survenue à la suite d'un rapport buccal avec un homme qui fut reconnu blennorrhagien. De nouveaux cas, avec examens microscopiques et cultures, ont été publiés par JESIONEK (1898) et JURGENS (1904), ce dernier associé à des infections secondaires. Un nouveau cas et une étude de la question de SCHENER (*Wien. Klin. Woch.* 1909).

CHAPITRE IV

LA BLENNORRHAGIE, MALADIE GÉNÉRALE

Dès 1867, Féréol posait, dans l'*Union médicale*, la candidature à l'existence d'un virus blennorrhagique, susceptible de produire une infection générale de l'économie. Si la question du virus n'est pas encore scientifiquement résolue, il n'en est pas moins admis aujourd'hui que la blennorrhagie est une maladie générale, infectieuse, capable de manifestations très variables comme intensité et comme localisations, suivant la virulence de l'agent causal, les prédispositions des organes, ou la réceptivité plus ou moins grande de l'organisme.

Avant même que l'hypothèse fût discutée, les faits s'accumulaient. En outre du rhumatisme blennorrhagique, on étudiait toutes les autres localisations de l'infection. Les 13 endocardites de Morel (1878) s'élevaient à 31 cas avec Gluzinski (1889), à 40 avec Finger (1881) ; des cas de phlébite étaient publiés dans les thèses de Lelong (1863), Martel (1883) et Stratigopoulos (1887), puis les manifestations rénales (Deroge, Rendu) ; enfin les localisations médullaires ou nerveuses depuis longtemps soupçonnées prenaient déjà une importance considérable dans les leçons de Vulpian (1879), les mémoires de Hayem et Parmentier (1886), la thèse de Dufour (1889), les travaux de Reymond et Leyden.

La thèse de Souplet (Paris, 1893) marque une étape, car elle envisage la question d'une façon générale et la met au point. Elle réunit tous les travaux précédents et montre aussi quel faisceau de faits existent déjà en faveur de l'hypothèse de Féréol.

Depuis 1893, les travaux se sont multipliés et nous citerons les plus importants en étudiant les localisations de la maladie. Rappelons seulement que la question a été mise à l'ordre du jour au Congrès de 1900, où les rapporteurs Lesser, Tommasoli, Ward, Balzer ont réuni les hypothèses et les faits, envisagés au point de vue pathogénique.

A ce point de vue, trois thèses sont en présence, et nous les rappellerons brièvement.

a. *Théorie uniciste ou gonococcienne.* — Celle-ci est la première en date. Il est naturel que, dès les premiers temps de la découverte du gonocoque, on ait attribué au microbe toutes les manifestations extragénitales. La possibilité de son passage dans le sang expliquait beaucoup de choses, obscures jusque-là. Puis les faits sont venus, quelques-uns positifs, le plus grand nombre négatifs; et il faut bien reconnaître aujourd'hui que le gonocoque n'est pas fréquemment l'hôte des valvules cardiaques ou des tubuli contorti.

Sous l'influence de Gohn, Schlagenhaufer, Finger, cette théorie de l'origine primitivement gonococcienne de la plupart des complications regagne aujourd'hui du terrain. Les défenseurs mettent les insuccès des recherches microscopiques sur le compte du retard apporté à ces recherches. Le gonocoque est en effet bien plus souvent constaté lorsqu'on ponctionne les articulations dès les premiers jours de l'hydarthrose.

b. *Théorie de l'infection secondaire.* — Mais ces mêmes recherches faisaient découvrir d'autres microorganismes, streptocoques, staphylocoques et autres microbes des suppurations. On pouvait dès lors considérer les complications blennorrhagiques, non plus comme le résultat d'une infection spécifique, mais d'une infection secondaire, en entendant par ce terme l'envahissement par un microbe d'un organisme déjà attaqué par un autre microbe (Patris de Broe). Peut-être même peut-on admettre avec Louis une infection à deux degrés, l'une atténuée, purement gonococcique, l'autre plus intense et pouvant conduire à la suppuration, due à la présence des autres microbes. Ceci n'est pas impossible ; cependant il semble prématuré de créer des types cliniques, là où l'on connaît si mal les agents pathogènes.

3° *Théorie toxinique.* — La toxine gonococcienne est aujourd'hui rendue responsable de la plupart des méfaits de la blennorrhagie. Elle a eu les honneurs de la discussion au Congrès de 1900, et tous les rapporteurs se sont unis pour l'incriminer. L'analogie a évidemment tout fait, car aujourd'hui, de toutes parts, dans le domaine de l'infection, le rôle des poisons et des sécrétions microbiennes est de plus en plus invoqué. Il est certain que quelques arguments plaident en sa faveur. D'abord, le résultat négatif de la plupart des recherches sur les lésions blennorrhagiques, que l'on trouve amicrobiennes, et ensuite le succès de quelques inoculations faites avec des toxines extraites des cultures pures de gonocoque (voy. la question des toxines). L'avenir nous dira le sort réservé à cette hypothèse, qui a au moins l'avantage d'expliquer beaucoup de recherches infructueuses.

Dans un remarquable travail sur les complications de la blennorrhagie (*Vorlesungen von* Leyden, 1906), Jadassohn conclut à un éclectisme nécessaire. Nombre d'entre elles, pense-t-il, sont des métastases d'origine franchement gonococcique, telles les arthrites vraies, les lésions osseuses, les endocardites. D'autres peuvent être imputables aux gonotoxines, tels les arthralgies, les exanthèmes, les complications nerveuses.

Nous consacrons un paragraphe au rhumatisme blennorrhagique, la mieux connue de ces manifestations. Puis nous verrons successivement les plus importantes des autres localisations gonococciennes.

§ 1. — Rhumatisme blennorrhagique

Nous entendons sous ce nom l'ensemble des manifestations pathologiques, causées par l'infection blennorrhagique, sur les séreuses articulaires ou tendineuses. Dès le siècle dernier, quelques observateurs rattachèrent à la blennorrhagie certaines lésions articulaires (Swediaur, Hunter) et leurs rapports furent définitivement établis par Ricord et Velpeau. A cette période purement clinique, succèdent les recherches pathogéniques, longuement exposées pour la première fois en 1866 à la Société médicale des hôpitaux, par PETER et FOURNIER. Celles-ci se sont précisées depuis la découverte du gonocoque et les interventions chirurgicales.

1° Étiologie. — Dans ce chapitre, nous envisagerons les conditions d'apparition du rhumatisme blennorrhagique, c'est-à-dire : les conditions de contamination, la fréquence de l'affection suivant l'âge et le sexe, enfin les prédispositions.

A. CONDITIONS D'APPARITION. — C'est au cours d'une uréthrite qu'apparaît l'affection, une fois sur 45 blennorrhagies, d'après BESNIER. Il semble qu'elle soit plus fréquente au déclin de la blennorrhagie qu'au début, dans les formes postérieures et prostatiques que dans les formes antérieures. On a cependant signalé des arthrites survenant au huitième jour, et même au quatrième jour (cas d'une jeune mariée, rapporté par REISNIKOW). Ce sont des exceptions, et la période dangereuse s'étend du quinzième au vingtième jour, quelquefois plus tard. Il n'y a pas de rapport bien précis entre la virulence de l'affection caucale et l'arthropathie, non plus qu'entre l'âge de la blennorrhagie et l'acuité de l'infection transmise. On n'admet plus aujourd'hui des formes d'arthropathies propres aux vieilles gonorrhées, et les cas d'arthrites suraiguës coïncidant avec des écoulements insignifiants ne sont pas rares (FOURNIER, JULLIEN).

Après l'uréthrite, l'ophtalmie blennorrhagique en est la cause la plus fréquemment observée. Le cas de PONCET (de Cluny) est resté célèbre par la concomitance exacte de deux poussées articulaires avec deux inoculations de pus blennorrhagique, faites à six mois d'intervalle sur les deux yeux dans un but thérapeutique. D'autres faits de GALEZOWSKI, d'ŒTTINGER, de WEISS et KLINGELHORFER (1897) ont été publiés. L'arthrite peut être aussi congénitale, comme le témoigne le fait rapporté par HAUSHALTER (de Nancy) d'un enfant de vingt-cinq jours, atteint de conjonctivite purulente.

B. SEXE. — Il est certain que cette affection est moins fréquente chez la femme. Peut-être parce que l'urèthre est moins long, que le vagin absorbe moins, que la femme n'a pas ce réservoir infecté qu'est la prostate; mais aussi parce que la blennorrhagie est plus difficile à déceler chez elle, et qu'on la recherche moins.

C. AGE. — La jeunesse est naturellement plus prédisposée. Cependant à quelque âge que l'infection se produise, elle peut créer une arthropathie. D'un côté les malades de quarante-cinq à cinquante ans ne sont pas des raretés (JULLIEN, WEISS et KLINGELHORFER). De l'autre la fréquence relative du rhumatisme infantile à la suite des vulvo-vaginites est connue (thèse de DESTOURNIS, Paris, 1898).

D. PRÉDISPOSITION. — Certaines causes peuvent modifier, soit l'organisme, soit un organe, de telle façon que le séjour et la pullulation d'un principe nocif y soient facilités. Ceci est une loi des moins discutées de la pathologie générale. La blennorrhagie n'y échappe pas. Les causes favorisantes de l'invasion d'une synoviale peuvent être soit accidentelles, soit diathésiques.

a. *Accidentelles.* — Le *froid,* auquel on attachait tant d'importance, il y a quelques années, est actuellement bien oublié. Des observations semblent bien démontrer qu'un bain intempestif, une nuit passée sur un gazon humide (MACARIO), peuvent être le point de départ d'une arthralgie chez un blennorrhagien. En tout cas, cette cause, toujours facilement invoquée par le malade, est bien rarement contrôlée par le médecin.

Le *traumatisme* aurait plus d'importance et agirait comme pour l'arthrite tuberculeuse, qu'il soit physiologique (marche forcée) ou pathologique (coup, chute, plaie récente ou ancienne).

b. *Diathésiques.* — C'est la question toujours discutée de la prédisposition rhumatismale et de la part qu'on doit lui accorder dans la genèse du rhumatisme infectieux. « Que d'arthropathies attribuées à la chaudepisse rentreraient dans le cadre du rhumatisme, si on les soumettait à une critique sévère ! » s'écrie

Jullien. Et d'autre part nous lisons dans Mauriac (1896) : « Les rhumatismes blennorrhagiques seraient bien plus fréquents si on savait déceler la blennorrhée. »

La question n'est évidemment pas facile à résoudre ; les observations très précises de Peter, de Guéneau de Mussy, de Pidoux, de Meynet font bien admettre que le rhumatisme peut évoluer sur un blennorrhagien indépendamment de son infection gonococcienne. Nous remarquons cependant que leur augmentation est surtout basée sur la concomitance d'autres signes, considérés alors comme diathésiques (endo-péricardite, pleurésie, etc.). L'hypothèse aujourd'hui admise de la blennorrhagie, maladie générale, les explique également.

D'ailleurs, que d'arguments cliniques à opposer à cette conception ! D'abord la récidive de l'affection articulaire chez certains malades lorsqu'ils contractent une nouvelle blennorrhagie, le fait qu'un rhumatisme blennorrhagique guéri n'est réveillé, ni par une poussée rhumatismale, ni par un traumatisme ; que, réciproquement, une articulation antérieurement rhumatisante ne subit pas une poussée par le fait d'une blennorrhagie (Lowenhardt, 1898) ; enfin la marche parallèle des deux affections uréthrale et articulaire dans un grand nombre de cas, comme Rollet l'avait depuis longtemps remarqué.

Que chez certains individus, les séreuses soient prédisposées, c'est possible, mais nous ignorons les conditions de cette prédisposition. Et le mot, diathèse rhumatismale, n'explique rien. Il en est probablement de la blennorrhagie comme de toutes les maladies infectieuses. « Parmi leurs manifestations contingentes, elles peuvent présenter des déterminations articulaires *absolument distinctes du vrai rhumatisme* et relevant de l'infection générale de l'économie. » Toutes les recherches modernes n'ont fait que développer cette assertion de Bouchard, écrite en 1881, et qui explique l'étiologie de toutes les arthrites infectieuses rhumatoïdes.

2ᵒ Pathogénie. — Depuis la vieille théorie de la métastase (Swediaur, Cullerier), nombre d'explications ont été données. La sympathie, le réflexe, l'état génital (Lorrain), le lymphatisme (Pidoux), autant d'hypothèses qui ne méritent plus aujourd'hui qu'une citation. D'autres, l'ostéopériostite juxta-épiphysaire de Duboc (1881), sont insuffisamment prouvées, d'autres enfin, la coïncidence, la diathèse ne peuvent expliquer que quelques cas exceptionnels. En somme, l'ancienne hypothèse de Lasègue, Paget, Talamon, la théorie de l'infection atténuée, devenue théorie de l'infection secondaire, semble aujourd'hui réunir les suffrages. En tant que maladie générale infectieuse, la blennorrhagie est en effet susceptible de déterminer sur les séreuses des lésions secondaires. Le problème est d'ailleurs loin d'être résolu et il comporte la solution de plusieurs questions encore pendantes.

a. *L'infection est-elle due au gonocoque ?* — La recherche du microbe dans les liquides ou les exsudats des arthrites n'a pas toujours été heureuse. Aubert, Guyon, Marc See ont échoué. Cependant, avec la perfection des procédés, et surtout avec la précision acquise depuis 1886 (Roux) par la décoloration due au Gram, les succès ont été plus nombreux et se multiplient actuellement. Auscher (*in* Brouardel) trouve, en 1899, 14 cas indubitables. D'autres, Colombini, Bordoni, Uffreduzzi, Hallé, Griffon ont obtenu des cultures capables d'inoculer la blennorrhagie sur des urèthres sains. La difficulté vient surtout de ce que le gonocoque existe peu dans l'exsudat, mais surtout dans les replis de la synoviale (Burci et Respighi, 1894). Et encore sa présence y est-elle éphémère.

Nous avons déjà dit qu'au début des épanchements, le gonocoque se retrouvait bien plus facilement. On a cependant retrouvé ce microbe en cultures pures dans des cas où l'uréthrite était très ancienne (Mayer, *Gaz. des hôp.*, 1910 et Fiessinger, *Journal des Praticiens*, 1908).

b. *L'infection est-elle due à la toxine ?* — C'est l'idée défendue par Jacquet en 1892, par Souplet dans sa thèse (1893). Elle semble de plus en plus correspondre à ce que nous connaissons des maladies infectieuses. Mais elle n'a encore que la valeur d'une simple hypothèse basée sur l'analogie, sans vérification expérimentale.

c. *L'infection est-elle due à d'autres microbes ?* — C'est l'opinion la plus plausible (LEGRAIN, PATRIS DE BROE), car, dans la grosse majorité des infections à distance de la blennorrhagie, on a rencontré les microbes ordinaires de la suppuration. D'ailleurs cette théorie ne contredit nullement les précédentes et il est probable que les microbes s'unissent ou s'isolent suivant les cas, ce qui expliquerait la variété des recherches et des formes cliniques.

d. *Comment agissent les agents infectieux ?* — Il est certain que les modes d'action sont différents. JACQUET (*Annales de dermatologie*, 1892) admet une action directe des microbes transportés par le sang sur la synoviale et une action indirecte par effet de la toxine sur les centres nerveux. Des phénomènes nerveux indéniables (troubles trophiques, atrophies musculaires, exagération de réflexes, tremblements fibrillaires), sont venus dénoncer la moelle comme intermédiaire possible entre l'arthropathie et le gonocoque. Aussi quelques auteurs admettent-ils une forme nerveuse du rhumatisme blennorrhagique (SPILLMANN, SOUPLET, JEANSELME).

Il est plus simple de considérer isolément l'action des deux agents virulents : d'un côté les microbes associés, créant directement l'arthrite plastique ou l'arthrite à liquide muco-purulent, de l'autre, la toxine, agissant plus lentement et permettant la forme hydarthrosique à contenu séro-muqueux (AUGAGNEUR). En somme, pathogénie polymorphe, où l'expérimentation a encore beaucoup à faire pour s'accorder avec la clinique et l'expliquer.

3° **Symptômes**. — Nous étudierons les manifestations rhumatismales, d'abord dans les articulations, puis dans les synoviales et les bourses séreuses.

A. MANIFESTATIONS ARTICULAIRES. — Elles affectent deux formes principales : 1° le rhumatisme polyarticulaire subaigu, avec hydarthrose possible ; 2° la monoarthrite aiguë avec ses complications ankylosantes ou suppurées.

a. *Rhumatisme polyarticulaire subaigu.* — C'est la forme la plus fréquente, celle qui rappelle le mieux la synovite rhu-

matismale ordinaire, dans sa forme subaiguë, qui correspond
à peu près aux deux tiers des cas ; 18 fois contre 10 (Rollet) ;
27 fois contre 12 (Fournier). L'affection peut être purement
arthralgique. Elle débute par les grandes articulations. Deux
ou trois d'entre elles sont atteintes, rarement plus, car l'affection, tout en étant polyarticulaire, est aussi pauciarticulaire.
Le genou, le coude, le cou-de-pied, sont presque toujours
parmi les premières. L'invasion est successive, plutôt que
simultanée ; l'affection est insidieuse, quitte lentement l'article
dont elle s'est emparée, mais n'y revient généralement plus.
En sorte que, après un temps variable, mais toujours long, les
petites articulations sont prises à leur tour, les doigts surtout,
la sterno-claviculaire, quelquefois. Cette seconde période terminée, la guérison arrive, à moins que les symptômes ne se
localisent sur une seule articulation, où la résolution sera très
lente et bien souvent fibreuse.

La *douleur* est le symptôme dominant, le premier en date et
quelquefois le seul. Dans ces formes arthralgiques, la douleur
siège plutôt sur les parties molles périarticulaires, marquée surtout à l'occasion d'un mouvement ou d'une pression. Spontanément, elle existe peu, et le malade sait facilement trouver une
position dans laquelle il ne ressent rien. Le plus souvent, à
l'élément douleur se joint une *rougeur* légère et une *tuméfaction*
très appréciable des tissus.

Mais l'*hydarthrose* se produit également. Cette forme fut
considérée pendant longtemps comme la plus fréquente des
manifestations articulaires gonococciennes. En réalité, elle
semble plus rare et peut être considérée comme une simple
modalité du rhumatisme polyarticulaire. Le début est habituellement insidieux comme manifestations subjectives, mais
brusque comme rapidité d'apparition des lésions.

Le *genou* est atteint avec une prédilection marquée. L'épanchement se produit sans phénomènes réactionnels locaux, ni
généraux, sauf lorsqu'il survient avec une très grande rapidité.
L'hydarthrose se révèle donc surtout par les signes physiques :
le genou devient arrondi et globuleux, les méplats disparaissent,
le tendon tricipital est soulevé en avant ainsi que les ailerons

rotuliens sur les côtés. On constate la fluctuation, en prenant à pleine main l'articulation au-dessus et au-dessous de la rotule, de façon à rassembler au-dessous de cette dernière le maximum de liquide. Le choc sur la face antérieure de la rotule permet d'apprécier ce liquide, par le retour élastique de l'os sous le doigt.

Rapidement produite, l'hydarthrose est longue à se résorber et peut persister plusieurs mois sans changements appréciables.

D'après Méhu et Laboulbène, le *liquide* extrait par la ponction est une sérosité visqueuse, jaune foncé, louche et alcaline, dépourvue de mucine, contenant des globules de pus et des matières fibrino-albumineuses. On y trouve rarement les gonocoques, car ils se réfugient dans les replis de la synoviale, lorsqu'ils n'ont pas disparu dès les premiers jours.

Douleur et épanchement entraînent une *immobilisation* relative, et le plus souvent en position vicieuse. Les *phénomènes généraux* sont très peu marqués, quoique assez persistants. La température ne s'élève guère au-dessus de 38°,5. Pas de modifications du pouls, pas de sueurs, peut être un peu d'anémie d'après Jullien.

La résolution se fait longtemps attendre. Il persiste souvent des adhérences fibreuses donnant lieu à des raideurs articulaires. La récidive est facile, soit de l'hydarthrose, soit des arthralgies.

b. *Monoarthrite aiguë*. — C'est une forme grave, qu'on ne retrouve guère en dehors de l'infection blennorrhagique. Elle est quelquefois précédée d'algies pluriarticulaires, mais le début est généralement brusque. Une douleur vive, tenace, ne permettant aucun mouvement, s'installe sur une articulation. Spontanée et provoquée, elle est remarquable par son acuité, sa persistance, son exacerbation pendant la nuit et ses maxima en certains points variables avec les localisations. Toute la région périarticulaire est gonflée, œdémateuse, la peau est rouge et chaude avec quelques traînées lymphangitiques. Les extrémités osseuses paraissent augmentées de volume; on trouve des frottements et quelquefois des mouvements anormaux. La température locale est augmentée, le liquide intra-articulaire est généralement abondant.

Les phénomènes généraux sont sérieux, la fièvre forte avec deux ou trois acmés au début, puis une courbe plus régulière avec exacerbations vespérales. Sueurs, insomnies, inappétence, et tout le cortège habituel des infections graves.

Toutefois, il est à noter que, si bien installés qu'ils paraissent, ces phénomènes généraux tombent spontanément assez vite, plus vite que dans toute autre arthrite infectieuse, sans que, pour cela, l'exsudat se résorbe ou que le gonflement diminue. Après la température, la douleur disparaît la première. Un état subaigu s'installe alors, lequel peut persister très longtemps, caractérisé par le gonflement et la douleur provoquée par les mouvements. Au cours de cet état, des poussées surviennent, concomitantes avec des recrudescences d'écoulement. Puis l'exsudat se résorbe peu à peu, et cette résorption est rarement complète.

Outre la résorption, la terminaison peut se faire par la *chronicité*, ou la *suppuration*.

L'état chronique une fois installé persiste très longtemps, manifesté par la douleur, l'impotence relative et la position vicieuse. Ou bien les extrémités osseuses s'altèrent, les mouvements de latéralité, l'atrophie musculaire apparaissent, l'ankylose en est la conséquence, plus ou moins complète suivant les cas. C'est l'*arthrite plastique ankylosante*.

La *pyarthrose* est rare, très rare. Elle survient quelquefois d'emblée (fièvre, frisson, signes locaux et inflammation), ou bien succède à l'une des formes précédentes. Le pus examiné a montré des gonocoques et des microbes pyogènes ordinaires. La terminaison dans ce cas se fait également par ankylose.

La présence de pus et de gonocoques dans une articulation n'implique pas forcément un mauvais pronostic ni un traitement chirurgical. Il existe une pyarthrose blennorrhagique bénigne (Fiessinger, *Journal des praticiens*, 1908) qui guérit spontanément et sans ankylose.

c. *Variétés suivant le siège.* — Voici la statistique de Jullien réunissant la plupart des cas publiés avant lui.

Genou. 136
Tibio-tarsienne 59
Poignet. 43
Doigts et orteils 35
Epaule. 24
Coxo-fémorale. 18
Coude. 25
Temporo-maxillaire 10
Médio-tarsienne 7
Sacro-iliaque. 4
Sterno-claviculaire. 4
Chondro-costale 2
Péronéo-tibiale. 1

Voici celle de BENECKE (de Berlin) :

Genou 25
Tibio-tarsienne 10
Hanche. 6
Poignet. 4
Doigts 3

dont 27 monoarticulaires.

Toutes ces articulations sont susceptibles d'être atteintes par les formes aiguës, subaiguës et chroniques. Signalons cependant la prédisposition du genou à l'hydarthrose, chronique d'emblée, du poignet aux formes aiguës, des petites articulations, celles des doigts surtout, aux polyarthrites déformantes. Ces dernières lésions sont tout à fait semblables à celles du rhumatisme noueux (GASTOU, 1894) avec gonflement osseux de la tête des métacarpiens, ostéophytes, réactions fibreuses, atrophies, main en griffe, et quelquefois subluxation.

B. SYNOVITES TENDINEUSES. — Les synoviales les plus atteintes sont celles des *extenseurs du poignet*, des *doigts*, des *péroniers latéraux*, des *muscles de la patte d'oie*, du *biceps fémoral* et des *radiaux*. La coexistence avec l'arthrite est assez fréquente.

Les signes de début sont les mêmes que pour l'arthrite : rougeur et tuméfaction le long de la gaine avec douleur, généralement forte, surtout nocturne, exaspérée par les mouvements. Les phénomènes généraux sont rares et de courte durée. Le pronostic est bien meilleur que celui de l'arthrite. La durée ordinaire est de six à huit semaines, avec des rechutes à l'occasion de la reprise de la marche. La suppuration est cependant possible (JACOBI et GOLDMANN).

C. HYGROMAS. — On a signalé l'inflammation des *bourses séreuses péri-trochantériennes, oléocraniennes* et *prérotuliennes*. Les plus fréquemment malades sont les bourses *rétro* et *sous-calcanéennes*, dont l'inflammation est caractérisée par la vivacité et l'opiniâtreté des douleurs.

Cette localisation est cause de la douleur au talon, de la *talalgie*, longue et persistante, depuis longtemps observée par SWÉDIAUR, réétudiée dans ces derniers temps (JACQUET, 1897 et 1900). Le siège de la douleur est toujours le même, derrière ou sous le talon. Le gonflement est intermittent, mais peut laisser après lui une déformation persistante. Dans le premier cas, JACQUET considère la lésion comme ostéo-fibreuse, dans le second cas, comme une véritable hyperostose, survenant surtout chez les sujets atteints de tares héréditaires ou acquises.

Tel est le cas publié par DAVIDSON (octobre 1908) où une talalgie tenace fut guérie par excision de deux exostoses situées à l'insertion du tendon d'Achille et au tubercule du calcanéum.

4° Diagnostic. — La *forme polyarticulaire* est difficile à distinguer du rhumatisme vrai. La connaissance des antécédents, la coexistence d'une blennorrhagie permettent déjà de penser à l'une ou l'autre. Le petit nombre des articulations atteintes, la non-simultanéité des fluxions, le début par les grosses articulations, les phénomènes aigus modérés et de durée relativement courte sont en faveur de l'origine blennorrhagique. Plus tard, la marche vers les petites articulations, l'inutilité du traitement antirhumatismal (salicylate de soude, antipyrine) faciliteront le diagnostic.

On devra également songer à toutes les causes d'arthrites

rhumathoïdes d'origine infectieuse (oreillons, état puerpéral, angines, grippe, etc.) pour savoir, en cas de concomitance avec une blennorrhagie, si cette dernière doit être incriminée.

Quant à la *forme monoarticulaire aiguë*, elle se caractérise suffisamment et prête peu à erreur. Son début brusque et violent, son acuité, les phénomènes généraux, n'apparaissent ni dans la tuberculose, ni dans les arthralgies syphilitiques secondaires. Cependant, les arthralgies hystériques sont quelquefois très douloureuses. On doit enfin songer aux lésions voisines, telles que l'ostéomyélite aiguë ou subaiguë au début.

Il est essentiel de ne jamais se fier aux assertions du malade au point de vue de l'existence de la blennorrhagie. De la meilleure foi du monde, un malade peut ignorer la goutte matinale dont il est porteur, que le médecin doit systématiquement rechercher lui-même par les procédés ordinaires.

5° Traitement. — Le temps n'est pas encore bien éloigné, où le repos et le vésicatoire étaient les seuls remèdes héroïques de cette forme d'arthrite. Actuellement, ce traitement devient de plus en plus chirurgical et, parmi les travaux récents, la plupart sont consacrés aux médications et au manuel opératoire. Envisageons le traitement général, applicable à tous les cas, le traitement local, variable avec la forme.

A. TRAITEMENT GÉNÉRAL. — D'abord traiter la blennorrhagie. Les cas de rhumatisme subissant les mêmes variations que la gonorrhée sont assez nombreux pour y prêter attention. Le traitement de l'état général, dans les formes subaiguës surtout, a une grosse importance, Les bains chauds, les bains térébenthinés (100 grammes de savon noir et d'essence de térébenthine pour un grand bain, BALZER), mieux, si on le peut, les eaux minérales (Salies, Aix, Dax, etc.), ont été préconisés. A l'intérieur, du salol, seul ou associé au santal pour les formes simples, l'iodure, la quinine pour les formes ankylosantes.

B. TRAITEMENT LOCAL. — Il est variable, suivant les formes de la maladie.

a. *Rhumatisme polyarticulaire.* — A la période aiguë, le repos est obligé, complété par l'immobilisation et la compression ouatée des articulations les plus exposées et les plus douloureuses. Un certain degré d'épanchement nécessite les révulsifs, vésicatoires ou pointes de feu, la méthode de Bier. De temps à autre, des bains locaux térébenthinés soulagent considérablement. Quand les symptômes aigus se sont amendés, il est absolument nécessaire de faire du massage et de l'électrisation musculaire, si l'on veut éviter de gênantes ankyloses ou des atrophies. Elles seront d'autant plus efficaces qu'elles seront combinées à un traitement hydro-minéral.

On pourra lire dans le *Médecin Praticien* (juillet 1909) un chaud plaidoyer de DELHERM en faveur de la galvanisation, avec deux séances par jour à l'aide des courants de 20 à 60 volts. Et il insiste surtout sur la nécessité d'appliquer ce traitement dès le début, sans immobilisation préalable, si l'on veut éviter les raideurs et les ankyloses.

A l'intérieur, A. Robin conseille le salicylate de soude ou l'urotropine, à la dose de 1er,50 par jour, suivi de huit jours de benzoate de soude. En cas de persistance, l'huile de HAARLEM à la dose de X à XV gouttes par jour (*Annales des mal. gén. urin.*, 1907).

b. *Hydarthrose.* — L'immobilisation en bonne position, les révulsifs, la compression suffisent ordinairement. Dans les cas rebelles, on aura recours à la ponction (GOSSELIN) suivie ou non d'injection de sublimé (RENDU). Enfin l'arthrotomie, avec cautérisation au chlorure de zinc et désinfection de la cavité, a donné de bons résultats entre les mains de THIÉRY, WALTHER, TEDENAT, SPENCER, etc.

c. *Monoarthrite aiguë.* — Le traitement de la période d'état est toujours le même, immobilisation absolue, révulsifs et calmants ; et il doit être surveillé de très près, car ces formes aboutissent à l'ankylose avec une grande facilité. Il faut saisir le moment où la mobilisation et l'électrisation sont indiquées, sans trop attendre ; car, contre les vieilles ankyloses douloureuses post-blennorrhagiques, il n'est guère que l'arthrotomie, dont on discutera l'opportunité après essai de tous les autres moyens. Cependant, quelques chirurgiens sont partisans de l'arthrotomie précoce (Thèse de Brès, Paris, 1897).

La suppuration, dans les très rares cas où elle se produit, implique forcément l'arthrotomie avec ouverture large et nettoyage. La présence de lésions concomitantes a quelquefois obligé à des résections partielles.

§ 2. — Autres localisations blennorrhagiques

1° Endocardites et péricardites. — Ces localisations sont assez fréquentes, parmi les manifestations générales de la blennorrhagie. Depuis le cas déjà ancien de Lacassagne, les travaux se sont multipliés, avec Prevost (*Arch. méd. belges*, 1895), Carageorgiades (Thèse Paris, 1896), Ghon et Schlagenhaufen, Rendu et Hallé, Finger, etc., tous réunis dans une revue générale de la *Province Médicale* (Charvet et Lesieur, 1900).

La démonstration de l'existence du gonocoque dans les végétations valvulaires a été faite pour la première fois par Steims. En 1900, Charvet et Lesieur réunissent 14 cas positifs.

Depuis cette époque, Freudl a publié en 1903 un cas d'endocardite ulcéreuse, avec présence exclusive du gonocoque, décelé par le microscope et les cultures. Plus tard, Widal et Faure-Beaulieu (1905) ont observé un cas analogue suivi de mort, dans lequel le gonocoque put être isolé du sang pendant la vie, et constaté sur la valvule malade après la mort. Il est vrai que, plus souvent encore, les recherches ont montré la présence d'autres microbes, le streptocoque surtout (Weischsselbaum, Heller, etc.), et que les observations négatives sont nombreuses.

Ce sont en général des complications tardives. On a cependant rapporté un certain nombre de cas précoces, coïncidant vers la quatrième semaine avec des poussées arthralgiques ou d'autres localisations. Mais leur apparition se fait le plus souvent plusieurs mois après.

Le cœur peut être pris sans qu'il y ait poussée rhumatismale (6 fois sur 26 d'après Lion, et plus, d'après His et Gluzinski). Il n'y a donc pas, entre les deux, relation constante de cause à effet.

On peut distinguer *deux formes cliniques*. Une forme *légère torpide*, caractérisée seulement par l'apparition d'un malaise, d'une douleur précordiale augmentée par la pression et les mouvements, gênant le malade sans le faire réellement souffrir, et amenant un certain degré d'oppression. Quelquefois un souffle plus ou moins râpeux, peut-être extra-cardiaque. La température peut aller jusqu'à 39°, mais souvent l'évolution se fait sans le moindre des symptômes généraux. Cette forme est marquée par le manque de désordres organiques et la non-persistance des reliquats.

Au contraire, les uns et les autres caractérisent la *forme ulcéreuse* ou *infectieuse*, et il semble que ce soit là la plus fréquente. Pyohémique ou blennorrhagique, elle est toujours grave, quelquefois immédiatement fatale (Rendu et Halle); en tout cas, laissant après elle des désordres persistants. Certains auteurs trouvent quelques rapports entre l'apparition de cette forme infectieuse et la présence de streptocoques dans les exsudats valvulaires (Weichsselbaum).

Voici, d'après les statistiques de Sydney, Hayem et Lazear (1899) quelles seraient les localisations les plus fréquentes. Sur 31 cas :

```
                  ( Aortique . . . . .  12 )
Cœur gauche . )  Mitral  . . . . . . .   2 (  soit 67 p. 100
                 ( Les deux . . . . .    3 )
                 ) Pulmonaire. . . .     7 )
Cœur droit . .  /  Tricuspidien . . .    1 )   —  23  —
Les deux . . . . . . . . . . . . . . .   2    —   6  —
```

En somme et malgré les inconnues que renferme encore le problème, l'existence des endocardites est aujourd'hui incontestable.

On ne saurait être aussi affirmatif pour la *péricardite*. Celle-ci, dans les cas observés, a presque toujours coexisté avec du rhumatisme, ou s'est affirmée par des symptômes tellement minimes (frottements intermittents de Gluzinski) que le doute est permis à son égard. Il est évident qu'elle est possible, mais son existence à l'état de pureté est bien difficile à démontrer.

2° Phlébite. — L'existence de la phlébite blennorrhagique est une question difficile à résoudre, mais d'une importance pathogénique considérable, car elle est la preuve clinique de l'action directe du microbe et de son transport par le sang. En écartant les cas douteux où le rhumatisme ou une infection secondaire quelconque peuvent être cause suffisante, il reste encore un assez grand nombre d'observations précises. D'un côté, la clinique basée sur l'évolution (HAMONIC, MARTEL, STRATIGOPOULOS, Congrès de Montpellier 1898), de l'autre, l'expérimentation, montrant le gonocoque dans le sang (HAMONIC, LE ROY) et même dans les parois de la veine enflammée (TEDENAT) ont largement prouvé la part, petite mais réelle, de la blennorrhagie dans l'étiologie de la phlébite.

La veine saphène interne est la plus atteinte, soit seule, soit avec d'autres veines voisines, donnant à la jambe l'aspect classique de la phlegmatia alba dolens.

A côté de ces phlébites à distance, il faut signaler des thrombo-phlébites capillaires dans le voisinage même de l'organe malade, telles les phlébites péri-prostatiques décrites par NOGUÈS.

3° Appareil respiratoire. — On a signalé, comme cas tout à fait exceptionnels, des *laryngites* et des *pneumonies*. La *broncho-pneumonie* serait déjà plus fréquente. On en a signalé (VOCK, HAURY, DIEULAFOY) quelques cas, avec présence du gonocoque associé au pneumocoque dans les crachats. Quelquefois des complications surviennent telles que infarctus suppurés (WYNN) ou gangrène pulmonaire (VIDAL, *Revue intern. de Méd. et de Chir.*, 1909). Ce dernier travail est l'occasion d'une étude bien complète de cette question.

Comme toutes les séreuses, la *plèvre* peut subir les atteintes gonococciennes; mais on comprend la difficulté où l'on se trouve pour faire un diagnostic étiologique. Cependant, malgré les négations de TALAMON, de nombreux travaux, résumés par

FAITOUT (*Archives générales de Médecine*, 1895) et par BER-TRAND (thèse de Paris, 1896), plaident en faveur de son exis-tence, basée sur quelques examens bactériologiques positifs (MAZZA, 1894). Le type clinique ne nous semble d'ailleurs pas présenter des caractères bien spéciaux, ayant une forme sèche et une forme séreuse, avec épanchement faible et souvent bilatéral.

LEMOINE et GALLOIS ont publié une quinzaine de cas, dans quatre desquels le gonocoque fut retrouvé à l'état de pureté, et à l'exclusion de toute autre forme bactérienne.

4° Néphrites. — Cette question a été bien étudiée en 1892 par BALZER et SOUPLET dans les *Annales de Dermatologie*. Ils ont trouvé comme type fréquent une albuminurie légère et transitoire (8-10 jours), sans cystite concomitante, ni œdème; quelques rares cas de néphrite parenchymateuse aiguë.

Le rein peut être affecté de deux façons, soit par propagation inflammatoire, soit par infection générale. Il est certain qu'il n'y a guère de maladies infectieuses sans détermination sur le rein. Et l'intermittence observée, la durée moyenne de l'albuminurie, outre les symptômes concomitants, rapprochent bien les observations rapportées par SOUPLET de celles des néphrites infectieuses. Elles seraient attribuables, dans ce cas, aux toxines gonococciennes.

5° Manifestations cutanées. — En sa qualité d'émonc-toire, la peau est en droit de se ressentir d'une infection géné-rale. On a observé :

α) L'*érythème* (PERRIN, *Ann. de Derm.*, 1890), pouvant être polymorphe, scarlatiniforme ou rubéolique, chez des malades n'ayant jamais été soumis aux balsamiques. Le plus souvent il y a là une prédisposition que les remèdes ne font que mettre en évidence. Trouble angio-nerveux ou action des toxines sur la moelle, l'origine n'en est pas moins infectieuse, et probable-ment d'origine centrale.

Cette question des érythèmes est très complexe, comme le constate JADASSOHN (1906), car il est très difficile de préciser le lien exact qui les rattache à la blennorrhagie. Sauf dans un cas d'érythème noueux, et un autre d'exanthème scarlatiniforme, on n'a jamais retrouvé le gonocoque dans le nodus cutané. De même que pour les éruptions polymorphes, on peut admettre l'origine toxinique ou angioneurotique. Et suivant le hasard des infections secondaires, l'infiltrat cutané évolue vers la résolution ou vers l'abcès.

β) Le *purpura*, forme rhumatoïde, peu tenace, occasionné par des fatigues concomitantes.

γ) L'*hyperkératose*, dont des exemples ont été rapportés par Jacquet, Jeanselme, Chauffard, dans ces dernières années. Elle se présente sous forme de coins cornés de 1 à 9 millimètres de haut siégeant sur les extrémités et surtout sur les régions palmaires ou plantaires. Ces lésions ont beaucoup d'analogie avec les papillomes.

6° Système nerveux. — Que le système nerveux soit touché par la blennorrhagie, cela ne fait aujourd'hui de doute pour personne, et il n'y a d'ailleurs aucune impossibilité théorique. Mais la nature de cette atteinte est beaucoup plus discutée. Les uns, les plus nombreux encore, admettent que la blennorrhagie peut apporter sur le système nerveux des modifications d'ordre dynamique, se manifestant par des réflexes. D'autres, plus modernes, ont adopté l'hypothèse d'une infection à déterminations méningo-médullaires ou névritiques, cadrant avec les notions actuelles sur la blennorrhagie, maladie générale.

a. *Manifestations névritiques.* — Celles-ci apparaissent soit sous forme purement névralgique, par des douleurs lancinantes et localisées le long du trajet d'un nerf, soit sous forme névritique, avec douleurs, atrophie et réaction de dégénérescence. Les névrites sont sensitives, sensorielles ou sensitivomotrices. Les premières sont très rares. Il existe quatre cas de névrites optiques et trois de névrites auditives, revêtant l'allure de labyrinthites aiguës. Les secondes portent sur le sciatique et le crural. Elles affectent souvent la forme de polynévrites généralisées avec troubles de la sensibilité, exagération des réflexes, trépidation épileptoïde, signe de Babinsky

(Voir Batut, *Journ. des mal. cut. et syph.*, 1909). On comprend quelle est la difficulté pour écarter les causes d'erreurs étiologiques. Cependant dans sa thèse (Paris, 1898), LUSTGARTEN a réuni quelques observations probantes. Les premières observations de sciatique blennorrhagique datent de 1868 et sont de FOURNIER.

b. *Manifestations méningo-médullaires.* — Celles-ci sont plus nombreuses et mieux étudiées. Depuis la thèse de SOUPLET (1893), rappelons les travaux de MILIAN (*Presse médicale*, 1899), de DUVAL (Thèse Paris, 1899), de LUSTGARTEN, de MINGOPOULOS (Paris, 1899), et bien d'autres observations, dont plusieurs publiées sous le nom d'amyotrophies, et même de rhumatisme.

Ici, les causes d'erreurs abondent également, surtout à cause de l'arthrite, intermédiaire fréquent entre la blennorrhagie et la moelle. Aussi les anciens auteurs, CHARCOT, VULPIAN, s'en tenaient-ils à l'hypothèse d'affection spinale d'origine articulaire. Quant au siège : « Les cellules motrices des cornes antérieures sont seules affectées dynamiquement ou organiquement, dit CHARCOT, mais, la lésion spinale, d'abord localisée, peut se répandre de proche en proche par diffusion, de façon à créer un foyer de myélite transverse avec ou sans participation des méninges. La combinaison des symptômes d'atrophie musculaire dégénérative avec ceux de l'amyotrophie simple montre qu'une affection organique destructive de cellules motrices peut procéder d'une lésion dynamique de ces mêmes organites. »

De cette façon, CHARCOT concilie les deux théories. Cependant on a aujourd'hui quelque tendance à admettre l'infection primitive microbienne ou toxinique des cellules médullaires. D'un côté, les arthrites ne précèdent pas toujours les manifestations médullaires, de l'autre, dans certains cas (FURBRINGER), l'étude du liquide céphalo-rachidien retiré par la ponction de Quincke y a prouvé l'existence de gonocoques. Dans un cas de méningite cérébro-spinale, les méninges contenaient du pus à gonocoques ; les microbes furent encore obtenus ultérieurement dans des cultures.

15.

Les *symptômes* sont disparates. Tout au plus peut-on esquisser deux formes. L'une caractérisée par des douleurs, troubles sensitifs, plaques d'anesthésie ou d'hyperesthésie, avec de la parésie musculaire ; l'autre où dominent les troubles moteurs, avec de la paraplégie flasque progressive, paralysie des sphincters, exagération des réflexes rotuliens, trépidation épileptoïde, et enfin atrophie musculaire plus ou moins rapide et généralisée.

Les accidents aigus ne persistent pas ; mais parmi les symptômes moteurs ou sensitifs, quelques-uns peuvent laisser longtemps leur trace, l'amyotrophie surtout.

La moelle lombaire est le plus souvent et le plus longtemps atteinte.

c. *Manifestations cérébrales.* — Elles ont fort préoccupé les neuro-pathologistes dans ces dernières années, et quelques publications ont surtout montré la variabilité de cette localisation infectieuse. On a décrit des accidents hémiplégiques avec aphasie, des attaques d'apoplexie (PITRES, 1894), des cas de folie à forme de stupeur (24 cas de VENTURI, 1894), enfin d'autres manifestations démentielles (COULOUMA, Thèse de Montpellier, 1897).

Les auteurs attribuent ces troubles à une arachnitis infectieuse. La possibilité de la présence du gonocoque dans le liquide céphalo-rachidien rend plausible cette hypothèse, sans que rien ne soit venu la démontrer cliniquement.

7° **État général.** — Ces manifestations ne sont pas les seules. On a passé en revue tous les organes glandulaires, les séreuses et les muqueuses. Il n'en est pas sur lesquels le gonocoque ne se soit localisé. Il existe également des troubles généraux, mais les auteurs ne sont d'accord ni sur leurs manifestations, ni sur leur cause. Tous ont constaté la fièvre passagère, l'affaiblissement, l'inappétence (GRISOLLE, FOURNIER). Quelques-uns croient à une diathèse particulière, sorte de lymphatisme ou d'état strumeux (PIDOUX), altération constitutionnelle propre à l'infection blennorrhagique, analogue à ce que les Allemands appellent *lues gonorrhea.* D'autres enfin insistent sur l'anémie, trop intense pour être due à l'écoulement, et caractérisée par la pâleur, l'expression terne du regard (Pidoux), la constipation, la langue chargée, la peau sèche (Newmann) ou jaune (Finger), etc. Et pendant que les uns accusent les balsamiques, le changement de vie, la dépression morale, voire même la suppression d'alcool (Finger), les autres, tel Chotier (1884) annoncent prophétiquement qu'il faut voir là un résultat de la viciation du sang des blennorrhagiques par les matières virulentes de l'écoulement purulent, et que cette anémie, analogue à celle de la syphilis, est le résultat d'une auto-intoxication.

Tout en reconnaissant que cette conclusion est plus autorisée aujourd'hui qu'en 1884, nous croyons que cet état général est le propre de quelques rares névropathes, qui s'affectent démesurément de ce que tant d'autres malades supportent avec une sérénité frisant l'indifférence.

Quoi qu'il en soit, depuis vingt-cinq ans, sous l'influence de multiples travaux, la blennorrhagie est devenue une maladie générale, par droit de conquête clinique et expérimentale. C'est à ce nouveau point de vue qu'on doit désormais envisager les complications gonococciennes. Le souhait formulé par Souplet (1893) a été réalisé et la question posée à cette époque peut être résolue aujourd'hui dans le sens de l'affirmative. Reste encore à déterminer les conditions de prédisposition des organes, le rôle des infections secondaires et ainsi les avantages que la thérapeutique pourrait peut-être retirer de cette conception.

§ 3. — SÉROTHÉRAPIE

C'est dans les cas de ce genre, où il s'agit d'une véritable infection gonococcienne, que l'on serait peut-être autorisé à faire quelques essais de sérothérapie, bien que les résultats publiés jusqu'ici ne soient pas très encourageants.

Déjà en 1906, John Rogers assurait avoir obtenu des améliorations dans les arthrites ; résultats qui furent confirmés par Carlos Mainini (*Presse Médicale*, 1909). Une étude critique intéressante de ces applications de la méthode de Wright a été également faite par Mauté (*Journal des Praticiens*, mai 1909). L'auteur conclut que ces vaccins peuvent avoir une réelle efficacité dans les cas de pyohémie blennorrhagique. Aucun effet sur la marche de l'uréthrite elle-même.

La question est à l'étude, et peut être faite sans danger; Jarvis (*Presse Médicale*, 1910) nous assure le caractère absolument inoffensif de ces vaccins.

DEUXIÈME PARTIE

CHANCRE SIMPLE

Les ulcérations vénériennes contagieuses non syphilitiques ont été connues de tous temps et les dénominations ne leur ont pas manqué. L'ulcus elevatum, molle, ou sordidum des Latins, est devenu le chancre non infectant, chancrelle, chancroïde, chancre mou ou chancre simple, les dernières appellations étant de beaucoup les plus adoptées par tous les auteurs : c'est l'ulcero molle des Italiens, le soft chancre des Anglais, le weicher shanker des Allemands. Si la synonymie est nombreuse, les descriptions s'appliquent toujours au même objet, et, dans tous les pays, on comprend actuellement sous ce nom une lésion vénérienne, contagieuse, inoculable au porteur lui-même, probablement spécifique, cliniquement caractérisée par une ulcération localisée au point d'entrée du virus, et ne se généralisant pas, si ce n'est dans les lymphatiques voisins.

§ 1. — Historique

Il est toujours difficile d'affirmer qu'un texte ancien s'applique exactement à une lésion donnée, surtout lorsqu'il s'agit d'une petite ulcération que des caractères cliniques, peu nombreux et délicats, séparent mal des lésions semblables. Aussi n'est-ce point sur les descriptions des diverses ulcérations de la verge que nous nous basons pour affirmer que cette maladie était bien connue des anciens, sinon nettement différenciée. Les complications les avaient d'abord frappés. Les suppurations de l'aine accompagnant les ulcères génitaux sont déjà signalées par HIP-

POCRATE, et, avec de grands détails, par GALIEN qui fait un essai de classification. CELSE insiste surtout sur les complications gangréneuses et phagédéniques, sans oublier celles qui sont dues à la présence du phimosis.

Il n'est pas facile de se reconnaître au milieu des descriptions des Arabistes, parmi les ulcères corrodants et les pustules de la tête de la verge. AVICENNE, AVENZOAR, ALBUCASIS précisent peu. Avec GUILLAUME DE SALICET, GUY DE CHAULIAC, ARGELATA, la notion de l'origine vénérienne s'indique de plus en plus, et le commerce avec une femme sale atteinte de la même maladie est considéré comme la cause ordinaire de l'affection.

Ceci se passe vers la fin du xv siècle, époque de l'apparition dans les armées françaises du mal vérolique. Les auteurs italiens s'en occupent, le décrivent, en recherchent la cause, mais il est notoire qu'à cette époque, aucun d'entre eux n'a idée de trouver un rapport entre le mal français et les « ulcérations des organes génitaux connues sous le nom de chancres, qui résultent des excès de coïts et en diffèrent absolument par leur nature, les autres revenant sur tous les points du corps avec une opiniâtreté irrésistible » (FRASCATOR, 1546). Auparavant déjà, MARCELLUS (de Come), JEAN DE VIGO (1513), ALEXANDRE BÉNÉDICTUS (1497) avaient longuement parlé de la vérole, sans faire de confusion entre les deux virus.

Avec l'opuscule de GEORGES VELLA (1508) commence une période toute différente de l'histoire du chancre. Se basant sur l'identité du mode de contagion, la similitude apparente des symptômes, cet auteur établit que la grande épidémie de syphilis n'est qu'un coup de fouet donné au vieux virus chancreux déjà bien connu, et qu'en somme tous deux sont exactement de même nature. Il est curieux de constater la rapidité avec laquelle fut adoptée cette théorie qui devait probablement régner à l'état confus dans les esprits de la masse des médecins, peu disposés à accepter une maladie nouvelle, trop franchement différente de tout ce qu'ils avaient vu jusque-là. Les meilleurs observateurs de l'époque, et ceux qui suivirent, n'osèrent que faiblement s'insurger contre l'opinion. A côté de

quelques vigoureuses protestations, telles que celles de FAL-
LOPE (1555) lorsqu'il affirme que l'antiquité n'a pas connu les
adénites du mal français, on voit LECOQ, AMBROISE PARÉ,
faire de judicieuses remarques sur la bénignité de la vérole
quand elle purule aux aines, et, à côté de la théorie fausse,
accumuler quantité d'observations justes qui auraient dû les
éclairer.

Cet état d'esprit continue jusqu'au début du xixe siècle ;
d'excellentes descriptions cliniques se transmettent par BOTAL
(1563), NICOLAS DE BLEGNY (1674), J.-L. PETIT (1709), HUNTER
(1786), SWEDIAUR (1784), BENJAMIN BELL (1793), etc.

Au début du siècle, ces protestations prennent un caractère
plus précis. OBERNETHY (1804) établit des divisions dans les
ulcères de la verge, CARMICHAEL (1814) reconnaît que, dès le
début de leur apparition, ces ulcères ont des caractères très différents et décrit quatre espèces de chancres, correspondant à
quatre virus. La multiplicité nuisit à la théorie. En 1838, paraît
le traité de l'inoculation, de RICORD, et il fallait que l'ancienne
théorie fût encore bien ancrée pour que le maître parisien con-
fondît chancre mou et vérole et attribuât, après expérimentation, l'évolution de la maladie aux différences des constitu-
tions et non à la spécialité des virus.

C'est à son élève BASSEREAU (1852) que revient l'honneur
d'avoir établi la doctrine de la dualité sur des bases solides,
appuyées d'un côté sur les arguments des vieux auteurs, de
l'autre sur l'expérimentation et la clinique. Malgré les protestations de maîtres célèbres, VIDAL, CULLERIER, LANGLEBERT,
l'idée fit son chemin, vigoureusement soutenue par l'Ecole
lyonnaise de l'Antiquaille, représentée par DIDAY, ROLLET, et
leur élève DRON (*Sur le double virus syphilitique*, 1856), grâce
auxquels le chancre mou acquit son individualité.

Ce fut une époque de polémique. Certains unicistes s'effor-
cèrent de sauver la vieille théorie en l'adaptant aux nouvelles
idées. SPERINO, à Turin, considérait que les deux chancres
étaient le résultat d'un même virus, agissant sous des quantités
variables. Développant cette idée, AUZIAUS-TURENNE, en
France, essaie l'inoculation d'un grand nombre de chancres

comme préventif de la vérole. Les tristes résultats obtenus
firent rapidement justice de cette conception. Des hypothèses
parallèles, mais moins dangereuses, s'élaborent avec LANGLE-
BERT et CLERC. Le premier admet que le chancre simple est le
résultat de l'inoculation des globules de pus syphilitiques, le
chancre induré étant dû à l'action de la sérosité. Le second
reconnaît en principe la dualité, mais explique le chancre mou
par l'inoculation due au chancre induré sur un sujet déjà syphilisé. Dans le même sens, MELCHIOR ROBERT faisait dépendre le
chancre simple de la contamination par le virus d'un chancre
induré à sa période de déclin.

Tout ceci n'était que palliatifs destinés à sauver les vieilles
croyances, qui succombèrent cependant sous les argumenta-
tions, les polémiques et les faits précis apportés par RICORD,
gagné enfin à la bonne cause, FOURNIER, DIDAY, ROLLET, etc.
A l'étranger, en Italie surtout, les controverses furent plus
longues et eurent pour champion FERRARI, RICORDI, PROFETA,
DITTRICH, THYRY et BERKELEY-HILL.

Dès lors, l'ère des questions doctrinales était close, et les
recherches portèrent pendant quelques années sur quelques
points controversés, le chancre mixte de ROLLET et LAROYENNE
les bubons d'emblée (DIDAY et MOLLIÈRE), les chancres céphaliques (PROFETA), le phagédénisme (FOURNIER), l'inoculation
(RICORD). Les traitements commencent à s'accumuler, l'iodoforme (BARDUZZI, 1880), le raclage (MARC SÉE, 1881), l'incision et la cautérisation (THIERSCH, 1882) le chlorure de zinc
(BALZER, 1892), l'abrasion (UNNA, 1898).

Depuis 1889, on a surtout étudié la bactériologie du chancre
mou. Le microorganisme décrit par DA LUCA, puis par DUCREY
(Congrès de Paris, 1889), par UNNA (1892) ont attiré l'attention sur ce point. Les discussions ont porté surtout sur le degré
de spécificité que l'on devait accorder à ces bacilles, les uns affirmant que de nombreux microbes peuvent donner naissance à
cette affection (WELANDER, TAYLOR, COOPER, FINGER (1805),
d'autres croyant à la spécificité de l'un des bacilles décrits,
d'autres enfin cherchant à démontrer l'identité de ces bacilles
(UNNA, COLOMBINI, AUDRY). Le problème est encore à l'étude,

et les recherches sont nombreuses, portant soit sur les procédés
de coloration, soit sur la question encore plus récente des cultures (NICOLLE 1893, CHEINISSE 1894, BEZANCON et GRIFFON
1900). Nous n'insistons pas davantage, devant retrouver les
noms de ces auteurs et leurs travaux.

§ 2. — PATHOGÉNIE

Il importe tout d'abord de connaître la nature du chancre
mou et les nombreuses recherches qui ont abouti à la conception actuellement admise. Nous étudierons ensuite les différents modes de contamination.

1º Nature de la maladie. — Les théories unicistes ont
actuellement vécu. Sans vouloir remonter aux vieux auteurs
qui identifiaient absolument les deux affections, il est certain
que même les conceptions atténuées de LANGLEBERT et CLERC
ne trouvent plus de défenseurs. Il n'est personne pour affirmer
avec le premier que le chancre simple succède à l'action isolée
des globules sanguins, le chancre infectant à l'absorption du
sérum de ce même pus chancreux, dont l'action serait variable
suivant l'idiosyncrasie du sujet. Les lois de la pathologie du
sang s'accommodent mal de cette distinction dans les effets
produits, et les conditions de l'immunité dont parle LANGLE-
BERT n'ont jamais été déterminées.

Quant à CLERC, qui prétendait obtenir le chancre simple en
inoculant le virus d'un chancre induré à un individu syphilisé,
sa théorie, établie en torturant les textes anciens, manque absolument du contrôle de l'expérimentation, et n'a jamais eu que
la valeur d'une hypothèse mal construite. Toutes ces théories
sont déjà du domaine de l'histoire, sinon chronologiquement,
du moins par la distance à laquelle elles ont été refoulées par
les démonstrations éclatantes de vérité des fondateurs du dua-
lisme. Sans vouloir entrer dans le détail des travaux de BAS-
SEREAU, ROLLET, DIDAY, SIGMUND, PROFETA, etc., rappelons
seulement leurs conclusions qui aujourd'hui constituent la base
inébranlable de nos connaissances sur ce point :

Le chancre mou, maladie vénérienne, contagieuse, peut être spécifique, est exclusivement locale et, en aucun cas, n'est suivie de manifestations constitutionnelles. Son apparition, absolument indépendante de l'état général du sujet atteint, est toujours due à un autre chancre simple, et ce chancre est indéfiniment réinoculable sur le sujet qui en est porteur.

Ainsi envisagé, l'ulcère vénérien devenait une maladie inoculable, contagieuse, à évolution déterminée, et qui pouvait être spécifique. C'est sur ce dernier point que portent aujourd'hui les recherches. La question n'est d'ailleurs pas encore définitivement tranchée, et nous allons mettre en présence les arguments de l'une et l'autre école.

A. LA SPÉCIFICITÉ DU CHANCRE MOU. — L'expérimentation n'avait cependant pas attendu ces dernières années. Sans vouloir remonter à ADAMS, qui accusait le parasite hybride né de l'insecte mâle de la syphilis et du parasite femelle de la gale, nous devons ranger, parmi les précurseurs, l'auteur de la *vibrio lineola*, DONNÉ (Paris, 1837) et le père de la crypta syphilitica, le professeur américain SALISBURY (1860) dont les efforts ne furent pas couronnés de succès. Sous l'influence des théories pasteuriennes, à l'aide des nouveaux procédés de coloration, des recherches plus complètes furent faites par PRIMO FERRARI (1885) qui décrit des bacilles de 10-20 μ, dans le protoplasme et le noyau des cellules et par LUCA (1886) qui trouva un micrococcus.

Mais la précision et le détail nécessaires ne se trouvèrent que dans la communication faite par DUCREY en 1889 au Congrès international de Paris. Le professeur italien annonça qu'il avait trouvé des bactéries de 1,50 μ de longueur sur 0,50 μ de largeur, courtes et grosses à extrémités renflées, avec une entaille latérale, donnant à l'ensemble l'apparence d'un ∞. DUCREY trouvait ce microorganisme dans les exsudats obtenus en raclant les parois de l'ulcération. L'examen du pus des bubons ne lui avait rien donné.

Trois ans plus tard, UNNA publiait dans le *Monatschrift von Path. Derm.* (1892) le résultat de ses recherches sur des coupes microscopiques de chancre mou. Il décrit un strepto-bacille très analogue à la bactérie de DUCREY, avec une tendance plus grande à se mettre en courtes chaînettes. Les travaux qui suivirent (KREFTING 1891, AUDRY 1893, COLOMBINI 1894) confirmèrent cette opinion, devenue à peu près classique, de l'identité de ces deux microbes, sous deux formes peu différentes. Vinrent ensuite les publications de NICOLLE (Thèse de Paris, 1893), de CHEINISSE (*Ann. de Derm.* 1894) qui discutèrent quelques détails de morphologie, et firent des essais de culture, d'ailleurs infructueux. Les résultats de PÉTERSEN (1893) paraissent douteux, car il ne fit pas d'inoculations confirmatives. Ceux de LENGLET (*Bulletin Médical*, 1898) sont plus sérieux, et surtout ceux de BEZANCON, GRIFFON et LE SOURD (*Ann. de Derm.*, 1900) qui ont obtenu de très belles cultures en employant un mélange de gélose et de sang de lapin. Nous reviendrons d'ailleurs sur la technique de ces opérations.

En somme, la conclusion de tous ces travaux conduit à faire du chancre mou une maladie locale *spécifique*, réinoculable par séries au porteur avec des caractères identiques, et due à l'introduction au point lésé d'un microbe spécial, *bacille de Ducrey* ou *strepto-bacille de Unna*, toute autre lésion plus ou moins semblable, mais dépourvue de ce microbe, rentrant dans la classe des ulcérations banales. Cette conception est aujourd'hui admise par la majorité des vénéréologistes, et c'est pourquoi nous croyons devoir entrer dans quelques détails au sujet du bacille de Ducrey.

B. LE BACILLE DE DUCREY. — Nous étudierons successivement sa *morphologie*, les *procédés de coloration* et les *cultures*.

Le *bacille de Ducrey* peut se rencontrer sous *deux formes*. On voit la première, la plus connue et la plus caractéristique, en colorant le produit du raclage d'un chancre mou. C'est un petit bâtonnet, court et trapu, beaucoup plus long que large, à extrémités très arrondies, et mieux colorées. D'où l'aspect classique sous lequel on le voit généralement, de deux petits points colorés très rapprochés, quelquefois reliés par deux traits très fins, le plus souvent séparés par un espace où la coloration est beaucoup plus faible ou même n'existe pas. On a comparé cette forme à une *haltère*, ou à une *navette*. Ces comparaisons correspondent à deux conceptions différentes. Les uns, avec Ducrey, admettent qu'il existe en réalité une entaille latérale sur le corps du microbe, entre les deux têtes colorées. Les autres voient dans cette absence de coloration de la partie centrale une simple apparence d'optique, soit que le colorant ait plus de tendance à se fixer aux extrémités (Cheinisse), soit que la substance s'y rétracte (Nicolle). Ce dernier est d'ailleurs arrivé à supprimer cette apparence à l'aide du bichlorure de mercure.

Dans d'autres cas, lorsque la coloration a été très intense, ou que le bacille est étudié dans les coupes, la partie claire disparaît, ou plutôt se colore intégralement ; le bacille est plus petit et non arrondi à ses extrémités. Dans ces conditions, il est le plus souvent groupé en *strepto-bacilles*, formant des chaînettes longues ou courtes, ordinairement placées parallèlement les unes aux autres.

Le bacille est presque toujours en dehors des cellules, peut-être parce que celles-ci ont été déchirées (Cheinisse).

a. *Procédés de coloration.* — On peut rechercher le microbe soit directement *dans le pus* et les produits de raclage, soit *dans les coupes :*

α) *Dans le pus :* le mieux est de prendre du pus de chancre inoculé, de deuxième ou troisième génération. On peut encore, après avoir nettoyé un chancre, passer avec un pinceau sur sa surface une couche de teinture d'iode, puis une couche de collodion. Une bande de gaze protège le tout. Le surlendemain, le pus s'est accumulé sous une cuticule épidermique que l'on détruit. Il contient des bacilles en assez grande quantité, sans trop de mélanges.

Le pus recueilli est étalé sur une lame et non comprimé. On dégraisse au mélange alcool-éther (parties égales) et on colore. Les colorants sont nombreux, soit violet de gentiane phéniqué ou aniline, soit solution de fuchsine de Zielh, soit enfin bleu phéniqué de Kühne. Nous employons habituellement ce dernier qui nous donne d'excellents résultats. On laisse le colorant en présence du pus, soit de vingt à trente minutes à froid, soit à chaud jusqu'à production de vapeur. On fixe ensuite par la solution d'acide acétique à 1/10. Puis on déshydrate rapidement à l'alcool absolu, on éclaircit au xylol, et on monte au baume de Canada.

Ainsi préparés, les bacilles se détachent très nettement en bleu, avec leur partie médiane légèrement teintée, et ils se conservent fort bien dans cet état.

β) *Dans les coupes :* nous allons exposer le procédé de Nicolle, plus récent que celui de Unna. Il comprend plusieurs temps :

1° Aussitôt après opération, mettre les coupes dans :
    Sublimé. 3.5
    Eau distillée.   100
    Acide acétique cristallisable   1

2° Plonger 24 heures dans l'eau courante, couper en petits morceaux, déshydrater 24 heures dans l'acétone renouvelée.
Puis 24 heures dans le xylol ;
    48   —   le xylol-paraffine à 55° ;
    24   —   la paraffine.
3° Les coupes étant faites et collées, colorer avec :
    Bleu de toluidine 0.50
    Alcool absolu.   10
Dissoudre et ajouter :
    Acide phénique   1
    Eau.   100
4° Fixer au tannin au $\frac{1}{10}$
    Alcool absolu
    Xylol
Monter au baume de Canada

b. *Cultures.* — D'après la technique de Besançon, Griffon et Le Sourd (*Ann. de Dermat.*, janvier 1900), le meilleur milieu de culture est le sang gélosé, c'est-à-dire un mélange solidifiable d'un tiers de sang de lapin pour deux tiers de gélose. On peut encore utiliser le sérum non coagulé de lapin. Pour avoir des cultures pures, il est préférable de recueillir avec une pipette la sérosité d'un chancre d'inoculation, surtout si le chancre, objet de la recherche, siège dans une région difficile à désinfecter (anus, scrotum, etc.), ou mieux de faire un ensemencement immédiat et abondant avec du pus de bubon chancrelleux qui vient d'être ouvert.

Au bout de vingt-quatre ou quarante-huit heures de séjour dans l'étuve à 37°, en examinant au microscope les éléments développés dans le liquide condensé à la partie déclive des tubes, on voit de longues chaînettes de bacilles en navettes, rectilignes ou décrivant des courbes plus ou moins étendues. Dans la partie centrale du bouillon, les bacilles sont plus gros, plus nets, en amas ou en courtes chaînettes. Les colonies, arrondies et saillantes, de deux millimètres de diamètre, sont d'abord brillantes, puis opaques et grisâtres et difficiles à dissocier.

Les repiquages donnent des cultures plus rapides et plus abondantes. Ils sont possibles encore deux ou trois semaines après l'ensemencement, si l'étuve est bien maintenue à 37°. Sur sérum non coagulé de lapin, la vitalité est bien moindre.

Les inoculations faites avec les produits culturés ont toujours donné lieu à un chancre mou expérimental typique, alors même que l'on utilisait des colonies provenant de plusieurs repiquages.

En somme, les arguments des partisans de la spécificité sont multiples et appuyés sur de solides bases expérimentales. Cependant ils demandent encore à être confirmées et la facilité des cultures sera désormais d'une grande utilité pour les recherches futures, tant au point de vue étude du microbe qu'au point de vue contrôle.

C. Discussion de la spécificité du chancre mou. — Ces microbes sont-ils les seuls capables d'engendrer le chancre mou ? Ne se peut-il que d'autres agents pyogènes créent des ulcérations cliniquement semblables, inoculables en série au porteur ou à d'autres sujets ? A la question ainsi posée, un grand nombre d'auteurs répondent par l'affirmative, et parmi eux une majorité d'Anglais et d'Américains (Bumstead, Taylor, Cooper, etc.) et quelques Allemands (Welander, Sigmund, Finger). Ceux-ci se basent :

1° Sur l'identité non suffisamment prouvée des bactéries décrites par Ducrey et par Unna ;

2° Sur les recherches de Luca, de Gibert, qui, sur des chancres mous types, n'ont pu trouver que des microcoques ordinaires ou des staphylocoques dorés, dont les cultures pures inoculées ont donné des ulcères analogues à la première lésion et réinoculables en générations ;

3° Sur les expériences de Welander qui a obtenu des chancres mous par l'inoculation de l'humeur sécrétée par des papules syphilitiques, des pustules d'acné, d'impétigo ou d'eczéma ;

4° Sur le fait que la plupart des partisans de la spécificité ne vont pas jusqu'à regarder le bacille de Ducrey comme la cause unique du chancre mou et admettent la possibilité de l'intervention d'autres agents pyogènes.

La conclusion serait que le chancre mou n'est pas dû à un virus unique spécifique, mais que nombre de germes peuvent lui donner naissance. D'après Sigmund et Finger, on doit comprendre sous ce nom tous les processus ulcéreux contractés pendant le coït, qui, d'une part, ne sont pas suivis de syphilis, et de l'autre produisent un pus inoculable en générations (Finger, 1900).

Cette conception est beaucoup plus vaste, trop vaste peut-être. Parmi les ulcères vénériens de la verge, il en est certainement que l'on doit ranger dans une classe à part, à cause des caractères très spéciaux qu'ils présentent. Il est certain que le pus d'acné, d'ecthyma, d'impétigo, etc., inoculé, donnera lieu à une petite pustule ayant *à peu près* les caractères du chancre mou au début. Mais la pustule n'est pas tout dans le chancre mou, elle est même fort peu de chose. Et il est bien rare que les ulcérations qui leur succèdent, si on les laisse évoluer, continuent à présenter les caractères morphologiques du chancre simple. De plus l'inoculation est loin d'être aussi facile. On peut difficilement mener ces pustules jusqu'à la troisième ou quatrième génération, à grands renforts de pansements excitants, comme le disait Diday, mais on n'obtient pas la réinoculation presque indéfinie, comme dans le vrai chancre mou.

Enfin ces pseudo-chancres n'atteignent pas les ganglions et ne produisent pas les suppurations du bubon chancrelleux.

Il est certain cependant qu'un grand nombre d'ulcérations vénériennes, quotidiennement qualifiées de chancres mous, sont d'origine banale, et que les examens microscopiques n'y décèlent jamais que les microbes ordinaires de la suppuration. Il semble qu'il y ait des variétés à créer, des divisions à faire dans cette vaste classe des ulcères vénériens contagieux. Ce n'est qu'en unissant, dans des cas multiples, une observation clinique soigneuse à des recherches microscopiques répétées, que l'on arrivera à résoudre la question et à accorder à la spécificité ce qui lui revient.

2° **De la contagiosité du chancre mou.** — C'est là le caractère essentiel de l'affection. Un chancre mou est toujours dû à un autre chancre mou, dont le pus a pénétré par une solution de continuité, et cette lésion est indéfiniment renouvelable avec les mêmes caractères sur le porteur ou tout autre individu. Même pour ceux qui prennent ce terme dans son acception la plus large, ceci est le critérium indiscutable de cette maladie. Nous étudierons d'abord les modes de contamination, puis l'influence sur le pus des agents physiques ou chimiques, enfin la technique et les résultats des inoculations.

A. MODES DE CONTAMINATION. — Les circonstances varient à l'infini. Le plus souvent, on doit accuser les déchirures accidentelles produites pendant le coït, bien souvent à l'insu même du malade. Celles du frein ou de ses environs sont tout spécialement fréquentes. Quelquefois aussi la porte d'entrée est toute trouvée. Les excoriations du gland ou du prépuce causées par une balanite récente ou passée, chez les individus de propreté douteuse, permettent la contagion. Les liquides normaux ou pathologiques peuvent irriter le méat ou le gland (urine, pus de chaudepisse, etc.). Enfin, toutes les éruptions pustuleuses ou ulcéreuses sont également susceptibles d'absorber le virus (sycosis, folliculites, impétigo, herpès, gale, etc.).

Il est cependant nombre de cas où la porte d'entrée est

impossible à trouver, et que l'on explique par une écorchure passée inaperçue. Peut-être le pus particulièrement âcre du chancre peut-il faire lui-même l'effraction suffisante, par l'intermédiaire d'un érythème, consécutivement ulcéré. Cette « contagion retardée », à laquelle croyait RICORD, est des plus discutées.

Les expériences de JULLIEN ne sont pas en sa faveur. En laissant le pus en contact avec la face antérieure de la cuisse, même irritée et épilée, JULLIEN n'a obtenu aucun résultat positif. Peut-être le fait est-il possible dans certains cas de phimosis, où la stagnation est fort longue, mais, en tout cas, il ne peut être donné comme habituel.

La transmission se fait ordinairement par le pénis, mais elle est également possible par les linges, les doigts, par toute partie du corps ou des vêtements, suivant l'imagination des malades ou les hasards des attouchements.

Il est possible que l'objet contaminé en premier lieu serve simplement de vecteur pour aller en infecter un second. Dans certains cas, très nets, des jeunes gens ayant vu des femmes malades ont infecté d'autres femmes sans l'être eux-mêmes (RICORD, PUCHE). Ce sont des exemples de « contagion médiate » dont CULLERIER a expérimentalement démontré la possibilité.

B. LE PUS CHANCREUX ET SES MODIFICATIONS. — Comme pour tous les pus, la virulence du pus chancreux s'atténue avec le temps et le desséchement, mais dans de faibles proportions. RICORD a pu le garder jusqu'à trois semaines dans des flacons bouchés, sans qu'il cessât d'être virulent. SPERINO inocula un chancre avec une lancette ayant servi sept mois auparavant. Il est nécessaire de le délayer à nouveau.

Une certaine quantité d'eau n'empêche pas la virulence. PUCHE a inoculé un malade avec un mélange d'une goutte de pus dans un demi-verre d'eau. On cite également des cas de chancres pris par le lavage dans une même cuvette. Au contraire le mélange avec les liquides à réaction énergique, annihile sa virulence, par exemple, les acides, les chlorures, la potasse, l'alcool, le tanin, l'ammoniaque, etc.

Le chauffage agit défavorablement sur le virus, comme l'ont montré les expériences de Aubert (*Lyon médical*, 1883). Le chauffage, maintenu de seize à dix-huit heures, entre 37 et 38°, amène la perte de l'activité du virus, constatée par la transformation de l'exsudat en détritus granuleux à odeur fétide, et la disparition des globules de pus. Ce résultat est très intéressant au point de vue thérapeutique.

Le refroidissement n'a pas d'action. La température de — 16° obtenue par pulvérisation de bromure d'éthyle, n'a pas empêché l'inoculation de se faire (Jullien).

C. Les inoculations. — Cette opération est entrée, depuis Ricord, dans la pratique courante, étant donnée sa simplicité et l'utilité qu'elle présente quelquefois au point de vue diagnostic.

On se sert soit de la lancette, soit d'une épingle, toujours stérilisées. On fait, avec la pointe de l'instrument, une piqûre peu profonde, oblique, de 1 à 2 millimètres de profondeur, entre l'épiderme et le derme, en respectant autant que possible ce dernier, et surtout le tissu cellulaire sous-dermique, qui pourrait devenir le siège de suppurations dangereuses. Jullien conseille d'écorcher légèrement la peau avec une épingle propre, sur une étendue de 2 ou 3 millimètres, jusqu'à apparition d'une rosée sanguine, puis de déposer à plat le pus chancreux sur l'érosion ainsi produite.

On fait l'inoculation sur l'abdomen, la cuisse, le bras.

On protège la piqûre contre le frottement par un verre de montre à concavité tournée du côté de la peau. On le fixe avec deux morceaux de diachylon croisés en X et une bande de toile. Dès le surlendemain, on constate l'apparition d'une petite aréole rougeâtre inflammatoire, et on arrête l'expérience quand on la juge suffisante, par une pointe d'électro-cautère et un pansement au sublimé.

Le chancre peut être ainsi presque indéfiniment réinoculé. Dans ses essais de syphilisation, certains sujets d'Auzias-Turenne avaient subi plusieurs centaines d'inoculations. Le docteur Lindmann, de Berlin, en avait deux mille à son actif, lorsqu'il tenta l'inoculation du produit d'un chancre induré, qui le rendit d'ailleurs syphilitique.

JULLIEN (*Annales de Derm.*, 1892) a fait la remarque assez curieuse, qu'à la troisième ou quatrième génération, le pus du chancre inoculé ne donnait plus de résultats, au lieu que celui du premier chancre reproduisait toujours sa lésion. Peut-être se fait-il un triage de microbes tels que le principe virulent disparaît peu à peu par l'inoculation ?

L'inoculation a été fréquemment tentée sur les animaux. D'une façon générale, les animaux de laboratoire sont réfractaires. Les résultats positifs obtenus par RICORDI sur le lapin paraissent bien douteux après les essais récents de SAPPUPO (1898), de BEZANÇON et GRIFFON (1901). Si DIDAY, JULLIEN ont réussi quelquefois sur le chat (1851), HORAND et PEUCH (1871) n'ont pas confirmé ces résultats.

Les mêmes auteurs n'ont obtenu aucun résultat sur le chien, malgré un très grand nombre d'expériences. Il semblerait que le singe fût plus apte à contracter la maladie. AUZIAS-TURENNE et LANGLEBERT ont affirmé avoir réussi. ROBERT DE WELZ s'est même inoculé avec succès le pus recueilli sur les pustules d'un macaque. Récemment enfin, NICOLLE a reproduit le chancre mou chez des cernopithèques et des semnopithèques.

§ 3. — ÉTIOLOGIE

De tout temps, on a considéré le chancre mou comme plus fréquent que le chancre syphilitique. La première statistique scientifique, celle de BASSEREAU (1837-1838), donnait le premier comme 30 fois plus fréquent que le second. PUCHE, sur 10 000 cas observés de 1840 à 1852, trouve 1 955 indurés seulement, soit 1 sur 4. Plus tard, la proportion baisse encore. Pour FOURNIER, ROLLET, elle n'est plus que de 1 à 2 ou 3, au plus. La statistique de l'hôpital du Midi va de 1,4 à 1,4,7 avec un écart brusque de 1874 à 1879, laps de temps pendant lequel le chancre syphilitique devient beaucoup plus abondant.

A Copenhague, une statistique de Blaschko (1900), portant
50 000 malades, donne les proportions relatives suivantes :

Blennorrhagie	13,8 p. 100
Syphilis	2,8 —
Chancre mou	2,3 —

Les mêmes statistiques nous apprennent que le chancre mou
est surtout une maladie des classes pauvres. Dans le monde
féminin, c'est la prostitution clandestine qui alimente les
hôpitaux ; les femmes mariées et les maîtresses représentent
une infime minorité, une dizaine de cas sur 800 dans la statistique de Le Fort. C'est une maladie de célibataires : 895 sur
980 cas, dans la statistique de Brandveiner (1908). Les
maisons de tolérance ont un appoint plus élevé, 132 sur 800,
chiffre très inférieur à celui des prostituées clandestines qui est
de 679 sur 800.

De même, parmi les hommes, les plus atteints de beaucoup
sont les ouvriers, les travailleurs de la ville et aussi tous ceux
que le manque de soins corporels et de lavages après le coït
prédispose à l'affection. Ceux qui prennent ces précautions
ont bien des chances d'en réchapper, même après un coït suspect, ce qui explique l'immunité relative des classes aisées, bien
plus marquée pour le chancre mou que pour la blennorrhagie
ou la vérole.

D'une façon générale, on peut dire qu'aujourd'hui le chancre
mou se voit beaucoup moins. Les notions hygiéniques, plus
répandues et mieux appliquées, ont pu avoir quelque influence
sur cette diminution. Peut-être aussi rejetons-nous hors de ce
cadre nombre d'ulcérations banales, autrefois qualifiées de
chancre mou.

Le fait n'en existe pas moins, noté par tous ceux qui font des
consultations de maladies vénériennes.

§ 4. — Symptômes

Nous étudierons l'évolution normale d'une chancre mou, en
passant par les trois périodes, de début, d'état et de réparation, avec les différents modes de terminaison.

1° Période de début. — L'aspect du chancre mou au début est variable, suivant le mode d'inoculation et l'étendue de la porte d'entrée.

Lorsque celle-ci est simple, une inoculation expérimentale par exemple, on voit ordinairement, dès le lendemain, se dessiner une aréole inflammatoire rougeâtre autour de la première lésion. Notons ce fait essentiel : il n'y a pas de période d'incubation : nous avons dit ce qu'il fallait penser des contagions retardées, et il est fort probable, comme le disait Ricord, que les prétendues incubations sont simplement des périodes d'inobservation. Quoi qu'il en soit, au troisième jour, la lésion est déjà beaucoup plus caractéristique, l'aréole rougeâtre s'est étendue ; à son centre, l'épiderme est soulevé par un liquide séro-albumineux louche et blanchâtre. Celui-ci se transforme rapidement en pus et s'échappe au dehors. La vésico-pustule, devenue passagèrement pustule, se transforme enfin en ulcération.

Mais le plus souvent, c'est avec une ulcération pré-existante que se fait l'infection. Si celle-ci est petite, les choses se passent à peu près comme précédemment. Si elle est plus étendue, elle devient chancreuse par places, l'extension progressive de chacun de ces petits foyers chancreux et leur réunion forme le chancre unique qui englobe tous les autres. Dans ces conditions, il n'y a pas de pustulation, l'ulcère se forme de suite, avec les formes les plus variables, fissuraire, allongé, irrégulier. C'est ce qui se passe quand l'inoculation se fait par une écorchure, une plaque syphilitique, une érosion herpétique, etc. C'est en somme, de beaucoup, le cas le plus fréquent.

A titre de raretés, on a signalé d'autres modes de début ; acnéique, folliculaire, bulleux, phlegmoneux. Les observations sont anciennes et peu nombreuses.

2° Période d'état. — Du cinquième au vingtième jour, la lésion se présente sous forme d'une ulcération arrondie, à fond grisâtre, à bords taillés à pic, à base peu indurée ou molle, donnant lieu à une suppuration assez abondante, douloureuse au toucher, à accroissement excentrique régulier.

La *forme* arrondie existe presque toujours à un certain

16.

moment, mais elle est bien transitoire. Le plus souvent, les bords se déforment, deviennent sinueux, se creusent de dentelures et finalement prennent un aspect déchiqueté assez carac-

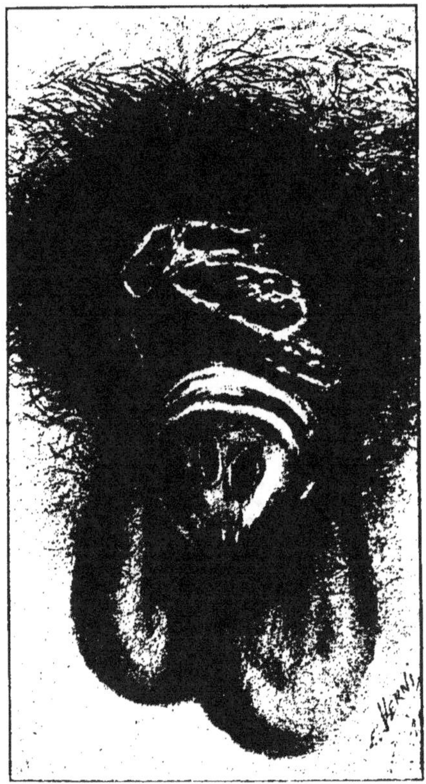

Fig. 1. — Chancres mous du gland et du fourreau.

téristique, variable suivant la localisation et la plaie originelle.

Les *bords* sont taillés à pic et surplombent une ulcération plus ou moins profonde. La peau et la muqueuse paraissent enlevées à l'emporte-pièce, mais résistent longtemps. Au contraire, si le tissu sous-muqueux est atteint, le travail ulcéreux est beaucoup plus rapide, et de véritables cavités se creusent, dépassant quelquefois les bords visibles de l'ulcération et les décollant.

Le *fond* est granuleux et pultacé, tapissé d'une fausse membrane grisâtre, constituée par des débris organiques et des globules de pus.

La *base* est *généralement* peu indurée. Mais il y a à cette règle de nombreuses exceptions. On ne saurait trop le répéter, quand un chancre mou se développe autour du limbe du prépuce, près du frein du méat, dans le sillon balano-préputial, lieux d'élection de cette affection, il y a toujours un peu d'induration. Et lorsque l'ulcération a atteint le tissu cellulaire sous-cutané cette induration devient aussi cartilagineuse et plus étendue que celle du chancre syphilitique. De même, chez la femme, sur le rebord des grandes et petites lèvres.

Il suffit également qu'un chancre simple ait été enflammé ou irrité, fût-ce par des pansements trop répétés et des cautérisations trop fortes, pour s'indurer en quelques jours. La base indurée est donc question de siège et de modification thérapeutique, au moins autant que question de nature. Dans un grand nombre de cas, il est vrai, cette induration est plutôt d e l'empâtement péri-inflammatoire, comme on en trouve autour de toutes les ulcérations infectées. Mais il est possible qu'elle se localise sous la lésion ; la plus grande réserve est imposée sur la valeur diagnostique de ce signe.

Le *pus* est ordinairement abondant, sanieux, rarement verdâtre, quelquefois mêlé de sang, lorsqu'on exerce une pression sur les bords de l'ulcération. A cause de cette abondance, il est rare qu'une croûte se concrète, sauf quelquefois sur les bords.

Tout *autour de l'ulcère*, s'étend une aréole rouge, foncée ou même violacée tout près des bords et peu à peu fondue à la périphérie avec la couleur normale de la muqueuse. Mais cette aréole n'est pas constante, et survient surtout autour des chancres cautérisés et énergiquement pansés.

La douleur spontanée existe peu dans les cas normaux et n'apparaît guère que si l'ulcération tend à devenir envahissante.

Au contraire, la palpation est presque toujours douloureuse, ainsi que les attouchements sur la surface ulcérée, d'où la réaction de la plupart des malades au moment des pansements.

Le chancre ainsi constitué avec ces divers caractères est le *chancre type*. Il y arrive peu à peu en deux ou trois semaines environ, progressant incessamment en surface, et quelquefois en profondeur, jusqu'au jour où sa marche s'arrête et où la réparation commence. Il n'y a pour ainsi dire pas de période d'état, c'est-à-dire de période stationnaire. L'examen attentif des bords montre la progression d'un côté, la guérison de l'autre, et explique ces ulcérations d'apparence atone qui semblent ne jamais se terminer.

3° Période de réparation. — L'envahissement cesse et la réparation commence, totale ou partielle. Elle est marquée par l'affaissement des bords qui pâlissent et se recollent, le changement de couleur du fond devenu rouge, débarrassé qu'il est de sa fausse membrane grisâtre, la suppuration plus franche, moins sanieuse, mêlée de détritus organiques et de globules rouges. L'apparition de petits bourgeons charnus exhausse le fond, nivelle le chancre, et la cicatrisation se fait désormais comme dans une plaie simple, laissant généralement, mais pas toujours, après elle une cicatrice plus ou moins visible suivant l'étendue.

Il est difficile d'assigner une limite à cette période, les réparations partielles étant en somme les plus fréquentes, et le chancre reparaissant d'un côté lorsque l'autre se cicatrise fort bien. Quand la réparation est totale d'emblée, elle se fait en douze à quinze jours. Elle sera d'autant moins rapide que la période de progrès aura été plus longue. On doit aussi compter avec les recrudescences qui détruisent le jeune tissu de cicatrice et remettent tout en état.

§ 5. — VARIÉTÉS

Le chancre, tel que nous venons de le décrire, est de beaucoup le plus fréquent. A côté de cette description typique, il est impossible de créer d'autres formes cliniques, car les symptômes différentiels ne seraient jamais que d'infimes détails. Que le début soit un soulèvement épidermique, une élevure boutonneuse, une bulle ou une pustule, la suite n'en est pas moins une ulcération. Que celle-ci soit franchement ulcéreuse, exulcéreuse ou bourgeonnante, ce sont différences de détail qui laissent persister les caractères essentiels du chancre mou. Par contre, leur nombre, et surtout leurs localisations spéciales peuvent entraîner quelques différences intéressantes à signaler.

1° Les chancres multiples. — Pendant toute la période de purulence, et même pendant la réparation, l'inoculation du premier chancre en d'autres points est possible. Elle se fait le plus souvent dans son voisinage immédiat, chose facile par la continuation des coïts, la malpropreté, la présence d'autres éruptions, une poussée d'herpès, un phimosis, ou des soins malencontreux, tels que des mouchetures ou des sangsues. Et ces nouveaux chancres évoluent comme le premier, un peu moins long, peut-être, car ils obligent même les plus indifférents à se traiter de suite.

Les statistiques concordent pour attester la plus grande fréquence des chancres multiples. RICORD, sur 254 malades, n'a que 48 chancres uniques, 32 sont doubles et 116 triples. FOURNIER, sur 329 cas, relève 63 fois un seul chancre, 50 fois deux chancres, 152 fois de trois à six chancres, 45 fois de six à dix, les nombres supérieurs devenant beaucoup plus rares. Chez la femme, la multiplicité est la règle. Sur 170 malades de LOURCINE, il n'y avait que 36 chancres uniques, et les chiffres élevés (de 20 à 75 chancres) étaient assez fréquents. Citons, comme curiosité, les 25 chancres vus par HORAND, les 75 de LABARTHE, etc. Dans ces statistiques, sont toujours compris les chancres contemporains et successifs.

2° Les localisations. — Le siège le plus habituel du chancre simple est la *région génito-anale*. Les statistiques suivantes vont nous le montrer et en même temps nous indiquer

dans quelle proportion sont atteintes les différentes parties de
cette région :

I. — *Statistique de* RICORD *et* A. FOURNIER.

Gland et prépuce 643
Fourreau de la verge 36
Les deux (chancres multiples) 41
Méat 20
Intra-uréthral 8
Scrotum. 3
Anus 3

II. — *Statistique de* DEBAUGE (*Lyon*).
(Service des femmes)

Fourchette 78
Grandes lèvres. 19
Petites lèvres 16
Méat et voisinage 23
Vestibule 4
Clitoris 1
Entrée du vagin 17
Vagin 7
Col utérin 1
Anus 25
Sillon interfessier 5
Périnée 5

III. — *Statistique de* LE FORT.

Prépuce. 277
Gland. 27
Rainure balano-préputiale 125
Méat 9
Frein. 74
Fourreau 52
Scrotum. 3
Anus 4

Comme on pouvait le prévoir, la région génito-cruro-anale
est aussi la plus atteinte, et dans cette région les parties exposées aux frottements paient la part la plus large. Quelques
caractères spéciaux se rattachent à ces localisations.

a. *Chancres du prépuce et de la verge.* — Les chancres du *pré-*

puce sont de beaucoup les plus fréquents. Ceux de la face interne sont presque toujours multiples, surtout en cas de phimosis. Nous avons déjà parlé de l'importance de l'induration dans le sillon balano-préputial. JULLIEN signale même des chancres

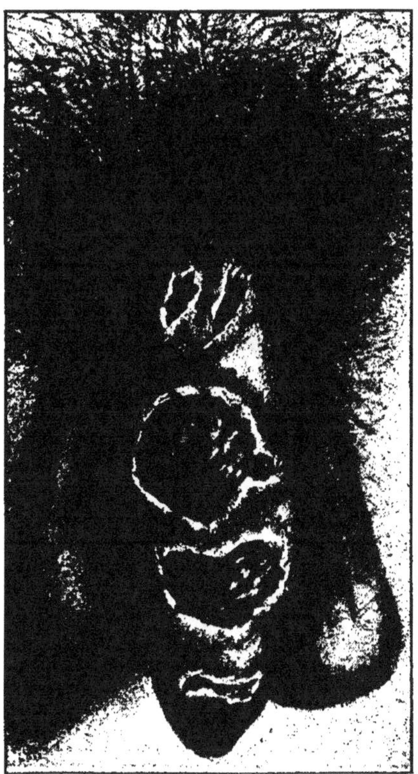

Fig. 2. — Chancres mou du fourreau.

mous juchés sur des noyaux de 6 à 8 millimètres de hauteur. Sur le bord libre, ils sont généralement dus à l'inoculation de chancres situés au-dessous, grâce aux nombreuses érosions de cette région. Aussi sont-ils multiples et fissuraires. Ils peuvent, en se cicatrisant, créer un phimosis.

Le *frein* attire les chancrelles, comme l'a dit Diday. C'est aussi là qu'elles sont les plus douloureuses et les plus tenaces, exposées aux tiraillements, aux hémorrhagies, aux frottements

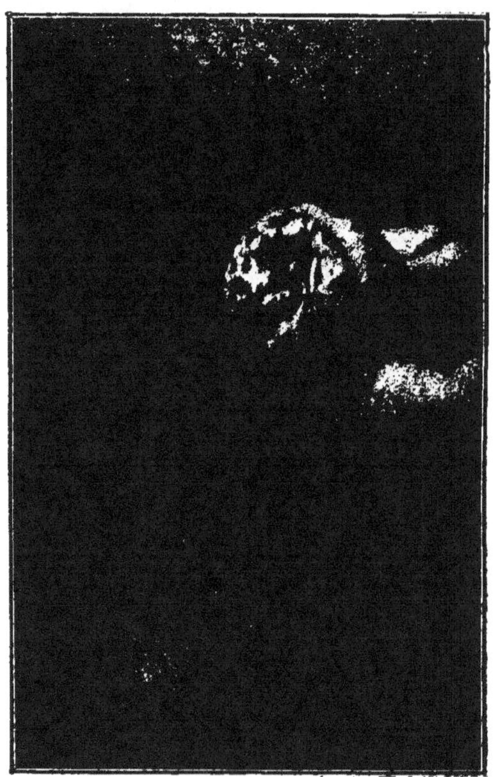

Fig. 3. — Chancres multiples au bord libre du prépuce
ayant déterminé un phimosis.

plus que partout ailleurs. Le frein est toujours dévoré, soit que deux chancres latéraux se rejoignent, laissant au-dessus d'eux un pont qu'il sera préférable de couper pour éviter une hémorrhagie intempestive, soit qu'un chancre se soit primitivement installé sur la partie saillante de l'organe. On a vu la perforation de l'urèthre se produire à la suite de tels chancres.

On a voulu faire du *fourreau* le siège exclusif des accidents primitifs de la vérole. Les statistiques prouvent que cette opinion est très exagérée. Le siège ordinaire des chancres mous en ce point est le dos de la verge, et ils ont une grande tendance à s'étendre, vu la mobilité des téguments.

b. *Chancres de l'urèthre.* — Les chancres du *méat* sont fréquents, caractérisés par un écoulement muco-purulent qui pourrait faire croire à la blennorrhagie, et une induration assez notable. Les rétrécissements consécutifs sont rares, il y a plutôt élargissement en entonnoir.

Le chancre *endo-uréthral* est rare, et en tout cas très difficile à dépister. L'inoculation seule, quand on peut la faire, assure le diagnostic ; le chancre peut être l'origine d'abcès chancreux péri-uréthraux.

c. *Chancres de l'anus.* — La femme en est le plus souvent le porteur, tant à cause de la facilité de l'inoculation par des écoulements vulvaires, que par la fréquence relative des pratiques sodomiques. La proportion est chez elle de 1 sur 8, au lieu de 1 sur 200 chez l'homme.

Les chancres se développent sur les plis radiés de préférence, sans dépasser la limite du sphincter interne. Ils sont généralement multiples, accompagnés d'intertrigo. Ils sont marqués par des douleurs vives, pendant la marche et la défécation surtout, aussi violente parfois que celles des fissures, et justiciable quelquefois du même traitement. La durée est plus ou moins longue suivant l'état hémorrhoïdaire de la région. Ils peuvent, dans certaines conditions, se propager au rectum ; la chose est très rare. Par contre, la rectite de voisinage est souvent observée.

Il arrive qu'un grand nombre de ces ulcérations se localisent sur tout le pourtour du sphincter, entre le périnée et la base des colonnes de Morgagni. Cette affection est décrite par CRÉANGE, dans sa thèse (1908) et par RAVAUT et BORD sous le nom d'*anite chancrelleuse* (*Presse médicale*, mai 1909). Sur les plis radiés extérieurs, les ulcérations sont visibles, allongées parallèlement aux plis. Puis, non traités, les bords de ces plis augmentent peu à peu de volume, constituant une petite tumeur, qui abrite la lésion comme un capuchon. C'est un condylome, complication habituelle de cette localisation. Il peut y avoir autant de condylomes que d'ulcérations, et ils font une véritable couronne autour de l'anus.

Les fissures se prolongent à l'intérieur du sphincter jusqu'aux valvules de Morgagni, mais sans empiéter sur la muqueuse rectale proprement dite. Elles sont parallèles aux valvules, ou, au contraire, étendues circulairement, creusées, saignant facilement et très douloureuses. L'examen n'est possible qu'après anesthésie locale.

Un rétrécissement fibreux peut être la conséquence de ces ulcérations.

d. *Chancres de la vulve et du vagin.* — La forme exulcéreuse est la plus fréquente. Cependant on peut voir une variété spéciale sur les grandes lèvres, les chancres *folliculaires*, assez semblables à la vulvite folliculaire aiguë. Sur la grande lèvre des chancres multiples sont accompagnés d'un œdème marqué ; sur la petite lèvre, dont le tissu est moins lâche, l'organe est hyperhémié, lisse, tendu, vernissé, plus ou moins rejeté en dehors ou en dedans, faisant quelquefois un vrai bourrelet.

A noter le peu de susceptibilité du vagin, soit à cause de la résistance de la muqueuse, soit à cause de la chaleur plus grande de ces parties profondes (JULLIEN), soit, plus simplement, parce que le pus a été balayé à l'entrée.

e. *Chancres du col utérin.* — Depuis la thèse de SCHWARTZ, celle de AUBERT, les travaux de FOURNIER, ce chancre n'est plus rangé parmi les raretés. Il faut surtout *songer* à le chercher, car ses symptômes subjectifs frappent peu le médecin, l'écoulement étant sans importance. La grossesse, une métrite antérieure, l'abaissement de la matrice (ROLLET) sont d'excellentes causes prédisposantes. Les lèvres du col en sont le siège ordinaire, 37 fois contre 17 à la périphérie, d'après SCHWARTZ. La multiplicité se rencontre 13 fois sur 23 cas (JULLIEN).

Lorsqu'on l'examine, la période pustuleuse est généralement terminée, et l'on est en présence d'une ulcération, à fond jaune, inégal et peu déprimé, à bords rouges, circonscrits et irrégulièrement policycliques, donnant un écoulement peu abondant, et à peu près indolent à la palpation.

La cicatrisation est rapide, en quelques jours généralement, sauf complications. Celles-ci peuvent être locales, par exemple l'inflammation du museau de tanche, la production de fausses membranes et la transformation diphtéroïde de l'ulcération (BERNUTZ), enfin le phagédisme avec ses conséquences destructives. L'extension peut aussi se faire du côté de la matrice et causer une métrite cervicale (?). Plus simplement les complications se bornent à l'apparition de fongosités ou de végétations.

f. *Chancres extra-génitaux.* — Quand le chancre simple siège en dehors des régions génitales, la pensée de sa véritable nature se présente rarement à l'esprit, soit que l'idée d'une contamination vénérienne ne soit pas éveillée, soit que ses symptômes soient quelque peu différents de ceux que l'on voit habituellement. Le diagnostic sera facilité quelquefois par la présence d'un autre chancre, sinon il présente les plus grandes difficultés. En fait, même en faisant la part des méconnus, ces chancres sont rares, malgré les publications plus fréquentes de ces dernières années. Nous les diviserons avec CHATIN (Thèse de Paris, 1901) en chancres céphaliques, du tronc, des membres supérieurs et inférieurs.

α) Les *chancres céphaliques* sont les plus intéressants ; non qu'ils aient conservé l'importance théorique qu'on leur accordait autrefois, lors des luttes entre unicistes et dualistes, mais parce qu'ils sont les plus fréquents. Fréquence relative d'ailleurs car les rapports bucco-génitaux, origine ordinaire des chancres de la face, deviennent répugnants pour l'un des sujets, et douloureux pour l'autre, de par la présence de chancres mous sur les organes génitaux. D'où la rareté de ce mode d'inoculation, banal au contraire en matière de syphilis. Cette simple considération explique mieux la rareté du chancre mou de la face que l'intense vascularisation de cette région invoquée par quelques auteurs.

En outre, la contagion peut être médiate, les doigts servant de véhicule, sans présenter eux-mêmes de lésions.

Voici les observations publiées de chancres céphaliques :

```
Chancres des lèvres. . . . . . . . . . . . . .   12
OEil et conjonctive . . . . . . . . . . . . .    6
Joues . . . . . . . . . . . . . . . . . . . .    2
Menton . . . . . . . . . . . . . . . . . . .     2
Front . . . . . . . . . . . . . . . . . . . .    1
Nez . . . . . . . . . . . . . . . . . . . . .    1
Oreilles . . . . . . . . . . . . . . . . . . .   1
Gencives . . . . . . . . . . . . . . . . . . .   1
Amygdale . . . . . . . . . . . . . . . . . .     1
Langue . . . . . . . . . . . . . . . . . . . .    1
```

Les chancres céphaliques ont les caractères généraux de chancres ordinaires. Leurs dimensions sont plutôt restreintes, quelquefois lenticulaires avec une tendance marquée à la bénignité et à la cicatrisation rapide.

Un travail de DRUELLE (*Annales des Mal. vén.*, 1910) rapporte six nouveaux cas de chancres bucco-pharyngés, dont quatre de la langue et deux du voile du palais ou du pharynx. La coexistence des chancres mous génitaux est habituelle. L'adénite inflammatoire est rare (une seule fois), les complications également (un cas de gangrène de la langue). En l'absence d'accidents génitaux, le diagnostic n'est quelquefois possible qu'avec l'examen microscopique.

β) Les *chancres du tronc* sont de simples curiosités. Nous en connaissons quatre cas publiés (épaule, thorax, région sous-ombilicale, sein).

γ) Les *chancres du membre supérieur* sont tous sur les doigts [un seul cas au bras (E. FOURNIER) pour 25 aux doigts]. Le diagnostic en est très difficile, car à côté de la forme classique, il revêt souvent l'aspect d'une plaie infectée, d'une brûlure superficielle, d'une tourniole. Il est habituellement douloureux. L'adénite est classique, quelquefois suppurante (3 fois sur 18 d'après GROLEAU, Thèse de Paris 1896). L'étiologie explique facilement cette localisation aux doigts.

δ) Les *chancres du membre inférieur* siègent surtout à la face interne des cuisses, en contact avec les organes génitaux. Toute ulcération, accidentelle ou ovarienne, peut servir de porte d'entrée, ce qui explique qu'ils soient souvent nombreux. L'inoculation s'est également faite au mollet, suite de grattages. On en connaît une dizaine de cas. Ils ont une tendance assez grande à se creuser et à s'étendre. La forme ecthymateuse a été signalée. L'adénopathie est constante.

Depuis les recherches microbiennes, le nombre de ces chancres est devenu bien plus grand, la présence de l'agent virulent ayant permis d'en identifier un plus grand nombre. Il est cependant probable, comme le disait FOURNIER, que bien des ulcérations de nature chancreuse passent inaperçues.

§ 6. — COMPLICATIONS

Les complications des chancres simples sont dus à l'extension ou à la transformation de l'ulcération virulente primitive, soit au point même de l'inoculation, soit dans les lymphatiques et les ganglions qui transportent et arrêtent le virus.

A) COMPLICATIONS DU CHANCRE

Ces complications comprennent : 1° l'induration ; 2° l'inflammation avec propagation plus ou moins étendue aux régions voisines ; 3° la gangrène ; 4° le phagédénisme.

1° Induration. — Nous comprenons l'induration anormale de la base du chancre mou parmi les complications. Elle en est une véritablement, tant par le fait de la douleur locale beaucoup plus intense, que par la durée et le retard considérable qu'elle entraîne dans la cicatrisation. Ces chancres fortement indurés du sillon balano-préputial sont presque toujours très creusés et très purulents. Bien souvent d'ailleurs, d'intempestives cautérisations en sont seules causes. Mais il est également fort possible que le fait d'une syphilis antérieure soit une véritable prédisposition. Nous ne voulons nullement parler du chancre mixte, mais seulement de certains cas de « pseudochancres indurés », dus à ce que le chancre unique s'est inoculé sur un sujet déjà syphilitique. Etant données les tendances scléreuses que présentent les tissus chez les syphilitiques, ceux-ci réagissent par l'induration à l'irritation chancreuse, comme ils l'auraient fait à l'égard d'un traumatisme, ou de toute autre lésion.

2° Inflammation. — L'aréole inflammatoire péri-chancreuse peut s'exagérer facilement sous l'influence de la malpropreté, des sécrétions irritantes, ou des cautérisations trop fortes. Nous ne pensons pas que le tempérament sanguin ou pléthorique, que l'état général, ait une influence bien grande, quoi qu'on en ait dit.

A un premier stade, il se fait de l'engorgement inflammatoire de la base, perceptible à la vue, très appréciable au toucher et fort douloureux pour le malade. Puis l'ulcération s'accroît plus vite, le pus arrive plus abondant, le gland tout entier est rouge, congestionné et tout particulièrement sensible. Le chancre saigne au moindre attouchement et ces hémorrhagies sont parfois assez tenaces.

C'est à ce moment que le prépuce prend part à l'inflammation, s'il est phimosique, ou même seulement s'il est long. Les tissus s'hyperhémient d'autant plus facilement que la couche cellulaire est très lâche et, en quelques heures, un phimosis inflammatoire est constitué. Il peut rester œdémateux pendant toute la durée des chancres ; mais quelquefois la congestion devient de l'inflammation vraie, aiguë et aboutit au phimosis phlegmoneux. Le prépuce devient rouge, érésypélateux, turgide, donnant à la verge l'aspect d'un battant de cloche, comparaison d'autant plus exacte que la partie moyenne du prépuce est la plus œdématiée, l'extrémité préputiale étant tordue en vrille autour du méat.

Les lymphatiques sont énormes, enflammés, douloureux, la balanite est constante, le pus abondant, et souvent le pénis participe à l'inflammation. La marche est très variable suivant la thérapeutique suivie.

3° Gangrène. — Dans cette complication, une partie de

l'organe est frappée d'un seul coup et s'élimine en bloc, nettement délimitée par un sillon, en dehors duquel les lésions sont
nulles ou purement inflammatoires.

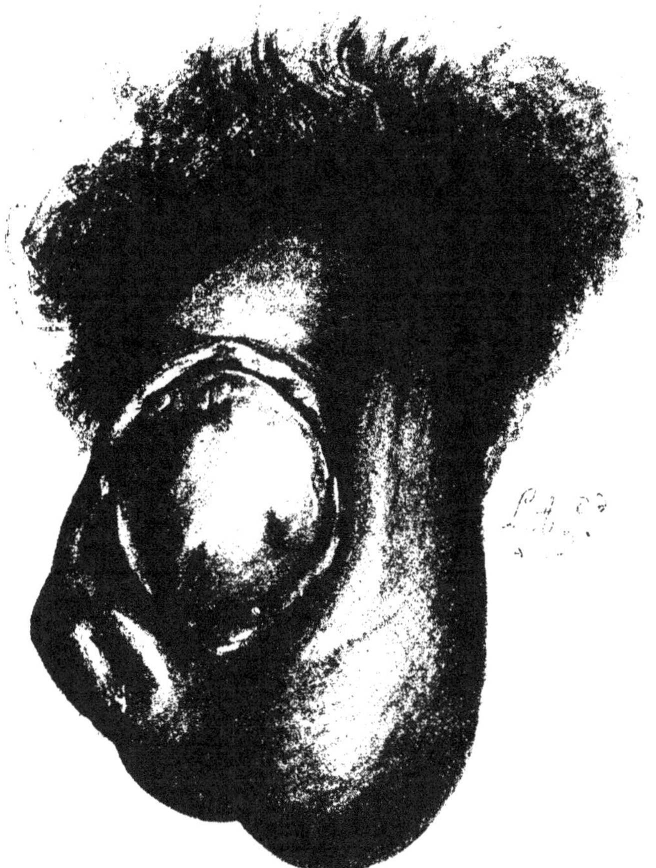

Fig. 4. — Gangrène, suite de chancre mou. Perforation du prépuce.

On peut expliquer cette complication par une compression du
gland contre le prépuce du fait de la tuméfaction de ce dernier.
On peut encore supposer des lésions emboliques ou phlébitiques

interrompant la circulation sur un territoire limité et mal nourri, et causant ainsi la plaque de sphacèle. Enfin on invoque toujours l'état général des sujets, les diathèses, les cachexies et l'alcoolisme. Quoi qu'il en soit, deux faits dominent cette étiologie, d'abord sa fréquence relative chez les individus pourvus d'un prépuce long, à plus forte raison d'un phimosis, ensuite l'influence incontestable du manque de propreté et des soins insuffisants. Presque tous les porteurs de ces chancres sont des malades qui se sont fort peu souciés jusque-là de leur affection.

Il est fréquent que cette complication survienne dès les premiers jours, et de suite elle s'étend assez loin. La soudaineté de ses effets, la rapidité de son extension sont bien connues. Sans penser que les cas de mortification complète du prépuce en quarante-huit heures soient bien fréquents, il est certain qu'il n'est pas rare de voir en six ou huit jours une grosse portion de prépuce noircir et disparaître. Dans d'autres cas, la gangrène enlève une rondelle plus ou moins large faisant un orifice à travers lequel passe le gland. Celui-ci est fréquemment atteint, en totalité ou en partie. Les corps caverneux sont au contraire épargnés. A la rougeur inflammatoire du début, on voit succéder en un point une teinte sombre, puis noire. La suppuration est abondante, la douleur peu marquée ; un sillon d'élimination se dessine, la région noire s'affaisse, puis disparaît en bloc, laissant après elle une plaque nette et bourgeonnante.

La réparation est rapide, et les suites sont simples, si la localisation des plaques mortifiées n'entraîne pas des infirmités irrémédiables.

4° **Phagédénisme.** —Là encore, on est en présence d'un processus gangréneux. Mais cette fois, la mortification des éléments, au lieu d'être massive, est successive, de sorte que leur élimination se fait d'une façon insensible par fonte cellulaire, par chute progressive de la matière pultacée, toujours renouvelée, qui occupe le fond de l'ulcération.

Cet envahissement se fait évidemment sous l'influence d'actions phagocytaires ou chimiques ; mais il est difficile, comme pour toutes les gangrènes, de déterminer la cause qui les met

en jeu. L'analyse des tissus (RAYNAUD), les recherches bactériologiques montrent de banales transformations, telles que l'augmentation de l'eau d'imbibition et de la graisse aux dépens des
albuminoïdes, ou bien différentes espèces saprogènes (*Bacterium termo, Bacterium catenuta*, etc.) retrouvées dans tous les
tissus en putréfaction. D'ailleurs l'expérimentation a prouvé
entre les mains de ROLLET que l'inoculation du pus d'un chancre
phagédénique ne donne qu'un chancre simple non phagédénique.

Des recherches plus récentes ont montré le bacille de Ducrey
dans les lésions phagédéniques et dans les chancres d'inoculation produits par eux.

Il n'y a donc pas *une* cause spécifique du chancre phagédénique, il y a *des* causes. L'exaltation de virulence du bacille de
Ducrey ou des autres microbes habitant l'ulcération est une
explication. Car on sait que, sans autre aide, le streptocoque
peut déterminer la gangrène dans l'érysipèle, le staphylocoque
dans le phlegmon diffus, le coli-bacille dans les phlegmons ster-
coraux ou les infiltrations d'urine, etc. Quant aux conditions
locales ou générales, elles sont toujours les mêmes ; malpropreté,
irritations répétées, applications exagérées d'onguent, d'astringents, ou de caustiques sont toujours invoqués à juste titre
comme prédisposantes. La finesse plus ou moins grande des
téguments ne joue pas un grand rôle, puisque les accidents les
plus fréquents se trouvent à la cuisse et sur l'abdomen. On a
incriminé l'état général des malades. L'alcoolisme, l'âge, la
misère physiologique et toutes les affections cachectisantes sont
en effet de favorables conditions.

L'usage interne du mercure comme prédisposant n'est pas
plus démontrée que l'action de la syphilis.

C'est le plus souvent sur un chancre en pleine évolution que
survient cette complication, pendant ou après la période d'état.
Les symptômes d'inflammation apparaissent, avec rougeur,
tuméfaction des bords et engorgement de la base. Puis l'ulcération s'étend ou se creuse et dès lors elle peut affecter diverses
formes.

La *première forme*, la plus fréquente, est la forme *pultacée*, à

17.

la fois rongeante et creusante. Les bords tuméfiés et décollés
sont déchiquetés et anfractueux. Le fond est constitué, soit par
une membrane grisâtre, striée de filets rouges, résistants et
adhérents par sa base, soit par une matière pultacée et sanieuse,
semée de bourgeons malades et purulents. Le pus est abondant
et inocule toute ulcération à sa portée. La douleur est très vive,
comme une brûlure perpétuelle. Le chancre progresse, rapide
le plus souvent, décollant d'abord la peau ou les muqueuses,
pour les faire disparaître ensuite, et ceci sur de très grandes
étendues.

Dans une *seconde forme*, tout en conservant ses qualités d'extension, le chancre reste superficiel. Il peut s'étendre excentriquement et aller fort loin, ou bien revêtir l'allure *serpigineuse*,
avançant d'un côté, rétrogradant de l'autre, quelquefois avec
une régularité extraordinaire. Ces chancres sont les plus longs ;
DIDAY, FOURNIER, PROFETA ont cité des durées de deux ans,
trois ans, huit ans, malgré tous les traitements employés.

La *troisième forme* est la plus rare, et cependant elle semble
avoir attiré l'attention dans ces dernières années. Cette fois,
l'ulcération pénètre *en profondeur*, dépasse le derme, et attaque
le tissu cellulaire. Arrêtée par les aponévroses, elle peut cependant les perforer et disséquer plus ou moins loin les muscles
sous-jacents. D'où des décollements considérables et de vastes
cavités suppurantes, communiquant avec un orifice relativement étroit. Les douleurs ne sont pas en proportion de l'étendue
des lésions. C'est la forme dite *térébrante*, qui a été étudiée dans
la thèse de BAUGÉ (Paris 1899) réunissant les cas de DURAND,
AUDRY (1895), et BALZER, qui en a été l'inspirateur.

Quelle que soit l'espèce, la durée en est toujours très longue,
plusieurs mois en général. Pendant tout ce temps, le malade
est susceptible de prendre des accès de fièvre, auxquels il
résistera plus ou moins bien, suivant l'état de son organisme,
leur répétition peut entraîner de grosses complications.
Le fait est rare ; le plus souvent la réparation se fait, bien
mieux qu'on ne l'aurait jamais espéré, et les fonctions sont
possibles, malgré les déformations et les cicatrices.

Une forme particulière du chancre simple que l'on observe

surtout chez les filles publiques, peut succéder au chancre
phagédénique, c'est le *chancre chronique*, ulcération vénérienne, calleuse (Sperino) ou chronique des parties génitales
de la femme (Boys de Soury et Costilhes). La tendance à
l'extension a disparu, le chancre s'est fixé dans une certaine
forme, est devenu indolent, atone, à bords infiltrés, à base
indurée, à fond blafard, recouvert d'une couenne assez dure
et adhérente. L'ulcère à ce stade peut durer indéfiniment, sans
grande gêne pour la malade dans l'exercice de sa profession,
jusqu'au jour où un réveil inflammatoire oblige à de nouveaux soins. Les inoculations ont prouvé que quelques-uns de
ces ulcères n'étaient pas contagieux (Sperino), mais non tous
(Rollet).

Leur siège ordinaire est la commissure postérieure des
grandes lèvres, ou l'entrée du vagin de chaque côté de l'urèthre.
Il est fort probable que des ulcérations analogues existent chez
l'homme ; nous avons pu en voir sur le gland de chaque côté
du frein, persistant neuf mois après le chancre mou avec les
caractères d'indolence, d'atonie, propres aux ulcérations vénériennes chroniques.

B) Lymphite et adénite

Comme toutes les maladies virulentes locales, le chancre
mou réagit sur les lymphatiques et surtout sur les ganglions,
dont l'inflammation et la purulence constituent le *bubon*.

1º Pathogénie. — Cette complication ganglionnaire est une
des maladies les plus anciennement connues. Les écrivains du
moyen âge, les Arabistes, connaissent déjà bien son origine
vénérienne, sa marche et son traitement. Grâce au bubon, on
sait que le chancre mou était déjà individualisé à cette époque
lointaine. D'un diagnostic facile et sûr, il permet, au pire moment de la confusion des maladies vénériennes, de retrouver
dans la foule des unicistes les vrais observateurs qui distinguè-
rent toujours le bubon suppurant, et surent affirmer que ceux-
là n'étaient pas suivis des accidents de la vérole (Nicolas

Massa). Aussi pour Ambroise Paré, Fallope, Nicolas de Blegny, la suppuration constituait-elle une crise heureuse et salutaire. Avec les idées régnantes il ne pouvait en être autrement. Le premier cependant, Hunter, après avoir réussi ses inoculations de pus, sut définir le bubon : tout abcès formé soit dans les vaisseaux, soit dans les ganglions, et qui est la conséquence de l'absorption du pus vénérien.

Avec Ricord (1831-1837) commence une nouvelle période. Dans une vaste expérimentation. Ricord inocule le pus de 715 bubons vénériens. Il constate que 382 fois le pus était inoculable, soit 50 *p*. 100 *de boutons virulents* ou chancreux, les autres étant simplement inflammatoires. Sur ces 382 cas, 63 fois seulement l'inoculation avait été positive dès le début, d'où *rareté relative de l'inoculabilité d'emblée*. Telles étaient les deux conclusions posées par Ricord.

Les travaux de Rollet, de Jullien vinrent confirmer les recherches précédentes.

En novembre 1884, Strauss communiquait à la Société de Biologie les résultats de ses inoculations pratiquées avec le pus de 42 bubons, suivant toutes les règles de la méthode bactériologique et avec toutes les précautions aseptiques. *Toutes les inoculations pratiquées les premiers jours étaient restées infructueuses*, et n'avaient réussi que par la suite, *après ouverture du bubon*. Mauriac, Albert Robin, Mannino, Ducrey, confirmèrent les résultats de Strauss, dans toute leur rigueur. La conclusion était donc la nécessité d'une *contamination secondaire* pour que l'inoculation soit positive.

Cependant bientôt des discordances naquirent et plusieurs expérimentateurs signalèrent la réussite de l'inoculation primitive. Horteloup, Fournier, protestèrent les premiers, Humbert (1883) signale 2 réussites sur 33 essais, Crivelli, 3 sur 48, Strauss lui-même (1893), à la suite de nouvelles expériences, déclare que 5 fois sur 118 inoculations primitives, la pustule chancreuse fit son apparition. Plus tard enfin d'autres vénéréologistes constatèrent, à côté de cas très positifs, l'existence de bubons absolument dépourvus de microbes (Audry, 1893).

En somme, les opinions relatives à la pathogénie du bubon peuvent ainsi se classer :

1° *Les partisans de la non-spécificité.* — Ceux qui, avec Finger, Sigmund, Campana, considèrent le chancre mou comme dû à de nombreux agents pyogènes non spécifiques, donnent à son bubon la même origine et attribuent les réussites et les échecs au hasard de l'expérimentation.

2° *Les partisans de la spécificité,* dont les opinions sont diverses :

α) Les uns (Strauss, Ducrey, Colombini, etc.) pensent que le bubon vénérien est toujours de nature inflammatoire, et qu'il devient infectant par la suite, après ouverture à l'extérieur.

Sur 9 cas d'abcès ouverts consécutifs à une lymphite, Colombini a décelé 7 fois, à l'aide des cultures, le strepto-bacille de Ducrey (*Arch. fur Derm.*, 1908).

Pourquoi ? Les explications sont multiples.

D'après Ricord, l'abcès *péri-ganglionnaire* dépourvu de virulence s'ouvrait d'abord et l'inoculation de son pus ne donnait pas de résultats. Ceux-ci n'apparaissaient qu'avec l'ouverture plus tardive du *ganglion* lui-même, à contenu virulent. Horteloup croyait que la gangrène intra-ganglionnaire suffisait à tuer la virulence qui réapparaissait une fois le ganglion ouvert, après élimination de la partie centrale sphacélée.

Aubert, comme conséquence de ses expériences sur l'effet de la chaleur, pense que la température est trop haute dans les ganglions fermés pour que le virus chancrelleux puisse vivre et y coloniser. Les conditions changent quand sa cavité est mise en communication avec l'air extérieur. Lucca, trouvant un microbe spécifique aérobie, expliquait par cela même la nécessité de l'ouverture du ganglion pour qu'il puisse végéter.

Enfin il est encore possible que l'infection secondaire du ganglion ouvert se fasse par l'intermédiaire des mains·du malade ou celles du chirurgien, et peut être est-ce là l'explication la plus plausible.

β) Pour Diday, Ferrari (1885), Dubreuil et Lasnet (1893), Rille (1895), Krefting (1897), on doit distinguer deux espèces bien différentes de bubons, l'une de simple nature inflammatoire, produite par des pyogènes communs avec pus non inoculable, l'autre de nature chancrelleuse, due au microbe spécifique, avec pus indéfiniment inoculable.

γ) Enfin à côté de ces deux classes, quelques auteurs en admettent une troisième, celle des bubons non virulents ne contenant aucun microorganisme (AUDRY 1893, CHEINISSE 1894). Peut-être dans ces derniers cas y aurait-il lieu d'invoquer les toxines ou de supposer que ces bubons sont dus, non aux microorganismes, mais à leurs produits transportés par les globules blancs du sang (ELIASBERG, 1894).

La question est en somme loin d'être simple. Le perfectionnement des techniques pourra seul aider à en résoudre les divers points.

2° Étiologie. — A côté de la virulence de l'agent causal, certaines circonstances jouent un rôle dans la production de l'adénite chancreuse. Un chancre mal placé, exposé aux frottements, aux infections, sera plus facilement qu'un autre suivi d'un bubon. Un chancre sous-phimosique, accompagné de balanite, sera presque toujours l'origine d'adénites. La question d'*infection* domine toutes les autres et un chancre mou proprement soigné dès le début n'engendre jamais d'adénite inflammatoire. Le *siège* a aussi son importance. Ceux du frein et de la face muqueuse du prépuce sont fréquemment l'occasion d'adénites, à cause de la richesse de ces régions en lymphatiques. Cette complication est bien plus fréquente chez *l'homme* que chez la femme, dont la lésion chancreuse est mieux protégée contre toutes les causes de frottements.

Cependant, en certains cas, il semble que le bubon se soit produit sans être expliqué par un premier accident chancreux, par absorption directe du pus à la surface de l'épiderme resté sain. L'existence de ce *bubon chancrelleux d'emblée*, d'abord soutenue par BAUMÈS et VIDAL, puis par DANIEL MOLLIÈRE et DIDAY, est très contestée. D'un côté aucune des expériences tentées pour faire pénétrer le pus à travers l'épiderme sain n'a réussi (JULLIEN), de l'autre, il est des cas où le peu d'acuité des symptômes peut tromper un malade qui peut avoir été porteur d'un chancre mou sans s'en douter lui-même.

Toute cette étiologie se rapporte évidemment plus à l'adénite qu'à la lymphite, la première étant d'ailleurs incomparablement plus fréquente que la seconde. Les ganglions sont en effet des organes d'arrêt pour les corpuscules solides, organiques ou autres, FOLLIN et DUPLAY l'ont démontré depuis longtemps déjà pour les granulations colorées des tatouages. De plus ils sont des milieux de culture, le fait est connu pour la bactéridie charbonneuse (TOUSSAINT). Retenant et cultivant les microbes, ils en souffrent quelquefois, sans que pour cela le lymphatique, simple lieu de passage, participe d'une façon bien apparente à cette réaction.

a. *Siège.* — La lymphite est perceptible sur les lymphatiques du dos de la verge, presque tous ceux de l'urèthre, du gland et des téguments y aboutissant.

La même règle préside à la distribution des bubons qui se forment habituellement à l'aine, quand ils sont dus à des chancres génitaux. Étant donnée l'irrégularité de la distribution des lymphatiques,il n'y a pas de rapport absolu entre la place de l'accident initial et la glande atteinte, dans le domaine de ces lymphatiques.

La proposition de HUNTER affirmant l'atteinte constante du groupe de ganglions le plus voisin de la surface ulcérée est manifestement fausse. L'entrecroisement est possible et explicable par les anastomoses lymphatiques au niveau de la racine de la verge.

b. *Fréquence.* — Si nous nous rapportons à ce qui se passe dans les hôpitaux, nous serions tentés de croire que les deux tiers des chancres mous sont accompagnés de bubons, car cette complication oblige à l'hospitalisation le malade qui se traitait — ou ne se traitait pas — chez lui. ROLLET voyait 17 fois plus de bubons à l'hôpital que dans sa clientèle. Aussi les statistiques sont-elles très variables : pour FOURNIER 27 p. 100 de bubons, JULLIEN 57 p. 100, KREFTING 19 p. 100. De même pour la détermination de la virulence, pour les inoculations, réussies 60 fois sur 83 par DEBAUGE, 68 fois contre 17 par JUL-

LIEN, et 609 fois sur 2 117, soit 28 p. 100, par KREFTING (*Arch. von Derm. und Syph.*, 1897).

3° Symptômes. — Le bubon apparaît généralement dans les quatre premières semaines qui suivent l'apparition du chancre, mais il peut également survenir tant que l'ulcératon persiste, et même après complète cicatrisation jusqu'à deux et trois mois (HORTELOUP).

La *lymphite* est tout d'abord appréciable sur le dos de la verge sous forme d'un cordon empâté et douloureux étendu du chancre à la racine de la verge. Il est vaguement confondu avec l'œdème environnant et est loin d'avoir la netteté de contours de la lymphite syphilitique, par exemple. Puis, sur ce cordon, des renflements se dessinent, le tissu cellulaire péri-lymphatique s'enflamme, et le pus apparaît, faisant des collections très molles, de la grosseur d'une noisette ou même d'une noix, avec des décollements ou des fistules plus ou moins étendus. L'inflammation en arrive d'ailleurs rarement à ce stade, et s'en tient dans l'ordinaire à l'empâtement douloureux.

Une douleur sourde d'abord, puis rapidement accrue, dans l'une des aines, est le premier signe de l'*adénite*. Au début, le ganglion malade se perçoit aisément, il est relativement mobile, et la douleur se localise assez bien à son niveau. Mais, très vite, l'atmosphère cellulaire péri-ganglionnaire s'enflamme à son tour, et englobe le ganglion. Le tout est alors perceptible de l'extérieur sous forme d'une masse de consistance pâteuse, immobile, douloureuse, et recouverte d'une peau déjà rouge qui, soulevée peu à peu, dessine la tuméfaction sous-jacente. Celle-ci a généralement la forme d'une ampoule ellipsoïde à grand axe parallèle à l'arcade crurale. La fonte purulente se fait alors, lente quelquefois, plus souvent rapide, commençant par le centre du ganglion malade, de sorte que la fluctuation peut cependant être longue à se manifester.

Puis le ganglion suppure en masse, et le tissu cellulaire participe à la suppuration. Le *bubon* est constitué par un abcès de même forme que la tumeur ganglionnaire précédente, mais plus rouge, plus étendu, très douloureux et fluctuant. Sans interventions, un lent travail d'ulcération se fait, la peau s'amincit peu à peu et le pus s'ouvre passage par plusieurs petits orifices généralement. Ce pus n'est pas « louable » ; il est mal lié, granuleux, sanieux, jaune roux, mêlé de détritus, de débris cellulaires et de caillots.

Bien ouvert et bien pansé, le bubon doit se réparer et se fermer vite, en laissant des traces peu étendues. Mais l'orifice peut à son tour être infecté par le pus virulent du chancre mou, il revêt alors une allure tout autre. Le fond se creuse, décollant les parois retenant le pus et faisant des fusées lointaines ; les bords s'indurent, reculent et s'étendent, rejoignant d'autres plaques inoculées dans le voisinage. Enfin la marche s'arrête, laissant en place une caverne chancreuse, à fond atone, aux parois rigides et déchiquetées, à l'ouverture béante émettant un pus grumeleux, mêlé de sang, peu abondant qui demandera quelquefois des mois pour se cicatriser. Dans ce cas, la cicatrice est déprimée et blanchâtre, laissant une marque indélébile.

4° Complications. — Les complications peuvent se rattacher :

Soit à la *propagation pure et simple de l'inflammation*, sous forme de lymphangite, de phlegmons circonscrits ou de phlegmons diffus. On a même signalé des cas d'extension à un testicule ectopié et au péritoine (BESNIER, CLERC) ;

Soit à la *greffe d'une infection spécifique* d'un autre ordre, aigu (érysipèle, etc.), ou chronique (tuberculose, syphilis) ;

Soit à une *tendance spéciale aux hémorrhagies* (ulcérations vasculaires, hémophilie, etc.). On a considérablement exagéré la fréquence et le danger de ce genre d'accidents ;

Soit au *phagédénisme* et c'est là la plus terrible et la plus longue des complications. Comme le chancre mou, le bubon phagédénique peut s'étendre en surface régulièrement excentrique ou serpigineuse, s'étalant, se cicatrisant à une extrémité, tandis que l'autre laboure l'aine, l'abdomen, le périnée, la fesse, les lombes, avec tous les caractères que nous avons déjà décrits, pour le chancre mou de même nature. Procédant par poussées, sa durée peut être de plusieurs années.

La forme térébrante est plus rare et plus terrible, creusant et rongeant l'ulcération, disséquant les muscles, dénudant les nerfs et les vaisseaux, menaçant quelquefois l'artère fémorale.

Inutile de dire que des ulcérations de ce genre laissent, après

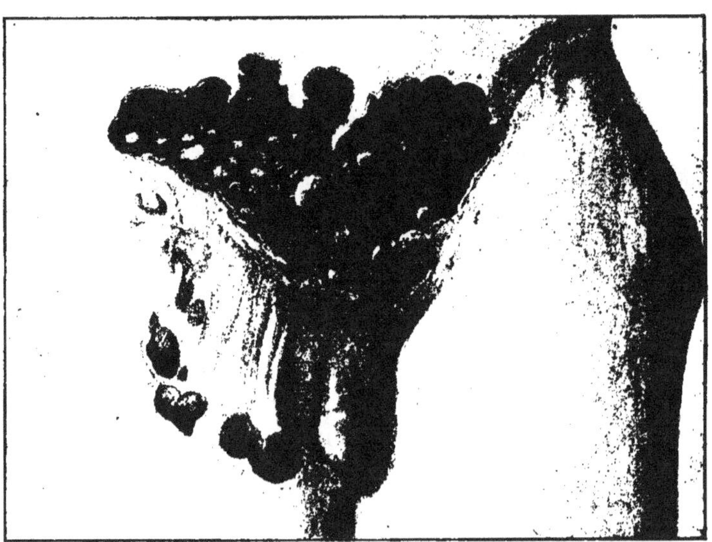

Fig. 5. — Bubon phagédénique.

guérison, des cicatrices indélébiles et très souvent vicieuses obligeant à une intervention par la gêne qu'elles entraînent dans les mouvements du membre inférieur.

§ 7. — Diagnostic

Nous envisagerons d'abord les caractères différentiels du chancre mou lui-même dans sa forme la plus ordinaire, puis le diagnostic des complications *in situ* et des propagations lymphatiques.

1° Diagnostic du chancre mou. — Suivant la période, la

lésion présente certaines particularités importantes pour le
diagnostic. Aussi l'étudierons-nous d'abord au début, puis à la
période d'état.

A. Période de début. — Le diagnostic à cette période est
des plus difficiles ; et pourtant les cas sont fréquents où le
malade effrayé par une minime écorchure demande au moins
une hypothèse, sinon une certitude. Sauf accidents rares, on ne
voit jamais le chancre mou sous forme de pustules caractéristiques si ce n'est dans les inoculations expérimentales ou voulues. Déjà à cette période, il représente une petite lésion qui
tient le milieu entre l'érosion et l'ulcération, un peu creuse
cependant, à fond jaunâtre, à bords un peu irréguliers, et douloureux au toucher.

Il est alors facile de confondre cette lésion avec celle que laisse
après elle la *vésicule herpétique.* Quand celle-ci est nettement
une érosion de la dimension d'une tête d'épingle et non une
ulcération, elle a un bord régulièrement circonférentiel, un
fond lisse et rouge, qui laisse peu de place au doute. Mais le
manque de soins peut infecter cette érosion et être cause de la
couleur grisâtre et de l'extension qu'elle revêt quelquefois. On
doit alors se baser sur le prurit du début, le « feu herpétique »
contemporain de l'apparition de la vésicule, bien connu de ceux
qui sont sujets à ces poussées, sur le mode d'apparition, la multiplicité, la polyadénite (quand elle existe), et aussi la rapidité
de l'amélioration sous l'influence de quelques lavages astringents ou faiblement antiseptiques. La notion des poussées
antérieures analogues ne doit pas être négligée.

Une *pustule acarienne* pourrait induire en erreur si elle était
isolée. Le prurit spécial, l'envahissement constant des régions
voisines, gland, fourreau, pli génito-crural, le peu de modifications de la lésion primitive empêchent une erreur facile à éviter

Il en est de même de la petite élevure rougeâtre et prurigineuse, surmontée dès le deuxième jour d'une gouttelette de
pus, que fait le bouton de *folliculite,* dont la rapide guérison
rassure bientôt le malade.

Une simple *écorchure,* un point plus ou moins circiné de balanite érosive ne présentent ni l'un ni l'autre le caractère d'une ulcération, et quelques lavages suffisent à les différencier, tant que la solution de continuité n'a pas été infectée trop longtemps.

B. PÉRIODE D'ÉTAT. — En présence d'une ulcération de la verge, la première question du malade est pour s'informer de la nature de son mal, syphilitique ou non. Bien souvent, la réponse est malaisée et exige un interrogatoire précis et un examen sérieux. Nous allons mettre en présence, sous forme de tableaux, les caractères différentiels de ces deux chancres.

CHANCRE MOU	CHANCRE DUR	VALEUR DU SIGNE
1. Période d'incubation, ne dépasse pas le premier septennaire.	Rare avant le troisième septennaire.	Signe excellent, mais rarement précis, à cause de la multiplicité ordinaire des coïts précédents.
2. Début par une petite ulcération ou une pustule.	Début par une minime écorchure ou un bouton insignifiant, ni pustuleux, ni ulcéré.	Variable et très rarement vu à temps par le médecin.
3. Multiples dans plus de la moitié des cas.	Généralement unique, quelquefois double. Un plus grand nombre est une anomalie.	Songer que dans le nombre, un des chancres peut être syphilitique. Cependant le fait d'un grand nombre apparus en même temps est une sérieuse présomption contre la syphilis.
4. Aspect : ulcération vraie creusée à l'emporte-pièce en plein tissu sain.	Exulcération superficielle portée sur une tumeur indurée et saillante de tissu néoformé.	Tous ces symptômes sont caractéristiques et c'est grâce à eux qu'un œil un peu exercé discerne le mou de l'induré. Ne pas oublier cependant qu'une infection intercurrente ou la thérapeutique peuvent modifier cet aspect.
5. Bords irréguliers, déchiquetés ou décollés. creusés à pic.	Pas de bords proprement dit, ou peu marques. Réguliers, et se continuant avec le fond de la lésion.	
6. Fond pseudo-membraneux, pultacé, jaunâtre ou grisâtre.	Fond uni, vernissé, gris ou rouge chair musculaire.	
7. Base peu résistante, mais s'indurant souvent par le fait de la localisation (sillon balano-préputial) ou de la thérapeutique.	Base résistante et d'une dureté cartilagineuse, ordinairement sous-jacente à la lésion et bien délimitée. Peu marquée en certains points, le gland et le fourreau en particulier.	Bien qu'il soit classique de qualifier l'induration du chancre mou d'empâtement résistant et d'induration chondroïde celle de la syphilis, les cas intermédiaires sont les plus nombreux, et ce signe est loin d'avoir l'importance diagnostique qu'on lui a souvent donnée.

CHANCRE MOU	CHANCRE DUR	VALEUR DU SIGNE
8. Suppuration abondante du pus sanieux et mal lié, se concrétant quelquefois en croûte verdâtre facile à détacher.	Ni pus, ni croûte (ou celle-ci fine et très adhérente). Sécrétion séreuse au grattage.	Signe assez constant, sauf infection secondaire du chancre syphilitique.
9. Douleur spontanée et surtout provoquée, en rapport avec l'étendue et la purulence.	Pas de douleurs.	Même remarque.
10. Lymphite inflammatoire avec empâtement diffus et douloureux des lymphatiques du dos de la verge.	Induration ligneuse du cordon lymphatique, non douloureux et facilement isolable sous les téguments (id. corde de violoncelle).	La constance de la pléiade ganglionnaire syphilitique fait que ce signe a une très grande valeur. Songer toujours à la possibilité d'une infection surajoutée, en cas de polyadénite douloureuse.
Adénite subaiguë ou aiguë, mono-ganglionnaire pouvant aboutir à suppuration. Ou pas de réaction lymphatique (cas le plus fréquent).	Pléiade ganglionnaire dure, indolente, mobile et roulant sous le doigt. Longtemps persistante sans modifications.	
11. Au microscope, globules de pus en quantité, débris épithéliaux. Bacilles de la suppuration. Bacilles de Ducrey.	Sécrétion séreuse et épithéliale. Tréponéma pallidum.	Cet examen tranche la question quand il est pratiqué correctement et apprécié par un œil exercé.
12. Les inoculations positives en séries sur le porteur.	Inoculation négative.	Voir plus loin (p. 311).

En présence de cas douteux où les caractères semblent s'être inextricablement mêlés, on ne doit pas oublier la possibilité du *chancre mixte*. Nous parlerons plus longuement de ce chancre à propos de la syphilis. Notons seulement que, depuis ROLLET, il est bien démontré que la greffe du virus chancrelleux sur l'ulcération spécifique, ou réciproquement, l'apparition d'un accident primitif sur un chancre mou, sont choses fort possibles. Dans des cas analogues, un interrogatoire très serré est nécessaire pour préciser les rapports chronologiques des coïts et de l'apparition des accidents, ainsi que l'époque de leur transformation.

Dans certains cas, les *syphilides secondaires* du prépuce et du gland simulent la chancrelle. Elles sont représentées par des éléments papuleux, multiples et isolés, généralement érosifs ou végétants, donnant une sécrétion purulente et fétide qui augmente l'ulcération. Une poussée sur la surface muqueuse est généralement accompagnée d'une autre sur le scrotum ou la région génito-crurale. Ne pas oublier de confirmer le diagnostic par l'examen et la recherche des symptômes concomitants.

Certaines formes de *syphilides tertiaires ulcérées* offrent des ressemblances objectives frappantes avec le chancre mou (syphilides chancrelliformes, syphilides tuberculeuses circonscrites). Perte de substance, bords taillés à pic, fausse membrane, mode d'agglomération, sont autant de caractères communs. Il ne faut pas craindre de détailler l'ulcération. On s'apercevra que la perte de substance est bien plus marquée, plus profonde, le plus souvent elle pourrait loger un noyau de cerise, fait rare dans la chancrelle; le fond est plutôt une eschare charnue et blanchâtre que la fausse membrane pultacée et irrégulière du chancre mou, les ulcérations sont agglomérées, mais contemporaines, non inoculées en séries. Enfin, l'adénopathie n'existe pas, et l'interrogatoire apprendra que la lésion a suivi la marche chronique d'une ulcération tertiaire avant d'aboutir à l'état actuel.

On songe aux *lésions tuberculeuses* du gland, si le malade est porteur de quelque autre tare bacillaire. Elles se groupent généralement autour du méat, leurs bords sont vermoulus et plus décollés, leur fond très irrégulier et une aréole violacée les entoure. On peut rechercher à la périphérie les granulations jaunes, caractéristiques pour quelques auteurs.

L'*ecthyma* isolé des organes génitaux est une chose fort rare. Le plus souvent, c'est au cours d'une poussée ecthymateuse des jambes que le malade s'inocule par le grattage une pustule dans cette région. On le rencontre plutôt chez la femme, sur le pubis ou les grandes lèvres. Le début nettement et longtemps pustuleux, la forme acuminée, les contours réguliers de l'ulcération, la base rouge et ferme le caractérisent suffisamment.

La *présence d'un phimosis* est une gêne sérieuse pour le diagnostic, car les symptômes dominants sont alors ceux de la balanite concomitante, dont les douleurs et l'écoulement

masquent les autres symptômes. Il faut songer à la blennorrhagie, examiner le pus, l'inoculer, palper soigneusement le
gland pour chercher une induration sous le prépuce, et, en cas
de persistance, d'inflammation croissante, de menace de gangrène, ne pas hésiter à l'enlever. Quoi qu'on en ait dit, l'inflammation balanique ou la présence d'indurations chancreuses ne
sont nullement des contre-indications formelles à l'ablation.

Il est une pratique courante qui, pour nombre de praticiens,
tranche les diagnostics les plus épineux, l'*inoculation* au porteur, et qui, pour certains, est invoqué comme étant le seul
signe absolument démonstratif. Peut-être devrait-on se montrer plus sévère. De nombreuses inoculations positives ont été
obtenues avec des lésions toutes différentes. VIDAL (1833) avait
déjà depuis longtemps reconnu l'inoculabilité de l'ecthyma
simple. Après lui, RICORD (1868), avec le pus d'éruptions
stibiées et l'écoulement blennorrhagique, d'autres auteurs
(TANTURRI, TURATTI, ROCHE, DREYFUS), avec l'ulcère chronique, l'herpès, le lupus, eurent également des succès. Plus
récemment, les partisans de la non-spécificité du virus s'appuient sur les inoculations en séries obtenues par GIBERT avec
du pus à staphylocoques, par WELANDER avec les sécrétions de
papules syphilitiques et eczémateuses, pour affirmer la banalité d'origine du chancre mou.

En somme, l'on n'est pas en droit de diagnostiquer un
chancre mou, parce que l'inoculation aura été une fois positive.
La présence, le surlendemain, d'une rougeur avec soulèvement
de la peau et production purulente au sommet, ne suffit pas. Il
faut qu'au quatrième jour, la perte de substance et le décollement soient déjà appréciables, au lieu que dans nombre de cas,
la pustule s'affaisse et guérit. De plus, il faut qu'elle soit inoculable en séries. Une pustule péniblement amenée à la troisième
génération à l'aide de poudres et de pansements excitants
n'a pas grande valeur diagnostique. On voit que cette pratique
n'est pas aussi simple qu'elle le paraît tout d'abord, ni aussi
confirmative, et que l'on doit se garder d'affirmer un diagnostic
basé sur une expérimentation insuffisante.

Le *chancre simple extra-génital* dans les deux sexes peut

donner lieu à des erreurs de diagnostic. Le siège insolite de la maladie, les recherches étiologiques insuffisantes en sont cause, bien plus que les modifications objectives, car le type change peu. Dans des régions très éloignées des organes génitaux, on songe peu au chancre, bien plus fréquent en réalité que les statistiques ne le font croire.

2° Les complications locales. — Le propre des complications inflammatoires, gangréneuses ou phagédéniques est de rendre le diagnostic très délicat, en l'absence de commémoratifs suffisants. La difficulté est surtout de savoir quelle est la nature du premier accident. En effet, le chancre syphilitique perd ses caractères en devenant gangréneux, et le chancre mou perd souvent sa virulence. Il faut s'aider des ganglions et guetter les accidents secondaires.

En présence de vastes ulcérations phagédéniques, on doit éliminer les lésions *serpigineuses* de la *syphilis secondaire*. Si l'anamnèse n'est pas nette, on doit se rappeler que celles-ci procèdent par tubercules isolés qui s'ulcèrent par la suite et se rejoignent, mais en laissant toujours quelques intervalles de peau saine entre elles. La surface est gaufrée et le contour très policyclique. De plus, il est bien rare que quelques lésions voisines ne renseignent pas sur leur origine syphilitique.

Il en est de même des *ulcérations tuberculeuses*, des lupus de la vulve, très rares d'ailleurs, souvent profonds, mais rarement bien étendus, et dont la marche a été autrement plus longue que celle du chancre phagédénique.

3° Diagnostic de l'adénite. — L'adénite apparaissant après le chancre, dix à quinze jours environ, son diagnostic est, par cela même, singulièrement facilité. Cependant deux écueils sont à éviter : 1° on ne doit pas confondre avec un ganglion toute autre tumeur de nature différente siégeant sur cette région ; 2° l'adénite étant reconnue, on doit savoir si elle est réellement de nature chancreuse ou vénérienne. Autrement dit, diagnostic de l'adénite, diagnostic de sa nature.

a. *Diagnostic de l'adénite.* — Une simple énumération, rappelant les erreurs possibles, suffira à les éviter, cette confusion pouvant se faire surtout avant la période inflammatoire. On songera à la *hernie inguinale ou crurale*, on examinera les anneaux, on fera tousser le malade, on palpera soigneusement. L'examen du scrotum éliminera l'*ectopie testiculaire*. Les *varices de la sayhène* interne à parois indurées, ne s'affaissant plus par la compression de la veine, sont d'un diagnostic quelquefois délicat. Le siège en est différent. L'*anévrysme* de la fémorale est rare et présente des symptômes suffisamment caractéristiques. L'erreur a cependant été faite, avec un anévrysme enflammé, bombant dans cette région. Enfin des *abcès par congestion* peuvent se former à ce niveau.

b. *Diagnostic de sa nature.* — L'absence absolue de toute goutte suspecte éliminera les *adénites dues à des uréthrites postérieures, prostatites ou cystites*. D'ailleurs celles-ci n'ont pas l'évolution régulière du bubon chancrelleux. Elles sont quelque peu douloureuses à la palpation, mais très chroniques, avec des hauts et des bas, suivant les marches, les fatigues et l'état de congestion de la région malade. Il arrive que les ganglions de l'aine s'enflamment plus complètement à la suite d'*ulcérations du membre inférieur*. On recherchera cette porte d'entrée chez un malade atteint de bubons qui ne serait porteur d'aucun ulcère génito-anal. *Toutes les lésions péri-génitales*, qu'elles soient banales, staphylococciennes, acariennes ou ecthymateuses, peuvent s'infecter et engendrer les bubons. Ce diagnostic peut être rendu malaisé par la présence de boutons de même nature sur la verge. L'*herpès* mérite une mention à part, car il s'accompagne souvent d'une polyadénite douloureuse, mais éphémère et sans suite aucune.

Reste enfin la *syphilis* dont nous avons déjà parlé (Voir tableau, p. 308). L'adénopathie syphilitique polyganglionnaire, dure, froide, mobile, indolente, aphlegmasique et durable ne rappelle aucun des caractères du bubon chancrelleux, lorsqu'elle est typique, et elle l'est presque toujours. Il ne faudrait cependant pas croire que le fait d'un bubon suppurant écarte forcément l'idée de syphilis. Un chancre syphilitique, non soigné, enflammé, sous-phimosique, s'accompagne quelquefois de ganglions, séparés au début, mais qui, par la suite, grossissent, se rejoignent, s'enflamment, ainsi que le tissu cellulaire voisin. Ils constituent finalement dans l'aine une grosse masse rouge, à parois très épaisses, semi-fluctuante, qui semble à tout moment devoir s'ouvrir et reste cependant longtemps dans cet état. Ce paquet enflammé s'abcède, il sort relativement peu de liquide, et la réparation se fait bien plus vite qu'on ne l'aurait pensé, laissant persister une ou plusieurs glandes agglomérées et dures. Pareil phénomène peut se produire avec le chancre mixte. On doit songer à cette complication en présence d'un bubon qui n'évolue pas régulièrement.

§ 8. — Pronostic

On doit envisager tout d'abord l'avenir du chancre lui-même, ensuite prévoir la possibilité des complications.

Le malade doit être prévenu que, malgré la bénignité de sa maladie, il sera astreint, pendant un mois, et plus, à des soins constants, et que toute infraction au traitement peut être cause d'inoculations multiples ou de complications. Suivant la localisation, on devra lui annoncer qu'il pourra être atteint d'un phimosis momentané, d'une balanite ou d'une rupture du frein.

Mais ce qu'on fera surtout prévoir, ce sont les complications. D'abord les bubons, que l'antisepsie ne réussit quelquefois pas à éviter, et dans ce cas insister sur la durée de certains bubons torpides et peu virulents, qui rougissent la peau en faisant une purulence tardive, une ulcération atone à bords déchiquetés, à parois épaisses dont l'élimination durera quelquefois plusieurs mois. Le bubon étant ouvert, le malade doit connaître les dangers auxquels il s'expose en nettoyant avec le même coton son chancre et la plaie du bubon. La chancrellisation des bords de l'orifice est une des plus désagréables complications, et quelquefois des plus longues à guérir.

Les poussées herpétiques n'ont pas grande signification. Mais en cas d'accident de ce genre, il suffit de faire prévoir au malade que les vésicules ulcérés s'infecteront probablement, et que des soins très minutieux seront nécessaires.

La gangrène et le phagédénisme sont complications rares en dehors de la clientèle hospitalière. Cependant il est bon de prévenir de ces accidents un malade que l'on ne revoit qu'à de rares intervalles. Qu'il surveille sa lésion et vienne voir de suite le médecin si elle manifeste des tendances extensives, rapides, ou si quelque plaque noirâtre fait son apparition. Les cicatrices vicieuses, si communes à la suite des bubons phagédéniques, assombrissent encore le pronostic.

Mais le point délicat, celui sur lequel tous les malades insistent le plus, est l'affirmation de la non-spécificité. Or, à ce point de vue, pendant les premiers temps, on est tenu à la plus grande réserve. Un malade, atteint trois jours après un coït malpropre d'un chancre mou typique, doit être averti que la transformation de cette lésion est possible, que trois semaines, un mois après, elle pourra changer de caractère. Si même, à la suite du traitement, une induration se produit, que l'inoculation du début soit restée négative, il est préférable de laisser planer un doute. Si le malade a des raisons très sérieuses d'attendre l'arrêt médical, raisons matrimoniales par exemple, le médecin doit mettre son verdict à couvert de la transformation syphilitique et des complications phagédéniques, et pour cela, en l'absence d'un examen microscopique certain, conseiller un délai de cinq à six mois, comme le faisait DIDAY. Car en cas d'erreur ou de chancre mixte, d'un côté, les éruptions secondaires ont le temps d'apparaître, et d'un autre côté, une fois le chancre cicatrisé, le phagédénisme devient une véritable rareté. A ce double point de vue, l'expectation est autorisée.

§ 9. — TRAITEMENT

Nous nous dispenserons de la longue et fastidieuse énumération des innombrables remèdes employés contre le chancre mou. Comme pour toutes les affections de ce genre dont la durée ne paraît pas en rapport avec la gravité, il est nécessaire de changer souvent la médication, ne fût-ce que pour céder aux légitimes impatiences du malade. Aussi l'arsenal thérapeutique est-il admirablement fourni. Nous plaçant à un point de vue purement clinique, nous étudierons tout d'abord la marche à suivre dans les cas ordinaires, suivant la période à laquelle se trouve la lésion, puis les indications spéciales que comportent les accidents et les complications.

A. Traitement du chancre mou

Il diffère suivant le moment : période de début, période d'accroissement, période de déclin.

1° Chancre au début. — Quand un malade se présente porteur de chancres tout récemment apparus, il est du devoir du médecin de tenter l'abortion ou de pratiquer l'enlèvement, si les chancres ne sont pas trop multipliés, et s'ils ne sont pas encore trop étendus. Sauf exceptions rares, dans la huitaine qui suit le début, ce traitement est encore possible. Deux cas se présentent :

α) *Le chancre est unique, ou double*, tout au plus, et se trouve placé sur un endroit favorable à l'excision, tels que le limbe préputial ou le fourreau.

Dans ces conditions, on peut essayer la pratique de UNNA (1898), l'excision du chancre mou. Après avoir congelé au chlorure d'éthyle la petite ulcération, antiseptiquement préparée, on excise le disque congelé avec un rasoir, sur une profondeur de 2 ou 3 millimètres. On fait suivre d'une cautérisation au nitrate d'argent, et le pansement est fait huit ou dix jours avec de l'iodoforme et des bandelettes d'oxyde de zinc.

Dans un grand nombre de cas, nous avons fait l'excision au ciseau courbe de chancres du limbe préputial, dans ces conditions, et sans jamais avoir de réinoculations. Quelques-uns étant déjà étendus, leur enlèvement nécessitait un point de suture au catgut. Guérison en huit jours en moyenne. Même dans les cas de chancres multiples, quand ceux-ci sont tous situés sur la couronne préputiale, on a encore avantage à enlever le tout par la circoncision. Mais, dans tous ces cas, il est absolument nécessaire, au préalable, de toucher les ulcérations à l'électro-cautère et de faire un lavage de toute la région avec une solution de chlorure de zinc à 60 p. 40, afin d'éviter les inoculations.

Incontestablement, dans les limites où il est applicable, ce traitement est le meilleur (CARLE, *Semaine médicale*, 1904).

β) *Les chancres sont multiples* et placés de telle façon que l'excision est impossible (frein, gland, sillon balano-préputial, méat), ou bien ils sont déjà trop multipliés.

On doit évidemment tenter l'abortion, et celle-ci n'est possible que par la cautérisation. Pour des lésions encore minimes, les caustiques chimiques ou liquides étant contre-indiqués, comme trop diffusibles, on ne peut employer que le cautère actuel, thermo ou électro-cautère. Quelques auteurs le font précéder d'un coup de petite curette. En tout cas, il sera nécessaire d'anesthésier tout d'abord en maintenant quelques minutes sur le chancre un coton imbibé de cocaïne à 1/20. La cautérisation devra être bien complète et empiéter même sur les bords déjà appréciables de l'ulcération. On pansera à l'iodoforme ou à l'aristol ou encore avec la poudre abortive (?) de PEREZ-ORTIZ (1894).

$$\left.\begin{array}{l}\text{Acide salicylique.} \ldots \\ \text{Iodoforme ou salol} \ldots\end{array}\right\} \text{ââ 10}$$

Ainsi traité, le chancre peut s'en tenir là, granuler pendant quelques jours et guérir, mais il serait aventuré d'affirmer la constance de ce résultat, que l'on doit cependant toujours rechercher en présence de chancres encore jeunes et peu nombreux.

2º Période d'état. — Le traitement doit répondre à trois indications :

1º Transformer la plaie spécifique, pultacée et purulente, en une plaie simple et bourgeonnante, à l'aide des caustiques qui brûleront la fausse membrane grisâtre et de la chaleur qui détruira le virus ;

18.

2° Faire l'asepsie de la région de la façon la plus rigoureuse pour empêcher la pullulation *in situ* et l'inoculation des parties voisines, et ceci, à l'aide de lavages abondants et répétés, astringents ou antiseptiques ;

3° Isoler la lésion à l'aide de poudres qui auront, de plus, l'avantage d'entretenir d'une façon permanente un léger degré d'irritation.

Nous étudierons donc, dans leurs indications et leur mode d'emploi : 1° les caustiques ; 2° la chaleur ; 3° les lavages ; 4° les poudres.

A. CAUSTIQUES. — Les premières cautérisations ont été faites en 1849 par DIDAY avec de la pâte de canquoin (au chlorure de zinc). Une rondelle découpée est introduite dans l'ulcération où elle crée une eschare qui tombe trois ou quatre heures après, laissant une plaie détergée plus favorable à la cicatrisation. Elle est encore quelquefois employée aujourd'hui.

Le caustique sulfo-carbonique de RICORD (mélange d'acide sulfurique et de charbon de bois pulvérisé), la pâte de Vienne, ont également une bonne action cautérisante, quoique plus longue.

L'action de ces caustiques solides est aveugle et leur application douloureuse. On a aujourd'hui une tendance marquée à employer les caustiques liquides, qu'il est beaucoup plus facile de doser, soit le chlorure de zinc, de 1/5 à 1/2, et même en parties égales (solution que nous employons seulement chez les malades anesthésiés), soit le nitrate d'argent, gradué de 1/100 à 1/10. On peut encore se servir du sublimé fort, de l'acide nitrique, du chloral à 5/20, de l'acide phénique concentré (NEISSER, 1895), ou en solution saturée dans l'alcool (BODOT, thèse de Paris, 1909), ou de mélanges, tels que la pâte de Socin, recommandée par BALZER :

```
Chlorure de zinc . . . . . . . . . . . . . . . . . .   5
Oxyde de zinc. . . . . . . . . . . . . . . . . . .  50
Eau distillée . . . . . . . . . . . . . . . . . . .  50
```

Ou le mélange de Feibes (*Derm. Zeitschrift*, 1898) :

    Onguent de zinc.   15
    Baume du Pérou   4
    Nitrate d'argent.   0,50

Le thermo-cautère ou mieux l'électro-cautère reste encore le plus employé de tous les caustiques, mais aussi le plus redouté, car la douleur de la brûlure est réellement violente, même avec la cocaïne à dose forte. Aussi ne doit-il être conseillé qu'en présence d'ulcérations peu étendues.

Mais l'on ne doit pas systématiquement et indistinctement appliquer les caustiques quels qu'ils soient. L'étendue, la multiplicité des chancres, la présence d'une balanite, l'inflammation péri-chancreuse sont des contre-indications, car il est inutile de déterger une plaie qui redeviendra virulente dès la chute de l'eschare. Au contraire, les chancres peu nombreux et petits doivent toujours être brûlés. La cautérisation devient de nécessité si les bords tendent à se décoller et l'ulcération à s'étendre.

Avec les caustiques liquides, il est facile de graduer. Bien souvent le secret de la guérison consiste simplement à trouver la solution juste suffisante, pour cicatriser sans trop brûler, et c'est affaire de coup d'œil que de savoir augmenter ou diminuer la dose, choisir tel ou tel caustique, suivant que le fond de l'ulcère est plus ou moins bourgeonnant.

B. Chaleur. — Depuis les expériences de Aubert (1884), depuis les premiers essais thérapeutiques de Martineau, à Lourcine, on s'est efforcé de rendre pratique cette médication. Car le procédé qui consiste à faire prendre de grands bains généraux de douze, quinze et vingt heures, n'est pas réalisable, même avec le demi-bain, les compresses froides sur la tête et les cordiaux ! Welander (1892) conseille de faire passer de l'eau à 50° dans les tubes de plomb auxquels il expose le chancre, J. Fournier (thèse de Paris, 1893) emploie simplement l'eau à 40°, Krefting (1898), Krosing (1899) recommandent l'emploi de la chaleur rayonnante, HARABAMD les insufflations d'air à 70° (1879), ARNING, le jet de permanganate à 50° pendant deux heures. Il est notoire que deux ou trois bains locaux dans un liquide de 40 à 45°, prolongés aussi longtemps que possible, et tous les jours, ont une influence des plus heureuses sur la maladie. On peut employer le sublimé, l'acide borique, le permanganate, etc. Cette très simple médication doit faire partie de tout traitement de chancre mou à la période d'état.

Bien plus pratique est le thermo-cautère, dont la chaleur rayonnante, facilement utilisable, donne les résultats les meilleurs. Le chancre étant nettoyé, la pointe de platine du thermocautère chauffé est approchée du chancre jusqu'à distance supportable, et maintenue aussi longtemps qu'il sera possible. On retire l'instrument de temps à autre quand la chaleur devient insupportable, et pendant dix à quinze minutes, suivant la patience du malade, on exécute ce mouvement de va-et-vient. Pareille séance peut être renouvelée tous les jours pendant le temps nécessaire, quatre ou huit jours, en moyenne. Pansements dans l'intervalle. On voit chaque jour le fond pultacé se déterger davantage, et l'on s'arrête quand les bourgeons apparaissent. On écourte réellement l'évolution d'un chancre en procédant de cette façon.

On a encore perfectionné cette technique en employant l'air chaud à 50°, qui a été fréquemment recommandé dans ces dernières années. On peut se servir d'un des nombreux appareils à ailettes construits dans ce but, et qui se mettent en marche électriquement, à l'aide d'une prise de courant quelconque. Récemment WOOD-RUGGLES, de New-York (*Gazette des hôpitaux*, 1910) a décrit un petit appareil composé d'un brûleur et d'un entonnoir, assez compliqué, semble-t-il, mais dispensant de l'électricité. Mais il a le tort de présenter comme méthode nouvelle l'application de la chaleur aux chancres mous.

C. LAVAGES. — A défaut de balnéation continue, les lavages doivent être abondants, d'autant plus fréquemment renouvelés que le prépuce est plus long et moins mobile. On peut employer les antiseptiques, le sublimé, l'eau boriquée, le formol, le permanganate de potasse, l'eau oxygénée.

Les astringents, en lavages, sont aussi employés, et surtout le sulfate de zinc à 1 sur 200, l'eau blanche, l'eau de Goulard ou la résorcine, à 2 sur 100.

Il est essentiel après les lavages de sécher très soigneusement de façon à ne pas ramollir l'épiderme voisin et à éviter de faire une pâte avec la poudre que l'on met de suite après.

D. POUDRES. — On les a toutes employées, depuis le camphre (DIDAY) jusqu'à l'europhène et au nosophène (1900), en passant par l'acide salicylique, le calomel, le salol, le dermatol, l'aristol, le salicylate de bismuth, le diioforme et surtout l'iodoforme, employé pour la première fois par BESNIER en 1866, et qui donne encore aujourd'hui les meilleurs résultats. Tel est également l'avis de NICOLAS (*Bulletin Médical*, 1909), dans une revue générale très complète consacrée au traitement du chancre simple et de ses complications. Tous ces corps agissent bien mieux en poudre qu'en pommade, forme sous laquelle on les donne quelquefois. Aucun d'eux n'a cependant une action spécifique.

La poudre fait une couche protectrice bien plus sûrement amicrobienne que la pommade, véritable bouillon de culture, dès qu'elle a séjourné tant soit peu sur la plaie. Et de plus elle crée une légère irritation très favorable au bourgeonnement.

3° Période de déclin. — L'indication essentielle est d'éviter les cautérisations intempestives qui prolongent la maladie en empêchant la production des bourgeons. Quelques lavages astringents, au sulfate de zinc à 1 /150, à l'eau blanche, au sulfate de cuivre à 1 /100, au nitrate d'argent faible sont bien suffisants. Diminuer les doses, espacer les lavages, poudrer, et surtout recommander au malade de ne pas abuser de la facilité plus grande des érections, tout traumatisme pouvant être le point de départ d'un retour de virulence et de nouvelles inoculations, encore possibles plusieurs jours après la cicatrisation apparente.

B) Traitement des complications

La présence d'un phimosis, l'inflammation, la gangrène, le phagédénisme obligent à une thérapeutique plus active, soit sur le chancre, soit sur le bubon.

1° Phimosis. — Le phimosis, lorsqu'il n'est pas congénital, se produit chez les malades à prépuces longs, dont le limbe a été particulièrement atteint. La douleur occasionnée par l'opération du décalottage fait que le malade s'en dispense, et le phimosis se produit, par rétraction inflammatoire d'abord, cicatricielle ensuite.

Or ce phimosis est une menace perpétuelle, car il est notoire que les divers accidents chancrelleux se produisent surtout dans ces conditions. De plus, il est rare que quelque chancre du gland ou du sillon ne soit pas enfermé sous le prépuce. Il est impossible de le traiter. La balanite s'installe, le prépuce s'œdématie, un phlegmon est possible, ou la gangrène. Dans ces conditions, on conseille les lavages répétés entre le gland et le prépuce avec un liquide antiseptique quelconque, plus ou moins fortement alcoolisé, par exemple :

Alcool à 60°. ⎫
Eau distillée. . . . . ⎬ ââ 50 grammes
Acide phénique. 1   —

ou le nitrate d'argent (1 /300 environ), ou de la liqueur de Burow, l'eau d'Alibour (auxquelles on ajoute 4 ou 5 fois leur poids d'eau), l'eau blanche. Une inflammation à tendance gangréneuse demande le sublimé 1/3000, le permanganate de potasse 1/1000, l'eau oxygénée à 6 volumes. Toutes ces solutions doivent être injectées avec une certaine force entre prépuce et gland à l'aide d'une seringue ordinaire pour injections uréthrales, de façon à avoir un nettoyage complet, celui-ci devant être renouvelé deux fois par jour au moins. Après chaque lavage on glissera un peu de gaze stérilisée jusqu'au sillon, sous le prépuce, à l'aide d'un stylet, de façon à drainer les exsudats qui se formeront dans le journée.

Entre chaque pansement, des bains locaux très chauds. L'inflammation une fois atténuée, on essaye doucement le décalottage, de façon à gagner chaque jour un peu de terrain. En cinq ou six semaines de patience, on arrive à de très bonnes guérisons, quel que soit le vilain aspect de l'organe pendant la période d'état.

A côté de ces cas, justiciables de la médication classique, il existe toute une classe de faits où l'on est autorisé à une intervention chirurgicale, à la *circoncision*. Celle-ci présente l'avantage d'enlever en même temps le prépuce et les chancres qu'il porte, de découvrir ceux qui pourraient siéger sur le sillon ou le gland, et de permettre de les traiter. Cette opération .est surtout indiquée chez les malades porteurs d'un prépuce long ou phimosique. En tout cas, elle est toujours supérieure aux résultats donnés par le simple débridement ou l'incision sur le dos du prépuce, qui expose fatalement à l'inoculation et souvent aux complications gangréneuses.

Pour des raisons variables (mariage prochain, impossibilité de se soigner, etc.), un malade, porteur d'une série de chancres sur le prépuce, peut demander à être débarrassé le plus vite possible. Dans ce cas encore, la circoncision est permise. Car l'inoculation des bords de la plaie, considérée pendant longtemps comme inévitable (RICORD, ROLLET, DIDAY), peut fort bien ne pas se produire, lorsque l'opération, faite très aseptiquement, est précédée d'une forte cautérisation de tous les chancres. AUBERT, SALSOTTO, UNNA, après essais, ont déjà prouvé que l'inoculation était loin d'être fatale. Nous avons eu également de très bons résultats, sans aucune inoculation, lorsque les chancres siégeaient sur le limbe préputial ; une seule inoculation en d'autres cas, l'incision ayant dû passer en plein tissu chancreux (CARLE, *loc. cit.*). Mais certaines précautions sont nécessaires. D'abord de minutieux lavages entre gland et prépuce, sous anesthésie, puis une cautérisation très complète des chancres visibles, avec le thermo-cautère, des chancres sous-préputiaux avec une solution de chlorure de zinc, dosée à 60 de sel pour 40 d'eau, injectée avec une seringue sous le prépuce, et laissée deux ou trois minutes en présence des tissus.

Puis on lave une fois à grande eau et la circoncision classique est pratiquée, en s'efforçant autant que possible de faire passer les lignes d'incision en plein tissu sain. Ne pas craindre de laver deux ou trois fois abondamment au cours de l'opération et de cautériser au chlorure si l'incision doit passer en tissu chancreux, chose souvent obligée aux environs du frein. On fait quatre sutures fortes aux quatre points cardinaux, et on panse à plat, en ayant soin de ne pas relever contre le gland le prépuce restant. Si la localisation des chancres a permis de les enlever tous, la cicatrisation se fait le plus simplement du monde.

Sinon, la guérison peut être quelque peu retardée, mais jamais autant que celle des chancres abandonnés à eux-mêmes.

D'ailleurs s'il reste d'autres ulcérations, on leur applique le traitement ordinaire devenu possible par la circoncision. La balanite est guérie dès le deuxième pansement.

En somme, cette opération est un bon traitement pour ces prépuces phimosiques couronnés de chancres sur le limbe, sous lesquels le doigt perçoit encore d'autres points douteux, et qui déversent pendant des semaines un pus verdâtre incessamment renouvelé. Dans ces conditions le médecin est autorisé à décider cette légère opération qui aura de plus l'avantage appréciable de débarrasser le malade d'un organe quelquefois gênant.

2° Adénites et bubons. — La monoadénite douloureuse du début est justiciable du repos le plus absolu et de quelques pommades sans prétentions, mercurielle ou iodurée (ne pas mettre l'iodure de potassium et le mercure dans la même pommade à cause de l'effet irritant que produit leur mélange). Il se pourrait que la chaleur constamment entretenue d'un cataplasme ait quelque influence. On a conseillé quelquefois, comme traitement abortif, les bains chauds prolongés de huit à dix heures, la compression à l'aide d'un bandage herniaire, le sulfure de calcium à l'intérieur (13 guérisons sur 18 d'après OTIS). Le premier traitement est bien encombrant et peu sûr ; quant aux autres ils dépassent quelque peu notre entendement.

La tumeur grossit et rougit, sans fluxion encore, superficiellement du moins. On peut essayer l'aspiration avec le Potain
et les injections intraparenchymateuses, d'acide phénique,
salicylique, etc. Les résultats sont plus que douteux et le procédé fort douloureux.

Le bubon est constitué. S'il consiste en une poche superficielle et nettement fluctuante, il est simple de la traiter comme
un abcès ordinaire, par une incision plutôt petite, une simple
ponction. Pendant longtemps, on s'est cru obligé à des séries
de lavages dans la cavité de l'abcès. Récemment encore, ARNING
(1908) conseille après l'incision un nettoyage complet à l'aide
de la seringue, avec une solution d'eau phéniquée à 5 p. 100,
suivi d'une dernière injection avec la glycérine iodoformée à
10 p. 100. Il n'est pas démontré que ces lavages soient bien
nécessaires. Quand on a attendu, pour inciser, la maturité de
l'abcès, la cicatrisation se fait bien en une quinzaine de jours,
même sans autres médications. Sans drain dans l'orifice,
l'évacuation est rapide et la cicatrisation s'ensuit.

Mais souvent la fluctuation reste profonde, à l'état de rénitence, malgré le volume toujours croissant et la douleur très
vive de la région. Il faut quelquefois intervenir, devant la persistance de ces phénomènes. Dans ces conditions nous rejetons
comme dangereux la ponction et l'incision simple. Dût-on
endormir le malade, il est nécessaire d'arriver jusqu'au pus,
ou plutôt jusqu'au centre de la masse ganglionnaire, d'où
la pression extraira péniblement un mélange épais et peu
abondant de morceaux de tissus jaunâtres nageant dans un
liquide sanieux. Quelques débridements ou une légère dilatation permettront de créer une cavité centrale, où l'on
glissera une mèche de gaze, après cautérisation au chlorure
à 10/100 ou au nitrate à 2/100. On répétera les jours
suivants cette manœuvre sans cacher au malade la longueur
de ce traitement.

C'est surtout dans ces conditions que la persistance indéfinie
d'une paroi épaissie oblige, au bout de trois ou quatre mois, à
un vigoureux curettage ou à l'enlèvement complet par dissection, comme on le ferait d'une petite tumeur.

3° Phagédénisme gangréneux. — Si la lésion phagédénique, chancrelleuse ou ganglionnaire, en est tout à fait à ses débuts et laisse le temps aux essais, on emploiera les lavages continus au permanganate de potasse chaud à 1/1000, suivis de pansements à l'iodoforme, ou au tartrate ferrico-potassique au tiers. Même si elle présente une tendance marquée à l'extension, on peut tenter d'intervenir de suite, curetter le fond de la lésion, cautériser au fer rouge les bords, les parties malades, et même les environs, s'ils sont le siège d'une rougeur violacée diffuse. Pansement humide sublimé à 1/1000, phéniqué à 1/100, pendant vingt-quatre heures, puis pansement sec à l'iodoforme ou xéroforme.

Mais il arrive trop souvent que le résultat est franchement mauvais, en ce sens que le tissu gangréneux réapparaît sur les bords de l'ulcération, et que celle-ci se creuse, d'autant plus, semble-t-il, qu'on la couvre davantage de solutions cautérisantes ou de poudres antiseptiques. Or il faut bien savoir qu'en pareil cas toute médication active devient néfaste. On doit arrêter de suite le traitement intensif, et se contenter de pulvérisations tièdes, d'applications d'eau bouillie et de vaseline stérilisée. Bien des ulcères qui croissaient à vue d'œil, s'arrêtent dans leur marche extensive du jour où l'on renonce à les irriter.

On devra ne pas oublier le traitement général, variable suivant l'état fébrile ou atonique du malade. En tout cas, la cicatrisation sera longue, les cicatrices quelquefois gênantes, et les récidives fréquentes. Le malade devra être prévenu de ces éventualités et de la possibilité d'une seconde intervention, à laquelle on est quelquefois obligé.

TROISIÈME PARTIE

SYPHILIS

La syphilis est une maladie générale, cyclique, spécifique et contagieuse, transmissible par inoculation ou par hérédité. Elle évolue en plusieurs périodes, quelquefois rapprochées au point d'être confondues, souvent séparées par des mois et même des années. Chaque période a ses symptômes propres, toujours identiques à eux-mêmes, quoique multiples. C'est une maladie constitutionnelle, malgré son apparence primitivement locale, et susceptible d'atteindre, par la suite, tous les organes.

Admis depuis longtemps sur la foi de la clinique et de l'expérimentation, le caractère spécifique de la syphilis vient d'être démontré, de façon définitive, semble-t-il, par la découverte de l'agent infectant, présenté en 1905 par SCHAUDINN et HOFFMANN, sous le nom de *spirochœta pallida*. Les vérifications et les critiques, faites depuis cette époque, s'accordent, sauf quelques rares exceptions, à reconnaître son authenticité. Et l'on peut scientifiquement affirmer aujourd'hui que l'agent spécifique de la syphilis est un protozoaire de la famille des Trypanosomes, de la classe des Flagellés, dénommé, suivant les auteurs *spirœcheta pollida*, *spironema pallidum*, ou plus exactement encore *treponema pallidum*.

La syphilis est la plus importante des maladies vénériennes, par sa durée, par sa longue contagion, par la gravité de ses ultimes manifestations, par le nombre de ceux qui en sont atteints.

Au point de vue scientifique, c'est une infection type, la première et la mieux connue de toutes, dont l'évolution est constamment évoquée en pathologie générale. En pratique, l'intérêt est dans le polymorphisme de ses symptômes, le nombre d'affections cutanées ou organiques qu'ils peuvent simuler, et surtout dans l'action énorme, presque unique, en médecine, que la thérapeutique peut avoir sur la marche de la maladie. Enfin, au point de vue moral, son importance est grande, soit en médecine légale, par les conditions multiples qui peuvent créer la contagion, soit au point de vue social, par les conséquences héréditaires de l'infection sur l'individu et sur la race.

La syphilis se transmet par inoculation directe ou indirecte au sujet. Elle peut encore provenir de l'hérédité, quelle que soit la forme sous laquelle se fait cette transmission. D'où deux grands chapitres : syphilis acquise et syphilis héréditaire.

CHAPITRE PREMIER

SYPHILIS ACQUISE

Comme pour toute autre maladie, nous étudierons successivement l'historique, l'étiologie, l'anatomie pathologique, les symptômes, le pronostic et le traitement. A propos de l'étiologie, nous exposerons ce que nous pouvons supposer de sa pathogénie. Le diagnostic sera fait avec les symptômes pour chacune des manifestations locales.

ARTICLE PREMIER

HISTORIQUE

Nous laissons de côté le problème de l'origine première de la syphilis, aussi insoluble pour cette maladie que pour toutes les autres endémo-épidémies. Un historique réellement scientifique ne peut dater que de l'apparition en Europe de ses premiers symptômes, ce qui correspond d'une façon très précise à la fin du xve siècle et au commencement du xvie. Mais auparavant d'autres questions se posent : d'où venait cette maladie ? Pourquoi cette éclosion si soudaine et cette propagation si rapide ? Tout autant de questions qui excitent encore aujourd'hui les controverses les plus vives. Sans entrer dans le détail des hypothèses, nous allons les exposer.

Un fait essentiel et incontestable domine toute l'histoire de la syphilis : son apparition et sa rapide extension à la fin du xve siècle. Les écrits de l'époque reflètent l'étonnement éprouvé par le monde médical, mis ainsi brusquement en présence de symptômes inconnus. Dès 1495, le médecin vénitien BENEDICTUS accuse les astres, dont la maligne influence avait créé la vérole « fruit nouveau, ou du moins inconnu aux anciens médecins ». MARCELLUS CUMANUS l'observe la même année au camp de Novare et exprime la même surprise ; GILINI, LEONICENO (1497) affirment encore sa nouveauté, MONTEGNANA (1498) lui cherche en vain un nom dans HIPPOCRATE et GALLIEN. TORRELA (1500) la fait naître en Auvergne, BENIVENIO (1502) en Espagne, JEAN DE VIGO (1514), ULRICH DE HUTTEN (1519) dans les armées du roi Charles VIII. Mais tous sont unanimes pour dater de cette époque l'apparition de la maladie.

Sa nouveauté et sa nature inconnue frappent également les chroniqueurs et les annalistes de l'époque. Le moine allemand SCIPHOVER (1497) signale les ravages de cette cruelle épidémie en Westphalie, Prusse, Saxe. « C'est une maladie nouvelle qu'aucun siècle n'avait éprouvé jusque-là, écrit SABELLICUS en 1509, presque la vingtième partie du genre humain en fut atteinte. » FULGOSE (1509), JEAN DE BOURDIGNÉ (1529), GUICHARDIN (1532), toujours à la recherche d'un lieu de naissance, incriminant successivement l'Éthiopie, les Indes, les Antilles, etc.

Du même moment datent les arrêts ou édits du Parlement, qui sont les premières mesures de prophylaxie. Ils sont terribles et expriment la panique de l'époque. Après les avoir menacés de la hart en 1497, le prévôt de Paris invite, en 1498, les vérolés à vider la ville, « sous peine d'être jectés en la rivière ». Il est noté dans la chronique du Puy (1490) que « des gens du roi Charles vinrent à Lyon affectés d'une maladie appelée la grand'gorre, ou la grosse vérole, ou la maladie de Naples, dont on fut bien esbahi... » Aussi le 12 août 1497, les prie-t-on de sortir au plus vite de la ville. Les ordonnances de Manosque (Dauphiné), celle du roi Jacques IV d'Écosse datent de la même époque.

Bien plus tard enfin, quand, revenus de leur surprise, les contemporains purent étudier les symptômes et les comparer aux textes anciens, l'opinion des maîtres ne change pas. « On a vu de nos jours, écrit FRACASTOR en 1546, entre autres merveilles une maladie nouvelle, et qui a été longtemps inconnue dans notre continent ». BRASSAVOLE en 1553, FALLOPE en 1560, assurent encore qu'on n'en avait jamais ouï parler avant l'expédition d'Italie.

Multiplier les citations serait inutile. Il est certain qu'à cette époque les contemporains considèrent la syphilis comme une maladie nouvelle dont les manifestations leur sont totalement inconnues.

A cette soudaine épidémie, il fallut trouver une explication. Précisément, les causes invoquées par les mêmes médecins dénotent chez nombre d'entre eux la croyance à une génération spontanée. Et ceux-là mêmes qui la font dériver de la lèpre, avec SÉBASTIEN AQUILANO, éprouvent cependant le besoin d'expliquer ses formes nouvelles par une combinaison avec une autre affection (PARACELSE) ou des rapports sodomiques (MASSARD).

Cette idée d'une origine spontanée est encore plus nettement exprimée par la majorité des contemporains, qui attribuèrent cette épidémie à l'influence malfaisante des astres, ou plutôt à la conjonction imprévue de certains d'entre eux. STEBER fixe la « date conjecturale » de la maladie à l'entrée de Mars au signe du Bélier, dans la huitième maison qui est celle de la mort. D'autres incriminent la rencontre de Saturne et de Mars (GILINI), ou bien la réunion de Jupiter, Mars, le Soleil et Mercure dans la constellation de la Balance (1483) ; PARACELSE lui-même, tout en connaissant fort bien le mode de contagion, ne peut expliquer son apparition que par l'influence de la planète Vénus, etc.

A côté de ces divagations astrologiques, plaçons les récits fantaisistes de quelques auteurs, pour qui le vin mêlé de sang (Césalpin) ou la chair humaine dévorée au siège de Naples (Fioraventi) auraient été les causes premières de l'infection.

Tout ceci n'a d'autre intérêt que de montrer combien était nette et précise, chez les médecins de l'époque, cette idée qu'ils étaient en présence d'une maladie nouvelle, encore inconnue et dont l'apparition imprévue nécessitait une explication.

A cette époque se produisit un fait immense : la découverte de l'Amérique. Parti de Palos le 3 août 1492, avec trois caravelles, Christophe Colomb découvrait Hispanola le 6 décembre et revenait en Espagne en mars 1493. Il mouille neuf jours à Lisbonne, le 4 mars 1493, puis touche à Palos et débarque à Séville. le 15 mars. De là, il traverse l'Espagne et va rejoindre la cour à Barcelone, en avril de la même année.

Un tel événement coïncidant avec la brusque apparition d'une maladie nouvelle devait forcément attirer l'attention. Le premier qui établit sur de sérieux documents l'hypothèse de l'origine américaine de la maladie fut Oviédo. Attaché à la cour en 1493, envoyé plus tard à Hispanola, il put voir et interroger les compagnons de Colomb, affligés du mal qu'ils avaient rapporté et constater sur place l'existence du foyer primitif. Il établit ainsi la conformité des deux affections, et l'affirma hautement dans son *Histoire naturelle des Indes* (1525). Bien d'autres documents établissent l'existence de ce foyer antérieur. « Les habitants de Haïti sont affligés d'une maladie particulière caractérisée par de grosses pustules occupant le corps et rongeant les membres, parce qu'ils sont trop adonnés à la luxure et que cette maladie est contagieuse » (Pierre Martyr, *De orbe novo*, 1500).

« Les naturels du pays sont tous infectés de la vérole, et les Espagnols qui avaient affaire aux femmes indiennes gagnèrent bientôt une maladie si contagieuse » (Lopez de Gamara, 1553). Les documents abondent pour démontrer, d'abord que cette maladie était endémique aux Antilles, et ensuite que l'extrême lubricité des femmes indigènes facilita la propagation, si bien que les compagnons de Colomb revinrent tous infectés, depuis le malheureux commandant Pierre Margarit, jusqu'au dernier des matelots.

Aussi, dès l'arrivée en Europe, la propagation est rapide. Oviédo la trouve tout d'abord chez des personnes « de basse extraction et de peu d'autorité », puis elle envahit l'armée et la cour. Roderic Diaz, médecin de Barcelone, décrit comment la maladie survint dans cette ville, à la suite du passage des soldats de Colomb. Jean Massard, Montanus (de Vérone), Brassavole, Paul Jove, et quantité d'autres abondent dans ce sens. « Colomb fut un génie rare, écrit l'illustre Fallope, il découvrit les Indes occidentales. Il en rapporta quantité d'or et de perles, et en même temps la vérole, car les roses ne furent pas sans épines ! »

D'autres événements de grande importance se passaient alors en Europe, qui contribuèrent à la rapide diffusion de la maladie et à sa transformation en endémo-épidémie. En premier lieu, l'expédition du roi Charles VIII en Italie et le siège de Naples, du 12 février au 20 mai 1495. Celui-ci joua un rôle si important que beaucoup d'auteurs contemporains datent de ce siège le début de l'affection. Ce fut un merveilleux terrain de propagation. Là se trouvaient réunis les Espagnols déjà infectés de Gonzalve de Cordoue, les Français et les Italiens, les trois grandes nations de l'Europe, et dans des conditions d'agglomération et de promiscuité particulièrement favorables à la formation d'un foyer d'épidémie. « Dès que ces trois grandes nations furent infectées, dit Astruc, la contagion put s'étendre bien vite chez les autres à cause du grand commerce qu'elles ont entre elles. Sans compter qu'en ce temps, l'Allemagne, les Pays-Bas, l'Italie et l'Espagne obéissaient à Charles-Quint, qu'il y avait une étroite alliance entre la France et l'Angleterre, et que Louis XII et Ferdinand le Catholique, puis François Ier et Charles-Quint se firent une longue guerre. » Ajouter à cela la liberté de mœurs de la soldatesque de cette époque, et l'incurie corporelle, résultat des leçons du monachisme. Ajouter encore que les Espagnols étaient les premiers navigateurs du monde

et en rapport commercial avec tous les peuples. Il y a vraiment
là un ensemble de circonstances suffisant à expliquer comment,
de 1494 à 1497, la vérole put être signalée dans tous les pays
de l'Europe.

A peu près à la même époque, on voit apparaître une série de
maladies contagieuses déterminées par l'exode des Juifs d'Espagne, et leur dissémination à travers les pays voisins. Depuis
1483, l'Inquisition entreprenait de débarrasser l'Espagne des
« Maranes » (textuellement : cochons), noms qui désignaient
les Juifs. En 1492, à la suite de la prise de Grenade, plus de
huit cent mille d'entre eux furent déportés en Afrique, en
France, en Grèce, en Italie. A Rome, ils furent si nombreux
qu'ils forcèrent une porte de la ville et s'y installèrent. C'est à
cette époque que la peste éclata. D'après les descriptions
qu'on nous a laissées, et surtout d'après les affirmations des
contemporains, il est impossible d'identifier cette épidémie à
la vérole. Il s'agit plutôt de la peste, du typhus, de la variole,
peut-être de la lèpre. Que ces Maranes, de mœurs particulièrement dissolues, aient la vérole et l'aient propagée, cela est bien
certain, mais rien n'autorise à trouver là son origine. Les documents cités par GRUNER, qui feraient remonter l'apparition de
la vérole à 1492, avant le retour de Colomb, au moment de la
peste de Maranes, manquent de précision. La lettre de FULGOSE
où il la fait naître deux ans avant l'arrivée de Charles VIII en
Italie est un peu vague, puisque les Français y restèrent jusqu'en 1495. D'un autre côté l'ordonnance du prévôt de Paris
contre les vérolés, datée par BONNIÈRE de 1493 est en réalité
du 25 juin 1498, la première date étant une erreur de copiste,
comme ASTRUC l'a démontré.

En somme, nulle part on n'a trouvé de preuves de l'existence
de la syphilis à *l'état endémique* avant le 4 mars 1493, « dies
Europæ fatalis », disait GIRTANNER. Et rien, par conséquent,
n'oblige à recourir à cette explication difficile de l'identité de la
vérole avec la peste des Maranes.

Il nous semble que l'origine américaine de la syphilis, tout
à fait admise autrefois, défendue par des savants comme
ASTRUC, des érudits comme BOSQUILLON et GIRTANNER, reprise

19.

récemment par ROLLET, est l'opinion la plus vraisemblable. On a cependant accumulé les arguments pour démontrer que la syphilis n'a cessé d'exister depuis les temps préhistoriques. Cette théorie est aujourd'hui admise par nombre de bons auteurs, et nous devons l'exposer.

Il est certain que, dès la plus haute antiquité, les maladies des organes génitaux étaient connues. Le culte du Lingam dans les Indes, assez semblable à celui de Priape, nous fait savoir l'importance qu'on leur accordait, ainsi que le rôle étiologique déjà soupçonné des rapports sexuels. Il est bien possible que la maladie fût déjà répandue en Asie, et les légendes religieuses, les récits des premiers voyageurs le confirment, mais faire la part de la syphilis est un travail impossible.

On a également trouvé, dans diverses stations préhistoriques, les ossements porteurs de stigmates syphilitiques, tels la mâchoire mérovingienne de BRENG, les morceaux de crâne des dolmens de la Lozère, trouvés par PRUNIÈRES, enfin la tête et le squelette de femme de Solutré, jugés syphilitiques par LORTET et ROLLET. Cette syphilis attestée par ces lésions osseuses est possible. Mais il est probable que les anciennes populations qui ont fourni ces pièces sont restées isolées et se sont éteintes sans propager la maladie à celles qui les ont remplacées. L'isolement de chaque tribu explique que l'épidémie ait pu s'éteindre sur place ; de même disparurent des espèces animales, telles l'hipparion et l'ursus speleus. Notons d'ailleurs que cette race solutréenne venait d'Asie, comme l'établissent certains caractères ethnologiques constatés par LORTET.

L'histoire des Hébreux ne nous apprend rien. Il est impossible, d'après les descriptions, d'affirmer que la sixième plaie d'Egypte, ou le mal de Beelphégor, se rattache à la syphilis. La maladie de Job semble être de la lèpre ou du scorbut (ROLLET).

Chez les Grecs, les documents abondent. Les écrits hippocratiques renferment de nombreuses « allusions » aux maladies génitales, et, avec un peu de complaisance, on peut y retrouver d'authentiques manifestations de la syphilis. Voyons le chapitre des Aphorismes (sect. III, § 21). « En été règnent... des

ophtalmies, des douleurs d'oreilles, des ulcérations de la bouche,
et des pourritures des parties génitales » et le célèbre extrait du
chapitre III des épidémies, où les fluxions et les ulcérations des
parties génitales se trouvent à côté des ophtalmies humides, des
carnosités des paupières et des affections septiques. Tout ceci
est affaire de traduction et d'interprétation. L'œuvre galiénique
est également fertile en trouvailles ; entre autres cette définition
du chancre (d'après BURET, *La syphilis chez les anciens*, 1890) :
« Le *carbunculus* est un ulcère avec tuméfaction provenant d'un
sang putréfié par excès de la mélancolie ». Et celle des végétations : « Ce sont des élevures à surface raboteuse, qui se montrent
aux organes génitaux et autour de l'anus ». Le discours de DION
CHRYSOSTOME aux habitants de Tarse, dont une maladie dévo-
rait le nez, n'est guère plus précis.

Bien plus nombreuses encore sont les citations extraites des
auteurs latins, surtout des poètes et des satiristes. Car le
silence des médecins est remarquable. Etant données les mœurs
du bas-empire, cette maladie aurait dû être propagée, connue
et décrite dans tous ses détails. Il n'en est rien. Et la littéra-
ture médicale se borne à quelques indications de CELSE, qui
connaît les ulcères découverts sous les phimosis, tantôt nets et
secs, tantôt humides et purulents, et à la citation d'ARÉTÉE DE
CAPPADOCE : « Chez quelques-uns la luette est détruite jusqu'à
l'os palatin... »

Aussi est-on réduit à épiloguer sur les plaisanteries des satiristes — et les vertueuses indignations des apologistes chré-
tiens. La cicatrice du sourcil gauche et le mal campanien
d'Horace — les fics, et l' « indecens morbus » lingual du débau-
ché Manneius, plaisantés par Martial, sont assez connus. La
fameuse maladie de Pline l'Ancien, la mentagre, était caractérisée par de sales croûtes farineuses qui envahissaient le cou,
la poitrine et les mains. Pourquoi ne serait-ce pas notre trichophytie ?

La maladie dont parle Pline le jeune, ulcères putrides des
régions cachées, n'implique nullement la syphilis. Il en est de
même du « mal cruel qui a dévoré le siège des baisers » et causé
la mort de la jeune Canacée que pleura Martial. L'épigramme

sur la famille atteinte tout entière de « *fics* alors que leur
champ n'a pas de figuiers », a la valeur d'un calembour douteux. Trois siècles plus tard, l'épigramme de Ausone contre
« Polygitor le Pourri, qui bassine les ulcères de ses jambes
gangrenées par le virus... » peut s'appliquer à n'importe quel
ecthyma ou gale pustuleuse...

Il serait trop long de reprendre chacun de ces textes, et
pourtant cela serait intéressant, ne fût-ce que pour montrer à
quel point on peut torturer une traduction pour en extraire
un argument. Le seul fait d'aller chercher des documents médicaux chez les auteurs d'épigrammes nous met en juste
défiance. Aussi bien n'est-ce « qu'en forçant le sens des mots,
en étirant les membres d'une phrase sur le lit procustien de
l'interprétation, en torturant les textes, en les isolant du milieu
où ils se trouvent placés, que l'on parvient à créer une sorte de
maladie imaginaire et fantastique offrant quelque analogie
avec la syphilis » (PROSPER YVAREN, traduction de FRACAS-
TOR).

Les documents transmis par le moyen âge sont encore moins
probants. La lettre du ixᵉ siècle, retrouvée par DAREMBERG,
parle des « ulcères immondes, sordides et malins qui se développent sur l'urèthre », sans entrer dans aucun détail. Le médecin du Berri est aussi vague. « La verge souffre par le coït avec
ces femmes immondes, et quelquefois le corps tout entier. »
Dans la lettre, d'ailleurs apocryphe, de PIERRE MARTYR, datée
de 1488, il s'agit « de la gêne des jointures, la faiblesse des liga-
ments, les douleurs atroces des articulations, les ulcères et la
fétidité de l'haleine », tous symptômes insuffisants à caractériser la syphilis. Nous aurions également trop à faire à énumérer
les nombreuses citations où les auteurs ont pris pour la syphilis
ce qui, en réalité, se rapporte à la lèpre, la gale, ou l'éléphantiasis — maladies communes à cette époque.

Si les lésions locales énumérées, si les mentions d'une infection générale, se rapportent à la syphilis, comment supposer
que les auteurs aient si longtemps ignoré leur filiation. Il faudrait que la syphilis fût bien différente de ce qu'elle est aujour-
d'hui, pour que les médecins de l'époque aient pu méconnaître

un enchaînement aussi régulier. Ici encore, il faut fouiller les vieux écrits pour trouver de-ci et de-là quelques descriptions isolées se rapprochant d'une manifestation syphilitique. Et quelques années plus tard, les descriptions vont abonder, si lumineuses et si précises, qu'il est impossible de ne pas y reconnaître la syphilis telle que nous la voyons aujourd'hui.

Cette opinion gagne aujourd'hui chaque jour du terrain. Elle fut cependant vigoureusement combattue dans ces dernières années par quelques auteurs, dont les arguments se trouvent réunis dans un travail de Proksch (Bonn, 1904). Cet auteur étudia de façon très complète, mais mal interprétée à notre avis, les maladies éruptives connues sous les noms de radesyge, skerlievo, spyrokolon, dont il admet tout d'abord l'identité absolue avec la syphilis. Puis il s'efforce de démontrer que des épidémies tout à fait analogues ont été décrites bien avant le xve siècle, et que très probablement il s'agissait également de syphilis. En somme, pour lui, cette affection a été différenciée vers cette époque, mais elle existait sous différents noms depuis fort longtemps.

Notre manière de voir a trouvé un défenseur précis et érudit en Pellier (Thèse de Toulouse, 1907). Passant rapidement, vu leur peu d'intérêt, sur les textes assyriens et gréco-romains, il étudia avec grands détails les textes du moyen âge et démontra facilement que la critique n'en laisse pas subsister un seul, qui puisse scientifiquement plaider en faveur de l'existence de la syphilis à cette époque. Il fouilla même les documents chinois et japonais, d'où il appert que, dans ces pays, la maladie fut d'origine européenne et non point autonome.

En Allemagne même, la même opinion vient d'être soutenue par F. Bell (1909) et Richter (1910). Avant eux, Notthaft (Munich, 1907) s'était déjà attaché à démontrer l'origine américaine de la syphilis dans un ouvrage très documenté, appuyé d'une énorme bibliographie, où l'on s'étonne seulement de ne pas retrouver le nom de Rollet.

En somme, jusqu'à nouvelles preuves, nous croyons à l'origine américaine de la syphilis. Sans nier les foyers antérieurs américains ou asiatiques, non plus que les syphilis isolées de l'époque gallo-romaine ou mérovingienne, nous croyons que seulement les événements de la fin du xvᵉ siècle, et, par-dessus tout, l'importation américaine, ont créé l'endémo-épidémie dont nous voyons encore les suites. Aussi faisons-nous commencer à cette époque l'histoire scientifique de la syphilis.

Les hypothèses des moralistes et les divagations des astrologues ne doivent pas nous faire oublier que, dès son apparition, la syphilis fut sérieusement étudiée. Les vigoureuses réparties de Germain Uçay (de Toulouee) contre ceux qui attribuent aux astres les faiblesses humaines, les recherches de TORELLA et de BÉNÉDICTUS sur la contagion, celles plus précises de PARACELSE, font déjà connaître que « le mal français naît seulement de Vénus, où il se transmet par hérédité. » Les descriptions de FRACASTOR, de FERNEL, sont d'une exactitude parfaite. Les accidents de la syphilis sont déjà reliés entre eux et constituent les phases régulières d'un même mal, plus ou moins rattaché, il est vrai, à la blennorrhagie. De cette époque datent les discussions sur l'emploi du mercure, préconisé par GRÜMBERT (1500), fortement attaqué par PIERRE PINCTOR et FALLOPE.

Le xviiᵉ siècle vient avec ses théories chimiques et ses hypothèses plus philosophiques que bien observées. On discute beaucoup sur la matière vénérienne, définie par DE BLEGNY : « un composé d'acides incorporés avec des corpuscules spiritueux et ignés ». L'essence de la syphilis, la lutte du mercure contre les parcelles de virus à travers l'organisme occupent les esprits et remplissent les ouvrages de DE BLEGNY, MUSITANUS, SANCHEZ.

La première moitié du xviiiᵉ siècle est occupée par les deux noms d'ASTRUC et de VAN SWIETEN. Partisans de l'origine moderne de la syphilis, ils la suivent minutieusement dans ses diverses manifestations, signalant l'influence énorme de l'équation personnelle, les longues périodes de latence, l'infection par le sang (ASTRUC), les excellents effets du mercure (VAN SWIETEN). De cette époque datent les débauches mercurielles qui amenèrent les protestations de RITTER (1747) et une violente réaction dans le sens opposé.

Cependant le cadre de la vérole était encore bien large. Les descriptions trop sombres de FABRE (1756), VIGAROUS (1780), SYDENHAM, montrent la tendance de cette époque à décrire sous ce nom, non seulement toutes les maladies vénériennes, mais encore les syndromes les plus différents, depuis les teignes jusqu'aux manifestations diverses de la goutte. Ce fut l'œuvre de HUNTER (1786) et de Benjamin BELL (1793) de classifier les maladies vénériennes et de commencer l'individualisation de la syphilis. La malheureuse inoculation dont HUNTER fut la victime, retarda évidemment cette œuvre de différenciation, en affermissant dans certains esprits l'idée de l'identité de la blennorrhagie et de la vérole. Cependant un sillon se traçait déjà entre ces deux affections, lorsque l'ouvrage de BELL, traduit par BOSQUILLON, arriva en France. Aussi, quand parut en 1812 le livre de HERNANDEZ, de Toulon, établissant définitivement, d'après dix-sept expériences d'inoculation gonorrhéique, la non-identité des deux affections, les esprits étaient-ils prêts à admettre cette théorie. Par des quantités d'expériences, RICORD rendit évidente cette notion nouvelle et la popularisa en même temps qu'il catégorisait les manifestations diverses de la syphilis et créait les périodes.

A son élève BASSEREAU revint l'honneur d'individualiser définitivement la syphilis en la débarrassant du chancre mou. Il établit d'un coup la dualité de ces affections sur des bases inébranlables, en unissant dans son ouvrage la clinique la plus savante à l'expérimentation la plus précise. Il trouva, de suite, de solides appuis à Lyon, où l'école de l'Antiquaille, représentée par ROLLET et DIDAY, fournit en faveur de la nouvelle théorie les arguments les plus sérieux et les plus brillamment soutenus. De cette époque datent les recherches de ROLLET sur le chancre mixte et la syphilis des verriers, de BAZIN sur la syphilis précoce maligne, l'ouvrage de DIDAY sur la syphilis naturelle, la thèse de DRON sur le double virus syphilitique.

Avec les travaux de ROLLET, nous entrons en pleine période moderne. Les publications abondent, désormais facilitées par l'exacte connaissance de la maladie, de ses manifestations et de ses limites. Depuis les études générales de LANGLEBERT (1856) et les inoculations de GIBERT (1855) et PELLIZARI (1860), les modes de contamination ont été étudiés jusque dans leurs formes les plus rares par Landouzy (1889), Morel-Lavallée (1895). Fournier. La question de la syphilis par conception, depuis Baumes et Colles, a été réétudiée au point de vue du rôle des toxines par Pellizari (1895) et Finger (1898). A la suite de Lustgarten (1884), la question toute moderne du microbe spécifique a été reprise par Doutrelepont, Van Niessen, et bien d'autres, jusqu'à Schaudinn et Hoffmann.

Nous arrêtons ici notre historique, toute énumération devant être forcément incomplète. Nous rappellerons les anciens travaux les plus connus et ceux d'entre les modernes, susceptibles d'intéresser ceux qui voudraient détailler certaines questions. Les noms des auteurs et les travaux qui s'y rattachent se trouveront en leur place au cours de cette étude.

ARTICLE II

DISTRIBUTION GÉOGRAPHIQUE

Répandue par les voyages et la facilité des communications, la syphilis s'étend aujourd'hui sur tout le globe, et à de très rares exceptions près. Suivant la densité des agglomérations, l'isolement relatif et les mesures prophylactiques, quelques pays sont plus épargnés que d'autres.

Mais la proportion en est très difficile à apprécier. On base la plupart du temps le pourcentage sur le nombre des syphilitiques de l'armée. Dans ces conditions, l'Allemagne avec 5,6 p. 100 serait particulièrement épargnée, au lieu que l'Angleterre atteindrait 30 p. 100. Mais l'Allemagne a une armée nationale et un service de sept ans, tandis que l'Angleterre a une armée composée de mercenaires qui passent leur vie active sous les drapeaux. La comparaison n'a donc pas grande importance. Et les chiffres que nous pouvons donner n'ont que la discutable valeur des statistiques officielles dont on les extrait.

1° Europe. — La *France* est relativement peu atteinte. Bien que les chiffres donnés varient dans d'énormes proportions, on les voit osciller autour de 7, 8 ou 9 syphilitiques pour 100 habitants, avec quelques augmentations, en certaines années particulièrement animées (Expositions universelles de 1878, de 1889). Plus variables encore sont les résultats, suivant les milieux. Bien que le chiffre de 7,3 p. 100 soit officiellement admis (1891), on voit cette proportion s'élever à 40 p. 100 dans certains régiments parisiens, plus à portée des tentations, et s'abaisser à 3,57 p. 100 dans les régiments provinciaux. Quant aux maîtres en spécialité vénérienne, leurs affirmations sont autrement terrifiantes, puisque quelques-uns d'entre eux, tout récemment encore, élèvent à 14 et même 15 p. 100 le nombre moyen des syphilitiques. En tout cas, c'est dire qu'une moyenne est bien difficile à établir, en dehors d'une classe, d'un milieu — seul cas où sa détermination peut présenter quelque intérêt.

L'*Allemagne* a pendant longtemps été considérée comme un des pays les moins infectés. De 1867 à 1878 la moyenne des hommes malades dans l'armée oscille de 2,8 à 5,4 p. 100, ce qui est peu aujourd'hui. En raison du développement considérable et rapide de cette nation, limité surtout aux grandes villes et aux centres industriels, il semble que l'on assiste à une extension de la maladie. Cependant la moyenne est encore faible. La dernière statistique (BLASCHKO, *Congrès de Bruxelles*, 1899) donne 2,5 p. 100 de vénériens dans l'armée et, sur 100 maladies vénériennes, 60 blennorrhagies, 23 syphilis et 16 chancres mous.

Les syphiligraphes allemands attribuent cette faible proportion aux mesures de surveillance particulièrement rigoureuses, à l'absence de maisons publiques, aux visites fréquentes et obligatoires des filles soumises, etc.

L'*Angleterre* est, au contraire, un foyer de vérole. Dans l'armée la moyenne des hommes atteints varie de 29 à 31 p. 100. HOLLAND estime à 1 625 000 par an le nombre de syphilitiques traités. Il semble qu'en *Ecosse* la maladie très répandue sous le nom de « *sibbens* » ne soit autre chose que la syphilis aggravée par la malpropreté et le manque de soins. DRYSDALE constate au congrès de 1899 que les « contagions diseases act » de 1866 n'ont eu aucune influence sur le nombre des malades.

En *Russie*, la syphilis serait à l'état endémique dans la plupart des provinces et tout spécialement dans celles des bords de la Baltique, de la frontière autrichienne et la Sibérie. L'enquête faite par JULLIEN à ce point de vue montre que cette maladie est le fléau des populations rurales. Son extension paraît d'ailleurs facilement explicable par la promiscuité ordinaire où vivent les ouvriers et les paysans des deux sexes, émigrant souvent en masse, soit pour une exploitation agricole, soit pour un pèlerinage, et couchant au hasard des rencontres. De plus l'armée y est nombreuse, la proportion des femmes considérable, et la surveillance à peu près nulle.

La *Suède* et la *Norvège* paient également un tribut considérable. Les cas y sont particulièrement graves. La maladie a fait son apparition vers 1710 sous le nom de *radesyge*. Ce serait absolument l'analogue de la vérole. Depuis vingt ans, la moyenne va de 0,57 à 2,07 p. 100 dans la population. Il ne semble pas que la suppression de la réglementation en 1888 ait eu grande influence sur les statistiques (EHLERS).

Des exemples de syphilis endémiques se voient également dans plusieurs contrées du nord, le Jutland, la Courlande, la Lithuanie, le Holstein. Peut-être le froid a t-il quelque action.

L'*Islande* a longtemps été considérée comme le pays de mœurs pures, et l'on expliquait par la chasteté des habitants le peu de malades du pays. Il paraîtrait qu'il faut en rabattre. Les ports en communication avec l'étranger sont aussi infectés que n'importe quel pays. Et les deux sexes vivent dans une promiscuité quotidienne. L'isolement et le peu de communication expliquent l'immunité relative de ce pays.

Le *Danemark* présente une moyenne de 4 à 5 vérolés sur 100 habitants dans les villes commerciales et dans les grands ports, avec des poussées intermittentes qui montent ce chiffre à 7,3 p. 100. L'épidémie de « syphilis insontium » observée en Fionie au commencement du siècle a été rattachée par BŒCK et ROLLET à la syphilis.

La *Belgique* est le pays des mesures sanitaires rigoureuses. Il ne semble pas qu'il soit plus indemne pour cela. Il y a quinze ans, la moyenne des malades dans l'armée était encore de 3,2 p. 100. Depuis cette époque, la syphilis tend plutôt à s'étendre, au dire de Bayet (1899), qui accuse d'ailleurs l'exécution défectueuse des visites et du service des vénériennes.

La *Hollande* est également en voie d'augmentation. Selhorst (1899) signale la grande extension des maladies vénériennes dans toutes les classes de la société. L'effectif des malades dans l'armée était en 1868 à 10,5 p. 100. Il n'a fait qu'augmenter depuis. Il est vrai que ce pays présenterait l'anomalie de la liberté de la prostitution (il y a, à La Haye, 8 inscrites pour 100 prostituées) et du manque d'organisation sanitaire en cas de maladie.

La *Suisse* est assez fortement atteinte. Mais les proportions varient suivant les cantons, les règlements et les modes de statistique étant très différents. Les cantons de Berne, Thoune, Genève voient diminuer le nombre des malades qui augmente plutôt dans les autres.

En *Hongrie*, certaines provinces sont tout entières infectées, et cette infection se transmet par hérédité depuis des générations, en Gallicie par exemple.

Dans les grands centres, elle est très fréquente. De Roxa trouve la proportion de 9,3 p. 100 dans l'armée, de 6,6 p. 100 parmi les étudiants. Elle se répand d'ailleurs de plus en plus. Ceci va de pair avec le grand nombre de prostituées ; une ville comme Buda-Pest en renfermant 1 250 libres et 439 en maisons.

Les *Etats danubiens* étaient peu connus jusqu'à ce jour. Les récentes statistiques nous apprennent que, sur 95 prostituées en maisons, 45 sont malades dont 11 syphilitiques ; sur 75 femmes libres, il y en a 8. Sur 3 000 000 d'habitants, il y a environ 4 000 vénériens; et dans l'armée on en trouve 5,2 p. 100 (1898).

La *Roumanie* serait un des pays les plus ravagés, d'après Champollion. Les dernières relations de Petrini-Galatz accusent une forte diminution.

La frontière orientale de la *Serbie* est très éprouvée. Pour le reste du pays la moyenne est de 78 à 118 pour 1.000 habitants, suivant les années.

En *Bosnie*, un travail de GLUCK (1903) nous apprend la fréquence énorme des syphilis extra-génitales, surtout d'origine buccale. Ceci provient des habitudes de malpropreté et aussi de l'indifférence habituelle des indigènes à l'égard de cette maladie. En cinq ans, sur plus de 3 000 syphilitiques, l'auteur n'a jamais été appelé assez tôt pour voir encore un chancre ! Aussi les éruptions pustuleuses, les ulcérations, les formes graves sont-elles fréquentes, malgré que l'alcoolisme soit très rare dans le pays.

La *Grèce* paraît mieux partagée. Ce mieux apparent n'est peut-être dû qu'aux défectuosités du service et des statistiques des vénériens.

La *Turquie* est dans le même cas. Les quelques recherches récentes de VON DURING ont montré une moyenne de 10 vérolés sur 100 dans les ports et les villes voisines de la côte, et de 5 p. 100 dans l'intérieur. D'ailleurs, les rapports sexuels précoces, légitimes ou non, la prostitution et la polygamie, la malpropreté générale, même des bains turcs, favorisent l'extension autant qu'il est possible.

En *Italie*, les provinces du Nord sont relativement épargnées. Le Sud est au contraire remarquable par le nombre et la qualité des syphilis que caractérisent généralement de terribles accidents tertiaires. Naples et Palerme sont célèbres à ce point de vue. Les dernières statistiques dénotent une diminution constante des vénériens dans les hôpitaux civils, tandis qu'elles tendraient plutôt à croître dans l'armée (TOMMASOLI). On a fréquemment signalé des épidémies locales.

L'*Espagne* et le *Portugal* manquent de statistiques. Ce que nous en savons nous autorise à croire à la malignité des véroles de ces pays. MOLINEDO signale, en 1850, 11 527 soldats malades dont 79 morts.

On doit citer *Malte*. *Gibraltar* et les *îles Ioniennes*, remarquables par des moyennes très fortes. Les troupes anglaises de ces pays sont atteintes dans la proportion de 6 et 10,5 p. 100.

2° Afrique. — Dans *toutes les régions du Nord*, la syphilis est endémo-épidémique. L'Algérie est particulièrement favorisée. 8 p. 100 de nos troupes en souffrent, et 10 à 12 p. 100 chez les indigènes. Chez ces derniers le relâchement des mœurs s'unit au manque absolu de traitement pour la rendre terrible. C'est le pays par excellence des syphilis malignes précoces, des lésions profondes, des hérédités désastreuses. Les rapports des médecins militaires sont unanimes sur ce point.

Le travail de Lufert (*Syphilis tropicale*, 1903) prouve une fois de plus la gravité ordinaire de la syphilis des pays chauds.

Peut-être la *Tunisie* est-elle plus épargnée ; Tiraut et Rebatel (1874) s'étonnaient de la bénignité des accidents secondaires, de la rareté des tertiaires, tout en reconnaissant que les non-syphilitiques étaient des exceptions. Il est vrai que Jullien trouve cette assertion exagérée. Il est en tout cas curieux que la maladie ne soit pas plus mauvaise, l'iodure et le mercure étant inconnus parmi les indigènes.

Dans une intéressante étude, Broc (*Ann. des Mal. vén.*, 1909) signale que la syphilis des indigènes est surtout caractérisée par la fréquence des lésions nasales, labiales, palatines et pharyngées, ainsi que par l'absence à peu près complète de lésions nerveuses. Les destructions étendues sont fréquentes sur la face ; mais comme elles sont dues à l'absence de traitement, elles se cicatrisent avec la plus grande rapidité dès qu'elles sont soignées.

En *Egypte*, elle est fréquente et relativement bénigne, surtout à Alexandrie, à Port-Saïd, à Khartoum.

Dans toute l'*Afrique centrale*, la fréquence de la syphilis est en rapport direct avec les relations des peuplades avec les étrangers. Elle est très répandue en Abyssinie (90 p. 100, Blanc), au Sénégal, sur la côte occidentale (péan, yaws, frambœsia) peu dans le centre du continent.

De même pour l'*Afrique australe*, où la colonie du Cap fournit un contingent de 400 à 700 syphilitiques sur 1 000 hommes. Au contraire, les nègres autochtones de l'intérieur paraissent indemnes, sans aller jusqu'à prétendre cependant qu'ils jouissent d'une immunité spéciale.

3° Asie. — Le *Japon* est le pays le plus infecté. Dans les grandes villes de la côte, ceux qui n'ont pas souffert de la vérole sont exceptions. Il est vrai qu'il est peu de villes où la prostitution soit aussi répandue. L'établissement de la surveillance et la concentration des filles dans certains quartiers n'a pas notablement influé sur la situation. Dans l'intérieur des terres, le peu de relations et l'habitude conservée de bains quotidiens dans d'immenses piscines a préservé les populations.

Une récente relation de Frœnkel (1909) note à nouveau l'abondance de toutes les maladies vénériennes. Et cependant il a été frappé du nombre des hôpitaux destinés aux soins des prostituées, ainsi que de la propreté minutieuse des installations hygiéniques et des bains. Les proportions officiellement données sont de 10 p. 100 (syphilis), 10 p. 100 (chancres mous), et 65 p. 100 (blennorrhagie).

La *Chine* est tout entière atteinte. Ceci n'a rien d'étonnant, dans ces grands ports où le perpétuel passage des marins de toutes les nations est une excellente condition. Aussi relève-t-on à l'hôpital de Shang-Haï 19 vénériens sur 100 malades de toutes sortes, à Hong-Kong 16 p. 100, à Tien-Tsin 111 sur 350, etc.

Il est plus curieux que l'intérieur participe également à l'infection. Et à ce point de vue, les divers explorateurs-médecins du centre de la Chine sont unanimes à reconnaître la syphilis, souvent héréditaire, dans les multiples affections cutanées qu'ils ont observées. D'ailleurs, ils constatent la particulière bénignité de l'affection, tant qu'elle n'atteint que les indigènes. Le rapport de Blanc (de Shang-Haï, 1899) confirme cette donnée et fixe à six mois la durée moyenne d'apparition des accidents.

La récente relation de Jeanselme (octobre 1901) nous apprend que la syphilis est endémique dans le delta du *Tonkin*, la *côte d'Annam* et celle du *Laos*. Les habitants des montagnes et ceux du Yunnam sont relativement épargnés, sauf dans les centres où les Siamois ont tenu garnison. A Bang-Kok plus de la moitié des habitants serait syphilitique. Très souvent l'origine de la maladie est extra-génitale ; les nattes, communes à quantité d'individus excoriés, les bâtonnets servent à manger le riz, les pipes qui circulent dans les débits de thé sont autant de sources de contagion. Les accidents cutanés et osseux de la période tertiaire sont très fréquents ; les affections nerveuses et le rachitisme à peu près inconnus. JEANSELME n'admet pas l'identité du pian ou frambœsia avec la syphilis.

Il semble que les *Indes* soient un des plus anciens foyers de la syphilis. Non seulement les habitants des côtes, Européens ou autochtones, sont largement frappés, mais encore les indigènes de l'intérieur des terres sont atteints d'une affection différemment dénommée suivant les peuplades, mais qui aboutit presque toujours à des ulcérations cutanées. D'une façon générale la syphilis y est en décroissance et la moyenne de 120 p. 1 000, admise il y a quelque trente ans, tend à baisser considérablement.

Les *autres contrées* (plateau de l'Iran, Arménie, Arabie, etc.) sont trop peu connues. On sait seulement que la syphilis existe dans les ports de mer et suit le chemin des caravanes, avec une intensité difficile à apprécier.

4° Amérique du Nord. — Débutant vers la fin du xviiie siècle dans le *Canada* par une violente épidémie aux environs de la baie de Saint-Paul, le mal a actuellement acquis droit de cité dans toutes les colonies anglaises. Les statistiques donnent 161 malades pour 1 000 dans le *Canada*, 123 p. 1 000 dans la *Nouvelle-Ecosse*. Les *côtes du Nord*, du *Groënland*, les *Esquimaux* ne sont pas épargnés.

Aux *Etats-Unis*, l'énorme développement du pays, l'accroissement prodigieux de la population, le grand nombre des émigrants miséreux a facilité la propagation de la maladie malgré tous les règlements. WHITE constate la présence de 12 000 vénériens par an à Philadelphie, de 50 450 à New-York, etc. La proportion dans l'armée serait de 5 p. 100. Les races indigènes et les nègres sont plus infectés que les Européens.

Les premiers explorateurs du xve siècle trouvèrent la vérole déjà installée au *Mexique*. Elle y est toujours particulièrement tenace et grave, même chez la plupart des indigènes (JOURDANET). Pendant l'expédition française, on comptait 100 hommes malades sur 1 000.

5° Amérique du Sud. — Les *Antilles* ont la réputation d'être le pays des syphilis bénignes, la douceur du climat y aidant. Elles sont en tout cas aussi nombreuses qu'ailleurs, à Saint-Domingue, la Guadeloupe, Haïti. A la Jamaïque, 123 Anglais, 393 indigènes étaient atteints sur 1 000 soldats.

Le *Brésil*, le *Pérou*, le *Chili* sont le pays des syphilis **graves**. Plus du tiers de la population est atteint, plus de la moitié des hôpitaux sont remplis de vénériens. La vérole cause 57 p. 1 000 des décès à Valparaiso, 6 p. 1 000 au Pérou, 10 p. 1 000 au Brésil.

Peu de renseignements sur les autres pays.

6° Océanie. — La proportion de syphilis dans ces îles est très nettement en rapport avec le plus ou moins de fréquence des visites européennes, et l'extension du commerce dans l'intérieur des terres. C'est ainsi qu'elle est habituelle à Taïti, Houtahira, à Batavia, Sumatra, aux îles Sandwich, depuis une cinquantaine d'années surtout. Rare, au contraire, dans l'intérieur des terres, aux îles Fidji, aux îles Loyalti, etc. Il est d'ailleurs difficile de séparer les manifestations spécifiques des nombreuses maladies ulcéreuses de ces régions (mal de Saint-Amboise, frambœsia, tonga, etc.).

ARTICLE III

ÉTIOLOGIE

L'étude étiologique implique d'abord la connaissance des sources de la contagion et du siège du virus, puis, la revue des divers modes de contamination. Nous verrons ensuite quelles sont les parts du terrain, de la graine, de l'équation personnelle, dans la propagation de la maladie, ainsi que les diverses hypothèses émises sur la nature du virus spécifique.

§ 1. — SOURCES DE LA CONTAGION

Un historique rapide de la question nous montrera l'évolution des idées depuis le XV° siècle jusqu'à nos jours. Nous verrons successivement comment s'établirent (HUNTER et ROLLET) les notions aujourd'hui admises de la contagiosité des accidents primaires et secondaires, et les discussions modernes au sujet des accidents tertiaires et des séçrétions.

1° Période pré-huntérienne. — Dès le xvᵉ siècle, la plupart des principes contagieux étaient connus et leurs modes de transmission très nettement indiqués. En 1498, AQUITANUS place déjà l'allaitement parmi les causes de contagion, JACOB DE CATENSIE (1505), tout en donnant la première place à l'origine génitale (ulcères de la verge et sécrétions vulvaires) croit à la possibilité de la transmission par le sperme, par les doigts (contagion médiate vaginale), par l'hérédité, par l'allaitement. Il discute déjà les théories de l'immunité. LOHERA (1544- entre dans quelques détails : « Coïtus cum mulieribus aut mas) culis eo infectis, aut colloquia cum illis ore tenus, aut comestis in eãdem patinã, aut potus in eodem poculo. »

En 1554, AMATUS LUSITANUS (*Aphrodisiacus*, p. 651) cite un cas plus complexe, bien semblable à ceux qui, récemment, ont occasionné de nombreuses discussions sur la durée de la contagion. Il s'agit d'un chancre remontant à dix ans. Le malade se marie ; son épouse, « mulier castissima », affirme LUSITANUS, lui donne en cinq ans deux beaux enfants. Pendant la troisième grossesse, deux ans plus tard, la mère est atteinte d'ulcérations nasales, de crevasses qui empêchent l'allaitement. On prend une nourrice. Celle-ci est contaminée, et avec elle deux voisines et leurs enfants. Tout cela en neuf mois. L'enfant meurt au bout d'un mois. La mère, la nourrice et les autres se traitent vigoureusement au gaïac et guérissent plus ou moins bien.

N'y a-t-il pas là en germe l'origine de toutes les discussions sur le tertiarisme contagieux, si vivement soutenues depuis quelques années dans les Congrès et les Sociétés de syphiligraphie ?

La contamination par les objets inertes est également indiquée par FALLOPE (1555). « Et ego locutus sum cum sene qui habebat domi suo laborantes duos, habentes posteriores partis ulceratas et asseribat se infectum esse ab usù ejusdem latrinæ. »

Tomitanus (1563) insiste encore sur ces syphilis extra-vénériennes : « Superioribus annis qui hoc generi mali vexabantur, non modo concubitum oderunt puellæ, non modo amici oscula atque complexus, sed ab habitu quoque abstinebant. Dabatur que in conviviis proprius locus et vasa ciborum atque vini ab aliis reparata ne infirentur illis utentes. »

Tout en faisant la part à « l'ire de Dieu » Ambroise Paré dit que la plupart des cas sont explicables par la « compagnie d'hommes ou de femmes ayant ladite maladie ». Mais il reconnaît aussi l'existence de la contagion immédiate, pouvant occasionner la maladie des nouveau-nés et des matrones, la transmission par le boire et le manger, l'influence de la lactation.

Enfin, au début du xviiie siècle, Astruc résume dans son Traité toutes les théories connues, avec une clarté et une précision admirables. Admettant comme ses prédécesseurs l'influence du commerce charnel, de l'allaitement, des baisers sur la bouche, de la contagion médiate, il va plus loin, et entrevoit l'infection générale de l'organisme et la transmission du virus par les sécrétions normales et pathologiques. Après avoir fait justice de la contagion par l'intermédiaire de l'air, « au nom de l'expérience et de la raison », il explique comment le virus vénérien doit être considéré, non comme une humeur morbide introduite dans l'organisme, mais comme « une disposition vicieuse des humeurs normales, qui les fait dégénérer de leur état naturel ». Par conséquent, toutes les humeurs peuvent contracter cette qualité vicieuse, telles que le lait, la salive, la sueur, le sperme et même les sécrétions accidentelles, telles que le pus.

En somme, c'était déjà l'idée du virus à puissance fixe et à peu près invariable, toujours identique quelle que soit sa provenance et le degré des accidents auxquels on l'empruntait. Ainsi posées sur de solides bases, ces théories mettaient la question à peu près au même point qu'aujourd'hui. Si l'expérimentation ne s'était pas écartée de la voie aussi nettement tracée par Astruc et ses prédécesseurs, on eût peut-être évité un siècle de tâtonnement et bien des erreurs.

2⁰ Période huntérienne. — John HUNTER (1786) fut l'inventeur de l'inoculation. Si cette méthode lui permit de faire de précieuses découvertes, elle fut aussi la source de ses errements dans le domaine étiologique. Après avoir divisé la vérole en périodes très nettes et les avoir décrites, HUNTER prouva le premier, de façon irréfutable, la contagiosité du chancre. Mais, allant plus loin, il distingua parmi les accidents ceux qui étaient inoculables au porteur et ceux qui ne l'étaient pas, ceux qui étaient contagieux pour les autres et ceux qui ne l'étaient pas. Il fut ainsi amené à proclamer l'inocuité des accidents secondaires, et à reconnaître au chancre seul le pouvoir infectant.

En France, RICORD soutint ces idées et par de multiples inoculations s'efforça de les prouver. Mais, comme son prédécesseur, il tombait forcément dans l'erreur, car l'identité admise par eux de la chancrelle et du chancre syphilitique, infirmait d'avance la plupart de leurs assertions. Elle viciait le résultat des expériences, et explique les conclusions erronées auxquelles ces deux auteurs sont arrivés. Aussi, quand les travaux de BELL, HERNANDEZ, BASSEREAU et ROLLET eurent définitivement débarrassé la vérole de la blennorrhagie et du chancre mou, RICORD se rendit-il à l'évidence (mai 1859). Il ne faut pas cependant oublier que cette période a inauguré la méthode expérimentale, et qu'elle a établi sur les bases inébranlables le principe de la contagiosité de l'accident primitif. Disons de suite, pour ne pas avoir à y revenir, que les recherches qui suivirent ne firent que confirmer sur ce point les conclusions de HUNTER et de RICORD. Quelques expérimentateurs, aussi hardis que peu excusables, inoculèrent directement le chancre sur l'individu sain et obtinrent un nouvel accident primitif dans un délai variant de quinze à trente-neuf jours (ROLLET, GIBERT, HEBRA, BŒRENSPRUNG, BELHOMME, LINDWURM, PUCHE). D'autres, par des procédés moins précis, mais plus moraux, établirent le système des confrontations entre les malades infectés et infectants. Inaugurées par BASSEREAU en 1852, ces confrontations ont donné d'heureux résultats entre les mains de FOURNIER. Il est désormais hors de doute que le chancre syphilitique soit *infectant*, et *transmissible dans sa forme*, soit par lui-même, soit par ses sécrétions. C'est un premier point établi et sur lequel nous ne revenons pas.

3° Période de Rollet. — Avant ROLLET déjà, plusieurs expérimentateurs avaient déjà prouvé, la lancette en main, la *contagiosité des accidents secondaires*. LANGLEBERT, de son côté, appuyé sur quelques cas bien observés, avait soulevé la question. Mais ROLLET eut le mérite de condenser ces faits en un solide faisceau de preuves cliniques, étayé de nombreuses observations personnelles, et de développer la question comme elle le méritait.

Il est bon de rappeler en un tableau synthétique les résultats obtenus par inoculation directe. Non que ces expériences méritent d'être encouragées, mais parce qu'elles constituent à elles seules la réponse à toutes les objections que multiplièrent pendant longtemps sur ce point spécial les partisans de l'École du Midi, dirigée par RICORD :

NOMS des expérimentateurs.	NATURE de l'inoculation.	INCUBATION du chancre.	INCUBATION des accidents secondaires (depuis le chancre).
WALLACE (1835)	Plaques muqueuses	23 jours	47 jours
WALLACE (1835)	Syphilides pustuleuses	29 —	37 —
WALLACE 1835	Plaques muqueuses	30 —	35 —
WALLACE 1835	—	30 —	42 —
HEBRA et ROSNER	—	16 —	60 —
VIDAL (1849)	Syphilides pustuleuses	35 —	135 —
WALLER 1850	Plaques muqueuses	25 —	27 —
LINDMANN 1851	—	10 —	72 —
RINECKER 1852	Syphilides pustuleuses congénitales	28 —	130 —
ANONYME 1856	Plaques muqueuses	15 à 42	26 à 107
GUFFT (1859)	—	17 —	28 —
GUFFT 1859	—	25 —	12 —
GALLIGO (1859)	—	16 —	
GUYENOT	—	28 —	54 —
BAERENSPRUNG (1859)	—	30 —	
ALZIAS-TURENNE (1859)	—	18 —	55 —
LINDWURM (1860)	Ulcères amygdaliens	21 —	

Ces faits sont péremptoires et les arguments de ROLLET

n'ont pu que les confirmer. Ce second point est donc également bien établi. Les *accidents secondaires sont contagieux, mais non pas transmissibles dans leur forme* ; à leur point d'inoculation un chancre fait son apparition suivi bientôt de tous les accidents ordinaires de la vérole.

De récentes recherches ont été faites dans le but de prouver que la contagion ne se bornait pas aux éruptions des deux et même des trois premières années. Les accidents, dits secondaires, en prenant pour type la plaque muqueuse, pourraient persister bien plus longtemps, au dire de FEULARD (Congrès de dermatologie, 1896) qui a cherché à établir la fréquence de ces manifestations après ce délai, généralement donné comme terme de la contagion. Sur 531 malades, FEULARD a trouvé des accidents de ce genre :

        20 fois   3 ans après le chancre.
         7 —   4   —   —
         1 —   4 1/2 —   —
         1 —   5   —   —
         2 —   6   —   —
         3 —   8   —   —
         2 —   9   —   —
         3 —   10   —   —
         1 —   12   —   —

Une statistique de BARTHÉLEMY (1896) faite à Saint-Lazare signale 20 femmes encore contaminantes sur 531 malades. Même en admettant cette proportion, les accidents secondaires, à cette période, resteraient encore une rareté. D'autant plus que les statistiques faites jusqu'ici, portent sur des prostituées chez qui le manque de soins est la règle. Une statistique analogue faite par nous dans le service des *Chazeaux* (Th. de FOURCADE, Lyon. 1903), sur des prostituées surveillées de près depuis des années, démontre que, passé deux ans en moyenne, ces mêmes femmes ne sont plus envoyées à l'hôpital pour des accidents syphilitiques. Quand il s'agit de manifestations tout à fait éloignées, on ne doit pas oublier la possibilité de la réinfection. Cette question sera d'ailleurs rappelée à propos du pronostic de la syphilis.

4° Période moderne. — Un fait domine les recherches modernes : le recul des limites de la contagion syphilitique. Les idées d'ASTRUC, sur la longue durée de la période contagieuse, occupent à nouveau les sociétés savantes. Remises en discussion par des observations intéressantes, rajeunies par l'expérimentation, ces notions sur la contagiosité des accidents tertiaires et du sang, l'action des sécrétions normales ou pathologiques, méritent plus qu'une mention, par cela même qu'elles sont plus discutées.

A. Contagiosité des accidents tertiaires. — Les expériences tentées dans le but de prouver cette contagiosité n'étaient pas en sa faveur. Les inoculations de TANTURRI (1865) faites sur une femme saine avec le produit d'une gomme souscutanée, celles de PROFETA (1871) avec la sécrétion d'un tubercule syphilitique donnèrent des résultats négatifs. Et plus récemment (1900) FINGER annonçait que 30 inoculations de pus gommeux à des individus sains n'avaient pas abouti.

Cependant les faits cliniques de contagion lointaine n'étaient pas rares et faisaient hésiter les observateurs. Ce doute se traduit dans l'ouvrage de MAURIAC (1883). Tout en attribuant la plupart des faits de contagion lointaine à des accidents secondaires attardés, il insiste sur ce point qu'on ne doit rechercher la virulence, ni dans le processus, la constitution histologique ou le siège, mais plutôt dans l'âge de la syphilis. Et il rapporte, en note, dans le même ouvrage, l'histoire d'un malade transmettant son affection neuf ans et demi après le chancre, et ayant pour toute lésion une petite crevasse du bout de la langue.

Dès lors les confrontations se multiplient. Au Congrès de 1889 (Paris), LANDOUZY raconte deux cas de contagion cinq ans et demi après le chancre, l'un sans lésion appréciable, le second avec une gomme de la verge. Dans la discussion qui s'ensuivit, HARDY, LELOIR soutinrent la possibilité de telles infections et FOURNIER rapporta un cas de transmission par une syphilis vieille de quinze ans, rappelée seulement par une glossite scléreuse peu marquée.

En 1893, LESSER (de Berlin) cite l'exemple de femmes tertiaires donnant le jour à des nouveau-nés malades qui transmettent la vérole à leur nourrice. La même année, EHLERS (Soc.
derm. de Breslau) montre une femme contaminée par une
gomme survenue huit ans après le chancre.

Au troisième Congrès de dermatologie (1896) FEULARD
trouve 2 cas de contagion nettement tertiaire sur 20 cas de
transmission éloignée, et note en passant que ces syphilis
avaient été très bénignes, mais incessamment récidivantes.
TARNOWSKI, BLASCHKO ont quelques cas analogues.

En 1897, la thèse de TARRASSEVITCH (Paris) sur la contagiosité tardive réunit quelques observations curieuses par la
contamination survenue quatorze et vingt et un ans après le
chancre, par l'intermédiaire de gommes de la verge, gomme
des lèvres et glossites scléreuses.

Récemment enfin, FOURNIER et HERSCHER présentèrent
à la Société de Dermatologie une jeune fille contagionnée par
un syphilitique dont le chancre datait de 1887 et porteur
d'ulcérations de la verge.

Tous ces cas sont intéressants à signaler, vu leur rareté
et l'actualité de la question. Mais il est certain, comme le
constata BESNIER à propos de cette dernière présentation, que
tous sont sujets à caution, en raison même des circonstances de
la contamination, sur la nature et la production desquelles une
lumière complète peut être difficile à faire. Toutes ces observations n'ont de valeur qu'autant que le médecin croit pouvoir répondre formellement de la bonne foi de la personne
contaminée. Or la recherche de la paternité dans ces cas est
chose très délicate, et la vertu de la-femme, mariée ou non,
n'est pas un argument scientifique.

Les recherches microbiennes paraissent plaider en faveur
de la contagiosité de ces accidents. Non qu'il soit habituel d'y
retrouver des spirochètes ; mais, depuis les premières publications positives de SPITCER, nombre d'auteurs, parmi lesquels
JAMBON, VEIEL, BERIEL et FAVRE, ont souvent découvert les
spirilles spécifiques dans des gommes ou des productions nettement tertiaires. Il semblerait donc que, dans certaines condi-

tions, la contagiosité soit possible. Celle-ci serait encore prouvée par les inoculations directes de produits tertiaires aux animaux, qui ont donné à NEISSER, SIEBERT et FINGER des résultats positifs. D'après leurs expériences, il paraît probable que seules les inoculations faites avec des produits pris dans les parties marginales des infiltrations syphilitiques sont suivies de succès, au lieu que les sécrétions centrales et les produits désagrégés ne sont en aucune façon virulents, comme le prouvent les résultats négatifs de METCHNIKOFF et SALMON.

B. CONTAGIOSITÉ DU SANG. — Sur ce point, et malgré les efforts de RICORD, nous sommes revenus au xv⁰ siècle. La vieille opinion d'ASTRUC semble aujourd'hui prouvée, appuyée qu'elle est par de précises expérimentations.

Les inoculations ont démontré d'une façon définitive que le *sang était virulent à la période secondaire*. Rappelons les résultats positifs obtenus par WALLER (1850), L'ANONYME (1856), GIBERT (1859), PELLIZARI (1860), LINDWURM (1861). NEISSER a repris en 1906 la série de ces expériences en inoculant à un singe sain le sang d'un autre singe infecté. Le résultat fut positif.

Une excellente confirmation de la contagiosité du sang se trouve dans les leçons de FOURNIER sur la syphilis vaccinale (1889). Il semble de plus en plus prouvé que le vaccin des syphilitiques est virulent par le sang qu'il contient. Les recherches de BARTHÉLÉMY, rapportées dans cet ouvrage, montrent combien il est difficile de recueillir sur un enfant du vaccin pur, privé de globules sanguins. Il en contient toujours, et la transmission est d'autant plus facile, lorsque, le produit vaccinal étant presque épuisé, le médecin est obligé de gratter la pustule avec sa lancette, emportant autant de sang que de vaccin. C'est dans ces dernières conditions que l'on a remarqué des cas d'inoculations syphilitiques.

Les conclusions de la thèse de DÉSIR DE FORTUNET (Lyon, 1896) sont les mêmes ; et il admet que les sécrétions normales ou pathologiques ne sont virulentes qu'autant qu'elles contiennent du sang.

Le sang tertiaire ne paraît pas jouir des mêmes propriétés. On a très souvent recherché le tréponème dans le sang. La plupart des résultats ont été négatifs, ce qui semble démontrer, soit la difficulté de la technique, spit la rareté des microorganismes. Cependant nous devons signaler que les résultats positifs deviennent de plus en plus nombreux, depuis ceux de Nattan et Bergeron (*Presse Médicale*, 1906) dans le sang centrifugé d'une veine du coude, de Zorolitny (pulpe du doigt) Noggerath, Schaudinn, Nicolas et Favre, Ravaut et Ponselle, etc.

Malgré cette constatation, les essais d'inoculation directe par injection du sang n'ont, en général, pas réussi, sauf en quelques cas isolés dus à Hoffmann et à Finger. En somme, sauf à certains moments très courts, le principe virulent ne se cantonne pas dans le sang. Diday recherchant le vaccin de la syphilis (1848) inocula dix-sept malades avec le sang d'un syphilitique tertiaire, sans résultats. Les conclusions de Profeta sont identiques.

C. Contagiosité des sécrétions physiologiques. — Le *lait* était généralement considéré par les anciens auteurs, de Fracastor à Astruc, comme éminemment contagieux. Au siècle passé, Baumès, Diday, Langlebert, ont encore soutenu cette opinion. Elle paraît cependant bien sujette à caution. Une observation soigneuse montre presque toujours chez les nourrices contagionnantes la présence de lésions autour du mamelon. Inversement quantité d'enfants ont été allaités par des nourrices syphilitiques, sans accidents, quand celles-ci veillaient au bon état de leurs seins. Les inoculations de Padova, de Profeta, ont toujours été négatives. On peut donc conclure, pour l'instant, que le *lait d'une femme syphilitique n'est virulent que par son mélange accidentel avec le sang, ou avec la sérosité d'un accident, voisin ou éloigné*, dont le virus a été transporté par les doigts (Désir de Fortunet). Les inoculations de Finger et Landsteiner n'ont donné aucun résultat positif. A signaler cependant une réaction de Wassermann positive (Gaucher et Brin).

La *salive* jouit de la même immunité. Profeta s'est inoculé plusieurs fois, sans accidents, la salive de malades syphilitiques. Certains cas cliniques pourraient être considérés comme des exemples de contagion par ce moyen. Telles les transmissions par le tatouage, l'opérateur s'étant servi de sa salive pour mouiller son instrument. Il est fort probable que, dans tous les cas analogues, la salive était mélangée d'exsudats dus à la présence de plaques muqueuses plus ou moins visibles de la bouche ou du gosier.

Les *larmes*, soumises à l'inoculation (Diday et Vidal) n'ont pas donné des résultats plus positifs.

Le *sperme* est-il contaminant ? C'est là un sujet très discuté et l'existence de la syphilis héréditaire est un argument sérieux. Mais existe-t-il bien des cas où la syphilis paternelle ait été directement transmise à l'enfant sans participation de la mère, récente ou ancienne ? Ce point est des plus difficiles à trancher. Au contraire, les faits sont nombreux et précis, qui nous montrent un père notoirement secondaire, procréant un enfant très sain, la mère étant indemne. D'ailleurs la non-inoculabilité du sperme a été prouvée par Mireur. Plus récemment (La Mensa), l'étude microscopique des spermatozoïdes n'a décelé aucune différence morphologique ou physiologique entre ceux des normaux et des syphilitiques. Ainsi, jusqu'à plus ample informé, pensons-nous qu'il faut attribuer à des lésions de l'urèthre ou même du testitule les cas de chancres produits par le contact de cette sécrétion (Rochou, *Médecine moderne*, 1896). Radael et Hoffmann (1906) n'ont pas retrouvé de microorganismes spécifiques dans le sperme, même en période d'accidents.

Il est vrai que, sur un grand nombre d'expérienecs, Finger et Landsteiner sont arrivés deux fois à transmettre l'infection par inoculation du sperme de syphilitiques secondaires. Mais Hoffmann, Neisser, Bœrmann, Schucht ont eu une série d'insuccès. La question reste à peu près entière.

Nous entrerons dans plus de détails sur ce sujet à propos de la syphilis héréditaire.

Depuis Dreyer et Max Lennan (1906), le tréponème a été

souvent retrouvé dans l'*urine* des malades en période floride,
dans les frottis obtenus dans les culots de centrifugation.

D. Contagiosité des sécrétions pathologiques. — Les
essais d'inoculations tentés dans ce sens attestent l'inocuité de
ces produits. Rollet et Basset, Bidenkop, avec du pus blennorrhagique et chancrelleux, pris sur des syphilitiques, n'ont
pas pu reproduire un accident primitif. La question du vaccin
paraît aujourd'hui éclaircie, et sa virulence expliquée par la
présence du sang. Les mêmes conclusions sont très vraisemblablement applicables aux cas d'inoculations positives constatées par Langlebert, Robert et Profeta.

§ 2. — De la contamination

Nous connaissons les localisations de l'agent infectieux, les
sources de contagion. Il nous reste à voir de quelle manière un
sujet sain peut s'infecter, l'ensemble des conditions nécessaires
ou favorisantes que doit présenter ce sujet, l'influence du terrain sur la propagation ou l'intensité de la maladie.

.1° **Des modes de contamination.** — La condition nécessaire et suffisante consiste dans le contact d'un accident infectant, des exsudats, du sang, avec une peau ou une muqueuse
atteinte d'une solution de continuité, si minime qu'elle soit.
Ce simple exposé laisse deviner combien ces causes sont multiples et les moyens de transport variés. D'autant plus qu'il
n'est point nécessaire qu'il y ait accolement direct et prolongé
entre la muqueuse saine et l'organe lésé, les liquides physiologiques, les doigts, les objets inertes pouvant aisément servir
de vecteurs.

Parmi les modes de contamination, nous placerons en première ligne les *rapports sexuels*. Les contacts entre organes
génitaux, les coïts normaux, sont, dans l'immense majorité des
cas, la cause des contaminations. Si les autres modes sont plus
connus et plus publiés, parce qu'ils sont plus curieux, ceux-ci

causent la presque totalité des accidents primitifs, surtout dans la clientèle hospitalière. L'énorme prédominance des chancres péniens ou vulvaires est la preuve de cette constatation. Certaines circonstances peuvent faciliter la transmission. La disproportion des organes, l'étroitesse du vagin exigent des efforts qui peuvent créer une érosion de la muqueuse. La localisation de plaques sur la face interne de la vulve, le sillon balano-préputial ou le fourreau, ont pour conséquence un contact plus intime et plus prolongé entre les parties mises en présence. La discrétion des lésions est elle-même un danger, et non des moindres. Car tel reculera devant des plaques condylomateuses et suintantes, qui s'infectera sur une petite plaque opaline des replis vulvaires. Le manque de soins, l'oubli habituel ou accidentel des lavages « post coïtum », ne peuvent que favoriser l'inoculation. Enfin on ne peut nier l'influence positive des raffinements amoureux, des coïts prolongés et répétés. Les chances de contamination en sont indubitablement augmentées.

Viennent ensuite, par ordre de fréquence étiologique, *les contacts entre organes génitaux et régions non génitales.* La variété en est pour ainsi dire illimitée. La plus grande partie se produit au cours des rapports sexuels anormaux. Dans ce cas. les modes de contamination sont des plus variés, et la fertile imagination des sujets en mal de rut recule toujours plus loin les limites des attouchements sexuels. La mise en rapport direct des organes génitaux avec la bouche, épisode banal de la gymnastique amoureuse, explique la fréquence des localisations labiales, linguales et amygdaliennes. Rien d'étonnant à ce que les statistiques de FEULARD sur les chancres extra-génitaux nous offrent les proportions de 17 accidents céphaliques sur 26 (année 1889), de 25 sur 39 (année 1890), de 68 sur 86 (année 1891), etc., en y comprenant quelques localisations plus rares sur les joues, le menton, le nez, dépendant de la même étiologie.

L'anus est dans les mêmes conditions. Son défaut de laxité le prédispose tout particulièrement aux érosions, et exige de la part de l'introducteur des efforts qui ne sont pas sans danger pour la muqueuse. Cependant ces localisations sont rares, 1/25 tout au plus des chancres extra-génitaux.

On signale encore de temps à autres des *chancres* des *doigts*, des *membres*, du *ventre*, de la *cuisse*, d'origine génitale. Ces cas sont encore plus rares, car ils supposent, ou une fissure accidentelle de la peau ou des frottements très anormalement prolongés ; et quelquefois aussi des goûts d'une perversité bien curieuse.

A côté de ces syphilis vénériennes, et occupant une place beaucoup plus modeste, nous plaçons les infections dues à des *contacts accidentels ou involontaires*, en dehors de toute idée génésique. La contagion peut être *immédiate* ou *médiate*, suivant que le virus est directement transmis ou qu'il a été transporté au préalable par les doigts ou un corps inerte quelconque.

Les exemples de *contagion immédiate* sont nombreux. En tête viennent les chancres des doigts ; c'est la syphilis des médecins, des étudiants, des infirmières, acquise soit par le toucher vaginal, soit au cours d'un pansement ou d'une opération. Les sages-femmes sont également atteintes ; non prévenues, elles peuvent devenir centre de contagion et transmettre à leurs accouchées le virus infectant ; car c'est le doigt, et surtout l'index, qui est le siège ordinaire de cet accident primitif. Certaines épidémies (*mal de Sainte-Euphémie, épidémie de Limoges*) ne reconnaissent pas d'autres causes. Dans une statistique de FOURNIER (*Semaine médicale*, 1893) où sont réunis 49 cas de chancres digitaux, nous voyons que le médecin paie le tribut le plus large à ce genre d'accidents. FOURNIER relève 30 cas de contagion médicale pour 9 cas de contagion vénérienne et 10 morsures.

D'autre part, la plus innocente des caresses peut être source de syphilis. La visite des pauvres est quelquefois dangereuse pour les personnes que leur humeur charitable pousse à embrasser de petits miséreux. Les sœurs de charité comme les plus vénérables douairières peuvent ainsi s'infecter et, ne s'en doutant pas, répandre la contagion autour d'elles par les plus chastes des embrassements. Ainsi s'expliquent, aux deux extrémités de la vie, les chancres des grand'mères et ceux des petits-enfants.

Dans cet ordre d'idées, la syphilis due à *l'allaitement* occupe une place importante. Elle peut être transmise à la nourrice par l'enfant atteint de syphilis héréditaire ou acquise, soit que la sécrétion des plaques buccales crée un chancre sur un sein gerçé ou mordu, soit que les accidents cutanés, ou les baisers, le fassent naître sur les bras, le cou, etc. Inversement la nourrice atteinte d'accidents secondaires du sein donnera à son nourrisson un accident primitif labial, et il n'est pas d'années où l'on en rapporte quelques cas semblables dans les sociétés de syphiligraphie. La nourrice ainsi infectée peut devenir le centre d'une véritable épidémie (par exemple à *Nérac*, *l'boldo*, etc.).

Il y aurait tout un chapitre d'étiologie à écrire sur cette syphilis des enfants. Ce travail a d'ailleurs été fait par le professeur GAUCHER (*Annales des maladies vénériennes*, 1910, GAUCHER et FLURIN). Sur 23 observations de chancres chez des enfants âgés de moins de quinze ans, on trouve :

```
6 chancres des lèvres
3    —      de l'œil ou plutôt de la paupière
2    —      du cuir chevelu
9    —      des organes génitaux
2    —      cutanés (sein, abdomen)
1    —      anus
```

L'allaitement, le baiser paternel et le nettoyage à l'aide d'ustensiles ou de linges contaminés, sont la cause de la plupart de ces contaminations. Mais toutes ne sont pas des *syphilis insontium*. Sur ces 23 cas, 7 d'entre eux sont dus à des attouchements qui n'avaient rien d'innocent, et qui ne pouvaient même pas être qualifiés de viol, étant donnée la grande complaisance mise par la jeune victime à se laisser infecter.

Plus simplement enfin, on voit des malades s'infecter pour avoir couché dans le même lit qu'un syphilitique. Dans ces conditions, l'épiderme présente des érosions prurigineuses ou eczémateuses, ayant servi de porte d'entrée. La chose s'est vue, elle est possible, mais ne doit être admise qu'après un sévère examen physique et moral.

Une seconde classe comprend les cas de *syphilis par transmission médiate*. Le doigt est bien souvent le vecteur. Ainsi s'expliquent les chancres bizarrement localisés, tels que ceux des paupières, de la cornée, de l'aile du nez, du front, etc. Souvent le corps contaminant est un objet inerte, d'usage courant et quelquefois thérapeutique.

La *syphilis vaccinale* rentre dans cette classe. Depuis les mémorables recherches faites à l'Antiquaille, par VIENNOIS, sous la direction de DIDAY, on sait reconnaître le chancre vaccinal de la pustule consécutive à l'inoculation, les éruptions secondaires des érythèmes, suites de vaccin. Les anciennes expériences d'inoculation faites par les médecins sur eux-mêmes (cas de BELZUNCE, de CORY) n'avaient pas entièrement élucidé la question de savoir quel est l'élément contagionnant du pus vaccinal ou du sang. Par analogie avec les autres sécrétions pathologiques, on admet aujourd'hui que le sang est l'élément virulent, susceptible de transmettre la maladie. Comme l'a établi BARTHÉLÉMY, la pulpe vaccinale cueillie sur un enfant contient *toujours* une plus ou moins grande quantité de sang. Si donc, dans les vaccinations en séries, certains sujets sont atteints et d'autres restent indemnes, cela dépend de la proportion entre le sang et le pus vaccinal, de la façon dont la piqûre est faite, de la résistance personnelle du sujet, etc. Nous avons déjà rappelé ces discussions que l'on trouvera très complètement exposées dans les leçons de FOURNIER sur la syphilis vaccinale.

Tout instrument commun à plusieurs personnes, insuffisamment nettoyé, est susceptible de transmettre la syphilis. La *canne* autrefois employée par les *verriers* pour souffler le verre, et qui se passait de bouche en bouche, était la cause de véritables épidémies locales dans les verreries de la Loire (ROLLET, DIDAY, VIENNOIS). Les instruments de chirurgie (canule pour cathétérisme de la trompe d'Eustache, lancettes, sondes intra-utérines, ventouses), ont quelques méfaits à leur actif. De même, les canules vaginales, les brosses à dents. Quoique très rares, l'infection est possible par les pipes, les porte-cigares, les bouts de cigares jetés par les fumeurs ; plus souvent on incrimine les récipients culinaires, des verres ébréchés, les bouteilles bues au goulot, les cuillères, les fourchettes ; **BULKLEY** attribue à la communauté des fourchettes, la fréquence du chancre des amygdales en Norvège. Les curieuses recherches de **GASTOU** et **COMMANDON** (*Soc. de Derm.*, 1908) ont confirmé expérimentalement la possibilité d'infection par les verres à boire, ayant servi à des sujets porteurs d'accidents labiaux. Une demi-heure après l'utilisation, ils ont encore trouvé à l'ultra-microscope des spirochètes mobiles , dans l'eau de lavage. Le professeur **FOURNIER** rapporte également des expériences de **RŒPT** et **HUSS**, prouvant que la communion à la même coupe peut être cause de contamination tuberculeuse.

La contagion par le rasoir, étudiée dans un rapport de **WYZE-LAUZUN** (1908), est peut être plus fréquente qu'on ne le pense. Nous connaissions déjà la fréquence des chancres du pubis chez les musulmans d'Algérie (**BRAULT**, 1908) à cause du rasage de cette région. **BIZARD** a réuni (*Journ. de méd. int.*, 1909) un certain nombre d'inoculations indéniables, et explique ces faits par la malpropreté, facile à constater, des coiffeurs dans les prisons, casernes et milieux populaires.

Enfin les vêtements et les draps de lit peuvent être soupçonnés à défaut d'autres causes, surtout quand la peau est prédisposée par des papules prurigineuses ou des lésions de grattage. Ainsi s'expliquerait la fréquence des chancres cutanés dans tous les pays où les habitants couchent sur les mêmes nattes.

Tout ceci est possible. Chaque année fournit plusieurs cas de curieuses contaminations extra-génitales qu'un examen des plus minutieux et des plus prévenus oblige cependant à admettre. En cette matière, une juste méfiance est de rigueur, le syphilitique ayant toujours d'excellentes raisons pour attribuer sa maladie au contact d'un verre douteux ou d'un vêtement sale. Aussi un interrogatoire serré est-il nécessaire avant de se prononcer sur l'origine non vénérienne d'une syphilis en évolution.

2° Conditions prédisposantes. — La condition nécessaire, nous l'avons déjà dit, est la présence en un point quelconque du revêtement cutanéo-muqueux d'une érosion, écorchure, fissure, coupure, d'une solution de continuité quelconque, qui permettra l'introduction du virus contagieux. L'absorption par la muqueuse ou la peau, sans accident local, est une question complexe et rien ne prouve péremptoirement sa possibilité.

Il s'ensuit que toute disposition anatomique, normale ou pathologique, congénitale ou acquise qui facilite la production d'une érosion est une condition prédisposante. Dans ce cadre rentrent le phimosis, quelle que soit sa cause, les prépuces longs, les hypospades, les petites lèvres pendantes, les vagins étroits, etc. Nous n'insistons pas sur ce premier point.

Il est plus intéressant de savoir quelle influence peut avoir sur l'évolution de la syphilis l'état général du sujet qui en est atteint. Une certaine signification s'attache aux intoxications chroniques, alcooliques, paludiques ou tuberculeuses, à l'âge du sujet, à la grossesse, à la misère physiologique et au manque de soins. Ces rapports de la syphilis avec l'état général du suje seront étudiés à propos du pronostic.

§ 3. — NATURE DU VIRUS SYPHILITIQUE

La syphilis est une maladie virulente, contagieuse, inoculable. Elle est une, diffusible fatalement, et polymorphe dans ses manifestations. Enfin elle se caractérise par une incubation nécessaire, suivie d'accidents locaux, puis généraux, séparés par des périodes d'épuisements périodiques.

Tout ceci, la clinique l'enseigne, et nous concluons à la virulence de cette affection par analogie avec d'autres affections semblables, telles que la morve, le charbon, la rage. Ce virus siège dans les lésions syphilitiques, dans leurs exsudats, dans le sang. Filtrées par les épithéliums, les sécrétions normales ou pathologiques en sont privées. Voilà encore ce que nous apprend la clinique aidée de quelques expériences.

Mais, dans la conception maintenant ancienne qui résulte des travaux de Pasteur, qui dit virus sous-entend parasite, bactérie ou microbe pathogène. Là est l'écueil. Alors que pour d'autres affections, il fut relativement simple de faire l'étude bactériologique, de déterminer le siège du microbe par rapport aux tissus normaux, de l'isoler dans des cultures et de l'inoculer, la question devint, pour la syphilis, extraordinairement complexe. D'un côté, un expérimentateur ne peut se risquer à soumettre au hasard d'une inoculation, la santé d'un individu. De l'autre, les adjuvants firent défaut, les inoculations aux animaux n'ayant longtemps donné que des résultats négatifs, comme nous le verrons tout à l'heure.

C'est pourquoi les multiples recherches faites pour retrouver le principe virulent furent si longues à aboutir. Nous rappellerons les principales d'entre elles, qui n'ont plus guère qu'un intérêt historique, pour arriver à la dernière découverte de Schaudinn et Hoffmann, qui paraît définitive.

A) — L'AGENT PATHOGÈNE DE LA SYPHILIS [1]

1º Historique. — En 1837, Donné décrivit dans la sécrétion des chancres un parasite qu'il nomma vibrio lineola mais qui avait été déjà signalé par Muller. Une longue période s'écoule sans qu'aucun travail ne vienne élucider cette question. En revanche, à partir de 1869, de nombreux auteurs se mettent à étudier la sérosité des accidents syphilitiques. Hallier à cette époque décrit des microcoques dans le sang des syphilitiques, et, en même temps Klotzch prétend trouver des spores dans le sang. En 1872, Lostorfer signale, dans le sang des syphilitiques, la présence de petits corpuscules brillants, munis de prolongements. Il prétend, grâce à leur présence, pouvoir, par le seul examen du sang, déclarer que cet individu est syphilitique. Plusieurs professeurs, Stricker et Hebra entre autres, lui font subir des examens, Lostorfer désigne sans hésiter parmi plusieurs préparations celles qui provien-

---

[1] Nous devons ce paragraphe à la collaboration de M. le Dr André Accagneur.

nent de syphilitiques. Mais VEDL conteste ces résultats et déclare que ces corpuscules ne sont pas des parasites, mais bien des globules de graisse que l'on trouve même chez les individus sains. En 1878, KLEBS découvre dans la sérosité des chancres un microorganisme en forme de bâtonnet qu'il cultive sur gélatine et, par cette culture, obtient une forme spéciale qu'il décrit sous le nom d'hélicomonade. L'inoculation à des singes aurait été positive et suivie d'accidents spécifiques. La même année, à Boston, CUTTER décrit un mycélium parasite du chancre. En 1880 à Baltimore, BERMANN signale des microcoques analogues à ceux décrits précédemment par KLEBS, KNAPP, ZEISSL. Ces microcoques prennent naissance au niveau d'une lésion initiale, s'y multiplient et envahissent l'organisme.

En 1881, AUFRECHT, de Magdebourg, décrit un micrococcus qu'il trouve dans le suintement des condylomes et qui, pour lui, est l'agent de la contamination. En même temps, PISAREWSKY, OBRASZOW découvrent des microcoques dans les espaces lymphatiques et dans l'adénite satellite du chancre.

BIRCH-HIRCHFELD, en 1882, montre des bactéries qu'il trouve dans des chancres et qu'il colore à la fuschine. Il retrouve le même parasite dans les gommes ; ses résultats sont confirmés par MARTINEAU et HAMONIC, mais niés par ROLLET.

MORISON, sur quinze malades, a trouvé chaque fois, dans la sérosité du chancre, des bactéries. La même année (1883) LETTNICK d'Odessa décrit des microcoques qu'il a rencontrés dans des coupes de chancres ; des inoculations aux animaux ont été négatives.

Le 21 novembre 1884, LUSTGARTEN, à la Société de médecine de Vienne décrit un microbe qu'il colore d'une façon particulière, et qu'il a vu dans les chancres et les gommes. En suivant la méthode indiquée par l'auteur, DOUTRELEPONT et SCHÜLTZ, CORNIL, ALVAREZ et TAVEL retrouvent ce bacille, non seulement dans la syphilis, mais dans l'herpès, le chancre mou, le smegma sous-préputial. En 1886, FERRARI décrit un diplocoque qu'il a vu dans les nodules spécifiques et dans le sperme. La même année, KASSOWITZ et HOCHSINGER signalent dans les vaisseaux sanguins des microcoques en chaînettes ; mais, revus par KOLISKO.

ils furent rapprochés du staphylocoque pyogène de ROSEN-
BACH.

J. DISSE et K. TAKAKI de Tokio décrivent un microcoque
entre les globules du sang; les cultures furent positives, mais
les inoculations aux animaux restèrent sans résultat.

En 1896, VAN NIESSEN trouve un bacillus veneris qu'il cultive sur sang humain. STASSANO, après ponction des ganglions
satellites du chancre et coloration, trouve des infusoires qui
envahissent le sang à la période secondaire.

LISLE et JULLIEN en 1901, par le procédé du vésicatoire, obtiennent un microbe qui, après culture, injecté aux
cobayes, produit une ulcération avec adénopathie et chute des
poils.

En 1902, JOSEPH et PIERKOWSKY, par ensemencement de
placenta humain frais avec du sperme de syphilitique secondaire, obtiennent un bacille analogue à celui de VAN
NIESSEN.

Le zoologiste allemand SIEGEL décrit, en 1905, un protozoaire, le cytorrhyctes luis, dans le sang et les exsudats syphilitiques. SCHAUDINN fut chargé, à l'office sanitaire de Berlin,
de faire des recherches de contrôle. Le résultat fut tout autre
qu'on ne l'espérait. En colorant à l'azur-éosine la sérosité
d'un chancre, son attention fut attirée par la présence de spirilles peu colorés. Il demanda à HOFFMANN sa collaboration
pour la partie médicale des recherches et leurs travaux donnèrent les résultats que l'on sait. Ils découvrirent deux sortes
de parasites, l'un banal, le spirochète réfringens, l'autre le
spirochète pallida ou treponema pallidum, que l'on ne rencontre que dans la syphilis. La découverte de SCHAUDINN et
HOFFMANN fut confirmée par PIELICKE, WECHSELMAN et
LŒWENTHAL. Puis peu de temps après, BUSCHKE, le premier,
montra la présence du tréponème dans le foie d'un hérédo-
syphilitique. Depuis, tous ces travaux ont été repris par de
nombreux auteurs, unanimes sur la valeur du tréponème de
SCHAUDINN et HOFFMANN.

2° Le treponema pallidum de Schaudinn et Hoffmann.—
L'agent pathogène de la syphilis appartient au genre tréponema

qui prend place entre le genre spirochœta et le genre trypano-
soma. C'est un microorganisme mesurant de 4 à 14 μ de longueur sur 1/4 de μ de largeur. Observé à l'état de vie, en préparation fraîche, le tréponème apparaît doué de trois sortes
de mouvements : rotation autour de l'axe longitudinal, déplacements en avant et en arrière, mouvements de flexion du
corps dans son ensemble. Et ces mouvements peuvent se conserver jusqu'à cinq à six heures après imbibition par la solution de chlorure de sodium.

Sur coupe colorée, on voit un microorganisme hélicoïde et
mobile, très faiblement réfringent, presque incolore. Cette
pâleur est un fait important, puisqu'elle a servi à qualifier le
tréponème. On l'attribua d'abord au manque d'affinité pour
les matières colorantes. Plus tard, quand on s'aperçut que la
coloration spécifique n'existait pas en réalité, on dut faire
intervenir d'autres facteurs, parmi lesquels, très vraisemblablement, l'extrême ténuité du parasite.

Une caractéristique non moins essentielle est la forme
rubannée, en tire-bouchon. Il figure en somme une hélice à
axe rectiligne, quand le tréponème est au repos ; sinon il est
infléchi en courbe ou en fer à cheval, jusqu'à entortillement
d'une des extrémités dans le corps même du tréponème.
D'ailleurs il faut bien se dire que le tréponème schématique
ne se retrouve pas toujours. Il se passe certainement des phénomènes de rénovation, d'involution et de destruction qui
peuvent expliquer l'existence des formes anormales, des spires
courts ou des apparences d'incurvation. Disons cependant
que ces spires conservent leur morphologie caractéristique
aussi bien à l'état de repos qu'à l'état de mouvement ; elles
ont une existence permanente, ce qui ne se retrouve dans aucun
des autres spirochètes, dont l'enroulement n'existe qu'au
cours des mouvements rapides.

Donc le microorganisme se présente en général sous l'aspect
d'un élément filiforme enroulé sur lui-même en un certain
nombre de spires. Le nombre de ces spires est variable. Schaudinn au début en décrit de 3 à 12, puis 14 et 26. D'autres auteurs, Bertarelli, Volpino, Tomaszcewski ont décrit des

formes géantes avec 30 spires. A noter un caractère important des extrémités, qui s'effilent en pointes tellement ténues qu'il est impossible de dire où elles se terminent.

D'après Schaudinn, à chacune de ses extrémités le tréponème présente un flagellum dont la longueur est équivalente à 4 ou 6 spires. Quelques-uns présentent à une extrémité une

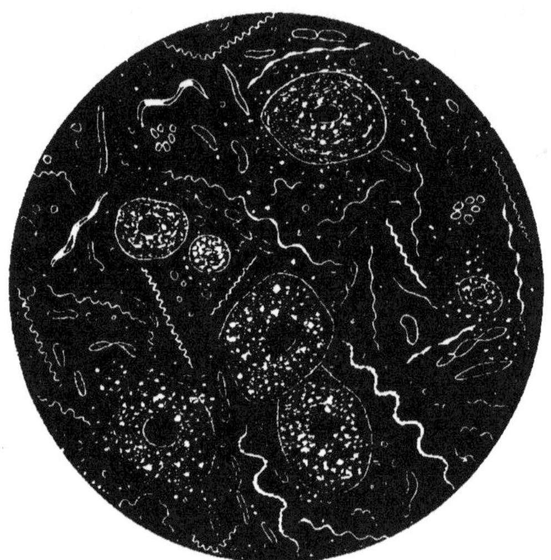

Fig. 6. — Produit de raclage d'une plaque muqueuse buccale.

petite sphère brillante, que Nicolas, Favre et André ont signalés comme pouvant se rencontrer le long du corps du tréponème. On les a également signalées dans l'intérieur du corps du tréponème (Hersheimer, Berger, etc.) ; et quelques auteurs (Wechselmann, Michaelis) les considèrent comme des noyaux de chromatine. La question n'est pas résolue.

.1. Recherche du tréponème. — On peut rechercher le tréponème, soit par la méthode de coloration des frottis, soit dans les coupes, soit extemporanément au moyen de l'ultra-microscope.

a. *Recherche du tréponème dans les frottis.* — Le procédé le plus ancien est la coloration au Giemsa.

α) *Coloration au Giemsa (procédé lent) :* faire sécher à l'air le frottis et le plonger une demi-heure dans l'alcool méthylique pur. Sécher et plonger dans un récipient contenant X gouttes de Giemsa pour 10 centimètres cubes d'eau. La solution mère de Giemsa est composée d'après la formule

```
Azur II Eosine . . . . . . . . . .     3 grammes
Azur II. . . . . . . . . . . . . .     0gr,8
Glycérine de Merck. . . . . . . .      250 centimètres cubes
Alcool . . . . . . . . . . . . . .     250      —
```
X gouttes dans 10 centimètres cubes d'eau.

On laisse séjourner les préparations dix à douze heures dans cette dilution et on lave à l'eau. On peut colorer beaucoup plus rapidement avec cette méthode, mais il est préférable d'aller plus lentement.

β) *Coloration au bleu de Marino (procédé rapide) :* faire tomber sur le frottis un centimètre cube d'une solution de 0gr,04 de bleu dans 20 centimètres cubes d'alcool méthylique pur. Laisser agir 3 minutes ; puis, sans laver, faire tomber une goutte de solution d'éosine à 1 p. 20 000. Laisser deux minutes. Laver, sécher et monter.

γ) *Méthode de Ravaut et Ponselle :* on emploie la largine de Lilienfeld (albuminate d'argent). On fixe les frottis à l'alcool méthylique puis on place les lames dans une solution avec :

```
Largine de Lilienfeld . . . . . . .    2 grammes
Eau distillée. . . . . . . . . . .     100      —
```

puis on met dans une étuve à 55° pendant environ deux heures. Plonger alors les lames directement dans la solution suivante :

```
Acide pyrogallique . . . . . . . .     5 grammes
Eau distillée . . . . . . . . . . .    100      —
```

Laisser séjourner quelques minutes, puis laver à l'eau et

replonger une demi-heure dans la largine et réduire de nouveau

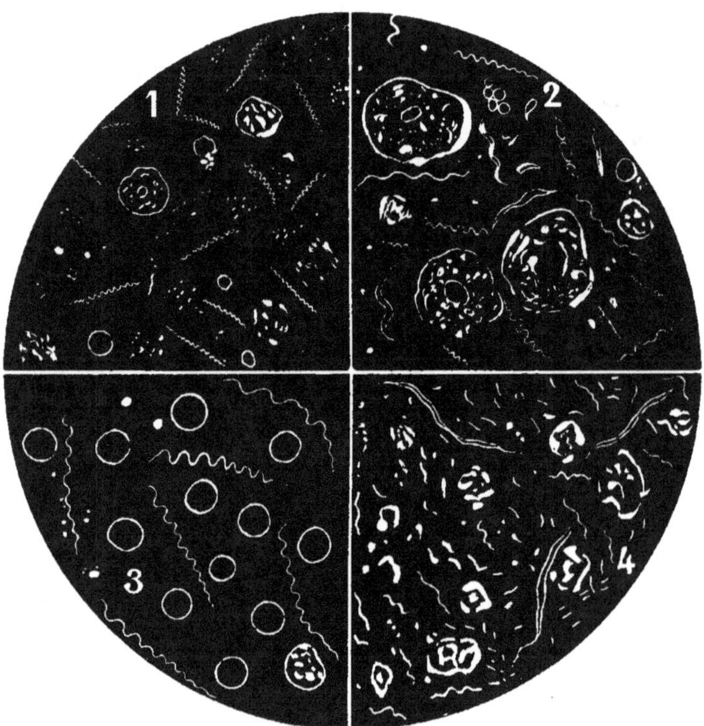

Fig. 7. — Diagnostic différentiel des spirilles et du *Troponema*
pallidum de DE SCHAUDINN.

1. *Treponema pallidum* de Schaudinn. — Grattage de chancre induré. Globules
rouges. Leucocytes. Amas et grains colloïdaux. Mucus et albumine.

2. Plaque muqueuse injectée. Tréponèmes pâles et :
Spirochæta dentium mince, court à spires très serrées, replis aplatis, irréguliers.
Spirochæta buccalis sous forme de deux traits brillants, ondulés à extrémités
effilées.
Spirillum sputigenum en forme de haricot et muni d'un cil.
Différents spirilles à spires lâches.

3. Spirilles de la fièvre récurrente d'Obermeier dans le sang : Longs de 15 à 40 μ,
minces, effilés, ayant chacun de 6 à 12 tours de spires.

4. Angine ulcéreuse de Vincent : Bacilles fusiformes et spirilles de Vincent. Grands
filaments de leptothrix.

par là solution pyrogallique. Les tréponèmes apparaissent en
brun foncé sur fond jaune. Ce procédé, quoique assez long,

est pratique, car il permet de trouver le tréponème dans des frottis épais.

Procédé de Hecht et Wilenko (coloration par l'encre de Chine) : en 1909, HECHT et WILENKO (*Wien. Klin. Woch.*, 1er juillet 1909) ont décrit un procédé simple et rapide pour la recherche du tréponème. Le colorant employé est l'encre de Chine. On mélange une goutte de la sérosité à examiner avec une goutte d'encre de Chine, on étale avec soin et on laisse sécher. Les tréponèmes apparaissent en blanc sur fond noir.

b. *Coloration du tréponème dans les coupes, procédé de Levaditi et Manoucliar.* — Fixer les fragments à examiner dans une solution de formol à 10 p. 100, et laisser séjourner vingt-quatre à quarante-huit heures. Après cela, durcir dans l'alcool à 96° pendant vingt-quatre heures, laver à l'eau distillée et imprégner avec :

Pyridine . . . . 10 centimètres cubes
Solution de nitrate d'argent à 1 p. 100
   dans eau distillée. 90   —

Mettre à l'étuve à 50, 55° pendant trois ou quatre heures dans des récipients hermétiquement clos, laver à l'eau et réduire avec :

Pyridine . . . . 17 centimètres cubes
Acétine. 10   —
Acide pyrogallique à 4 p. 100 dans
   eau distillée. 90   —

Laisser quelques heures, traiter par l'alcool, xylol et inclure à la paraffine.

Colorer au bleu de Unna, ou à la toluidine. Le tréponème est coloré en noir.

Des procédés analogues ont été décrits par BERTARELLI et VOLPINO.

c. *Recherche au moyen de l'ultra-microscope.* — Procédé très employé donnant des résultats rapides et précis. L'outillage nécessaire est composé : d'un microscope avec objectif à immersion et diaphragme spécial ; d'un appareil à éclairage latéral sur fond obscur (ultra-microscope) et d'une source de lumière (lampe à arc) placée à 40 centimètres environ du microscope.

Une fois l'appareil mis au point, on recueille la sérosité à examiner, on la porte sur une lame et on la dilue dans une goutte d'eau salée à 7,5 p. 1000. On recouvre d'une lamelle et on lute à la paraffine. On place une goutte d'huile de cèdre sur les deux faces de la lame et on met au point. Le tréponème doué de ces mouvements se présente comme un filament brillant et ondulé [1].

B. LOCALISATIONS DU TREPONEMA PALLIDUM. — Nous ne ferons que les rappeler rapidement, celles-ci étant indiquées dans le courant de l'ouvrage, au fur et à mesure des localisations.

a. *A la période primaire*, c'est-à-dire dans le chancre, l'on trouve le tréponème en abondance, surtout dans les lésions qui suintent après le grattage méthodique donnant le signe de la rosée séreuse de NICOLAS, FAVRE et ANDRÉ. Mais il ne faut pas chercher le tréponème dans les chancres infectés et croûteux. Dans les coupes, on le rencontre au niveau de la couche papillaire. Dans le système lymphatique, EHRMANN a trouvé deux fois sur quatre des tréponèmes dans la lymphangite syphilitique qui accompagne l'accident primitif. Dans les ganglions satellites, le parasite a été signalé par SCHAUDINN et HOFFMANN et par ROSCHER et HOFFMANN. A cette période, la recherche du tréponème dans le liquide céphalo-rachidien a toujours été négative.

b. *A la période secondaire*. — Au niveau des éléments de la roséole, SCHAUDINN a eu par simple raclage un résultat positif alors que SIEBERT et BODIN n'obtenaient aucun résul-

---

[1] Toute cette étude ne peut être que très résumée. On trouvera les détails nécessaires dans les monographies spéciales. et particulièrement l'ouvrage de Lévy-Bing sur le *Microorganisme de la syphilis* (Doin. édit.).

tat. Par le procédé du vésicatoire, RICHARDS et HUNT ont un examen positif, mais BODIN, SIEBERT, LEVADITI, PETRESCO ont échoué. Par contre, au niveau des papules cutanées, WESCH-SELMANN et LŒWENTHAL, METCHNIKOFF et ROUX, KRAUS et PRANTSCHOFF, KRZYSZTALOWICZ et SOEDLECKI, ŒTRAMARE obtiennent de nombreux résultats positifs. Dans des syphilides vésiculeuses, HOFFMANN a trouvé le tréponème dans une éruption syphilitique varicelliforme, mais NICOLAS, FAVRE et ANDRÉ n'ont rien trouvé dans une syphilide zoniforme.

Au niveau des plaques muqueuses buccales ou génitales, on rencontre en abondance le tréponème.

Dans le sang, à cette période, il a été signalé successivement par ZABOLOTNY, NATTAN-LARRIER et BERGERON, NŒGGERATH et STŒHLIN.

c. *A la période tertiaire.* — En août 1905, SPITZER, dans quatre gommes, signale deux fois la présence du tréponème, SCHAUDINN en trouve dans une gomme du foie chez un homme ayant une syphilis de douze ans. Des faits analogues ont été rapportés par DOUTRELEPONT et GROUVEN, JAMBON, REUTER, FERRÉ et BODIN.

d. *Dans la parasyphilis.* — Malgré les recherches nombreuses de MARINESCO et MINEA, de QUEYRAT et FEUILLÉ, de SICARD, la recherche du tréponème dans le tsbes et la paralysie générale a été toujours négative.

e. *Dans la syphilis héréditaire.* — Dans l'hérédo-syphilis on rencontre le parasite fréquemment, dans le sang du fœtus sa présence a été signalée par BUSCHKE et FISCHER, LEVADITI et SAUVAGE.

De plus, on le rencontre dans les plaques muqueuses, les lésions cutanées (pemphigus), dans le foie en grande abondance, dans la rate, les surrénales, le corps thyroïde, le thymus, le rein.

f. *Dans la syphilis expérimentale.* — Chez des singes inoculés. on a trouvé le tréponème aussi souvent que chez l'homme au niveau du chancre et des lymphatiques, et au niveau des accidents secondaires cutanés et muqueux. BERTARELLI, HOFFmann l'ont rencontré en plus ou moins grande abondance dans les lésions de kératite syphilitique du lapin.

C. Cultures. — Pendant longtemps des tentatives de culture du tréponème sont restées infructueuses, bien que de nombreux auteurs se soient occupés de cette question. Citons les travaux de Baermann et Halberstadter, de Hoffmann et Ficker, de Neisser, de Richard et Hunt. Un premier pas est fait en 1907 par Levaditi qui, par le procédé des sacs en collodion, obtient des cultures de spirochæte gallinarum et de spirochæte refringens. En 1907, par le même procédé, Levaditi et Mac Intosch obtiennent des cultures impures de tréponème. En 1909, Schereschewsky obtient une culture de tréponème en plaçant un fragment de tissu syphilitique dans un tube de sérum de cheval à 37°. Il arriva à ensemencer un autre tube avec cette culture.

Mühlens est arrivé le premier à obtenir des cultures pures de tréponème. Pour cela il emploie un milieu composé d'une partie de sérum de cheval inactivé et stérilisé et de deux parties de gélose neutre. Par ce procédé, il arriva à obtenir une seule fois une culture pure. Il employa un autre milieu composé de fragments de sérum coagulé du cheval, placés dans du bouillon simple. Dans ces conditions, le tréponème pousse avec abondance à condition d'être anaérobie. Lorsqu'on ensemence du tréponème sur ce milieu, au bout de trois à sept jours, on voit apparaître des petits points qui deviennent floconneux et poussant uniquement dans la partie anaérobie de la culture.

D. Inoculation aux animaux. — En 1910, Bruckner et Galasesko obtiennent une orchite syphilitique chez un lapin auquel ils avaient inoculé une culture impure de tréponème, et, soixante-dix jours après l'inoculation, retrouvent le parasite dans la sérosité de la lésion.

En 1911, Noguchi détermine de nombreuses orchites spécifiques chez le lapin, par inoculation de cultures pures. Hoffmann obtient les mêmes résultats.

Sowade, injectant à des lapins par la voie circulatoire des

cultures de tréponèmes à la deuxième génération, a vu les animaux inoculés s'amaigrir, perdre leurs poils et présenter des éruptions de syphilides cutanées et même, dans un cas, une iritis.

E. Diagnostic différentiel entre le tréponème et les spirochètes. — *Le spirochœte refringens* se distingue du tréponème par son épaisseur plus considérable, ses spires sont moins resserrées, ses extrémités mousses et les cils manquent à ses extrémités.

Le *Spirochœte dentium* est remarquable par sa ténuité et son grand nombre de spires extrêmement resserrées. C'est le plus petit de tous les spirochœtes.

Le *Spirochœte du cancer ulcéré* est plus difficile à différencier : il est muni d'une membrane ondulante et ne possède pas de plis à ses extrémités. Ses spires sont mollement ondulés et ses extrémités mousses.

Le *Spirille de l'angine de Vincent*, est différent par ses dimensions plus grandes que celles du tréponème, alors que celui-ci est composé de spires assez rapprochées, le spirille se présente généralement sous l'aspect d'un élément filiforme légèrement ondulé. D'autre part, il est sensiblement plus large et mieux coloré.

En somme, en pratique, il faut bien se rappeler que le tréponème pallidum est d'une ténuité extrême, que le nombre de ses spires (10-25) dépasse notablement ce qu'il est chez les divers spirochètes, et qu'elles sont plus serrées que partout ailleurs ; la coloration est toujours pâle, la nuance, avec le Giemsa, tire sur le rouge plutôt que sur le bleuâtre. Leurs extrémités s'allongent en pointe infiniment ténue, et la méthode de Löffler la montre pourvue d'un flagellum long et grêle, sans révéler toutefois de membrane ondulante. Enfin, fait essentiel si on peut faire l'examen à l'état frais, la disposition hélicoïdale persiste à l'état de repos, comme à l'état de mouvement.

Mais rien, dans tout cela, n'est absolument typique. Et c'est pourquoi le diagnostic du tréponème doit se faire à l'aide, non pas d'un seul caractère, mais de tous. Il exige une grande

habitude du microscope, et le sens de ce qui est typique (Schaudinn) qui vous porte à aller droit au caractère essentiel, sans se
laisser troubler par les anomalies de détail. En somme, examen
délicat, et qui doit être fait par des techniciens éprouvés, pour
avoir quelque valeur.

B) — Inoculation aux animaux

Le nombre est grand des expérimentateurs qui ont essayé
d'inoculer la syphilis aux animaux. Aussi serait-il fastidieux
et inutile d'entrer dans des détails. Laissant de côté Auzias-
Turenne, Carenzi qui inoculèrent probablement des chancres
mous, nous rappellerons les essais connus de Martineau,
Coquard sur le singe, Hamonic sur le porc, Klebs sur le chien.
Positifs pour les auteurs, négatifs pour quantité d'autres expérimentateurs (Bretonneau, Diday, Langlebert, Horand,
Rebatel, etc.), ces essais ont à peu près tous eu la même
histoire : apparition plus ou moins tardive, in situ, de lésions
ulcéreuses, suivies dans un délai variable de pustules ou papules
disséminées sur le corps, ce pendant que l'animal maigrit,
s'étiole, perd ses poils, se cachectise et meurt. Syphilis, tuberculose ou septicémie ?

La première expérience démonstrative fut faite en 1903 par
Metchnikoff et Roux. Sur un chimpanzé inoculé, on vit
survenir, vingt-cinq jours après, un accident qui fut déclaré
chancre syphilitique par le professeur Fournier. L'arrivée des
accidents secondaires et toute une série d'expériences de contrôle, faites par Neisser, Zabolitny, Finger et Landsteiner,
Thibierge et Ravaut, aboutirent à cette conclusion qu'un
grand nombre de singes anthropoïdes (chimpanzés, orangs-
outangs) et même de cynocéphales et de macaques, étaient
susceptibles d'être contaminés, plus ou moins facilement.
Seule l'inoculation intra-cutanée donne de bons résultats. La
période d'incubation varie de quinze à soixante-cinq jours.
L'adénopathie satellite et les accidents secondaires n'apparaissent guère que chez les anthropoïdes. Ceux-ci consistent en
plaques muqueuses, psoriasis palmaire et plantaire, leucoder-

mie et accidents nerveux. Le singe ainsi syphilisé ne peut plus l'être une seconde fois.

En 1905, Siegel, et Bertarelli en 1906 réussirent à inoculer des lapins par injection de produits syphilitiques dans la cornée et la chambre antérieure. Depuis cette époque, on a très souvent renouvelé l'expérience, certifiée aujourd'hui par la recherche des tréponèmes dans les exsudats ou dans les coupes (Galli, Valerio, 1907) et aussi par les inoculations en série de lapin à lapin (Milian et Roussel, 1909). Les insuccès sont cependant nombreux.

La cornée présente pour l'inoculation une réceptivité toute particulière ; cependant on est également arrivé à réussir sur le testicule (Parodi), le prépuce (Levaditi et Yamanouchi), et la peau du scrotum (Ossola et Truffi).

La syphilis du lapin est susceptible de généralisation, à condition que les produits injectés soient eux-mêmes très virulents (Grouven, Truffi, Uhlenhuth). Les manifestations cutanées sont très rares. Les lésions paraissent se localiser de préférence sur le foie, la rate, la moelle osseuse.

On a également eu quelques succès avec le chien (Bertarelli), le chat (Levaditi) et le cobaye (Truffi, Tomasczewski, etc.). Mais jusqu'ici, les effets de l'inoculation sont trop légers ou trop variables pour qu'on puisse escompter leur valeur scientifique.

C) — Immunité syphilitique, réinfection

Comme la plupart des maladies infectieuses, la syphilis est vaccinante. Elle crée dans l'organisme qui en est atteint une immunité durable, telle que cet organisme est réfractaire à une seconde infection, tant qu'il est sous l'influence de la première. En règle générale, *on ne prend qu'une fois la syphilis.*

Cependant cette immunité n'est que relative. Elle ne s'étend pas à l'existence entière du sujet atteint, et cesse avec la première imprégnation. Très réfractaire à une nouvelle inoculation chancreuse pendant les premières étapes de la maladie, le syphilitique ancien est susceptible de contracter un nouveau chancre, lorsque l'influence immunisante de la première atteinte s'est atténuée ou a disparu. Non que cette influence soit complètement annihilée. Elle existe encore en ce sens que cette seconde infection sera généralement plus légère que la première, plus atténuée dans ses manifestations.

En somme, la syphilis est *une maladie immunisante,* mais cette immunité a un terme, la *réinoculation est possible ;* enfin, cette réinfection se caractérise par l'*atténuation des symptômes* ordinaires de la syphilis.

Cette triple assertion fut pendant longtemps admise sans conteste. Dès le XVIe siècle, B. MAGGI, BRASSAVOLE, VIDIUS racontent de curieuses observations de réinfections syphilitiques, et notent déjà l'atténuation des symptômes de la récidive. Par contre, HUNTER se refuse à l'admettre. Au siècle passé, RICORD, ROLLET reconnurent sa possibilité, tandis que DIDAY (1862), rapporte trente-deux cas de réinoculations. Le vigoureux plaidoyer de DIDAY fut le signal d'une série de travaux, à l'étranger surtout, où la plupart des syphiligraphes se déclarèrent partisans de la réinfection ; à signaler SCARENZIO, PELLIZARI, LEE, GASCOYEN, HEBRA, LANG, NEWMANN, qui publièrent de judicieuses observations.

En France, la théorie de la réinfection syphilitique, un instant admise par FOURNIER, fut fortement attaquée par lui dans son mémoire sur le pseudo-chancre induré (*Archives générales de Médecine,* 1868). Pour FOURNIER, presque toutes les lésions considérées par DIDAY et ses partisans comme des chancres étaient simplement des infiltrats syphilitiques plus ou moins ulcérés, réunissant à peu près les caractères objectifs de l'accident primitif. Ce sont en somme des accidents chancriformes, des *pseudo-chancres indurés.* Pareille idée fut plus tard soutenue par LELOIR (Thèse de DECLERC, Lille, 1885).

Que cette confusion soit possible, qu'elle ait été faite quelques fois, c'est probable, et DIDAY le reconnut lui-même pour quelques-uns de ces cas. Mais faut-il en conclure à la très grande rareté, au caractère tout à fait exceptionnel de la réinfection syphilitique, nous ne le croyons pas. Trop d'arguments théoriques et expérimentaux plaident en sa faveur.

Et d'abord, la syphilis est une maladie infectieuse au même titre que les autres. La rougeole, la variole, la dothiénentérie, etc., confèrent l'immunité pour un temps donné, variable suivant l'affection et suivant l'individu. Passé le délai vaccinant, la réinfection peut se faire — et en réalité, elle se fait souvent. Or, il est à noter qu'une seconde attaque est habituellement plus bénigne que la première. Pourquoi ne pas reconnaître à la syphilis les mêmes habitudes, avec des délais peut-être différents ? Il n'est, en pathologie générale, aucune raison qui permette d'affirmer que seule parmi les maladies infectieuses, la syphilis n'est pas réinoculable.

Il est même possible, dans cette maladie, de suivre pas à pas l'amoindrissement de la virulence du début. Avec le tertiarisme, l'affection est déjà bien affaiblie, non transmissible, à peine spécifique. Un degré de plus, et l'organisme, débarrassé de son principe virulent, mais immunisant, sera en état de réceptivité.

Sans vouloir entrer dans la critique des observations opposées, disons seulement qu'il est bien difficile de pouvoir affirmer de façon absolue qu'un sujet ne se soit pas mis en situation de contracter un chancre nouveau. La notion du manque de coït est insuffisante, la contamination extra-génitale étant toujours possible. Encore moins doit-on se contenter des assertions du malade. Nombre d'observations de FOURNIER et de LELOIR, revues dans un sens critique, pourraient facilement être interprétées comme des réinoculations (Thèse de LHOSTE, Lyon, 1901).

Il faut évidemment être très sévère pour ce genre d'observations. Pour leur accorder quelque crédit, il est nécessaire que le malade ait été examiné par le même médecin, et que celui-ci ait pu constater, tant la première que la seconde fois, les accidents primitifs et les accidents secondaires, et, si possible, rechercher les spirochœtes. Parmi les cas publiés, de plus en plus nombreux depuis quelques années, certains paraissent réunir toutes les conditions de la certitude : KLOTZ (1905-1906), SWINBURN (1907), BREW 1907), BOURGIDORFF (1908), MAGIAN (1909) et quelques autres plus récents.

Quelle est la durée de l'immunité ? Question impossible à résoudre, car elle doit varier avec chaque individu et chaque cas. L'immunité commence avec le chancre, peut-on affirmer, malgré les deux inoculations positives obtenues du sixième au vingtième jour après le début du chancre (WALLACE, PUCHE). Elle existe au maximum pendant la période secondaire, bien que WALLACE et RABITSCH-BEY aient pu voir des réinoculations se produire à ce stade de la maladie. Enfin, sa terminaison ne peut être fixée. Elle varie d'après chaque statistique, vingt et un mois à neuf ans (GASCOYEN), onze mois à deux ans (DIDAY), deux ans à six ans (AUGAGNEUR), dix ans (FINGER), etc. On voit que si, chez la plupart, cette période d'immunité dure autant que l'existence, chez les autres elle peut être singulièrement raccourcie.

L'expérimentation, bien qu'elle fût autrefois un peu osée, avait déjà donné, entre les mains de WALLACE, DIDAY, HORAND (1884), PONTOPPIDAN, LEWIS, LANG, des résultats confirmatifs, en ce sens qu'ils avaient reproduit des accidents primitifs authentiques, par inoculation des exsudats. Dans ces derniers temps, la certitude du diagnostic, donnée par le spirochœte, et la possibilité des inoculations sur les animaux, ont permis à QUEYRAT (1906), GAUCHER et SABARÉANU, LANDSTEINER et FINGER, d'apporter à cette question quelques documents précis.

Il est actuellement à peu près démontré (QUEYRAT) qu'une nouvelle infection est possible dans les huit ou dix jours qui précèdent ou qui suivent l'apparition de l'accident primitif. Mais sa période d'incubation est plus courte, son développement est moindre, sa disparition plus rapide. Plus tard, l'inoculation des mêmes produits sous la peau peut déterminer, soit des nodules rouge-brun (période secondaire) soit des infiltrations plus ou moins étendues (période tertiaire). On peut donc conclure (FINGER, ERHMANN) que, même à ces périodes, il n'y a pas immunité absolue ; mais que la peau du syphilitique réagit au virus étranger exactement comme elle réagirait à l'égard de son propre virus, c'est-à-dire par des modifications pathologiques identiques. Puis, cette période terminée, l'immunité diminue, et les réinfections sont à nouveau possibles, d'autant plus facilement que la première atteinte aura été plus atténuée.

Les expérimentations sur les animaux ont encore démontré (LANDSTEINER et FINGER, 1909) la nécessité, pour le succès de la réinfection, de porter des produits très riches en spirochœtes, par de profondes scarifications, dans les endroits inoculés.

§ 4. — APPLICATION A LA SYPHILIS DES MÉTHODES DE SÉRO-DIAGNOSTIC, RÉACTION DE WASSERMANN

Pour bien comprendre le séro-diagnostic de la syphilis, il est nécessaire de rappeler *quelques principes de pathologie générale sur le mécanisme de l'immunité*, et de connaître les notions récentes sur l'étude des réactions humorales provoquées dans l'organisme par l'introduction de substances étrangères. Nous ferons très brièvement cette étude et rappellerons seulement les principes essentiels, nécessaires pour comprendre la réaction de Wassermann. On trouvera dans les ouvrages spéciaux (JOLTRAIN [1], LEVADITI) des exposés plus complets.

1° Principes de pathologie générale. — α) Un fait clinique, connu depuis des siècles, est à la base de toutes ces nouvelles découvertes : on sait que la plupart des maladies infectieuses donnent à l'organisme le pouvoir de résister à une nouvelle infection de même nature, autrement dit, elles confèrent *l'immunité*. Les exemples de la scarlatine, de la fièvre typhoïde, de la variole, sont bien connus. Pour cette dernière infection, la découverte de JENNER démontra que l'on pouvait obtenir la même immunité en inoculant une affection à peu près semblable. Il était donc bien certain que l'introduction dans l'organisme d'un agent infectieux pouvait y déterminer la production de substances antimicrobiennes spécifiques.

β) Transportant ces notions dans le domaine expérimental, *l'expérience de* PFEIFFER fut des plus démonstratives, et c'est pourquoi nous la rappellerons

Si l'on injecte une culture de bacilles cholériques dans le

[1] JOLTRAIN. Nouvelles méthodes de séro-diagnostic (Paris, 1911).

péritoine d'un cobaye, cet animal meurt rapidement, et l'on retrouve quantité de bacilles isolés et mobiles dans la sérosité péritonéale. Chez un cobaye que l'on aura au préalable immunisé avec des cultures atténuées, la mort ne se produit pas et les microbes se retrouvent plus rares, immobiles, réunis en îlot (agglutination) et en partie détruits (bactériolyse). Cette expérience fut peu après répétée in vitro par METCHNIKOFF.

Voilà donc déjà un premier point acquis et, pour employer le langage courant, nous dirons que chaque fois qu'on introduit dans l'organisme un *antigène* quelconque, il provoquera la formation de substances antagonistes, que l'on appelle *anticorps*. Mais il est bien entendu que antigène et anticorps n'expriment pas seulement des substances définies, mais également des propriétés physico-chimiques ou des réactions différentes.

γ) C'est ici qu'intervient la série des *expériences de Bordet et Gengou*. Celles-ci vont nous montrer que le phénomène découvert pour les microbes peut aussi bien s'appliquer aux globules rouges, et elles vont également chercher à expliquer cette action.

Ces expériences peuvent se résumer en trois principales :

1º Si l'on fait à un lapin plusieurs injections de globules rouges de moutons, le sérum du lapin acquiert le pouvoir de détruire les globules rouges de mouton, de les *hémolyser*[1], pour employer l'expression classique. On dit que le sérum du lapin est devenu *hémolytique antimouton*. D'une façon plus générale l'introduction de globules rouges d'une espèce animale donnée dans un autre organisme animal, agit comme antigène et y provoque la production d'anticorps spécifiques qui hémolysent ces globules.

---

[1] On désigne sous le nom d'hémolyse la destruction du globule rouge, par dissolution de sa membrane d'enveloppe et mise en liberté de ses éléments constituants. Parmi ces derniers, l'hémoglobine est le plus important. Dès qu'elle est diffusée, elle communique au liquide une couleur rouge cerise caractéristique. Donc, dans une suspension de globules, on s'apercevra de l'hémolyse, d'abord grâce à cette coloration rouge vif intense et uniforme, et aussi à ce qu'il n'y aura plus au fond du tube de culot hématique contenant les globules. Bien retenir ce fait qui est essentiel pour comprendre la technique de la réaction de WASSERMANN, comme nous le verrons par la suite.

Pour ne pas nous répéter, nous nous en tiendrons dans le cours de ces expériences au lapin et au mouton.

2° Si l'on fait chauffer à 55° pendant une demi-heure un sérum hémolytique antimouton, on lui fait ainsi perdre ses propriétés hémolytiques. Il n'est 'plus capable de détruire, d'hémolyser, les globules rouges de mouton qu'on lui ajoutera.

3° Cependant ses propriétés hémolytiques n'ont pas entièrement disparu, car il suffit de lui ajouter, pour qu'il les recouvre, un sérum frais quelconque, absolument inactif par lui-même. Il faut donc bien admettre que ce dernier sérum contenait certaines substances capables de rendre à nouveau actif le sérum inactivé à la suite du chauffage.

En somme, de cette série d'expériences, nous pouvons conclure que *tout se passe comme si le sérum hémolytique anti-mouton renfermait deux substances différentes :* — La *première* est le véritable produit d'immunisation, elle sensibilise les globules de mouton et les prépare à l'hémolyse. Elle est spécifique, en ce sens qu'elle n'agit ainsi que sur les globules de mouton, et pas sur d'autres. Elle est thermostabile en ce sens qu'elle résiste au chauffage à 55°. Cette substance s'appelle la *sensibilisatrice*, encore dénommée *fixateur* ou *ambocepteur*, terme que nous n'emploierons jamais, pour ne pas compliquer cette question déjà assez complexe.

La *seconde* substance est un produit naturel, contenu dans tous les sérums et sans action particulière sur les globules. Elle complète l'action de la sensibilisatrice. Elle est thermolabile, en ce sens qu'elle est détruite par le chauffage à 55°. On l'appelle *complément* ou encore *alexine* ou *cytase*. Même réflexion que plus haut.

δ) Et comme *conclusion :* si nous mettons en présence, un antigène (globules de mouton), un sérum hémolytique antimouton chauffé (donc ayant conservé sa sensibilisatrice) et un sérum frais (donc pourvu de complément), ce complément sera fixé, ou pour parler le langage adopté, dévié par la sensibilisatrice. Il n'y aura plus de complément dans le mélange. Et ceci, répétons-le encore une fois, parce qu'il s'agit de sérum hémolytique antimouton, dans lequel l'antigène (globules de mouton) et l'anticorps (sensibilisatrice) sont de même nature. S'il en avait été autrement, le complément n'aurait pas été fixé.

2° Applications pratiques de ces principes. — Armé de ces notions, *nous avons en main les éléments nécessaires et suffisants pour résoudre le petit problème qui suit :*

Etant donné un mélange A composé de trois éléments : des globules de mouton (m) jouant le rôle d'antigène, un sérum de composition inconnue (x), préalablement chauffé et un sérum frais quelconque (c) contenant le complément, nous voulons savoir si, dans le mélange $m + x + c$, le sérum x ne contiendrait pas des anticorps de même nature que nos globules de mouton.

Or nous savons que si le sérum x contient ces anticorps sous forme de sensibilisatrice spécifique, le complément contenu dans c sera fixé, dévié. Si au contraire le sérum x ne les contient pas, ce même complément sera à l'état de liberté dans le mélange A.

Le problème à résoudre se ramène donc à celui-ci : comment vérifier si, dans le mélange A, le complément est libre ou fixé.

La réponse sera relativement simple, si nous voulons bien faire appel à nos souvenirs antérieurs. Nous savons en effet que dans un mélange (mélange B) : sérum hémolytique chauffé + globules de mouton, il n'y aura pas d'hémolyse ; mais nous savons aussi qu'en présence d'un complément quelconque, ce mélange B recouvrera ses propriétés et que l'hémolyse se produira.

Il nous suffira donc d'avoir sous la main un tel mélange B et de le mettre en présence du mélange A. *Deux phénomènes pourront alors se passer* dans ce mélange total T : (A + B).

α) *Ou bien* l'hémolyse se produit, caractérisée par la belle coloration rouge cerise du mélange, due à la mise en liberté de l'hémoglobine. Or, s'il y a hémolyse, cela signifie que le complément est en liberté ; si ce complément est en liberté, c'est qu'il n'a pas été fixé par la sensibilisatrice du mélange A ; et, d'après la règle déjà énoncée, s'il n'a pas été fixé, c'est que la sensibilisatrice de notre sérum x n'était pas de *même nature* que l'antigène employé, c'est-à-dire les globules de mouton. Donc le sérum x ne contient pas d'anticorps antimouton, ce qu'il fallait démontrer.

β) *Ou bien* au contraire, aucune hémolyse ne se produit ; et dans ce cas, tout le complément du mélange A a été fixé sur l'antigène m par l'intermédiaire de la sensibilisatrice du sérum x et nous pourrons alors conclure à l'identité de nature de l'antigène m et des anticorps inconnus contenus dans notre sérum.

Par une très simple analogie, il nous deviendra maintenant facile de comprendre le principe et la technique de la réaction de Wassermann. Celle-ci consiste en effet à mettre en présence un antigène que l'on sait syphilitique, le sérum d'un individu suspect, et un complément quelconque contenu dans un sérum frais. Grâce à notre mélange B (sérum hémolytique + globules de mouton), nous saurons si ce complément est libre ou fixé, suivant qu'il y aura hémolyse ou non. Dans le premier cas (hémolyse), le complément n'a pu être fixé sur l'antigène par la sensibilisatrice. Donc celle-ci n'était pas de même nature que l'antigène, et l'individu n'est pas syphilitique. Dans le second cas (pas d'hémolyse), le complément était fixé, l'antigène et la sensibilisatrice du sérum x étaient de même nature, l'individu était syphilitique.

3° Technique de la réaction de Wassermann. — Pour décrire cette méthode, nous allons reprendre un par un les éléments utilisés dans les réactions précédentes, et voir comment ils furent adaptés par WASSERMANN à la recherche de la syphilis.

Comme *antigène*, on emploie du foie d'enfant hérédo-syphilitique, broyé ou haché, puis desséché dans le vide pendant vingt-quatre heures et réduit en poudre. Avec cette poudre on peut faire, soit un extrait aqueux (1 gramme de poudre pour 12 grammes d'eau), soit un extrait alcoolique (1 gramme pour 30 grammes d'alcool absolu).

Le *sang suspect* est pris dans une veine du pli du coude. Après décollement du caillot, le sérum est chauffé à 55° au bain-marie.

Comme *complément* on utilise le sérum frais de cobaye.

Pour le *second mélange*, on se servira, comme pour les réactions précédentes, de sérum hémolytique de lapin antimouton chauffé à 55° et de globules rouges de mouton en solution à 50 p. 100.

Certaines précautions préalables sont nécessaires : s'assurer, par le titrage, de l'activité du sérum hémolytique et de l'anti-

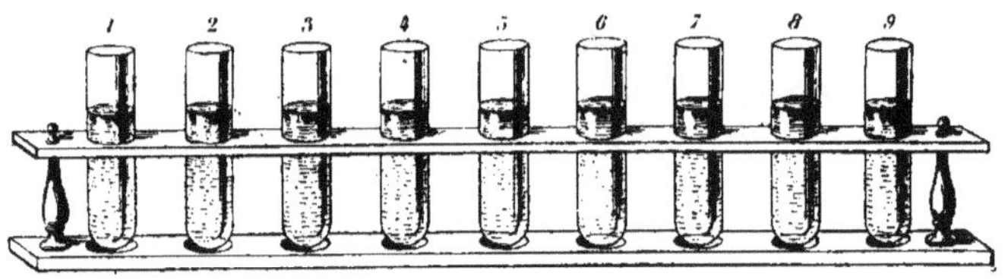

Fig. 8.

gène, ainsi que de la fraîcheur du sérum neuf de cobaye et de sa richesse en complément.

On dispose neuf tubes. Dans les trois premiers, on met en présence des doses progressivement croissantes d'antigène, le sérum suspect et le sérum de cobaye contenant le complément. Le tube 4 sert de témoin pour le sérum employé, et les autres servent de contrôle pour la valeur de l'antigène, du complément, et du sérum hémolytique chauffé ; ils serviront de témoins pendant toute l'expérience.

Dans les trois premiers tubes, on ajoutera, après trois heures environ de séjour à l'étuve, le mélange sérum hémolytique chauffé et globules de mouton. On pourra alors s'apercevoir des résultats de l'expérience. S'il y a hémolyse, c'est que ce sérum hémolytique a trouvé le complément nécessaire ; il n'y a donc pas d'anticorps spécifiques dans le sérum suspect. Si l'hémolyse fait défaut, le complément était fixé ; il y avait donc des anticorps syphilitiques dans ce sérum. Ces résultats n'auront de valeur qu'autant que l'hémolyse sera complète dans les tubes témoins, sauf le tube 9 qui contient le sérum hémolytique chauffé. Suivant le degré de l'hémolyse, la réaction sera faiblement ou complètement positive.

4° Valeur clinique de cette réaction. — Dès les premiers travaux de Wassermann et de Neisser, quantité de
statistiques furent publiées donnant les résultats de contrôle
obtenus dans les laboratoires de tous les pays. Les premiers
en date furent ceux de Citron et Blaschko, Bruck, Ledermann, Levaditi, Neisser, Noguchi, Boas, Joltrain, etc.,
suivis de beaucoup d'autres dont le nombre est aujourd'hui
impossible à rappeler. Bien que les résultats publiés présentent
des écarts assez considérables, la plupart des auteurs s'accordent cependant pour trouver une énorme majorité de résultats
positifs. C'est dans la *période primaire* de la syphilis que les
divergences sont les plus considérables, les uns (Wassermann,
Neisser) trouvant 91 p. 100 de réussite, les autres (Hoehné)
38 p. 100 seulement. L'accord est plus complet pour la *période
secondaire* où la moyenne des cas positifs oscille de 85 à 90 p. 100
Dans la syphilis *tertiaire* elle est encore de 75 à 80 p. 100.

Nous trouvons dans les mêmes statistiques des différences
bien plus appréciables à propos des *vieilles syphilis latentes*,
20 p. 100 pour les uns, 88 p. 100 pour les autres.

Il est également intéressant de noter les résultats obtenus
dans les *affections parasyphilitiques*, où la moyenne des cas
positifs est de 75 p. 100 pour la paralysie générale, 80 p. 100
pour le tabes, 75 p. 100 pour la sclérose en plaques (Pierre
Marie, Lesser, Raviart et Breton, etc.). La proportion est
de 60 p. 100 dans les hémiplégies, de 100 p. 100 dans les paraplégies spasmodiques.

Nous parlerons à propos de la *syphilis héréditaire* des recherches faites sur ce sujet.

On a également trouvé des réactions positives avec le *liquide
céphalo-rachidien* des malades atteints d'affections nerveuses.
C'est ainsi que Marie et Levaditi ont eu 73 p. 100 de résultats
positifs dans la paralysie générale, et 66 p. 100 dans le tabes.
On a de même obtenu (Noguchi et Moore) 50 p. 100 de
résultats positifs dans la syphilis cérébro-spinale.

5° Étude critique de la réaction. — Quels que soient le
nombre et l'intérêt des résultats obtenus, bien faits pour inspi

rer une certaine confiance, il ne faudrait cependant pas ajouter foi d'une façon absolue aux indications de la méthode, car celle-ci est passible d'un certain nombre de critiques.

Il faut tout d'abord savoir que la réaction de Wassermann peut être positive avec certains sérums non syphilitiques. Il en est ainsi avec les sérums de lépreux, de scarlatineux, de malades ictériques, dans les cas de frambœsia ou de tripanosomiases ou enfin à la suite des anesthésies. Toutes ces affections sont assez rares pour ne pas être une gêne sérieuse, sauf la scarlatine ; mais dans ce dernier cas, les résultats ne sont positifs qu'avec l'extrait aqueux de foie syphilitique.

Une seconde objection très sérieuse a été faite, laquelle, sans modifier les faits, altère cependant complètement le principe même de la réaction : si, au lieu d'employer de l'extrait de foie syphilitique, on prend un tissu hépatique quelconque ou de l'extrait de cœur de cobaye, on obtient des résultats analogues. Si l'on fait des extraits alcooliques de ces organes, on s'aperçoit que les substances dissoutes, qui sont des lipoïdes, ont seules la propriété fixatrice de l'antigène syphilitique, au lieu que le résidu hépatique restant les a perdues.

On ne peut donc invoquer dans cette réaction l'intervention d'antigène syphilitique dans le sens habituel du mot. Celle-ci serait plutôt due, comme semblent l'avoir démontré les recherches de LEVADITI et YAMANOUCHI, à la présence dans le sang des syphilitiques de certaines substances lipoïdes pouvant provenir de la désintégration des tissus altérés, et qui, en présence des sels biliaires et lipoïdes du foie, déterminent la fixation du complément hémolytique. Cette réaction serait donc en somme d'origine histogène, et non bactériogène.

D'autre part, MARIE et LEVADITI ont démontré que cette séro-réaction ne pouvait être considérée comme une réaction d'immunité. Au lieu que dans les spirilloses expérimentales, les anticorps du sérum des animaux immunisés jouissent d'un pouvoir bactéricide intense à l'égard du virus correspondant, il n'en est pas de même des prétendus anticorps syphilitiques qui ne possèdent aucune des propriétés des substances immunisantes.

Comment expliquer dans ces conditions la réaction de fixation ?

On a fait de multiples hypothèses, dans le détail desquelles nous ne pouvons entrer, parce qu'elles sont trop complexes ou trop aléatoires. D'après les travaux de Elias, Bruck, Sachs, Liefmann, il semble de plus en plus démontré qu'il n'y a dans tous ces phénomènes que des réactions de colloïdes à colloïdes. On pense que le complément est lié par le précipité que forme l'union d'un lipoïde avec une substance contenue dans tout sérum syphilitique (hypothèse de la précipitation). Autrement dit, il doit y avoir une substance précipitable dans tout sérum syphilitique, et une substance précipitante dans tout extrait organique. Cette substance précipitante se retrouverait dans les savons et les sels de la bile (ce qui expliquerait l'action des extraits de foie syphilitique pris comme antigène), aussi bien que dans certains autres corps, tels que la lécitine, le glycocholate ou l'oléate de soude (Sachs, Porgès).

Il s'agirait en somme surtout là de réactions physico-chimiques. Il semble bien démontré en effet que l'antigène n'a pas pour origine directe l'agent spécifique ; il doit y avoir dans nos organes quelque substance inconnue qui, sous l'influence du virus syphilitique, subit une augmentation et donne alors naissance à la formation des anticorps.

Se basant sur ces expériences, et aussi sur la complexité de la technique de Wassermann, on a cherché diverses méthodes de simplification.

6° Méthodes de simplification. — Ces méthodes sont de deux sortes, suivant qu'elles sont basées sur certaines réactions précipitantes des sérums syphilitiques vis-à-vis de telle ou telle substance lipoïde ou bien qu'elles adoptent les principes de Wassermann dont elles sont de véritables simplifications.

a. *Première classe.* — Nous ne ferons que rappeler quelques-unes de ces méthodes qui sont réellement très simples, mais aussi trop infidèles pour pouvoir être prises en considération.

La *méthode de Porgès* est basée sur la précipitation obtenue en mélangeant du sérum syphilitique avec une émulsion de lécithine. Porgès, Le Sourd et Pagniez ont également employé le glycocholate de soude. Les résultats obtenus sont trop inconstants, car on a vu ainsi réagir des sérums tuberculeux et pneumoniques.

Il en est de même de la *réaction de Schurmann* basée sur la précipitation à l'aide du phénol et celle de *Klaussner* qui se contente d'eau distillée.

b. Deuxième classe. — α) Rappelons seulement la *méthode de Tschernogubow*, très peu différente du Wassermann. Il remplace seulement le sérum hémolytique antimouton par du sérum hémolytique de lapin antihumain, se basant sur ce fait exact que le sérum humain normal possède un léger pouvoir hémolytique contre les globules rouges de mouton.

β) Le *procédé* de Bauer-Stern a pour objectif la simplification de la technique du séro-diagnostic de la syphilis. Il est basé sur le principe suivant : l'utilisation de tous les éléments de la réaction contenus normalement dans le sérum en expérience. Quels sont ces éléments ?

A l'état frais, le sérum humain contient du complément et une sensibilisatrice contre les globules de mouton (Noguchi et Hecht). Il est donc inutile d'employer un sérum hémolytique antimouton. Le sérum qu'on veut analyser contient assez de sensibilisatrice pour produire l'hémolyse des globules de mouton qu'on lui ajoute, si son complément reste en liberté.

Pour faire comprendre le mécanisme de la réaction de Bauer-Stern, nous établirons quelques formules :

1° Sérum humain = complément + sensibilisatrice antimouton ;

2° Sérum humain syphilitique = complément + sensibilisatrice antimouton + sensibilisatrice antisyphilitique ;

1° Réaction = sérum humain normal + antigène syphilitique = pas de fixation du complément.

Si on ajoute des globules de mouton = hémolyse. Réaction négative.

2º Réaction = sérum humain syphilitique + antigène syphilitique = fixation du complément.

Si on ajoute des globules de mouton = pas d'hémolyse. Réaction positive.

Passons maintenant à la mise en pratique de la réaction.

On emploie comme antigène de l'extrait alcoolique de foie de nouveau-né syphilitique dilué au 1/10. On pourrait aussi bien employer un extrait alcoolique de cœur humain dilué au 1/5, comme l'ont montré JOLTRAIN et BÉRARD.

On emploie trois tubes pour chaque réaction, on ne met pas d'antigène dans le troisième qui sert de témoin. Le tableau suivant rend compte des doses respectives employées.

	TUBE Nº 1.	TUBE Nº 2.	TUBE Nº 3.
Antigène.	II gouttes.	III gouttes.	gouttes
Eau chlorurée à 8/10 000ᵉ	XVI —	XV —	XVIII —
Sérum frais à examiner.	II —	II —	II —

Mettre à l'étuve à 38º pendant une heure.

| Hématies de mouton diluées à 1/2. . . . | I goutte. | I goutte. | I goutte. |

Agiter, puis remettre à l'étuve pendant une demi-heure.

Réaction positive = pas d'hémolyse, pas d'hémolyse, hémolyse.

Cette méthode facilement mise en pratique et rapidement exécutée est bien suffisante dans l'immense majorité des cas. Expérimentée à la clinique de l'Antiquaille et dans notre clientèle (JAMBON et CARLE), elle a donné sur un total de 285 cas une moyenne de 92 p. 100 de résultats positifs chez les syphilitiques certains.

La concordance avec la réaction vraie de Wassermann a été de 100 p. 100 chez les syphilitiques primaires, 90 p. 100 chez les secondaires, 100 p. 100 chez les tertiaires, 75 p. 100 chez les quaternaires. Dans les cas de syphilis douteuses les divergences sont un peu plus nombreuses, et ici BAUER paraît un peu moins sensible que WASSERMANN.

Malgré cela, ses avantages priment ses inconvénients et en font une méthode très recommandable.

γ) La *méthode de Noguchi* est très intéressante en ce sens qu'il s'est efforcé de supprimer les difficultés techniques du Wassermann. On prépare d'avance des papiers-filtres imbibés d'une quantité fixe de sensibilisatrice et d'antigène. Dans le premier cas, on se sert de sérum hémolytique de lapin antihumain. Pour le second on utilise de la pâte de foie humain convenablement trituré, filtré et précipité à l'acétone. Les papiers ainsi imbibés peuvent être conservés fort longtemps. Etant données les petites quantités sur lesquelles on agi, il suffit de prélever au bout du doigt du malade une vingtaine de gouttes de sang avec une pipette appropriée. La technique est la même que celle du Wassermann à l'aide des tubes, mais en remplaçant les corps actifs par les petits papiers.

D'après les résultats obtenus par NOGUCHI, sa méthode aurait une valeur tout à fait comparable à celle de WASSERMANN. Les travaux de contrôle institués par HOWARDS, FOX, JOLTRAIN et KALISKI semblent confirmatifs de cette opinion.

δ) *D'autres procédés* sont encore employés, plus simples et d'exécution plus rapide encore, tout en étant suffisamment précis. Tels sont de *Sabrazès*, de *Bérard et Joltrain*, tous dérivés de la méthode de Hecht. L'antigène employé est l'extrait alcoolique de cœur humain, soigneusement préparé et dosé. Le sérum hémolytique est remplacé par des globules rouges de mouton. Trois tubes suffisent pour l'expérience : on met dans les deux premiers un mélange d'eau chlorurée, de sérum et d'hématie auxquels on ajoute quelques gouttes d'antigène, plus dans le second que dans le premier. Le tout est mis à l'étuve pendant une demi-heure. Dans le troisième tube, servant de témoin, mêmes éléments, moins l'antigène ; il indique par son hémolyse la fin de la réaction. Celle-ci est positive s'il n'y a pas d'hémolyse dans les deux premiers tubes.

Les expériences de contrôle instituées par les auteurs (JOLTRAIN, 1911) paraissent démontrer qu'il y a le plus souvent concordance entre les résultats de ces méthodes simplifiées et ceux du Wassermann.

7° Action du traitement. — Les *préparations mercurielles* ont une action réelle, mais inconstante, sur les anticorps
syphilitiques. Les statistiques sont d'ailleurs assez variables.
Tandis que BOAS ne trouve plus que six réactions positives
sur 82 cas intensivement traités, LESSER donne une proportion
de 38 p. 100 et LÉDERMANN de 78 p. 100 après traitement. Les
travaux s'accordent cependant pour reconnaître la rapide
disparition des anticorps, quand le traitement est institué dès
le début de l'infection. Il est également acquis que les traitements énergiques, tels que injections intra-musculaires de
biiodure ou intra-veineuses de cyanure de mercure agissent le
plus efficacement sur la réaction. On a également remarqué
(PURCKHAUR) que la réaction devenait souvent négative à la
suite de plusieurs traitements spécifiques. Sur ce fait se basait
le rapport de BLASCHKO (Congrès de Buda-Pesth, 1909) qui
demande à ce que l'on continue le traitement mercuriel tant
que la réaction reste positive, et à la cesser lorsqu'elle disparaît.

Il faut faire sur ce point les plus expresses réserves. D'abord
parce qu'il n'est pas démontré que le traitement ait toujours
une action aussi manifeste ; ensuite parce qu'il arrive fréquemment que, même après des doses intensives, les malades réagissent aussi positivement qu'auparavant.

L'*arséno-benzol* agit sur la réaction de façon plus rapide et
plus constante, mais pas aussi définitive qu'on l'avait espéré
tout d'abord. Dans la majorité des cas, la réaction, positive
avant le traitement, devient négative en trois ou quatre
semaines (153 cas sur 218, dans la statistique de LANGÉ). Mais
il arrive également qu'un grand nombre reste négatif, et même
que des cas, négatifs avant le traitement, deviennent positifs
après (4 fois sur 36 malades d'après JEANSELME et TOURAINE).
Cependant on peut admettre d'une façon générale que la réaction devient d'autant plus rapidement négative que la dose de
médicament a été plus élevée, et que les accidents sont moins
nombreux. Mais il est très fréquent de voir des réactions devenues négatives redevenir positives quelques semaines après
la médication.

On a essayé d'expliquer de diverses façons ces résultats disparates, soit par l'insuffisance de la dose thérapeutique, soit par la
différence des techniques, soit enfin par une idiosyncrasie
particulière du malade, que l'on a appelée l'arséno-résistance.
Quant à ces cas singuliers, devenus positifs après le traitement,
Erlich a admis que la destruction en masse des parasites
mobilisait tout le poison spirochétique et provoquait la réaction biologique (?).

8° Conclusions. — La réaction de Wassermann, qui présente un intérêt de premier ordre pour le biologiste, peut être
également pour le clinicien un guide des plus intéressants,
mais à deux conditions :

Qu'il soit d'abord bien entendu que sa technique est très
délicate, que seule la technique du Wassermann ou celles qui
s'en rapprochent le plus présentent un intérêt réel, enfin que
ses indications n'ont de valeur qu'entre les mains d'expérimentateurs rompus aux travaux du laboratoire, et plus particulièrement à ce genre de recherches.

De plus il faut également savoir que ces indications n'ont
jamais qu'une valeur relative, et non absolue. Elle doit surtout
étayer un diagnostic douteux, confirmer un soupçon, autoriser
des recherches plus complètes ou un traitement d'épreuve.
Malgré l'opinion de nos confrères allemands, il nous semble
exagéré de décréter quelqu'un de syphilis sur l'*unique* attes-
tation d'une réaction positive. Une pareille indication doit
surtout nous inciter à une revision minutieuse des antécédents,
à un examen plus complet, à une mise en observation du
malade pendant un temps plus ou moins prolongé, au cours
duquel il est loisible de rechercher encore les résultats du séro-
diagnostic.

Au point de vue thérapeutique tout particulièrement, il est
essentiel de se rappeler que les réactions négatives sont souvent
éphémères, et d'autre part que certains sérums syphilitiques
persistent, malgré tous les traitements, à contenir des anticorps, et par conséquent à donner des réactions positives.

C'est ici surtout qu'il faut savoir ne pas accorder une confiance exagérée aux recherches hématologiques.

D'ailleurs nous n'avons pas cherché à dissimuler le nombre et la valeur des hypothèses qui obscurcissent le principe même de la réaction de Wassermann. Tout en reconnaissant l'intérêt de ses applications pratiques, il est permis de croire que tout n'est pas encore dit, et qu'il appartient à l'avenir de juger de sa valeur intrinsèque.

ARTICLE IV

ANATOMIE PATHOLOGIQUE

Nous allons passer en revue, dans cet article, les lésions histologiques du chancre, celles des accidents secondaires, ainsi que les caractères essentiels communs à toutes les infiltrations tertiaires, les gommes en particulier.

§ 1. — CHANCRE SYPHILITIQUE

Quel que soit le point où il se développe, le chancre présente toujours la même structure ; qu'il s'agisse du chancre génital ou extra-génital, on y trouve des altérations de l'épiderme, du derme et des vaisseaux. Mais ces altérations diffèrent notablement suivant l'âge du chancre. Nous les envisagerons donc successivement au début, à la période d'état, à la période de réparation.

1º Période de début. — Dès le moment où le chancre est diagnostiqué, on constate des lésions appréciables :

Lésion de l'*épiderme* qui est épaissi, dont les bourgeons interpapillaires sont allongés et déjà infiltrés par les éléments embryonnaires.

Lésions du *derme* qui consistent dans la dissociation de ses faisceaux conjonctifs dont les mailles se remplissent de petites cellules embryonnaires à un seul noyau.

L'infiltration se manifeste surtout autour des vaisseaux, qui sont comme les centres des nodules embryonnaires. A cette époque, les vaisseaux paraissent simplement dilatés. Cependant, UNNA a vu, déjà à cette période, des traces manifestes d'endartérite (gonflement et perforation de l'endothélium).

2° Période d'état. — Dans les *chancres ulcérés*, on voit l'*épithélium* intact monter sur la tuméfaction qui constitue l'infiltration embryonnaire ; puis, au niveau même de l'ulcération, cet épithélium est comme coupé à l'emporte-pièce. D'ailleurs cette ulcération est le plus souvent peu marquée ; elle fait à peine une légère cupule, et, au point où existe cette cupule, on voit flotter les lames cornées les plus superficielles de l'épiderme. A la surface même de l'ulcération, on constate de petites logettes n'allant jamais bien profondément, contenant des cellules embryonnaires mortifiées et souvent de petites hémorrhagies, peu abondantes. Le fait le plus intéressant, c'est que l'on voit réapparaître en son milieu de petites bandes d'épithélium cutané à peine altéré. Ces cellules prennent quelquefois le caractère épithélioïde.

Dans les *chancres non ulcérés*, les couches superficielles de l'épiderme sont seules arrachées ou détruites ; les couches profondes persistent tout en présentant certaines altérations : état cavitaire des cellules dont le protoplasma prend un aspect granuleux, noyaux aplatis ou au contraire bourgeonnants et volumineux. Le corps muqueux de MALPIGHI est considérablement hypertrophié.

Les *lésions du derme* ont ceci de particulier qu'elles dépassent toujours, et beaucoup, les limites des lésions visibles et perceptibles. Elles sont représentées par une infiltration énorme de cellules embryonnaires d'origine diverse (cellules épithélioïdes, globules blancs mono et polynucléaires, plasmazellen). Ce qui caractérise cette infiltration, c'est la tendance manifeste qu'ont les cellules à se grouper en amas plus ou moins considérables et à se répartir concentriquement par rapport aux vaisseaux. Dans ces amas, les cellules embryonnaires sont parfois tellement nombreuses qu'on les voit serrées les

unes contre les autres sans interposition de fibrilles conjonctives, déformées par pression réciproque : ces cellules sont
toutes à un seul noyau. En dehors de ces amas et les séparant,
on voit les fibrilles du tissu conjonctif du derme s'entre-croiser
et s'anastomoser de manière à constituer un véritable réticu-
lum dont les mailles contiennent également des cellules em-

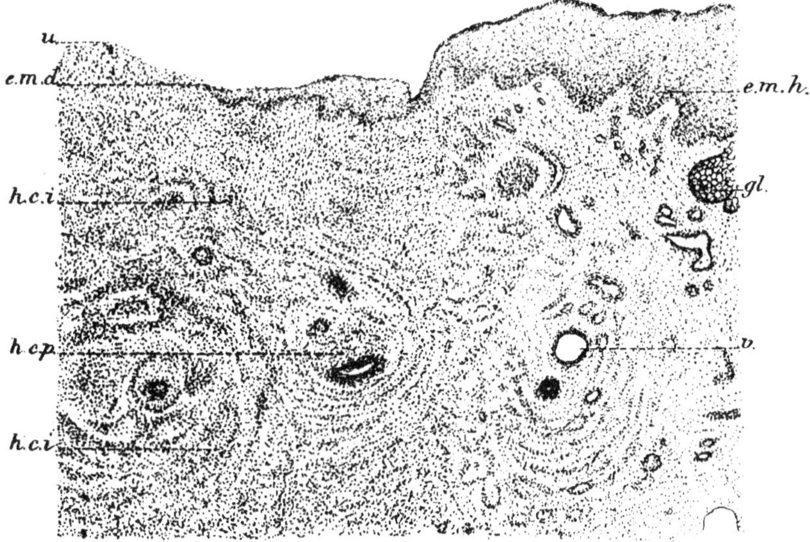

Fig. 9. — Chancre syphilitique.

e, m, h, épithélium malpighien hyperplasié. — *e, m, d*, épithélium malpighien
diminué. — *u*. ulcération. — *h. c. i*, hyperplasie cellulaire intradermique. —
h, c. p. hyperplasie cellulaire à la périphérie de vaisseaux comprimés. — *v*, vaisseaux perméables. — *g, l*, glande sébacée (d'après R. TUIPIER).

bryonnaires. A la périphérie du chancre, l'infiltration ne cesse
pas brusquement, les amas de cellules deviennent plus petits,
mais les cellules gardent leurs caractères, les faisceaux du derme
sont plus écartés. Progressivement, au fur et à mesure qu'on
s'éloigne de la lésion, l'infiltration devient moins intense et
finit par disparaître.

Rencontre-t-on des cellules géantes ? ZIEGLER (*Anatomie
patholog.*, 1892), est affirmatif sur ce point. Après lui, UNNA,

HALLOPEAU admettent leur existence à la période de cicatrisation. BARD, dans son Manuel, dit que certaines cellules, plus volumineuses que les autres, prennent quelquefois un aspect épithélioïde et vont jusqu'à former des cellules géantes. Par contre, CORNIL, RINDFLEICH, MAURIAC, AUDRY, ne les ont jamais rencontrées. Dans une récente thèse (Lyon, 1902), BORDEREAU n'ayant trouvé aucune cellule géante sur quarante-huit chancres examinés, croit à la possibilité d'erreurs, ces pseudo-cellules géantes pouvant être des muscles lisses coupés perpendiculairement à leur axe, ou, plus souvent, des capillaires rétractés sous l'influence du durcissement, dont les cellules endothéliales gonflées sont arrivées à se toucher, amenant ainsi une assez grande similitude par la présence de leurs noyaux qui se groupent en couronne.

Les *capillaires* qui rampent dans cette masse embryonnaire sont nombreux et énormes, énormes par leur paroi qui est toujours très épaissie, non par leur calibre qui est généralement réduit. Nous avons déjà dit que les capillaires constituent les centres des amas de cellules embryonnaires ; en effet, les cellules se disposent par séries concentriques, qui s'allongent, s'étalent en s'incurvant autour de la lumière du capillaire. La périartérite est la règle. L'endartérite ne se rencontre pas dans toutes les préparations ; toutefois, il est un certain nombre de cas où le processus endartéritique ne saurait être mis en doute. Ces cas sont ceux où les lésions ont déjà subi un commencement d'évolution cicatricielle : il semble donc que, chronologiquement, la périartérite soit la première lésion en date, que l'endartérite soit plus tardive et ne survienne que lorsque la périartérite est déjà en voie de régression, lorsque les cellules embryonnaires ont en partie disparu et que les trousseaux fibreux sont devenus plus abondants.

3° Chancre cicatrisé. — Lorsque le chancre est épidermisé, il persiste souvent un nodule induré pendant un temps plus ou moins long. Des coupes portant sur ce nodule montrent que la lésion a complètement changé d'aspect. L'épiderme et la couche toute superficielle du derme ont repris leur aspect normal ; dans les parties plus profondes se sont formés des tractus conjonctifs sclérosés, emprisonnant dans leurs mailles très épaissies des cellules fixes du tissu conjonctif en petit nombre.

§ 2. — ACCIDENTS SECONDAIRES

Nous suivrons l'ordre chronologique d'apparition normale des lésions :

1° Roséole. — Le polymorphisme microscopique des éruptions roséoliques ne se retrouve pas dans leur étude histologique. Les lésions sont identiques sous le microscope, quelles que soient leur force, leur intensité, leur couleur, leur nombre.

Les lésions de l'épiderme sont très légères, celles du derme, au contraire, sont déjà accentuées. Elles sont caractérisées par une abondante infiltration de cellules embryonnaires. Mais, fait particulier, ces cellules n'affectent pas la disposition en amas, ni l'ordination régulière par rapport aux vaisseaux, déjà signalés pour l'accident primitif, et que nous retrouverons dans les papules. Les cellules embryonnaires sont rangées sans ordre apparent entre les faisceaux conjonctifs du derme. Toutes ces cellules n'ont qu'un seul noyau. Les vaisseaux présentent une infiltration d'éléments embryonnaires dans leur périthélium ; leur endothélium est souvent tuméfié, sans prolifération embryonnaire ; les vaisseaux sont fortement dilatés.

2° Plaques muqueuses. — Les lésions de l'*épiderme* sont susceptibles de variations considérables suivant la forme. A peine marquées dans les formes érosives, les altérations deviennent maxima dans les formes hypertrophiques. Dans ces dernières, les lésions épithéliales rappellent celles du chancre ulcéré, mais avec une infiltration embryonnaire beaucoup moins accentuée.

Quant aux lésions du *derme*, elles sont identiques dans toutes les formes de plaques muqueuses : infiltration des cellules embryonnaires entre les faisceaux dissociés du tissu conjonctif, infiltration surtout marquée au niveau de la couche papillaire, et diminuant rapidement d'intensité au fur et à mesure qu'on

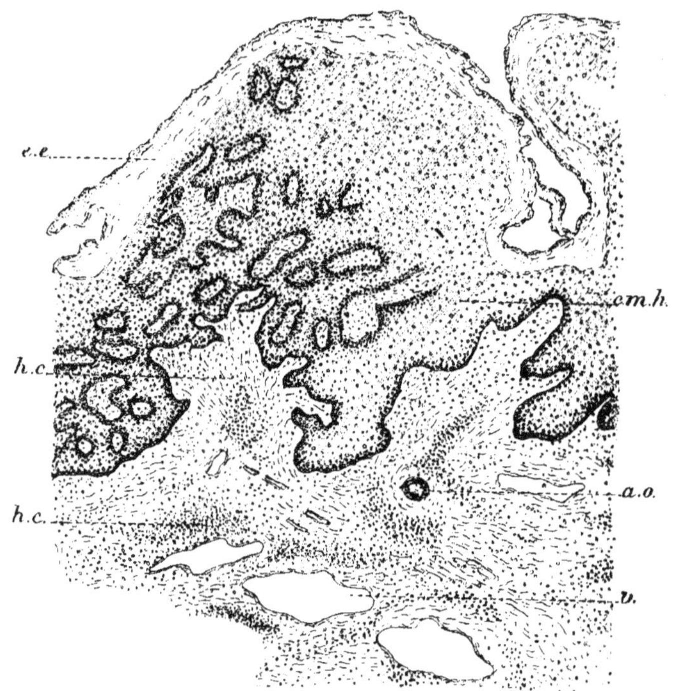

Fig. 10. — Plaque muqueuse syphilitique.

c, m, h, corps muqueux hyperplasié. e, e, exfoliation épidermique augmentée. — h, c, hyperplasie cellulaire des tissus papillaire et sous-épithélial. — a, o, artère oblitérée. — v, vaisseaux dilatés (d'après R. Triplier).

s'éloigne de la surface. Les vaisseaux sont peu atteints, le périthélium peu infiltré, l'endothélium légèrement boursouflé.

3° Syphilides papuleuses. — Les *lésions de l'épiderme* sont assez variables suivant la forme des éléments que l'on considère. — Dans les petites papules, l'épiderme est à peine altéré, parfois très légèrement épaissi, d'autres fois, au contraire, en partie desquamé, les cellules toutes superficielles faisant seules défaut. On rencontre presque constamment l'aplatissement des bourgeons interpapillaires ; l'épiderme et le derme sont alors séparés par une ligne presque droite. — Les grosses papules présentent les mêmes caractères d'effacement des bourgeons interpapillaires : mais ici l'épaississement de l'épiderme est constant et marqué. — Dans les papilles condylomateuses, la prolifération de l'épiderme et l'hypertrophie des bourgeons interpapillaires sont considérables et rappellent, en l'exagérant, la disposition décrite pour le chancre induré non ulcéreux.

Quant aux *lésions du derme*, elles rappellent également celles de l'accident primitif : même infiltration de cellules embryonnaires, même disposition en amas plus ou moins considérable séparés par des bandes de tissu conjonctif, dans l'intervalle desquels se voient encore quelques cellules embryonnaires ; même ordination très nette par rapport aux vaisseaux, de sorte que les coupes présentent un certain nombre d'îlots arrondis, au centre desquels se voit la coupe d'un vaisseau sanguin, très visible sur les petites papules.

Les *vaisseaux*, surtout les capillaires superficiels, sont très dilatés ; du côté de leur périthélium, prolifération active et infiltration ; leur endothélium est gonflé et fait saillie dans la lumière du vaisseau sans l'oblitérer ; pas de prolifération des cellules endothéliales.

Cette infiltration persiste fort longtemps, même après guérison apparente. Elle diminue peu à peu et le groupement par rapport aux vaisseaux devient de moins en moins net. La guérison histologique est fort longue.

La question de la présence des cellules géantes se pose à nouveau. UNNA et HALLOPEAU les trouvent fréquemment, AUDRY les a vus très rarement, BARD les nie. Dans le travail déjà cité de BORDEREAU, l'examen de 36 papules a été négatif, sauf une fois. La confusion est quelquefois possible avec la partie la plus profonde d'un follicule pileux, d'un bourgeon interpapillaire ou un tube glandulaire sudoripare.

§ 3. — Période tertiaire

Nous avons vu jusqu'ici que les lésions syphilitiques consistent essentiellement en une infiltration interstitielle de cellules embryonnaires, affectant une tendance à se grouper en nodules circonscrits, le plus souvent autour des vaisseaux. Mais un nouveau caractère survient avec la période tertiaire, lequel, par son importance anatomo-pathologique et ses conséquences cliniques, dominera désormais l'histoire de la syphilis. Au lieu de se terminer par la résorption totale, ou bien de laisser après eux d'insignifiants reliquats maculeux, ces infiltrats vont désormais évoluer dans le sens de la transformation fibreuse ou de la nécrobiose avec dégénérescence caséeuse. L'ulcération tertiaire, s'attaquant aux tissus normaux, laissera des traces cicatricielles, preuves de sa tendance **destructive**.

1° Infiltrations tertiaires. — Dans toute lésion tertiaire, quel que soit son siège, on retrouvera certains caractères identiques :

α) Les *lésions des vaisseaux*, artères, veines, en première ligne, puisqu'elles constituent l'axe, le pivot autour duquel se développent les suivantes : la tunique externe des vaisseaux, infiltrée de cellules jeunes, hypertrophiée et fibreuse en partie, se confond avec les tissus voisins enflammés. Ces lésions sont constantes. La tunique moyenne est également en voie de transformation fibreuse de son tissu musculo-élastique. Dans la tunique interne, les cellules endothéliales prolifèrent abondamment, jusqu'à créer sous l'endothélium une véritable couche nouvelle de cellules étoilées et fusiformes, rétrécissant ainsi la lumière du vaisseau. Ces lésions sont, en somme, celles de l'artériosclérose et de phlébosclérose, avec moindre fréquence des formations hyalines et calcaires et endartérite plus inflammatoire.

β) Autour des vaisseaux, le *tissu conjonctif interstitiel* prolifère, s'organisant en faisceaux fibreux, s'insinuant entre les éléments propres de l'organe atteint et les écartant. D'abord fibrillaires, ces faisceaux constituent ensuite de larges travées, des nappes de tissu connectif adulte hypertrophié.

γ) Enfin, tant que la néoformation est encore récente, elle est parsemée de quantités de *cellules* jeunes à noyau, tout à fait comparables aux cellules embryonnaires. A côté de ces cellules, on en voit souvent d'autres, plus grosses que des leucocytes, ovales ou cubiques, à protoplasma granuleux, à noyau ovale et clair, groupées autour des vaisseaux, vraisemblablement analogues aux plasmazellen de UNNA (cellules plasmatiques, d'origine conjonctive pour UNNA, d'origine sanguine pour d'autres). Par dégénérescence ou coalescence, ces cellules plasmatiques peuvent simuler des cellules épithélioïdes ou des cellules géantes. Enfin, des leucocytes et des lymphocytes plus ou moins nombreux se retrouvent également sur les préparations.

Après UNNA, DARIER, PHILIPSON avaient signalé l'apparition dans les produits tertiaires de formations histologiques rappelant absolument les cellules géantes. Ayant systématiquement recherché ces formations dans une série de lésions infiltrées et gommeuses, NICOLAS et FAVRE (*Annales des Mal. vénér.*, 1907) les retrouvèrent d'une façon à peu près constante. Pour eux, il n'est pas possible, à l'analyse histologique, de pouvoir les différencier des lésions spécifiques de la tuberculose, car ces follicules formés par la réunion de cellules embryonnaires, de cellules épithélioïdes et de cellules géantes leur ont paru absolument identiques. Il faut recourir à l'examen d'ensemble de la coupe, à l'inoculation au cobaye et aussi quelquefois au traitement spécifique pour pouvoir différencier ces lésions. Cette opinion a, depuis cette époque, été plusieurs fois confirmée.

Telle est la lésion à sa période d'état. Elle peut dès lors évoluer dans le sens de la *sclérose*, plus rarement dans le sens

23.

de la caséification, de la *gomme*. En effet, au lieu de s'organiser en travées fibreuses, il peut arriver que la portion centrale d'une néoplasie cellulaire se caséifie, ou bien qu'elle se nécrose en bloc, comme un sequestre. Que le fait soit dû à l'action directement nécrosante du virus ou à l'oblitération des vaisseaux infiltrés, la conséquence en est toujours la transformation de tout ou partie des tissus néoplasiés en une matière amorphe blanc jaunâtre, au milieu de laquelle on reconnaîtra plus ou moins les éléments constituants, tels que fibres élastiques et vaisseaux sanguins, si la caséification n'est pas encore trop ancienne. Aboutissant de certaines infiltrations tertiaires cutanées et muqueuses, susceptibles de se retrouver dans tous les organes, les *gommes* sont, par excellence, des productions caractéristiques de cette période.

2° **Gommes**. — Quelle que soit l'origine de ce terme, d'ailleurs très euphonique, il est aujourd'hui consacré par l'usage. On qualifie ainsi des infiltrats circonscrits ou diffus, cutanés ou viscéraux, survenus à une époque quelconque de la période tertiaire, *prédestinés à un ramollissement rapide, à une dégénérescence* qui les transforme en une bouillie jaunâtre, puriforme, plus ou moins délimitée.

Au début, la gomme est donc une nodosité rénitente, bien limitée qui s'accroît rapidement, offrant à la coupe un aspect sarcomateux. Puis le centre subit un ramollissement progressif, d'abord blanchâtre et translucide, puis moelleux, gélatineux, sirupeux, enveloppé par une masse charnue et bourbillonneuse. La fonte centrale augmente, la masse charnue disparaît peu à peu, jusqu'à ulcération des tissus et ouverture au dehors. A moins que, le traitement aidant, la nécrobiose n'arrête son œuvre, la gomme se transformant en une masse demi-scléreuse jaunâtre, sèche, véritable eschare perdue au milieu des tissus d'un organe, et non susceptible de modifications.

Au point de vue histologique, la gomme débute par une accumulation de cellules embryonnaires autour d'un vaisseau, artère ou veine. Autour de ce point, les cellules s'étendent, se glissent entre les éléments normaux, les détruisant peu à peu, jusqu'à constitution d'un gros nodule arrondi, dont le centre peut déjà présenter quelques signes de nécrobiose.

Ainsi formée, la gomme est composée, presque en entier, par quantité de *cellules embryonnaires*, analogues à celles déjà décrites à propos des néoplasies tertiaires. La plupart d'entre

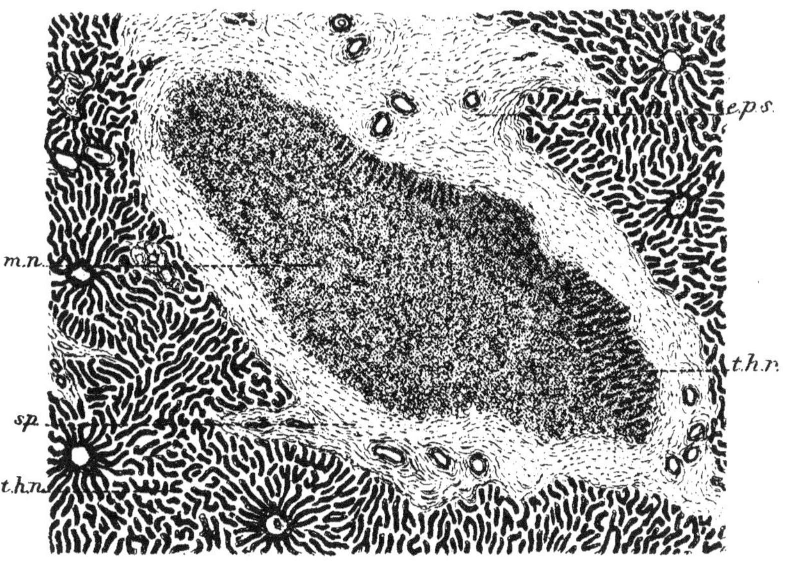

Fig. 11. — Gomme syphilitique du foie.

m, *n*, masse nécrosé. — *t.h,r*, trabécules hépatiques encore reconnaissables. — *s, p*, sclérose périphérique. — *t, h, n*, trabécules hépatiques normales. — *e, p, s*, espace porte sclérosé (d'après R. Tripier).

elles se rattachent aux cellules plasmatiques du tissu conjonctif, quelques-unes seulement aux leucocytes.

Les *lésions vasculaires* ont été décrites comme fréquentes et étendues, particulières aux artères, par Cornil, Balzer. Il s'agissait de gommes conglomérées et déjà anciennes. Dans quelques éléments jeunes, Tommazzoli, Unna, Phillipson ont, au contraire, noté la rareté de l'endartérite (2 fois sur 11 pièces) au lieu que des lésions veineuses constantes occupaient le centre des gommes. Puis survient le *ramollissement*, le *processus gommeux*. Les cellules perdent leurs noyaux, elles se nécrosent, ainsi que les faisceaux conjonctifs, qui subissent la dégénérescence hyaline. Les capillaires résistent longtemps, les fibres élastiques plus longtemps encore, et l'on peut retrouver ces éléments à des stades avancés de la mortification des tissus.

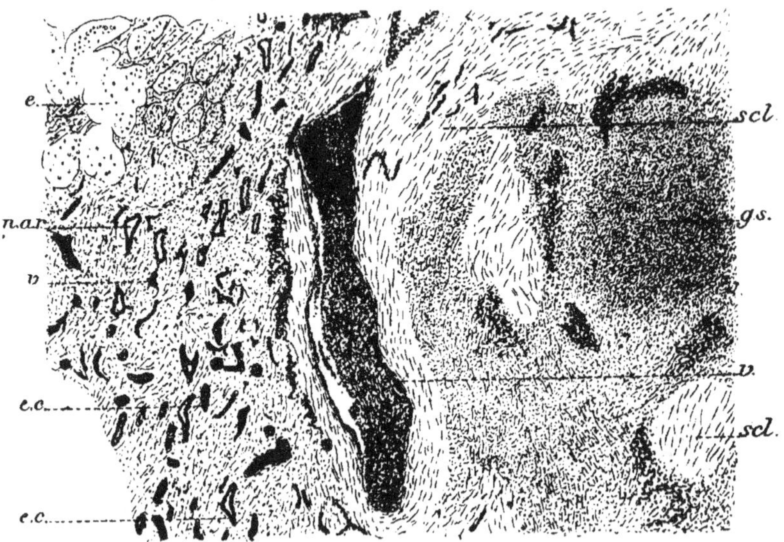

Fig. 12. — Gomme syphilitique du poumon.

g, *s*, gomme syphilitique au sein d'un tissu sclérosé et anthracosique *scl*. — *n*, *a*, *r*, néoproductions alvéolaires rudimentaires avec épithélium cubique ; *e*, *e*, dans le tissu également sclérosé. — *e*, exsudat dans les alvéoles emphysémateux. — *v*, vaisseaux (d'après R. Tripier).

A la périphérie, une légère réaction inflammatoire ou quantité de leucocytes. Finalement le contenu est complètement puriforme.

Nous avons parlé de l'évolution ultérieure, *ulcération* ou *cicatrisation*, qui ne présente rien de particulier.

Nous n'insistons pas davantage sur l'anatomie pathologique des lésions tertiaires. A propos de chacune d'entre elles, dans l'article suivant, nous résumerons leurs caractères particuliers, sans revenir sur les détails histologiques précédents.

ARTICLE V

SYMPTOMATOLOGIE

La syphilis se manifeste par une série de symptômes assez différents pour qu'on ait pu créer des périodes dans son évolution. Depuis RICORD, on décrit les manifestations des périodes primaire, secondaire et tertiaire, divisions évidemment artificielles, mais comprises de tous et correspondant, en somme, à des caractères généraux suffisamment tranchés. Nous admettons donc ces divisions, et en ajoutons même une quatrième. Il est bien entendu que ces périodes ne sont pas très nettement délimitées, sauf la première, qu'elles peuvent empiéter les unes sur les autres, se chevaucher, s'entremêler, en un mot que leurs démarcations ne sont pas toujours très précises, ce que nous aurons l'occasion de répéter. Ces réserves faites, voici les traits essentiels de chaque période.

La *période primaire* est caractérisée par le chancre, survenu au point d'inoculation, la lymphite et l'adénite qui l'accompagnent. Le chancre n'apparaît pas de suite, mais survient de vingt à trente jours en moyenne après l'inoculation. Cette période, dite d'incubation, pour ceux qui pensent que le virus se développe et augmente, est plutôt une période de latence et sa durée varie de quatorze jours (durée minimum observée) jusqu'à quarante jours, sauf dans des cas tout à fait rares où le chancre parut plus tardivement.

La *période secondaire* commence de six à huit semaines après l'apparition du chancre, souvent plus tard dans les syphilis hâtivement traitées. Dès lors la syphilis est généralisée ; les accidents peuvent survenir dans tout l'organisme, d'où le nom de syphilis *constitutionnelle* qu'on lui donne à juste titre. Les lésions caractéristiques de cette période sont celles de la peau et des muqueuses. Ces lésions sont généralisées, confluentes, récidivantes et résolutives sans cicatrice, très sensibles au traitement mercuriel. Avec elles, apparaissent un certain nombre de phénomènes généraux inséparables de tout état infectieux. Dès cette période, quelques localisations organiques peuvent survenir, mais nous les laisserons de côté pour les ranger dans la période suivante, l'apparition quelquefois précoce de quelques-unes d'entre elles ne suffisant pas à expliquer la scission que l'on fait dans leur étude clinique.

La *période tertiaire* est loin d'être habituelle. Elle est même rare, mais ses manifestations sont disséminées sur un très grand nombre d'années, ses poussées pouvant être multiples, à de longs intervalles. Les lésions atteignent tous les tissus, tous les viscères. Elles sont discrètes, destructives, fantasques dans leur apparition et beaucoup moins résolutives que les précédentes, même sous l'influence thérapeutique. Leur ténacité est d'autant plus grande que le temps écoulé depuis le début sera plus long.

Enfin on peut ranger dans une *période quaternaire* une série de lésions, plus ou moins enchevêtrées avec les tertiaires, dont la caractéristique est de se systématiser sur le tissu conjonctif d'un organe et d'en amener la sclérose, dans un délai plus ou moins long, sans que le traitement puisse efficacement intervenir. Telles sont les lésions nerveuses, quelques lésions vasculaires (anévrysmes), quelques lésions organiques (rétrécissement fibreux du rectum, laryngite hypertrophique diffuse, léontiasis syphilitique). Cette période n'a pas de limites précises et peut être indéfiniment prolongée.

§ 1. — SYPHILIS PRIMAIRE, LE CHANCRE SYPHILITIQUE

Nous décrirons tout d'abord le chancre et l'adénopathie dans leurs manifestations essentielles et constantes, puis les variétés de chancre, ses différentes localisations, les complications dont il est passible. Nous terminerons enfin par le diagnostic de la lésion.

Mais une question préalable se pose : le chancre survient-il fatalement au point d'entrée du virus ? Ou bien celui-ci peut-il s'introduire dans l'organisme par une simple érosion, sans réaction locale ? Autrement dit, existe-t-il *une syphilis d'emblée*, sans chancre préalable ?

Les recherches expérimentales, au cours desquelles il fut quelquefois possible de produire la syphilis par injection sous-cutanée, sans chancre, ont ramené l'attention sur cette hypothèse, en faveur de laquelle BETTMANN (*Arch. für Derm.* 1910) vient de faire un long plaidoyer. Trois ordres de faits paraissent justifier cette opinion : les cas de malades qui, après rapports suspects, présentent des accidents secondaires, sans que le médecin, malgré des examens attentifs et prévenus, ait jamais vu de chancre; ceux où ils ont vu une écorchure le lendemain du rapport, mais rien d'autre jusqu'à l'apparition de la roséole; enfin les cas curieux, mais habituellement bien observés (WŒLSCH, 1909) de médecins qui, opérant des sujets infectés, se sont piqués et ont vu survenir des accidents secondaires sans autre manifestation locale à l'endroit de la piqûre.

Parmi les cas publiés, quelques-uns paraissent valables. Mais il ne faut pas oublier, d'abord que ce sont là d'infimes raretés, ensuite que l'accident primitif peut être à peine visible, revêtant l'aspect de la plus minime érosion, enfin que ce mode de contagion a l'avantage d'être la meilleure des excuses et d'éviter, en certaines circonstances, de désagréables explications.

A) SYMPTOMATOLOGIE

On peut voir un chancre au début, pendant sa période d'état ou à la période de terminaison.

1º Période de début. — Il est fort rare que l'on puisse surprendre un chancre à son début, c'est-à-dire dans les vingt ou trente jours qui suivent le coït infectant. Vu à ce premier stade, il est encore plus rare qu'il soit susceptible d'un diagnostic ferme. Le bouton initial, la légère écorchure, que présente le futur syphilitique n'ont rien que l'on puisse, dès les premiers jours, qualifier de caractéristique. Un bouton d'herpès ulcéré, une insignifiante déchirure de la muqueuse, présentent un aspect identique, et il ne faut rien moins que la connaissance précise des rapports génésiques antérieurs, du fait d'un coït suspect trois semaines environ auparavant, pour attirer l'attention sur cette petite écorchure, ou cette élevure, plus ou moins érodée par le frottement ou le grattage. L'observation minutieuse du chancre expérimental nous montre seulement qu'au point inoculé survient une petite saillie ou papule, rougeâtre ou cuivrée, marchant rapidement à l'exfoliation ou à l'érosion.

Variable suivant les cas, cette première période ne dure que quelques jours. D'une part, l'érosion s'étend, superficielle et excentrique, peu à peu surélevée, de l'autre les tissus qui sous-tendent l'érosion s'infiltrent et s'épaississent, constituant une certaine induration. Ainsi le chancre se forme et arrive à sa période de maturité.

2° Période d'état. — Dès lors, le chancre syphilitique est caractérisé par *une érosion plane, indolente et peu suintante, à surface rouge ou diphtéroïde, à fond lisse, à bords peu marqués, surmontant une induration des tissus nettement sous-jacente à l'érosion.*

Le chancre syphilitique est une *érosion plane*, ce qui signifie qu'il n'est pas une ulcération, ou du moins que cette ulcération n'intéresse que les couches cutanées toutes superficielles, qu'elle n'entame pas les tissus. Normalement le chancre n'est donc pas excavé ni creux ; il est plat, de plain-pied avec les tissus sains qui l'entourent. Fréquemment même, il est surélevé, exhaussé, saillant, surplombant l'induration sous-jacente, constituant dans son ensemble une *exulcération* proéminente et discoïde.

Cette *érosion* est *indolente* depuis le début jusqu'à la fin, sauf complications. Il est bien rare, malgré les affirmations de quelques classiques, que sa présence soit décelée par des picotements, des lancées douloureuses. Protégé contre les frottements, les poussières, les irritants (urine, mucus vaginal, etc.), suffisamment lavé, le chancre ne doit pas être douloureux, ni spontanément, ni au toucher, si celui-ci n'est pas trop brutal.

La *sécrétion* est minime. Sauf aggravation d'ordre inflammatoire, elle n'est pas purulente. Elle consiste plutôt en une

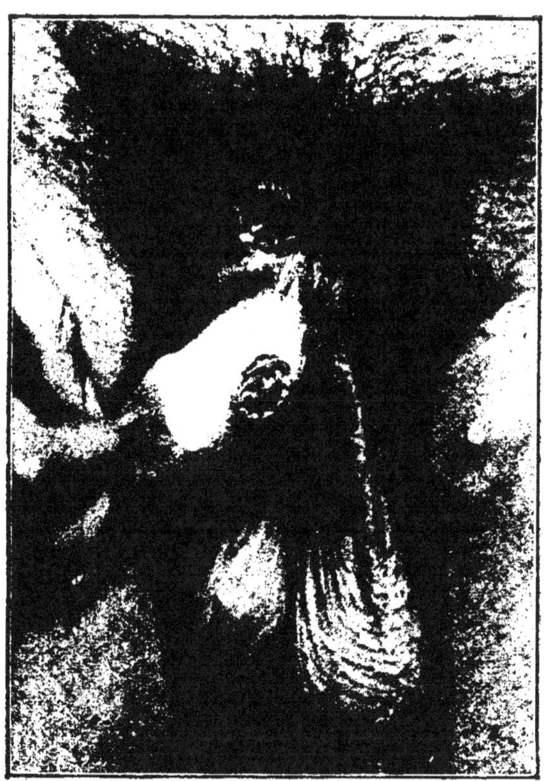

Fig. 13. — Chancres syphilitiques du fourreau
et du pubis.

sérosité grisâtre, louche, facilement concrétée en croûte et toujours peu abondante.

La *coloration* est variable, suivant l'âge de la lésion, la localisation et l'hygiène suivie. Cependant, bien nettoyée, débarrassée de ses exsudats et de ses croûtes, l'érosion présente une belle coloration *rouge chair musculaire*, assez semblable à celle qu'offre une coupe de muscle. Souvent aussi un enduit pseudo-membraneux, grisâtre, revêt la surface et lui donne une apparence *diphtéroïde*, couanneuse, fréquente sur les chancres des lèvres ou de la vulve.

La *surface* est *lisse, unié, sans anfractuosités ni crevasses*. Elle paraît luisante, comme vernie. Et cet aspect ne change que sous certaines influences, telles que cautérisations intempestives, infection secondaire ou greffe de chancre mou. La surface, disons-nous, et non le fond, car il n'y a fond qu'autant qu'il y a ulcère, et l'ulcère n'existe que par la complication, quelle qu'elle soit.

Nous en dirons autant des *bords*. Le plus souvent ceux-ci sont virtuels, marquant seulement la limite entre l'érosion indurée et le tissu sain périphérique. Le *chancre syphilitique n'a pas de bords*. Il se continue sans arête circonférentielle avec les tissus qui l'environnent. Cependant, comme il est quelquefois exhaussé ou légèrement creusé en cupule aux dépens de sa propre substance, il arrive que les bords existent réellement. Mais ils ne sont jamais déchiquetés, ou taillés à pic, décollés ou renversés. Leur circonférence est au contraire remarquable de régularité.

L'*induration* est considérée comme le symptôme primordial du chancre syphilitique, comme le mode de réaction du derme au point d'inoculation du virus. Son caractère essentiel est d'être *immédiatement* sous-jacente à la lésion visible de la peau ou de la muqueuse.

C'est un épaississement local, bien circonscrit, exactement délimité par les contours de l'érosion superficielle qui la surplombe. Elle ne se perd pas d'une manière graduelle et insensible dans les tissus environnants, mais se termine brusquement aux limites de la lésion, sans prolongements, ni rénitence semi-indurée. Elle peut se présenter sous diverses formes. Tantôt elle s'enfonce à une certaine profondeur dans les tissus sous-jacents, donnant aux doigts qui la saisissent l'impression d'un gros noyau épais implanté dans les chairs. Plus souvent, l'induration est superficielle, étalée en surface. Dans ce cas, elle donne la sensation d'un morceau de cartilage ou de carton qui aurait été découpé suivant la circonférence de l'érosion et qu'elle sous-tendrait exactement. Suivant l'épaisseur de cette induration, on la qualifie de cartilagineuse, de parcheminée (Ricord), de foliacée ou papyracée (Fournier). De fait, cette sensation est souvent des plus nettes. Lorsqu'on saisit le chancre très superficiellement, aux deux extrémités d'un de ses diamètres, tout près de sa circonférence, et qu'on le soulève légèrement au-dessus des parties sous-jacentes, on apprécie la justesse de ces comparaisons. On peut encore, d'après le procédé d'Aubert, pour les chancres vulvaires, déprimer la muqueuse avec l'index, jusqu'aux limites de l'induration, qui se sent très bien et se soulève d'elle-même au-devant du doigt qui la refoule.

L'induration est *à peu près* constante. Il ne faudrait cependant pas en faire un article de foi, ni surtout un signe infaillible de diagnostic. D'abord, parce qu'en certaines régions — et nous le redirons plus tard — toute lésion, fût-elle banalement inflammatoire, s'indure, à cause de la disposition histologique des tissus sous-jacents, tels le sillon balano-préputial, le méat. Ensuite parce que le chancre induré typique, le chancre huntérien, est loin d'être le seul mode d'inoculation de la syphilis. A côté de la *papule d'inoculation*, forme abortive du syphilome, il ne faut pas oublier l'*œdème d'inoculation*, tuméfaction indolente, lentement progressive, plus ou moins épaissie plus tard, dont l'existence a été signalée sur le prépuce et le scrotum, chez l'homme, plus souvent chez la femme, au niveau des petites et surtout des grandes lèvres. Nous reviendrons d'ailleurs sur ces formes anormales, mais il était bon de mettre de suite en garde contre un diagnostic hâtif basé uniquement ou essentiellement sur la présence ou l'absence de cette induration.

Ainsi constitué, avec l'ensemble des caractères que nous venons de décrire, le chancre persiste de trois à six semaines, jusqu'au moment où le travail de réparation se manifeste.

3° Période de terminaison. — Ce travail porte sur les

deux éléments essentiels de la lésion, l'*érosion* et l'*induration*. Tandis que l'une se cicatrise, l'autre régresse, mais ces deux phénomènes sont loin de marcher de pair.

La cicatrisation s'accuse tout d'abord par une modification de teinte. L'enduit pseudo-membraneux disparaît, la couleur rouge vif s'atténue et la surface se déterge, prenant peu à peu une teinte rosée, semblable à celle d'une plaie simple en voie de guérison. En même temps le fond s'exhausse légèrement, et les bords se rapprochent, marqués par une fine collerette grisâtre. Celle-ci progresse, gagnant le centre, et l'érosion se rétrécit d'autant, jusqu'à épidermisation complète, qui s'obtient généralement avec une grande rapidité.

La résorption de l'induration chancreuse se fait suivant un processus identique et débute au même moment. La masse indurée se réduit comme volume, s'assouplit, fond lentement sur place, offrant aux doigts la sensation d'un noyau de plus en plus restreint jusqu'à disparition complète.

Mais ce travail de retrait est toujours long, et se prolonge alors que la cicatrisation est depuis longtemps chose faite. La durée en est évidemment proportionnelle à la masse de la néoplasie primitive, les indurations parcheminées survivant quelques jours à peine, les grosses masses noueuses et calleuses pouvant persister des semaines et quelquefois des mois.

Et quand ce travail de régression est terminé, le chancre a disparu entièrement, ne laissant après lui *aucune trace* de son passage, dans l'énorme majorité des cas. On a quelquefois vu persister une tache rougeâtre, à laquelle succède une petite macule un peu pigmentée, surtout lorsqu'il s'agit de chancre cutané. Mais il est rare qu'un stigmate permanent lui succède, sauf dans les cas où le chancre a été le siège d'une autre infection ou l'objet de violentes cautérisations. Une cicatrice, arrondie, légèrement déprimé, quelquefois indélébile, rappelle alors la localisation première de la maladie.

La durée moyenne de l'évolution d'un chancre normal est de quatre à six semaines, rarement huit. Ceci est évidemment subordonné à diverses conditions telles que dimensions, siège, irritations locales, complications inflammatoires, traitement intempestif, grossesse, etc.

Quelquefois l'induration persiste anormalement, sous l'épiderme cicatrisé. Et il arrive une nouvelle ulcération, en tout semblable à la première, au lieu et place de l'ulcération disparue. C'est là ce que FOURNIER a appelé le *chancre redux*. Elle survient de cinq à vingt jours environ après la guérison du premier chancre, avec des caractères tout à fait identiques. Son évolution est habituellement courte et dépourvue d'incidents. L'exubérance de l'induration paraît être la cause habituelle de ces retours. Aussi les rencontre-t-on presque exclusivement sur le reflet balano-préputial.

4° Lymphite et adénite. — Avant d'aller plus loin, nous croyons devoir étudier de suite le mode de réaction de l'appareil lymphatique et ganglionnaire en rapport avec l'accident primitif. D'abord parce que la lymphite et l'adénite de cette période n'ont rien d'un accident ou d'une complication, mais qu'elles font *partie intégrante*, presque nécessaire, du syndrome de l'infection syphilitique primaire. De plus l'adénopathie participe de façon tellement étroite aux modifications du chancre, suivant la forme, le siège et les accidents, que la connaissance de ses caractères généraux est nécessaire avant d'aborder l'étude des variétés et des complications.

a. *Lymphite.* — Bien que fréquente, la lymphite n'a pas la constance de l'adénopathie. On la trouve environ une fois sur cinq, dans les indurations fortes, dans les grosses néoplasies sous-chancreuses. Elle n'est guère appréciable qu'au niveau des organes génitaux, sur le dos de la verge, sur les grandes lèvres, le mont de Vénus, organes dont la richesse lymphatique et la disposition anatomique permettent une palpation facile. Dans ces conditions, la lymphite se manifeste sous forme d'un petit cordon nettement induré, mobile, indolent, roulant sous le doigt, le plus souvent rectiligne, quelquefois moniliforme, s'amincissant et se perdant au fur et à mesure qu'il s'éloigne de l'accident primitif. Suivant son épaisseur, on la compare à une corde de violon, de violoncelle, à un tuyau de pipe. Sa rigidité et son indépendance par rapport aux tissus voisins justifient assez ces comparaisons. L'empâtement péri-lymphatique n'existe qu'autant qu'il y a inflammation concomitante du syphilome primitif. Aussi est-il habituellement facile de le faire rouler sous les doigts, en le saisissant à la racine de la verge entre le pouce et l'index. *L'angioleucite et les fistules consécutives* doivent être considérés comme des accidents fort rares, à cause du manque absolu de réaction inflammatoire.

b. *Adénopathie.* — L'association de l'adénite au chancre, comme symptôme intégrant de l'infection syphilitique primitive, est un des points les mieux établis de sa symptomatologie. Ce n'est pas un accident, ni une complication, il n'y a rien d'éventuel dans sa production. *Elle est nécessaire, fatale,* ou du moins sa non-participation est une anomalie tellement rare qu'en pathologie on est en droit de la négliger. Sur 265 hommes, Fournier note cinq fois l'absence de ganglions, sur 223 femmes trois fois seulement. La statistique de Turati signale quatre fois cette anomalie sur 493 malades. Il n'est pas de spécialiste qui ne pourrait en dresser d'analogues. On peut donc affirmer qu'*il n'y a pas de chancre syphilitique sans adénopathie.*

Cette adénopathie a des *caractères* très spéciaux qu'il est nécessaire de connaître.

Elle *siège* toujours *dans les ganglions qui sont les aboutissants des lymphatiques de la région chancreuse.* Ce sera l'aine pour les chancres génitaux et péri-génitaux, la région sous-maxillaire pour les lèvres, les ganglions sus-hyoïdiens pour la langue, axillaires pour le sein, etc. C'est là seulement que se fera l'adénite syphilitique dépendant du chancre, et si elle se produit quelquefois du côté opposé à la lésion, les anastomoses lymphatiques expliquent suffisamment la possibilité de cette disposition.

L'adénite suit de très près l'apparition du chancre : elle est cliniquement appréciable dès la seconde semaine. Il est fort probable qu'elle débute plus tôt, mais sa connaissance n'a d'intérêt que par les caractères typiques qu'elle revêt à cette époque, et l'aide souvent nécessaire qu'elle apporte au diagnostic.

L'adénopathie syphilitique primitive est constituée par une *pléiade ganglionnaire*, de développement moyen, avec prédominance fréquente de l'un des ganglions. Chacun des éléments est représenté par *un ganglion dur, bien délimité, mobile, non empâté, non douloureux, non enflammé. Leur évolution est longue et leur résolution spontanée.*

Cette adénite est une *pléiade* (RICORD), car les ganglions sont presque toujours multiples, avec prédominance fréquente de l'un d'entre eux, autour duquel les autres sont groupés. Ce ganglion est quelquefois seul, ou, ce qui est plus exact, les autres échappent à l'examen, pour raison d'adipose, par exemple. En tout cas, la multiplicité est la règle. Quel que soit leur nombre, ils sont, dès le début, et restent, de volume moyen.

Les ganglions sont *durs*, d'une dureté ligneuse. Quelquefois aussi, ils sont le siège d'une rénitence spéciale, élastique, semi-chondroïde — mais ils ne sont jamais mous, encore moins fluctuants — et leur isolement au milieu des tissus sains périphériques fait encore ressortir cette qualité.

Les ganglions sont *bien délimités* et *mobiles*. Ils sont tout à fait indépendants des tissus voisins. Ils ne s'entourent pas d'une atmosphère inflammatoire, ne contractent aucune adhérence et glissent sur les parties sous-jacentes, comme la peau glisse sur eux. Ils ne se soudent aucunement ensemble, et restent distincts les uns des autres, donnant au doigt explorateur la sensation de petites tumeurs isolées, qui rouleraient, telles des noisettes, en plein tissu hypodermique.

Ils sont *indolents* et *aphlegmasiques*. Ils se produisent, évoluent, et se terminent sans douleur et sans inflammation. Ni spontanément, ni à l'exploration, la région n'est douloureuse. Presque toujours le médecin est le premier à montrer au malade l'hypertrophie ganglionnaire qu'il portait sans s'en douter le moins du monde. Extérieurement rien ne la décèle, la peau est normale, sans œdème ni rougeur, ni adhérences.

Ainsi complètement développée, *l'adénite peut durer des semaines et des mois sans que ses caractères se modifient.* Toujours elle survit au chancre, et les premiers signes de régression n'apparaissent guère qu'au troisième mois en moyenne, bien souvent plus tard. Il est habituel de rencontrer au sixième mois des adénopathies encore assez nettes pour permettre d'affirmer l'existence antérieure d'un chancre, avant toute révélation du malade.

Puis la *résorption* se fait, lente et spontanée, sans incidents, ni complications. Les ganglions perdent leur dureté, s'amoindrissent et disparaissent, aussi latents et ignorés qu'au moment de leur apparition.

Toute cette évolution est celle des adénopathies purement syphilitiques, cela va sans dire. Bien des incidents peuvent survenir, sous forme de diathèses ou d'infections secondaires, qui modifient cette marche, classique et simple. Le manque de soins, une balanite concomitante, un chancre mou ou mixte, lui donnent une allure toute différente, agglomèrent les ganglions, les empâtent et font du pus. Ce sont des causes à rechercher, dont nous renvoyons l'étude au chapitre des complications.

B) Variétés

Parmi les attributs du chancre, que nous venons de passer en revue, il n'en est pas un seul dont la constance soit absolue. Tous peuvent être modifiés, atténués, absents ou prédominants, suivant les cas. Il est donc utile, à côté de la description classique que nous venons d'esquisser, de signaler les plus nombreuses et les plus importantes des modifications cliniques de ce schéma. Nous étudierons d'abord l'influence du sexe, puis les variations de nombre, et de forme, enfin les caractères spéciaux dus à la localisation.

1° Influence du sexe. — Après de nombreuses controverses, il est aujourd'hui admis que le chancre ne varie pas suivant les sexes. On a surtout prétendu que l'induration restait nulle ou très minime chez la femme. Il est certain que dans l'infundibulum vulvo-vagial elle est bien plus difficile à retrouver. Mais il faut faire la part des conditions locales qui rendent cette région moins accessible à l'exploration.

Ce que l'on peut admettre, d'une façon générale, c'est la tendance du chancre féminin à ne pas devenir dur et noueux,
comme il arrive quelquefois chez l'homme. Non qu'il se circons-
crive, car il semble au contraire que l'induration déborde assez
fréquemment le chancre, et les œdèmes scléreux peuvent s'étendre à toute une grande lèvre. Mais il est certain que les indurations en surface sont plus communes chez la femme, avec leurs
formes parcheminées ou foliacées.

Tout ceci est question de relativité. Les différences anatomiques des tissus malades, la topographie des lésions sont probablement seules en cause ; et en somme, dans les deux sexes ;
on retrouve, dans les mêmes conditions, les mêmes formes et
les mêmes variétés.

2° Nombre. — Le chancre syphilitique est presque toujours
unique ; il est rare d'en trouver deux, et tout à fait exceptionnel de voir leur nombre s'élever à trois et au dessus. Ceci
s'explique par le fait de la non-réceptivité ordinaire du sujet
dès l'apparition du premier chancre. Cependant diverses ulcérations voisines ou même éloignées peuvent avoir été contaminées en même temps. Chacune d'elles peut devenir un
chancre syphilitique. Les statistiques suivantes de FOURNIER
et de DEBAUGE feraient croire à la grande rareté de ces chancres
multiples.

	FOURNIER		DEBAUGE
	Hommes	Femmes	
Un chancre	341	134	41
Deux —	86	52	10
Trois —	20	9	7
Quatre —	3	4	2

Une statistique parue en 1904 (*Tribune médicale*), comprenant tous les cas traités dans les quatre services de l'hôpital
Ricord, donne les proportions suivantes des chancres uniques
et multiples :

Service de M. HUMBERT, 27,5 p. 100 de chancres multiples
   —   MAURIAC, 22   —   —
   —   QUEYRAT, 27   —   —
   —   RENAULT, 27,18   —   —

On voit que ces chiffres se ressemblent singulièrement. Il est permis d'en conclure que, une fois sur quatre, on trouve plusieurs chancres syphilitiques, proportion très supérieure à celle autrefois admise, mais qui correspond bien à l'opinion actuelle.

3° Forme. — Il est impossible d'entrer dans la description minutieuse des variétés de forme dont est susceptible l'accident primitif. Chacun dè ses symptômes essentiels peut prédominer sur les autres. Suivant que l'érosion ou l'induration l'emporte, l'aspect diffère, sans que l'ensemble soit bien modifié, ni le diagnostic plus difficile.

Le chancre est *érosif*, si l'épiderme est seul atteint, *exulcéreux* si les couches superficielles du derme ont en partie disparu, *ulcéreux*, si la lésion est plus profonde, creuse, excavée, entaillée. Entre les deux extrêmes, toutes les transitions sont possibles, et toutes les dénominations acceptables.

Souvent l'*induration* domine la scène, superficielle ou profonde. Le chancre peut être alors saillant, bombé, élevé, surélevé, dessiné en disque, à bords abrupts ou en pente douce. Profond, noueux, calleux, quand la sclérose envahit les tissus sous-jacents.

Sur le chancre ainsi surélevé, une *ulcération* peut apparaître, qui la creuse en godet. Les bords sont relevés, saillants, mais se raccordent sans interruptions, sans ressauts, avec le fond de l'ulcération qu'ils rejoignent par une pente insensible. C'est le chancre *cupuliforme*, en *godet*.

Quelquefois, au contraire, l'élément érosion existe très peu. Le chancre réduit à l'induration surélevée a l'aspect d'une papule (*chancre papuleux*). Celle-ci peut être humide et suintante, rappelant l'aspect d'une syphilide papulo-érosive, ou desquamante et presque sèche (*chancre desquamatif, papule sèche*, etc.).

On peut multiplier à l'infini les formes et les noms, ce travail nous paraît d'une utilité médiocre. Il suffit d'être prévenu du polymorphisme du chancre syphilitique. D'autant que sous leurs modifications d'étendue, de proportions et de formes anatomiques, les symptômes essentiels persistent cependant, très suffisamment reconnaissables dans l'énorme majorité des cas.

Il est cependant nécessaire de signaler l'existence des chancres très petits, *de chancres nains*, dont les minimes proportions persistent jusqu'à leur disparition. Ils sont circonscrits à une très petite étendue, gros comme une lentille ou revêtant l'aspect d'un coup d'ongle. Jamais ils ne dépassent ce volume, ni ne changent d'allure. Leur durée est éphémère, et leur diagnostic n'est possible que par la recherche soigneuse de l'induration et de l'adénopathie, quand la connaissance des antécédents a mis le praticien en éveil.

4° Siège. — Toute la surface tégumentaire et les muqueuses accessibles peuvent être le siège de l'accident primitif. Certains organes, d'utilisation génésique normale ou accidentelle, sont plus fréquemment atteints que d'autres, moins exposés. Comme on peut le prévoir, toute la région génitale, masculine ou féminine, en est la localisation ordinaire, et les *chancres génitaux* sont de beaucoup les plus nombreux. Sans insister sur de multiples publications destinées à démontrer ce fait bien connu de la prédominance de ces chancres, rappelons seulement que les statistiques réunies de MARTIN, BUREAUX et CARRIER comptent 188 chancres génitaux sur 270 cas (femmes). Celles de BASSEREAU, FOURNIER et CLERC, sur 1 773 cas (hommes) en trouvent 1 696 dans la sphère génitale. Au point de vue de leur localisation précise, ces accidents primitifs sont ainsi divisés :

FEMMES

Grandes lèvres	81
Petites lèvres	41
Fourchette	28
Méat	18
Vestibule	15
Clitoris	3
Col utérin	1

HOMMES

Prépuce	879
Gland	464
Fourreau	217
Méat	89
Scrotum	20
Urèthre	16
Base du pénis	10

La proportion des chancres extra-génitaux reste encore considérable, 82 cas sur 720 chez la femme, 77 cas sur 1773 chez l'homme ; ce qui démontre ce premier point, d'ailleurs bien établi, de la fréquence bien plus grande de ces localisations chez la femme.

En second lieu, il est intéressant de savoir dans quelle proportion les diverses parties du revêtement cutané et muqueux sont atteintes.

Voici quelques statistiques :

Statistique dressée par FEULARD, dans le service de FOURNIER (1890-91).

Lèvre supérieure	25
— inférieure	14
Commissures	7
Langue	4
Amygdales	6
Menton	10
Joues	2
Seins	5
Anus	4
Ombilic	1
Avant-bras	3
Cuisses	1
Doigts. 4 { Index	1
{ Médius	1
{ Annulaire	2

Statistique de POSPELOW (Moscou, 1889) sur 198 cas.

Lèvre supérieure	23
— inférieure	20

Commissures 3
Gencives 1
Langue. 3
Pharynx et amygdales 46
Nez. 1
Paupières. 3
Seins. 69
Tronc 10
Anus. 5
Membre supérieur. 6
— inférieur 4

Statistique de Bulkley (1894) portant sur 2 000 chancres dont 110 extra-génitaux.

Lèvres. 49
Amygdales 15
Doigts 14
Seins. 7
Langue. 5
Joues. 5
Paupières 4
Menton. 3
Mains 2
Nez. . . . .
Oreilles. . . . .
Tempes. 1
Cou . . . .
Avant-bras . . . .

Terminons par la statistique du professeur Gaucher, réunissant l'ensemble des cas traités pendant deux ans et demi à l'hôpital Saint-Louis (Thèse de Carivenc, Paris, 1905).

Bouche : Lèvre inférieure. 30
— supérieure 21
Langue 12
Amygdales 12
Commissures 3
Gencives 2
Joues 1
Face : Menton 10
Joues 5

Sourcils 1
Cuir chevelu 1
Tronc : Anus et périnée 12
Région sus-pubienne 6
Seins 6
Membre supérieur (main) 8
Membre inférieur 5

Soit 135 chancres extra-génitaux.

Nous allons voir les caractères essentiels de chacun de ces chancres, mais il était bon, au préalable, d'avoir une **idée** de leurs localisations.

A. CHANCRES DU PÉNIS. — Les chancres surviennent sur le prépuce, le gland, le fourreau, le méat et l'urèthre.

a. *Prépuce*. — Comme les statistiques de FOURNIER, CLERC BASSEREAU, etc. le démontrent, les chancres préputiaux représentent à eux seuls presque la moitié de ceux qui sont publiés. Ce sont aussi les plus classiques, et la description que nous avons donnée s'applique à eux dans toute son intégrité. C'est là surtout qu'on peut trouver les indurations les plus nettes, peu profondes, mais étalées, en surface, parcheminées ou cartilagineuses et très régulièrement délimitées à la circonférence visible de l'érosion. Ceux de la *couronne préputiale* sont fréquemment surélevés, comme portés sur un disque de tissu infiltré, ressemblant quelquefois à un véritable pédicule. Plus souvent, ils s'infiltrent plus profondément, sclérosant une grosse partie de la couronne préputiale et s'opposant à son retrait. Un phimosis en est la conséquence, purement mécanique, peu dangereux le plus souvent, lorsqu'on a la lésion sous les yeux, avec la possibilité d'intervenir en cas de complications.

Mais il arrive souvent que, par le fait de l'extension de la lymphangite ou de l'induration chancreuse, tout ou partie du prépuce se solidifie, pour ainsi dire, lui enlevant sa souplesse normale, et l'empêchant de se dérouler. Divers cas peuvent se présenter :

Ou bien le prépuce est le siège d'une bouffissure générale,

d'un œdème congestif donnant à la verge l'allure renflée d'une massue à manche supérieur ; mais le tissu est mollasse, et la palpation permet facilement de deviner les duretés partielles correspondant aux chancres sous-jacents.

Ou bien le prépuce, épaissi en masse, est, en outre, résistant,

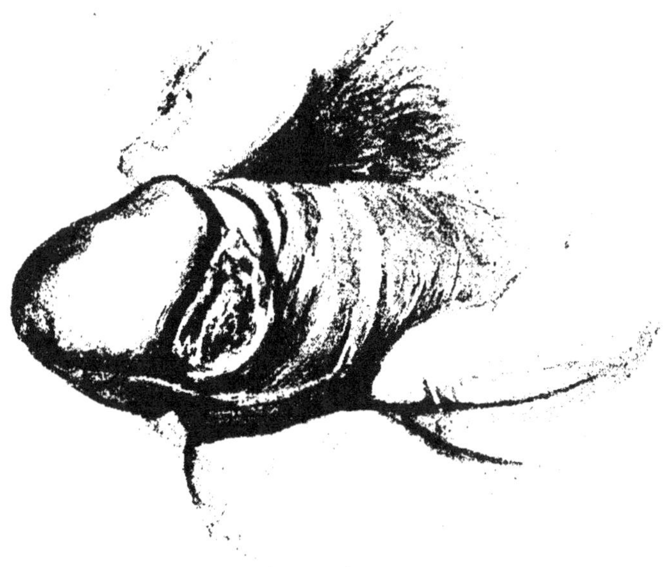

Fig. 14. — Chancre syphilitique du sillon balano-préputial.

dur, transformé en une coque rigide, faisant la boule de caoutchouc. Le diagnostic devient alors difficile, mais il faut bien savoir que l'infiltration symptomatique du chancre est à peu près la seule à déterminer ces scléroses générales du prépuce.

Il n'en est pas de même sur le tiers postérieur de la muqueuse, quand le syphilome envahit le *sillon balano-préputial*. L'infiltration est alors rapidement noueuse et profonde, comme dans toutes les ulcérations de ce repli. Elle envahit une par-

tie du prépuce et l'immobilise, formant un phimosis presque
obligatoire ; car, d'un côté, le retrait du prépuce est très douloureux, de l'autre, il expose, une fois qu'il a été péniblement
obtenu, au paraphimosis et aux ulcérations qui en sont la conséquence.

Les indurations massives, noueuses, qui se projettent hors
des téguments sous forme de crêtes, de volets d'une dureté
cartilagineuse, se retrouvent fréquemment dans cette région.
Elles atteignent les proportions d'une olive, d'une demi-noi-
sette, débordant de chaque côté du chancre dans la rainure.
Lorsqu'on découvre doucement le gland et qu'on arrive à la
partie indurée, celle-ci se rabat d'un seul coup, tout d'une
pièce comme un volet autour de sa charnière. Et ce signe a
une grande valeur symptomatique.

D'ailleurs toute lésion, même banale, se double, dans cette
région, d'une rénitence de base plus ou moins marquée, due
probablement à l'abondance du réseau lymphatique. Le
moindre herpès peut s'indurer au point de rendre le diagnostic
difficile.

Dans ces conditions, il est essentiel de surveiller sous le prépuce immobilisé la marche du chancre, car les complications
de cette région sont rapidement ulcéreuses. L'on a cité de nombreux cas de glands détruits et d'urèthres perforés, sans que le
médecin ni le malade s'en soient aperçus. A ces cas, quand ils
sont négligés, se rattachent les balanites persistantes, les
œdèmes énormes, les pénis en battant de cloche, etc.

b. *Gland*. — La caractéristique de ce chancre est sa tendance
à rester superficiel, érosif, régulièrement découpé et peu infiltré. L'induration y est toujours minime, quelquefois absente,
ou du moins réduite à ce qu'une balanite ulcéreuse banale
créerait autour d'elle. Finger explique cette absence par la
disposition vasculaire de la région. Par le fait du manque de
glandes et de follicules dans la peau du gland, les vaisseaux
qui traversent la couche réticulée sous-jacente sont très peu
nombreux et non ramifiés.Or, la sclérose se développe en somme
par l'intermédiaire des vaisseaux et autour d'eux. Que l'inoculation syphilitique se fasse sur le gland, l'artérite se dévelop-

pera en surface, dans la couche papillaire, et ne s'étendra pas en profondeur, car le tissu réticulé sous-jacent dépourvu de vaisseaux n'est pas favorable à son développement dans cette direction. C'est la disposition inverse de celle qui existe sur la couronne et le repli préputial, où la richesse vasculaire peut également expliquer la netteté et le volume de l'induration.

Signalons comme particulièrement insidieux le chancre des *fossettes latérales du frein*. Celui-ci est petit, enfoncé dans les replis muqueux de cette région, pouvant très bien échapper à l'œil. Il faut le chercher, étaler par traction la muqueuse qui tapisse l'infundibulum de la fossette et palper l'induration délicatement, avec le bout de l'index, pour la percevoir.

c. *Fourreau*. — Ce chancre est presque toujours aplati, très rouge, grenu, régulièrement délimité, reposant sur une infiltration pâteuse plutôt qu'indurée. Il n'est pas rare de le trouver sanieux et croûteux, à bords marqués, à fond pultacé. Il est exagéré de dire que le chancre du fourreau est toujours syphilitique. Il est vrai seulement que ses caractères sont peu tranchés et que le diagnostic en est difficile. La lymphite est souvent énorme et peut être suivie jusqu'aux ganglions inguinaux.

d. *Méat et de l'urèthre*. — Dans la région du méat, la richesse vasculaire, la réunion de deux muqueuses qui se rejoignent, l'irritation constante due à l'urine créent une induration peu étendue, mais ligneuse et persistante. Les mêmes causes le rendent douloureux, irritable, le prédisposent aux complications ulcéreuses. Un rétrécissement relatif, ou au contraire un entonnoir induré en est quelquefois la conséquence.

Cette induration diffuse parfois sur les parties voisines, en sorte que le sommet du gland est converti en un cône induré, de consistance cartilagineuse.

Par sa position, le chancre de l'*urèthre* proprement dit est difficile à diagnostiquer, bien qu'il ne dépasse jamais les cinq ou six premiers centimètres qui suivent le méat. La présence sur le trajet du canal d'une masse noueuse, un peu sensible au toucher, coïncidant avec un écoulement indolent, minime et persistant, peut y faire songer. Inutile de dire que ces symptômes peuvent facilement être dissimulés derrière une blennorrhagie, et que le diagnostic a le plus souvent été fait par

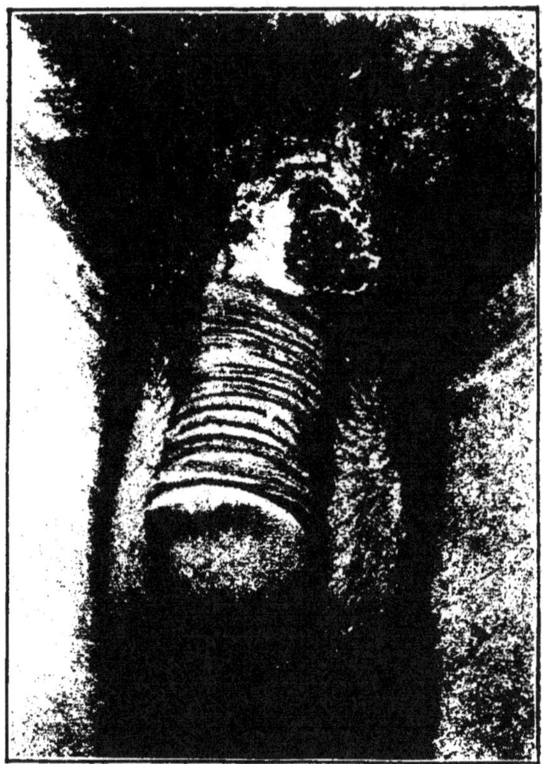

Fig. 15. — Chancre syphilitique de la racine de la verge.

l'adénopathie, sinon par la roséole. Les cas en sont d'ailleurs rares.

B. CHANCRES DU SCROTUM. — En raison des frottements et des lavages moins fréquents ou plus malaisés, l'*angle péno-*

scrotal est le siège de chancres à forme particulière. Ce sont des ulcérations planes à deux versants fortement indurés, l'un situé sur le scrotum, l'autre sur le pénis. Ils sont réunis au niveau de l'angle par une plicature médiane, comme les feuilles d'un livre, d'où un aspect assez caractéristique *(chancres en feuillets de livre)*.

Les chancres du scrotum proprement dit sont rares et ont beaucoup d'analogie avec ceux du fourreau.

C. CHANCRES DE LA VULVE. — Sur les *grandes lèvres*, le chancre est régulier, ovalaire, allongé suivant le grand axe de la région. D'abord érosif ou exulcéreux, il devient par la suite fortement induré. Cette région est même remarquable par la formation d'énormes infiltrations, mi-indurées, mi-œdémateuses, qui débordent le chancre, et au milieu desquelles l'érosion primitive paraît perdue et insignifiante.

Les *petites lèvres* sont également le siège d'indurations curieuses. Tantôt toutes petites, lenticulaires, telles qu'il est nécessaire de rouler l'organe entre ses doigts pour les trouver, tantôt sclérosant toute la petite lèvre et la transformant en une sorte de crête rigide, d'une dureté cartilagineuse dans toute son étendue. L'érosion reste presque toujours très minime et superficielle.

Le *clitoris* peut se transformer, d'une façon analogue, en une nodosité très dure surmontée d'une érosion rouge vif.

Le *méat* est soumis aux mêmes irritations que chez l'homme. Aussi le chancre y est-il également persistant, irrité et douloureux, l'orifice uréthral se présentant boursouflé, rouge, saignant à la pression, très exactement délimité par une couronne indurée.

Les chancres de l'*infundibulum vulvo-vaginal* sont caractérisés par le peu d'importance de leur induration, et aussi par la difficulté qu'on a à la percevoir. Sur la *fourchette* même, siège fréquent de ces lésions, où l'examen est facilité par la vue, c'est à peine si l'on peut apprécier l'induration parcheminée ou foliacée qui sous-tend l'érosion. Mais les difficultés sont bien plus grandes encore lorsqu'on avance dans le *vagin*. Car ici, les chancres sont petits, érosifs, de courte durée, et à peine appréciables au doigt. A l'examen, la muqueuse fuit sous la pulpe, et il faut la déprimer doucement pour arriver avec le

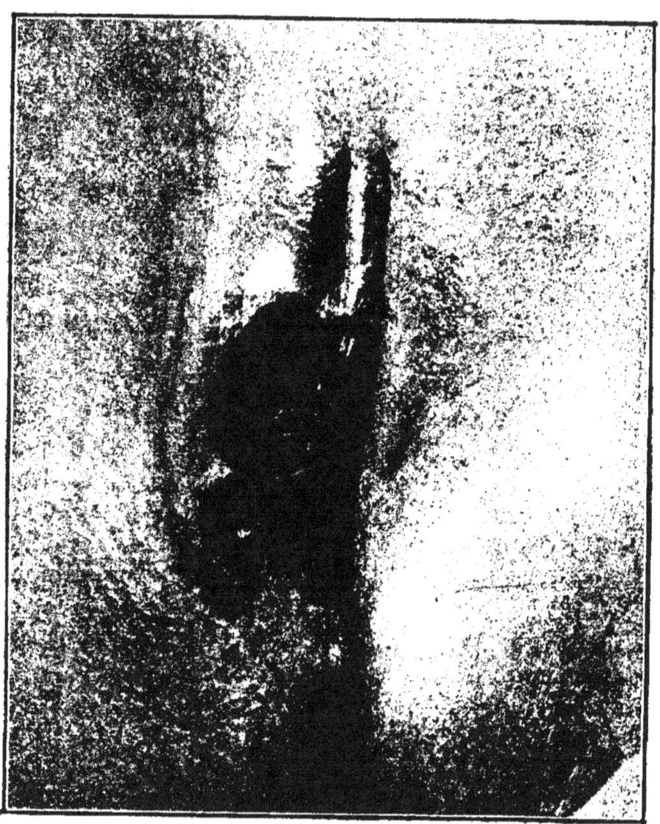

Fig. 16. — Chancre syphilitique de la vulve (d'après un moulage de l'hôpital Saint-Louis).

bout de l'index sur l'endroit soupçonné pour arriver à découvrir une différence de souplesse à ce niveau.

D. Chancre du col utérin. — Cette localisation est intéressante, car son diagnostic est certainement difficile, aussi est-il souvent méconnu. Mais, bien plus souvent encore, il passe inaperçu, à cause de son indolence ; la malade ne soupçonnant nullement son existence, et le médecin n'y songeant que lorsque la roséole révélée le met à la recherche d'un accident primitif.

Ce chancre, ordinairement unique, est plus excentrique

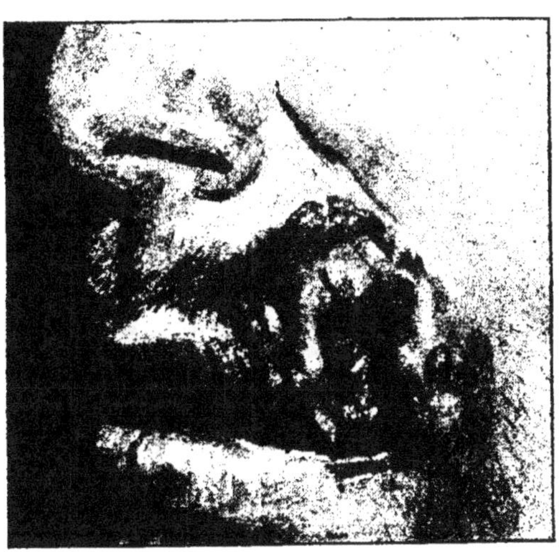

Fig. 17. — Chancre syphilitique de la lèvre supérieure.

que central, rarement prolongé dans le col utérin. C'est une papule érosive, arrondie, plane, lisse, unie, souvent recouverte d'un enduit diphtéroïde ou gris lardacé, entourée d'une collerette rouge purpurine, indolente et sécrétant fort peu. L'induration partielle, localisée à l'une des lèvres du col, existe, mais se perçoit peu ou fort mal. Le toucher permet de constater soit une hypertrophie avec dureté généralisée du col utérin, soit des indurations partielles de cet organe, localisées à un segment ou à une moitié de lèvre. Le chancre se modifie, se répare et se cicatrise avec une rapidité extraordinaire.

En somme, lésion latente et cachée qu'il faut systématiquement chercher, alors même que rien n'y pousse. Voilà qui explique évidemment bien des syphilis féminines secondaires d'emblée. Un travail de Newmann (1898) est confirmatif de cette notion. Le toucher et le spéculum, systématiquement appliqués, lui ont montré que 15 p. 100 des syphilis examinées par lui étaient dues à des chancres du col utérin, proportion

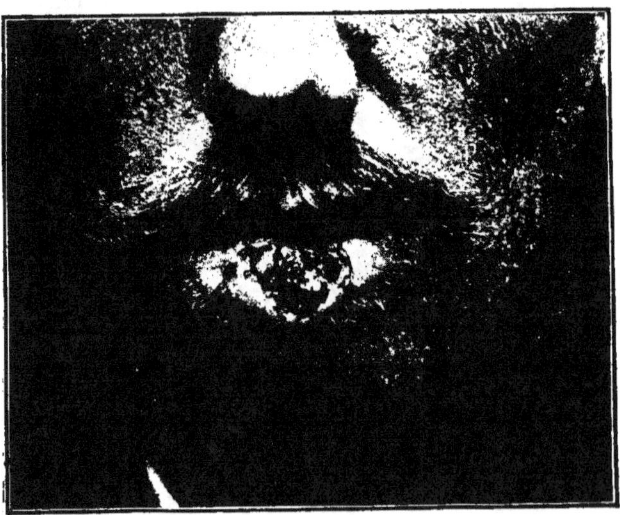

Fig. 18. — Chancre syphilitique de la lèvre inférieure.

bien supérieure à celle accordée jusque-là à ce genre de localisation.

E. Chancres de la bouche et du pharynx. — Ces chancres siègent sur toute la muqueuse, mais spécialement sur les lèvres, la langue, les amygdales, plus rarement à l'ouverture de la trompe d'Eustache.

a. *Lèvres.* — Les lèvres sont tout particulièrement atteintes par le chancre, et l'étiologie, sur laquelle nous ne revenons pas, explique cette fréquence. Toutes les formes y sont possibles, depuis le chancre nain jusqu'à l'ulcération surélevée et noueuse. Les types érosifs, papuleux et ulcéreux en sont les formes les

plus ordinaires, comme sur les autres muqueuses. A signaler
quelques aspects particuliers à cette localisation :

α) *La forme fissuraire* ou même en *feuillets de livre*, de la
partie médiane de la lèvre inférieure, laquelle peut également
se trouver aux commissures.

β) *La forme œdémateuse ou hypertrophique.* — La lèvre tout

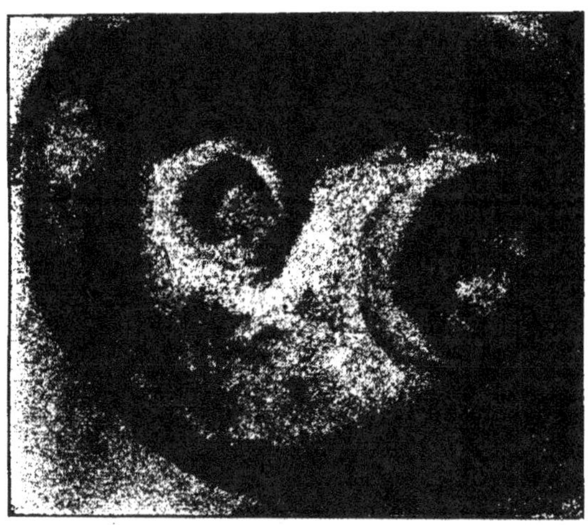

Fig. 19. — Chancres syphilitiques du dos et des bords de la langue.

entière, et surtout la lèvre inférieure, se tuméfie en un œdème
plus ou moins sensible, assez fortement induré cependant, au
voisinage de la lésion syphilitique. Des œdèmes analogues
existent au niveau des grandes lèvres. Dans les deux cas, l'érosion primitive peut passer inaperçue, l'attention étant attirée
par l'enflure qui paraît dominer la scène.

γ) *Les chancres mi-cutanés, mi-muqueux.* — Le plus souvent
ces chancres présentent une partie antérieure exposée à l'air,
recouverte d'une croûte épaisse, noirâtre et peu adhérente, dont
l'arrachement laisse voir une exulcération très rouge, saignante, bourgeonnante. En arrière, la partie postérieure de la
lésion, en contact normal avec l'autre lèvre, est lisse, luisante,

rouge chair musculaire ou légèrement teintée de gris, avec un bourrelet cicatriciel bien net à la périphérie.

b. *Langue.* — La langue est plus rarement atteinte. Outre les formes classiques érosives et ulcéreuses, les chancres peuvent y revêtir les mêmes modalités que sur tous les organes vasculaires ou lymphatiques, avec les indurations massives et le gonflement. A signaler : la *forme fissuraire*, en rhagades, éro-

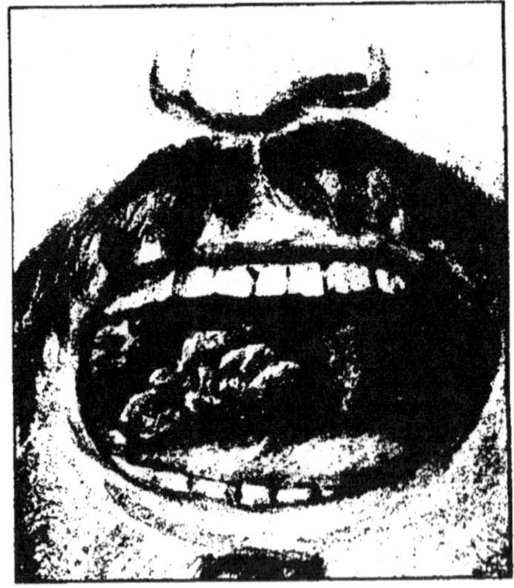

Fig. 20. — Chancres syphilitiques de l'amygdale.

sion allongée au fond d'un pli lingual . la *forme scléreuse*, marquée par une simple induration grosse comme un noyau de cerise et surmontée d'une légère érosion opaline, semblable à une traînée de nitrate d'argent. Cette forme peut devenir *scléro-ulcéreuse* sous l'influence des irritations et simuler une glossite scléreuse tertiaire ou un épithéliome.

Les bords de la langue et son extrémité, sont quelquefois le siège des chancres nains, réduits à une érosion linéaire de quelques millimètres, à peine indurée (BORD. *Ann. de Derm.* 1906).

La présence des spirochœtes et la constatation des ganglions sont nécessaires pour étayer un diagnostic.

c. *Amygdale.* — Les chancres de l'*amygdale* sont presque aussi méconnus que ceux du col utérin. Le malade se plaint tout d'abord d'une gêne légère à la déglutition et de quelques sensations de piqûre, le tout unilatéral, très minime, mais persistant. Cette persistance, jointe à l'apparition, d'un seul côté du cou, d'une adénopathie en pléiade, dure, indolente et mobile, doit éveiller de sérieux soupçons. L'examen de l'amygdale montrera alors celle-ci *rouge, hypertrophiée et dure*, quelquefois ulcérée, mais non profondément. Cette ulcération est généralement négligeable, dit BULKLEY, qui, en peu de temps, en a vu 15 cas en Norvège. Nous insistons, car il est classique de décrire ce chancre comme taillé à pic et très ulcéreux, comparable à l'angine diphtérique ou à l'épithélioma. Par son rôle, sa constitution, son siège à l'entrée du pharynx, l'amygdale est évidemment prédisposée aux infections secondaires. Mais on a pris l'accident pour la règle, ou plutôt, l'attention n'est attirée vers un chancre que par ses complications, la forme normale passant pour une simple angine, un peu longue, mais peu douloureuse.

La forme *érosive* est la plus fréquente, la plus bénigne et la plus difficile à dépister : phénomènes objectifs de faible importance, peu de tuméfaction locale, érosion superficielle, plutôt minime, à fond plat, grisâtre ou rouge, induration certaine, mais difficile à apprécier.

La forme *ulcéreuse* a des symptômes plus nets : dysphagie avec douleur unilatérale, amygdale volumineuse, turgide, surmontée d'une ulcération étendue, rouge, semée de points jaunâtres, et peu profonde.

La forme *angineuse*, rare, est presque toujours confondue avec l'amygdalite, dont elle a la tuméfaction, les troubles fonctionnels et souvent les phénomènes généraux.

Exceptionnellement, on peut rencontrer des formes *diphtéroïdes*, rappelant les angines de Löffler aussi bien par l'exsudat pseudo-membraneux que par l'état général, et la forme *gangréneuse*, souvent très grave et propre aux syphilis malignes.

D'une façon générale, on peut dire que toute amygdalite unilatérale, peu douloureuse et accompagnée de glandes, doit inspirer de sérieux soupçons, que pourront confirmer, s'il n'est pas trop tard, la dureté hypertrophique et indolente de l'organe, ainsi que l'adénopathie unilatérale.

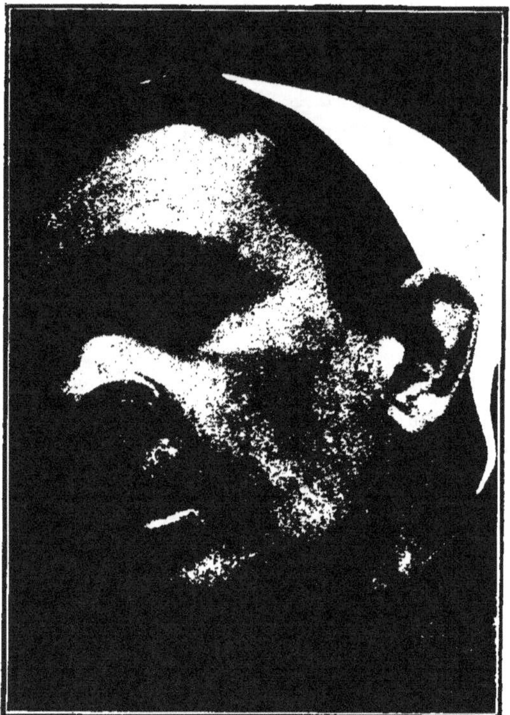

Fig. 21. — Chancre syphilitique de la narine.

On a souvent à faire le diagnostic rétrospectif. A ce point de vue encore, toute histoire d'angine ayant duré plus d'un mois, accompagnée d'adénopathie unilatérale, doit être considérée comme suspecte.

d. *Trompe d'Eustache.* -- La trompe d'Eustache est atteinte,

soit par voisinage, soit directement (au cours d'un cathétérisme). Aux symptômes du chancre, décelés par le rhinoscope,
s'ajouteront les différents phénomènes caractéristiques de
l'obstruction de cet organe, bourdonnements, douleurs, surdité,
catarrhe naso-pharyngien, etc.

F. CHANCRES DU NEZ. — Semblables à tous les chancres cutanés, lorsqu'ils siègent sur le dos de l'organe, les chancres revè-
tent une allure assez spéciale lorsqu'ils ont envahi le rebord
mobile des narines. Une fois développés, ils semblent qu'ils
attirent au dehors, en l'étalant, le bord narinaire, très rouge,
vernissé, doublé ou triplé de volume, d'une dureté ligneuse. Le
retour à la normale est toujours très long.

Le chancre de la cloison était considéré comme tout à fait
rare. Cependant depuis 1907, on a publié une série de cas de
ce genre (BLANC, SIEMS et RAGOT, RAMOGNINI, PUSATERI).
Ils sont tous caractérisés, comme tous les chancres du nez,
par l'énormité de l'induration et l'allure inflammatoire. La
perforation est une exception.

A noter, comme localisation curieuse, le cornet inférieur
(GUICHARD, 1907).

L'engorgement siège sur les ganglions sous-maxillaires,
quelquefois sur les parotidiens.

G. CHANCRES DES YEUX. — Le chancre des *paupières* commence comme un bouton de folliculite pour aboutir à l'érosion
indurée la plus caractéristique. Celle-ci est étendue en amande
suivant la forme de la paupière. Presque toujours des phénomènes inflammatoires accompagnent la période d'état du
chancre, tels que conjonctivite, iritis ou dacriocystite. Peut-
être à cause de ces complications, la résolution de l'infiltration
se fait toujours avec une grande lenteur.

Le siège préféré est le bord ciliaire et surtout la commissure
interne. Dans ce cas, le chancre débute sous la forme d'une
ulcération fissuraire, d'abord limitée au bord libre. Puis le gonflement survient, rapide et très marqué. L'ulcération repose
alors sur une masse dure nettement délimitée : la paupière

constitue un bourrelet saillant, enflammé et œdémateux, faisant une saillie cartilagineuse de 4 ou 5 millimètres, suivant

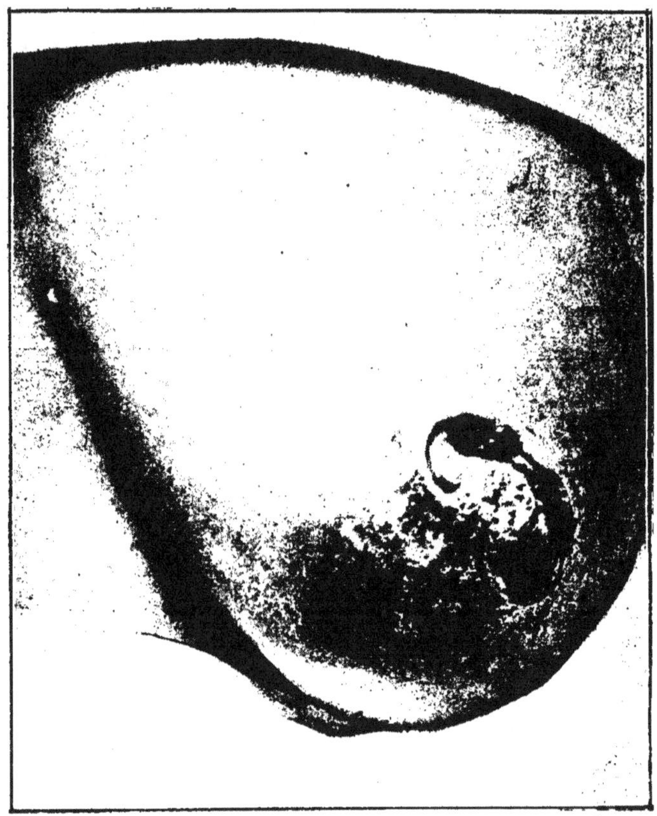

Fig. 22. — Chancre syphilitique du sein (d'après un moulage du musée Saint-Louis).

un axe parallèle au bord libre de la paupière. Les complications sont très rares.

C'est là une localisation peu fréquente : 21 cas sur 849 (Fournier), 1 sur 500 (Fortuniades). Mais, comme pour toutes les localisations bizarres, il semble que les publications les concernant deviennent plus nombreuses. On les trouvera réunies dans un article de CHAUVIN (*Archives d'Ophtalmologie*, 1909).

On a décrit quelques chancres de la *conjonctive*. Leur forme serait assez comparable à celle d'une lentille rouge foncé, revêtue d'un enduit diphtéroïde, qui, enlevé, laisse voir une simple érosion sans bords, ni sécrétions. Ni douleurs, ni injection marquée de la conjonctive.

Les ganglions péri-auriculaires sont engorgés.

Le chancre de la *cornée* a été décrit dans la thèse de BINET (Paris, 1883).

H. CHANCRES DU SEIN. — Ce sont les plus fréquents des *chancres cutanés*. La transmission de la syphilis de l'enfant à la nourrice par l'intermédiaire d'un chancre mammaire est une notion admise depuis les travaux de LANGLEBERT, ROLLET, DRON, et les descriptions se sont multipliées.

Le chancre mammaire est souvent unique, mais dans une proportion numérique assez faible. FOURNIER a trouvé 30 chancres solitaires pour 26 multiples, allant de 2 à 8. ROLLET a constaté 39 fois un seul chancre, et 39 fois plusieurs localisations dont 26 fois sur les deux seins et 13 fois sur un seul.

Le siège ordinaire en est le mamelon pour ROLLET : 24 fois pour 17 sur la base du mamelon, et 16 à la périphérie de l'organe. FOURNIER, au contraire, les a ordinairement vus siéger sur la base du mamelon.

La lésion, au début, est particulièrement insidieuse et indolente, consistant en une simple élevure rougeâtre, légèrement érosive. Si la surface est nettoyée par la malade ou par la bouche du nourrisson, l'érosion, classique d'aspect, suit son cours, excentriquement et régulièrement agrandie, créant peu à peu au-dessous d'elle une induration bien délimitée. Ces indurations mammaires sont des plus nettes que l'on puisse voir. Le chancre a généralement l'étendue d'une pièce de cinquante centimes ou d'un franc.

Le manque de soins, d'ailleurs habituel, du moins au début, fait que la légère sécrétion pyoïde provenant de l'érosion se concrète rapidement en croûtes. On a alors l'aspect classique du chancre cutané, indifféremment qualifié de *chancre ecthymateux* ou *croûteux*, la dénomination objective n'ayant qu'une importance secondaire. Il est essentiellement caractérisé par une croûte d'étendue variable et sans forme précise, assez adhérente, brunâtre ou brune, tachetée de stries verdâtres, peu épaisse, entourée d'une auréole rouge bien dessinée et peu étendue. Mais cette croûte n'est qu'un symptôme surajouté et peu important. Une fois détachée, elle laisse voir l'érosion chancreuse avec sa couleur habituelle, un peu plus creusée, par le fait de la croûte, corps irritant permanent et septique.

On voit également le chancre revêtir la forme d'une *crevasse*, d'une *gerçure*, le plus souvent peu profonde (4 à 5 millimètres au plus), quelquefois assez étendue pour contourner le mamelon, en forme de croissant. Ces crevasses se voient surtout à la base du mamelon, et peuvent en imposer pour les simples fissures, si communes au cours de l'allaitement.

A signaler, dans cette région, la fréquence des chancres multiples, et dans ce cas, il est curieux de constater leur exiguïté et leur bénignité, qui les a fait décrire sous le nom de *chancres multiples herpétiformes.*

Comme pour tous les chancres cutanés, une macule rouge sombre, puis bronzée, suit la cicatrisation. Elle persiste trois ou quatre semaines, ou plus, mais disparaît toujours. L'induration a une survie également longue. Il n'est pas rare de rencontrer un noyau très accusé, cinq ou six mois après la période d'état. Cette persistance est même précieuse pour le diagnostic rétrospectif, les femmes contagionnées ne se présentant guère qu'au moment des manifestations secondaires.

Il en est de même de *l'adénopathie.* Elle se développe sur la face interne de l'aisselle et se sent facilement. Elle ne présente rien de particulier, sinon sa persistance, encore plus longue que celle de l'induration. Une chaîne perceptible chez les personnes peu adipeuses relie quelquefois l'accident primitif et l'adénite axillaire.

Inutile de faire ressortir l'intérêt que présente, pour certaines constatations médico-légales, ces reliquats de la période d'état, témoignages posthumes de la localisation première, dont la connaissance peut être essentielle, mais est difficile à apprécier.

I. CHANCRES DE L'ANUS. — Cette localisation se rencontre une fois sur cent vingt chez l'homme, une fois sur douze chez la femme (JULLIEN). Ce chancre peut être *péri-anal*, situé sur la marge de l'anus, ou *intra-anal*, occupant l'orifice lui-même.

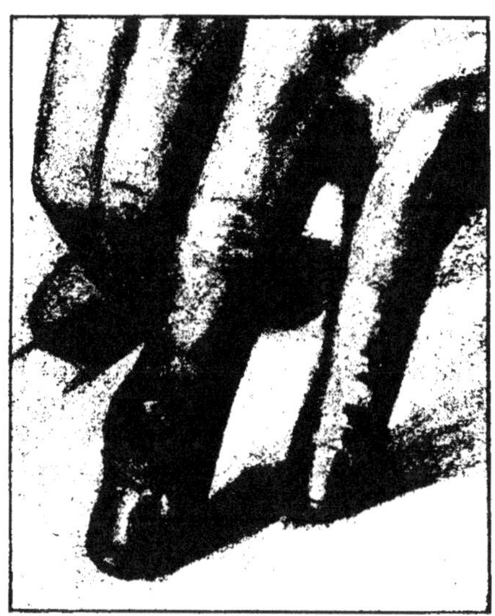

Fig. 23. — Chancre syphilitique du doigt.

α) Le *chancre péri-anal* se présente parfois sous la forme d'une papule légèrement ulcéreuse, étalée et arrondie, d'aspect classique. Plus souvent, il est logé dans les plis rayonnés de l'anus et s'étend suivant la direction. Il est alors constitué par une *fissure* effilée, étroite, rougeâtre, à contours érosifs, à fond ulcéreux et sanguinolent. Cette fissure est masquée par le boursouflement des plis, et il est nécessaire de déplisser la région péri-anale pour la découvrir. Elle peut se développer sur un bourrelet hémorroïdaire. Sous l'influence du défaut d'hygiène, ce chancre, plus que tout autre, se complique de phénomènes inflammatoires, depuis l'intertrigo jusqu'à l'engorgement, créant de gros bourrelets saillants sous lesquels la lésion risque d'être méconnue.

β) Le *chancre intra-anal* déborde l'orifice et, dans ce cas, présente les mêmes difficultés et les mêmes symptômes que le précédent. Ou bien il reste interne, cas auquel on doit, pour l'apercevoir, dilater l'anus, soit avec les doigts, soit avec un instrument ; il est généralement situé sur la face antérieure de l'anus, et représenté par une excoriation fissuraire. Les irritations constantes dont il est l'objet lui donnent un aspect violacé, avec une zone d'inflammation plus ou moins étendue. Pourtant ces chancres ne sont pas douloureux et gênent peu la défécation. La base indurée est difficile à percevoir, les conditions matérielles de topographie, de défense sphinctérienne, s'opposent à son exploration complète.

Dans tous les cas où l'érosion est sphinctérienne ou intrasphinctérienne, une certaine dilatation est absolument nécessaire pour voir quelque chose. Dès que l'on cesse la traction, les bords de l'ulcération se froncent à la façon du collet d'une bourse dont on serre les cordons, et s'adossent, dissimulant toute la lésion. Souvent, le chancre est constitué par deux feuillets rigides, qui se séparent à la dilatation, comme les deux moitiés d'un livre que l'on ouvre, et se referment de même. La lésion, à l'état normal, se borne à une fissure à peine indurée, dont le diagnostic est à peu près impossible.

Les ganglions inguinaux externes sont engorgés si le chancre est péri-anal. En dedans du sphincter, les lymphatiques se rendent surtout aux ganglions hypogastriques non explorables.

J. CHANCRES DES DOIGTS. — Rare, mais intéressant par les difficultés que présente son diagnostic précoce, ce chancre est celui des médecins, des sages-femmes. Sur une statistique de 49 chancres digitaux, FOURNIER en compte 10 par morsure, 9 attribuables à la lubricité, et 30 à des touchers médicaux.

Quelquefois papuleux, érosif, ou fissuraire, le chancre du
doigt se montre au contraire le plus souvent étendu et saillant
d'emblée. A sa période d'état, il peut présenter de gros bourgeons charnus, séparés par des interstices très visibles, entourés par un anneau induré net, rouge, non érosif (RICORD) ou

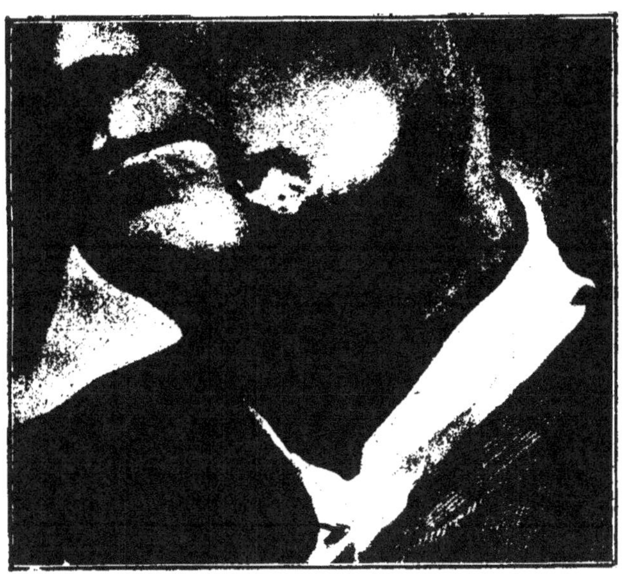

Fig. 24. — Chancre syphilitique du menton.

bien il est surélevé, proéminent et très induré (D. MOLLIÈRE).
Sa cicatrisation est longue, exigeant toujours plusieurs mois,
et laissant longtemps après une trace persistante.

Certains caractères sont particuliers au plus fréquent des
chancres digitaux, à celui de la *troisième phalange*. D'abord
ils figurent presque toujours un croissant, un fer à cheval. Ce
sont des *chancres semi-lunaires*. Leur induration se présente
sous forme d'une dureté massive, régionale, englobant la peau
et les tissus sous-jacents, au point de donner l'apparence d'une
dactylite ou d'un panaris. Confusion d'autant plus facile que

ces chancres sont très douloureux, avec sensation de brûlure, de battements et irradiations dans tout le doigt, symptômes encore plus marqués si le chancre s'est insinué sous
l'ongle et le décolle.

Dans certaines variétés, beaucoup plus rares (hypertrophique, inflammatoire, fongueuse), le chancre est absolument
méconnaissable et peut en imposer, soit pour un panaris ulcéré,
soit pour un épithélioma.

Ce genre de chancres est très fréquent dans notre profession.
Dans un travail sur la syphilis professionnelle des médecins
(1904), BLASCHKO rapporte les observations de douze confrères, dont dix inoculés dans l'exercice de leur profession.

Il est aussi péri-unguéal (MAURIAC) siégeant sur le repli
cutané qui recouvre la racine de l'ongle. Il présente alors la
forme d'un fer à cheval, tandis que la surface ulcérée, rouge
sombre, est soulevée en éventail sur les tissus épaissis.

K. AUTRES LOCALISATIONS CUTANÉES. — Les autres chancres
sont tellement exceptionnels que nous ne pouvons entrer dans
la description de leurs symptômes. Toutes les localisations sont
possibles, en n'importe quel point de l'épiderme, comme le
font ressortir nos statistiques. Ce sont simplement des trouvailles curieuses, intéressantes par la difficulté de leur diagnostic et quelquefois par leur étiologie. Citons les chancres sour-
ciliers (HALLOPEAU et TRASTOUR, *Soc. de Dermatologie*. 1900),
DANLOS, *Soc. de Dermatologie*, 1895, etc.), ceux de l'oreille
(ROCHON, *Médecine Moderne*, 1894), du cou (RENAULT, *Soc.
de Dermatologie*, 1892).

A noter cependant la tendance particulière des chancres de
l'abdomen à l'extension et à la prolifération. Ils sont en général
énormes, multiples, et se rejoignent avec la plus grande facilité,
constituant des ulcérations de plusieurs centimètres de longueur. On a déjà publié plusieurs observations de ce genre
dans les *Annales des Maladies vénériennes* (PAWLOFF, 1909,
NIEPPE, 1910).

On pourra se faire une idée de la fréquence relative de ces

localisations par la statistique de Fournier (1903) portant sur 110 cas :

Cou	3
Thorax, sein	19
Autres régions	3
Abdomen	16
Aine	3
Fesses	4
Membre supérieur : Main	46
Avant-bras et bras	10
Épaule	1
Membre inférieur	5

Tous ces accidents se présentent avec les caractères des chancres cutanés, déjà décrits à propos du sein, avec leurs formes croûteuses habituelles, devenant facilement ulcéreuses et quelquefois hypertrophiques.

C) COMPLICATIONS

Nous étudierons tout d'abord les complications du chancre et de l'adénopathie, pour consacrer ensuite un chapitre à la question du chancre mixte.

1° **Complications du chancre.** — Le chancre syphilitique est peu sujet aux complications ; si peu, que, pour nombre d'auteurs, l'apparition des phénomènes inflammatoires ou gangreneux est la signature de la non-spécificité. Cependant le fait est possible et ces complications peuvent exister. Elles sont toujours locales, dues à des causes locales, nées *in situ* et n'atteignant que le chancre. Elles sont bien plus fréquentes dans le chancre mou, et nous les avons déjà étudiées, à ce propos, avec assez de détails. Ce sont l'*inflammation*, la *gangrène*, le *phagédénisme*. Tous les écarts d'hygiène et tous les excès, travail, coït, alcool, y compris les excès de traitement et les cautérisations intempestives, peuvent déterminer ces complications. Il semble que l'on doive donner à l'alcool une part prépondérante, probablement parce que son usage habituel et exagéré implique chez ceux qui s'y adonnent l'oubli des règles les plus élémentaires de la propreté, dans la clientèle hospitalière du moins.

a. *Inflammation*. — Le chancre s'enflamme, il se tuméfie, se boursoufle, devient douloureux. Son aréole rouge s'étend, d'autant mieux que le tissu cellulaire sera lâche et abondant ; sa surface change d'aspect, devient livide, vineuse, quelquefois ecchymotique et noirâtre. Il sécrète plus abondamment.

L'inflammation peut rester localisée. Dans ce cas, la surface se creuse en cupule, en godet, aux dépens de la propre substance du chancre, respectant l'induration périphérique, augmentée de l'infiltration inflammatoire. Une croûte se forme, qui, enlevée, laisse voir une vraie ulcération, sécrétant un pus épais et assez abondant. Quelques lavages font justice de cette petite complication et la guérison en est à peine retardée.

Le plus souvent l'inflammation retentit sur les tissus voisins. Ainsi se produisent les balanites, balano-posthites inflammatoires ou phlegmoneuses, causées ou aggravées par un phimosis ou un paraphimosis. Ce sont choses fréquentes et banales.

Ainsi se produisent encore les vulvites œdémateuses, avec une hyperhémie grosse comme trois ou quatre quartiers d'orange. Les petites lèvres énormes pendent en dehors de la vulve en formant de gros bourrelets rosés, quelquefois tortillés sur eux-mêmes. Même phénomène à la lèvre inférieure, au scrotum. Et malgré son appareil terrifiant, cette lésion est en somme bénigne, rapidement guérie par quelques bains suivis de pansements. Il persiste quelquefois, et surtout sur les petites lèvres, un *sclérème* spécial, tenace, dur, parcheminé, peut-être dû à une lymphangite en nappe du derme muqueux.

b. *Gangrène*. — Dans les mêmes conditions, la gangrène peut envahir le chancre. Là encore, le mal reste habituellement localisé à l'infiltration plastique du chancre proprement dit. La teinte devient livide, jaunâtre, la surface se creuse, les bords se taillent, l'aspect est sanieux, la sécrétion particulièrement odorante. L'extension consécutive est possible, mais bien rare. Les délabrements étendus et les mutilations d'organe sont tout à fait exceptionnels.

Le chancre gangreneux se présente assez souvent avec une coloration gris noirâtre, et même noire, due à la mortification des couches superficielles. Puis cette escarre se détache par lambeaux, laissant apparaître une surface bourgeonnante qui se répare assez rapidement.

La forme blanche, diphtéroïde, est beaucoup plus rare.

c. *Phagédénisme*. — Enfin, dans des conditions spéciales, sollicité à s'étendre par une malpropreté insigne, un alcoolisme invétéré, ou la continuation des coïts, et souvent sans causes, le chancre peut devenir phagédénique. Dépassant d'une façon considérable ses limites habituelles, offrant une tendance destructive rebelle à toute médication, l'ulcération persiste des mois et devient chronique, après avoir envahi de larges surfaces, bien au delà du chancre, et même de l'organe sur lequel il a pris naissance. C'est encore là une complication tout à fait exceptionnelle.

Ce phagédénisme affecte diverses formes :

Simplement *gangreneux*, il représente une escarre brune étendue, se détachant progressivement par lambeaux mortifiés ; puis d'autres escarres se produisent autour de la première et la rejoignent. D'où extension, en même temps qu'excavation du chancre, jusqu'à ce que le processus s'arrête, généralement sans délabrements excessifs.

Dans la forme *ulcéreuse*, ou *térébrante*, plus grave, le mal débute, assez rapidement, par un bourrelet inflammatoire, rouge ardent, au centre duquel survient l'ulcère. Puis celui-ci s'étend aux dépens des tissus voisins qui disparaissent par une sorte de fonte moléculaire, sans escarre. Superficiel, ce processus peut s'étendre à des portions considérables de tégument. Profond, il cause des hémorrhagies quelquefois graves.

Très rarement, des symptômes généraux surviennent, créant une forme *septique*, de durée variable.

Dans sa forme la plus habituelle, deux faits la caractérisent : d'abord la tendance à rester sur place, à ne pas envahir les régions voisines, ensuite la durée plutôt courte, comparée aux ravages du phagédénisme chancrelleux ou tertiaire.

Inutile d'ajouter que ces complications sont singulièrement

facilitées par un état général anormal ou mauvais. A ce point de vue, il semble que la grossesse ait une influence défectueuse, peut-être par la congestion qu'elle entraîne du côté des organes génitaux externes. Un chancre de la vulve se réparera plus difficilement sur ce terrain congestionné. De même la tubercu-

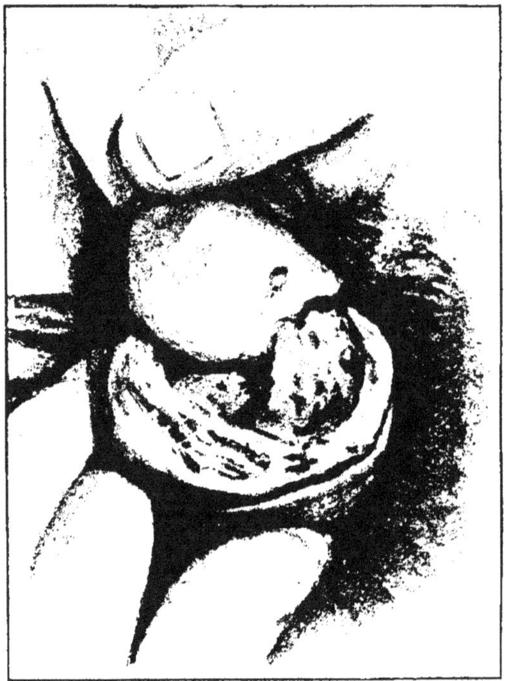

Fig. 25. — Chancre phagédénique du sillon balano-préputial.

lose, le diabète et aussi cet ensemble de conditions nées de la mauvaise alimentation et de la malpropreté, que l'on appelle misère physiologique, auront incontestablement une influence sur la marche et la durée du chancre. Cette aide réciproque que se prêtent les diathèses est chose bien connue, et elle se manifeste dès la première période de la syphilis. Nous en parlerons plus longuement au chapitre du pronostic.

Il est non moins certain que, dans bien des cas, la raison du phagédénisme reste un mystère, et il est impossible de lui trouver une explication. Peut-être s'agit-il là, comme on l'a dit, d'associations microbiennes encore mal connues.

2° Complications de l'adénopathie. — Les ganglions peuvent, par exception, perdre leurs caractères d'isolement,

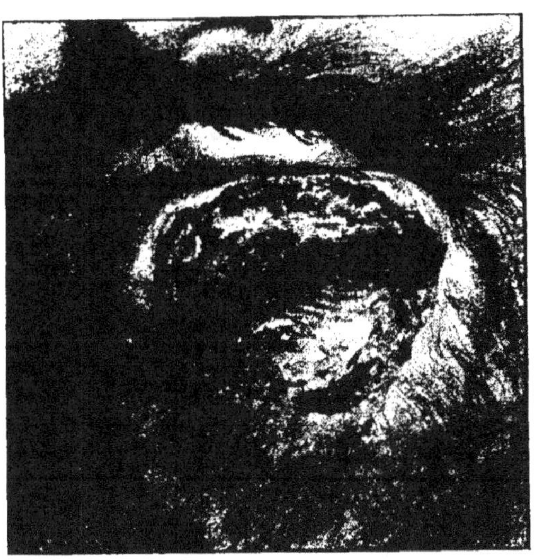

Fig. 26. — Chancre phagédénique de la lèvre inférieure
et du menton.

d'indolence et d'aphlegmasie. Ils se réunissent, se *conglomèrent* et constituent une masse cohérente, qui, elle-même, peut *s'enflammer* et *suppurer*. D'où trois stades dans ces complications.

α) *A un premier stade, stade de cohérence,* les ganglions se groupent, se fondent en une seule tumeur, constituant dans l'aine une saillie globuleuse, ovoïde, quelque peu douloureuse, de volume variable. Celle-ci peut rester telle fort longtemps pour disparaître par la suite, ou bien prendre les caractères de l'engorgement strumeux, avec empâtement diffus, adhérence à la peau, et terminaison par un abcès qui s'ouvre et suppure. Ces modifications seront dues au manque de lavages, à l'infection du chancre, à une balanite concomitante, qui aura fait pour son compte de la périadénite.

β) *A un second stade, stade d'inflammation*, par suite d'irritations surajoutées, ou de coïncidences morbides, la tumeur ganglionnaire devient rouge, douloureuse, chaude. Elle s'enflamme. Le caractère particulier de cette inflammation est de rester subaiguë fort longtemps, sans suppurer, et de guérir facilement. Un peu de repos suffit pour faire disparaître des engorgements qui paraissent bien près de s'abcéder.

γ) Cependant, le *troisième stade, stade de suppuration*, se produit. Il est très long à se faire. Des semaines sont quelquefois nécessaires pour que le pus perce la coque épaisse qui le contient. Quand on l'ouvre, on peut se rendre compte de l'épaisseur des parois et de la profondeur du pus, que l'on s'attendait quelquefois à trouver de suite sous la peau. Dès que l'abcès est vidé, la guérison est rapide et tout élément inflammatoire disparaît vite. Le vrai bubon, ulcéreux, gangreneux, serpigineux, se rencontre très rarement à la suite du chancre syphilitique.

D) Chancre mixte

Parmi les complications du chancre induré, nous devons ranger celles qui sont dues à l'inoculation sur le syphilome primitif du virus chancrelleux, constituant ainsi un *chancre mixte*. Son existence est aujourd'hui admise et nous sommes loin des vigoureuses polémiques qui saluèrent son apparition en 1858, date des premiers travaux de Rollet. Il est aujourd'hui définitivement reconnu que les deux virus chancrelleux et syphilitiques peuvent coexister sur une même lésion, y évoluer dans une intimité absolue, tout en conservant leur individualité propre et leurs caractères essentiels.

1º Modes de contagion. — Les modes de contagion sont multiples et faciles à imaginer.

α) La contagion est *simultanée*, lorsque dans un seul coït le malade a trouvé sur la même personne les deux causes de contamination. Celles-ci peuvent être représentées soit par un accident spécifique (chancre ou plaque muqueuse) avoisinant des chancrelles, soit par un chancre mixte déjà existant. Le contact avec ce dernier accident peut engendrer, soit l'une, soit l'autre, soit les deux infections, et non de toute pièce un autre chancre mixte, comme ROLLET l'admettait. Dans cette dernière hypothèse, un chancre mou apparaît chez le sujet inoculé trois ou quatre jours après le coït, se développe avec ses symptômes classiques jusqu'au moment plus ou moins éloigné, trois semaines environ, où l'apparition d'une induration à la base, d'une surélévation anormale des tissus, d'un arrêt de la cicatrisation, lui donne un aspect nouveau qui sera *mixte* au point de vue symptomatique, c'est-à-dire participant à la fois des caractères d'un chancre syphilitique au début et d'un chancre mou en voie de guérison.

β) Les contagions peuvent être *successives*. Si le chancre mou s'est inoculé pendant la période d'incubation du chancre syphilitique, la marche en est la même que précédemment, mais les modifications objectives sont plus précoces et arrivent en pleine période d'état de chancrelle. Dès la deuxième semaine, des modifications se produisent dans le sens de l'induration. Cette hypothèse se réalise rarement.

γ) Ou bien *l'accident primitif évoluait lorsque le malade a contracté la chancrelle*. Le fait est relativement fréquent, car les symptômes minimes de l'érosion syphilitique au début gênent en somme fort peu celui qui le porte et ne l'obligent pas à la continence. Celle-ci n'en est pas moins une porte d'entrée toute trouvée pour le virus du chancre mou, dont les symptômes apparaîtront peu après, greffés sur ceux du chancre syphilitique.

δ) Ou bien, la *syphilis s'inocule sur un ou plusieurs chancres mous préexistants*. Ceci est beaucoup plus rare, à cause de la gêne douloureuse et souvent de l'impossibilité réelle qu'éprouve le malade porteur de ces chancres mous à pratiquer le coït.

2° Symptômes. — Quel que soit le mode de début, cette complexité d'origine se reflète dans les caractères objectifs de la lésion à sa période d'état. L'induration surélevée et anormalement rouge à la périphérie est creusée d'une vraie ulcération profonde, à bords plus ou moins abrupts, aboutissant à un fond jaunâtre et purulent.

La sécrétion est incessamment renouvelée, la palpation douloureuse. L'infiltration doublant l'induration s'enfonce profondément dans les tissus, faisant un énorme noyau à limites vagues, mais très consistant. Telles sont les indurations que l'on trouve surtout dans le sillon balano-préputial.

L'engorgement ganglionnaire reproduit ce type complexe. L'adénite dure polyganglionnaire et le bubon chancreux peuvent se combiner en des lésions hybrides où l'une ou l'autre dominent suivant la prédominance ou le moment. En règle générale, un chancre diagnostiqué mou qui donnera lieu à une grosse adénite dure, puis pâteuse, mollasse, un peu douloureuse et rouge, longue à s'abcéder, peu suppurée, devra être considéré comme suspect.

Les deux éléments qui concourent à la formation du chancre mixte ne sont pas d'égale durée. Très fréquemment, il ne conserve son double caractère que pendant une partie de son existence. L'ulcère chancrelleux guérit avant l'induration spécifique, et celle-ci persiste d'autant plus qu'elle s'est davantage étendue.

En somme, on peut considérer comme chancre mixte toute lésion qui, suivie des accidents secondaires spécifiques, est réinoculable en série au porteur. Mais ce n'est pas là une lésion distincte, spéciale, un chancre naissant d'un autre chancre toujours semblable à lui-même. C'est un mélange de deux virus, accidentellement réunis en un même point, et pouvant transmettre soit l'un, soit l'autre, de ses deux composants. Cette notion nous apparaît aujourd'hui très claire, mais il est facile de comprendre quelle perturbation elle devait jeter dans les esprits, lorsque les lois générales de la transmission syphilitique et chancrelleuse n'étaient pas encore connus.

Il ne sera ici question que du diagnostic clinique. La connaissance des spirochœtes a aujourd'hui beaucoup simplifié les choses et nous avons déjà consacré quelques pages à son étude. Il n'en est pas moins vrai que la majorité des praticiens ne possède ni l'instrumentation, ni la technique nécessaires à ces sortes de recherches, et que les confusions sont faciles pour qui n'en a pas une grande habitude. D'où la nécessité d'exposer avec la même minutie qu'autrefois le diagnostic différentiel de ces lésions.

E) DIAGNOSTIC DU CHANCRE SYPHILITIQUE

Suivant l'époque, suivant le siège, le chancre syphilitique affecte des aspects très différents. Il est de toute nécessité de le considérer dans ses diverses localisations, pour établir un diagnostic véritablement clinique, les lésions similaires étant différentes suivant les régions. Nous commencerons, pour y insister particulièrement, par le plus fréquent de tous, le *chancre génital*.

1° Chancre génital. — Établissons d'abord un point : pour que le diagnostic de l'accident primitif soit possible, il faut qu'il ait déjà revêtu quelques-uns de ses caractères essentiels. A sa période tout à fait embryonnaire, nous l'avons déjà dit, le futur accident primitif est représenté par la moindre des écorchures, le bouton le plus insignifiant. Et quelles que soient les insistances du malade, quel que soit le désir du médecin, peut-être déjà éclairé par une anamnèse suspecte, il est bon d'attendre quelques jours avant d'affirmer un diagnostic.

Mais la lésion s'accuse, l'érosion apparaît, petite encore, rouge, lisse, déjà indurée, suffisante pour éveiller les soupçons du médecin et les craintes du malade.

La persistance de l'érosion indurée nous permet d'écarter l'hypothèse d'*écorchure* due à un coït vigoureux, à un frottement quelconque ou à un grattage. Cependant il ne faut pas oublier qu'un traitement trop cautérisant, à l'alun, au chlorure de zinc, au nitrate, appliqué sur la plus modeste des fissures, peut déterminer sa durée d'abord, et son induration ensuite. Des renseignements très précis sont nécessaires, la suspension du traitement et un nouvel examen quelques jours après.

Dans le même ordre d'idées, *une petite végétation* convenablement cautérisée par un malade inquiet, et présentée peu après au médecin, aura tous les caractères d'une érosion douteuse. Donc, il est essentiel de se renseigner, et sur le mode d'apparition, et sur la thérapeutique suivie.

Dans ces cas, et dans ceux qui suivent, la *notion d'un coït remontant à trois semaines* ou plus serait évidemment d'un grand secours. Mais cette notion est en général si peu précise ! Il est bien rare que le malade n'ait pas pratiqué dans l'intervalle quelques coïts aussi douteux, entre lesquels il est bien difficile de trouver le mauvais. Cependant on doit toujours rechercher cette étiologie, et quand le malade accuse très nettement un coït isolé, non suivi d'autres, de trois à cinq semaines avant l'apparition du plus petit symptôme, cette affirmation est d'une aide très précieuse pour le diagnostic.

A cette période encore, la confusion avec l'*herpès* est des plus faciles ; non avec l'herpès vésiculeux, l'herpès miliaire criblant le prépuce et le gland de petites érosions bien rondes et toutes superficielles, mais avec l'*herpès confluent*, solitaire, persistant, souvent creusé et induré par une inflammation légère qu'explique le manque de nettoyage.

Ici l'*interrogatoire* est précieux. Le malade nous apprend que la lésion a débuté par de petites vésicules toutes voisines, que chacune de ces vésicules s'est affaissée laissant à sa place une petite surface rouge et luisante. Puis ces petites érosions circulaires se sont réunies, pour créer la lésion que l'on a sous les yeux. De plus — et ceci est important — cette éruption a été accompagnée, dès son apparition, d'un prurit quelquefois intense, avec sensation de chaleur, de cuisson, de tension locale, comme dans toutes les éruptions herpétiques. Si, avec cela, le malade est sujet à des éruptions semblables, si, sur d'autres points du corps, ou dans le voisinage, il résente quelques bouquets vésiculeux, nous aurons déjà un certain nombre de signes de probabilité.

Mais l'examen direct doit lever les doutes. L'*herpès* se caractérise :

α) *Par le contour déchiqueté, policyclique, de la lésion* : Les petites érosions circulaires du début se sont fusionnées, mais, au dehors, leurs circonférences, quoique confluentes, ont gardé leur individualité. En sorte que le contour extérieur de la lésion est marqué par une série de portions de circonférences régulièrement dessinées et réunies bout à bout.

β) *Par le manque d'induration de la base*, quelquefois remplacé par un certain degré de rénitence inflammatoire.

γ) *Par le manque d'adénopathie*, constante au contraire dans le chancre dès la seconde semaine, avec ses caractères de polyadénite dure et indolente et délimitée. Sans revenir sur les caractères de cette adénite, nous insistons sur son importance, telle qu'en son absence, il n'est pas possible d'affirmer la spécificité. La très légère adénite sub-inflammatoire, quelquefois réveillée par une grosse poussée herpétique, n'est nullement comparable, ni comme forme, ni comme durée, ni comme indolence. On doit enfin songer à la coïncidence possible, fréquente même de l'un et de l'autre, ne pas s'en tenir à un examen superficiel et faire ses réserves en cas de doute.

Il est, de même, certains cas de *balanite érosive* dont le diagnostic est des plus complexes. Au lieu de s'accuser par des érosions, très superficielles, desquamatives et confluentes, ces affections peuvent déterminer des lésions plus discrètes et plus creuses, rouge vif ou gris pultacé, pouvant fort bien en imposer pour un accident primitif. D'autant plus que sous un prépuce long, le chancre développe presque toujours une balanite douloureuse. La guérison rapide et la non moins rapide disparition des ganglions sous l'influence de quelques lavages sera le meilleur des diagnostics. L'adénopathie est d'ailleurs toujours douloureuse.

Il ne faudra pas prendre un bouton de *folliculite*, à réaction inflammatoire un peu extensive, pour un syphilome. Ces folliculites surviennent sur toute la partie cutanée des organes génitaux, et surtout sur les grandes lèvres où elles atteignent facilement le diamètre d'une pièce de cinquante centimes.

Mais la douleur spontanée et provoquée, la goutte de pus du sommet jaillissant par la pression, laissant à sa place une petite ulcération cratériforme et relativement profonde, l'absence d'adénopathie font éviter cette erreur.

Reste le *chancre mou*. Nous ne reviendrons sur ce diagnostic, déjà complètement étudié, que pour faire ressortir son importance. Malgré les caractères si différents de leur période d'état, les cas douteux sont quotidiens, soit au début de leur évolution, soit plus tard par le fait des circonstances ou de localisations spéciales (voir chancre mou, p. 308).

Telles sont les principales hypothèses qui se présentent à l'esprit du clinicien en présence d'une lésion érosive des organes génitaux. Puis l'évolution suit son cours, l'induration s'affirme, l'adénopathie est de plus en plus typique, l'aspect général est tel que la confusion devient de moins en moins possible.

Plus tard, certaines anomalies dans la forme ou dans la marche peuvent éveiller quelques doutes. On sait que la *tuberculose* peut créer sur le gland, et surtout sur la vulve, des ulcérations jaunâtres, creuses, à bords décollés et indolentes. Rien de tout ceci ne rappelle le chancre. On sait aussi que les *syphilides secondaires*, que les *ulcérations tertiaires*, siégeant sur la verge, sont passibles d'induration. Si l'anamnèse est vague, si ces lésions sont solitaires, on peut les confondre. Le diagnostic en est quelquefois très difficile, d'autant plus que le malade aura conservé à l'aine une adénopathie suffisamment caractéristique. Dans ces cas, il est arrivé de prendre ces syphilides pour un chancre, l'erreur inverse se faisant peu. La connaissance précise des antécédents, et les symptômes concomitants sont nécessaires pour établir le diagnostic.

Ce diagnostic est également applicable à l'homme et à la femme. Cependant quelques localisations sont plus particulières à l'un ou à l'autre.

Chez l'homme, le chancre du méat est souvent considéré comme le signe d'une blennorrhagie au début, à cause de la rougeur de la muqueuse et du suintement qui l'accompagne. La palpation du méat dans le sens de son grand axe mettra en évidence l'induration. Une observation de quelques jours montrera que l'écoulement est aussi minime quelques jours après qu'au début.

Le *chancre de l'urèthre* ne doit pas être pris pour un noyau de folliculite post-blennorrhagique. L'anamnèse, l'évolution, l'absence de pus éviteront cette erreur.

Chez la femme, les chancres de col utérin sont presque toujours confondus avec des érosions de métrite cervicale. Cependant celles-ci son moins délimitées, plus diffusées, plus rayonnantes, constituées par des fissures rouges et granuleuses qui plongent dans la profondeur du conduit cervical ; le col tout entier est œdématié, rouge, douloureux, suintant abondamment. Rien qui rappelle le chancre syphilitique de la région, du moins quand il n'est pas infecté. Or, il l'est fréquemment, d'où difficultés du diagnostic ; c'est en pareil cas qu'on le confond aussi avec le chancre mou. On se souviendra que celui-ci est assez étendu, ulcéreux, inégal, à fond jaunâtre et qu'il coïncide presque toujours avec des chancres simples de la vulve.

2° Chancres des lèvres. — Certaines localisations de l'accident primitif entraînent un diagnostic spécial. En première ligne viennent les *lèvres*, souvent atteintes par le syphilome, presque jamais par le chancre mou, et qui sont cependant quelquefois le siège d'ulcérations infectieuses ou diathésiques pouvant induire en erreur. Après avoir éliminé les *ulcérations simples,* gerçures ou érosions dues au froid, à une déchirure ou à une dent mal placée, par la simple épreuve du traitement, on devra interroger soigneusement le malade sur le mode de début de la lésion. Car rien ne ressemble plus à un chancre qu'un *furoncle de la lèvre*, quand les phénomènes aigus ont cessé. Mais ceux-ci ont généralement laissé un assez mauvais souvenir dans l'esprit du malade, et d'un autre côté l'adénopathie est nulle ou douloureuse et monoganglionnaire. L'*herpès* présente les mêmes caractères que sur le gland.

Les *ulcérations tuberculeuses* sont rarement isolées aux lèvres, elles siègent aussi sur la joue, la langue, le pharynx.

Leur ulcération rapide et profonde, leurs bords déchiquetés, leurs fonds irréguliers et ravinés, avec des points jaunes semés à leur périphérie et dans l'excavation, leur donnent une physionomie bien particulière. En l'absence de ces symptômes types, chose toujours possible, on trouvera une ulcération, un manque d'induration, une adénopathie qui ne sont point symptomatiques du chancre induré. La connaissance des antécédents, l'état général, le traitement pourront être de quelque secours.

Chez un malade âgé se pose le diagnostic souvent difficile de *cancroïde*. Son ulcération bourgeonnante, entourée d'une base violacée et dure, recouverte de croûtes, peut fort bien simuler le chancre à une certaine période de son évolution. Cependant, avant d'en arriver là, la lésion est restée pendant des semaines, quelquefois des mois, à l'état de petit bouton insignifiant ou croûteux ; l'adénopathie, au lieu d'être rapide ou précoce, s'est lentement produite ; ce n'est pas une érosion, c'est une lésion ou très bourgeonnante ou très ulcéreuse, toujours saignante ; enfin l'induration est représentée par un gros nodus calleux, infiltrant profondément les tissus.

Un interrogatoire serré éliminera l'hypothèse de *gomme*. Ouverte, celle-ci présente un aspect assez typique, avec sa sécrétion, ses bords taillés à pic, son fond bourbillonneux, pour que l'erreur soit difficilement possible.

Citons enfin parmi les surprises du diagnostic, *les folliculites agminées*, *l'actinomycose*, *quelques brûlures*. Dans nombre de cas, le médecin est obligé d'attendre de l'évolution ou du microscope les éléments d'un diagnostic que l'examen de la lésion ne pouvait lui donner.

3° Chancre de la langue. — Même diagnostic pour les *chancres de la langue*. Ajoutons seulement la fréquence de *lésions purement traumatiques*, mais très indurées, dues au voisinage d'une dent déviée ou cariée, et entretenues par elles. Le contact intime de l'ulcération et de la dent, la guérison après traitement ou ablation de cette dernière, sont les meilleurs signes de diagnostic, mais encore faut-il y songer.

Dans sa forme ulcéreuse, le chancre rappelle l'ulcère tuberculeux, et la connaissance des antécédents n'est pas toujours suffisante pour trancher le diagnostic. On se souviendra que les ulcérations de ce genre sont plus nombreuses, plus étendues, plus creusées. Leurs contours sont irréguliers, leurs bords entaillés et décollés, leur fond jaunâtre, leur base molle. Quelquefois des points jaunes caractéristiques entourent l'ulcère central.

N'oublions pas que l'on a opéré quelques chancres et qu'il vaut mieux attendre quelques jours de plus que de le confondre avec un néoplasme.

4° Chancre de l'amygdale. — L'amygdale, avons-nous dit, est fréquemment le siège du chancre, bien plus fréquemment qu'on ne le pense et les erreurs à ce sujet sont presque la règle. Quand les amygdales se creusent, fait rare, le diagnostic est très difficile avec une angine gangreneuse, une gomme, une amygdalite ulcéreuse (FOURNIER et MENDEL) ou lacunaire (MOURE), une angine de Vincent. Presque toujours, l'affirmation exige un délai. Les meilleurs signes sont l'unilatéralité, l'hypertrophie indurée, l'indolence relative et surtout les caractères de l'adénopathie. Ne pas oublier que, dans la plupart des cas, le chancre amygdalien n'est pas une ulcération mais une érosion superficielle, rouge carminé, ou grisâtre, siégeant sur *une* amygdale notoirement augmentée de volume et de consistance, peu douloureuse à la palpation, peu gênante à la déglutition. Cette seule définition le distingue des angines simples ou complexes, lesquelles sont d'ailleurs accompagnées de phénomènes généraux suffisamment marqués pour attirer l'attention.

5° Chancre de l'anus. — Le polymorphisme du chancre de l'anus le rend également assez semblable aux diverses *ulcérations* ou *fissures* dont cette région est le siège. Les intoxications, le sublimé surtout, les infections, telles que la fièvre typhoïde, la dysenterie, le diabète, la tuberculose, s'expriment à ce

26.

niveau par diverses ulcérations sans caractères bien tranchés. Les écorchures simples, entretenues par la septicité du milieu et le passage des matières, sont également des causes d'erreurs. Le syndrome douloureux bien caractérisé des fissures les élimine facilement. Il faut songer à ces diverses lésions en présence d'une érosion anale et savoir émettre un doute, quand la certitude n'est pas possible.

D'autres ulcérations sont quelquefois d'un diagnostic plus difficile. Une hémorroïde récemment ulcérée se reconnaît encore facilement, pas ses symptômes témoins, c'est-à-dire la fluxion locale encore appréciable et le bourrelet extra-anal. Plus tard ces ulcérations reposent sur un fond induré, et les bourrelets se racornissent. Il faut interroger et rechercher l'adénopathie. Nous avons déjà parlé plus haut des ulcérations tuberculeuses. Le diagnostic est le même.

6° Chancre cutané. — Enfin, le chancre cutané peut présenter des difficultés d'autant plus grandes que son siège est plus bizarre, ses ganglions plus lointains, son apparition plus imprévue. Objectivement, il simule tout à fait un ecthyma croûteux, spontanément survenu, ou suite de furoncle. L'interrogatoire est nécessaire. D'autres lésions, ulcéreuses ou suppuratives, d'origine tuberculeuse, d'autres encore, éruptions professionnelles, principalement dues aux composés arsenicaux, font des lésions analogues. L'induration moindre, la connaissance des antécédents et des habitudes du malade, la multiplicité, et souvent le polymorphisme des lésions mettront sur la voie.

Avec le *chancre du sein*, il faut songer à l'eczéma, la morsure, la maladie de Paget, l'épithéliome, tous diagnostics d'une grande simplicité. La différenciation est plus complexe avec la *fissure simple*. Celle-ci est plus effilée, moins large, souple de base, ou tout au plus rénitente, saignant facilement et assez douloureuse.

Le *chancre vaccinal* peut également se confondre avec la *vaccine ulcéreuse*. N'oublions pas que celle-ci est pleinement constituée vingt jours après la vaccination, et qu'elle constitue une lésion ulcéreuse, suppurante, à bords entaillés et à évolution inflammatoire.

§ 2. — SYPHILIS SECONDAIRE

Quel que soit le mode d'inoculation, la première période de la syphilis est toujours identique à elle-même, toujours représentée par un chancre qui réagit sur des ganglions. Elle est immuable dans sa forme, et toujours localisée. Désormais, il n'en sera plus ainsi. Dès l'inoculation, le virus s'est répandu dans l'organisme où il reste plus ou moins longtemps avant de manifester sa présence. Et comme il imprègne tous les tissus, les lésions qu'il engendre pourront atteindre tous les organes. Suivant l'état de ces organes, l'état du sujet, l'âge de la maladie, ces lésions seront plus superficielles ou plus profondes, éphémères ou tenaces. En un mot, comme toutes les infections constitutionnelles, la syphilis s'exprime à la fois par des symptômes locaux polymorphes, et par des phénomènes généraux, dénotant une intoxication de tout l'organisme. Si nous embrassons d'un coup d'œil l'ensemble des manifestations pathologiques qui vont suivre, nous voyons des lésions du revêtement cutanéo-muqueux et de ses annexes, des adénopathies, des phénomènes douloureux de sièges divers, des phlegmasies oculaires, articulaires, périostiques, névritiques, etc., et aussi des céphalées, de l'asthénie, des courbatures. De ces symptômes, les uns sont concomitants, les autres se suivent ou se précèdent, rien n'est bien précis dans leur succession, et la chronologie qu'on leur impose pour la clarté des descriptions est bien souvent en défaut.

On a cependant cherché à faire une classification de ces lésions en les distribuant en groupes naturels suivant leurs affinités réciproques et, autant que possible, suivant l'ordre dans lequel elles se succèdent. Cela se peut, en se basant sur cette loi qui domine l'évolution de toute la syphilis constitutionnelle : « *Pour un même organisme et pour un même organe, les lésions syphilitiques sont d'autant plus nombreuses, plus superficielles et plus éphémères qu'elles sont .plus précoces. »* Envisagée dans la généralité des cas, cette loi est vraie et permet une classification suffisamment exacte des groupes de lésions. Mais à la condition expresse de considérer qu'elle est variable suivant les individus, suivant les tares organiques ou les prédispositions personnelles. Dans l'échelle des accidents spécifiques, on va par une transition insensible des moindres aux pires ; mais chaque malade fait sa syphilis à sa façon, s'arrêtant aux premiers degrés ou les franchissant d'un bond, localisant son mal à tel ou tel organe suivant le hasard des susceptibilités héréditaires ou acquises. Nous tenons à établir ce fait trop laissé dans l'oubli, avant d'entrer dans la description de la syphilis consécutive au chancre telle qu'on la voit dans la majorité des cas.

Nous maintenons l'ancienne division de Ricord en syphilis secondaire et tertiaire, parce que ces termes sont simples, adoptés et compris par tout le monde, malgré les objections nombreuses dont cette division est passible. Entre les deux périodes, il n'existe, en effet, aucune démarcation nette. Ni chronologiquement, ni cliniquement il n'est possible de donner à l'une une fin, à l'autre un début.

De la papule à la gomme, de la céphalée à la congestion apoplectiforme, de l'arthralgie à l'ostéo-arthrite, toutes les transitions existent. Isolées, profondes, destructives, résistantes au traitement spécifique, elles constitueront la phase tertiaire de la syphilis. Mais les lésions dites tertiaires peuvent être chronologiquement secondaires, elles existent toutes en germe dès les premières manifestations de la syphilis constitutionnelle.

Ces réserves faites, tant au point de vue de la forme que de la durée de la syphilis secondaire, nous allons étudier ses effets sur l'organisme.

Après quelques mots sur l'état général dans cette période, nous verrons les lésions locales caractéristiques, c'est-à-dire les syphilides cutanées et muqueuses. Puis, nous étudierons les effets de la syphilis sur certains organes et certaines fonctions : comme dans toute maladie infectieuse, ceux-ci peuvent être effleurés ou atteints. Mais nous nous en tiendrons

dans ce dernier chapitre aux manifestations tout à fait générales de l'infection, telles que algies, alopécie, réaction ganglionnaire ou glandulaire, etc., réservant pour la syphilis tertiaire l'étude des lésions organiques proprement dites.

A) Phénomènes généraux

Chez la plupart des syphilitiques, la période secondaire
évolue sans influer sur l'état général. Ceux-ci la tolèrent sans
peine et elle n'intéresse en rien les grandes fonctions. En dépit
de manifestations cutanées ou muqueuses intenses, le malade
mange et dort bien, vaque à ses occupations habituelles et présente un aspect tout à fait rassurant.

Mais il n'en est pas toujours ainsi. Sous l'influence des causes
physiologiques, diathésiques, traumatiques ou névropathiques,
bien souvent aussi sans causes appréciables, l'état général se
ressent de l'infection de l'organisme.

Cette altération de la santé générale se traduit de diverses
façons. La plupart d'entre elles peuvent se rattacher à des
lésions d'organes, nous le verrons en temps et lieu. D'autres
sont réellement des phénomènes généraux, sans localisation
possible et nous allons les décrire.

Chez quelques hommes, et bien plus souvent chez les femmes,
la syphilis a sur l'économie une *influence dépressive* très manifeste.

La présence dans le sang du principe virulent, la diminution constatée des globules rouges, l'augmentation des leucocytes expliquent l'apparition fréquente de *phénomènes anémiques* ou plutôt *chloro-anémiques* à cette période. Ce qui
frappe chez ces malades, c'est tout d'abord la décoloration de
la peau et des muqueuses coïncidant avec une faiblesse générale, traduite par un amaigrissement quelquefois rapide chez
ceux qui travaillent physiquement, des courbatures inexpliquées et fugaces, des palpitations et de l'essoufflement. Symptômes plus ou moins marqués, auxquels peuvent correspondre
des souffles cardiaques ou vasculaires. Enfin, des phénomènes

digestifs, utérins, névralgiques peuvent compléter cet ensemble et simuler une chloro-anémie des plus intenses.

Les recherches hématologiques ont prouvé la réalité de cette anémie, en démontrant le parallélisme d'évolution entre les altérations du sang et les poussées de la maladie. Dans leurs formes les plus habituelles, ces altérations consistent en : diminution du pourcentage de l'hémoglobine, diminution du nombre des hématies, élévation du nombre des globules blancs. Pour ces derniers, on a remarqué une augmentation relative des mononucléaires et une diminution des polynucléaires. Pour le sérum, l'alcalinité diminue, ainsi que la teneur en chlorures.

Ces adultérations sont susceptibles de degrés très variés. En général, le nombre des hématies ne descend guère au-dessous de 3.500.000 (HAYEM), mais on a vu arriver ce chiffre à 900.000 (KLEIN), dans les formes graves. Ces formes d'anémie pernicieuse, ainsi que le type leucémique, sont tout à fait exceptionnels.

Les travaux de STOUKOVENKOFF et JELLENIN, ont démontré que l'administration du mercure augmentait rapidement le pourcentage de l'hémoglobine et le nombre des globules rouges. Mais, prolongé un certain temps, il donne l'effet inverse, le sang pouvant, après la cessation du traitement, revenir à la normale.

D'autres fois, c'est la faiblesse, l'*asthénie*, qui domine ; sans faciès bien caractéristique, sans pâleur notable, les malades se plaignent d'un accablement singulier, persistant, et ceci sans excès de travail, sans fatigues excessives. Le travail est d'ailleurs impossible, et le repos nécessaire une grande partie de la journée. A cette asthénie générale viennent se joindre nombre de troubles morbides, indiquant la lenteur ou la paresse des autres fonctions. Et dans quelques cas graves, les sueurs profuses, le refroidissement, la dépression intellectuelle indiquent un épuisement arrivé à son extrême limite. Signalons de suite la rareté de ces cas.

Enfin la *syphilis secondaire peut être fébrile*. Il est généralement admis que cette fièvre, lorsqu'elle apparaît, est symptomatique de troubles ou de lésions susceptibles d'éveiller dans l'organisme un processus inflammatoire. Il est en effet fréquent,

surtout chez la femme, d'observer une poussée fébrile au début
d'éruptions intenses et généralisées, érythémateuses, papuleuses
et surtout ulcéreuses. Plus souvent encore, certains accidents
secondaires, iritis inflammatoires, périostite, pseudo-rhumatisme, adénopathie, etc., expliquent son apparition et quelquefois sa persistance. Non discutée et d'ailleurs très explicable,
cette fièvre, toute symptomatique, ne présente rien de bien
particulier. Elle est d'intensité moyenne, rarement forte, affectant le type continu, de courte durée, et récidivant fort peu.

A côté de cette forme symptomatique, il existe une autre
forme, dite *essentielle*, dont FOURNIER admet la grande fréquence chez la femme. Celle-ci n'est expliquée par aucun phénomène inflammatoire concomitant. On ne peut la rattacher
qu'à l'influence exclusive et directe de la diathèse spécifique.

FOURNIER admet que cette fièvre essentielle peut revêtir
trois formes. Le plus souvent, elle adopte le *type intermittent*.
Dans ce cas, elle consiste en accès fébriles légers, simplement
constitués par une période de chaleur, irrégulièrement entre-
coupée de frissons erratiques ou de moiteurs passagères, sans
stade initial ou terminal bien caractérisé. Ces accès sont quotidiens, vespéraux ou nocturnes, ce dernier fait étant assez constant. Ils sont bénins, de courte durée, et cèdent rapidement au
traitement mercuriel. Le sulfate de quinine n'a aucune influence
sur eux. Ceci est la forme la plus fréquente et la plus simple.

Le second type consiste en un *mouvement fébrile continu*. La
hauteur de la température se maintient uniforme, et peu
élevée, pendant une, deux, tout au plus trois semaines. D'autres
fois cette période est traversée d'exacerbations ou de rémissions Cette forme peut donc être continue ou rémittente.
Concomitamment se développent ou apparaissent les troubles
nerveux, céphalées, arthralgies, insomnies, etc., caractérisant
une syphilis secondaire forte, mais sans localisations pouvant
expliquer la température.

Dans une troisième classe enfin, FOURNIER range les *formes
atypiques*, mélange d'accès et de fièvre continue, paroxystique
de temps à autre, récidivant avec de longs espaces apyrétiques.
Dans cette classe encore prennent place les cas de fièvre

intense, accompagnée d'adynamie et d'asthénie fonctionnelle
que Fournier désigne sous le nom de *typhose secondaire*.
Syndrome très rare et de courte durée.

D'une façon générale, et malgré la fréquence des observations systématiquement prises (351 sur 1.120 femmes malades,
d'après Fournier), la fièvre n'en est pas moins un phénomène
rare et anormal. On ne doit l'attribuer à la syphilis qu'après
un examen minutieux, éliminant toute autre cause de fébrilité.
Quand elle existe réellement, elle a pour conséquence de réagir
sur l'organisme et de le laisser affaibli, excitable, apte aux
complications et à la névrose.

Elle signifie aussi une syphilis de mauvaise nature, prenant
facilement la forme splanchnique, se perpétuant dans ses manifestations.

Répétons que la plus grande réserve est nécessaire à ce point
de vue, et que bien des cas de fièvre syphilitique pourraient
être expliqués par des lésions organiques ou des infections passagères d'autre nature.

B) — Phénomènes locaux

Etant donnés la multiplicité et le polymorphisme de ces
accidents, nous adoptons la division qui nous paraît la plus
simple, commençant par les organes les premiers et les plus
fréquemment atteints, et, dans chacun d'eux, étudiant d'abord
les lésions les plus communes. Aussi notre attention sera-t-elle
tout d'abord attirée par les syphilides de la peau et les syphilides muqueuses. Normalement, elles apparaissent dès la guérison du chancre ou peu après, confirmant bien souvent un
diagnostic hésitant. Ce sont les premières manifestations de
la syphilis constitutionnelle, les plus fréquentes, et souvent
aussi les seules, chez un malade convenablement traité.

1° — *Syphilides cutanées.*

Depuis Alibert, on entend sous la dénomination de *syphilides* l'ensemble des manifestations tégumentaires de la syphilis,
de celles du moins qui atteignent l'épiderme et le derme.

Du moment où le virus syphilitique est répandu dans l'organisme et tant qu'il y reste, la peau est susceptible de réagir. Ce mode de réaction quel qu'il soit, maculeux, papuleux, pustuleux ou tout autre, constitue les *syphilides*. Leurs manières d'être sont donc des plus variables. Suivant en cela la loi générale déjà citée, on peut admettre qu'apparaissent d'abord les expressions de la diathèse les plus superficielles, les plus légères, les plus éphémères, mais aussi les plus étendues et les plus disséminées. De ce nombre sont la *roséole*, les *petites papules*, les *syphilides papulo-squameuses*. Puis viennent des lésions plus profondes, plus tenaces, et moins confluentes. Telles les *syphilides à larges papules*, les *papules psoriasiformes*, *impétigineuses*, etc. Enfin, plus tard, les *pustules croûteuses*, les ulcérations *ecthymateuses*, plus rares et plus longues, creusant plus ou moins les tissus. Jusqu'à un certain point, on peut donc soutenir cette idée que les lésions cutanées de la vérole sont harmonisées dans leur forme avec l'âge de la maladie. Mais, tout en reconnaissant que les syphilides ne se développent pas indifféremment à toute période avec les mêmes caractères objectifs, nous pensons qu'il est impossible d'adopter une classification du genre de celle de HARDY, en syphilides précoces, intermédiaires et tardives. Cette hiérarchie chronologique n'a rien de fixe, ni d'immuable et cette division ne correspond nullement à la réalité clinique.

En somme, il est de toute nécessité de différencier ces manifestations d'après leur aspect, leur objectivité. L'écueil à éviter est la multiplicité des ordres et des sous-ordres. Le polymorphisme de ces lésions y porte. Il faut savoir s'attacher aux types principaux sans vouloir catégoriser à toute force les cas exceptionnels. D'ailleurs ceux-ci sont presque toujours des transformations reconnaissables de ceux-là et peuvent s'y rattacher.

Il nous semble suffisant, au point de vue pratique, de répartir les formes multiples des syphilides en trois grandes classes : syphilides *érythémateuses*, syphilides *papuleuses*, syphilides *pustulo-ulcéreuses*.

Pour chacune de ces syphilides, ou du moins pour les plus

importantes d'entre elles, nous ferons un bref résumé des affections qui peuvent les simuler, en rappelant leurs caractères essentiels.

1° Syphilides érythémateuses. — Communément appelée *roséole*, cette éruption est la plus fréquente et la plus précoce des syphilides. Elle inaugure généralement la période secondaire cinquante jours environ après le début du chancre, et manque fort rarement, en l'absence du traitement.

A. Description. — Elle consiste en une éruption plus ou moins abondante de taches roses ou rouges, disséminées ; comme l'indique leur nom, ce sont des *taches*, purement et simplement. A leur niveau, le doigt ne perçoit aucune saillie, aucune rugosité, aucune induration superficielle ou profonde. On les voit, on ne les sent pas ; il est impossible, les yeux fermés, de les délimiter. Leur étendue varie du diamètre d'une lentille à celui d'une pièce de cinquante centimes, quelquefois plus. Elles n'ont pas de bords bien arrêtés, leurs contours sont flous, souvent déchiquetés, comme ceux d'un coup de pinceau donné au hasard. D'abord rose tendre, rose fleur de pêcher, ces taches se foncent par la suite et deviennent plus ou moins fauves. Elles sont toujours indolentes et aprurigineuses.

Le plus souvent, le malade ne se doute pas qu'il en est porteur, quand le médecin, prévenu par le chancre, lui en annonce l'existence.

La roséole débute par quelques taches rose pâle, disséminées sur les parties latérales du thorax et les flancs, chez l'homme ; les flancs, l'abdomen et la partie supérieure des cuisses chez la femme. Elle peut s'en tenir là ou envahir ensuite assez vite, en trois ou quatre jours environ, tout le reste du tronc, les avant-bras, les cuisses, puis les épaules et les mains, le cou, rarement les jambes, presque jamais la face. La confluence est généralement suffisante pour tigrer la peau. Mais rien n'est plus variable, et la roséole se réduit souvent à quelques taches, laissant entre elles des portions considérables du tissu sain. Parvenue à son entier développement, elle dure de trois à cinq semaines, puis disparaît d'une façon lente et progressive, sans desquamation, sans prurit, sans cicatrice d'aucune sorte. Dans quelques cas rares, elle laisse à sa suite des macules brunâtres que la pression du doigt n'efface plus et qui peuvent persister encore longtemps.

B. VARIÉTÉS. — Telle est la *roséole type*. De tous les énanthèmes syphilitiques, celui-ci est de beaucoup le moins sujet à variations, le plus fixe. Mais ceci n'est que relatif, et ses anomalies peuvent porter soit sur le *moment de son apparition*, soit sur l'*aspect objectif des taches*.

a. *Moment d'apparition*. — La roséole est la première en date des syphilides. Il n'est cependant pas rare de la voir survenir ou revenir à une époque bien plus éloignée. Dans ces conditions on l'a qualifiée de *roséole de retour*, et on lui a accordé des caractères spéciaux. Peut-être la confluence est-elle moindre, les papules plus larges, plus pâles. Mais en réalité, ces éruptions sont identiques, qu'elles se rencontrent au début ou six mois après. Elles signifient seulement que le virus existe encore dans le sang à une certaine dose, suffisante pour créer des taches érythémateuses sur une peau disposée à réagir de cette façon ; de même un autre épiderme réagira par la papule, un autre par la pustule, de par un ensemble de conditions toutes personnelles qui nous sont encore inconnues. FOURNIER a réuni (*Annales de Dermatologie*, 1896), une série de roséoles à récidives multiples, survenues dans les délais suivants :

Au cours de la 1re année.	33 fois
— 2e —	41 —
— 3e —	18 —
— 4e —	9 —
— 5e —	5 —
— 6e —	3 —

Plus récemment, la question a été reprise dans la thèse de MÉROP (Bordeaux, 1899).

b. *Aspect objectif*. — Au point de vue forme, couleur, étendue, disposition, etc., on peut encore trouver des variétés. La roséole peut être :

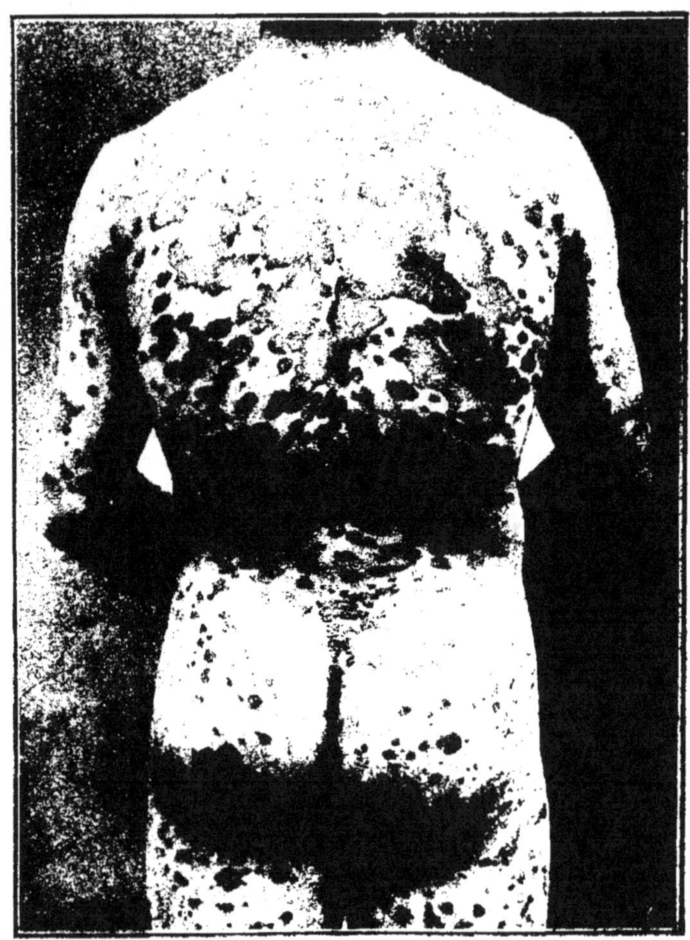

Fig. 27. — Roséole à grandes macules et syphilides papuleuses.

α) *A petites taches*, composées d'éléments éruptifs très ténus, gros comme des grains de blé. Forme rare.

β) *A grandes macules :* celle-ci apparaît plus tard et se combine souvent avec les formes papuleuses. Les macules sont circinées, arrondies, annulaires. Elles s'élèvent un peu en léger relief mal délimité, à bords en pente douce, au-dessus des plans cutanés voisins. En réalité, c'est une éruption érythémato-papuleuse, siégeant, de préférence, autour des orifices. Ces taches laissent quelquefois après elles une dépigmentation.

γ) *Ortiée*, quand les taches, au lieu d'être absolument plates, sont bombées, œdémateuses, un peu surélevées au-dessus des téguments voisins comme des taches d'urticaire. Elle peut coïncider avec la forme classique et disparaît avec elle.

δ) *Granuleuse*, quand les follicules pileux sont hypertrophiés, en chair de poule, et font cinq à dix saillies sur la surface de la plaque rose.

ε) *Circinée*, dans ce cas, les taches figurent des cercles, des demi-anneaux, des croissants, des segments de circonférence réunis bout à bout. Cette forme est plus tardive, et surtout plus récidivante. Elle est toujours quelque peu papuleuse et légèrement desquamante. Pour la première fois, nous signalons cette tendance particulière des lésions syphilitiques à se disposer en cercles ou fragments de cercle, que ceux-ci soient isolés ou réunis, concentriques ou joints bout à bout. Nous aurons souvent l'occasion de revenir sur cette allure *circinée*, propre à la syphilis, de nombre de ses manifestations.

ζ) On a encore décrit des *roséoles piquetées, nummulaires,* etc. Tout ceci n'est qu'accident morphologique qu'il est inutile d'ériger en sous-ordres. Les caractères essentiels énumérés au début n'en persistent pas moins, et leur modification n'implique qu'un qualificatif de plus, variable avec chaque cas et avec chaque auteur.

C. DIAGNOSTIC. — La roséole typique est donc une simple éruption de nombreuses taches roses disséminées, indolentes, aphlegmasiques, non prurigineuses, non desquamantes, de durée limitée, habituellement localisée sur le tronc.

Elle pourra être confondue avec *la roséole émotive*, produite .

très facilement chez certaines personnes par le brusque passage du chaud au froid. Bien qu'on ait quelque peine à le croire, cette erreur se produit. Il suffit de laisser le malade exposé à l'air quelques instants pour s'apercevoir du peu de fixité des taches. De plus, en regardant avec quelque attention, on s'aperçoit que ces taches émotives sont blanches, entourées d'une aréole, d'une trame rosée ou violette. C'est l'inverse qui se produit dans la roséole syphilitique.

La *roséole simple*, saisonnière, est caractérisée par l'apparition soudaine, l'extension rapide à tout le corps, le visage, les membres y compris. Un peu fébrile et prurigineuse. Très éphémère.

La *roséole médicamenteuse*, consécutive à l'absorption des balsamiques (copahu ou santal), quelquefois d'iodure, d'antipyrine ou due à des frictions mercurielles (pour pediculi pubiens). La notion des antécédents doit toujours être recherchée, surtout si l'éruption paraît anormale. En l'espèce, elle le serait, car, en général, cette éruption est prurigineuse, rouge, confluente, en larges plaques, de préférence aux jointures, donc facile à différencier.

La *rougeole* ne mérite qu'une mention, les phénomènes fébriles, la localisation faciale, les catarrhes concomitants suffisant à différencier ces deux affections.

Parmi les formes anormales de la roséole, les *circins* peuvent entraîner quelques erreurs de diagnostic :

Avec certaines formes d'*érythème polymorphe* : localisation différente (main, pied, membres inférieurs, face), phénomènes généraux et arthralgiques concomitants ;

Avec le *pityriasis rosé* (de GIBERT). Diagnostic des plus importants, non que l'on prenne une roséole pour un pityriasis rosé, mais parce que l'erreur inverse se fait huit fois sur dix. — Le pityriasis débute par une seule plaque, en médaillon, à centre jaune ou bistré, encadrée d'une zone périphérique rosée, surélevée et poussiéreuse (cette plaque peut facilement passer inaperçue). Douze à quinze jours après, éruption généralisée, sur le tronc, d'une série de taches roses ou rouges, indolentes, très peu prurigineuses, mais toujours desquamantes au bout de quelques jours, et au milieu desquelles on retrouvera généralement quelques médaillons analogues au premier. La durée est de trois semaines environ.

2° Syphilides papuleuses. — Bien que très protéiques, les syphilides rattachées à ce groupe dérivent toutes d'un élément commun qui est la *papule*. Celle-ci est simplement une infiltration localisée en un point de l'étage papillaire du derme et bien délimitée.

De toutes les syphilides, celle-ci présente dans ses manifestations objectives le plus de variétés, tant au point de vue de son extension que de sa forme. Tantôt réduite à quelques papules très discrètes, tantôt répandue sur toute la surface tégumentaire, l'éruption admet entre ces deux extrêmes toutes les transitions. Bien qu'on soit parvenu à localiser quelques formes à certaines régions, la réglementation ainsi faite est bien souvent factice, les mêmes types pouvant se rencontrer aux points les plus opposés du corps. Les formes en sont encore plus variables.

Mais il est bon de ne pas s'hypnotiser sur ce polymorphisme. Les différences qui séparent les types et les sous-types sont en somme d'importance secondaire et n'en laissent pas moins reconnaître l'élément initial, la *papule*, sous ses multiples et superficielles transformations. Qu'elle soit lenticulaire ou étendue en nappe, que sa surface soit poussiéreuse ou érodée, enfin qu'elle soit groupée en bouquets ou en anneaux, la papule domine encore la scène, diversifiée à l'infini, au gré des influences locales ou des prédispositions. Les innombrables divisions imaginées par les auteurs spécifient bien souvent des différences de détail, et n'ont d'autre avantage que de remplacer commodément une description par un mot, évoquant une analogie dermatologique. Il est évidemment intéressant pour le praticien de savoir que la syphilide secondaire est la plus simulatrice des dermatoses. Mais il nous semble inutile de créer quantité de types qui embarrassent la nomenclature et détournent l'attention.

L'étude des différents aspects de l'éruption, des modifications que peuvent subir ses éléments, nous fera suffisamment connaître les formes qu'elle peut cliniquement revêtir.

Les *papules* sont de petites élevures du derme, pleines, arrondies, rénitentes, appréciables également à la vue et au toucher. Elles donnent au doigt qui les effleure la sensation d'un

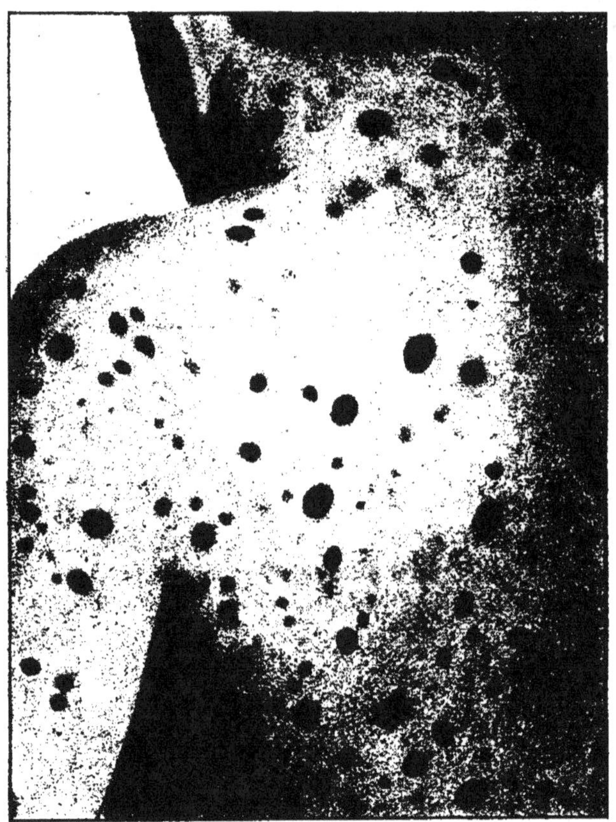

Fig. 28. — Syphilides à petites papules disséminées.

corps résistant qui serait enchâssé sous l'épiderme et le soulèverait. Elles sont au début rosées ou rouge brun, puis se foncent, prenant la teinte jambon ou cuivrée, avant de disparaître lentement. Elles sont toujours indolentes et aprurigineuses. Leur apparition est spontanée, leur évolution aphlegmasique, leur marche lente, leur guérison assurée par le traitement spécifique.

Nous devons les considérer au triple point de vue de leur volume, de leur forme et des modifications que peuvent subir leurs éléments constituants.

A. VARIÉTÉ DE VOLUME. — Dans sa forme la plus simple, l'*éruption papuleuse* se compose d'une série d'efflorescences grosses comme un grain de millet ou une lentille apparaissant sur le corps et les membres sous la forme de papules rouges. Ordinairement généralisées, de développement très inégal, ces papules apparaissent au début, concomitamment avec la roséole ou peu après elle. Elles résistent peu au traitement. De dix à quinze jours après leur apparition, elles commencent à pâlir et à desquamer ; ou bien l'épiderme s'exfolie sur toute leur surface surtout si le malade s'est soumis aux bains sulfureux, ou bien leur contour seul est dessiné par une circonférence desquamante, une collerette, dite *collerette de Biett*, limite des couches superficielles de l'épiderme sain, qui manquent sur la papule. Le revêtement squameux est d'ailleurs éphémère ; les papules s'affaissent par résorption progressive de l'infiltrat sous-jacent. Une macule brunâtre leur succède, qui s'efface à son tour. Cette forme d'éruption papuleuse est la plus fréquente, la plus disséminée et, bien souvent, la plus précoce de toutes.

Dans sa forme la plus fréquente, la forme *lenticulaire*, nous retrouvons les attributs essentiels de la plupart des éruptions papuleuses, à savoir :

α) La configuration régulièrement orbiculaire ;

β) La coloration d'un rouge sombre, rouge jambon, et plus rarement, rouge cuivré. Cette dernière teinte, si souvent invoquée en syphilis, est en réalité assez rare ; mais il est facile de la provoquer, soit en exerçant une pression sur la papule avec une lame de verre, soit en tendant les téguments à sa périphérie ;

γ) La rénitence particulière, discoïde, rappelant celle d'une

27.

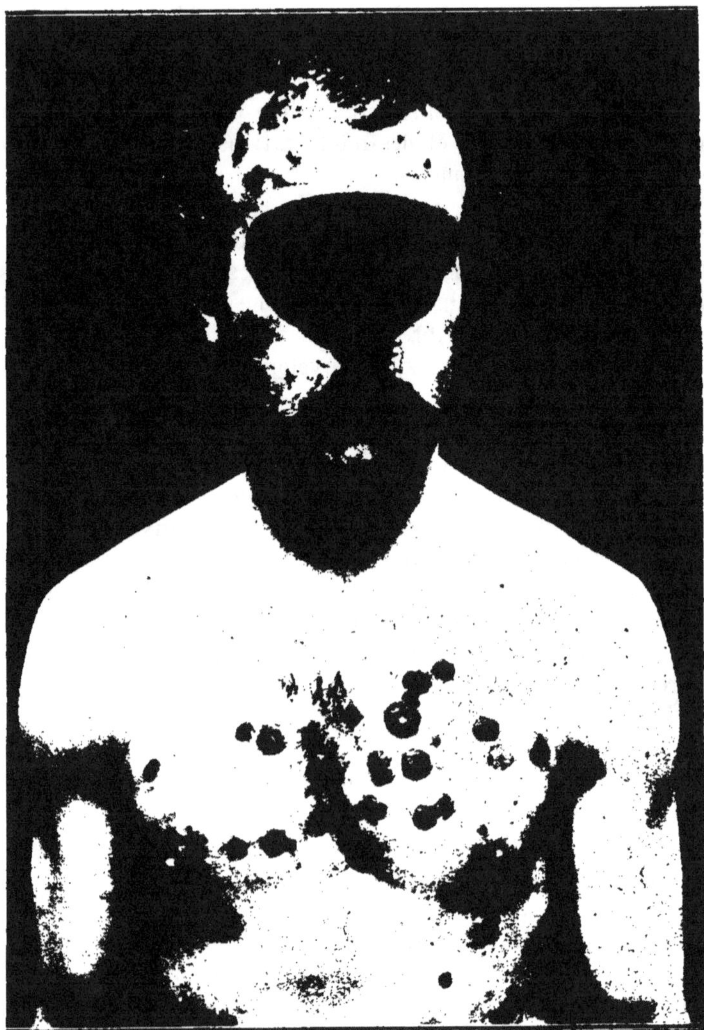

Fig. 29. — Syphilides papuleuses nummullaires.

petite lentille insérée sous la peau, facile à percevoir, en la saisissant à ses deux pôles opposés (FOURNIER).

A celle-ci se rattache la forme dite *lichénoïde*, par analogie
avec le lichen scrofulosorum, auquel elle emprunte quelques
symptômes. Les papules sont plus petites, peu hyperémiées,
plus jaunâtres ; elles se groupent en placards, en anneaux, en
arcs de cercle. Leur persistance est bien plus longue, malgré le
traitement ; quelques auteurs admettent que ces formes
lichénoïdes sont spéciales aux scrofuleux (DE RONA, TÖRÖK).

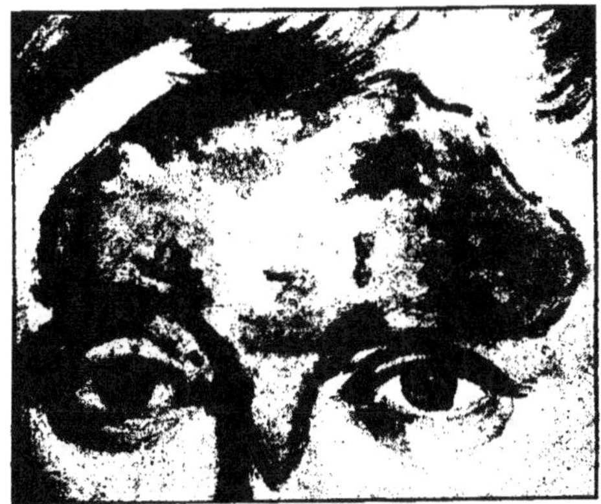

Fig. 30. — Syphilide en nappe, orbiculaire.

Plus larges, les papules constituent l'éruption dite *nummulaire*. Les éléments ont ici le diamètre d'une pièce de cinquante
centimes. Elles sont légèrement rehaussées au-dessus des
téguments, formant de petits disques aplatis, très régulièrement cerclés. La surface en est quelquefois squameuse, plus
souvent dépouillée. Notons ce signe important, très appréciable dans ce cas, que l'épiderme recouvrant les papules syphilitiques, une fois desquamé, ne se régénère pas, ou très lentement. Si bien qu'elles ne sont jamais que *temporairement squa-
meuses*. Aussi sont-elles ordinairement lisses, rouge brunâtre,
couleur jambon ou cuivrée. Même évolution et même terminaison que les précédentes, dont elles diffèrent par leur volume,
et aussi par leur nombre, leur extension étant généralement
moindre. On peut les trouver sur tout le corps, de préférence

à la nuque et au front, à la limite du cuir chevelu *(Corona veneris)*.

Enfin la papule peut atteindre plusieurs centimètres de diamètre, soit par progression excentrique, soit par confluence de plusieurs papules nummulaires *(syphilides en nappe)*. Dans le premier cas, le centre régresse et guérit, donnant à l'ensemble un aspect *circiné*, très fréquent à cette période. Dans le second cas, la circonférence n'est plus régulière, mais

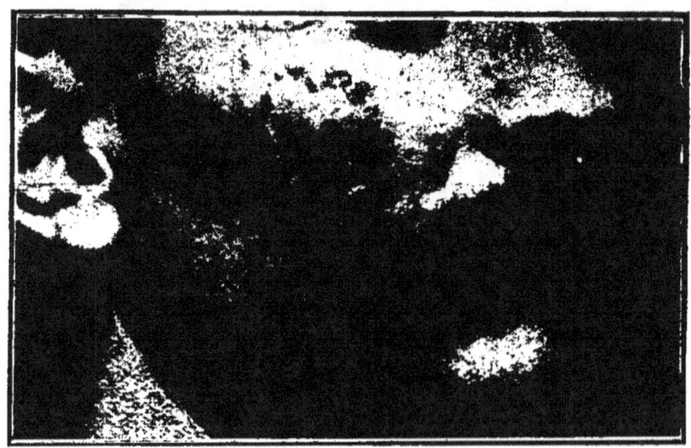

Fig. 31. — Syphilide papuleuse annulaire.

policyclique, avec de grands arcs de cercle à la périphérie, restes des anciennes papules qui ont fusionné. Elles peuvent faire de véritables *nappes* papuleuses, rose sombre, rénitentes et peu nombreuses dont l'évolution ne diffère que par leur plus longue durée.

B. VARIÉTÉS DE FORME. — La papule représente le plus souvent une surélévation très régulièrement circulaire. De cette forme type dérivent toute les modifications. Si le centre régresse, la périphérie restant exhaussée et rougeâtre, cas fréquent, la papule est *annulaire*. Si une portion du cercle périphérique participe à la régression, la papule est *circinée*, en demi-lune, en croissants, en arcs de cercle. Cette disposition

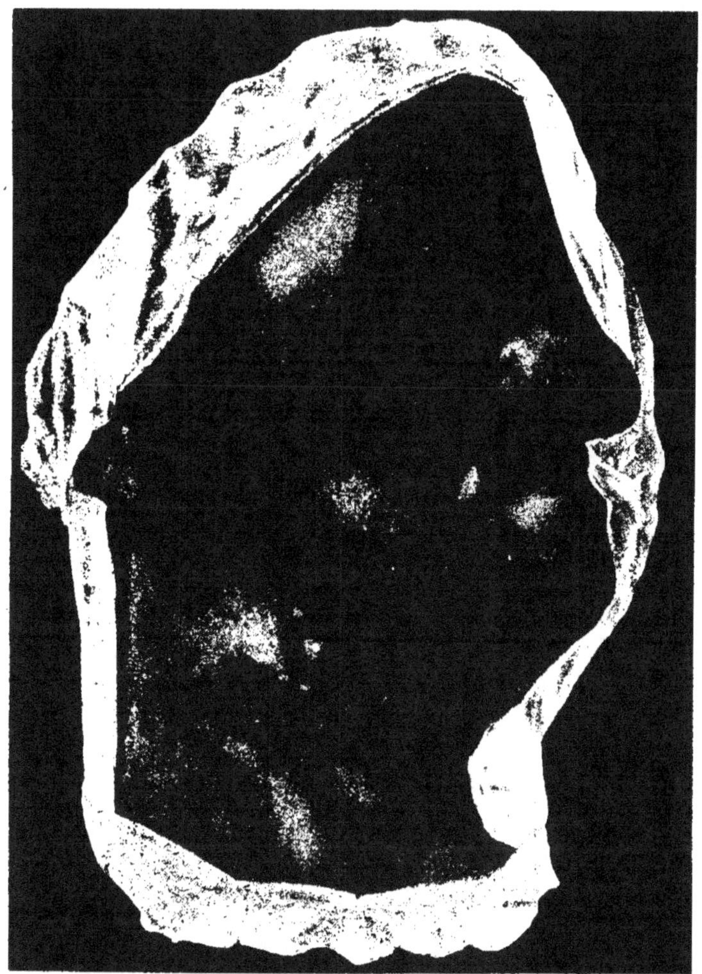

Fig. 32. — Syphilides hypertrophiques circinées
(d'après un moulage du musée Saint-Louis).

est tout particulièrement intéressante à cause de sa fréquence

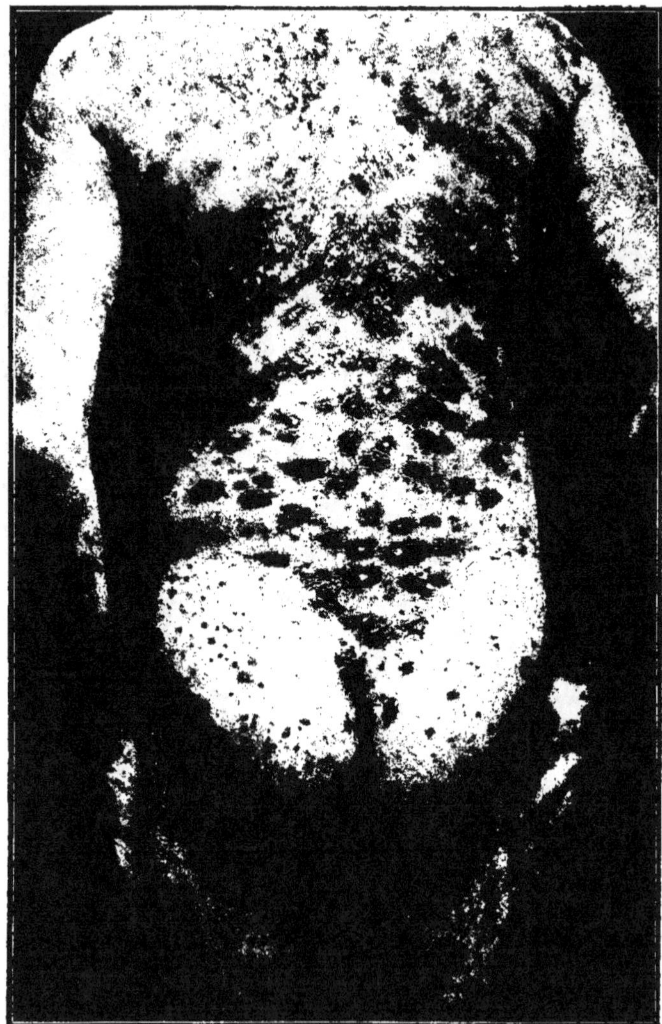

Fig. 33. — Syphilides papulo-squameuses.

et de son caractère typique. Peu d'affections ont d'une façon aussi nette la tendance au *circin*. Il peut se faire que la portion du tégument comprise à l'intérieur de l'arc papuleux, contienne d'autres restes de papules, faisant des cercles concentriques. D'autres fois, ce centre est occupé par une tache maculeuse. Quand la coloration s'éteint, sa disparition peut se faire de telle façon qu'elle laisse subsister un double, ou même un triple anneau concentrique (*syphilide en cocarde*). Quelquefois enfin, on trouve une *papule rubanée* qui se contourne en *spirale* ou en *hélice*, ou s'allonge en *arceaux conjugués*, faisant des arcades. Il arrive qu'une seule papule peut revêtir ces diverses formes, leur groupement pouvant donner lieu à bien d'autres modalités.

C. VARIÉTÉS D'ASPECT. — C'est ici qu'on a jugé bon d'accumuler les types et les divisions. La surface visible de la papule affecte évidemment un aspect très variable, suivant les frottements auxquels elle est soumise, suivant les qualités de la région qui lui donne naissance, suivant l'hygiène suivie, suivant son âge, etc. Toutes ces conditions amènent une réaction plus ou moins vive, purement épidermique ou même dermo-papillaire, ce qui donne à la lésion un aspect bien spécial et une évolution un peu différente.

a. *Papules sèches, pityriasiques, cornées.* — Recouverte au début d'un *épiderme aminci, mais normal*, la papule présente un certain temps après un *aspect lisse et brillant* ou au contraire une *surface légèrement squameuse*. Dans le premier cas, l'éruption papuleuse a quelque analogie avec le lichen plan disséminé classique. Mais il est rare qu'il n'y ait pas à la périphérie la collerette squameuse, et cette apparence n'est qu'un stade généralement intermédiaire entre la papule intacte et la desquamation.

La *syphilide papulo-squameuse*, elle aussi, est un stade et souvent une terminaison. La plupart des papules, quand elles touchent à leur fin, s'affaissent et se recouvrent de squames minces, ténues, très superficielles et très minimes. Elles recouvrent partiellement la plaque rougeâtre sous-jacente, ne se renouvellent pas par le grattage, ne se micacent pas, comme le ferait la plaque de psoriasis. Cependant dans certains cas, d'ailleurs peu fréquents, la desquamation peut être telle, si précoce et si abondante, qu'elle attire tout d'abord l'attention.

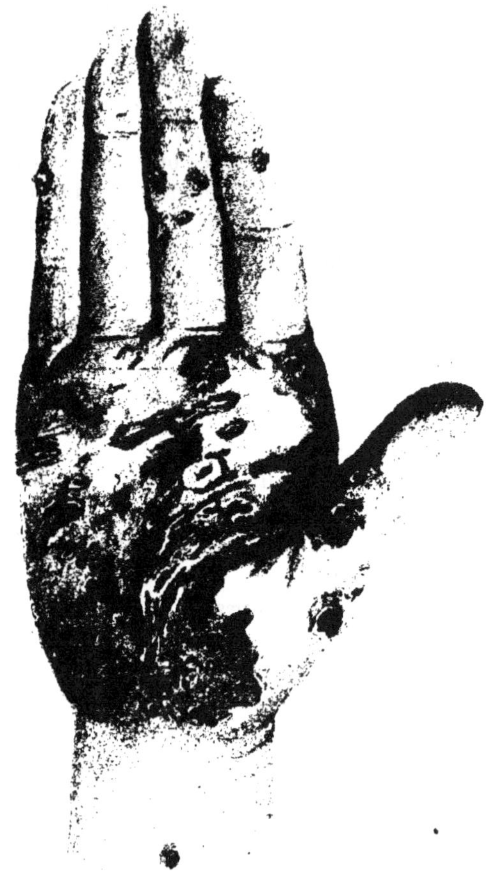

Fig. 34. — Syphilides palmaires.

Ce sont les *syphilides pityriasiformes* ou *psoriasiformes*. L'éruption est discrète, ou disséminée, ou abondante et répandue sur tout le tronc, sans localisations spéciales. Toutes les épithètes propres au psoriasis leur sont applicables, guttata, nummulaire, en placards, etc.

Dans d'autres cas, plus intéressants et plus typiques, la papule s'étend presque sans faire de relief, simplement caractérisée par un épaississement peu appréciable des couches dermiques les plus superficielles, avec rougeur et exfoliation bien délimitées. Une variété commune et bien connue de cette forme est la *syphilide psoriasiforme de la paume de la main et de la plante des pieds*. Elle commence par de petites taches rosées, puis rougeâtres, arrondies et rénitentes. Ces taches se réunissent assez vite en deux ou trois placards et s'exfolient. Elles représentent alors une surface rouge pâle, incomplètement recouverte d'écailles et de débris épidermiques, dont la bordure irrégulière est marquée par un liséré circonférentiel squameux. De la papule lenticulaire à la nappe, tous les intermédiaires se retrouvent avec les mêmes caractères objectifs. Cette lésion est presque toujours symétrique. Sa durée est très longue, malgré le traitement, et elle se complique facilement de crevasses, de fissures ou d'érosions. Cette localisation est intéressante, car elle dénonce presque infailliblement la syphilis.

Il est enfin certains cas où ce travail des couches superficielles de l'épiderme devient prédominant. Les squames s'accumulent, s'agglomèrent, se tassent et donnent finalement naissance à de curieuses productions cornées, dont il est bon de connaître au moins l'existence. Les mains, les pieds, la face sont des lieux d'élection de ces *syphilides cornées*, d'un diagnostic difficile, mais rarement isolées et d'ailleurs anormales.

b. *Papules humides, végétantes, hypertrophiques*. — Dans un ordre de faits tout différent, il peut arriver que l'*épithélium superficiel disparaît*. Les éléments débarrassés de la couche cornée persistent à l'état de *papules humides, érosives, suintantes*. Disons de suite que cette transformation ne s'opère que dans les régions à peau fine et exposée à des frottements continuels. Telles le pourtour de l'anus, le scrotum, les plis génitocruraux, la face interne des cuisses, l'ombilic, les aisselles, les espaces interdigitaux des orteils, bref, toutes les régions où un épithélium délicat, une sueur abondante, l'hygiène peu com-

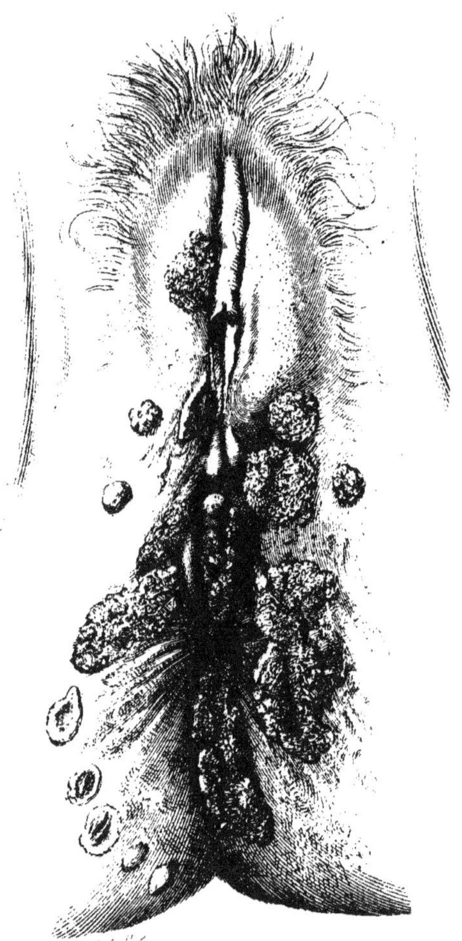

Fig. 35. — Syphilides vulvaires hypertrophiques et ulcéreuses.

mode et les frottements habituels facilitent la macération des couches épidermiques.

L'excoriation n'occupe tout d'abord que le plateau de la papule dont la forme circulaire et la limitation persistent. Une concrétion minime et brunâtre la surmonte, qui est bientôt remplacée par une croûtelle, puis par une croûte plus épaisse, enchâssée et adhérente. Enlevée, elle découvre une surface saignotante, papillaire et irrégulière. Son évolution dépend uniquement des lavages et des soins de propreté.

Mais quand ceux-ci font défaut, les complications s'ensuivent. Perpétuellement irritées, et surtout mal contenues par une coiffe épidermique insuffisante, les papilles dermiques réagissent à leur tour, et produisent par leur hyperplasie ces grosses papules décrites sous le nom de *condylomes*. Ce sont en somme des *papules végétantes*, des *papules hypertrophiques*.

L'expression la plus simple de la papule végétante est le *condylome plat*. Nummulaires (sur le scrotum par exemple) ou étendus en nappe (autour de l'anus, et de la vulve), ces condylomes représentent une série de papules anormalement surélevées, rouges, suintantes, un peu érosives, à contours nets. Lésions d'ailleurs indolentes et aprurigineuses, si bien que les malades non soigneux les laissent facilement s'étendre et s'élever. La surface est nue et lisse ; la traction aux deux extrémités de leurs diamètres ne les fissure pas et ne les partage pas en lobes séparés par des sillons visibles, comme on le ferait d'un papillome banal, d'une crête de coq.

Non traitée, cette lésion devient le *condylome hypertrophique*, par la persistance de l'hyperplasie papillaire. Les condylomes se présentent sous la forme de tumeurs plus ou moins volumineuses, sessiles de base, formant des masses rougeâtres et bourgeonnantes, rouge clair ou foncées si elles sont enflammées. Réunies, ces tumeurs constituent des nappes plus ou moins étendues en surface, saillantes, surélevées, en forme de plateau. Elles ont toutes les dimensions, depuis un haricot jusqu'à un champignon. Elles peuvent faire des placards tubéreux de 5 à 10 centimètres de large, envahissant toute la vulve et les deux plis génito-cruraux d'une seule nappe.

Leur surface grenue, inégale, mûriforme, est toujours érosive, quelquefois ulcérée, sécrétant une humeur fétide et séro-purulente. Leurs bords sont policycliques, irréguliers et toujours bien délimités.

A ce degré, la région sous-jacente, presque toujours la vulve, devient turgescente, érésypélateuse, enflammée. Le suintement est intense, l'intertrigo érosif constant : de vives douleurs se manifestent et quelquefois des phénomènes généraux, d'autant plus que certains points s'enflamment ou se gangrènent avec la plus grande facilité. L'obligation s'impose alors d'une thérapeutique hygiénique, même pour le malade le moins soigneux. L'amélioration est rapide, malgré l'extension des lésions.

c. *Papules vésiculeuses.* — Une troisième modalité est possible. L'épiderme se soulève par places sous forme de petites vésicules contenant un liquide séreux ou séro-purulent, telle une éruption *herpétiforme*. Celles-ci surviennent en même temps ou très peu après la papule qu'elles surmontent. Leur durée est éphémère ; rompues, elles laissent après elle un petit bouton rougeâtre, peu étendu, surmonté d'une érosion ou d'une croûtelle. L'éruption, presque toujours très confluente, persiste quelques semaines, puis la papule s'affaisse et la croûtelle disparaît.

Ce peut être un simple pointillé vésiculeux, criblant une surface érythémateuse plus ou moins étendue et faisant songer à un eczéma au début. Plus souvent, on trouve tout d'abord une éruption de taches rouges disséminées. Puis des vésicules globuleuses les surmontent, accuminées, du volume d'un grain de millet, remplies d'un liquide transparent ou jaunâtre. Cette éruption est disséminée comme une varioloïde et procède par poussées successives.

D'autres fois, elle est, au contraire, très confluente. Elle affecte alors l'allure de véritables poussées herpétiformes. Les éléments sont très ténus, miliaires. Ils sont localisés en une plaque, un anneau, une région, comme un zona, ou semés au hasard sur la peau. Toutes ces formes sont indolentes et aprurigineuses.

Suivant les cas, on les qualifie de syphilides *eczémateuses, varicelliformes, zoniformes, miliaires, herpétiformes.* Le nom n'a qu'une importance secondaire. L'essentiel est de savoir qu'il peut exister, au cours de la première année principalement, des syphilides vésiculeuses, manifestations éphémères et bénignes, n'impliquant pas d'indication pronostique pour l'avenir.

Il se peut encore — mais cette disposition, si elle existe, est tout à fait exceptionnelle — que le soulèvement épidermique se fasse sur toute la surface de la papule et donne à l'ensemble une allure *pemphigoïde*. On compte les observations de ce genre — et elles sont loin d'être probantes — chez les adultes du moins. Nous parlerons du pemphigus syphilitique à propos de la syphilis héréditaire

D. Variétés de disposition. — Nous avons vu la plupart des dispositions que peuvent prendre les papules les unes par rapport aux autres. Sauf dans quelques cas déterminés, tels que le psoriasis palmaire, chaque forme peut adopter tous les modes de groupement, les éruptions disséminées et peu confluentes étant de beaucoup les plus fréquemment observées.

Quelques manières d'être sont plus spéciales à cette période. On voit fréquemment les boutons se grouper en certains points, en foyers composés de vingt à trente éléments, à la façon des fleurs d'un *bouquet*, simulant quelquefois les traces laissées par une charge de petit plomb, par des pointes de feu. D'autres fois, elles se caractérisent par une tendance à la *forme cerclée* ou à un dérivé de cette forme, *arc de cercle, croissant, circin*, etc. Nous avons déjà remarqué cette tendance dans l'élément éruptif, nous la retrouvons dans son mode de groupement. Fréquemment les lésions élémentaires se distribuent de façon à figurer, soit une *couronne*, soit une *circonférence incomplète*. Dans ce dernier cas, elles sont *circinées, en arcade, en plein cintre*. Répétons que cette disposition est assez particulière à la syphilis sans oublier toutefois que quelques formes d'érythèmes, d'herpès, de psoriasis peuvent fort bien l'adopter.

On rencontre enfin des dispositions en *corymbe*, constituées par une série de petites papules en cercle enfermant une papule majeure, centrale, plus grosse et plus colorée que les autres, rappelant les efflorescences de ce nom. Cette disposition est également assez caractéristique de la spécificité.

E. Diagnostic des syphilides papuleuses. — Comme on le voit, l'éruption papuleuse peut être très variable d'aspect. Les diagnostics sont donc très différents suivant qu'il s'agit de papules vraies, ou de papules desquamantes, érosives, hypertrophiques ou vésiculeuses.

a. *Syphilides papuleuses proprement dites.* — Un diagnostic intéressant se pose avec le *lichen plan*, bien que cette affection ne soit pas fréquente. Elle l'est, au contraire, assez peu pour n'être guère connue que des spécialistes. Le danger en est d'autant plus grand, en pratique, de la prendre pour une syphilide papuleuse. Erreur habituelle quand le cas se présente. Le lichen plan, dans sa forme ordinaire, est caractérisé par l'apparition spontanée d'une série de papules disséminées sans localisations bien précises. Chaque papule est polygonale, plate, plane, *terminée en plateau, miroitant, à surface unie et brillante*, à bords bien délimités, nets. En certains points (face interne des cuisses, fesses, nuque) *ces papules s'agglomèrent en placards quadrillés*, en carrelages, en mosaïques. *L'éruption est prurigineuse*, surtout au niveau des placards où le prurit est constant et souvent intolérable. *La durée en est très longue*, plusieurs mois, et la terminaison se fait par des macules qui remplacent peu à peu les papules.

Nous avons souligné au passage les caractères distinctifs. Il faut évidemment les chercher, car ils sont minimes, sauf le prurit et la durée. En somme, affection rare, mais qui peut être une fois une cause d'erreur.

Quand les papules cuivrées et rénitentes deviennent nummulaires ou plus volumineuses, elles prennent une allure assez caractéristique. Des *nodules lypiques agminés*, encore jeunes, ou des *plaques de lupus érythémateux* peuvent avoir même apparence ; et le siège sur le front, à la lisière des cheveux *(corona veneris)* est une nouvelle cause de confusion. La couleur des nodules, leur résistance à tout traitement, leur durée, les squames superficielles avec prolongements intra-dermiques, font songer au lupus, mais en certains cas l'épreuve thérapeutique est nécessaire.

b. *Syphilides papuleuses desquamantes.* — On songe invinciblement au *psoriasis*, en présence de ces papules, dont on devra examiner la disposition et l'aspect.

Le *psoriasis* apparaît sur toute la surface du corps, mais affecte une prédilection marquée pour certaines régions, le coude, le genou, la région sacrée, le cuir chevelu. Les papules, quelquefois petites, comme les syphilides, sont en général plus larges, en placards au niveau des lieux d'élection. La papule elle-même est très desquamante, beaucoup plus que les syphilides. Le grattage prolongé détache longtemps quantité de squames larges, épaisses, stratifiées, blanches à reflets argentés. Un coup d'ongle sur la papule la raye d'une strie blanche, dite micacée. Un grattage sur toute la surface la transforme en une tache blanche comparable à celle que laisse une goutte de bougie éraillée. Rien de pareil dans la syphilis qui desquame fort peu. Sauf traitement, la durée est très chronique. Enfin, le psoriasis procède par poussées, et la notion de poussées antérieures, remontant à l'enfance, devra toujours être recherchée.

La *paume des mains*, la *plante des pieds* sont des localisations ordinaires de ces syphilides desquamantes. Il est de toute nécessité de ne pas les confondre avec d'autres exanthèmes de même forme, et de ne pas qualifier systématiquement de syphilitique toute personne présentant une desquamation ou une papule de ces régions. Le *psoriasis* peut, en effet, s'y localiser, mais rarement, et jamais en ces seules régions. On trouvera toujours d'autres lésions de caractères non douteux sur les lieux d'élection, et des antécédents psoriasiques. La seule localisation palmaire serait en faveur de la syphilis. *D'autres éruptions* peut-être *eczémateuses* (arthritides palmaires ?), pourraient également simuler les syphilides. Mais elles s'accompagnent d'autres éruptions de même nature. De plus elles n'ont pas un contour aussi net que les syphilides, leur limite est brisée, interrompue, elles ne sont pas uniquement palmaires, elles débordent entre les doigts, sur les côtés, sur le dos de la main. Quelques poussées surviennent de temps en temps. En somme, cas difficiles et rares, exigeant plusieurs examens et souvent un traitement d'épreuve ou une réaction de Wassermann.

Avant de terminer, rappelons que les syphilides desqua-

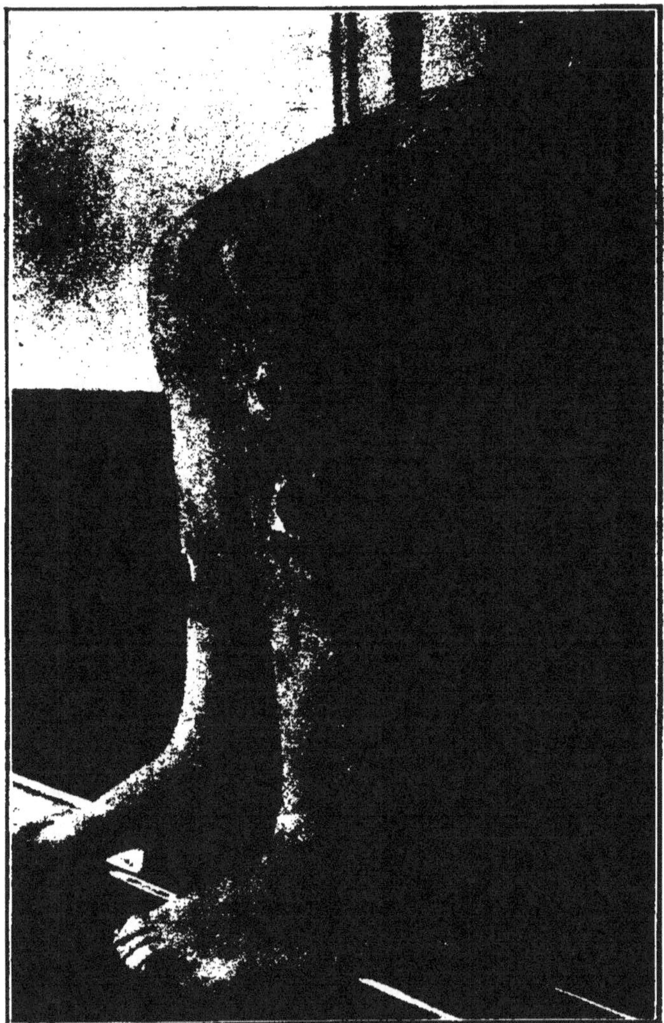

Fig. 36. — Syphilides papuleuses et ulcéreuses.

mantes *circinées* ont quelques points de ressemblance avec les *séborréides du plastron sternal*, avec les plaques de *trichophytie cutanée érythémateuse*. La chronicité et le siège constant des premières, l'examen des squames dans les secondes, fixeront ces diagnostics.

c. *Syphilides papuleuses suintantes.* — Leur diagnostic se confond avec celui des plaques muqueuses. Cependant quelques localisations sont exclusivement cutanées, et, à ce titre, méritent d'être signalées : ce sont les *plaques du pli génito-crural, de la région interfessière, des espaces interdigitaux des orteils.* Ces syphilides ne diffèrent en aucune façon, à leur début, de celles des autres régions. Mais les sécrétions, sudorales ou autres, sont abondantes, et, pour peu que le sujet ne se lave pas, l'épiderme corné macère et tombe, mettant à nu le tissu malpighien. Les plaques s'infectent, s'unissent et s'étendent.

On comprendra dès lors qu'un pareil ensemble puisse évoquer l'idée d'*intertrigo* ou d'une *dermite* suintante quelconque. On doit procéder à un examen soigneux des muqueuses voisines. Les syphilides sont elles-mêmes plus délimitées, plus cerclées que les lésions de dermite, toujours inflammatoires, à contours flous et peu précis. Quelques lavages (eau bouillie, eau blanche) et poudrages, font justice de l'élément infectieux, sous lequel les plaques réapparaissent avec leurs caractères ordinaires après quelques jours de soins.

d. *Syphilides papuleuses hypertrophiques.* — Quand celles-ci sont en nappe surélevée, d'une seule tenue, humides, avec extension sur la muqueuse voisine, le diagnostic est simple, car les condylomes syphilitiques sont caractéristiques. Dans certains cas douteux, ils peuvent simuler les *papillomes*, les *crêtes de coq.* On se souviendra que ces derniers sont pédiculés, secs, divisés en lobes et lobules. Cette lobulation, quelquefois peu appréciable à la vue, est rendue évidente par la traction aux deux extrémités de l'un des diamètres. La masse, en apparence uniforme, se subdivise comme le ferait un chou-fleur, lorsqu'il s'agit d'un papillome banal. Elle s'étire sans se sillonner, quand il s'agit d'un condylome syphilitique. D'ailleurs la crête de coq est une prolifération cornée, sèche, épidermique, tandis que le condylome est une prolifération papillaire snbinflammatoire, surmontée d'un épiderme érodé et suintant.

e. *Syphilides vésiculeuses*. — Ces syphilides sont très rares. L'erreur ne risque pas d'être faite avec les dermatoses analogues, car leur siège et leur évolution ne ressemblent nullement à ce que seraient l'herpès, la varicelle ou le pemphigus. En principe, une lésion vésiculeuse n'est pas syphilitique. Il sera nécessaire de connaître les antécédents et d'exercer un contrôle soigneux pour rattacher une telle éruption à cette diathèse.

3° Syphilides pustulo-ulcéreuses. — Ce dernier groupe des syphilides cutanées secondaires, tardif et moins fréquent, est cependant important, en ce sens qu'il comprend les formes d'éruptions les plus tenaces et quelquefois les plus graves.

La lésion *initiale* est toujours une *pustule*. C'est en somme une papule à la surface de laquelle s'est faite jour une exsudation, qui a traversé l'étage malpighien. La fonte de l'infiltration papillaire, la réaction leucocytaire, constituent le couronnement purulent du bouton primitif. La lésion peut en rester là et se dessécher sur place. Plus souvent, ces syphilides attaquent le derme, l'érodent et l'ulcèrent à différents degrés créant un *ecthyma*. Comme toute plaie, celle-ci sécrète une humeur séropurulente, qui, concrétée, forme une croûte sous laquelle s'accumule du pus plus ou moins abondant. En somme, pustule, croûte, ulcération purulente, tels sont les éléments essentiels de cette classe de syphilides, existant constamment, bien qu'à des degrés très différents.

A. VARIÉTÉS. — Malgré leur multiplicité apparente, ces éruptions peuvent être ramenées à quelques types fréquemment observés.

a. *Syphilides acnéiformes*. — Dans sa forme la plus simple, la syphilide pustuleuse est dite *acnéiforme*, en raison de sa ressemblance avec l'acné vulgaire dont elle reproduit assez bien l'aspect éruptif. Elle est constituée par de petites saillies hémisphériques, du volume d'une tête d'épingle, ou plus rouge sombre à leurs bases, surmontées à leur sommet d'une petite goutte de pus. Puis celle-ci dégénère en une croûtelle brunâtre et mince recouvrant une minime érosion. Pui-

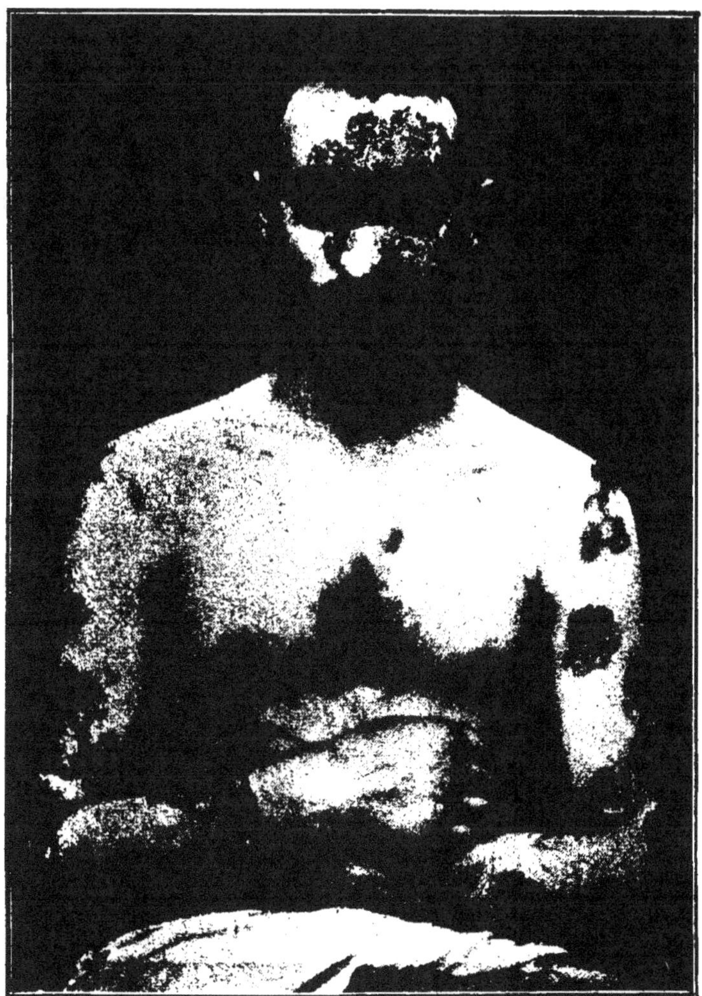

Fig. 37. — Syphilides impétigineuses et ecthymateuses.

tout disparaît assez vite. Cette éruption n'a pas de localisation précise et se trouve sur le dos, le thorax, la face, les bras, le cuir chevelu, de fréquence. La récidive est fréquente, surtout au pli du coude, aux creux poplités, dans les régions lombaires. Spontanée ou récidivée, elle coexiste souvent avec une éruption de syphilides lichénoïdes (lichen syphilitique, syphilides miliaires). On a décrit la première sous le nom de syphilide acnéique glandulaire, la seconde étant la forme folliculaire. Toutes deux se suivent dans leur groupement et dans leurs récidives.

b. *Syphilides varioliformes.* — A cette classe se rattachent les syphilides *varioliformes*. Les papules, de la grosseur d'une lentille, se transforment rapidement en pustules, au milieu de phénomènes généraux d'une certaine intensité. Ces pustules sont très rapprochées et couvrent le thorax, les membres, la face. Leur durée est de quelques semaines au moins. Elles se terminent par une papule lenticulaire avec excoriation au sommet, qui laisse, après guérison, une cicatrice semblable à celle de la pustule variolique.

c. *Syphilides impétigineuses.* — Moins graves, plus étendues et plus croûteuses, sont les *syphilides impétigineuses*. Celles-ci débutent par une série de pustules, petites, multiples et groupées, réunies sur une aréole rouge qui leur est commune. De bonne heure les pustules s'affaissent et sont remplacées par des croûtes. Celles-ci se réunissent et fusionnent, constituant une nappe d'une certaine étendue. Ces croûtes sont inégales, mamelonnées, granuleuses, de teinte ocreuse, plutôt ambrée. D'abord minces, elles se boursouflent par la suite, deviennent poreuses, cassantes et peu adhérentes. L'épiderme sous-jacent est érodé ; il n'y a pas d'ulcération véritable. On les trouve sur les parties velues, quelquefois à la face, souvent au cuir chevelu. C'est une éruption bénigne, à guérison rapide.

d. *Syphilides ecthymateuses.* — Dans la forme suivante, c'est l'ulcération qui prédomine, d'où son nom de *syphilide ecthymateuse*. Les pustules n'ont qu'une durée éphémère. Elles sont à la fois plus lenticulaires et moins indurées que les pustules impétigineuses. Elles crèvent rapidement, faisant place à une croûte brunâtre de 4 à 5 millimètres de diamètre, assez adhérente. Soulevée, elle laisse voir une ulcération en cupule ou en godet,

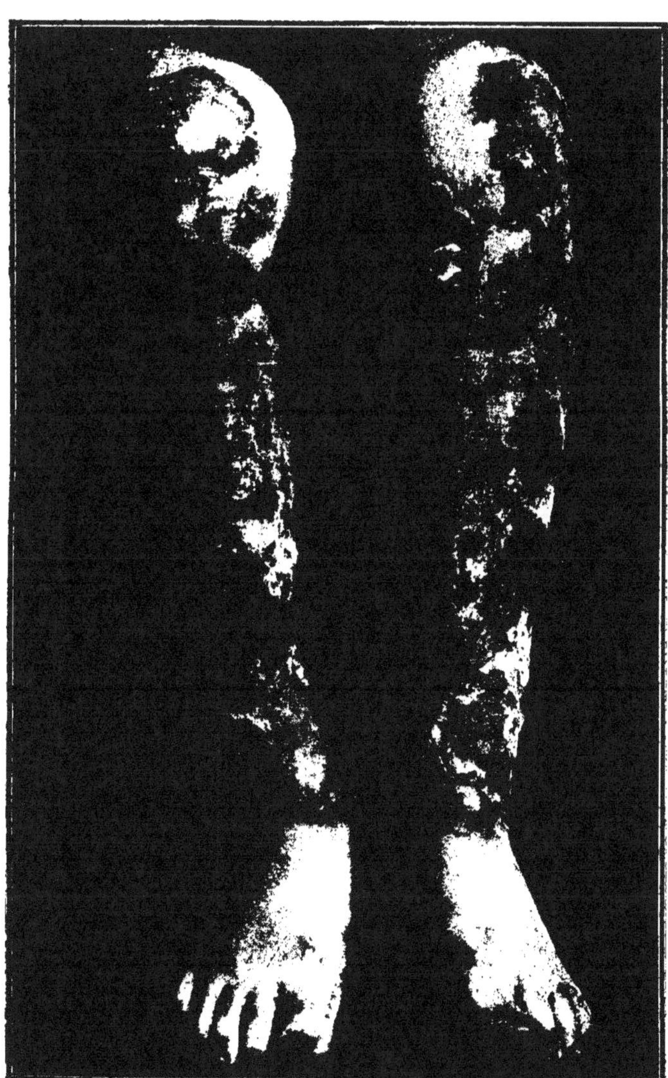

Fig. 38. — Syphilides circinées ulcéreuses et croûteuses.

encore superficielle, fortement suppurante. Tout autour, les tis-

28.

sus sont sains, sans aréole inflammatoire, ni infiltration. Puis la régression survient, mais se fait quelquefois longtemps attendre.

Ceci est une forme simple et précoce, généralement concomitante avec une éruption papuleuse quelconque. Il en est une seconde, plus tardive et plus grave. Elle débute par une grosse pustule, régulière, aplatie, bordée d'une aréole rouge sombre. Rompue ou non, elle dégénère sur place en une croûte proportionnée, de diamètre variable, pouvant dépasser celui d'une pièce de 5 francs. Elle est vert foncé ou brune, constituée par une série de stratifications, en écaille d'huître. Elle est adhérente et comme enchâssée dans l'ulcère sous-jacent. Celui-ci profond et creux, entamant partiellement ou complètement le derme; les bords sont abrupts, le fond grisâtre, anfractueux et pultacé, émettant du pus mal lié, mêlé de débris cellulaires et de sang.

Puis, très lent, le travail réparateur se fait, les bourgeons apparaissent, le fond se lève, et la croûte tombe, quand la cicatrisation, au-dessus d'elle, est déjà à peu près terminée. La cicatrice consécutive est remarquable par sa surface pigmentée, quelquefois blanche, atrophique et cicatricielle, son bord circulaire ou polycyclique, aréolé d'une teinte jambon ou bistrée caractéristique, enfin, par sa persistance pendant des années sans modifications.

Ces ecthymas profonds sont quelquefois sujets à de véritables poussées phagédéniques. Ces poussées s'étendent excentriquement, le centre à moitié guéri s'environnant d'un ou de plusieurs anneaux pustuleux, successivement purulents, croûteux et cicatrisés, à moins que le tout n'aboutisse à une vaste croûte, énorme, épaisse et adhérente, recouvrant des ulcérations profondes et étendues.

Les ecthymas affectent encore la forme rubanée et l'allure serpigineuse. Correspondant à la loi générale d'apparition des syphilides, ces lésions tardives et profondes sont discrètes et peu abondantes. Leurs sièges d'élection sont les membres inférieurs, les lombes, la nuque, quelquefois la face.

C'est une mauvaise éruption, parce qu'elle est longue, exigeant du repos, des soins quotidiens, des pansements, parce

qu'elle est sujette à des séries de récidives, enfin, parce qu'elle
atteste une vérole grave, et un état général très défectueux.

Au genre ecthyma syphilitique, nous rattachons :

1° Le *rupia*. — Même description, à ce détail près que la pustule du début est remplacée par une grosse bulle purulente

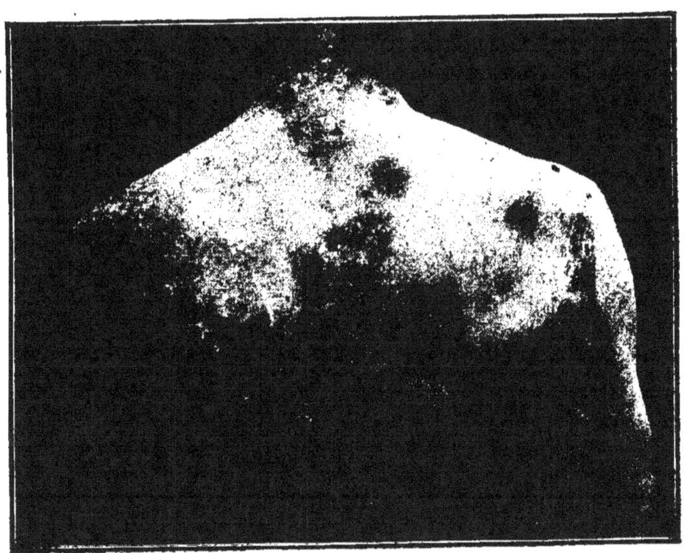

Fig. 39. — Syphilides ulcéreuses circinées (en voie de cicatrisation).

dont l'affaissement laisse une énorme croûte tout à fait identique
à celle que nous avons déjà décrite.

2° L'*impetigo rodens*. — Réunion sur une région déterminée,
bien souvent la face, d'une série de pustules. Rapidement
ouvertes, celles-ci se rejoignent et forment une ulcération en
nappe, à tendance excentrique, précocement encroûtée. Impétigo au début, la lésion évolue consécutivement comme un
ecthyma, et comme un ecthyma à bords réguliers, profonds et
très ulcéreux. Les mêmes complications sont possibles et le
même pronostic lui est applicable.

B. DIAGNOSTIC. — Le diagnostic diffère suivant que la syphilide en est à la période de pustule ou à la période d'ulcération.

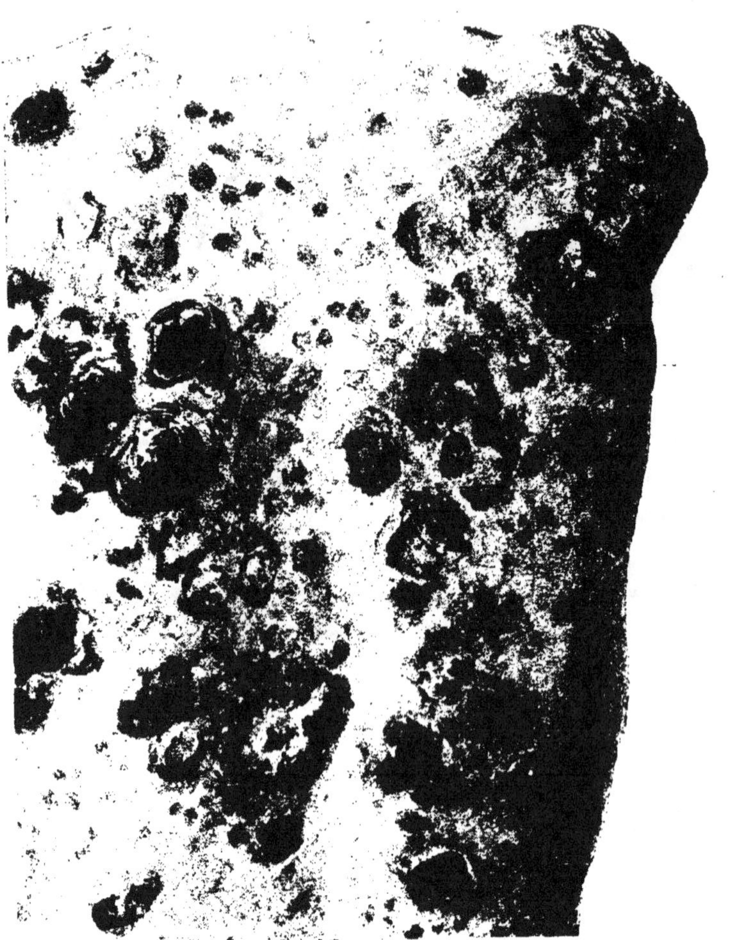

Fig. 40. — Rupias et ecthymas syphilitiques.

a. *Syphilides pustuleuses.* — A cette période, ces syphilides
restent minimes et justifient les noms qu'on leur donne de

syphilides *acnéiformes* et *impétigineuses*. Elles sont d'ailleurs fort rares, et le diagnostic est tout à fait accidentel entre elles et les dermatoses qu'elles évoquent.

L'*acné vulgaire* est une affection essentiellement chronique débutant dans l'enfance pour se perpétuer jusqu'à l'âge mûr, avec de temps à autre des poussées bien caractéristiques de pustulettes nettement inflammatoires localisées sur la face, les épaules, le thorax. Ni chronicité, ni poussées subaiguës, ni localisations dans les poussées analogues de la syphilis.

L'*impétigo vulgaire* se concrète, après un suintement abondant en larges croûtes jaunes, mellicériques, recouvrant le cuir chevelu tout entier, le pourtour de l'oreille, etc. Les syphilides impétigineuses sont plus disséminées, moins constantes, moins croûteuses, affectant une disposition suspecte à la lisière antérieure ou postérieure du cuir chevelu, de chaque côté des ailes du nez, autour de la commissure labiale, dans le sillon mentonnier.

Les *syphilides impétigineuses du cuir chevelu* méritent une mention particulière, à cause de leur fréquence. Elles sont petites, d'une teinte foncée, surmontées d'une légère croûte noirâtre, tout à fait indolentes, non suintantes, extrèmement disséminées et peu nombreuses ; ces caractères ne sont guère ceux de l'impétigo du cuir chevelu, si banal chez les enfants scrofuleux, lymphatiques ou pouilleux. D'ailleurs le seul fait d'une poussée d'éléments impétigineux et petits chez une personne adulte et propre doit inciter à rechercher la syphilis.

b. *Syphilides ulcéreuses.* — Elles ne présentent aucuns caractères spéciaux. On peut s'aider, pour le diagnostic, de l'indolence relative de la pustule qui la précède, de la tendance à se grouper en foyers, en circins, de la suppuration moindre, du siège à la face... Tous ces signes sont relatifs et n'auraient aucune valeur si l'histoire du malade, les concomitances et le traitement n'étaient là pour éclairer le diagnostic.

2° — *Syphilides muqueuses.*

Les muqueuses réagissent comme la peau à l'infection syphilitique et les éléments produits sont les mêmes. Mais ici la constitution anatomique et les conditions physiologiques différentes donnent à ces éléments une allure spéciale. La plus grande vascularité de ces tissus, la finesse de la couche épidermique, l'irritation continuelle produite par les sécrétions, par les excrétions, les frottements sont autant de conditions favorisant l'érosion de l'épithélium et l'hyperplasie papillaire. Chez nombre de sujets, les syphilides muqueuses, les *plaques muqueuses* constituent, après le chancre et la roséole, l'unique expression de la syphilis ; mais elles peuvent être de longue durée et très récidivantes.

Les syphilides muqueuses ont tous les caractères généraux des éruptions cutanées et nous n'y revenons pas. Leurs caractères objectifs peuvent également servir à les catégoriser et nous verrons successivement les formes *érythémateuses*, *papuleuses* (érosives et hypertrophiques) et *pustulo-ulcéreuses*. Nous détaillerons ensuite quelques syphilides locales.

1° Forme érythémateuse. — Trop négligé par les auteurs, l'exanthème maculeux secondaire existe sur les muqueuses. Il est moins rare qu'on ne le dit, mais sa fugacité est grande, et le peu de symptômes subjectifs qu'il entraîne explique qu'il ait bien souvent passé inaperçu. Il apparaît dès les premiers temps, quarante à cinquante jours après le chancre, quelquefois plus tôt, puisqu'on l'a rangé parmi les symptômes de la première période (Exanthème bucco-pharyngé de la période primaire, LEPAGE, Thèse de Bordeaux, 1899).

A. SYMPTÔMES. — On voit tout d'abord des taches rouges nettement circonscrites, disparaissant à la pression. En deux ou trois jours, elles deviennent confluentes et sont perceptibles au doigt qui les effleure. Elles constituent alors par leur fusion une plaque rouge vif, très légèrement surélevée, dont les bords, convexes et polycycliques, ne se fondent pas insensiblement avec les tissus voisins, mais en sont séparés par des contours arrêtés. Ce dernier signe est essentiel. Concomitamment on observe souvent de l'œdème, et de l'hypersécrétion glandulaire.

La *gorge* est le siège ordinaire de ce genre d'énanthème. On voit la rougeur faire une bordure ininterrompue et festonnée le long des amygdales, des piliers et de la luette. Cette angine syphilitique est bien connue. Sur la *vulve*, l'œdème et la sécrétion dominent, les contours sont plus flous, les érosions plus fréquentes. Chez l'*homme*, la balanite syphilitique se caractérise par l'abondante sécrétion de matière sébacée, les érosions rapides et superficielles, la délimitation très nette de ces érosions. Enfin, d'après LEE, VIAL, FINGER (1900), il existe une uréthrite de même nature, caractérisée par une démangeaison de l'orifice de l'urèthre et une sécrétion visqueuse, non purulente.

B. DIAGNOSTIC. — Il est rare, en présence de cette lésion, qu'on fasse de suite le diagnostic exact, cette rougeur de la région bucco-pharyngée peut paraître banale et diffuse à un examen superficiel. On sera mis en éveil par l'absence ou le peu d'intensité des symptômes subjectifs, tels que douleurs de l'arrière-gorge, dysphagie, gêne de la déglutition, engorgement ganglionnaire, fièvre et aussi la durée de l'affection, malgré la médication locale (gargarismes émollients, etc.). En examinant de près, on verra les bords bien arrêtés et polycycliques de l'érythème, la surface uniformément surélevée et papuleuse, bien différente de l'empâtement diffus et des contours flous de l'angine ordinaire.

2° Forme papuleuse, plaques muqueuses. — Bien que superposables aux lésions correspondantes de la peau, ces syphilides s'en distinguent par deux caractères essentiels : la fréquence de l'érosion superficielle, et l'infiltration moindre du chorion. Ce sont là les vraies plaques muqueuses, manifestations banales de la syphilis.

A. FORMES CLINIQUES. — Elles peuvent se présenter sous diverses formes.

a. *Forme érosive.* — Celle-ci est la plus simple. Elle consiste au début en un placard rouge légèrement infiltré, variant de la dimension d'un pois à celle d'une pièce de cinquante centimes, à bords bien délimités. Très vite ces plaques perdent leur épiderme et offrent alors une surface suintante, brillante comme du vernis, qui est celle du derme muqueux dénudé. Elles sont généralement représentées par 8 à 10 éléments, groupés sur la vulve, les lèvres, la langue, la gorge. Traitées très simplement, elles disparaissent en quelques jours, ou bien elles se recouvrent au centre d'une cuticule, se résorbent et augmentent à la périphérie, laissant des placards infiltrés, érosifs, en cercles ou segments de cercles. Leur guérison rapide est la règle.

b. *Forme opaline ou diphtéroïde.* — Cette plaque muqueuse est également à son début une papule, mais plus infiltrée, plus perceptible que la précédente, dont elle procède d'ailleurs. Comme elle, elle devient circulaire, à bords réguliers et nets, dénudés et suintants. D'abord rougeâtre ou purpurine, la surface se couvre par le suite de points blanchâtres comme des grains de semoule qui s'étendent en quelques jours sur toute l'érosion. Elle revêt alors une apparence blanchâtre, gris cendré, des plus caractéristiques, due à la superficielle infiltration qui la recouvre. *Opaline* ou *porcelainique*, si cet infiltrat est peu épais, la papule peut devenir *diphtéroïde*, quand sa surface est recouverte d'un véritable enduit couaneux, blanc gris, consistant et adhérent. Consécutivement elle se déterge, et présente pendant quelques jours un fond rouge et bourgeonnant, entouré d'un liseré rose précurseur de la cicatrisation. Ou bien, mal détergées, ou mal placées (commissures de lèvres, fourchette vulvaire, etc.), ces plaques deviennent fissuraires, anfractueuses, ulcérées et douloureuses.

Insuffisamment nettoyées, elles s'unissent et s'étendent en une *nappe papuleuse*, peu surélevée, rouge, grenue, à bords polycycliques, dont les segments de circonférence représentent les vestiges des papules périphériques englobés dans la lésion commune.

Normalement indolentes et aprurigineuses, ces plaques décèlent cependant leur présence sous l'influence d'irritations passagères (grattage, lavages, passage des aliments ou de liquides alcoolisés, etc.). C'est une sensation de cuisson que les malades connaissent bien, et qui leur fait désigner eux-mêmes la localisation des nouvelles poussées.

La récidive est la règle. Une seule poussée est chose très rare. Une plaque en appelle une autre, quelquefois symétrique, vis-à-vis d'elle ; non que l'inoculation directe joue un rôle, mais par irritation et persistance des causes qui ont causé la première poussée.

La forme en nappe est ordinaire à la vulve. La vraie plaque diphtéroïde y est rare ; par contre, la nappe papuleuse suintante, débordant la muqueuse et inondant le pli génito-crural, est chose habituelle. La papule isolée, circinée ou lenticulaire, est plus fréquente sur le col utérin. Celle du vagin est une véritable exception.

Les lèvres, la langue, le palais, les amygdales sont par excellence le siège de ces plaques opalines, porcelainiques et diphtéroïdes. A noter, sur la langue, deux aspects un peu spéciaux : une forme *fissuraire*, allongée en sillon, rectiligne ou sinueuse, et une forme de plaque sèche, rouge, lisse, comme *dépapillée*, cette dernière étant fréquente et très persistante.

Le professeur FOURNIER a insisté à juste titre sur l'importance de ces *plaques dépapillées,* qui permettent quelquefois, par leur durée, de dépister d'anciennes syphilis. Au milieu du chevelu papillaire du dos de la langue, on voit une ou plusieurs surfaces circonscrites, qui sont devenues lisses et polies, comme si on avait rasé les papilles, contrastant par cela même avec l'état villeux des parties voisines. Ces plaques ont toujours des contours très nets, arrondies, ovalaires ou irrégulières, quelquefois étendues à une grande surface. Leur fond est d'un rouge plus sombre que celui de la muqueuse normale, et ne produit aucune exsudation Elles sont indolentes, mais d'une durée indéfinie, malgré toutes les médications.

c. *Forme leucoplasique.* — Bien que rare à cette période, elle se retrouve quelquefois sur la langue et les joues, sous forme de petites plaques blanchâtres, indolentes, rondes, étoilées ou fissuraires, d'aspect laiteux ou nacré. Pas de troubles fonctionnels, sauf infection. Très résistante également au traitement, mais guérissable.

B. Diagnostic. — Nous ferons de la question un exposé plus clinique, en discutant le diagnostic d'après le siège des lésions.

a. *Bouche*. — Les plaques se présentent sous deux formes habituelles : 1° plaques superficielles et érosives ; 2° plaques opalines et diphtéroïdes.

α) *Plaques érosives* : on éliminera tout d'abord les *ulcérations banales*, et, sous ce vocable, nous comprenons toute érosion ou ulcération consécutive à un traumatisme de quelque nature qu'il soit : dent cariée, chicot, dentier défectueux, brûlure de cigarette, gerçure due au froid, morsure, etc. Malgré les apparences, ce diagnostic est souvent très difficile, les formes affectées par ces érosions étant variables avec chaque cause, sa durée et son intensité. On interrogera minutieusement, on inspectera tout le système dentaire. Le contact d'une dent déviée ou malade avec une lésion expliquera souvent son origine. Enfin, on sera souvent réduit à attendre l'évolution.

On éliminera plus facilement l'*érythème ab ingestis*, consécutif à un traitement mercuriel, à l'absorption d'antipyrine, d'iodure de potassium. Le contact des aliments peut irriter cet érythème et le transformer en plaques érosives.

L'*herpès buccal* est une éruption fréquente, caractérisée par l'apparition de toutes petites vésicules. Quand leur revêtement épidermique s'effondre, elles laissent des érosions qui, par le fait de leur voisinage, s'unissent entre elles et ressemblent à s'y méprendre aux plaques muqueuses. Le diagnostic pourra se baser sur les éléments suivants :

Leur apparition est toujours accompagnée d'un état d'éréthisme local, diversement qualifié par les malades (feu, picotements, brûlure, chaleur, etc.). Cet éréthisme persiste à la période d'état, ou plutôt se transforme en une gêne douloureuse, qui s'exaspère avec les mets acides ou épicés.

Autour des éléments simulant les plaques, on trouvera quelques petites vésicules isolées, grosses comme une tête d'épingle métallique, miliaires, dont la ténuité indique l'origine herpétique.

Enfin, même dans les éléments agminés, le bord de la lésion totale, constitué par des séries de petits arcs de cercle réunis entre eux, vestiges des vésicules primitives fondues en une seule plaque, est différent de la limite régulièrement dessinée de la vraie plaque muqueuse, circonférentielle, ovalaire, ou circinée.

A noter l'*angine, dite herpétique, qui siège sur les amygdales.* Les phénomènes locaux très douloureux et les phénomènes généraux constants, quoique légers, qui l'accompagnent, simplifient ce diagnostic.

Les *aphtes* débutent par un point rouge, douloureux, enflammé, auquel succède une sorte de pustule jaune, très régulièrement ronde, et entourée d'une zone inflammatoire peu étendue. Cette pustule se vide pour laisser une vraie ulcération à fond jaune beurre frais, creusée, qui ne rappelle pas l'érosion de la plaque muqueuse. L'évolution est donc bien spéciale.

Tels sont les diagnostics ordinaires, courants, applicables à toute plaque muqueuse isolée. Restent deux autres affections, rares l'une et l'autre, mais que nous devons citer à cause de l'allure syphiloïde de leurs manifestations.

La *glossite en aire desquamative, glossite exfoliante marginée* de FOURNIER, caractérisée par l'apparition sur la langue de plaques rouges, tout à fait analogues aux *plaques dépapillées* de la syphilis secondaire. Ces plaques coïncident fréquemment avec des fissures en arête de poisson, du dos de la langue, si bien que l'ensemble évoque l'idée de syphilis pour un esprit non prévenu. La connaissance des antécédents est nécessaire. Ces fissures sont congénitales; jamais les plaques n'ont été ailleurs que sur la langue, sur laquelle elles se déplacent avec la plus grande facilité. De plus, ces plaques rouges sont toujours bordées d'un liseré blanc grisâtre et curviligne qui ne fait jamais défaut.

Enfin quelques manifestations de l'*érythème polymorphe* s'accompagnent de manifestations buccales, sous forme de nodules congestifs, surmontés de vésicules ou de bulles qui se crèvent et laissent une érosion, siégeant de préférence sur les lèvres et le dos de la langue. Localisation rare et concomitante avec les autres signes de l'érythème polymorphe.

3) *Plaques opalines, diphtéroïdes, leucoplasiques :* le dia-

gnostic est évidemment différent suivant le degré d'opacité, de blancheur de la couche qui revêt la plaque. La plaque délicatement opaline, porcelainique, est justiciable des mêmes diagnostics que précédemment. Plus marquée, plus leucoplasique, elle implique quelques autres différenciations.

La *leucoplasie buccale essentielle*, *primitive*, existe en dehors de toute prédisposition syphilitique, par le seul fait d'irritations répétées en un même point de la muqueuse. Ainsi se créent les plaques blanchâtres des fumeurs (commissure des lèvres, tiers antérieur du dos de la langue, région interdentaire des joues), celles des porteurs de dentiers, de chicots ou de dents déviées. Leur localisation et leur chronicité suffisent à les distinguer des plaques.

Le *lichen plan* a quelquefois des localisations buccales, consistant en plaques grillagées ou dessinées en dentelles blanchâtres ou gris perle, un peu saillantes et rugueuses au toucher, reposant sur une muqueuse normale, mais épaissie. Ce caractère de dentelle en léger relief, la cuisson avec sensation de sécheresse, la concomitance d'autres plaques de lichens sur le corps, étayeront le diagnostic, quelquefois délicat.

Signalons sans insister les petites épidémies de *perlèche* (exfoliation blanchâtre de la commissure des lèvres, avec fissures persistantes). Son caractère épidémique peut entraîner des erreurs, et son aspect engage évidemment à en faire une plaque muqueuse.

Le *psoriasis* de la muqueuse buccale est toujours accompagné de lésions cutanées. Les autres cas sont très douteux.

b. *Vulve*. — La plupart des diagnostics précédents sont applicables aux plaques de la vulve, tout spécialement les *ulcérations banales*, l'*herpès*, les *leucoplasies*. Ajoutons :

La *vulvite érosive*, engendrée par le manque de soins de propreté. De nombreuses plaques rouges, carminées, à contours géographiques, se dessinent sur la muqueuse douloureuse, suintante, œdémateuse. L'allure inflammatoire de l'ensemble et la guérison rapide avec quelques lavages facilitent le diagnostic.

Les *taches inflammatoires de l'entrée du canal de Bartholin* (macula gonnorrhea), symptômes de la blennorrhagie de ce

canal, méritent d'être connues. Situées en dedans des petites
lèvres, à l'union des deux tiers supérieurs, et du tiers inférieur,
elles représentent deux grosses taches rouges, habituellement
symétriques et régulières, qui pourraient en imposer pour des
plaques syphilitiques.

c. *Organes génitaux, homme.* — Mêmes diagnostics que précédemment. On doit songer à la *balanite érosive*, dont les contours irréguliers et circinés évoquent volontiers la syphilis[1]. Les
éraillures et *fissures* prennent ici une importance considérable
à cause de leur fréquence, sur les prépuces longs et phimosiques.
On se rappellera que les *diabétiques* ont facilement des fissures
très tenaces disséminées sur le limbe préputial.

d. *Anus.* — Les *vraies fissures* de l'anus, avec leurs douleurs
intolérables, paroxystiques au moment du passage des matières, ne peuvent être confondues. De plus, elles sont plus petites que les plaques qui occupent généralement plusieurs plis
radiés. Cependant, quand celles-ci sont infectées et creusées,
elles peuvent engendrer des spasmes du sphincter très pénibles
et assez semblables à ceux des fissures.

Certaines *dermites érosives* de l'anus sont dues, chez les enfants, à la présence des oxyures, à la malpropreté, etc.

3° Forme hypertrophique. — On observe cette variété dans
les régions soumises aux macérations, aux irritations, aux
frottements sales. Une papule apparaît. Par suite de la chaleur humide ou d'autres agents irritants, l'épiderme se ramollit
et tombe. N'étant plus bridée et défendue par son revêtement,
l'infiltration papillaire s'étend en surface et en hauteur. Elle est
d'abord discoïde et régulièrement exhaussée, puis elle se soulève, fait une saillie volumineuse et bosselée. La surface érodée
et suintante, ou diphtéroïde, se fendille dès que la tumeur
atteint un certain volume. Du *condylome plat*, à l'énorme *production végétante* parcourue de *rhagades* et de *fissures*, on
trouve tous les intermédiaires. Certaines variétés semblent
plus disposées que d'autres à se couvrir d'*ulcérations nécro-*

[1] Voir le chapitre consacré aux balanites, à la fin de l'ouvrage.

tiques, cratériformes, taillées à l'emporte-pièce, très suppurantes et entourées d'un tissu rouge infiltré. Des phénomènes réactionnels peuvent survenir, en tout semblables à ceux déjà signalés à la suite des mêmes syphilides cutanées.

L'anus et les organes génitaux féminins sont le siège à peu près exclusif de ces productions, explicables seulement par une incompréhensible incurie. La tendance à la résorption, commune à toutes ces syphilides muqueuses, la rend justiciable de traitements simples, mais prolongés. Il persiste cependant quelquefois à leur suite des callosités nodulaires, dures, parcheminées ou profondes, recouvertes d'un épiderme blanchâtre.

Le *diagnostic* est le même que celui des mêmes éruptions cutanées. Ajoutons seulement que la région vulvaire chez la femme enceinte est fréquemment le siège d'éruptions papuleuses, molluscoïdes, hypertrophiques, qui n'ont pas de rapport avec la syphilis.

4° Forme pustulo-ulcéreuse. — Nous ne comprenons dans cette classe que les syphilides spontanément et primitivement ulcéreuses. Ainsi comprises, elles sont rares et n'offrent rien de spécial, étant très polymorphes tant au point de vue de leur étendue que de leur forme. Signalons que le stade pustule est éphémère ou n'existe pas, la lésion devenant de suite ulcéreuse.

A. Symptômes. — On rencontre ces syphilides de préférence, aux amygdales, à l'anus, à la vulve.

Les *syphilides ulcéreuses des amygdales* sont très creusées, profondes, tenaces, susceptibles d'amener la disparition de tout ou partie de l'organe. Quoique gênantes pour le malade, elles n'entraînent pas des douleurs en rapport avec leur extension. L'ulcération est creusée à pic, à bords déchiquetés, à fond verdâtre, saignant au contact, rongeant une amygdale, d'ailleurs peu déformée, ou légèrement hypertrophiée.

Les *ulcérations anales* ne sont jamais aussi profondes, parce qu'elles sont beaucoup plus douloureuses. Le traitement intervient avant l'extension.

Les plus fréquentes sont les *syphilides de la vulve.* On les

trouve de préférence sur la face interne des grandes lèvres, des
petites lèvres, l'entrée du vagin, la fourchette. Les lésions sont
au nombre de deux à six en moyenne, de dimensions variant
d'un pois à une pièce de cinquante centimes. En elles-mêmes,
ces ulcérations ne présentent rien de bien particulier, elles sont
plutôt peu profondes, à bords peu marqués, à fond jaunâtre.
La base est rénitente, la suppuration peu marquée, ne se
concrétant pas en croûtes, la palpation est bien supportée, pas
de douleurs spontanées. Le plus souvent disséminées au hasard,
ces lésions se disposent quelquefois de façon à constituer un
arc de cercle, un circin, un croissant. Ou bien elles se réunissent
et prennent une allure serpigineuse, reproduisant sur la vulve
les mêmes dessins. Toutes ces dispositions sont particulières à
la syphilis, et facilitent singulièrement le diagnostic assez difficile en pareil cas.

B. Diagnostic. — Le diagnostic est surtout intéressant à la
vulve. Banale d'aspect, la lésion est d'un diagnostic délicat.
Une *éraillure infectée* quelconque peut avoir même apparence.
Unique et rapidement guérie, elle sera vite dépistée. Les *folliculites vulvaires* sont plus difficiles à distinguer, sinon au stade
pustuleux, assez caractéristique avec son mamelon rouge terminé par un point blanc centré d'un poil, du moins plus tard,
quand la fonte purulente du follicule a fait place à un petit
ulcère cratériforme. Ces ulcères sont multiples, réguliers, creusés, petits, plus inflammatoires et plus douloureux que les
syphilides.

Les *ulcérations herpétiques infectées* présentent les mêmes
difficultés. On se base sur l'évolution antérieure de l'herpès
pour les distinguer.

Enfin, les *chancres mous* se distinguent par leur allure de
vraies ulcérations, creusées, à bords entaillés, à fond jaunâtre
et raviné, douloureux à la palpation. Néanmoins, l'auto-inocu-
lation est souvent nécessaire.

Sur l'*amygdale*, ces ulcérations peuvent simuler certaines
angines herpétiques infectées ou l'angine de Vincent à bacilles
fusiformes.

5° De quelques localisations des plaques muqueuses. — Les syphilides des muqueuses vulvaires, balaniques et buccales peuvent revêtir tout les aspects ci-dessus décrits, avec quelques différences de détail, que nous avons signalés en passant. Il nous reste à parler de quelques localisations plus rares, entraînant parfois des symptômes spéciaux.

a. *Syphilides de la trompe d'Eustache.* — L'engorgement de la trompe est dû, soit à la présence de plaques sur la muqueuse du conduit, soit de quelques lésions voisines de l'orifice dans le naso-pharynx. Derrière les amygdales se cachent quelquefois de nombreuses plaques muqueuses. Il faut savoir les dépister, malgré leur indolence locale, lorsqu'un syphilitique se présente avec des sensations subjectives de bourdonnements, de sifflements, de douleurs névralgiques et surtout de diminution unilatérale de l'acuité auditive.

L'otite, la perforation du tympan, une périostite subaiguë peuvent en être la conséquence.

b. *Narines et fosses nasales.* — Les formes papuleuses sont fréquentes sur la partie respiratoire, antérieure, des fosses nasales, tapissée par un épithélium pavimenteux. Celles de la pituitaire sont très rares ou méconnues.

Il n'est pas rare de voir la papule née sur la peau contourner le bord narinaire et se prolonger sur la muqueuse sous forme de papule érosive. Le peu d'élasticité de cette région, la présence des poils y détermine fréquemment des fissures, des crevasses, consécutivement croûteuses, des pustules acnéiformes. Leur réunion constitue une plaque délimitée, papuleuse, croûteuse, fissuraire, plus ou moins prolongée sur la lèvre supérieure, dont la ténacité est désespérante.

c. *Conjonctive.* — On peut y trouver :

α) La *papule lenticulaire*, plaquée sur la conjonctive faisant une saillie légère, rouge ou cuivrée, entourée d'une petite aréole congestive.

β) La *papule érosive* ou *diphtéroïde*, rarement opaline, plus souvent rouge et ulcéreuse. Cette forme s'étend habituellement aux paupières et s'accompagne d'une conjonctivite, quelquefois d'une blépharite.

γ) La *syphilide ulcéreuse*, à bords irréguliers, creusée, avec sécrétion abondante, douleur et gonflement.

d. *Larynx*. — La dysphonie de la période secondaire est bien connue et l'enrouement persistant, sans douleurs ni toux, est un des signes sur lesquels s'appuient volontiers les praticiens. Il a évidemment sa valeur, mais son absence n'implique nullement que l'organe soit sain. L'examen systématique des cordes vocales à cette période montre l'existence de plaques en dehors de tout trouble subjectif.

Les lésions peuvent être *généralisées* sous forme d'*érythème*, d'*hyperplasie*, ou *localisées. En cas d'érythème*, une rougeur en nappe, rouge sombre, s'étend sur l'épiglotte, les cordes vocales supérieures, les éminences aryténoïdes. Elle est uniforme, sans arborisations vasculaires, et ne se rencontre que rarement en taches clairsemées.

Malgré des hauts et des bas, la *dysphonie* est habituelle et quelquefois très prononcée, empêchant complètement l'étendue en hauteur du registre vocal, réduit, en cas d'effort, à la voix bitonale ou à la voix de fausset. C'est d'ailleurs là le seul symptôme ; ni douleur, ni dysphagie, ni toux, pas même de la gêne, tout au plus la passagère sensation d'un corps étranger, nécessitant de temps à autre un raclement du gosier. La durée est de deux mois environ, plus longtemps pour un chanteur, un alcoolique ou un fumeur.

L'*hyperplasie* se décèle au laryngoscope par une turgescence diffuse de la muqueuse qui semble hyperhémiée, épaissie, gonflée. Cette hypertrophie se localise à un département, l'épiglotte, les replis aryténo-épiglottiques, les cordes vocales supérieures, plus rarement les inférieures. Cet état de turgescence peut se présenter en nappe uniforme, sans élevures, ni bosselures. Ou bien de petits mamelons conoïdes ou lenticulaires la parsèment, exubérances localisées de l'hyperplasie générale. Les symptômes subjectifs sont les mêmes que dans la forme précédente, mais plus marqués, pouvant aller jusqu'à l'aphonie, et plus persistants, six à sept mois en moyenne. Dans les cas très rares où l'une des cordes vocales est tout entière atteinte, quelques phénomènes plus graves surviennent, tels que dyspnée, accès de suffocation, presque toujours passagers et sans grands dangers sauf absence absolue de traitement.

Les *syphilides laryngées localisées* sont réduites à deux ou trois éléments disséminés sur les mêmes régions. Elles ont la forme d'éléments ronds ou déchiquetés, à bords dentelés entourés d'une aréole carminée. La surface en est érosive, opaline, jaunâtre ou ulcéreuse, suivant les cas. Suivant leurs localisations, les troubles vocaux apparaissent ou peuvent faire complètement défaut.

e. *Conduit auditif.* — Ordinairement érosives ou légèrement papuleuses, les syphilides du conduit bourgeonnent avec une grande rapidité et même l'oblitèrent complètement. Il s'ensuit une macération de la région, une érosion générale, un écoulement fétide et abondant. La disparition en est rapide, sous l'influence d'un traitement approprié.

C) — Manifestations nerveuses

Les troubles nerveux purement dynamiques comptent parmi les symptômes ordinaires de cette période. Sous une forme ou sous une autre, ils apparaissent souvent dans les six mois qui suivent le chancre. Leur caractère est d'être éphémère, peu intense, facilement guéri. Ils sont fréquemment rapportés à d'autres causes, soit par le malade, soit même par le médecin non prévenu. Il est bien rare qu'un syphilitique, interrogé à ce point de vue, ne se souvienne de quelques céphalées non habituelles, de quelques douleurs mises sur le compte du rhumatisme, de quelques névralgies légères ou fortes, auxquelles il a souvent prêté peu d'attention.

Nous étudierons tout d'abord la céphalée, puis les diverses algies avec leurs multiples localisations, enfin les névroses plus rares, tels que troubles de la sensibilité, de la caloricité, du sommeil, etc.

Mais auparavant, répétons une fois de plus ce que nous avons déjà dit bien souvent touchant la très grande inégalité qui existe entre les malades. Cette loi est plus vraie ici que par-

tout ailleurs. Tandis que les uns subissent l'influence névropathique d'une façon insignifiante et superficielle, les autres
en ressentent de vives atteintes. La syphilis crée chez ces derniers, chez les femmes surtout, une véritable *diathèse nerveuse*.
La prédisposition névropathique personnelle joue ici le rôle
essentiel. La syphilis est la pierre de touche qui met en branle
cette prédisposition, comme aurait pu le faire tout autre accident.

1° Céphalée. — La *céphalée syphilitique* vraie (qu'il ne faut
pas confondre avec les névralgies de cette région) est une douleur de tête profonde, intra-cranienne, assez étendue avec prédominance sur le front, les tempes, l'occiput. C'est tantôt un
alourdissement, tantôt une sensation de pression, d'étau.
Quelquefois uniforme, gravative, ou graduellement croissante,
elle est aussi traversée d'élancements névralgiformes intermittents. Tous les degrés existent, depuis la simple lourdeur de
tête jusqu'aux douleurs intenses, avec lancées violentes et continues, empêchant tout travail, tout repos, entraînant une agitation dangereuse, dont la persistance peut conduire à l'abrutis-
sement, au délire et au suicide.

En général, elle est d'intensité moyenne, comme une migraine un peu forte. Continue ou intermittente, elle est caractérisée par l'*apparition* ou l'*exacerbation des accès, le soir* et *la
nuit*. Ce signe a une grande importance.

La durée en est de deux à trois semaines, en moyenne, bien
davantage si la maladie n'est pas traitée ; la curabilité est
d'ailleurs très grande, mais les récidives en sont faciles. Ceci
s'explique par la prédisposition névropathique de ceux qui ont
été atteints une fois.

La céphalée syphilitique peut affecter deux types :

α) *Un type continu* avec douleurs permanentes, profondes,
non localisables. Cette continuité est presque toujours relative,
en ce sens qu'elle subit des exacerbations de temps à autre,
habituellement *le soir* ou *la nuit*, exacerbations marquées par
des élancements névralgiformes pénibles, sensation de coups
de marteau, etc. C'est dans cette forme que surviennent,

pour peu qu'elle se prolonge, les phénomènes nerveux les plus variés, résultant de l'intensité des douleurs, de l'insomnie, de l'impossibilité de vaquer aux occupations habituelles.

β) *Un type intermittent*, et souvent *périodique*, revenant le soir, persistant la nuit, se calmant pendant la journée. Le type inverse est rare.

On ne confondra pas cette céphalée avec les autres douleurs de tête, d'origine gastrique, nerveuse ou migraineuse, cette dernière surtout. Elle n'est pas localisée en un point de la boîte cranienne, comme une céphalée osseuse ; elle ne suit pas le trajet d'un nerf, comme une névralgie (ces deux dernières formes pouvant être également syphilitiques). La non-localisation est la règle, avec l'intensité, les exacerbations vespérales ou nocturnes. D'ailleurs le malade, même sujet à des céphalées d'autres natures, reconnaît lui-même le caractère spécial de celle dont il est atteint, et en prévient le médecin. L'épreuve thérapeutique, souvent nécessaire, réussit dans ce cas d'une façon remarquable, et les malades soumis au traitement voient disparaître les symptômes avec une grande rapidité.

2° Algies. — A cette période surviennent un ensemble de douleurs très différemment localisées, mais réunies par quelques caractères communs : *leur apparition spontanée, leur multiplicité, leur mobilité, leur disparition rapide* disposent à ne voir en elles que des lésions purement dynamiques, fatigue fugace d'un organe à peine effleuré par l'infection. De plus elles ne correspondent à aucune lésion anatomique cliniquement appréciable, et si elles simulent quelquefois une affection connue, leur évolution atypique aide à retrouver leur véritable origine.

a. *Névralgies.* — Les névralgies s'observent surtout à la tête, plus ou moins localisées à certaines régions, ou à certains territoires nerveux. Les plus fréquentes sont celles du *facial*. Elles ont ce double caractère de ne pas présenter les irradiations typiques de la névralgie ordinaire, et d'affecter de préférence le territoire des branches supérieures de ce nerf. Les localisations *sus-orbitaires* sont les plus fréquentes. Plus rarement la *région péri-auriculaire* en est le siège, dans la partie correspondant aux branches auriculaires et mastoïdiennes du plexus cervical. Enfin *la nuque*, sur le trajet du nerf *sous-occipital*, peut souffrir d'irradiations semblables.

Sur les membres, *le nerf sciatique* est le plus atteint. Il est rare que la douleur se perçoive de la fesse aux malléoles sur les points classiques. Une partie seule du nerf est ordinairement malade, la partie fessière ou crurale le plus souvent.

Il en est de même du nerf *cubital*, dont les névralgies ont été récemment décrites par le professeur GAUCHER, du nerf *intercostal* et de ses branches mammaires, dont l'endolorissement crée une forme de mastodynie curieuse et rebelle, du nerf *lingual*, du *crural*, etc.

b. *Arthralgies.* — Les arthralgies sont caractérisées par une sensibilité spéciale, spontanée et provoquée, des articulations. La palpation est douloureuse, soit partout, soit en certains points, mais elle ne dénote aucune anomalie objective, aucune déformation, aucun gonflement. Les mouvements sont toujours douloureux, quelquefois d'une façon aiguë. Au repos, les symptômes sont nuls ou très atténués, quelques lancées périarticulaires, plutôt qu'articulaires, pouvant s'étendre assez loin dans la direction de certains tendons ou muscles. En somme la maladie est un simple trouble fonctionnel. Il est assez curieux que le maximum de gêne se trouve le matin, et d'une façon plus générale, quand l'articulation est restée immobile un certain temps. Un peu d'exercice peut la faire disparaître.

L'épaule et le genou sont les lieux d'élection. Plus rarement le coude, le poignet, la cheville.

c. *Myosalgies.* — Elles consistent en douleurs ayant, ou paraissant avoir leur siège, dans certaines masses musculaires. La douleur en est l'unique symptôme, car l'examen ne révèle aucune altération du tissu. L'impotence musculaire est très minime et due uniquement à la souffrance concomitante.

Les douleurs se produisent surtout pendant les mouvements et occupent soit tout le corps du muscle, soit une partie seulement. Elles sont exaspérées par la pression ou le palper, qui peuvent leur donner un caractère lancinant. Elles subissent l'influence exacerbante de la nuit. On les rencontre surtout au niveau des *masses charnues des cuisses et des jambes*, ou encore sur les épaules, les avant-bras, la région lombaire. Elles peuvent être multiples et entraîner une simple gêne ou des courbatures très fortes, suivant le nombre ou l'importance des muscles atteints.

A ces myosalgies se rattache la *contracture du biceps brachial*. Subitement, le malade ne peut plus étendre le bras ; il le fléchit mal ; en sorte que le champ des mouvements, devenu douloureux, est très restreint. Sans prodromes, sans douleurs, sans modifications appréciables dans l'état du muscle, cette contracture persiste très longtemps et guérit aussi spontanément qu'elle est venue. Les uns en font de la myosalgie, les autres de la myosite. Nous avons souvent retrouvé un point douloureux, au niveau de l'insertion radiale du biceps, point de périostite, d'après nous, et qui explique la douleur aussi bien que la contracture, dans nombre de cas. Les autres cas nous paraissent, avec Thibierge, justiciables de l'hystérie, et sont de fausses contractures.

d. *Ostéalgies.* — On constate au niveau d'un point ou sur toute la surface d'un os une douleur circonscrite, superficielle, devenant forte, violente même, par le palper. Pas de lésions concomitantes, ni sur la peau, ni sur l'os. On observe surtout ces ostéalgies sur les portions superficielles du squelette, les apophyses styloïdes, les condyles, les malléoles, etc. Quelques localisations sont à signaler : la *cranialgie*, localisable en un point plus ou moins étendu de la boîte cranienne, et dont les minimes symptômes fonctionnels ne rappellent pas la céphalalgie vraie de la même période, la *sternalgie*, localisation de foyers douloureux très nettement circonscrits sur la face antérieure du sternum, enfin le *point de côté costal*, ce dernier intéressant par l'allure pleurodynique qu'il prend, gênant la respiration, s'exaspérant par la toux, par les mouvements, alors qu'il se réduit à un point limité et douloureux sur l'une des côtes. Les *os des membres* peuvent également être atteints et surtout la face antérieure du tibia.

e. *Algies non systématisées. Rhumatisme.* — Il arrive fréquemment que les douleurs erratiques de cette période ne sont pas localisables. Les malades se plaignent seulement d'un état bizarre de fatigue, de lassitude, avec quelques vagues courbatures qu'ils croient pouvoir rapporter à certaines régions alors que l'instant d'après, le siège en est différent. L'exploration physique ne révèle rien et cependant l'endolorissement est suffisant pour empêcher le malade de marcher, de lever les bras, de dormir, etc. L'exacerbation vespérale ou nocturne, l'engourdissement matinal sont la règle. Fournier a donné à cet ensemble morbide le nom de *pseudo-rhumatisme syphilitique*, comprenant sous cette dénomination ces douleurs non localisables, et les diverses combinaisons que peuvent faire entre elles les algies précédemment décrites, en somme tout ensemble symptomatique pouvant donner à la maladie les apparences du rhumatisme vulgaire.

L'existence en est intéressante à connaître bien qu'il soit difficile d'assigner à cette forme de rhumatisme syphilitique des caractères spéciaux. On a cherché à les caractériser : apparition spontanée en dehors des causes habituelles du rhumatisme, rapidité d'évolution, forme atypique, peut-être fixité plus grande, exacerbations vespérales ou nocturnes, résolution facile sous l'influence du traitement mercuriel (Thèse de Steinberg, Paris, 1898). Il faut cependant reconnaître que la coïncidence avec d'autres signes de syphilis est bien souvent l'unique raison du diagnostic. En sa qualité de maladie infectieuse, la syphilis réveille chez un rhumatisant les douleurs caractéristiques de la diathèse. Ceci se rattache à une loi générale déjà plusieurs fois citée, et ne présente ici rien de particulier.

3° Névroses syphilitiques précoces. — Plus que tout autre malade, les nerveux réagissent à l'infection syphilitique. Celle-ci agit, soit en accentuant des névroses en pleine évolution, soit en les réveillant après un assoupissement déjà ancien, soit, d'après quelques auteurs, en les créant de toutes pièces. Suivant le degré de la prédisposition, l'intensité de la maladie, la résistance du sujet, les manifestations en sont variables, depuis les névroses locales et passagères jusqu'à l'hystérie la plus franche et même l'épilepsie.

a. *Troubles de sensibilité.* — Ceux-ci consistent en une diminution ou une abolition de la sensibilité en certains points du corps.

Cette analgésie peut être générale. C'est un cas exceptionnel, surtout dans la syphilis. Les formes localisées sont de beaucoup les plus fréquentes et, dans ce cas, elles affectent de préférence les extrémités des membres, principalement le dos de la main, d'une façon plus générale, le côté de l'extension. Puis viennent les seins, les lèvres, la muqueuse buccale. La forme de l'analgésie est des plus variées, en plaques le plus souvent. On rencontre aussi l'hémianesthésie. La symétrie des lésions a été souvent signalée.

En somme, il est intéressant de connaître cette névrose dont la fréquence est indéniable, pour qui l'a cherchée systématiquement dans un service de femmes syphilitiques. Mais le lien qui la rattache à la syphilis est bien lâche. Celle-ci joue essentiellement le rôle d'opportunité morbide, et c'est à ce titre que nous la signalons, sans vouloir créer pour cela une analgésie syphilitique à caractères distincts.

b. *Troubles de la motilité.* — Ce second groupe d'accidents est exceptionnel. Il comprend diverses paralysies, toutes partielles, incomplètes, circonscrites et transitoires, particulièrement aptes à la guérison par le traitement spécifique. Car il est bien entendu qu'il ne s'agit pas ici des lésions tardives qu'occasionnent les artérites cérébrales et médullaires, ou même les névrites. Leur fugacité est la meilleure preuve du peu d'importance de la lésion matérielle, si elle existe, qui est la cause du symptôme.

Dans ces conditions c'est l'*hémiplégie faciale* que l'on voit survenir le plus souvent. Après elle, et encore plus rares, les *paralysies du moteur oculaire externe*, et du *moteur oculaire commun*. Les autres paralysies sont tout à fait exceptionnelles.

Cependant nous devons signaler, parmi ces syndromes précoces, la possibilité d'*hémiplégies totales* (Thèse de GRORICHARD,

Paris, 1899). Outre les caractères communs des autres paralysies du même genre, celles-ci présentent quelques particularités curieuses. Elles surviennent sans ictus, lentement, précédées de quelques prodromes, maux de tête, vertiges, éblouissements. Puis la démarche devient hésitante, le bras s'alourdit, les labiales s'articulent mal. Enfin elles sont constituées, mais jamais absolues, permettant toujours, à un certain degré, la marche et la préhension.

Il est inutile d'insister sur l'importance de ces syndromes, et sur les erreurs graves de diagnostic et de pronostic que leur connaissance peut éviter. Répétons cependant que ce sont des accidents tout à fait exceptionnels, des raretés, à la période précoce de la syphilis.

c. *Troubles de la caloricité.* — Ces symptômes apparaissent sous la forme d'abaissement persistant de la température, de refroidissement constaté par la main et prouvé par le thermomètre. Cette sensation se réfugie aux extrémités, mains et pieds, et dégénère en une véritable algidité, très désagréable pour le malade.

Cette sensation de froid peut se généraliser, au point de se compliquer de frissons, de tremblements, de claquements de dents, etc. FOURNIER a constaté concomitamment à ces états une dépression marquée du pouls qui devient filiforme, dépression souvent constatée par le tracé sphigmographique.

Par contre, certains malades se plaignent de bouffées de chaleur, de congestions passagères, et même de sueurs profuses.

Les uns comme les autres de ces phénomènes relèvent de troubles de l'innervation vaso-motrice, et se rattachent à la névropathie du sujet.

d. *Troubles des réflexes.* — Nous en avons déjà énuméré quelques-uns. Il nous reste à signaler :

α) Le *tremblement musculaire* de la période secondaire, signalé par FOURNIER, et que le sphygmographe lui aurait permis de déceler dans nombre de cas. Il est limité à un membre, ou à un segment de membre, presque toujours les bras ou les mains, partiel, circonscrit, très variable comme forme, depuis le frémissement fibrillaire jusqu'aux oscillations étendues simulant celles des alcooliques.

β) Le *réflexe tendineux* du genou a été étudié par ZAROU-BINE (*Annales de dermatologie*, 1893). Il a constaté pendant toute la période d'éruption une élévation quelquefois considérable de l'excitabilité réflexe de ce tendon, puis une chute ordinairement brusque, amenant une diminution marquée. Enfin dans une troisième période, le réflexe revenait à la normale.

c. *Troubles intellectuels.* — Que l'influence perturbatrice de la vérole puisse retentir jusque sur les fonctions intellectuelles, la chose est possible, et a été signalée. Atonie, torpeur ou perversion, telles sont les formes sous lesquelles ces désordres peuvent se manifester. Le fait est simplement curieux et représente une forme de plus des manifestations névropathiques chez un malade prédisposé.

D) — Lésions des annexes des téguments

La syphilis secondaire peut atteindre le système pileux et les ongles, créant l'alopécie ou diverses formes d'onyxis.

1º Alopécie. — Il s'agit ici de l'alopécie spontanée, *sine materia*, du cuir chevelu, qui survient si fréquemment à la période secondaire. Nous laissons donc de côté les alopécies consécutives aux syphilides disséminées, acnéiformes, impétigineuses ou ecthymateuses. Celles-ci sont connues, leur cause réside dans l'altération du bulbe pileux et leur intensité dépend de celle de la lésion primitive.

Dans d'autres cas, l'alopécie se produit sans cause apparente entre le troisième et le sixième mois, quelquefois plus tard. La chute des cheveux en est le seul symptôme. Celle-ci peut être *générale*, étendue à tout le cuir chevelu, sans localisations précises. La chevelure est partout raréfiée. Ou bien l'alopécie procède par *ilots*, dénudant de-ci et de-là quelques espaces isolés, arrondis ou rubanés. La multiplication de ces espaces constitue un ensemble de touffes séparées par des espaces clairs qui ont valu à cette alopécie le nom d'*alopécie en clairière*.

Quel que soit le mode de début, l'extension en est toujours irrégulière et capricieuse. Il n'y a pas de localisation précise, classique, comme dans l'alopécie séborrhéique. Il est rare qu'elle devienne excessive ; le plus ordinairement elle n'est appréciable qu'après l'aveu du malade ; l'alopécie décalvante est une vraie anomalie.

Le siège le plus habituel de cette affection est la région postérieure du cuir chevelu, localisation à noter au point de vue diagnostic, car la séborrhée n'atteint jamais cette région.

En tout cas, si intense qu'elle soit, elle guérit toujours, et même assez vite. Traitée ou non, elle dure quelques semaines, de cinq à dix en moyenne. Les surfaces dénudées se regarnissent et la chevelure reprend son aspect normal.

On a signalé dans ces derniers temps quelques cas d'alopécie syphilitique à forme peladique. Les cas en sont rares, mais intéressants à connaître, du fait même de cette forme anormale (BARTHÉLEMY, 1901).

L'alopécie ne se limite pas au cuir chevelu. Elle peut affecter les sourcils, les cils, la barbe, la moustache, les régions génitales, les aisselles. Elle a d'ailleurs les mêmes caractères et ne présente aucun intérêt spécial.

Bien que modérée, l'alopécie généralisée est cependant suffisante pour attirer sérieusement l'attention du malade. On pourra la confondre avec une alopécie post-fébrile quelconque. Un interrogatoire est donc nécessaire. L'alopécie séborrhéique est plus chronique, datant de plusieurs années, la chute est moins abondante, localisée aux tempes et au vertex pendant longtemps. L'alopécie en clairière se rapprocherait assez bien de la pelade, si ce n'était sa disposition rubanée et irrégulière, les cheveux persistants sur les espaces dénudés, la généralisation de la chute au reste du cuir chevelu et souvent aux cils et à la barbe.

D'autre part, le cuir chevelu ne présente jamais, comme dans les plaques peladiques, un fond à tégument lisse, uni, rappelant la bille de billard. La chevelure qui entoure la plaque, au lieu d'être drue et normale comme dans la pelade, participe à l'alopécie.

2° Onyxis. — Une friabilité bien spéciale de l'ongle, et surtout de son bord libre, est souvent le seul indice du mal. L'ongle s'écaille, s'exfolie, présentant des dentelures, des **aspérités**. C'est l'*onyxis craquelée*.

Plus profonde, la lésion atteint directement la matrice de l'ongle et le décolle de bas en haut, soit partiellement, **sur le** tiers ou la moitié de sa hauteur, soit complètement. **Dans ce** dernier cas, la chute de l'ongle est la conséquence de la **rupture** des adhérences. Tout ce travail de nécrose est si **lentement** progressif et si indolent que le malade perd souvent **ses ongles** sans s'en douter le moins du monde. La régénération **unguale** est la règle.

Enfin la lamelle unguéale peut réagir *par l'hypertrophie* de sa substance et doubler ou tripler son volume. On voit l'extrémité irrégulière, massive, rugueuse, se séparant en **stratifica-**tions écailleuses, déchiquetées par des cassures.

3° Perionyxis. — Les lésions se montrent sous des aspects très divers. *Sec*, le perionyxis est simplement représenté par une syphilide papulo-squameuse sous la portion **libre de la** lamelle unguéale. *Corné*, il consiste en un épaississement de l'épiderme qui borde les parties latérales de l'ongle. Ce bourrelet s'accroît, devient dur, corné, saillant et quelquefois sensible, lorsque les malades l'écorchent ou l'irritent. La **chroni-**cité est la règle.

Quand le perionyxis est *inflammatoire*, il affecte **la forme** d'une *tourniole* vulgaire, chronique, et non abcédée. C'est une tuméfaction douloureuse, rénitente, rougeâtre, dont le siège habituel au niveau de la racine entraîne la chute de l'ongle ou son incarnation.

Enfin ce bourrelet inflammatoire peut devenir *ulcéreux*, soit de prime abord, soit consécutivement à la forme précédente. On voit alors autour de l'ongle une ulcération surélevée, surplombant l'ongle ou l'encadrant. Elle est creuse, irrégulière, à

bords entaillés, à fond jaunâtre et sanieux, sécrétant une
matière séro-sanguinolente. *Au pied*, elle se complique généralement de phénomènes inflammatoires. Les tissus voisins
deviennent rouges et tuméfiés, se déforment. La dernière phalange tout entière participe au processus, devient globuleuse, s'étale en spatule ou se gonfle en massue. De violentes
douleurs apparaissent. Et si le traitement n'intervient pas,
l'organe disparaît, à la suite de l'ongle, par lambeaux gangre-
nés. En tout cas, il persiste toujours une déformation.

E) — Manifestations ganglionnaires

Toutes les maladies infectieuses influencent le système lymphatique, que ses fonctions prédisposent d'ailleurs à réagir à
toute incitation pathologique. Plus que toute autre infection, la
syphilis réunit les conditions nécessaires à produire cette
réaction ganglionnaire, avec ou sans l'intermédiaire de lésions
cutanées ou muqueuses. Il est acquis que cette période précoce
de la syphilis voit éclore des adénopathies spontanées, sous la
seule influence de la diathèse. C'est dire que nous laissons de
côté toutes celles que peuvent expliquer des syphilides concomitantes, situées sur les territoires des lymphatiques tribu-
taires des ganglions engorgés.

Ainsi limitées et comprises, les adénopathies précoces sont
encore fréquentes. Comme l'a montré le professeur Augagneur (Société de dermatologie, 1894), il semble qu'il y ait un
rapport direct entre l'abondance des ganglions atteints et le
pronostic de la vérole. Des adénopathies nombreuses, de gros
ganglions signifient que l'appareil lymphatique fonctionne
avec énergie, puisqu'il oppose une vigoureuse résistance à
l'intrusion du virus. Il ne laissera parvenir celui-ci dans l'organisme que profondément modifié, épuisé, inapte à produire
des désordres sérieux. Les véroles infantiles, vaccinales par
exemple, prises à l'âge du développement, font d'énormes
paquets ganglionnaires et de petites syphilis, bénignes et non
récidivantes. Par contre, pour des raisons diamétralement

opposées, celles des vieillards sont funestes, car, chez eux, la barrière ganglionnaire est vite franchie. Chez le **nouveau-né**, la vérole est grave, parce que l'inoculation est **directe, sans** intervention leucocytaire et phagocytaire. En somme, à une adénopathie intense correspond le plus souvent une **syphilis** bénigne, et, réciproquement, les syphilis malignes **précoces** sont peu ganglionnaires.

Ces idées ont été reprises par RAYMOND dans un article de la *Presse médicale* (1898).

Ces adénopathies offrent une prédilection marquée **pour** certaines régions, et, surtout, la *région cervicale postérieure*. On les trouve quelquefois tout à fait en arrière, à la base **de l'occi**pital, plus souvent sur les parties postéro-latérales, **dans la** rainure du trapèze. Ou encore plus en avant, soit **immédia**tement en arrière du sterno-cléido-mastoïdien, soit, **plus haut,** derrière l'oreille, au niveau de l'apophyse mastoïde. Cette adénopathie est fréquente.

En seconde ligne vient la *région cervicale antérieure*, dans la gouttière antérieure du sterno-cléido-mastoïdien, dans la région sus-hyoïdienne, dans la région sous-maxillaire.

Enfin les ganglions *inguinaux*, *axillaires*, *épitrochléens*, sont quelquefois atteints. En réalité aucun ganglion n'est à l'abri, et tous méritent d'être explorés. Nous n'avons fait que signaler les dispositions les plus fréquentes.

Il est cependant certains cas où leur multiplication est énorme. Les ganglions descendent, en chapelet, du cou à la poitrine, avec de gros paquets confluents dans les régions cervicales, parotidiennes, sous-maxillaires, etc. Ce sont de **véritables** *adénies syphilitiques*. Ces cas sont rares.

L'adénopathie a presque toujours les mêmes *caractères*. Son apparition est insensible et indolente, son évolution aphlegmasique et froide, sans réaction péri-ganglionnaire, ni **engorge**ment. La période d'état est très longue, plusieurs **mois en** moyenne, avant la résolution. Des symptômes **différents,** accroissement rapide, rougeur, douleur, à plus forte raison suppuration, doivent faire rechercher sous la syphilis une autre diathèse plus ancienne, ou une infection locale, toutes

causes de complications ; exception faite, comme nous le verrons, pour quelques adénites pseudo-tuberculeuses, qui sont
en réalité hérédo-syphilitiques.

F) — Manifestations glandulaires,
Syphilides pigmentaires

Bien que la pathogénie de la syphilide pigmentaire soit
encore peu connue, nous croyons que sa place est marquée
parmi les manifestations générales infectieuses de la période
précoce. Quelle que soit sa cause, quelle que soit la lésion, il est
logique d'attribuer cet accident à l'action du principe virulent
sur les organes que l'anatomie pathologique nous a montré le
plus fréquemment en rapport avec les troubles de pigmentation de la peau.

1° Symptômes. — Cette *pigmentation* se présente le plus
souvent au cou sous la forme d'une *série de taches ocreuses ou
bistres* plus ou moins foncées, disposées au voisinage les unes
des autres, disséminées ou confluentes. On ne saurait mieux
la comparer qu'à une dentelle à mailles larges, très irrégulières,
figurées en blanc, et entourée d'une trame foncée rattachée à
une bordure uniforme de même couleur. C'est une nappe à
réseaux, avec laquelle on peut imaginer toutes les variétés
possibles, suivant l'importance réciproque que prennent la
trame ou la maille.

Ce sont, du début à la fin, de simples *macules* brunes, sans
saillies, sans squames. Les bords en sont quelquefois nettement
arrêtés, plus souvent ils se fondent par une transition insensible avec la peau saine, à la périphérie de la dentelle. Les
espaces clairs centrauxs ont au contraire de contours assez nets.

Ces macules sont toujours indolentes et non prurigineuses.
Si bien que la plupart du temps les malades ne soupçonnent
pas leur existence, dans la classe hospitalière du moins. Il est
certain que l'aspect général se rapproche assez de celui d'un
cou douteusement nettoyé.

Telle est la forme symptomatique ordinaire de la lésion.. Mais elle n'y arrive pas d'emblée. Au début, la *pigmentation bistrée* est le seul signe. Celui-ci est fort peu appréciable, même pour le médecin, à cause de cette localisation sur le cou que l'on peut croire habituellement sale ou brûlé par le soleil. Il n'est d'ailleurs pas rare de saisir au passage la surprise des malades à qui on dévoile leur pigmentation. Plusieurs avouent que depuis quelques jours ils se savonnaient désespérément le cou, croyant avoir affaire à une peau insuffisamment lavée.

Au fur et à mesure que l'infection décroît, les *taches blanches* font leur apparition, trouant l'uniformité bistrée de la peau de clairs irréguliers et encore rares. Puis — et ceci est un fait clinique facile à observer bien que très long à se produire — les espaces clairs augmentent, empiétant de plus en plus sur la partie foncée et finalement rejoignent la peau normale de la périphérie.

Quand ces conditions se présentent, on s'aperçoit facilement que les mailles blanches de la dentelle n'étaient pas achromiques. Ces taches ont exactement la couleur de la peau saine et ne paraissent anormalement pâlies que par le fait de leur entourage foncé. Une très simple expérience consiste à prendre une carte de visite percée d'un petit trou et à voir successivement à travers ce trou l'une de ces taches et la peau normale. L'une et l'autre paraîtront de coloration identique. La syphilide pigmentaire est donc une hyperchromie des téguments, sans achromie concomitante.

Un travail de EHRMANN (*Soc. de dermatologie viennoise*, 1896) apporte à cette conception l'aide d'un argument anatomo-pathologique. EHRMANN a toujours trouvé au début des syphilides pigmentaires une infiltration autour des vaisseaux et une hypertrophie considérable des mélanoblastes. Avec les progrès de l'âge et l'apparition des taches blanches coïncidaient la disparition graduelle de l'infiltration et surtout la destruction des mélanoblastes. Pour lui, comme pour nous, l'apparition de la dentelle en deux teintes est un phénomène régressif ; le symptôme primordial, le moins vu d'ailleurs, étant la teinte bistrée du début.

Sans être spéciale à la femme, la syphilide pigmentaire se rencontre surtout chez elle. Elle a été signalée chez l'homme (18 cas sur 448 syphilitiques militaires, d'après MAÏEFF). Question de prédisposition féminine ou de délicatesse de peau, le fait existe, mais non avec la rigueur qu'on a voulu lui donner.

Le *cou* est la localisation habituelle. La dentelure bistrée le contourne à la façon d'un collier, ou descend un peu sur la poitrine. Tout autre siège (thorax, sein, hanches, fesses, membres) est un fait exceptionnel. Après le cou, le sein semblerait le plus prédisposé (AUBERT, ETIENNE).

L'évolution est très longue. Secondaire par le moment de son apparition, la syphilide pigmentaire est tertiaire, et même quaternaire par sa marche et sa résistance au traitement spécifique. Le temps seul, les années, peuvent l'atténuer. Sa durée moyenne est de trois ou quatre ans.

2° Pathogénie. — On a multiplié les hypothèses pour expliquer cette singulière affection, depuis l'époque où BAZIN et PELLIZZARI lui niaient tout caractère spécifique. Il est certain qu'elle n'est pas spéciale à la vérole et que d'autres infections peuvent la produire, mais seule, cette diathèse lui donne cette longue durée.

Rappelons, sans insister, la prétendue faculté chromatogène que GAMBERINI accordait au sang au début de l'infection, la perversion nerveuse de PIRROCCHII, les lésions nerveuses de LELOIR, etc. L'anatomie pathologique, souvent consultée dans ces dernières années, n'a pas beaucoup éclairci la question. Les travaux de HJELLMANN (1897) sur la leucodermie syphilitique ont simplement montré au niveau des taches sombres la proportion considérable de pigment de nouvelle formation, et aussi l'infiltration péri-vasculaire dans les papilles et le stratum sous-papillaire, d'où oblitération et atrophie de ces vaisseaux. ERHMANN est arrivé aux mêmes conclusions. DARIER (Soc. de dermat., mars 1898) a localisé ces taches pigmentaires dans les territoires situés entre les efflorescences vasculaires cutanées. Rien de tout ceci n'éclaire bien la pathogénie, sinon en ce sens

que leur origine hématique ou vasculaire paraît de plus en plus
prouvée.

Au point de vue *pathogénique*, deux hypothèses sont actuellement en présence. Les uns admettent avec Unna une influence
trophique d'origine nerveuse, mais dont il est bien difficile de
localiser le siège. Brissaud et Souques (*Semaine médicale*,
1901), se basant sur la disposition métamérique de la syphilide
pigmentaire primitive, la rattacheraient aux affections spinales
du même ordre et voient là un argument en faveur de sa nature
trophoneurotique.

La plupart des auteurs constatent l'analogie de cette lésion
avec les autres pigmentations, et pensent que l'on doit se trouver en présence d'une modification hématique, déterminée par
la maladie de l'un des organes susceptibles d'influer dans un
sens pathologique sur la composition du sang. C'est ainsi que
Jullien croit à une congestion passagère des capsules surrénales, capable de créer tout au plus un premier degré de maladie
d'Addison. Mais, d'un autre côté, les analogies sont nombreuses
entre cette syphilide et les pigmentations gravidiques. Dans
l'un comme dans l'autre cas, elles sont très explicables par le
fait d'une auto-intoxication légère, liée à une difficulté fonctionnelle des organes ou des glandes hématopoïétiques. Que
les capsules surrénales, la rate, la moelle osseuse, jouent un
rôle, c'est fort possible ; mais il est plus simple, en attendant, de
constater au cours de ces deux états, syphilis et grossesse, la fréquence de l'hypertrophie des amygdales, et surtout de celle du
corps thyroïde. Ce gonflement thyroïdien, concomitant avec des
pigmentations anormales, est d'une appréciation aisée au cours
de la période secondaire (Augagneur). L'hypothèse d'une lésion
infectieuse de cet organe, influant sur la crase sanguine et secondairement sur la coloration de la peau est donc des plus acceptables et cadre fort bien avec ce que nous savons de sa physiologie.

G) — Troubles digestifs

En tête des troubles digestifs, nous mettrons la *dysphagie*.
Non que cette manifestation soit un syndrome, expression d'un

mauvais état général du tube digestif. Elle est au contraire due
à une lésion toute locale, comme nous le verrons (Augagneur,
Annales de Dermatologie, 1896).

Cette dysphagie consiste en une douleur localisée à l'arrière-
gorge, apparaissant uniquement au moment de la déglutition.
Signe essentiel, cette douleur est médiane, qu'elle soit plus
marquée sur la base de la langue, la partie supérieure du pharynx ou quelquefois le plancher de la bouche, bien différente
par conséquent des dysphagies d'origine amygdalienne, dont
le siège est constamment latéral. D'ailleurs, à la palpation, ces
régions sont douloureuses. On a successivement attribué cette
dysphagie spéciale au gonflement amygdalien (Garel), à la
myodynie des muscles du pharynx (Mauriac), plus souvent à
des plaques. Le professeur Augagneur a trouvé chez tous ces
dysphagiques une hypertrophie constante de l'amygdale linguale, décelée au miroir laryngien par une surface tuméfiée et
rouge, homogène ou divisée par des saillies, située en arrière
de la base de la langue, au lieu et place de l'amygdale linguale
normale. Comme toutes les lésions d'ordre lymphatique, elle
est donc beaucoup plus fréquente chez les adultes vigoureux
que chez les malades plus âgés. Nous l'avons constatée dans
78 p. 100 des cas avant trente-cinq ans, dans 36 p. 100 seulement après trente-cinq ans (Augagneur).

La durée est toujours longue, trois ou quatre mois en
moyenne. A ce point de vue, il n'est pas sans intérêt d'insister
sur l'importance que présente dans un diagnostic douteux une
dysphagie persistante (Garel). Un tel symptôme doit tou-'
jours éveiller l'attention et inciter à la recherche de la spécificité
(Jourdanet, Thèse de Lyon, 1898).

On a signalé à cette période une diminution marquée de la
sensation de faim pouvant aller jusqu'à l'*inappétence* absolue.
Ces accidents coïncident le plus souvent avec les phénomènes
chloro-anémiques ou asthéniques dont nous avons déjà parlé.
Ils coexistent également avec les symptômes névrosiques,
auxquels on peut vraisemblablement le rattacher, car on ne
peut souvent les expliquer par aucune lésion organique de
l'appareil gastro-intestinal.

Un symptôme inverse, et assez curieux, est la *boulimie*. Cette exagération morbide de l'appétit, peut atteindre des proportions extraordinaires. Certains malades dévorent cinq ou six fois plus qu'à l'état normal, et sont cependant toujours sous le coup de la faim. Il s'ensuit des malaises gastriques, difficultés de digestion, diarrhées, en sorte que cette absorption formidable profite peu à ceux qui en souffrent. La soif est parallèlement augmentée dans des proportions analogues.

D'autres symptômes, d'ordre plus banal, accompagnent quelquefois les manifestations secondaires. Ce sont des lourdeurs, des pesanteurs gastriques, des vomissements, des douleurs abdominales, coliquatives, s'exagérant par crises, troublant le sommeil, des diarrhées. Le manque d'autres causes fait songer à la syphilis, sans qu'il y ait de raisons bien sérieuses de la considérer comme l'origine de ces manifestations. Il semble que le plus souvent, les pilules et le sirop de Gibert aient été les vrais coupables.

L'*ictère* est rangé par certains auteurs parmi les syndromes de cette période. Il apparaît du troisième au cinquième mois et n'offre rien de bien particulier. C'est une vulgaire jaunisse, accompagnée des phénomènes classiques de lassitude, courbature, inappétence, céphalalgie, avec un foie normal et indolent. Souvent même il n'y a qu'une coloration jaunâtre de la peau et des urines. NEWMANN (*Wien. Medical Press*, 1895), l'a rencontré deux fois avant l'énanthème, huit fois pendant, trois fois après. On a voulu attribuer ce symptôme à une congestion hépatique, à la compression des canaux biliaires par les ganglions hypertrophiés.

Il paraît plus rationnel d'y voir de simples concomitances, et quelquefois une intoxication légère à laquelle le mercure en pilules n'est pas toujours étranger. Nombre d'auteurs font observer, avec beaucoup de raison, que, depuis les traitements hypodermiques, ces symptômes digestifs ont à peu près complètement disparu.

Cependant il est possible que le foie soit influencé par le virus infectieux, comme tous les organes de l'économie, et qu'il réagisse à sa façon, d'autant mieux que sa vascularité est plus grande. D'autres fois, le foie est réellement atteint, et les manifestations sont plus graves. Nous les étudierons à propos de la syphilis hépatique tertiaire.

II) — Troubles de l'excrétion urinaire

Pendant les premiers mois de la syphilis, une *albuminurie* plus ou moins persistante peut apparaître. C'est une complication fort rare.

Certaines particularités la caractérisent : d'abord l'extraordinaire précocité de son apparition ; c'est au second mois de l'infection qu'elle apparaît le plus souvent (11 fois sur 26 cas, Fournier). Le début est insidieux : courbatures, fièvre très légère, bouffissure des paupières ou du scrotum. Puis, dès le premier examen de l'urine, on est frappé de la quantité formidable de l'albumine, peu en rapport avec les symptômes subjectifs. Malgré ce flot d'albumine, la guérison est la règle. Très rarement les accidents d'urémie surviennent et, dans ce cas, ils sont très rapidement graves.

En 1892, Newmann (*Soc. dermat. viennoise*) réunissait 21 cas d'albuminurie précoce. Rien de particulier au point de vue clinique, si ce n'est son caractère peu intense et transitoire, son manque d'étiologie appréciable. Sa pathogénie, basée sur quelques autopsies réunies par Etienne (Soc. dermat. franc., juillet 1895), est au contraire très discutée. La plus grande partie des auteurs semblent croire, même à cette période précoce, à une lésion organique : glomérulite (Brault et Wagner), sclérose marquée avec glomérulo-néphrite et dégénérescence épithéliale granulo-graisseuse (Darier et Hudelo), endartérite peu intense et granulation des cellules épithéliales (Etienne). Mracek considère cette albuminurie comme l'expression d'un trouble grave apporté à la formation du sang par la maladie infectieuse pendant sa période irritative et éruptive. Enfin une opinion admise par nombre d'auteurs est celle qui attribue cette intoxication au mercure lui-même et à son action irritante sur les reins. En tout cas, on ne doit pas oublier que les concomitances sont possibles et que l'origine syphilitique n'est pas démontrée, dans les formes passagères et **précoces du moins.**

I) — Troubles menstruels

Ceux-ci sont rares et en tout cas bien difficiles à **rattacher** fermement à la spécificité. Cependant, dans certains **cas,** on a relevé, d'une façon qui paraissait précise, la concomitance des uns et des autres. Ce sont simplement des retards ou **des irré**gularités dans les époques, quelquefois une aménorrhée **abso**lue.

Ce qui est plus certain, c'est l'influence qu'exerce la **syphilis** sur les fonctions de reproduction. Chez nombre de femmes en pleine période secondaire, la grossesse est cause d'une série d'accidents. Sans parler des poussées de syphilides, de l'éclosion de troubles nerveux ou gastriques des plus pénibles, ces malades sont indéniablement sujettes aux avortements. Les statistiques de Fournier (25 avortements ou accouchements prématurés sur 53 grossesses), de Le Pileur (154 avortements sur 414 grossesses), sont plus éloquentes que toutes les explications. Nous reviendrons sur ce sujet à propos de la syphilis héréditaire, pour expliquer comment, à notre sens, doivent être compris ces accidents, et la part réelle de la syphilis.

§ 3. — Syphilis tertiaire

La syphilis tertiaire ne constitue pas une échéance habituelle dans l'évolution de la syphilis. Elle n'en fait pas partie intégrante. Son apparition, loin d'être certaine et fatale, est déjà une anomalie, presque une complication. — Cette complication est due à une série de causes générales, locales, thérapeutiques, expliquant les raisons d'être du tertiarisme. — Leur étude sera faite et leur importance relative appréciée à propos du pronostic de la syphilis.

Il n'y a pas de démarcation nette entre les périodes secondaires et tertiaires. Nous l'avons déjà dit, elles s'enchevêtrent souvent ; dès la première année, quelques lésions, présentant les caractères essentiels de la troisième période, peuvent survenir en pleine poussée secondaire. Nombreux dans le cours de la deuxième année, plus nombreux encore pendant la troisième, époque habituelle de leur apparition, la fréquence de ces accidents décroît ensuite assez vite, par grandes étapes, jusqu'à la dixième année, date à partir de laquelle ils deviennent des raretés.

Malgré le peu de précision de son début et de ses limites, la troisième période présente des manifestations bien différentes, par leur physionomie et leur évolution, de celles de la période précédente. Les lésions dites tertiaires se reconnaissent aux caractères suivants :

α) *Leur apparition spontanée*, en pleine santé, sans que rien ne le fasse prévoir, après des mois et quelquefois des années de **tranquillité** absolue.

β) *Leur rareté et leur localisation*, opposées à la dissémination des lésions secondaires qui s'étendent à tout un système.

γ) *Leur extension possible à tous les organes :* avec cette période, la syphilis devient viscérale, splanchnique, tout en conservant ses droits sur les téguments et les muqueuses.

δ) *Leur polymorphisme*, conséquence de leur extension : leurs aspects sont multiples et variés, en relation avec le siège de la localisation morbide et avec la fonction de l'organe affecté.

ε) *Leur tendance destructive*, caractère essentiel, car jusqu'ici les lésions ne laissaient ni traces ni cicatrices ; désormais, elles seront moins proliférantes et les ulcérations, au lieu de se faire aux dépens de leur propre substance, creuseront les tissus normaux.

ζ) Enfin *leur ténacité, leur résistance bien plus grande* à la médication spécifique.

Nous envisagerons dans ce chapitre, outre la syphilis cutanée tertiaire, toutes les manifestations viscérales de cette période, y compris celles que l'on décrit habituellement avec la période secondaire, telle que l'iritis ou l'épididymite, à cause de leur précocité ordinaire. A propos de chaque organe, nous indiquerons, de façon à ne pas y revenir, les détails anatomo-pathologiques ou thérapeutiques qui sont particuliers à leurs lésions.

A) — SYPHILIS CUTANÉE TERTIAIRE

De la période secondaire à la période tertiaire, s'étend une série ininterrompue de manifestations cutanées, superficielles ou profondes. Au fur et à mesure que s'éloigne l'accident primitif, elles deviennent plus ulcéreuses, moins résolutives, moins dociles au traitement spécifique, gagnant en profondeur et en durée ce qu'elles perdent en nombre et en dissémination. Et surtout, elles sont destructives, elles marquent sur les téguments leur empreinte indélébile par une cicatrice plus ou moins atrophique, témoignage indiscutable de la tendance nouvelle que revêt la vérole à cette période. Entre la pustule franchement secondaire qui crée une ulcération aux dépens de sa propre substance, de son propre néoplasme, et la lésion destructive irréparable des périodes tardives, la différence est essentielle, et la classification qui les sépare est dans le vrai. Mais il n'est pas possible, entre l'une et l'autre classe, d'établir une délimitation précise, basée sur un ensemble clinique satisfaisant. Le nombre de syphilides intermédiaires, vaguement qualifiées de secondo-tertiaires, en est la preuve. Et cette appellation signifie simplement qu'en présence de lésions papulo ou pustulo-ulcéreuses au début, survenant au cours de la deuxième année au plus tard, on est souvent obligé de laisser à l'évolution et au traitement spécifique le soin de distinguer les passagères infiltrations et les pertes de substances définitives.

Quoi qu'il en soit, les syphilides cutanées tertiaires affectent une allure bien différente, suivant que l'infiltration prend naissance dans la couche dermique réticulée, ou dans le tissu conjonctif sous-cutané, donnant naissance aux syphilides cutanées proprement dites ou aux gommes.

1° Syphilides cutanées proprement dites. — La syphilis cutanée tertiaire revêt deux formes, suivant la tendance

qu'elle présente à l'ulcération ou à la prolifération hyperpla-
sique.

.4. Syphilides ulcéreuses. — Les syphilides ulcéreuses ter-

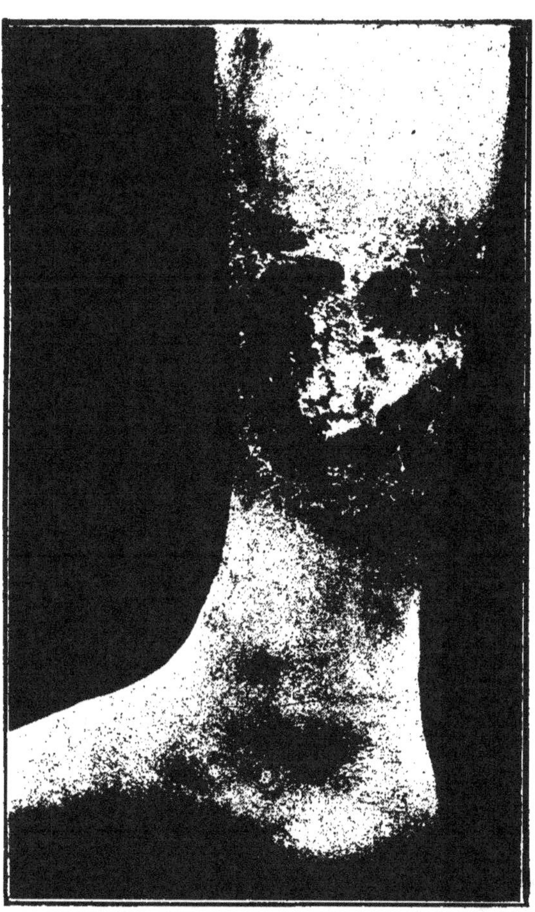

Fig. 41. — Syphilides ulcéreuses circinées.

tiaires offrent à leur début les ressemblances les plus complètes
avec les formes pustuleuses de la période secondaire.

Fig. 42. — Syphilides ulcéreuses et cicatrisées.

a. *Symptômes.* — Une papule rouge se montre, rapidement

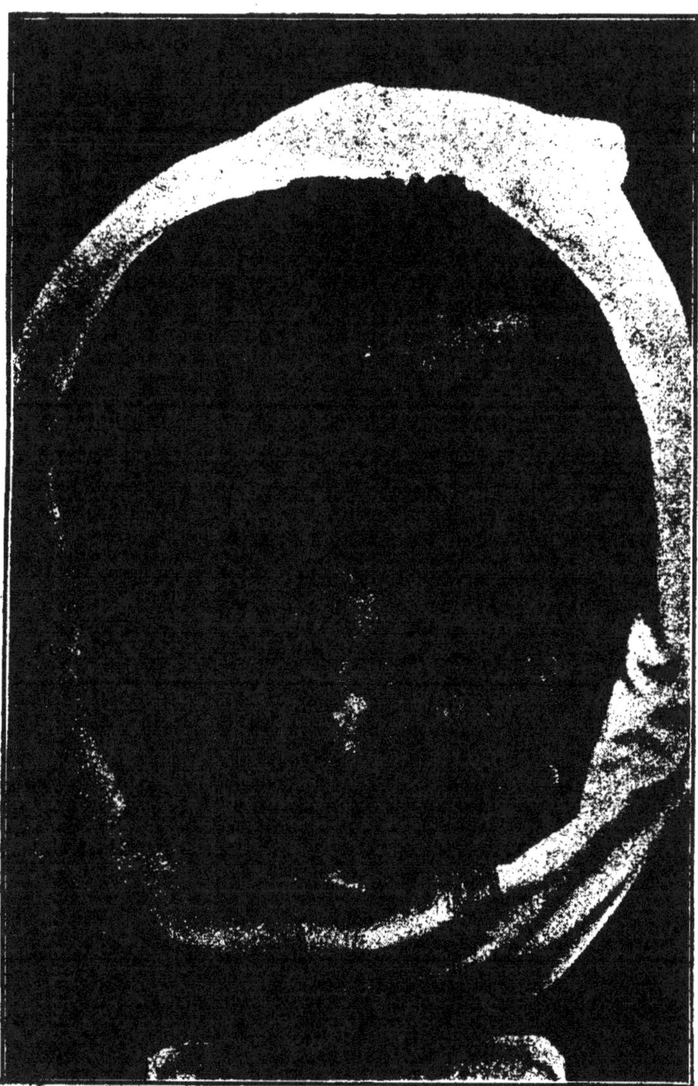

Fig. 43. — Syphilides hypertrophiques et ulcéreuses du nez
et du front.

surmontée d'une pustule semblable à un bouton de folliculite, puis à un furoncle ; l'épiderme se rompt, l'ulcération s'étend, recouverte d'une croûte foncée, épaisse, dure, enchâssée dans la peau, quelquefois semblable à une écaille d'huître. Cette croûte enlevée, l'aspect est alors nettement ecthymateux avec un fond moins rouge, plus jaunâtre, constitué par une escarre crémeuse et épaisse. Cet ecthyma s'étend, il atteint 3 à 4 centimètres de diamètre, il ronge complètement le derme, ses bords sont fortement épaissis, son fond devient gangreneux. Il en est ainsi pendant des semaines, quelquefois des mois. Puis la guérison survient, la cicatrisation est lente, souvent partielle ; elle laisse persister après elle une cicatrice indélébile et très apparente, sous forme d'une plaque leucodermique lisse, atrophique, parcourue par de fines stries rosées ou bleuâtres, bordée d'un liseré bistre ou jambonné.

La plupart du temps disséminées sans ordre, ces ulcérations peuvent se réunir en groupes, orbiculaires, aréolaires, circinés, dont l'aspect général évoque, bien plus que les lésions elles-mêmes, l'idée de syphilis. Leur siège de prédilection est sur les *jambes*, mais on peut les retrouver partout, notamment sur le *cuir chevelu.*

b. *Diagnostic.* — En somme, la description que nous venons d'esquisser est celle d'une ulcération ecthymateuse tout à fait banale. — C'est pourquoi le *diagnostic* en est difficile, quelquefois impossible, si l'on se fonde sur les seuls symptômes objectifs. Les ecthymas staphyllococciens, suites de *pyodermites*, sont également des ulcères à bords entaillés et adhérents, à fond jaunâtre, à croûte épaisse, siégeant sur les jambes, etc. Peut-être sont-ils plus inflammatoires, moins atones que le précédent, plus douloureux, plus multipliés : caractères insuffisants. La notion étiologique sera nécessaire : syphilis d'une part, cachexie, parasitisme, varices, intoxication, misère physiologique de l'autre. Le diagnostic est bien plus simple quand ces ulcères adoptent la disposition circinée ou aréolaire.

L'*ulcère tuberculeux* se distingue plus facilement. Les bords sont peu marqués, mous, flasques, décollés, surplombant une ulcération ravinée, fongueuse, mais bourgeonnante, semée de

nodules rougeâtres et charnus. Tendance moins grande à faire
des croûtes. Et surtout, voisinage ordinaire d'autres lésions non
encore ulcérées, franchement lupoïdes. Recherches de laboratoire et traitement d'épreuves quelquefois nécessaires.

L'*ulcère variqueux* est un diagnostic complexe, car syphilis
et varices peuvent s'entr'aider dans une mesure difficile à

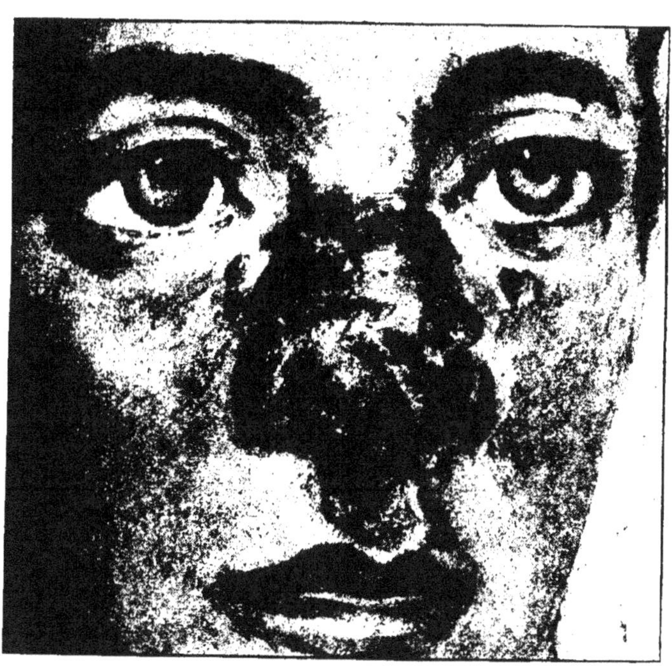

Fig. 44. — Syphilides tuberculeuses.

déterminer. Cette erreur de diagnostic est de tous les jours,
parce que, *a priori*, on qualifie de variqueux tout ulcère siégeant sur les jambes. Leur aspect est en effet semblable
mais l'ulcère variqueux peut se différencier : par *son siège*, sur
le tiers inférieur de la jambe, de préférence autour des malléoles
ou en arrière; par sa *configuration*, déchiquetée, non arrondie,
laissée aux hasards des inoculations, des grattages, des infec-

tions ; par *l'absence ou le peu de croûtes ;* par la *zone périphérique* violacée, infiltrée, douloureuse, qui s'étend largement autour de l'ulcération centrale.

c. *Traitement.* — Le traitement local s'impose : lavage minutieux avec eau blanche, eau oxygénée, liqueur de Labarraque hydratée : au besoin pansements humides, (eau blanche, vin aromatique) si les croûtes ou l'infection gênent la médication. Cautérisation (chlorure de zinc, nitrate d'argent) jusqu'à ce que le fond bourbillonneux et jaunâtre ait à peu près disparu. Puis pansement à l'emplâtre de Vigo découpé en bandelettes, qui amène un bourgeonnement rapide. Au besoin quelques pansements poudrés (aristol, calomel) pour terminer. Le repos est nécessaire, ainsi que le traitement général, dont il sera parlé plus loin.

B. Syphilides tuberculeuses. — La syphilide tuberculeuse est une papule exagérée, une hyperplasie quelquefois énorme, d'apparition tardive, d'évolution lente, souvent ulcérée, mais capable de résorption par atrophie interstitielle et formation d'une cicatrice indélébile.

a. *Symptômes.* — Le début se fait par un bouton, rarement isolé, dont la croissance est régulière et lente, et qui aboutit à un tubercule globuleux, sessile, consistant et indolent. Malgré la multiplicité ordinaire des boutons, l'éruption est circonscrite à une région, la *face*, la *vulve*, et de préférence les *commissures*. Elle affecte la forme d'un croissant, d'un fer à cheval, d'une grappe. Généralement séparés par un certain intervalle de peau saine, les tubercules sont quelquefois confluents et couvrent une région, le front ou le menton, par exemple. On voit alors de gros bourrelets superposés, séparés par des sillons profonds, lobes et scissures, revêtus d'un épiderme cuivré et terne à un degré *plus avancé*.

Cette infiltration hypertrophique, confluente et diffuse à la fois, rappelle d'une façon frappante certains cas d'éléphantiasis ou de léontiasis lépreux. Ce *léontiasis syphilitique* est remarquable par la période tardive de son apparition, sa chronicité, sa résistance au traitement. Evidemment l'élément spécifique proprement dit est ici peu en cause. Le tissu conjonctif est surtout atteint, hyperplasié d'abord pendant des années, puis rétracté, atrophié, scléreux, laissant persister une déformation indélébile. Cette lésion présente les caractères des lésions que nous appelons *quaternaires*, parmi lesquelles elle mérite d'être rangée.

b. *Evolution.* — Rien n'est plus chronique que cette lésion.

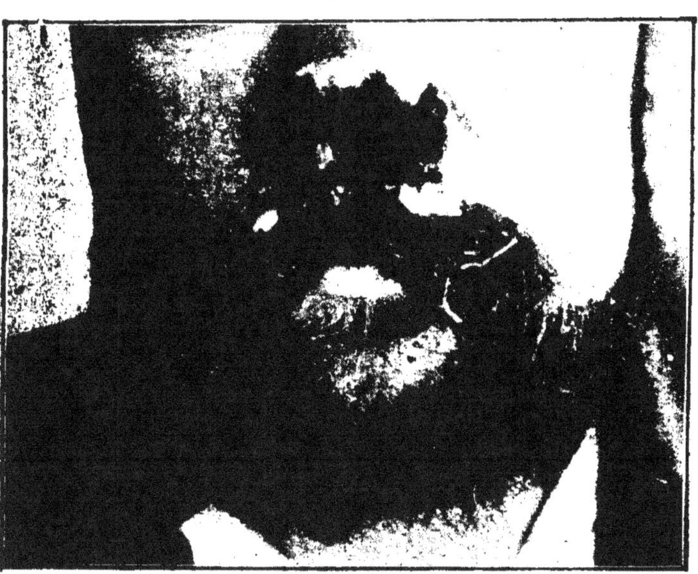

Fig. 45. — Phagédénisme syphilitique.

Elle dure toujours plusieurs années, et ne guérit qu'en laissant des cicatrices blanches et atrophiques. Grave par sa durée, cette manifestation l'est encore davantage par ses *complications*. La plus fréquente est l'*ulcération*. Les nodosités se ramollissent, le tégument s'amincit, une crevasse se montre, s'agrandit, suppure. L'ulcération est alors représentée par une perte de substance profonde, rongeant jusqu'à l'hypoderme, à bords gonflés et infiltrés, émettant un liquide ichoreux, mal lié, sanguinolent. La *face*, les *organes génitaux*, les *jambes*, sont les sièges presque exclusifs de cette complication.

En somme, l'ulcération se produit par une véritable fonte de la néoplasie primitive. Si bien qu'à sa période d'état, la lésion ne consiste pas en un simple ecthyma enchâssé dans la peau saine. Elle est représentée par une ulcération bien plus profonde, une véritable excavation, creusée dans une infiltration néoplasique et reposant sur elle, obstruée enfin par une croûte épaisse, mais beaucoup moins incrustée que l'écaille d'huître déjà décrite.

Bien traitées, ces lésions guérissent plus vite que leur aspect et leur volume ne le feraient supposer. Mais elles peuvent devenir chroniques, en ce sens que la récidive est possible *in situ* ou en d'autres endroits. Enfin parmi les syphilides, celles-ci sont les plus susceptibles de complications locales, telles que infections secondaires, érysipèle, gangrène et phagédénisme. Nous les connaissons déjà. Seul, le phagédénisme nous arrêtera un instant.

c. *Complications. Phagédénisme tertiaire.* — Pour la première fois l'occasion se présente de parler du *phagédénisme*, en tant que complication des lésions tertiaires. Nous avons déjà expliqué, à propos de la chancrelle, du chancre syphilitique, que ce terme signifiait la tendance particulièrement destructive et maligne d'une plaie quelconque. Comme celle-ci, les ulcérations tertiaires sont susceptibles de se phagédéniser. Aussi entrerons-nous dans quelques détails à propos des syphilides cutanées, non que cette complication leur soit particulière, mais pour ne pas y revenir dans les chapitres suivants.

Bien que susceptible de compliquer tout ulcère cutané, le phagédénisme s'installe de préférence sur le *visage*, le *voisinage des orifices*, les *commissures*, les *narines*. Puis viennent les *jambes* — et les organes génitaux. Plus rarement les orteils, le cuir chevelu.

L'ulcération tertiaire, primitive ou consécutive à une hyperplasie, s'étend avec une rapidité anormale, dépassant les limites du nodule primitif, pour s'étendre en plein tissu sain, creusant jusqu'à l'hypoderme et plus profondément, de façon à constituer une vaste ulcération ravinée, bourbillonneuse et suppurante, ayant, en plus grand, les caractères déjà décrits des ulcérations tertiaires. Sous des influences irritatives diverses, ces lésions revêtent une allure *inflammatoire* ou *pultacée*.

Mais le plus souvent elles se présentent sous *forme gangreneuse,* qu'il s'agisse soit de gangrènes moléculaires, procédant par petits îlots qui se rejoignent en progressant, soit de gangrène massive faisant disparaître en bloc plusieurs centimètres carrés de surface tégumentaire.

Cette nécrose peut se faire *en surface,* dévorant de grandes étendues sans dépasser l'aponévrose superficielle, ou *en profondeur (phagédénisme térébrant)* creusant et excavant les tissus, jusqu'aux os inclusivement.

α) *Dans le premier cas,* l'extension se produit autour de l'ulcère central, par accroissement excentrique, progressif — ou plus spécialement par l'une des extrémités, tandis que l'autre présente des tendances à la réparation. De sorte que l'ulcère, progresse, cicatrisé à l'un de ses bouts, gangreneux à l'autre procédant par traînées rectilignes ou ondulées, affectant l'allure dite *serpigineuse.* Enfin, l'ulcération gangreneuse peut s'accroître suivant les modes orbiculaires, arciformes, en circins, à base polycyclique, portant ainsi le cachet de son origine syphilitique.

β) *Dans le second cas,* l'évolution est *aiguë,* détruisant en deux ou trois semaines de vastes étendues ou des portions d'organe (nez, gland, urèthre, etc.) ou *chronique,* cette forme étant plus particulière aux ulcérations étendues des membres et du tronc.

En règle générale, l'organisme n'est pas atteint ; les phénomènes réactionnels sont minimes ou n'existent pas. Cependant certaines localisations, sans être plus infectieuses que d'autres, exercent une action plus débilitante, plus dépressive, telles les ulcérations mutilantes de la face ou des organes génitaux. Le malade en arrive quelquefois à un véritable état de consomption, de cachexie progressive, augmenté par le moral affaibli. Dans certains cas exceptionnels, un état général très mauvais accompagne le phagédénisme, avec fièvre, troubles dyspeptiques, insomnies, qui peuvent se prolonger fort longtemps et aboutir à la mort, par suppuration prolongée, infections concomitantes ou hémorrhagies.

Cette fin, hâtons-nous de le dire, est tout à fait exceptionnelle. Les terminaisons ordinaires sont les cicatrices irrégulières, sillonnées de brides épaisses, gênant les mouvements, les destructions d'organes, ou les atrésies d'orifice, suivant leurs localisations.

2º Gommes. — Nous avons vu, à propos de l'anatomie pathologique, la signification de ce terme — et l'importance des lésions ainsi désignées, caractéristiques de la période tertiaire, et susceptibles de se produire dans tous les organes. Dans la peau, le nodule embryonnaire périvasculaire, origine de la gomme, se forme autour des vaisseaux du derme, ou en plein tissu conjonctif sous-cutané. *Miliaire* dans le premier cas, *nodulaire* dans le second, l'évolution clinique en est quelque peu différente. Aussi décrirons-nous séparément les gommes cutanées proprement dites et les gommes sous-cutanées.

A. GOMMES CUTANÉES. — Elles débutent par des nodules de la grosseur d'un pois, nettement circonscrits et enchâssés dans le derme, rouges, bruns, durs, associés en groupe ou en cercle.

Ces nodules augmentent pendant un mois, tout en se recouvrant de fines squames. Après enlèvement de la croûtelle que ces squames constituent, on voit au sommet de l'infiltration un petit orifice conduisant dans une cavité qui en occupe le centre. Si la fonte centrale est déjà suffisante, la pression fait sortir quelques gouttes d'un liquide jaunâtre et mal lié. Puis la nécrose fait son œuvre d'ulcération épidermique, le couvercle du nodule se résorbe et disparaît, laissant voir une cupule à fond lardacé, à bords nets et mous, sans infiltration périphérique, suintant un liquide jaune qui incessamment refait des croûtes.

Puis la guérison des gommes les plus anciennes se fait, laissant persister des plaques cicatricielles fines, non pigmentées, déprimées, arrondies, traversées par des travées en légère saillie de peau normale, mais fortement pigmentée. A la périphérie de ce premier groupe, qui devient zone centrale, en apparaissent d'autres, circulairement disposées, en anneau complet ou incomplet, simple ou double. Ces nouvelles productions suivent la même marche, s'unissent aux anciennes, et le tout, guéri, finit pas constituer une cicatrice bien caractéristique. Elle consiste en une large macule scléreuse blan-

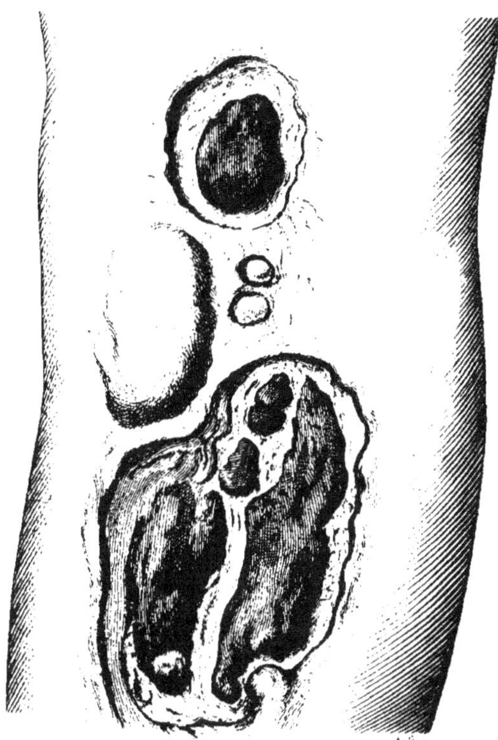

Fig. 46. — Gommes du bras à diverses phases de leur évolution.

châtre ou jaunâtre, veinée de saillies bleutées, roses ou fauves, traces des ulcérations distinctes qui l'ont constituée, à bords très nets, aréolés de bistre, polycycliques et peu infiltrés. Ces cicatrices de lésions tertiaires constituent un stigmate indélébile et presque pathognomonique.

Le *diagnostic* n'est pas toujours facile pendant sa période nodulaire, la gomme cutanée peut être confondue avec les *syphilides papuleuses*, *lenticulaires*, plus petites, plus aplaties, plus disséminées, tout à fait indolores. Mais l'ulcération des papules est superficielle, le ramollissement des gommes est central.

L'*acné indurée* se localise à la face ou au cou, la rougeur est festonnée, circonscrite de boutons, elle disparaît à la pression. Le bouton desquame et suppure.

Les *nodules lupiques* sont plus petits, plus profondément encastrés dans le derme, moins durs, plus gélatineux, couleur gelée de groseille. Puis surviennent des exulcérations, élevées au-dessus de la peau, constituées par des granulations molles, rouges et saignant facilement. A la périphérie se trouve la peau saine, semée de petits nodules lupiques.

Les *folliculites sycosiformes* se reconnaissent à leur siège dans les régions velues, à leur rapide purulence, au manque d'infiltration. Certaines formes trichophytiques exigent la recherche des spores.

Même *traitement* que pour les syphilides ulcéreuses, avec plus d'iodure de potassium et moins de cautérisations.

B. GOMMES SOUS-CUTANÉES. — a. *Symptômes*. — Ces gommes prennent naissance dans le tissu conjonctif de la couche réticulée du derme ou dans le tissu cellulaire sous-cutané. Elles débutent par un petit *nodule*. Quand on les aperçoit, leur volume est celui d'un pois ou d'une noisette, elles roulent à l'état de nodosités dures, sous la peau intacte et mobile. Suivant l'élasticité du tégument, suivant la laxité du tissu sous-cutané, la gomme atteint le volume d'une noix ou même le dépasse, mais toujours aphlegmasique. Dès lors, elle s'accole à la peau et l'use lentement, pendant que se produit un travail de ramollissement central. La fluctuation apparaît, la peau se déchire et le contenu de la gomme se vide.

Puis autour de la déchirure primitive, la peau se détruit et le nodule gommeux se transforme en *ulcération gommeuse*.

Cet *ulcère* a un contour circulaire, arrondi ou ovale. Il arrive cependant que plusieurs gommes voisines ont fusionné. Leur contour représente alors une série de courbes en arceaux unies par leurs extrémités, vestiges des orbes initiales, dont l'aspect est caractéristique. Les *bords* sont excavés, nettement et perpendiculairement entaillés, à pic. Ils sont comme taillés à l'emporte-pièce dans une gangue de tissus infiltrés et durs, d'où adhérence absolue de ces bords. Cette infiltration est d'ailleurs très variable, quelquefois à peine marquée, d'autres fois encadrant l'ulcère dans l'étendue de plus d'un centimètre. Elle se marque à l'extérieur par une aréole brune ou violacée.

Ces bords, après quelques millimètres d'à pic, se terminent par une pente douce, sans décollements, sur un fond irrégulier, déchiqueté, parsemé d'élevures et de dépressions. Dès l'ouverture produite, on voit *le fond* constitué par une masse compacte, blanc jaunâtre, sorte d'enduit épais et crémeux. Cet enduit se désagrège de façon bien particulière, comme un bourbillon, en filaments qui s'étirent tels des vermicelles, ou en lambeaux plus ou moins compacts, quelquefois d'un seul bloc. Puis la *suppuration* s'établit, chaque jour moins liée, plus verte, au fur et à mesure que le fond se déterge, pour diminuer quand les bourgeons charnus dominent, cette évolution étant de durée très variable, de trois semaines à plusieurs mois.

Deux ou plusieurs gommes peuvent ainsi se rejoindre par extension excentrique, ou communiquer par des trajets sous-cutanés qui ulcèrent secondairement la peau qui les recouvre, surtout dans les régions à tissu cellulaire abondant. Il arrive également que l'accroissement se fait sur l'un des bords et s'arrête sur l'autre, d'où extension serpigineuse, réniforme, etc.

L'ulcère gommeux se répare comme une plaie. Quand le fond s'est débarrassé des détritus pseudo-membraneux qui le recouvrent, les granulations apparaissent, un bourrelet épithélial livide se dessine à la périphérie et les rejoint peu à peu. La perte de substance se comble avec une rapidité remarquable, si profonde qu'elle soit. D'abord rouge violacée, puis pigmentée et brunâtre, enfin blanchâtre, veinée de stries bleuâtres ou rosées, cette *cicatrice*, même après de longues années, est caractéristique, avec sa surface à peine déprimée, la circination de ses bords, le bourrelet pigmenté brun clair ou bistre de sa périphérie.

31.

b. *Diagnostic.* — Une gomme profonde non ulcérée peut faire penser à un *kyste sébacé*, à un *lipome* : leur caractère de lésion indéfiniment chronique et sans évolution suffit pour éviter cette erreur. Il est plus fréquent de prendre un abcès froid et

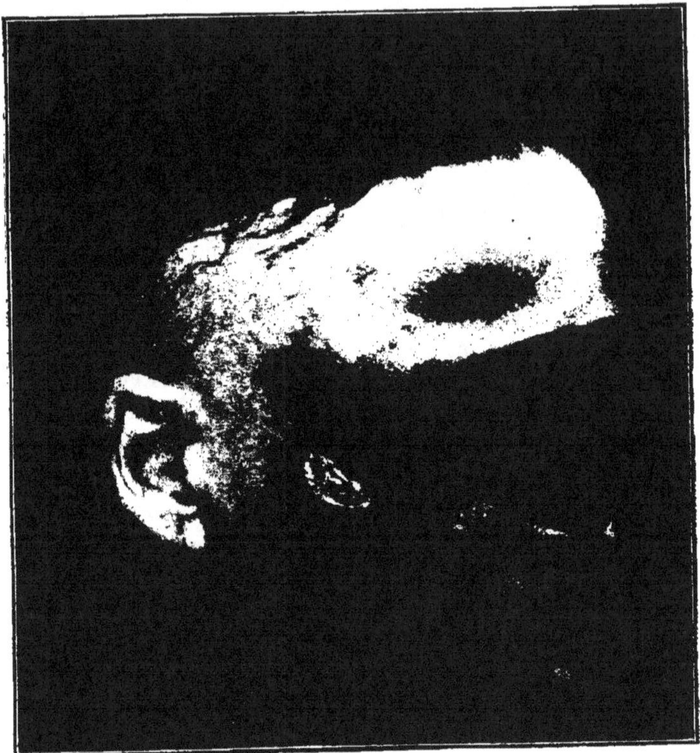

Fig. 47. — Gommes de la face, l'une (supérieure) à sa période de crudité, l'autre ouverte et suppurante.

l'*ulcération scrofuleuse* qu'il engendre pour une lésion de nature syphilitique. La durée des lésions, le nombre de fistules, la coloration livide, la peau amincie, les bords très décollés, non adhérents, le fond piqué de points jaunâtres, la concomitance d'autres scrofulides aideront le diagnostic.

Quant à l'*ulcération néoplasique*, sa durée, ses bourgeons bosselés et marronnés, ses bords indurés et surélevés, rouges, saignant facilement, l'adhérence rapide avec la peau, les douleurs, l'adénopathie, la caractérisent généralement. Il est cependant bien des cas où l'on s'en remet à la réaction de Wassermann et au traitement spécifique pour éclairer le diagnostic.

En cas de doute, il est essentiel d'instituer de suite un traitement mixte très énergique, qui évitera peut-être au malade une opération inutile.

c. *Traitement.* — Les gommes non ulcérées se traitent par la médication générale. Signalons seulement qu'il est tout à fait inutile de s'en tenir systématiquement, comme on le fait trop souvent, à l'iodure de potassium seul. Le traitement mixte donne toujours des résultats supérieurs et habituellement rapides; on ne doit pas l'oublier, même en présence du succès, d'ailleurs justifié en pareil cas, de la médication arsenicale.

Il ne sert à rien de les ouvrir au bistouri. Ulcérées, elles se traitent comme des plaies, par des cautérisations d'abord, puis des pansements humides, enfin des poudres (iodoforme, aristol), suivant les cas. On doit veiller aux infections secondaires, et les prévenir par des cautérisations (nitrate d'argent, chlorure de zinc 10/10), si l'escarre jaunâtre du fond persiste et suppure de façon suspecte. L'extension peut se faire par des couloirs sous-cutanés qu'une incision doit découvrir pour les traiter, sans attendre que la peau qui les recouvre se résorbe d'elle-même, ce qui facilitera leur évacuation.

B) — Organes génitaux

La syphilis tertiaire atteint les organes génitaux externes et les glandes séminales. Nous l'étudierons donc successivement chez l'homme et chez la femme.

1° — *Organes génitaux de l'homme.*

Ici, plus qu'ailleurs, le revêtement cutanéo-muqueux est le siège de manifestations hyperplasiques ou ulcéreuses, tant à cause de sa finesse particulière que des frottements propres à la région. Nous verrons donc tout d'abord les syphilides génitales proprement dites — et, en second lieu, les lésions des glandes, épididyme et testicule.

1° Organes génitaux externes. — Les syphilides génitales se trouvent de préférence sur le pénis, au niveau des replis cutanéo-muqueux, la rainure balano-préputiale — plus rarement sur le scrotum.

A. Pénis. — D'après les statistiques du professeur Fournier, sur 139 cas, les localisations des lésions ont été les suivantes :

Rainure balano-préputiale	75 cas
Gland	38 —
Muqueuse préputiale	17 —
Méat uréthral	13 —
Uréthre	12 —
Frein	5 —

α) Toutes les syphilides peuvent se localiser sur le *pénis* et leur fréquence est explicable par les frottements et le manque de soins de propreté. Sans parler des formes résolutives, identiques à toutes celles de la période secondaire, nous noterons la véritable prédilection qu'affectent pour le pénis les *formes papulo-pustuleuses* de la période éloignée. Nous ne reviendrons pas sur leur description.

Certaines espèces sont tout à fait caractéristiques. De larges papules circinées, surélevées ou ulcérées, unies par leurs extrémités, délimitant une peau rouge et érodée, sillonnant le tégument pénien sur une grande partie de son étendue, sont la signature de la syphilis.

β) Intéressantes également sont les *lésions circonscrites*, tuberculeuses ou ulcéreuses. Leurs sièges d'élection sont *la rainure balano-préputiale, le gland, le méat*. La lésion se constitue sous forme de noyaux durs, circonscrits, délimités, indolents, non inflammatoires, infiltrés dans les téguments, comme des noisettes, plus rarement étalés en disque, en lamelles sous la muqueuse. Les nodules persistent des semaines, puis s'ulcèrent, se creusent, s'étendent plus ou moins, présentent dès lors les caractères ordinaires des ulcérations tertiaires, avec fond

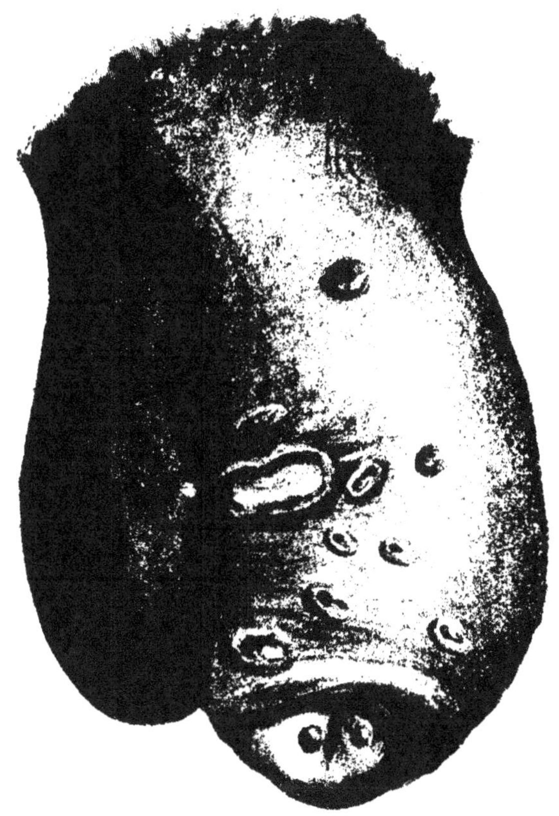

Fig. 48. — Gommes du pénis et syphilides ulcéreuses.

déchiqueté, suppurant, bords adhérents et infiltrés, etc., mais le plus souvent localisés.

Invinciblement, en présence de cette lésion, l'idée vient d'un *accident primitif*. On invoquera en faveur du tertiarisme, l'absence d'adénopathie symptomatique, la spontanéité de la lésion (si le malade n'a pas eu depuis longtemps de rapport suspect), la longueur de l'induration initiale et surtout la coïncidence possible avec d'autres manifestations tertiaires. Il n'empêche que le diagnostic n'est pas facile, compliqué encore par la question de la réinfection qui peut faire considérer la même lésion comme accident primitif ou lésion tertiaire, suivant les observateurs et suivant les doctrines : nous avons déjà parlé, à propos de la réinfection, de ces « *pseudo chancres indurés* ».

On peut également songer au *chancre mou*, mais dans ce cas le diagnostic est relativement facile, car la profondeur de l'ulcère tertiaire, son fond blanchâtre, régulier, non pultacé, son peu de sécrétion, son indolence font déjà songer à une lésion non chancrelleuse, hypothèse que l'évolution chronique et l'infiltration viendront confirmer.

γ) Les *gommes* péniennes sont des manifestations tardives, apparaissant de dix à vingt ans après l'accident primitif. Le tissu cellulaire lâche du pénis favorise leur apparition et leur développement. Elles sont sujettes aux mêmes complications que les gommes ordinaires. A signaler leur persistance possible sous forme de poche à parois molles et souples, adhérente aux tissus profonds, et sans tendance à la cicatrisation.

Les *corps caverneux* sont quelquefois le siège d'indurations plus ou moins étendues. Celles-ci peuvent être primitives, mais le plus souvent, elles sont les restes d'anciennes *gommes*. Leur inconvénient le plus grave est la courbe gênante qu'elles font décrire au pénis pendant l'érection.

L'*urèthre* n'est presque jamais primitivement atteint. On rapporte quelques rares cas de gommes, remarquables par leur tendance au phagédénisme, facilité par la continuelle irritation due à l'urine et la difficulté des soins à donner. En règle générale, l'infiltration paraît au méat, sur les lèvres, puis s'accroît et pénètre dans le canal d'un ou deux centimètres, jamais plus, si bien que toute cette extrémité pénienne devient le siège d'une dureté ligneuse, comparable à celle d'un cancroïde, avec lequel il ne faudra pas le confondre. La miction est sérieusement menacée par l'atrésie du méat.

La résorption se fait, ou l'ulcération succède à l'infiltration, creusant le méat en entonnoir. Même guéri, l'urèthre peut donner longtemps après la sensation de tuyau de pipe et gêner la miction (*rétrécissements syphilitiques de l'urèthre*).

B. Scrotum. — Les syphilides offrent à ce niveau des caractères assez constants :

α) Elles sont *papuleuses*, sèches, facilement élevées et condylomateuses. Irritées, elles seront suintantes et s'infecteront. Elles sont peu persistantes et guérissent vite.

β) Elles ont une tendance presque constante à adopter la modalité *circinée*, en arcs de cercles, de diamètre quelquefois étendu que le déplissement des bourses permet d'apprécier. Ces cercles encadrent un plateau légèrement surélevé, constituant une syphilide en nappe, presque toujours sèche. Les formes tuberculo-ulcéreuses sont rares.

2° Organes génitaux internes. — Nous décrirons dans deux chapitres différents les lésions de l'épididyme et du testicule.

A. Epididyme. — La précocité de certaines manifestations épididymaires, affirmée pour la première fois par Dron, chirurgien de l'Antiquaille, en 1863, est aujourd'hui admise sans conteste. Les protestations des auteurs allemands ont été réduites à néant par les confirmations multiples et autorisées de Tanturri, Fournier, Berkeley-Hill, Reclus, etc.

a. *Etiologie.* — L'épididymite, dite secondaire, peut apparaître dès le troisième mois, chez des malades prédisposés. Mais il en est de cette inflammation comme des autres, et elle retarde volontiers jusqu'à la deuxième ou troisième année et même plus tard.

La fréquence de cette lésion est plus grande qu'on ne le croirait. Mais, d'un côté, son peu de réaction la laisse souvent inobservée, de l'autre, le moindre écoulement, ancien ou concomitant, explique très simplement cette poussée pour un praticien non prévenu. La recherchant systématiquement pendant six mois à l'Antiquaille, sur 300 malades environ, DRON la trouva 16 fois.

b. *Symptômes*. — L'affection débute par la tête de l'épididyme et bien souvent y reste localisée. Quelquefois elle s'étend à la glande tout entière, très rarement au testicule. Le début est insidieux et indolent. Plus tard, une sensation de tension, de pesanteur plutôt qu'une douleur vraie. Le volume atteint assez vite celui d'un gros haricot, ou d'une noisette, rarement plus. L'organe est toujours bien limité, facile à palper et à séparer du testicule voisin, la vaginale n'est ni distendue, ni douloureuse, l'aspect général est normal, avec un volume un peu augmenté du côté malade. Pas de troubles fonctionnels.

Ceci est la forme ordinaire, précoce. A une période plus avancée de la syphilis, des phénomènes subaigus interviennent, donnant à l'affection l'allure d'une épididymite blennorrhagique de moyenne intensité. Les bourses sont douloureuses, avec des élancements exagérés par les mouvements, l'enflure est plus marquée, la vaginalite existe, les irradiations se font du côté du cordon et des nerfs génito-cruraux. Ces accès ne durent pas, ou plutôt tout revient à la forme calme dont nous avons parlé.

c. *Marche*. — La marche ordinaire est celle d'une affection chronique avec poussées de temps à autre. Entre les poussées, la tête épididymaire reste toujours engorgée. La durée moyenne de cet état est de trois à quatre mois. Il peut persister indéfiniment, sans grande gêne pour le malade, et subir sur le tard la transformation gommeuse ou scléro-gommeuse avec participation du testicule.

d. *Diagnostic*. — Dans l'un comme dans l'autre cas, il est rare que l'on songe à rattacher à la syphilis cette poussée épididymaire. Un écoulement quelconque sert généralement d'explication pour les formes aiguës. Et cependant, dans la syphilis, les symptômes atteignent peu le degré d'acuité de l'*orchite blennorrhagique*. L'invasion est moins brusque, l'œdème et la rougeur moindres, tous les symptômes atténués, la queue de l'épididyme est indemne ; la durée est plus longue, la bilatéralité plus ordinaire.

La forme indolente fera de suite songer à l'*épididymite tuber-culeuse*, diagnostic que l'évolution ne confirmera pas ; car il ne se formera pas de bosselures, de ramollissements localisés, d'adhérences à la peau, de fistules. Le canal déférent, les vésicules, la prostate resteront toujours indemnes.

e. *Traitement.* — Le traitement mixte, rigoureusement suivi, peut amener la guérison en un mois. Un suspensoir est utile, mais le repos génital est indispensable. On a obtenu de rapides guérisons avec l'arseno-benzol.

B. **Testicule syphilitique.** — La syphilis du testicule ne fut connue et individualisée que fort tard. Il fallut les nombreux travaux de Cooper, Dupuytren, Velpeau, plus récemment ceux de Virchow, Lancereaux, Malassez pour la séparer des autres tumeurs du testicule, au double point de vue clinique et anatomo-pathologique.

a. *Etiologie.* — C'est une manifestation relativement fréquente, 8 sur 32 (Tedenat), 1 sur 30 (Fournier). Elle semble être l'apanage des syphilis malignes (Ricord la signale une fois sur 5 cas), et quelquefois à une époque peu éloignée du chancre. Aussi la rattache-t-il aux accidents tertiaires par la nature des tissus qu'elle affecte, aux accidents secondaires par la date de son apparition.

Le développement en est spontané. Il est possible que les excès vénériens soient une prédisposition, et cette raison d'être est généralement notée dans les observations de malades porteurs d'orchite syphilitique. Ajoutons que Ricord incriminait également la continence prolongée. Un traumatisme, la tuberculose sont comptés parmi les causes prédisposantes. En somme, rien de très précis.

b. *Anatomie pathologique.* — Le testicule est l'organe le premier et le plus profondément atteint. Il est régulièrement envahi par la sclérose. Du *rete testis* partent des cordages tendineux couleur chamois qui circonscrivent des espaces blanc laiteux. L'albuginée épaissie et chagrinée adhère intimement au tissu sous-jacent. Elle est parsemée de saillies semblables à des pois. L'épididyme, enserrée par le tissu fibreux environnant, est habituellement normale, quoique un peu atrophiée. Au milieu de ce tissu de plus en plus dense, élastique et grisâtre, sont semées une ou plusieurs gommes. On rencontre toutes les transitions depuis de petits amas de cellules proliférées le long des vaisseaux jusqu'à l'énorme dépôt jaune qui remplace le parenchyme. Elles sont le plus souvent multiples. Elles se résorbent, s'évacuent ou se transforment en étoiles cicatricielles scléreuses.

Au microscope, on constate une atrophie générale des tubes dont les parois malades sont hypertrophiées ; les tubes sont séparés par des fibrilles conjonctives enchevêtrées, semées de cellules embryonnaires, indiquant la prolifération du tissu interstitiel. Puis le tube se comble, l'épithélium disparaît, et finalement le conduit séminifère est remplacé par un cordon fibreux confondu avec le cordon voisin, qui a également évolué dans ce sens. Le tissu n'est dès lors plus reconnaissable.

Là, comme ailleurs, les gommes présentent une bordure périphérique de tissu très fibreux, puis au fur et à mesure que l'on avance vers le centre, apparaissent les cellules conjonctives proliférées et les îlots de cellules migratrices, augmentant jusqu'à la partie centrale mortifiée, traversée par quelques travées claires et peu résistantes.

c. *Symptômes*. — Le testicule syphilitique, sarcocèle, orchite scléro-gommeuse, présente des symptômes bien appréciables.

Les téguments souples et normaux, quoique amincis par la distension, glissent facilement sur les couches profondes. Les bourses sont augmentées de volume, surtout quand il existe une hydrocèle. Celle-ci est transitoire et très variable comme dimension, mais elle manque rarement à une certaine époque de l'affection.

Dans une *première période*, qui peut être fort longue, la glande est plus grosse, doublée ou triplée de volume, bosselée, inégale, dure ou rénitente. Puis la tumeur décroît lentement jusqu'à atrophie plus ou moins complète de l'organe. Celle-ci représente alors au fond des bourses un corps ovoïde, semblable à un noyau de prune, ou un galet aplati. La consistance en est nettement ligneuse et l'indolence complète.

L'*albuginée* est toujours atteinte. On sent sous le doigt rouler des nodosités et des saillies, des grains de plomb, des cordages durs. Elle constitue toujours pour la glande un blindage épais.

Les néoformations conjonctives, en se portant de l'épididyme sur le testicule, comblent le sillon qui sépare les deux glandes. L'épididyme échappe aux altérations. Elles n'existent que secondaires à celles du testicule.

Les douleurs sont rares, bien que les formes aiguës aient été observées. Dans ce cas, le sarcocèle se constitue par poussées douloureuses, mais la marche consécutive de l'affection est la même.

La *terminaison* par atrophie n'est pas la seule. Le *ramollissement* et la suppuration sont fréquents. Le scrotum grossit, rougit, devient douloureux, tout en restant fort dur. Puis la tumeur se ramollit en un point, généralement la face antérieure du scrotum ; une ulcération apparaît, longue de 3 à 4 centimètres, à bords épaissis et rigides, surplombant un cratère au fond duquel se montre, après écoulement d'un liquide puriforme, une matière jaune qui est la substance propre de la gomme caséifiée. Le contenu s'expulse peu à peu. Sous l'influence du traitement spécifique, la plaie se déterge et les granulations comblent l'ulcère ; la perte de substance disparaît, et il ne reste qu'une cicatrice déprimée sur la face antérieure du scrotum.

Depuis le mémoire de ROLLET (1859) le *fongus syphilitique* est connu comme complication du sarcocèle. Le manque de soins ou des traumatismes en sont la cause ordinaire. Dans sa forme la plus simple, *superficielle*, le fongus est représenté par des bourgeonnements de l'albuginée. Ceux-ci compriment en un point l'enveloppe scrotale qui finit par céder. Par cet orifice, le testicule fait hernie, recouvert par l'albuginée, qui végète abondamment. Dès lors l'ensemble constitue hors des bourses une énorme tumeur proliférante, c'est la forme *interstitielle*. Mais la forme *parenchymateuse* est la plus fréquente. Les téguments et les enveloppes étant ulcérés, le contenu gommeux du testicule se vide. Des bourgeons charnus énormes comblent cette cavité, puis franchissent l'orifice scrotal pour s'étaler à la surface sous forme de végétations pédiculées, indolentes, rougeâtres, flasques et molles. L'ensemble de ces **bourgeons**, de la glande hypertrophiée, des téguments épaissis peut donner au scrotum un aspect réellement éléphantiasique.

d. *Diagnostic.* — Le diagnostic des tumeurs des **bourses** est toujours difficile. On peut confondre l'orchite scléro-gommeuse

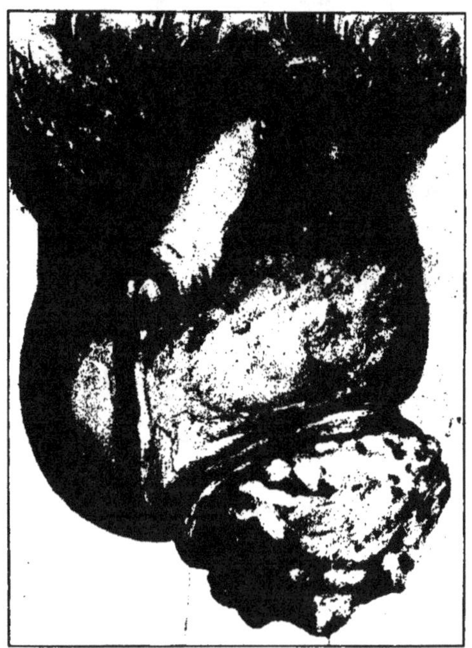

Fig. 49. — Fongus syphilitique.

avec le testicule *tuberculeux.* Les lésions prédominantes sur l'épididyme, les déformations de la prostate et des **vésicules** séminales, la douleur à la pression, la mollesse localisée en certains points, l'intégrité de l'albuginée caractérisent la **tuberculose.** Parmi les tumeurs proprement dites, le *lymphadénome* est celle qui prêterait le plus à confusion. Mais cette **tumeur** est fréquemment bilatérale, elle n'est pas indolente, **l'albuginée** n'est pas fibreuse, etc.

On doit songer à l'*hématocèle*, dont les infinies variétés de forme peuvent la rapprocher de l'orchite syphilitique. C'est une des localisations pour lesquelles l'épreuve thérapeutique est le plus souvent employée.

e. *Pronostic.* — Le pronostic est aggravé surtout par la perspective de l'atrophie terminale et de la perte de la fonction, résultat qui s'observe dans la moitié des cas environ. Il n'est pas nécessaire pour cela que toute la glande soit prise. Le fait de l'azoospermie s'est observée avec de minimes lésions localisées. Mais le traitement spécifique peut rendre la fécondité, en même temps que fondent les noyaux scléreux.

f. *Traitement.* — Le traitement général est essentiel et donne des résultats extraordinairement rapides. L'iodure porté peu à peu jusqu'à 6 ou 8 grammes par jour est le spécifique de choix, mais il est bon de lui adjoindre le mercure ou l'arsenic. Quand la gomme est ouverte, que le fongus apparaît, un simple traitement de nettoyage, quelques pansements antiseptiques, des lavages, sans intervention chirurgicale, amènent la guérison des lésions en apparence les plus graves. C'est dans ces cas que l'arséno-benzol donne les résultats les meilleurs.

2° — *Organes génitaux de la femme.*

Moins que l'homme, la femme est cependant sujette aux mêmes lésions. Les plus fréquentes sont celles des organes génitaux externes · nous dirons ensuite quelques mots de la syphilis des glandes génitales.

1° Organes génitaux externes. — Toutes les parties de la muqueuse génitale sont affectées par les infiltrats syphilitiques, mais dans des proportions bien inégales. Très communes sur la vulve, ces lésions sont rares sur les autres régions, tout à fait exceptionnelles dans le vagin.

Les *syphilides vulvaires* sont *localisées* ou *diffuses*.

Dans le premier cas, elles représentent de petits infiltrats nodulaires, bien individualisés, qui se ramollissent à un moment donné et s'ouvrent, créant des ulcérations bourbillonneuses, taillées à pic, rappelant, quoique plus volumineuses, les syphilides ulcéreuses de la seconde période.

La *forme diffuse* est plus particulière à cette **région**. Elle consiste en une infiltration dure et étendue, localisée quelque-

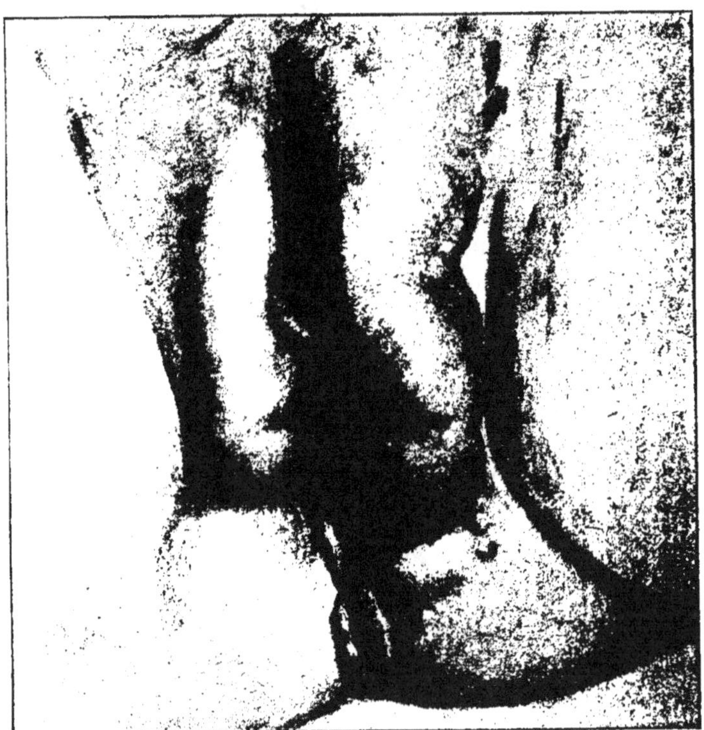

Fig. 50. — Syphilide tertiaire diffuse de la vulve.

fois à l'une des lèvres, mais pouvant aussi déborder sur le clitoris, l'urèthre, les petites lèvres. Les organes atteints, déformés, tuméfiés, donnent l'impression d'une grosse tumeur néoplasique, violacée ou livide, cartilagineuse, indolente et présentant de-ci et de-là quelques points ramollis. Au niveau de ces points, les ulcérations apparaissent, sans douleurs ni phénomènes inflammatoires. L'extension ulcéreuse se fait, lente ou rapide, avec arrêt sur un point et reprise sur un autre. La tumeur infiltrée est alors criblée d'ulcérations, tantôt superficielles, tantôt ayant l'allure classique des gommes, tantôt enfin affectant une tendance serpigineuse ou térébrante. Dans ce dernier cas, il subsiste toujours des délabrements plus ou moins considérables, coïncidant avec d'énormes productions hypertrophiques devenues fibreuses, qui résisteront désormais à tous les traitements.

Cet ensemble, suivant la période et les complications, rappelle la *tuberculose vulvaire* et surtout le *néoplasme.*

Un traitement d'épreuve est souvent nécessaire, ainsi qu'un interrogatoire soigneux. Le phagédénisme vulvaire peut faire croire à un phlegmon gangreneux — et doit d'ailleurs souvent être traité comme tel, avant de recourir au traitement général. Si la fièvre est survenue, il est quelquefois nécessaire de nettoyer sous anesthésie, à la curette au besoin, de cautériser les points douteux et de maintenir en permanence des pansements antiseptiques humides.

2° Organes génitaux internes. — Sauf le col utérin, ces organes sont fort peu atteints, ou du moins leurs lésions passent presque toujours inaperçues.

a. *Utérus.* — Les *syphilides du col de l'utérus* sont peut-être fréquentes, mais on les recherche fort peu. Elles sont presque toujours *ulcéreuses*, comme à la période secondaire, mais se caractérisent par leur profondeur plus grande, leur ténacité, et ce fait qu'elles reposent habituellement sur un col gros, dur, infiltré. Ce sont en somme de petites gommes.

Quant au *corps de l'utérus*, sa pathologie est encore bien inconnue. Il n'est pas douteux cependant que la syphilis utérine n'existe. Les cas de néoplasmes, guéris par l'iodure, à la grande surprise du médecin, doivent sans aucun doute se rattacher à la syphilis.

b. *Trompes.* — On a publié une douzaine de cas de gommes dans les trompes, retrouvées au cours d'autopsie.

c. *Ovaires.* — On possède quelques cas bien douteux de sclérose diffuse des ovaires, avec adhérences, et quelques syphilomes gommeux. Dans une étude sur la syphilis des ovaires (*Semaine gynécologique*, 1898), OZENNE décrit certains types cliniques comme pouvant être occasionnés par la syphilis : les irrégularités menstruelles, les suppressions passagères **ou** permanentes des époques, augmentation de volume de l'organe, due à une gomme ou à la sclérose hypertrophique, en seraient les traits principaux.

On trouvera dans un travail de LAFFONT (*Annales des Maladies vénériennes*, 1909) un exposé historique et critique très complet de cette question de la syphilis de l'utérus et de ses annexes. Sa conclusion, très justifiée, semble-t-il, par son **argumentation**, est, qu'en présence de troubles menstruels **chez** une femme n'ayant aucun dossier pathologique génital, **à plus** forte raison si l'on soupçonne la syphilis, il faut systématiquement faire un traitement spécifique énergique avant de **songer** à une intervention. A plus forte raison, faut-il agir de même en présence d'ulcérations du col et du cul-de-sac vaginal, **rapidement** survenues, chez une personne relativement jeune. L'oubli de ces précautions a entraîné bien des curettages et des **hysté**rectomies inutiles.

C) — ORGANES DES SENS

Dans ce chapitre, nous envisageons la syphilis de l'œil et celle de l'oreille. Les autres organes des sens sont étudiés à propos des appareils dont ils dépendent : la bouche, la **langue**, le palais avec l'appareil digestif, le nez avec l'appareil **respira**toire.

1° — Œil.

Toutes les parties constituantes de l'œil sont atteintes, avec une fréquence d'ailleurs inégale. L'iris, la choroïde, **puis la** rétine paient le plus large tribut à l'affection. Nous les étudierons tout d'abord, pour passer ensuite rapidement **en revue** les manifestations susceptibles d'atteindre les voies lacrymales, la conjonctive, la cornée, les paupières.

1º Iritis syphilitique. — D'une manière générale, l'iritis est une des manifestations fréquentes de la syphilis oculaire, mais la part qui revient à la syphilis est assez difficile à déterminer, le plus grand nombre de ces malades se présentant aux consultations des services d'ophtalmologie.

a. *Etiologie.* — Aussi les statistiques varient-elles de 17 p. 100 (Arlt) à 80 p. 100 (de Wecker). Il est certain que le nombre en est relativement grand, et qu'en aucun cas on ne doit négliger ce facteur étiologique. D'après Siegel, 2 p. 100 des syphilitiques seraient atteints de cette affection, de 2 à 5 p. 100 d'après Fournier. Elle apparaît précocement. Parmi les manifestations organiques, elle est la plus secondaire. Son maximum est au sixième mois. Cependant, comme la proportion en est encore forte au cours de la deuxième année, comme on la rencontre quelquefois dans les périodes ultimes, nous l'étudions, comme toutes les lésions d'organes, dans la période tertiaire, tout en faisant ressortir sa tendance à la précocité. Elle coïncide en général avec les exanthèmes papuleux.

Cette affection est plus particulière aux hommes, ce qui peut s'expliquer par ce fait qu'ils sont plus exposés aux poussières, aux violences extérieures, d'une façon générale à tout accident thermique, physique et mécanique pouvant contribuer à son apparition. Le plus souvent, la cause immédiate n'en est pas appréciable.

Elle est bilatérale, plus souvent que toute autre forme d'iritis (52 fois sur 101 cas, d'après Schmidt). Dans ce cas, elle est unilatérale au début, puis se généralise aux deux yeux, malgré le traitement.

b. *Symptômes.* — La syphilis engendre toutes les formes d'iritis. Quelles qu'elles soient, elles présentent toujours dès le début un certain nombre de symptômes identiques, très importants à connaître :

Tout d'abord, une congestion marquée des vaisseaux ciliaires antérieurs, dessinant autour de la cornée un cercle inflammatoire constitué par quantité de fines stries rougeâtres. Cette *injection vasculaire périkératique* est le premier signe de toute inflammation de la membrane irienne.

Comme conséquence, la *pupille* est paresseuse, puis plus ou moins immobilisée, enfin elle reste dans un état de contraction permanente, de *myosis*. Elle apparaît petite, resserrée et immobile. D'autres fois, elle est déformée. La face postérieure de l'iris adhère en certains points au cristallin ; les adhérences (synéchies) s'opposent partiellement au myosis, d'où déformations en trèfle, en haricot, en cœur, suivant le hasard des synéchies. Une goutte d'atropine mise sur l'œil fera apparaître les irrégularités du contour, la dilatation qu'elle produit ne se faisant qu'au niveau des points non adhérents de la pupille.

Le début est généralement *insidieux*, froid, indolent, aphlegmasique, sans larmoiement, ni photophobie. Plus tard, et dans certains cas, surviennent des douleurs, légères d'abord, puis plus fortes, quelquefois intenses, périorbitaires, avec névralgies, irradiations temporales et craniennes, mais ces faits sont rares.

Les *troubles visuels* sont peu importants, réduits à un brouillard, à une gêne de la vue. Lorsqu'ils sont plus marqués, on peut pronostiquer une complication inflammatoire quelconque.

Ces symptômes se retrouvent dans toutes les inflammations de l'iris, quelle que soit leur nature, à un certain moment de leur évolution.

Plus caractéristique est la présence, sur la membrane, d'*infiltrats papuleux* plus ou moins développés. Ces nodosités, véritables papules syphilitiques développées à ce niveau, sont la signature de l'origine spécifique de ces iritis. Quelquefois réduites à un léger épaississement de la membrane, formant plus souvent une saillie accentuée, une véritable bosselure plate, discoïde, circulaire, de la grosseur d'une petite lentille, ces nodosités arrivent dans certains cas à créer une véritable petite tumeur granuleuse, hémisphérique, jaunâtre, grosse comme une tête d'épingle, développée à la surface de la membrane. Le siège habituel de ces productions se trouve sur l'une des circonférences iriennes, ordinairement sur le bord pupillaire, où elles sont d'ailleurs plus faciles à déceler. Ces productions ne sont autre chose que des syphilides miliaires, papuleuses, hypertrophiques, suivant les cas, ou des gommes. Les deux premières formes sont, comme de juste, plus fréquentes pendant les premières périodes, la troisième forme, gommeuse, étant l'apanage des périodes éloignées. La véritable gomme de l'iris est rare.

L'histologie a démontré diverses fois l'analogie de texture de ces productions iriennes et des syphilides cutanées.

Il est donc fort probable que ces infiltrats sont la lésion essentielle, caractéristique, la première en date. Consécutivement apparaissent la congestion périkératique et les troubles fonctionnels, conséquences de la présence sur l'iris de ces petits néoplasmes.

Suivant leur intensité, leur nombre, suivant l'époque d'apparition, les soins donnés, l'iritis sera simplement *érythémateuse, séreuse*, avec quelques symptômes objectifs et un minimum de symptômes fonctionnels, ou à tendance *plastique*, avec adhérences nombreuses, fausses membranes derrière la cornée, troubles de la vision, etc. Cette forme aboutit souvent à des déformations pupillaires, dues à des synéchies définitives, à des accolements entre l'iris et la cristalloïde, à des obstructions partielles du champ pupillaire par des exsudats membraneux. Il existe enfin une forme *grave* caractérisée par des infiltrats volumineux, des douleurs intolérables, des troubles visuels intenses, et propagation possible à la choroïde, ce qui constitue la véritable complication, heureusement rare, de cette affection.

Dans ses formes moyennes, l'iritis dure de trois à quatre semaines. Sans traitement, elle peut persister bien davantage, pendant deux ou trois mois.

c. *Pronostic.* — Le pronostic, généralement bon, surtout au début, est assombri par la perspective de fréquentes récidives. De plus la formation de fausses membranes, des synéchies postérieures, l'opacité du cristallin, enveloppé tout entier de productions fibreuses, l'occupation du corps vitré par un exsudat, sont parmi les complications, réparables, mais fréquentes. Le décollement de la rétine, la choroïdite, l'ophtalmie sympathique sont plus rares et autrement graves.

d. *Diagnostic.* — Si les syphilides iriennes restent peu ou pas perceptibles, on peut dire que rien ne permet d'attribuer à la syphilis une iritis au début. En réalité, le diagnostic se fait presque toujours par les concomitances. L'iritis survient ·à une période assez précoce, avec les éruptions cutanées, les plaques muqueuses, peu éloignées du chancre, dont le malade aura encore gardé le souvenir. L'anamnèse facilitera et, souvent, imposera le diagnostic. A côté de cette notion, on pourra s'aider de l'allure insidieuse et indolente de l'affection, beaucoup moins phlegmasique que toutes les autres sortes d'iritis. Enfin l'examen attentif de l'œil, avec une bonne loupe, à l'éclairage oblique, décèlera les infiltrats papuleux circonscrits, bien limités, rougeâtres, qui sont la caractéristique de la spécificité.

e. *Traitement*. — Dès le diagnostic fait, on appliquera dans toute sa rigueur le traitement mercuriel intensif. Sauf dans quelques formes lointaines et gommeuses, l'iodure donne peu de résultats. Dans ce cas spécial, l'arséno-benzol ne paraît pas particulièrement indiqué. Le mercure sera ordonné non seulement pendant la maladie, mais encore un mois après et plus, de façon à prévenir, autant que possible, les récidives si fréquentes de cette localisation.

Le traitement local consiste tout d'abord dans le repos absolu de l'œil malade. Toutes les fois que ce sera possible, on doit prescrire le séjour dans une chambre obscure, le bandeau sur les deux yeux, en tout cas, l'occlusion de l'œil malade. Les douleurs seront calmées par la morphine, les instillations de cocaïne à 1/50, les applications d'eau chaude prolongées sur les yeux, ou d'onguent belladoné à la tempe. On mobilisera régulièrement l'iris par l'instillation 2 ou 3 fois par jour de une ou deux gouttes d'un collyre au sulfate d'atropine (2 centigrammes pour 10 grammes d'eau), sauf chez les sujets prédisposés aux attaques glaucomateuses, aux conjonctivites catarrhales, aux œdèmes des paupières.

Si l'augmentation des douleurs ou la palpation directe du globe laissaient soupçonner de l'hypertonie, il faudrait cesser l'atropine, pour la remplacer momentanément par :

Nitrate de pilocarpine 0gr.20
Eau distillée. . . . . 10 grammes.

L'atropine est également impuissante contre les fausses
membranes trop anciennes ou trop développées. On peut encore
user de la duboisine à 1/100 ou de l'hyosciamine à 1/2 p. 100.
Ces collyres seront continués jusqu'à guérison certaine et
retour absolu de l'intégrité.

Après cessation des phénomènes aigus, on verra s'il y a
lieu de prévenir l'atrésie ou l'occlusion pupillaire par l'iridecto-
mie. Les complications cristalliniennes obligent à de plus sérieuses interventions.

2° Cyclite. — Bien que la cyclite ne soit le plus souvent
qu'une complication des iritis, il est certains cas où l'infiltration gommeuse semble avoir pris directement naissance dans le
corps ciliaire.

Dans cette forme primitive, le début se fait par des douleurs,
du larmoiement, de la photophobie, l'injection périkératique
localisée ou généralisée. Puis, assez brusquement, apparaît un
soulèvement staphylomateux de la portion antérieure de la
sclérotique. D'abord gros comme une tête d'épingle, la petite
tumeur s'accroît jusqu'à perforer la sclérotique et amener au
travers de la déchirure une hernie de la choroïde cachant la
gomme. En même temps se déclarent tous les symptômes d'une
irido-choroïdite aiguë avec douleurs atroces et vision à peu
près abolie.

Sous l'influence du traitement, les petites tumeurs guérissent, réserves faites pour les synéchies et les troubles nutritifs
persistants.

3° Choroïdite. — Il est d'usage de décrire sous le nom de
chorio-rétinite syphilitique l'ensemble des symptômes oculaires
produits par l'inflammation de ces deux organes. Il est certain
que la coexistence est ordinaire ; la difficulté où l'on est de préciser le siège du mal, de retrouver le point de départ, quand
l'affection est constituée, laisse la voie libre aux hypothèses.
La plupart des auteurs français admettent la prédominance des
lésions rétiniennes et le nom de *rétinite diffuse* est accepté par
nombre d'entre eux. Il semble pourtant que ces deux localisa-

tions puissent évoluer chacune pour leur compte, et la plupart des ophtalmologistes étrangers, à la suite de FÖRSTER, les décrivent séparément.

Il existe, en effet, une *choroïdite* qui, par l'ensemble de ses symptômes subjectifs et objectifs, et surtout par sa marche et ses complications, mérite le nom de *choroïdite spécifique*.

a. *Symptômes*. — A l'ophtalmoscope, on constate une opacité légère, en forme de poussière, du corps vitré, et quelques taches voilées et discrètes de la rétine. Puis ces symptômes s'accentuent, les poussières du corps vitré deviennent des flocons, les taches de la rétine s'étendent et deviennent de plus en plus nettes par suite de l'atrophie de l'épithélium pigmentaire, qui laisse apparaître le stroma choroïdien ; les pigmentations se rapprochent de la papille qui est diffuse, dont les vaisseaux sont rétrécis, les veines congestionnées. La forme irrégulière et non ramifiée des taches pigmentaires, leur localisation en dehors du trajet des vaisseaux, l'atrophie diffuse de quelques points de la choroïdite, la congestion d'autres points, caractérisent cette forme de choroïdite. Comme symptômes subjectifs : diminution de la vue, scotome central, soit que le malade perçoive les objets sous forme de taches grises, soit que la perception lumineuse soit supprimée dans la région qu'ils occupent. On relève encore des scintillements, de l'héméralopie, allant jusqu'à l'impossibilité pour le malade de se guider pendant la nuit ; l'accommodation se fait mal.

L'affection procède par poussées consécutives. Elle dure toujours fort longtemps et l'incapacité de travail, résultat des troubles de la vision, est de longue durée, même dans les cas les plus simples.

En somme, quel que soit le nom adopté, les symptômes décrits par les auteurs sous des noms différents sont à peu près analogues. Tout au plus peut-on admettre que l'abondance des opacités du corps vitré, l'héméralopie, le défaut d'accommodation indiquent une participation plus grande de la choroïde, ou du moins des couches externes de la rétine voisines de la choroïde. Au lieu que la prédominance des taches autour de la macula, les altérations de l'épithélium pigmentaire, les atrophies consécutives, les altérations du champ visuel, impliquent plutôt la rétinite. En général, les deux affections vont de pair.

b. *Variétés.* — Cette forme classique peut présenter diverses variétés suivant le siège des foyers d'inflammation. La choroïdite est *aréolaire* lorsque les lésions siègent autour de la macula, sans atteinte de cette dernière, si bien que la vision est longtemps conservée et le pronostic favorable. La choroïdite est *centrale* lorsque l'altération porte sur la macula. Enfin elle est *antérieure* quand les lésions sont surtout marquées à la périphérie, où elles peuvent siéger exclusivement.

c. *Traitement.* — Instillations dans l'œil de sultafe d'atropine au 1/100, sangsues à la tempe ou ventouses de Heurteloup, et surtout compresses chaudes continues qui calment la douleur et diminuent les phénomènes congestifs. On a recommandé également les injections sous-conjonctivales de sublimé (trois gouttes d'une solution au 1/1000 tous les cinq jours) ou de solution iodo-iodurée (SOURDILLE). Ces injections activent la circulation intra-oculaire et facilitent par conséquent les échanges.

Traitement intensif, de préférence mercuriel.

4° Rétinite. — Dans certains cas cependant, on a trouvé des lésions de la rétine seule.

La *rétinite hémorrhagique* est rare. De nombreuses taches hématiques sont accumulées dans l'un des secteurs. Les vaisseaux sont accompagnés de traînées blanchâtres. Il y a généralement diminution de la vision centrale.

Dans la *rétinite centrale récidivante* de DE GRÆFE, les lésions sont localisées à la macula qui apparaît comme une tache rouge foncé, entourée d'une auréole grisâtre. La papille est saine. Il se produit des scotomes centraux ; fréquemment aussi de la photophobie accompagnée d'injection ciliaire : les symptômes disparaissent en quelques jours, puis reviennent jusqu'à cinquante fois et plus.

La *rétinite pigmentaire* vraie se trouve plutôt chez les hérédosyphilitiques. On voit les taches pigmentaires ramifiées, l'atrophie de l'épithélium pigmentaire suivant le trajet des vaisseaux, l'atrophie consécutive de la rétine et de la papille. En même temps, diminution de la vision centrale et rétrécissement concentrique du champ visuel.

Aucune de ces formes morbides n'est caractéristique, et le diagnostic, bien que facilité par les complications d'iritis et de paralysies oculaires, exige toujours une étude soigneuse des antécédents et du malade.

Le traitement mercuriel s'impose par les moyens énergiques. Les frictions sont bonnes, mais il est encore préférable d'employer les injections solubles. Le biiodure de mercure dissous dans l'huile, même à la faible dose de 4 à 5 milligrammes par jour, a donné autrefois d'excellents résultats à Panas. En solution aqueuse, les doses peuvent être beaucoup plus fortes. Sous quelque forme que le mercure soit employé, il doit être donné très longtemps.

Mêmes précautions et mêmes soins, pour l'état **général** et local, que dans l'iritis.

5° Syphilis du nerf optique. — Il existe quelquefois un ensemble de phénomènes subjectifs, rétrécissement du champ visuel, amblyopie, amaurose, hémianopsie, tel que l'on peut affirmer une lésion du nerf optique sans qu'il y ait de lésions papillaires. Plus souvent, ces symptômes sont accompagnés d'altérations visibles à l'ophtalmoscope. Ces altérations peuvent se présenter sous trois formes :

a. La *névro-rétinite*, avec divers degrés, depuis la simple hyperémie jusqu'à l'inflammation intense.

b. La *papillite*, ou stase papillaire, montrant une papille ponctuée d'hémorrhagies, œdématiée, surplombant anormalement la rétine environnante. Ce sont surtout des lésions de congestion veineuse, dénotant une gêne circulatoire dans la circulation en retour. Cet œdème signifie un obstacle siégeant dans l'intérieur de l'orbite (gommes, exostoses) ou dans le cerveau (tumeur cérébrale).

c. L'*atrophie optique* présente deux formes : l'une *consécutive* à l'inflammation papillaire, caractérisée par la présence à la périphérie des vaisseaux altérés ou fibreux, et par l'irrégularité, le flou des limites de la papille, l'autre *primitive*, avec papille nettement limitée, en pain à cacheter, blanc ou gris.

6° Organes accessoires de l'œil. — Sans entrer dans de grands détails, étant donnée leur rareté, nous rappellerons les lésions qui atteignent l'appareil lacrymal, la conjonctive, la cornée et les paupières.

a. *Appareil lacrymal.* — Les lésions des *glandes lacrymales* sont presque toujours secondaires. On constate quelquefois une dacryocystite et un écoulement chronique, tous deux en rapport avec une lésion syphilitique de la muqueuse nasale ou des os propres du nez. On a publié quelques cas de dacryocystite primitive (DE LAPERSONNE, *Archives d'ophtalmologie*, 1902).

Les *voies lacrymales* sont affectées dans leurs parties osseuses ou muqueuses. Les *lésions osseuses* sont représentées par des *exostoses* et par des *ostéites*. Les premières siègent sur la branche montante du maxillaire, l'apophyse orbitaire du frontal ou l'unguis. Elles provoquent une asymétrie des deux yeux qui attire l'attention. Dans la partie supérieure, elles sont accessibles au palper, plus bas, elles compriment le canal et causent de l'épiphora.

La périostite gommeuse, l'ostéite avec nécrose sont également signalées.

Les *infiltrations de la muqueuse* amènent, suivant leur siège, soit du gonflement, soit de l'oblitération qui occasionnera une tumeur du sac et une fistule.

La *tumeur gommeuse* du sac lacrymal a été décrite par ALEXANDER, THYRY, PANAS (*Arch. d'ophtalm.*, 1902).

b. *Conjonctive.* — Outre les conjonctivites catarrhales peut-être syphilitiques qu'admettent certains auteurs, on a décrit des syphilides papuleuses de la conjonctive, sans réaction bien marquée (TERSON, *Gaz. méd. de Paris*, 1894). A une période plus tardive, on a signalé sur cette muqueuse la présence de petites gommes disséminées, grosses comme une lentille. D'autres fois (cas de DE WECKER), il s'agit d'une plus grosse gomme, élastique et d'aspect diaphane qui avait toutes les apparences d'un cancroïde. Voir, à propos des syphilides de la conjonctive un travail de ANTONELLI (*Annales des maladies vénériennes*, 1909).

c. *Cornée.* — Le plus souvent, la cornée est atteinte, quoique légèrement, au cours des iritis. La face postérieure de la cornée, en contact avec les exsudats qui remplissent la chambre antérieure, participe quelque peu à l'inflammation, et se couvre de taches grisâtres, punctiformes, assez nombreuses. Ces dépôts se retrouvent avec l'iritis, et cette *kératite ponctuée* n'est en somme qu'un épiphénomène.

Il existe cependant une *kératite primitive syphilitique*. Celle-ci toujours *interstitielle*, survient au cours de la deuxième ou de la troisième année. Le début se fait par des points grisâtres intra-cornéens et l'apparition de vaisseaux, accompagnés de quelques troubles légers de la vision ; puis opacification plus ou moins complète de la cornée avec vascularisation intense, tellement marquée quelquefois que l'on croit à un véritable épanchement sanguin. Comme conséquences, trouble de la vue pouvant aller jusqu'à la cécité, avec photophobie, blépharospasme, douleurs irradiées, etc. Vers le deuxième mois survient la régression, lente, portant d'abord sur la vascularisation. Puis les infiltrats cornéens se résolvent ou s'organisent, et, dans ce dernier cas, laissent subsister des nuages plus ou moins étendus de la cornée, des néphélions, des leucomes. Ces kératites sont susceptibles des mêmes complications que celles, bien plus fréquentes, de l'hérédo-syphilis.

d. *Paupières.* — Les *infiltrations* sont aiguës, inflammatoires, aboutissant très rapidement à des ulcérations, à bords gonflés et déchiquetés, avec œdèmes et bourrelets. Ou bien elles constituent des tumeurs gommeuses chroniques, tardivement ulcérées, tout à fait analogues à un chalazion.

L'*envahissement du cartilage tarse* complique l'affection. Cet organe peut être atteint par une gomme, mais il est aussi le siège d'une singulière hypertrophie chronique, la *tarsite gommeuse*, gênante et même douloureuse, très lente comme évolution et déformant la paupière pour longtemps. Elle apparaît de quatre à huit ans après le chancre.

2° — *Oreille.*

Le tertiarisme atteint l'oreille moyenne et l'oreille interne. Les lésions de l'oreille externe ne présentent rien de particulier. Quant aux altérations osseuses, hyperostose et carie du temporal, elles sont ici ce qu'elles sont ailleurs. La plupart du temps consécutives à une lésion de l'appareil auditif, leur pronostic est singulièrement aggravé par le voisinage des méninges et de l'encéphale.

1° Oreille moyenne. — Il arrive fréquemment, au cours des trois premières années de la syphilis que les malades se plaignent de troubles auditifs, toujours localisés d'un côté : bourdonnements, sifflements, diminution de l'acuité auditive, accompagnés d'endolorissement, plus rarement de douleurs névralgiques.

De suite on doit songer à la présence de plaques muqueuses, d'ulcérations ou de gommes, dans le naso-pharynx, au voisinage de la trompe d'Eustache. Depuis que l'on sait explorer cette région dans tous ses recoins, les otites syphilitiques primitives diminuent au point de devenir de véritables raretés.

Presque toujours, l'otite n'est qu'une propagation, par l'intermédiaire de la trompe, de l'inflammation de l'arrière-gorge ; et ceci, même lorsque les symptômes les plus nets attirent l'attention du côté de l'oreille moyenne : membrane tympanique, hyperémiée, rouge vif, repoussée en dehors, etc.

Cependant, on a autrefois décrit des otites primitives (GRUBER, LANCEREAUX). Dans ces conditions, la surdité s'établit vite, d'autant plus vite que la syphilis est plus récente. Le tympan gris terne, déprimé, épaissi, infiltré, est perforé dans les huit premiers jours, avec accompagnement de violentes douleurs. Puis la suppuration s'établit. Avec le traitement, la guérison est rapide et la fonction redevient normale. Mais les conséquences peuvent en être bien plus pénibles (diminution de l'acuité auditive, périostite sèche de Schwartze) ou plus graves (propagation à l'oreille interne, à l'os temporal).

2° Oreille interne. — En dehors des lésions propagées de l'oreille moyenne ou des altérations osseuses, il y a lieu d'admettre une *labyrinthite primitive*. Cliniquement, l'affection se manifeste par le syndrome de MÉNIÈRE, vertiges, nausées, bourdonnements, diminution de l'acuité auditive, abolition de la perception osseuse. Avec des alternatives, la surdité s'établit généralement, plus ou moins vite. A noter les cas caractéristiques de l'origine syphilitique, où la surdité s'installe brusquement, d'un seul côté, accompagnée quelquefois de vomissements ou de paralysie faciale. On trouvera une étude complète de ce syndrome labyrinthique dans une communication de Gradenigo (Congrès de Bordeaux, 1904) et la thèse de Jouvin (Paris, 1907). Mais il est très difficile de savoir à quelles lésions correspondent ces symptômes. On a trouvé des infiltrations dans toutes les parties de l'oreille interne, sur les conduits semicirculaires, sur la lame spirale, sur les organes de Corti. La question est encore obscure.

D' — Appareil digestif

Nous rangeons tout d'abord dans ce chapitre la syphilis des muqueuses labiales, linguales, palatines. Nous passerons ensuite en revue les manifestations œsophagiennes, gastriques, intestinales et rectales. Enfin, nous verrons comment les glandes annexes, foie et pancréas, sont atteintes par la maladie.

1° Lèvres. — Sur les lèvres, comme sur toutes les muqueuses, se rencontrent des syphilides tertiaires et des gommes.

A. Syphilides tertiaires. — Les infiltrats syphilitiques qui apparaissent à cette période, affectent, ici comme ailleurs, deux formes, d'aspect et d'évolution bien différentes : la forme hypertrophique et la forme ulcéreuse.

α) Les *syphilides hypertrophiques* ou *tuberculeuses* sont les plus fréquentes. Elles occupent de préférence les commissures, se continuant avec les syphilides cutanées avoisinantes, jusque sur les joues et le menton. Dans ces conditions, elles décrivent souvent des arceaux, des circins plus ou moins développés, contournant la muqueuse labiale en certains points, l'effleurant et la pénétrant en d'autres points, offrant ainsi un aspect

des plus caractéristiques. La syphilide circinée tuberculeuse
des commissures est un signe certain de syphilis, d'autant plus
intéressant à connaître qu'il apparaît souvent de longues
années après le début. D'autres fois, ces syphilides siègent
sur la ligne médiane de la lèvre supérieure, se continuant avec
des productions semblables de la sous-cloison, ou avec des
papules en circins de l'aile du nez.

β) Les *syphilides ulcéreuses* peuvent être *primitives ;* le cas
est rare. Le plus souvent, elles sont *secondaires* et représentent
l'aboutissant des précédentes, non traitées. Elles affectent donc
les mêmes modalités.

Hypertrophie et pertes de substance, à leur période d'état,
rappellent de façon frappante les nodules ulcérés du *lupus*,
au point qu'il est presque impossible de fixer, entre eux, des
différences objectives importantes. On ne compte plus les
cas où le traitement spécifique fut, avec les recherches de
laboratoire, le seul moyen de différencier ces deux affections.

B. Gommes labiales. — Celles-ci se manifestent sous deux
modalités : *tumeurs gommeuses circonscrites* ou *infiltrations
diffuses.*

α) Les *gommes circonscrites* sont généralement multiples, de
trois à cinq en moyenne, de la grosseur d'un noyau de cerise,
siégeant en plein tissu, de préférence sur la lèvre supérieure.
Consécutivement ces petites tumeurs s'ulcèrent et vident leur
contenu. Le traitement spécifique les cicatrise rapidement.
Dans le cas contraire, deux ou trois ulcérations s'unissent, leur
périphérie s'indure et l'ensemble constitue un syphilome,
quelquefois chancriforme, de mauvais aspect et de longue
durée.

Une autre éventualité se présente. Au lieu de suppurer,
la gomme s'indure dès le début. Elle forme dans le tissu labial
un petit noyau enchâssé, non mobile, dur, indolent, aphlegmasique, qui rappelle de façon à s'y méprendre l'*épithéliome
malpighien*. La connaissance précise des antécédents est de
toute nécessité pour éviter cette erreur de diagnostic.

β) *L'infiltration diffuse* se présente sous forme d'hypertrophie généralisée d'un segment de lèvre, ou d'une lèvre toute entière avec participation des régions voisines. Très durs au début, ces infiltrats massifs se ramollissent par la suite. Puis des cratères se forment en divers points, ayant les caractères des ulcères gommeux, dont l'évolution dépend des soins consécutifs.

Quelquefois enfin, cette infiltration hypertrophique de l'une ou des deux lèvres peut être véritablement monstrueuse, éléphantiasique, tout en laissant les muqueuses lisses, non papuleuses, non bosselées, et même relativement souples. Il est cependant rare que cette hypertrophie ne coïncide pas avec quelques gommes ulcérées de la muqueuse, quelques syphilides tuberculeuses des commissures ou du reste de la face, du nez, du menton, si bien que l'ensemble rappelle absolument les lésions lépreuses. Ceci se rapproche du *léontiasis syphilitique* déjà signalé, lésion heureusement rare, mais d'une résistance déplorable au traitement spécifique.

2° Langue. — Dès la période secondaire, la langue est le siège de lésions qui, débutant comme de simples syphilides, persistent cependant par la suite, soit qu'elles restent superficielles, soit qu'elles s'enfoncent en plein parencyhme lingual. Aussi fréquentes que les syphilides génitales au cours des trois premières années, elles deviennent plus rares par la suite, mais se voient encore pendant dix ou douze ans, quelquefois plus. Puis, les lésions deviennent moins étendues, plus profondes, toujours assez fréquentes, car cet organe est parmi les plus atteints. Les hommes surtout, plus adonnés au tabac et à l'alcool, paient un large tribut aux localisations de cet ordre. Nous étudierons : 1° les *glossites superficielles ;* 2° les *glossites scléreuses ;* 3° les *glossites gommeuses.*

.4. Glossites superficielles. — Nous comprendrons tout d'abord dans ce groupe un certain nombre de *leucoplasies* ou *syphilides leucoplasiformes* qui, par le moment de leur apparition, font quelquefois partie de la période secondaire, mais que leur persistance ultérieure et leurs transformations rattachent nettement au tertiarisme.

Ces glossites ne sont autre chose que des hyperplasies limitées au derme lingual, s'accusant par des indurations superficielles, cartilagineuses et bien délimitées.

Ces lésions se présentent sous *deux formes* : la *première forme* est caractérisée par sa disposition en *îlots*, en *plaques*, au nombre de quatre ou cinq, assez semblables aux papules psoriasiques cutanées, régulièrement cerclées ou arrondies comme elles. Aux doigts qui les pressent dans leur plus grand diamètre, elles donnent l'impression d'un morceau de parchemin, de carton, glissé sous l'épithélium, contrastant avec la souplesse normale des parties voisines. A ce niveau, l'aspect est variable : l'épithélium présente tantôt une rougeur foncée, lisse, vernie, tantôt un relief papuleux et blanchâtre. Au doigt, on apprécie une résistance sèche, parcheminée. L'indolence est absolue.

La *seconde forme* est l'*infiltration en nappe*, tout à fait analogue à la précédente, mais étendue à tout un département lingual, de préférence à la région antérieure et médiane de l'organe.

En général, ces glossites superficielles se présentent tout d'abord sous l'aspect rouge, lisse, dépapillé. Elles deviennent ensuite blanchâtres, pour aboutir à une teinte nacrée qu'elles conservent pendant des années, quels que soit le traitement et l'hygiène suivis.

D'après le professeur Fournier (*Revue générale de clinique et de thérapeutique*, 1895), leur couleur blanche ne résulte pas d'un simple exsudat de surface, mais d'une véritable infiltration superficielle de la muqueuse, d'une sorte d'atrophie cicatricielle, ce qui explique leur ténacité.

Diverses influences amènent ces complications : manque de soins, dents cariées, alcool, tabac, etc. Alors ces cicatrices s'érodent, s'écorchent et se fissurent. A cette période apparaissent les symptômes fonctionnels, gêne de la mastication, névralgies, ptyalisme, etc., survenant par crises, puis disparaissant, pour aboutir, avec un traitement soigneux, à une cicatrisation qui sera définitive.

A cette classe encore, nous rattachons la lésion décrite depuis longtemps par Virchow sous le nom d'*atrophie lisse de la base de la langue* (Lewin et Hiller, *Virchow's Archiv.*, 1895). C'est là une manifestation tardive, puisqu'elle survient après quarante ans dans 62 p. 100 des cas. Cet état spécial d'atrophie qui donne à la région un aspect cicatriciel est dû à la diminution générale de dimensions des glandes, à la disparition de la plupart d'entre elles dans la partie centrale de la base de la langue, enfin à la suppression par atrophie de presque toutes les glandes folliculaires. Peut-être sont-ce là les effets d'une nutrition insuffisante due à l'oblitération des vaisseaux atteints par l'infection. Cet état peut persister indéfiniment.

Nous n'insistons pas sur le *diagnostic*. Il est identique à celui des syphilides secondaires, muqueuses, opalines, bien que l'identité soit encore plus complète, et le diagnostic plus difficile avec le lichen, le psoriasis, les affections leucoplasiformes.

B. Glossites scléreusés. — L'hyperplasie conjonctive prend naissance dans le *derme muqueux*, dans l'*hypoderme*, ou dans le *parenchyme musculaire*, soit trois variétés. Disons de suite que, la plupart du temps, ces variétés se confondent dès qu'elles sont un peu anciennes. Une hyperplasie superficielle se propage assez vite aux parties profondes, et réciproquement. Ces différenciations, sauf quelques cas rares, n'existent donc qu'au début.

a) *Glossite scléreuse superficielle.* — Elle commence dans le derme muqueux ; puis elle s'étend en surface, sur la moitié antérieure de la langue ou plus, en peu de temps. En même temps, l'infiltration se fait dans le sens de la profondeur et l'organe présente à cette période un aspect assez caractéristique qui l'a fait qualifier, suivant les auteurs, de langue lobulée, parquetée, plissée, plicaturée, cérébriforme, scrotale, etc.

La langue est légèrement tuméfiée, en ce sens que sa surface est rehaussée de quelques millimètres. Elle est plus large, comme étalée. Au lieu d'être lisse, cette surface muqueuse est hérissée d'inégalités, de bosses, de mamelons séparés par des sillons d'inégale profondeur. Ces sillons sont de direction très irrégulière, mais, le plus souvent, il existe un sillon médian cen-

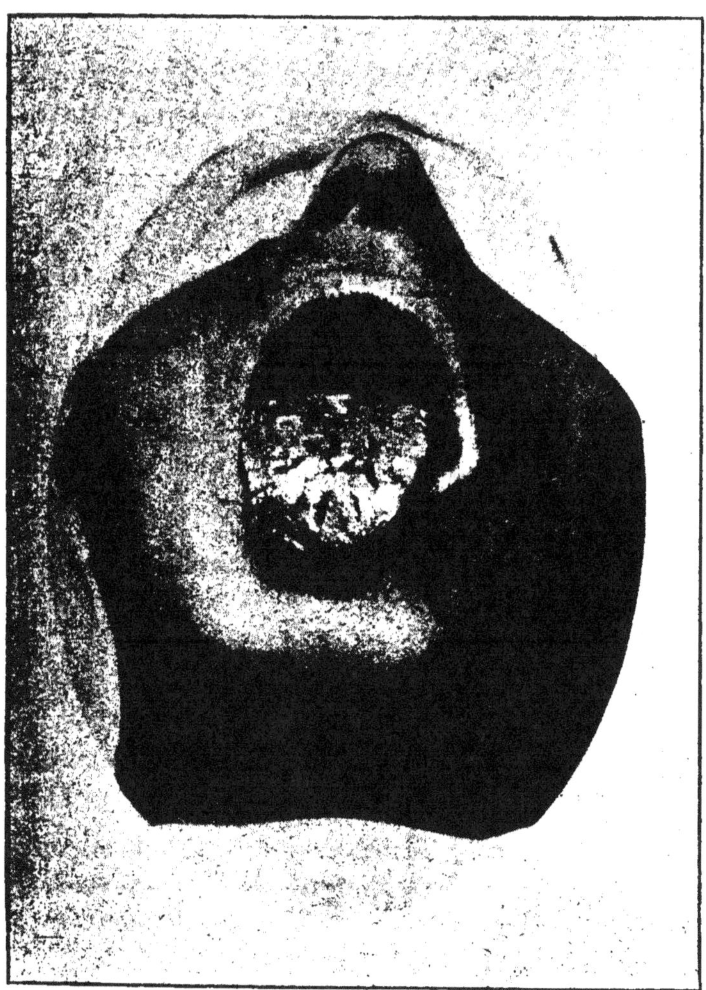

Fig. 51. — Glossite leucoplasique et ulcéreuse.

tral, sur lequel viennent se brancher à droite et à gauche
d'autres sillons transverses ou obliques, en arêtes de poisson,

desquels partent d'autres nervures accessoires plus petites.
D'où un véritable réseau de scissures, délimitant les lobules ;
d'où enfin, l'aspect général qui explique bien les diverses épithètes rappelées plus haut.

Cette lobulation est le résultat de la sclérose du derme,
rétracté en certains points, hyperplasié en d'autres. Cette sclérose s'apprécie d'ailleurs au toucher ; au niveau des lésions, la
langue est indurée, fibreuse, ni élastique, ni souple. En certains points, on perçoit entre deux doigts que cette induration
est déjà profonde, nodulaire, parenchymateuse.

Enfin la muqueuse n'est pas intacte, son aspect est anormal,
qu'elle soit revêtue de plaques blanchâtres, ou qu'elle soit déco-
lorée, ou au contraire d'un rouge presque inflammatoire et dépapillée, lésions secondaires et variables suivant les moments.

L'*évolution* est variable. Ces déformations persistent des
années sans modifications. Elles peuvent rester fort longtemps
indolentes, mais traversent de temps à autre des phases douloureuses, déterminées par toute cause d'irritation buccale. L'affection se complique alors d'érosions, d'inflammations, de stomatite, et quelquefois d'ulcérations profondes très difficiles à
guérir, laissant persister un état chronique d'éréthisme buccal.

On fera le *diagnostic* avec la langue plissée congénitale. La
seule affirmation très nette de la congénitalité de la lésion
tranchera la question. En son absence, on se basera sur l'état
de non-tuméfaction de l'organe, sa souplesse, l'absence d'indurations superficielles et profondes, et l'intégrité absolue de
la muqueuse, soit au niveau des lobules, soit au fond des sillons.

b. *Glossite scléreuse hypodermique.* — Cette glossite est *nodulaire* (PINI, *Annales de dermatologie*, 1898). Du tissu conjonctif
sous-muqueux où il prend naissance, le nodule scléreux s'irra-
die vers la superficie et dans la profondeur. A la superficie, il
déforme et atrophie les pupilles ; dans la profondeur, il dérange
profondément la disposition des tissus élastique et musculaire,
qui, souvent, disparaissent sans laisser de traces. Le tout constitue un nodule assez gros, à bords bien délimités, soulevant
et dépapillant la muqueuse en un certain point.

c. *Glossite scléreuse profonde.* — Enfin le processus peut débuter *en pleine charpente musculaire.* C'est la *glossite scléreuse profonde*, appelée aussi *glossite diffuse*. En effet, la lésion est le plus souvent étendue soit à un département, soit à une moitié de la langue, soit, mais plus rarement, à tout l'organe. Toute la portion malade prend une dureté cartilagineuse et constitue un bloc tuméfié, ayant quelquefois le double du volume de l'organe normal. La langue vient heurter contre les dents dont les empreintes se voient marquées sur ses bords. C'est le moment des complications, des inflammations dues à des inoculations septiques, des ulcérations provoquées par quelques frottements prolongés ou le manque de soins.

Puis la rétraction fibreuse fait son œuvre, il se produit une sorte de lobulation de la muqueuse et des tissus sous-jacents, avec destruction plus ou moins complète du parenchyme propre, enserré et détruit par l'hyperplasie fibreuse.

C. Glossites gommeuses. — Les gommes de la langue sont plus rares que les glossites scléreuses. On les trouve moins fréquemment dans les premières années ; ce sont des lésions des périodes avancées de la syphilis.

a. *Symptômes.* — Les *gommes superficielles* de la langue se présentent sous la forme de nodosités enchâssées sous le derme muqueux, faisant un relief appréciable sur le dos ou les bords. D'abord dures et noueuses, elles se ramollissent par la suite, et s'ulcèrent, laissant apercevoir un tissu jaune et bourbillonneux. Après un temps plus ou moins long, la réparation se fait par une cicatrice déprimée.

Les *gommes profondes* naissent au sein du tissu musculaire. La gomme subit la même évolution, mais l'hypertrophie est bien plus considérable, la déformation plus sensible, la durée plus longue. De tous les organes musculaires, la langue est le plus sujet à ce genre de lésions. Quel que soit leur siège initial, elles ont toujours une tendance à se porter vers la face supérieure, depuis la pointe de la langue jusqu'à la racine. C'est donc à ce niveau qu'on devra les étudier.

Ces gommes soulèvent en ovoïde la face supérieure dorsale,

au nombre de une, deux, trois, au plus. Tout à fait au début, elles sont appréciables au toucher sous forme de nodosités dures et profondes. Puis survient la bosselure, qui déforme l'organe, souvent doublé de volume. La tumeur perd alors de sa consistance, se ramollit, s'ouvre par un petit orifice sur la face dorsale, et finalement se vide.

Tout peut être fini, mais le plus souvent, le petit orifice est le début d'une ulcération plus ou moins anfractueuse. Celui-ci présentera alors les caractères ordinaires et typiques d'un ulcère gommeux : profondeur, bords taillés à pic, adhérence aux tissus périphériques durs et infiltrés, fond bourbillonneux. Les symptômes fonctionnels sont ceux de toutes les ulcérations buccales. L'évolution cicatrisante est celle des gommes, à moins que ne surviennent quelques complications : gangrène, phagédénisme, rendues d'autant plus graves par le siège du mal, et le voisinage du pharynx et de la glotte.

b. *Diagnostic*. — Il doit se faire suivant les cas avec :

1° La *glossite traumatique* ; connaissance du traumatisme, ou constatation d'une dent malade, adaptation de cette dent à l'ulcère, unique, superficiel, siège postérieur ;

2° La *tuberculose linguale* ; base calleuse, fond anfractueux, irrégulier, jaunâtre, bords aplatis, décollés et mous. Points jaunes, miliaires, à la périphérie. Lésion d'une période avancée de la phtisie ;

3° Le *cancroïde* : pas de siège aussi déterminé. Unique et unilatéral. Base très dure, épaisse, avec ramifications, bords rouges, bourgeonnants, renversés, en relief, irréguliers. Fond saignant et granuleux. Douleurs fortes et irradiations auriculaires. Hémorrhagies, adénopathies. Marche.

c. *Pronostic*. — Il est assombri par la fréquence des récidives, les surprises de la guérison, telles que perte de substance, déformation, atrophie, qui sont la règle, enfin par la possibilité d'une greffe cancroïdale, transformation plus fréquente ici que partout ailleurs.

d. *Traitement*. — Soins locaux immédiats et répétés. Abstention absolue de tabac, de liqueurs fortes, de mets épicés, de tout irritant. Lavages fréquents de la bouche avec le gargarisme chloraté ou avec le permanganate de potasse, l'eau oxygénée, plusieurs fois par jour. Au besoin, déterger la lésion avec un pinceau de ouate et la cautériser légèrement au chlorure de zinc, au nitrate d'argent. Cautérisations et gargarismes antiseptiques doivent être espacés et limités à· un temps déterminé. Leur emploi quotidien et prolongé aboutit à un état d'irritation chronique aussi préjudiciable à la maladie qu'à la médication interne.

Traitement général vigoureux. Ici les injections mercurielles sont de suite ordonnées, biiodure de mercure, benzoate de mercure. Cette lésion était autrefois une des indications les plus indiscutables des injections de calomel. L'arseno-benzol a donné d'excellents résultats dans les formes gommeuses et ulcéreuses. Il n'agit pas, ou très peu, sur les lésions leucoplasiques. Iodure à dose forte. Veiller aux complications et à la transformation lointaine en cancroïde.

3° Voile du palais et voûte palatine. — Cette région est le siège fréquent des lésions tertiaires, et celles-ci sont très variées. Comme les précédentes, nous les cataloguerons en syphilides hypertrophiques ou ulcéreuses, et gommes.

A. SYPHILIDES TERTIAIRES. — Les *syphilides hypertrophiques*, papuleuses ou tuberculeuses sont rares. La voûte palatine et le voile sont généralement affectés en même temps. Tantôt la lésion est isolée, consistant en quelques végétations ; plus souvent toute la région est semée de papules, de nodules, donnant à l'ensemble un aspect granuleux, avec quelques érosions de-ci et de-là. Bien souvent, les tissus sous-jacents sont infiltrés, et l'aspect est alors celui d'une tuberculose palatine, avec gros nodules d'apparence gélatineuse, jaunâtre, quelquefois ulcérés.

Cette infiltration profonde peut devenir massive, déformant la région, tuméfiant la luette, ayant l'allure d'un gros syphilome, qui, comme tous ceux du même genre, sera d'une grande ténacité.

Les *syphilides ulcéreuses* n'ont de gravité qu'autant qu'elles sont la conséquence des précédentes. Primitives, elles sont

33.

petites, irrégulières, multiples, souvent en demi-cercle ou en circins. Elles sont bénignes et vite disparues.

B. Gommes. — Les gommes *nodulaires* limitées sont rares. La forme *diffuse* est la forme ordinaire, relativement fréquente, celle qui aboutit à la perforation.

a. *Symptômes*. — Dès la première étape, la lésion s'accuse

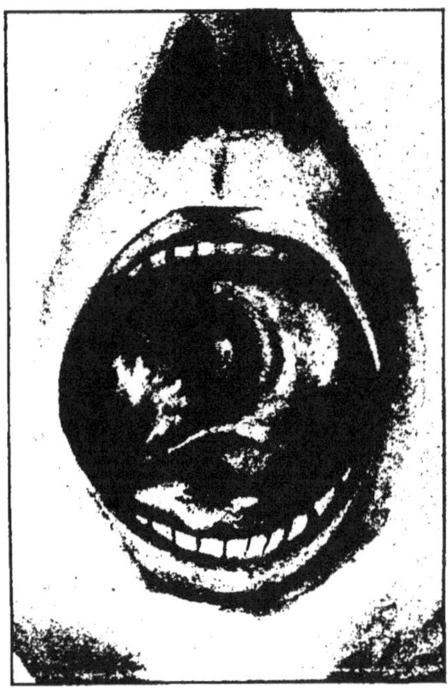

Fig. 52. — Gomme et ulcération du voile du palais.

par une déformation proéminente et rouge de la région. Au toucher, on constate l'épaississement et l'induration de ce même point, symptomatique de l'infiltration commençante qui immobilise partiellement le voile. Cette tuméfaction se développe insidieusement, sans gêne locale, sans troubles subjectifs, sans phénomènes généraux. Puis, subitement, l'ulcération se produit, la tumeur se vide, l'ulcère gommeux est constitué, accompagné ou non d'une perforation. Lentement le bourbillon gommeux se résoud, l'escharre disparaît. Suivant les cas, suivant les localisations des gommes et leur faculté extensive, la réparation se fera en laissant un minimum de cicatrices, ou bien, si elle est postérieure, si elle n'est pas traitée, elle laissera après elle une *perforation* ou une *perte de substance*.

La mutilation peut porter sur les parties périphériques du

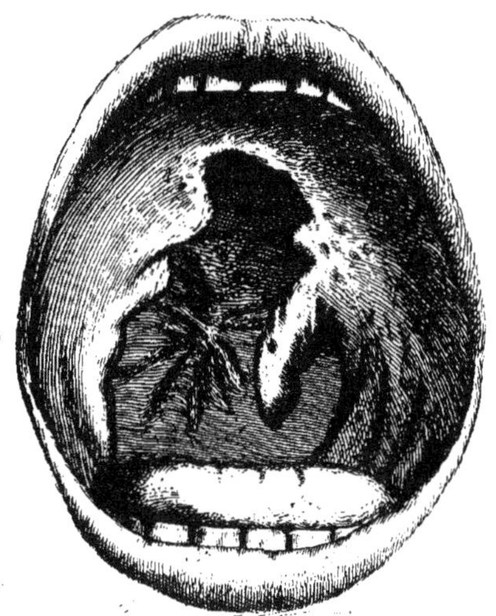

Fig. 53. — Perforation du voile du palais et cicatrice de gomme pharyngée (d'après JULLIEN).

voile, piliers et luette. Elle consiste alors en une encoche plus ou moins profonde, allant jusqu'à la suppression de l'un des piliers de la luette. Il arrive que, pendant le travail de cicatrisation, des adhérences s'établissent. Dans ce cas, il y a soudure entre la luette et un autre point du voile du palais ; ou entre le voile du palais et la paroi postérieure du pharynx. Si les lésions sont réparties sur toute l'étendue du voile, la rétraction cicatricielle s'exerce sur l'arc compris entre les piliers et produit l'atrésie de l'isthme du gosier.

L'extension des ulcérations sur le pharynx rétrécira le canal pharyngien, et causera même des désordres respiratoires si cette rétraction se produit au niveau de l'orifice du larynx.

Mais la perforation peut également se faire sur le voile lui-même, soit en arrière, près du bord, dont elle est séparée par une mince bandelette de tissu sain, soit en plein centre. Elle est ovalaire ou elliptique, ou déchiquetée, admettant à peine un stylet, ou se laissant facilement traverser par une sonde. Consécutivement l'os peut être atteint, sous forme d'ostéite ou de nécrose.

A des lésions minimes correspondent des troubles fonctionnels de peu d'importance. Mais si l'ulcération a troué le voile du palais, il s'ensuit des *troubles vocaux*, caractérisés par un timbre nasonné, des paroles confuses, bredouillées, indistinctes, et le *reflux* par le nez des aliments introduits par la bouche. Peu marqué pour les solides, ce rejet est immédiat et quelquefois abondant, quand il s'agit de liquides ou semi-liquides. L'intensité de ce phénomène est réglée par l'étendue et la localisation de la perte de substance. Celles qui siègent à la périphérie et sur la luette n'entraînent qu'une gêne supportable et corrigeable par une véritable rééducation.

b. *Diagnostic*. — Celui-ci est généralement simple, parce que l'attention est de suite attirée vers la syphilis. On ne confondra pas la tuméfaction gommeuse avec une *angine*. Les phénomènes généraux, les douleurs, les ganglions, l'aspect des amygdales préciseront l'allure aiguë et inflammatoire de cette affection.

Plus délicat est le diagnostic avec la *tuberculose palatine*, si bien que les concomitances, l'évolution et le traitement seront souvent les seuls moyens de l'établir. Rappelons que, outre l'aspect des ulcères tuberculeux, surface fongueuse, bords mous, décollés, points jaunes périphériques, ces lésions sont plus douloureuses, et autrement plus torpides, comme marche, que les gommes. Quant à la perforation du voile, on peut dire qu'elle est presque toujours syphilitique.

c. *Traitement*. — Mêmes précautions *thérapeutiques* que dans la syphilis linguale, en insistant au début sur les cautérisations au nitrate acide de mercure, au nitrate d'argent, ou à la teinture d'iode séparées par de nombreuses pulvérisations. Mais, en cas d'échec, il faut cesser de suite et se contenter de gargarismes émollients et de pulvérisations tièdes sans s'obstiner à l'emploi des caustiques.

Une fois la perforation produite et reconnue par l'exploration, on doit discuter les indications des opérations restauratrices, staphylloraphie et uranoplastie, ou de la prothèse, à l'aide des obturateurs et des voiles artificiels. Le mercure est encore la base du traitement général. Mais on doit toujours y joindre l'iodure, pris de suite à dose élevée (3 à 6 grammes) et maintenu longtemps à cette dose. Pour quelques auteurs, ces lésions sont de celles où l'iodure seul donne les meilleurs résultats. Cet effet n'a pas toujours, à notre avis, la rapidité voulue. Dès le début, et, à plus forte raison, en présence d'une lésion menaçante, il ne faut pas hésiter à employer l'arseno-benzol, dont le succès est à peu près certain en pareil cas.

4° Pharynx. — Les syphilides sont très rares. La plupart du temps on est en présence d'ulcérations consécutives à des gommes, leur évolution insidieuse ne permettant de déceler leur présence qu'au moment de leur transformation en ulcère gommeux. Les lésions siègent sur les *amygdales* ou sur la *paroi postérieure* du pharynx.

A. Amygdale. — L'ulcération succède à une gomme dermique ou à une gomme parenchymateuse. Presque toujours unilatérale, elle offre les caractères ordinaires des gommes ulcérées. Mais, suivant les cas, l'élément infiltration ou l'élément bourbillonneux l'emportent, donnant à l'ensemble différents aspects.

Dans le premier cas, l'amygdale est grosse, dure, hypertrophiée, proéminente, peu ulcérée et peu enflammée, rappelant assez bien l'épithéliome de cet organe. Dans le second cas, l'amygdale est rongée presque en entier par une véritable plaie gangreneuse, bien limitée cependant et aérolée de tissus infiltrés. Les troubles fonctionnels manquent rarement, dysphagie, ptyalisme, névralgies auriculaires, ainsi que les phénomènes généraux et une forte adénopathie du même côté. Tous ces phénomènes sont d'ailleurs dus plutôt à l'infection presque inévitable de la lésion qu'à la gomme elle-même.

Le *diagnostic* sera à faire avec :

Le *cancer amygdalien* : irradiations douloureuses plus précoces, évolution plus lente, tumeur plus dure, saignante et bourgeonnante, adénopathie rapide. En cas de doute, il y a obligation morale pour le médecin à ordonner le traitement d'épreuve.

L'*ulcère tuberculeux*, mêmes caractères que les ulcères palatins.

L'*amygdalite ulcéreuse chancriforme*, dite *angine de Vincent*, rappelle de façon absolue l'ulcération tertiaire. Son apparition rapide, précédée ou accompagnée de quelques phénomènes généraux, l'absence d'anamnèse, la recherche des bacilles fusiformes, la guérison en dehors de tout traitement spécifique permettront d'établir un diagnostic sûr.

B. Paroi postérieure du pharynx. — Les infiltrations tertiaires sont *circonscrites* ou *diffuses*, et susceptibles d'*ulcérations*, comme celles de la bouche. On les voit, surtout à cette période, décelées par les symptômes subjectifs où dominent la douleur et la dysphagie. On n'oubliera pas d'examiner par la rhinoscopie postérieure la région naso-pharyngienne qui peut être le siège de pareilles ulcérations. Méconnues et non traitées, elles déterminent des nécroses, dont l'extension est la cause d'ozène chronique et inguérissable, tant qu'on ne soupçonne pas sa nature syphilitique.

Les *gommes* de cette région sont très rares. On a signalé quelques cas de grosses tumeurs rattachées à la paroi postérieure du pharynx, débordant dans la bouche ou dans la région latérale du cou, généralement diagnostiquées néoplasmes inopérables, et guéries par l'iodure (Coupard, Blandin, cités par Fournier).

A côté des complications ordinaires de ces lésions, il est bon d'ajouter des hémorrhagies mortelles de l'une des carotides, par extension du processus ulcératif, les lésions des corps verté-

braux et les lésions des os du crâne. Des atrésies partielles et
définitives de l'isthme du gosier sont quelquefois la conséquence
des ulcérations profondes et non traitées.

5° Œsophage. — Quelques autopsies de West et Virchow,
quelques guérisons de dysphagie œsophagienne par le traitement spécifique (Valette, Luton, Follin, J. Teissier)
attirent l'attention sur les lésions syphilitiques de l'œsophage.

Celles-ci n'ont aucune symptomatologie spéciale. Le malade
se plaint de dysphagie, lentement survenue et persistante.
L'examen à l'aide de la sonde décèle la présence d'un rétrécissement plus ou moins étendu sur le tiers supérieur de l'œsophage. On constatera en même temps l'existence de lésions
douteuses sur le gosier, la langue, le pharynx, ou du moins les
traces de ces lésions. La connaissance des antécédents sera de
toute nécessité pour le diagnostic, en l'absence de manifestations concomitantes caractéristiques.

Le traitement doit être dirigé contre le processus de coarctation locale et contre la diathèse. Si le passage des aliments est
compromis, on doit le rétablir par des sondages progressifs,
après avoir constaté la solidité suffisante des parois. Mercure
et arsenic. Ne pas oublier que le traitement ioduré seul a
donné des cas de guérisons incontestables (J. Teissier,
Sublinski). Enfin si le rétrécissement devenu fibreux devient
un danger sérieux d'inanition, on ne doit pas hésiter à recourir
à l'intervention chirurgicale.

6° Estomac. — Existe-t-il des lésions gastriques réellement
syphilitiques ? Elles sont certainement très rares. Leur diagnostic ne peut être posé que par la connaissance des antécédents et quelquefois les heureux résultats de la médication
spéciale. On ne parle plus guère de la gastrite chronique avec
épaississement et coloration grise de la muqueuse, décrite par
Virchow. Par contre, l'idée d'ulcérations syphilitiques sto-
macales, autrefois admise par Fauvel, Klebs, Kaposi, tend à
reprendre une vogue nouvelle sous l'influence de Fournier et
récemment de Dieulafoy (*Académie de médecine*, 1898). Il

semblerait que l'on puisse admettre l'existence d'un ulcus gastrique spécifique, justiciable du traitement mixte, et de ce traitement seul.

Quoi qu'il en soit, si l'on fait la part des gastrites médicamenteuses, on verra la rareté des lésions gastriques. Sur 145 cas
de syphilis héréditaire et 98 cas de syphilis acquise. CHIARI
(1892) trouve *deux* cas seulement qui méritent, anatomiquement, le nom de gastrite syphilitique.

Dans sa longue carrière, le professeur HAYEM a rencontré
4 cas susceptibles d'être rattachés à la syphilis, avec preuve
thérapeutique à l'appui. Une fois le syndrome était celui de
l'ulcère simple, 3 fois le type clinique simulait celui des néoplasmes de l'estomac (*La Syphilis*, avril 1905).

Il semble que l'on ait actuellement une certaine tendance
à rattacher à la syphilis un grand nombre de syndromes
gastriques, rappelant l'ulcère rond, le néoplasme ou la sténose
pylorique. Lire à ce sujet l'étude de HUDELO (*in* GAUCHER,
Syphilis des viscères, 1909). Retenons seulement son conseil,
renouvelé de FOURNIER : Chez tout syphilitique avéré, qui
souffre d'une gastropathie résistante, faire entrer la syphilis
dans le bilan étiologique, et intervenir par le traitement spécifique. On aura, plus souvent qu'on ne le croit, d'heureuses
surprises.

7° Intestin (moins le rectum). — On a retrouvé au cours
d'autopsies des ulcérations, des gommes et surtout des lésions
scléreuses, cicatricielles ou diffuses, pouvant être d'origine
syphilitique. La plupart du temps, ces lésions sont localisées
sur le pylore et dans ses environs. L'infiltration diffuse est rare.
On a plutôt affaire à des lésions ulcéreuses, dont la guérison se
fait par sclérose, amenant la formation de brides rubannées.
Ce processus expliquerait les sténoses décrites par quelques
auteurs.

D'autres fois (VIRCHOW, OSER, WAGNER) l'ulcération sié-
geait sur l'iléon, au niveau des plaques de Peyer ramollies et
infiltrées. On a retrouvé ces lésions dans des cas graves, adynamiques, hémorrhagiques.

L'examen clinique, en dehors de l'anamnèse et des lésions concomitantes, ne nous apprend rien de particulier. On est réduit à une hypothèse que le succès thérapeutique peut justifier.

Gaillard avait fait dans la *Presse médicale* (1897) une étude complète de la syphilis intestinale. Celle-ci a été reprise en 1909 (*Annales des maladies vénériennes*) par Hudelo et Emery. Les auteurs concluent, entre autres choses, qu'il faut probablement rattacher à la syphilis les diarrhées persistantes, sans autres causes, et les tumeurs, dites inflammatoires, qui guérissent sans opération.

8° Rectum. — Les manifestations éloignées de la syphilis sur le rectum sont de deux ordres : les unes, semblables aux lésions précédentes, consistent en *infiltrations néoplasiques* communes à l'anus et au rectum, hypertrophiques ou ulcérées suivant les cas, et en *gommes*. Les autres, les *rétrécissements*, sont de nature spéciale, appartenant aux époques tout à fait éloignées de la diathèse. Par sa nature clinique et anatomo-pathologique, par sa résistance au traitement spécifique, le rétrécissement fibreux du rectum doit être rangé parmi les lésions syphilitiques *quaternaires*, à côté des anévrysmes et des lésions médullaires.

a. *Syphilides tertiaires*. — Elles ne présentent rien de particulier, en ce sens qu'elles affectent les mêmes modalités que les syphilides génitales. Elles sont presque toujours ano-rectales. Même évolution et même complication que dans les lésions identiques précédemment décrites.

b. *Gommes*. — Les gommes rectales sont *circonscrites* ou *diffuses*. Les gommes *circonscrites*, situées au-dessus du sphincter interne, sont constituées par de petits nodules dispersés, qui s'ulcèrent rapidement et s'unissent en une perte de substance plus ou moins étendue, laissant à nu la couche sous-muqueuse ou musculaire. Sur ce fond peuvent apparaître et proliférer des végétations polypoïdes ou des excroissances diffuses et excoriées.

Les gommes diffuses, *syphilome ano-rectal* de Fournier,

constituent une infiltration assez étendue de la paroi rectale. Cette infiltration siège sur le tiers inférieur du rectum. Le doigt introduit dans l'anus sent les parois épaisses, indurées et rigides, sur la circonférence entière du conduit et sur une hauteur de plusieurs centimètres. Puis, sans ulcérations, sans caséification, la sclérose s'installe, la transformation fibreuse rétracte l'orifice et le rétrécissement se produit, dans des formes souvent gênantes.

Il est entendu que ce rétrécissement cicatriciel est différent du rétrécissement fibreux, primitif, du rectum, bien qu'on ait voulu rapporter l'un à l'autre.

c. *Rétrécissements.* — L'existence et la nature du rétrécissement syphilitique du rectum ont été scientifiquement étudiées pour la première fois par GOSSELIN en 1854. Quelque vingt ans plus tard, TRÉLAT, FOURNIER (1875) établirent la fréquence de cette localisation et rattachèrent à la syphilis un grand nombre des rétrécissements de cet organe. Sous leur influence, la théorie de l'origine syphilitique de ces angusties rectales a été généralement acceptée. Ce n'est pas à dire que tous l'admettent. DUPLAY a toujours soutenu (*Semaine médicale*, 1892) que les chancres, plaques ou gommes siégeant sur la région ano-rectale, étaient la seule raison d'être des rétrécissements syphilitiques. L'élément causal essentiel serait, d'après lui, l'inflammation, la rectite, dont ces lésions sont l'origine. TILLAUX pense au contraire que la tuberculose est presque toujours la cause première. Les divers éléments de ce procès toujours en suspens sont réunis dans un travail de HARTMANN et TOUPET (*Semaine médicale*, 1895).

La question est évidemment d'autant plus difficile à résoudre que, même au microscope, la ressemblance est quelquefois très grande entre les lésions syphilitiques et tuberculeuses. Nombre d'auteurs pensent, d'une façon générale, que la tuberculose tend à reprendre le terrain qu'elle a perdu dans ces dernières années, et qu'elle a tout à gagner dans le débat qui se continue aujourd'hui sur ce point spécial d'étiologie (RICHE, *Gazette des hôpitaux*, 1897).

Se basant sur les cas constatés et l'analogie des lésions vasculaires avec celles de toute lésion syphilitique, le professeur Fournier revendique à l'actif de cette maladie la plupart des rétrécissements ano-rectaux. (*Traité de la syphilis*, 1906). Une explication, au moins originale, a été donnée (Audry, *Soc. de Derm.*, 1903) : la persistance de ganglions dans l'aine entraînerait une stase lymphatique de la région ano-rectale et un processus éléphantiasique consécutif.

Quelle que soit la part que l'on doive faire aux rétrécissements cicatriciels et à la tuberculose, il n'en existe pas moins un rétrécissement syphilitique, primitif, fibreux, annulaire, caractérisé par la date lointaine de son apparition, sa latence et sa ténacité, malgré le traitement spécifique. Il présente tous les caractères des lésions que nous appelons *quaternaires*, et nous le considérons comme tel, tout en le décrivant en cette place.

Le rétrécissement survient trente ou quarante ans après le début de la maladie. Il existe surtout chez la femme, sans qu'il y ait pour cela de raisons bien particulières.

Le début en est le plus souvent insidieux, sans phénomènes locaux bien marqués. La gêne est le premier symptôme, gêne qui s'accroît par la suite, jusqu'à nécessiter l'emploi de tous les adjuvants des selles. Cependant, il arrive que les symptômes inflammatoires ouvrent la scène, et dans ce cas l'angustie rectale, et les troubles fonctionnels qui s'ensuivent, apparaissent bien plus tôt. La gêne réelle s'installe dès que l'inflammation atteint les couches musculaires du sphincter, à la surface desquelles prolifèrent des bourgeons charnus constitués par un tissu embryonnaire très vasculaire, qui infiltre également la tunique musculaire sous-jacente. A ce degré, l'angustie est encore peu douloureuse et facilement dilatable, malgré le spasme concomitant.

Puis la cicatrisation se produit, et l'inflammation disparaît. Elle peut ne pas laisser de traces, mais quand la poussée a été intense, l'infiltration étendue à toute la circonférence, il persiste un manchon dur, calleux, de tissu sclérosé, qui crée le rétrécissement véritable, avec son ensemble symptomatique de troubles digestifs, diarrhée et constipation alternées, amaigrissement et anorexie, etc., le tout expliqué par les réelles difficultés de la défécation. Au toucher, le rectum donne la sensation d'un canal cylindrique uniforme, à parois lisses, sans végétations ni irrégularités, avec épaississement des plis marginaux et nodosités condylomateuses autour de l'anus. Ecoulements fréquents, sensibilité au toucher. Pas d'hémorrhagies.

Les complications locales sont ordinaires. Au-dessus de la partie rétrécie, l'intestin se dilate, ses parois plus faibles cèdent à la moindre infiltration, le tissu cellulaire péri-rectal est parcouru par des fistules qui aboutissent au périnée, au vagin, à la région fessière. Les tissus environnants sont infiltrés, indurés, rouges, traversés de nouvelles fistules borgnes ou ouvertes ; leurs orifices sont bordés de végétations villeuses et d'ulcérations saignantes. Il faut des mois de traitement assidu pour remettre en état de pareils malades.

D'ailleurs, si le traitement est excellent pour les bourgeonnements précoces, il est à peu près impuissant contre les tissus scléreux du rétrécissement vrai. Aussi la dilatation est-elle presque toujours employée, soit lente, soit brusque.

Ses résultats sont bons, mais souvent éphémères, laissant subsister la perspective d'une opération plus radicale, telle que la rectotomie, nécessitée par l'apparition de phénomènes généraux graves.

9° Foie. — La syphilis peut atteindre le foie au début de l'infection et engendrer l'ictère grave. Nous avons déjà parlé des jaunisses bénignes de la période secondaire.

A. Ictère grave. — Quelques mois après le début d'une syphilis, il arrive qu'un malade est atteint d'un ictère, lequel, après avoir persisté plus ou moins longtemps sous une forme bénigne, se transforme presque subitement pour s'aggraver et s'accompagner de phénomènes digestifs, hémorrhagiques et nerveux. La rétrocession est possible, mais dans la plupart des cas les phénomènes adynamiques surviennent, rapides et fatals. Quelques autopsies faites en pareille circonstance (Charcot, Déjerine, Gastou) ont permis de constater une atrophie hépatique très marquée (jusqu'à 640 grammes) et une nécrose cellulaire indiscutable jusqu'à disparition de l'élément noble de l'organe. La question est de savoir si la syphilis est seule coupable. La résistance ordinaire de tels cas au traitement spécifique permet de penser que les causes en sont compliquées.

B. Syphilis hépatique tertiaire. — Depuis l'époque où Malgaigne affirmait n'avoir jamais rencontré un foie syphilitique, les recherches se sont multipliées, au point d'en faire un des chapitres les mieux connus de la syphilis organique.

a. *Etiologie.* — La syphilis hépatique de l'adulte, celle qui correspond à une vraie lésion de l'organe, est un accident tardif, apparaissant généralement plusieurs années après le chancre, jusqu'à quarante ans (Chwostek). Cependant, comme pour toutes les localisations analogues, sa précocité relative ne doit pas surprendre, et Fournier en a signalé des cas au cours de la troisième année. Les causes d'affaiblissement du foie, l'alcoolisme en tête, le paludisme, la dysenterie, constituent une prédisposition sérieuse.

Malgré tout, c'est une manifestation rare. La statistique de Fournier portant sur plus de 3.000 cas de tertiarisme, signale seulement 9 syphilis hépatiques.

b. *Anatomie pathologique.* — Là, comme ailleurs, les lésions sont constituées essentiellement par la combinaison des productions gommeuses et cirrhotiques. Comme proportion moyenne de ces formes, Lancereaux, sur 24 cas, a trouvé trois fois l'hépatite scléreuse pure, sept fois des cicatrices fibreuses, une fois des gommes, onze fois des lésions scléro-gommeuses.

La forme la plus caractéristique est la *forme scléro-gommeuse.* L'organe a perdu toute régularité, un segment de lobe atrophié en avoisine un autre anormalement développé. Des encoches échancrent le bord tranchant, des sillons fibreux parcourent la surface, encerclant la glande, d'où le nom de *foie ficelé* qui lui a été donné.

Le tissu tout entier est beaucoup plus consistant, surtout dans ses parties superficielles voisines de la capsule, parcourues par les tractus fibreux. De ces tractus partent des prolongements qui s'irradient dans le centre plus ou moins profondément.

Des gommes se logent dans l'épaisseur de ces prolongements, soit près de leurs attaches corticales, soit aux points nodaux. Il est très rare qu'elles soient en plein foie, en dehors des zones scléreuses.

Les *lésions histologiques* sont très polymorphes. La sclérose part de l'espace porto-biliaire pour rayonner de là en prolongements pédiculés. Les lésions vasculaires sont représentées par la périphlégite des veines portes — et surtout par la périartérite ou l'endartérite des ramifications de l'artère hépatique. Les gommes sont, comme toujours, de petits nodules embryonnaires ou de grosses collections à centre dégénéré.

La périhépatite est habituelle. Ce qui domine, c'est le manque absolu de systématisation. La dégénérescence amyloïde, fréquemment observée, n'est que la conséquence des lésions précédentes.

c. *Symptômes.* — Le symptôme clinique dominant est l'*hypertrophie*, mais une hypertrophie irrégulière, portant tantôt sur un seul lobe, tantôt sur un seul segment, le reste étant normal ou même paraissant atrophié. La consistance est modifiée, le parenchyme est dur, ligneux, à surface inégale, bosselée, sillonné de dépressions profondes. L'étranglement conjonctif d'un côté, la prolifération hypertrophique des cellules de l'autre, créent les déformations les plus diverses.

L'*ascite* se développe concomitamment, souvent avec les mêmes caractères physiques que ceux de la cirrhose alcoolique. Elle est permanente, résiste aux ponctions, et cède assez bien au traitement anti-syphilitique.

L'*ictère*, assez fréquent dans les premières années, devient beaucoup plus rare par la suite. En principe, dans les hépatites tertiaires, l'ictère ne peut être considéré comme un symptôme habituel.

La *douleur* à la palpation est modérée, la douleur spontanée très supportable. Elle signifie presque toujours un certain degré de réaction péritonéale.

La *rate* est généralement augmentée, les *urines* riches en urobiline, les *phénomènes généraux* très variables, consistant en amaigrissement, anémie, troubles digestifs, etc.

De cet ensemble de symptômes, quelques formes cliniques peuvent être dégagées.

D'après Boix (*Arch. génér. de médecine*, 1903), les divisions peuvent, en pratique, se restreindre aux trois formes suivantes :

α) Le *gros foie syphilitique* avec *splénomégalie ;*

β) Le *foie ficelé syphilitique* avec ses. variations capricieuses de forme et de volume, depuis les multiples bosselures séparées par des étranglements, jusqu'au gros syphilome du foie ;

γ) La *cirrhose syphilitique*, revêtant l'allure de la cirrhose de Laënnec, forme beaucoup plus rare.

Division à peu près adoptée par FOUQUET dans son étude anatomo-clinique de la syphilis du foie (in GAUCHER, *Syphilis des viscères*, 1909).

Il est bon de connaître ces modalités sans se dissimuler leurs variations, et, par cela même, les difficultés du *diagnostic.*

La tuberculose du foie, le gros foie paludéen, le cancer massif se devinent facilement, mais les déformations caractéristiques du foie syphilitique sont bien souvent prises pour des kystes hydatiques, des cancers nodulaires du foie, des cancers de la vésicule. Le diagnostic de la première forme avec la maladie de Hanot est quelquefois impossible, bien que l'hypocholie, le manque de variations de volume, la durée soient en faveur de la syphilis.

c. *Traitement.* — Mercure et iodure, à dose variable, suivant l'intensité de l'affection. BOIX (*loc. cit.*) trouve les frictions supérieures, en l'espèce, à tout autre mode d'administration, et a eu de très bons résultats avec l'huile iodée.

10° Pancréas. — Les lésions pancréatiques présentent quelque intérêt du fait de leur rapport avec le diabète syphilitique. Les premières observations datent de LEUDET (1857). Quelques autres ont été publiées, les unes rattachant la glycosurie à des lésions syphilitiques du système nerveux (FOURNIER), les autres l'attribuant à des lésions pancréatiques (CHARCOT). La question est à l'étude. Jusqu'ici on a décrit :

1º Un diabète précoce (DANLOS, FOURNIER), passager, guérissable par le traitement spécifique, s'accompagnant de phénomènes cérébraux divers (paralysies des paires craniennes, accès épileptiformes, etc.) ;

2º Un diabète tardif, d'origine pancréatique (quelques observations, suivies d'autopsies) avec début brusque, phénomènes digestifs graves, amaigrissement rapide, et mort fréquente ;

3º Un diabète plus bénin, guérissable par le mercure, sans concomitances nerveuses ou pancréatiques.

4º Enfin, quelques autres cas (diabète parasyphilitique, diabète hérédo-syphilitique), isolés, sans caractères particuliers (GAUCHER et LACAPÈRE. *Annales des maladies vénériennes*, 1906).

E — APPAREIL DE LA RESPIRATION

Nous comprenons, dans ce chapitre, l'étude des lésions syphilitiques tertiaires du nez, du larynx, de la trachée, du poumon et de son enveloppe pleurale.

1º Syphilis nasale. — Le nez est parmi les organes les plus habituellement atteints par la syphilis tertiaire. Cette fréquence avait déjà été notée par tous les anciens auteurs. L'historique de la question, ainsi qu'une étude complète, est fait dans la thèse de BERNOUX (Lyon 1898).

a. *Etiologie.* — C'est là une manifestation tardive. Bien que son maximum soit vers la sixième année, on la trouve encore souvent dix, quinze et même vingt ans après le début de l'affection. D'après JULLIEN, elle serait très fréquente (54 fois sur 237 syphilitiques), 229 fois sur plus de 4.000 cas, d'après FOURNIER). Elle est le propre des véroles non traitées, et, d'après quelques auteurs, des véroles des pays chauds.

b. *Symptômes.* — Les *infiltrations circonscrites* sont rares.

Dans les quelques cas publiés (SCHEINMANN, GAREL), elles
étaient localisées sur le cornet inférieur et cédèrent rapidement
à l'iodure de potassium, alors que le traitement ordinaire de la
rhinite hypertrophique avait échoué.

Les *infiltrations diffuses* sont plus ordinaires. C'est même là
la forme commune. L'ensemble de la muqueuse est hypertrophié, si bien que les parois, venant en contact, obstruent complètement la cavité atteinte, l'affection étant habituellement
uni-latérale. Puis la régression peut se faire. Mais presque toujours des ulcérations se produisent, superficielles et dissimulées
tout d'abord derrière les replis de la muqueuse, puis étendues
et profondes, avec tendance gangreneuse. Leurs sièges les plus
fréquents sont la cloison nasale et le plancher, plus rarement,
le cornet inférieur et la voûte.

Les *gommes* affectent les mêmes sièges. Elles sont très rarement vues à leur période de crudité. Elles s'ulcèrent vite et se
manifestent alors par des symptômes subjectifs qui attirent forcément l'attention.

Ces *symptômes fonctionnels* sont communs à toutes les
formes de syphilis nasale, plus ou moins marqués suivant la
diffusion des lésions ou leur profondeur. L'obstruction nasale
est le premier symptôme ; elle est unilatérale, complète, momentanément suspendue par l'expulsion d'une croûte, mais
d'une ténacité désespérante. La douleur est également précoce,
névralgiforme et irradiée, céphalalgique. Les sécrétions,
d'abord sanieuses, deviennent rapidement purulentes, puis de
plus en plus fétides et croûteuses, contenant, enfin, de petits
débris périostiques ou osseux quand le squelette est atteint. Les
épistaxis sont rares. L'anosmie est rapidement complète, d'un
côté ou des deux côtés, suivant les cas. Enfin, l'haleine du
malade est d'une odeur repoussante et nauséeuse.

c. *Complications*. — Les complications, fréquentes en l'espèce,
se font du côté du squelette. Après avoir débarrassé les fosses
nasales encombrées de croûtes noirâtres, après avoir lavé, on
peut, avec la rhinoscopie et un stylet, constater la périostite,
l'ostéite, et bien souvent la nécrose, conséquence presque fatale
de ces ulcères non traités. Alors, le malade rejette des séques-

tres de grosseur variable, soit par le nez, soit par la bouche. Ou bien ceux-ci restent longtemps encastrés, et la guérison n'est possible qu'après leur expulsion. Suivant le siège des ulcères, les conséquences seront l'effondrement des os du nez, la perforation de la cloison, de la voûte palatine, ou même, de la région ethmoïdale. Ainsi se créent les nez en bec de perroquet, en selle anglaise, en pied de marmite, en lorgnette — qui deviennent pour les porteurs autant de certificats de syphilis.

D'autres complications, plus rares et plus graves, surviennent du côté des sinus, de l'oreille, de l'œil et de l'encéphale. L'ostéite du plafond des fosses nasales entraîne des méningites, des thromboses des sinus, des encéphalites (CASTEX, in *Syphilis tertiaire*, FOURNIER, 1901).

d. *Diagnostic.* — Au début, on pense à la *rhinite hyperthrophique*, caractérisée par la bilatéralité et l'alternance des lésions, à un *abcès de la cloison* (phénomènes inflammatoires), à l'*ozène* (atrophie diffuse de la muqueuse). Plus tard, la *tuberculose nasale* se distingue par ses nodules fongueux, implantés sur la cloison, ses ulcérations déchiquetées et décollées, etc. ; les *myxomes* par leur couleur grisâtre, leur mobilité ; la *morve* a une tendance plus végétante ; elle a peu ou pas d'odeur. Il serait utile, en cas de doute, de rechercher le bacille pathogène.

e. *Traitement.* — Traitement général mixte à très forte dose. C'est encore là une des indications les plus nettes de l'arseno-benzol. De plus, désinfecter le nez plusieurs fois par jour avec la douche de Weber (eau phéniquée, résorcinée, oxygénée). Nettoyer complètement les croûtes avec des pinces et des tampons, priser une poudre antiseptique (acide borique, bismuth), ou mieux, le badigeonner avec une pommade. Extirper les séquestres toutes les fois qu'il sera possible, à la pince ou à la curette. Enfin, on est quelquefois obligé de refaire l'organe, après cicatrisation ; on a alors le choix entre les procédés de rhinoplastie adaptables aux différents cas.

2° Syphilis laryngée. — Comme les muqueuses voisines, celle du larynx est le siège de toutes les lésions secondaires érythémateuses, papuleuses, érosives et ulcéreuses. Il en est de même des lésions tertiaires, mais la différenciation est ici plus difficile qu'ailleurs. Un examen minutieux au laryngoscope, la durée, la persistance de phénomènes phonétiques dus à des brides cicatricielles sont les principaux éléments de diagnostic.

a. *Etiologie*. — Ces lésions définitives sont quelquefois précoces, de même qu'elles peuvent survenir de vingt à trente ans après le chancre. Les excès alcooliques, l'inspiration habituelle de poussières, les abus professionnels de la voix sont parmi les causes prédisposantes.

a. *Anatomie pathologique*. — Les régions les plus exposées sont aussi les plus fréquemment atteintes, c'est-à-dire l'épiglotte, les cordes vocales inférieures, les replis aryténo-épiglottiques. On y rencontre rarement des productions hyperplasiques, diffuses ou localisées. Les lésions les plus constantes sont les gommes ou les ulcérations qui leur font suite. Suivant leur profondeur et leur siège, la cicatrisation se fait dans un sens pathologique, donnant lieu à de l'ankylose, des adhérences, des polypes fibreux, des rétrécissements du conduit.

Le laryngoscope permet de voir la gomme dès son apparition, d'apprécier son volume très variable depuis une tête d'épingle jusqu'à une amande, sa surface lisse, son aspect transparent. Puis viennent les ulcérations consécutives, simples érosions à bords en relief et à fond jaune ou ulcères profonds laissant voir le squelette cartilagineux et osseux. Ceux-ci participent quelquefois au processus. Les os s'infiltrent, se nécrosent et se mortifient en partie. Puis la réparation se fait, par des brides fibreuses jetées entre leurs points, par l'apparition, sur l'ancienne lésion, d'une plaque cicatricielle qui peut devenir chéloïdienne.

b. *Symptômes*. — Parmi les symptômes subjectifs, deux seulement sont constants, la *raucité de la voix* et la *douleur provoquée*. La première est tenace et souvent définitive, la seconde est produite, soit par la palpation, soit surtout par la déglutition (quand la lésion siège sur les parties postérieures du larynx). Les irradiations auriculaires ne sont pas rares.

Les *troubles respiratoires* sont surtout affaire de siège, mais quand ils apparaissent, leur début est brusque, leur augmentation rapide ; ils sont accompagnés de tirage et de cornage, et aussi de suffocations déterminées par la présence d'un polype mal placé ou la chute d'un débris nécrosé.

La *toux*, fréquente au début, s'atténue par la suite, lors même que les lésions progressent, peut-être par destruction des extrémités nerveuses laryngiennes, points de départ du réflexe.

L'*expectoration* reflète l'état local, muqueuse ou muco-purulente, quelquefois hémorrhagique, contenant des débris organiques sphacélés ou sclérosés.

Dans quelques cas très tardifs, à la suite d'une période de raucité plus ou moins longue, l'*aphonie* s'établit et persiste indéfiniment malgré tous les traitements, sans autres troubles fonctionnels ni douleurs vives. Ces symptômes correspondent à l'*infiltration scléreuse massive* des cordes vocales, ou syphilome diffus, lésion tardive, véritablement *quaternaire*, par le moment de son apparition, sa ténacité et aussi sa nature. Là, comme dans les affections analogues (léontiasis de la face, rétrécissement du rectum), l'infiltration porte spécialement sur le tissu conjonctif. La lésion a perdu son caractère spécifique pour devenir une infiltration banale, d'autant plus résistante à la médication.

c. *Pronostic*. — Les complications relèvent de l'*œdème* ou de l'*inflammation*. La première peut conduire à l'asphyxie lente ou rapide. — La seconde se reconnaît à la tuméfaction et à l'empâtement de la partie antérieure du cou, à l'immobilité du larynx, à la sensibilité de la région, augmentée par la pression et les mouvements inspiratoires. La guérison est la règle, mais on a signalé des ouvertures spontanées à la région du cou, avec fistule et décollements consécutifs.

Même dans les cas simples, cette localisation est grave, car elle laisse presque toujours après elle quelques troubles fonctionnels, dans le timbre, l'intensité ou la hauteur de la voix. Les récidives sont fréquentes. Enfin une première atteinte peut laisser une tendance à l'angustie progressive dont les symptômes feront peu à peu leur apparitio n, brusquement augmentés ou menaçants sous l'influence d'une banale laryngite incidem ment survenue.

Enfin on doit compter avec les conséquences pulmonaires, pneumoniques, phtisiques, etc., pouvant rapidement conduire à l'adynamie et à la cachexie des malades prédisposés.

d. *Traitement.* — Le traitement est local, par les attouchements du larynx à l'aide de caustiques très dilués. Dans les dysphonies secondo-tertiaires, l'iodure et le bromure associés donnent de rapides résultats. Dans les laryngopathies tertiaires, le bromure de potassium à la dose de 2 à 3 grammes par jour doit tout d'abord être donné, associé au mercure. Plus tard seulement quand l'excitabilité réflexe sera calmée, on conseillera l'iodure de potassium (AUGAGNEUR, *Province médicale*, 1890), et le mercure. L'arseno-benzol paraît contre-indiqué, à cause de la possibilité de réactions congestives immédiates et dangereuses.

Si les accidents deviennent menaçants, on doit se tenir prêt à trachéotomiser à la première alerte. On peut laisser la canule un certain temps, de façon à permettre aux ulcères un début de cicatrisation.

L'enlèvement de la canule doit également être surveillé de très près, des accès de suffocation étant possibles. On veillera au retour du rétrécissement, même dans des cas guéris en apparence, et l'on essaiera de les prévenir par les cautérisations ou l'incision des brides avec le laryngotome.

3° Syphilis trachéale. — Une telle localisation du processus est difficile à diagnostiquer — et d'ailleurs très rare. Sur 1.145 malades des voies respiratoires, MACKENSIE a pu 3 fois seulement affirmer l'origine syphilitique de lésions trachéales. Sur 46 cas de syphilis des organes de la respiration, VIERLING trouve le larynx atteint trente fois, la bouche 5 fois, la trachée et les bronches 11 fois.

a. *Etiologie.* — C'est une affection de la période moyenne de la syphilis, à laquelle peut prédisposer la profession du malade, l'obligeant à inspirer journellement un air poussiéreux (chiffonnier, batteur de blé, etc.).

La *localisation ordinaire* est dans le tiers inférieur de la trachée. Généralement les grosses bronches sont prises en même temps.

b. *Anatomie pathologique*. — La lésion débute comme sur les autres muqueuses par de petits nodules gommeux isolés. Ils s'ulcèrent, vident leur contenu et se réunissent pour constituer une large nappe ulcéreuse, laissant voir, après disparition du derme muqueux, la couche membraneuse et cartilagineuse sous-jacente. Le processus peut aller plus loin, perforant les parois, dépassant la trachée, creusant des poches aux dépens du tissu cellulaire périphérique ou des ganglions voisins, nombreux au niveau de la bifurcation des bronches.

Par suite du travail sclérosique consécutif, l'organe se trouve rétracté et déformé au gré des brides fibreuses qui se produisent. Il peut y avoir raccourcissement, abaissement du larynx, et aussi rétrécissement, si l'ulcération a été circulaire. On peut observer tous les degrés jusqu'à l'oblitération complète. Au-dessus et au-dessous le conduit est dilaté.

c. *Symptômes*. — Les *symptômes* n'ont rien de pathognomonique. Ils signifient seulement gêne respiratoire d'origine trachéale, avec inspirations pénibles, accompagnées d'un sifflement rude, de cornage, expirations faciles et courtes, et douleurs profondes rétro-sternales, surtout dans les inspirations fortes. La toux est continuelle, les crachats sont muco-purulents, la voix devient de plus en plus rauque. La dyspnée s'installe et augmente assez vite.

L'auscultation le long du cou localisera le siège des sifflements, ronflements, ronchus ; l'auscultation pulmonaire décélera les bronchopathies concomitantes. Ces dernières (phtisie ou congestion pulmonaire) peuvent lentement amener la mort, à moins qu'un accident n'occasionne une suffocation mécanique dont même une trachéotomie ne pourra entraver la marche, à cause du siège inférieur des lésions et de l'obstacle.

d. *Traitement*. — Pulvérisations, et surtout surveillance attentive du malade, toujours en imminence d'asphyxie. En cas de danger, trachéotomie et dilatation trachéale avec une sonde ou un dilatatateur, le tout rapidement exécuté. Traitement général. Donner l'iodure avec de grandes précautions.

4º Syphilis pulmonaire et pleurale. — Les syphilis pulmonaires s'observent surtout chez les vieux syphilitiques et elles coïncident avec d'autres manifestations d'une infection tardive.

a. *Etiologie*. — Dans leur étiologie, nous devons citer les laryngopathies, dont l'existence exerce une action indéniable sur les futures localisations pulmonaires, et aussi les antécédents bacillaires. Nous traiterons d'ailleurs plus loin de l'importance des diathèses et de leur influence réciproque. Il est évident qu'elle se fait sentir surtout dans ces formes pulmonaires.

b. *Anatomie pathologique*. — Nous retrouvons ici les formes scléreuses et gommeuses. La *sclérose* débute autour des bronches pour s'étendre jusqu'aux parois des lobules. Emprisonnant plus ou moins complètement le conduit aérien, le tissu scléreux amène la sténose des cavités autour desquelles il se développe, d'où dilatation bronchique plus ou moins étendue. Le nodule primitif est gros comme un pois, constitué par un tissu conjonctif à faisceaux très denses, semés de cellules rondes. Puis les parois bronchiques s'altèrent, les alvéoles s'emplissent d'un détritus granuleux qui entre en voie de dégénérescence, enfin les artères comprimées s'obstruent. Toutes ces conditions finissent par amener la formation d'un noyau pneumonique typique, développé autour des nodus spécifiques du début.

Les *gommes* se rencontrent à la partie moyenne du poumon, rarement au sommet. Elles atteignent la grosseur d'un œuf de poule, sont dures, jaunâtres, saillantes à la coupe et entourées d'une coque fibreuse, grisâtre, luisante, très visible. Puis elles se ramollissent au centre et se résorbent ou se déversent dans une bronche qu'elles ont ulcérée. Dans le premier cas, on trouve dans le poumon des noyaux secs, caséeux, cicatriciels, doués d'une rétractilité considérable. Dans le second cas, il persiste des cavernes à parois résistantes et peu volumineuses, avec tendance à la coaptation des parois.

c. *Symptômes*. — Ces localisations syphilitiques sont très difficiles à trouver. Souvent leur évolution est si froide, si latente, que seule l'autopsie montre des lésions qu'aucun trouble fonctionnel n'avait décelé pendant la vie. Les poussées congestives déterminées par ces lésions sont mises le plus souvent sur le compte d'un accident aigu ou d'une autre diathèse.

La *forme scléreuse* se décèle par de l'essoufflement, de la dyspnée, rapidement suivie de toux et de crachats, dès que le processus pneumonique est installé. La palpation montre en un point du thorax une matité bien délimitée et une augmentation des vibrations thoraciques ; à l'auscultation, inspiration rude, rapeuse, à laquelle succède un souffle circonscrit, avec râle plus ou moins gros.

La *forme gommeuse* est caractérisée par tous les signes cavitaires, et, lorsque la collection se vide, par l'expectoration abondante et subite d'un liquide séreux, mêlé de grumeaux jaunâtres, et quelquefois de sang. Mais le malade reste longtemps dans un état général tel qu'on ne pense pas à la phtisie, et c'est là un des meilleurs signes du diagnostic. Puis, en l'absence de traitement, ou en présence de greffes diathésiques, la cachexie s'installe, et le malade dépérit rapidement.

A un point de vue plus clinique, on peut reconnaître dans la syphilis pulmonaire un certain nombre de formes :

α) La *forme pleuro-pulmonaire*, avec prédominance des signes pleurétiques. La pleurésie syphilitique vraie est plutôt secondaire. Différenciée et étudiée par Chantemesse, Rochon (Thèse de Paris, 1893), Brousse, etc., elle se produit en même temps que les fortes poussées cutanéo-muqueuses, évolue sans violence, avec un minimum de fièvre et guérit par le mercure. Eruption roséolique pleurale (Chantemesse et Vidal), ou prédisposition tuberculeuse, elle n'en constitue pas moins un accident réel, quoique passager.

Plus tard, la plèvre participe à la formation de gomme et prendra part au syndrome pleuro-pneumonique, en faisant des adhérences, sources de douleurs locales.

La question de la prépondérance de l'une ou l'autre diathèse est loin d'être tranchée. Les uns prétendent avec Roger et Sabareanu (1909) qu'il s'agit là de véritables pleurésies syphilitiques ; les autres avec Sergent, admettent plutôt une pleurésie ordinaire évoluant chez un syphilitique, et susceptible par conséquent d'être améliorée par un traitement spécifique qui relèverait l'état général.

β) Un *type simulant la bronchopneumonie tuberculeuse aiguë*, avec phénomènes généraux graves à longue échéance, sans hémoptysies ;

γ) La *forme tuberculeuse banale*, cavitaire, simulant à s'y méprendre une vraie phtisie dont elle a tous les signes physiques, et les hémorrhagies, mais l'état général, la longue évolution et la sclérose facile des cavernes, écartent l'idée de lésion bacillaire. En somme, on peut penser à cette étiologie, toutes les fois que, chez un syphilitique, une phtisie se présente avec des allures sortant quelque peu de la banalité (SERGENT).

δ) Des *lésions unilatérales*, circonscrites, sans prédilection pour le sommet, d'étendue très limitée et d'évolution quelquefois rapide ;

ε) Une *sclérose broncho-pulmonaire* à lente évolution aboutissant à la *dilatation des bronches* avec toutes ses conséquences (Thèse de BOURDIEU, Baris, 1896). Le domaine pulmonaire de la syphilis s'est assez largement étendu dans ces dernières années. On lira avec intérêt les monographies de BÉRIEL (1907) et de SERGENT (*Syphilis et tuberculose*, 1907), ainsi que la thèse de CHABBERT (Paris, 1908).

c. Traitement. — Le traitement mixte est indiqué dès qu'on a pu évoquer l'idée de syphilis, à laquelle feront songer l'absence d'antécédents bacillaires, la non-localisation au sommet, la marche anormale de l'affection, et la persistance du bon état général.

Le mercure et l'iodure associés, le premier en frictions ou en injections solubles, donneront souvent des résultats d'autant plus heureux qu'ils ne seront pas attendus. L'association du traitement arsenical (cacoylate de soude, hectine, etc.) est tout à fait recommandée.

F) — SYPHILIS DU REIN

La syphilis détermine sur le rein des néphrites, précoces ou tardives, des gommes, des lésions de dégénérescence amyloïde.

1° Néphrites. — Nous avons déjà signalé la présence de l'albuminurie au cours de la période secondaire. Mais quelques autopsies ont démontré que ce symptôme pouvait, dès le premier mois, s'accompagner de véritables lésions rénales.

La néphrite vraie est donc une affection de toutes les périodes de la syphilis.

a. *Forme précoce.* — Celle-ci est de découverte récente, puisque la première observation clinique, de PERROUD (de Lyon) date de 1867, la première autopsie, de MAURIAC, en 1869. Depuis cette époque, on a beaucoup discuté sur la possibilité et l'origine de cette néphrite précoce (Thèse de ROUSTAN, Paris, 1901). Dès sa constatation, nombre d'auteurs, étrangers surtout, l'attribuèrent à l'influence du mercure (WELL et BLACKKHALL, plus tard, FURBRINGER et WELANDER).

Il est certain que cette explication ne saurait suffire à tous les cas, puisqu'on a constaté ce symptôme chez des malades non mercurialisés, mais elle peut en expliquer quelques-uns. Le plus souvent, on peut incriminer la syphilis, puisqu'on a trouvé des lésions anatomiques, et que le mercure agit d'une façon indéniable sur quelques-unes d'entre elles.

Cette *néphrite précoce* survient dès le sixième mois ou plus tard. Les symptômes se développent d'une façon insidieuse. Ils se traduisent par un peu de fatigue, de lassitude générale, quelques douleurs lombaires. Puis l'œdème paraît, d'abord léger, limité aux paupières, à la face, puis aux jambes, enfin généralisé. Les malades sont bouffis, pâles, anémiques.

L'albuminurie est constante, quelquefois forte, jusqu'à 10 grammes par jour et plus. Les urines deviennent rares, rosées, parfois sanguinolentes. Le taux de l'urée diminue, en même temps que les phénomènes digestifs font leur apparition (inappétence, vomissements, diarrhées, etc.).

En somme, c'est la marche des *néphrites subaiguës de l'adulte*, avec fréquence des épanchements séreux, troubles gastro-intestinaux, et rareté des phénomènes oculaires et urémiques.

La marche peut être fatale, par œdème de la glotte (MAURIAC), urémie gastro-intestinale (HORTELOUP), affaiblissement du cœur (BRAULT), etc. Ce sont là des cas exceptionnels. En général, cette néphrite ne résiste guère plus de deux mois à un traitement approprié.

Elle persiste quelquefois sous une forme très légère, mais inquiétante par le fait de la transformation en dégénérescence amyloïde.

Les *autopsies* sont peu nombreuses : on a trouvé les reins hypertrophiés, d'aspect gras, rouges, la substance corticale plus résistante. Au microscope, les lésions portent sur l'appareil glomérulaire et les artérioles. Les lésions observées offrent les plus grandes analogies avec les néphrites *a frigore* ou scarlatineuses, leur maximum siégeant toujours sur le glomérule.

Il est intéressant de noter que LERADITI (*Annales de l'Institut Pasteur*, 1907) a retrouvé des tréponèmes dans les glomérules et les tubes contournés des reins d'hérédo-syphilitiques.

b. *Forme tardive.* — Mais la néphrite est plus souvent une manifestation *tardive*. Dans ce cas, la sclérose l'emporte et constitue l'élément essentiel, sans concomitance de gommes. On a affaire à une néphrite interstitielle, avec néo-formation fibreuse abondante, glomérulite fibreuse, endardérite oblitérante, etc.

Les symptômes sont alors ceux du mal de Bright, c'est le *syphilo-brightisme*, complètement décrit par DIEULAFOY (*Cliniques médicales de l'Hôtel-Dieu*, 1897-1898). C'est une néphrite diffuse aiguë ou subaiguë, avec tendance à la guérison, mais aussi à la récidive. Non traitée, elle aboutit à la néphrite chronique, diffuse, plus rarement à la forme atrophique. La mort peut survenir en trois ou quatre mois. Toutes ces éventualités sont discutées dans l'intéressant travail de LOUSTE (*in* GAUCHER, *Syphilis des viscères*, 1909).

Cette néphrite peut également affecter d'autres formes, telle que le *gros rein blanc* sans dégénérescence amyloïde et l'*atrophie rénale*. Une statistique de BAMBERGER, portant sur quarante-neuf cas, compte quatre néphrites aiguës, vingt-neuf néphrites parenchymateuses et seize néphrites chroniques atrophiques. En somme, bien que la démonstration de ce fait soit difficile à faire, il n'est pas possible de refuser à la syphilis le droit de réaliser les différentes formes anatomiques des néphrites chroniques.

c. *Traitement*. — La question du *traitement* est très délicate, car, suivant les cas, la médication spécifique peut être excellente, nulle ou même dangereuse.

Lorsqu'un syphilitique récent, insuffisamment traité, présente une albuminurie massive, rapidement survenue, avec des œdèmes, sans antécédence ni tares susceptibles de les expliquer, il y a tout intérêt à commencer de suite le traitement spécifique, soit mixte (FOURNIER), soit simplement mercuriel, de préférence en frictions, et à dose forte. En injections, employer presque exclusivement le biiodure de Hg. Toutes les préparations insolubles sont très dangereuses, susceptibles d'entraîner des accidents graves immédiats, et même quelques préparations solubles, qui contiennent des anesthésiques, cocaïne ou autre. On a ainsi des résultats surprenants par la rapidité de la guérison (JOSSERAND, *Lyon médical*, 1904).

Mais, même dans ces périodes précoces, le succès est loin d'être certain, et des cas semblables en apparence out donné avec le même traitement des insuccès complets (CHAUFFARD et GOURAUD, *Presse Médicale*, 1902).

Quand la syphilis est plus ancienne, les néphrites perdent rapidement le caractère de spécificité, et aboutissent à des lésions histologiques banales contre lesquelles l'action mercurielle est bien plus problématique. On ne devra cependant pas renoncer à cette chance de succès, mais on tiendra compte d'une série de facteurs : l'ancienneté des œdèmes, l'âge de la syphilis, les tares concomitantes, l'état du cœur. Leur connaissance aidera le pronostic et la thérapeutique.

Suivant les cas, on agira de suite fortement par le traitement mixte, tout en surveillant quotidiennement la quantité d'urine, le taux de l'urée, les variations de l'albumine. Ou bien on fera, comme le conseille DIEULAFOY, un essai de régime lacté et de traitement général pendant un mois ou deux. Les menaces d'urémie, la persistance des accidents, feront connaître si l'on est en présence d'un brightique accompli, cas auquel l'on s'en tiendra au traitement symptomatique.

Une forme légère ne contre-indique pas absolument l'emploi de l'arseno-benzol. Au contraire, on a quelquefois obtenu des améliorations rapides. Mais il est préférable de commencer par quinze jours de régime sévère. Avec des formes plus graves, dès qu'on soupçonne l'atteinte de l'épithélium, son emploi est très dangereux.

2º Gomme. — Cette forme est purement anatomo-pathologique, car les symptômes que ces lésions engendrent se confondent absolument avec ceux des néphrites chroniques. Les gommes sont de la grosseur d'un pois, tout au plus d'une noisette. Elles occupent soit la substance corticale, soit les pyramides. Le centre, très fibreux, est entouré d'une zone blanc grisâtre, parfois hyperhémiée. Elles coïncident, presque toujours, avec des lésions de néphrite ou de dégénérescence amyloïde.

3º Dégénérescence amyloïde. — C'est une lésion relativement fréquente. Rosenstein trouve 34 fois la syphilis sur 120 dégénérescences, Wagner 35 fois sur 265 cas.

Un fait essentiel est la coexistence habituelle des lésions hépatiques et spléniques, déjà notée par Rayer, admise depuis par Mauriac. La lésion du foie n'est pas forcément l'amylose, on a trouvé de l'hépatite diffuse, ou des gommes.

Cette dégénérescence est d'abord glomérulaire, puis artérielle, puis canaliculaire. Il est très rare qu'elle devienne épithéliale (Delamare, *Gazette des hôpitaux*, 1900). On a observé l'atrophie du rein. Celle-ci est occasionnée, soit par une atrophie antérieure, soit par le développement simultané d'une néphrite diffuse.

Les signes de l'amylose rénale se retrouvent au complet. Signalons surtout la diarrhée tenace, et la polyurie, que nombre d'auteurs considèrent comme pathognomonique.

La guérison n'étant jamais spontanée, surtout à la période tardive, le pronostic est donc plutôt mauvais.

G) — Appareil locomoteur

Nous comprenons dans ce chapitre la syphilis des os, des articulations, des muscles et de leurs dépendances (tendons, synoviales tendineuses et bourses séreuses).

1° Syphilis osseuse. — Nous ne nous occupons que des lésions franchement tertiaires. La question de savoir si les douleurs ostéocopes de la période précoce correspondent à une lésion n'est pas encore résolue, les autopsies faisant défaut.

A. ANATOMIE PATHOLOGIQUE. — L'aspect des lésions diffère, suivant que l'infiltration syphilitique est diffuse ou circonscrite.

α) *Dans le syphilome diffus*, les tissus péri-osseux participent presque toujours au processus. Le périoste est épaissi, irrégulier, très adhérent ou séparé de l'os par une masse jaunâtre et gélatineuse. Les muscles subissent la transformation gommeuse ou fibreuse, quelquefois des fistules s'établissent au travers, reliant l'os à la peau.

Le volume de l'os est doublé ou triplé ; sa forme est globuleuse. Son tissu est raréfié ; des cavités, boyaux ou galeries, sillonnent son intérieur, plus ou moins rempli de la même masse jaunâtre et gélatineuse. Le séquestre et la suppuration sont d'une extrême rareté.

β) *Dans le syphilome circonscrit*, il se produit, en corrélation constante, le double phénomène de la raréfaction du tissu en un point limité, et de l'ossification nouvelle dans les couches sous-périostées, d'où gonflement fusiforme très net, même dans les petites localisations intra-médullaires.

L'histologie montre que la moelle est le siège de la lésion initiale, comme dans toutes les infections osseuses.

Dans sa forme destructive, l'affection constitue des ulcérations policycliques, qui s'enfoncent peu à peu dans le diploé, et peuvent se créer un passage à travers les téguments. Dans la forme hypérostosante, on trouve des exostoses, soit externes, soit internes, soit parenchymateuses.

Pour ce chapitre, comme pour tout ce qui concerne la syphilis osseuse, nous renvoyons à la monographie de Louis SPILLMANN (1909) sur ce sujet.

B. SYMPTÔMES. — Ceux-ci diffèrent suivant leur cause : ou bien on est en présence d'un syphilitique jeune atteint de périostite, ou bien il s'agit d'ostéites tardives, de syphilomes osseux, diffus ou circonscrits.

a. *Périostites précoces*. — Ces périostites ont des localisations particulières, rappelées dans cette statistique de FOURNIER.

Crâne	20 cas
Tibia	16 —
Côtes	6 —
Sternum	5 —
Cubitus	4 —

Les autres (humérus, radius, maxillaire, etc.) devenant des exceptions.

La *périostite* s'accuse tout d'abord par une douleur fixe, limitée en un point de l'os, spontanément perceptible même au repos, exagérée par le mouvement et la pression, mais souvent aussi s'exaspérant, sans cause aucune, sous forme de névralgies intolérables et passagères. A ce niveau, on a la sensation d'une bosselure empâtée et étalée, quelquefois rénitente, très rarement pseudo-fluctuante, toujours très bien circonscrite et peu étendue. Cette limitation à une petite surface rend la recherche de la lésion plus délicate, et l'on est souvent obligé d'explorer un os tout entier avant que le doigt ne tombe sur le petit segment douloureux, dont la pression arrachera un cri au malade, à cause de la douleur vive qu'elle détermine.

L'affection peut s'en tenir là et rétrocéder rapidement sous l'influence du traitement. Mais il arrive qu'elle persiste bien plus longtemps sous forme de *périostose*. Il se produit en un point de l'os une saillie de 3 ou 4 millimètres de hauteur, aplatie comme une amande, ou surélevée comme un mamelon, douloureuse spontanément et au toucher remarquablement dure. Dans ces conditions, elle dure plusieurs semaines, pour réapparaître de temps à autre, comme un rhumatisme, sous des influences fatigantes.

b. *Ostéites tardives*. — C'est le crâne qui est le plus atteint en y comprenant les os du nez et la voûte palatine. Nous avons déjà parlé de ces dernières lésions à propos du nez et de la bouche. Puis viennent le tibia, le sternum, la clavicule, les vertèbres, ces dernières exceptionnelles.

α) Le *crâne* est le siège de *syphilomes circonscrits ou diffus*. Quand l'infiltrat tertiaire *se collecte*, on constate sur la surface du crâne des saillies planes ou hémisphériques à développement très lent. Leur consistance est dure, un pourtour osseux les embrasse, l'inflammation est nulle, la fluctuation très tardive est facilement arrêtée par la médication, enfin les ulcérations ne surviennent que dans les cas tout à fait négligés. Les douleurs sont fortes, gravatives, à exacerbations nocturnes, empêchant souvent tout travail et tout sommeil. Sous l'influence du traitement, les douleurs cessent rapidement, la saillie s'affaisse, mais incomplètement, laissant persister un noyau qui pourra récidiver.

Dans les *syphilomes diffus*, les symptômes objectifs sont, dès le début, plus étendus. Mais le caractère essentiel de l'affection est sa tendance à l'inflammation et à l'ulcération, précédée de fistules, suivie de nécrose et de perforations.

La *nécrose* est la conséquence fréquente de ces lésions. Elle est plus habituelle sur le *frontal* que sur les autres os. Sous les tissus empâtés, phlegmoneux et fistuleux, se trouve une couche ostéo-périostique nécrosée, comprenant rarement toute l'épaisseur de l'os et délimitée par une zone d'ostéite condensante. Si une poussée inflammatoire n'entraîne pas de graves complications du côté des méninges, l'élimination se fera par gros séquestres. Il restera une perte de substance qui sera mal comblée par les tissus fibreux et laissera une trace indélébile.

Inutile de faire ressortir la gravité plus grande de l'affection si le mal se développe à l'intérieur de la boîte cranienne, tant au point de vue des phénomènes nerveux (douleurs, attaques épileptiformes, convulsions) que de la propagation à l'encéphale. Là encore, si l'origine de l'affection est soupçonnée, un traitement énergique peut amener de véritables résurrections.

β) Tous les *os plats*, maxillaire inférieur, sternum, sont atteints de même. Les *petits os* également, avec une tendance bien plus marquée à la nécrose, comme nous l'avons vu à propos des os du nez.

γ) Les *os long* sont également susceptibles des mêmes lésions, et surtout l'*humérus*, le *tibia*, le *fémur*, la *clavicule*. Puis plus rarement le radius, les côtes, l'omoplate. Mais la forme de syphilome est plus rare ; les os sont surtout le siège, au niveau de leur diaphyse, d'une véritable *ostéomyélite syphilitique* un peu différente des précédentes.

Le *début* se fait par de violentes douleurs localisées, concomitant avec le début de l'hyperostose. Celle-ci se constitue assez vite, très régulière et fusiforme dans son ensemble, de consistance normale, longtemps indolente à la palpation, sauf dans certains cas accompagnés de douleurs spontanées où le toucher le plus léger devient momentanément impossible. Il s'établit, par la suite, une fistule, habituellement unique, de laquelle s'échappe un liquide visqueux comme celui des gommes, dont l'écoulement dure des semaines, sans se modifier. La guérison est lente. La suppuration est rare, et la nécrose l'est encore plus. Dans sa période terminale, la fistule tarit, mais l'ostéite persiste, caractérisée désormais par sa tendance scléreuse, sa marche atrophiante, faisant en somme de l'*ostéite raréfiante*.

Si cette forme atrophiante ou hyperostosante est la plus habituelle, elle est loin d'être exclusive. Et de plus en plus, sous l'influence des travaux du professeur GAUCHER, il semble démontré que la forme *suppurative*, très justement dénommée *pseudo-tuberculeuse*, est plus fréquente qu'on ne l'aurait pensé. Depuis sa première communication sur les pseudo-tumeurs blanches syphilitiques du coude (Congrès de Vienne, 1892), GAUCHER a démontré bien des fois que l'ostéite spécifique pouvait simuler les tumeurs blanches du genou (1901), les ostéites bacillaires du fémur (1907), le mal de Pott (1908), le spina ventosa (*Ann. des mal. vénér.*, 1910). Quantité d'observations sont venues étayer cette conception, bien classique aujourd'hui, et qui, de temps en temps, permettra, avec l'épreuve du traitement, de dépister une syphilis ignorée et d'éviter une intervention chirurgicale.

Une conséquence de ces lésions sera la fragilité, désormais beaucoup plus grande, de l'os en ce point. Aussi relève-t-on quelquefois chez des syphilitiques des *fractures spontanées*, ou du moins causées par des traumatismes tout à fait infimes.

On a voulu quelquefois expliquer ces *fractures* par une

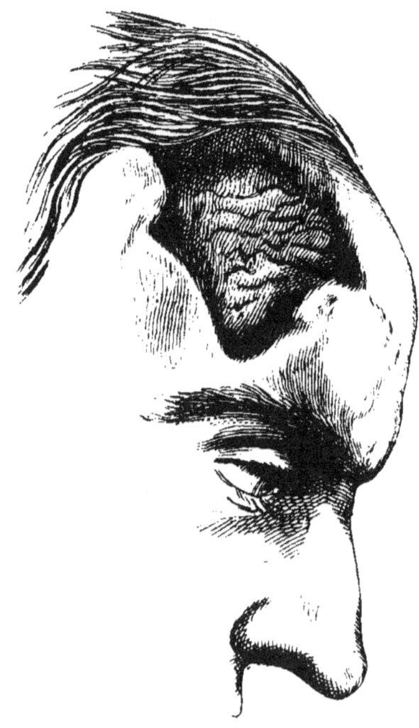

Fig. 54. — Cicatrice, suite d'ostéite syphilitique cranienne (d'après Jullien).

friabilité particulière de l'os chez les syphilitiques, sans que les analyses aient jamais pu déceler la raison d'être de cette faiblesse. Nous ne croyons pas à un processus de dénutrition osseuse particulière à la syphilis. Il est bien plus probable que les os anciennement atteints d'ostéomyélite gommeuse sont d'autant plus aptes à se fracturer plus tard, que la raréfaction du tissu osseux aura été plus grande, lors même que pendant des mois le membre aurait correctement fonctionné. Nombre de constatations ont d'ailleurs été faites en ce sens, et ont amené la découverte au point fracturé de tumeurs syphilomateuses, de foyers de dégénérescence gommeuse, ou de séquestres poreux. La *pseudarthrose* s'ensuit et persiste fréquemment.

C. DIAGNOSTIC. — Le diagnostic de la gomme est simple. La connaissance des antécédents, le siège du mal, la forme de la lésion, sa délimitation, suffisent pour éliminer toute autre idée. L'ostéomyélite gommeuse des os longs expose davantage aux erreurs.

Après avoir éliminé tous les pseudo-rhumatismes osseux, on devra distinguer cette affection de l'*ostéosarcome central*, tuméfaction localisée à un seul point et à un seul os, un peu douloureuse et de consistance irrégulière. L'erreur est facile. Elle l'est moins pour l'*ostéotuberculose*, où la douleur, le pus, les fongosités, l'adénite, le siège épiphysaire impriment à l'affection une allure bien différente. Bien que rare, la sporotrichose osseuse doit être rappelée.

D. TRAITEMENT. — Le traitement mixte ou arsenical institué de suite produit un effet merveilleux dans les cas précoces. Plus tard, l'os conserve sa forme défectueuse et sa densité plus grande. En cas de complications, le traitement chirurgical s'impose. On a rapporté quelques cas de guérison de douleurs ostéocopes rebelles par la trépanation (JULLIEN).

2° Syphilis des articulations. — Les arthropathies s'observent, à la période secondaire, sous forme d'algies, comme toutes les manifestations nerveuses analogues de l'appareil locomoteur. Mais elles sont bien plus fréquentes à la période tertiaire et correspondent à de réelles lésions de synovites ou d'ostéo-arthrites. Le *genou* (dans les trois quarts des cas), le *coude*, l'*épaule* sont les localisations ordinaires ; d'une façon plus générale, les grandes articulations. Les lésions sont souvent polyarticulaires.

A. Arthrite tertiaire. — L'*hydarthrose* est un symptôme de la période précoce qui correspond sans doute à une légère synovite ; mais, faute d'autopsie, cette hypothèse est purement clinique. C'est un épanchement non douloureux, abondant, de longue durée et récidivant.

La *synovite tertiaire* est *dite rhumatoïde*, car elle a tout l'aspect clinique d'une synovite rhumatismale articulaire subaiguë, mais à symptômes atténués. La peau est peu tendue, la fièvre souvent nulle, les douleurs vespérales ou nocturnes. La périarthrite coexiste fréquemment.

B. Ostéoarthrite tertiaire. — On admet deux variétés, suivant que l'os participe ou non au processus.

a. *Anatomie pathologique*. — Dans les *arthropathies purement synoviales*, les gommes prennent naissance dans le tissu cellulaire sous-synovial. Elles peuvent se scléroser et blinder la séreuse ou se ramollir. Dans ce second cas, elles évoluent vers l'articulation ou la peau, perforant l'une ou l'autre, ou toutes les deux, pour s'évacuer ; d'où consécutivement des lésions articulaires graves.

Dans l'*ostéo-arthrite proprement dite*, le début se fait soit par une ostéo-périostite épiphysaire, soit par une gomme de l'épiphyse ou de la région juxta-épiphysaire. Le cartilage diarthrodial présente des signes de chronicité. Puis l'ulcération s'accroît de plus en plus du côté de l'ulcération. La synoviale s'épaissit, devient rougeâtre et villeuse. Un épanchement se forme peu à peu, trouble, floconneux et séro-purulent.

Au bout d'un certain temps, l'affection s'arrête là ; l'extrémité articulaire persiste, mais irrégulière et bosselée, constituant une sorte d'arthrite déformante, sans éburnation ni ostéophytes, ni caséification.

b. *Symptômes*. — La *variété synoviale* est longtemps latente. Quand elle inquiète le malade, c'est qu'elle a déjà créé une hydarthrose de voisinage. On sent alors des plaques dures, élastiques, doublant la synoviale, quelquefois sur toute son étendue. L'hydarthrose concomitante est indolente et aphlegmasique, l'impotence fonctionnelle est incomplète, l'atrophie

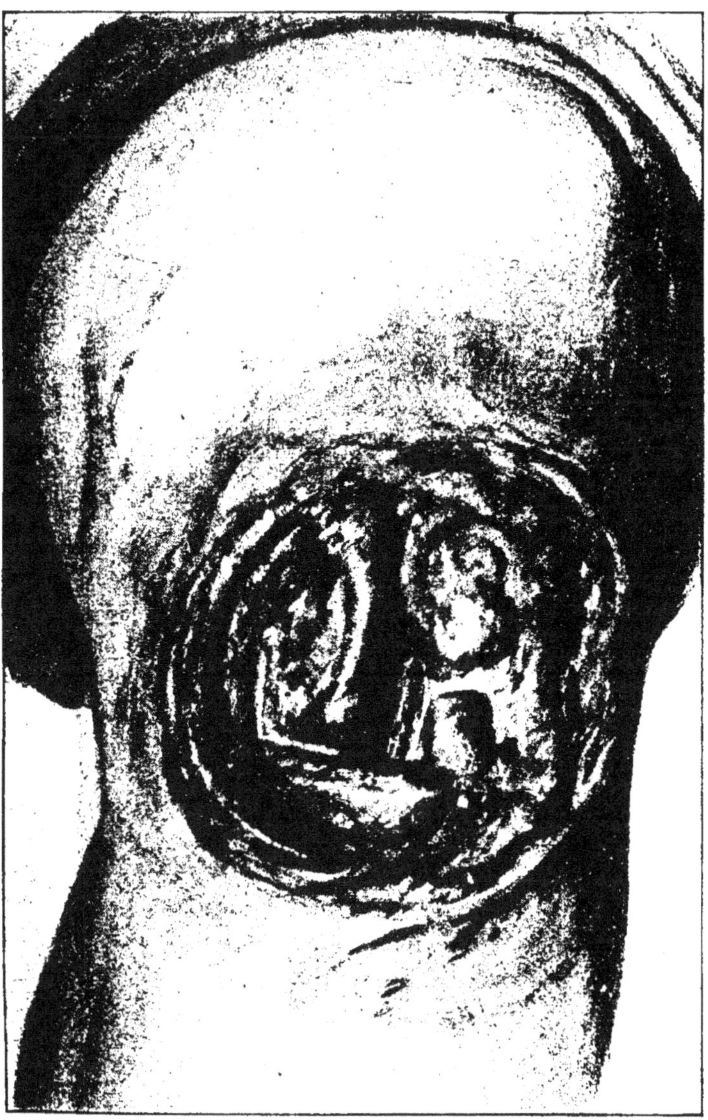

Fig. 55. — Ostéo-arthrite syphilitique tertiaire.

musculaire peu marquée. L'évolution peut conduire à une sorte d'arthrite plastique peu ankylosante, à moins que le syphilome ne fasse corps étranger. La caséification aboutit à la suppuration et à des pyarthrites très graves.

La *variété ostéo-articulaire* est toujours mono-articulaire. Le gonflement devient général, les apophyses sont hypertrophiées et présentent des nodosités. Le plus souvent la douleur est modérée, nocturne, les mouvements possibles, la réaction fébrile peu marquée. A noter cependant la possibilité de poussées aiguës. Avec FOUQUET (*Traité de la syphilis articulaire*, 1905), on peut distinguer dans l'évolution de cette lésion trois stades : l'ostéite douloureuse, l'hyperostose et l'hydarthrose avec réaction des tissus voisins. C'est cette forme que FOURNIER désignait, non sans raison, sous le nom de pseudotumeur blanche. La pyarthrose est très rare, sinon par infection externe, à la suite de fistules.

Le pronostic d'une arthropathie traitée est bon tant que les atrophies ou les ulcérations osseuses n'ont pas fait leur apparition. En tout cas, la durée est toujours longue et les rechutes sont fréquentes.

Le diagnostic avec la tuberculose est facile quand les infections secondaires ne viennent pas le compliquer. On doit songer à l'arthrite sèche, au rhumatisme chronique, etc.

c. *Traitement*. — L'iodure à haute dose, associé aux frictions ou injections, ou à l'arseno-benzol, suffit dans la plupart des cas. Cependant la persistance des douleurs, la présence de tissus altérés abondants peut obliger à la trépanation locale, à l'ouverture de l'articulation, aux résections atypiques ou totales.

3° **Syphilis des muscles**. — A côté des myopathies précoces, myosalgies, contractures, tremblements, peut-être explicables par un léger degré de myosite (ROLLET), il en est d'autres où la lésion anatomique est indiscutable et se manifeste sous forme de *myosite scléreuse* ou de *gommes*. Le deltoïde, les pectoraux, le trapèze, le sterno-mastoïdien, les muscles de la langue, du masséter, sont atteints de préférence. Sclérose ou gomme, le processus histologique est toujours une infiltration embryonnaire, diffuse dans le premier cas, nodulaire dans le second. Elle semble avoir son origine dans le tissu conjonctif et amène la disparition des fibres musculaires par atrophie et dégénérescence graisseuse.

La myosite scléreuse se caractérise par l'induration du muscle et sa rétraction, souvent accompagnée de douleurs névritiques. La gomme débute par du gonflement, d'abord diffus, puis localisé, faisant une tumeur longtemps dure, lisse, indolente, sur laquelle la peau vaguement empâtée joue difficilement. La terminaison se fait par résorption, fluctuation et élimination au dehors, ou sclérose avec rétraction musculaire.

Le traitement mixte, énergiquement conduit, guérit toujours. L'intervention chirurgicale ne s'impose qu'en cas d'ulcération gommeuse ou de rétraction.

4° Syphilis des tendons et synoviales. — La *ténosite syphilitique* est un accident très rare de la période tertiaire. Elle affecte de préférence les gros tendons, qu'elle infiltre, soit dans toute leur étendue, soit sous forme de nodosités gommeuses. En sorte que le tendon revêt l'aspect d'un renflement fusiforme et indolent, ou couvert de nodosités dures qui se ramollissent très rarement. Le pronostic n'est pas grave et la gêne fonctionnelle est à peine marquée.

La syphilis des *synoviales tendineuses* se présente le plus souvent sous la forme précoce et subaiguë, caractérisée par de la douleur sur le trajet des gaines et de la gêne fonctionnelle. Le gonflement, la rougeur sont exceptionnels. Les formes chroniques revêtent l'aspect d'hydrosynovites indolentes. Quant aux lésions tertiaires, elles se réduisent à trois ou quatre observations (gomme de la patte d'oie et de la gaine du péroné antérieur).

L'*hygroma syphilitique* est un hygroma subaigu, sans caractères spéciaux. La gomme est plus fréquente. Le lieu d'élection est la bourse prérotulienne. Puis viennent les bourses prétibiales, celles de l'olécrâne, des malléoles, des orteils. L'évolution est celle de toutes les gommes, avec le même mode de terminaison.

H) — Système circulatoire

Nous étudierons les affections du cœur et du péricarde, puis celles des artères, auxquelles se rattache la question de l'anévrysme syphilitique, enfin les lésions des veines.

1° Cœur. — Les affections cardiaques d'origine syphilitique peuvent être divisées en deux grandes classes : 1° les altérations subaiguës ou chroniques, aboutissant par lésions vasculaires à la formation de gommes, ou à l'organisation scléreuse des points gommeux, suivant l'évolution du processus ; 2° les altérations artérielles plus précoces et plus rapides déterminant des lésions interstitielles et parenchymateuses, aboutissant à la myocardite scléreuse.

a. *Gommes du myocarde*. — Cette forme de lésion cardiaque est la plus anciennement connue et fut longtemps la seule admise. Sa constatation est en effet facile et les premières autopsies faites dans ce sens (Ricord, Lebert, Oppolzer, etc.) amenèrent la découverte au sein des ventricules, ou proéminant à leur surface, d'amas bien délimités de substance jaunâtre, molle et désagrégée ; leur volume est variable depuis une pustule de variole jusqu'à un œuf. Quelle que soit leur dimension, l'ulcération en est possible et semble prouvée par les pseudo-cavités anévrysmales quelquefois rencontrées en plein parenchyme au cours des autopsies d'anciens syphilitiques.

La symptomatologie est vague : palpitations, dyspnée, cyanose, douleur précordiale sont les symptômes les plus ordinaires. Les hémiplégies notées au cours de telles lésions paraissent s'expliquer par des embolies dues à l'ouverture d'un foyer gommeux dans la cavité cardiaque. Signalons sur ce sujet l'étude récente de Huchard et Fiessinger (Syphilis gommeuse du cœur, *Presse Médicale*, 1907).

b. *Myocardite scléreuse diffuse*. — Le bilan de cette seconde affection a été pendant longtemps réduit à quelques observations isolées, celles de Virchow en 1859, de la thèse de Pitres en 1878. Puis les travaux d'ensemble de Lancereaux (1873) sur les myocardites diffuses, de Mauriac sur les artériopathies artérielles, mettent en lumière le double fait des altérations d'endopériartérite des petits vaisseaux avec retentissement précoce et intense sur le tissu conjonctif. Dès lors, les observations se multiplient, et les recherches de Lang, Huchard, Deguy (thèse de Paris, 1900), établissent définitivement l'importance de cet ordre de lésions (Charvet, Th. de Lyon, 1900).

Il s'agit en somme ici d'un processus à marche rapide, à allure inflammatoire, à apparition relativement précoce, se caractérisant : 1° par des lésions d'endo-périartérite précoces ; 2° par la généralisation de ces lésions au système coronaire tout entier ; 3° par la réaction rapide sur le tissu conjonctif d'abord lâche et mou, puis dense et dur, finalement fibreux ; 4° par la fréquente participation des lésions de l'aorte.

A l'*autopsie*, on trouve des cœurs hypertrophiés et dilatés, de surface rouge, quelquefois un peu jaunâtre, sur laquelle les coronaires blanchâtres font saillie. A la coupe, on constate la consistance dure des parois, l'aspect fibreux et résistant de l'endocarde, sous-tendu par endroits par quelques plaques scléreuses d'un blanc gris.

Dans la profondeur, quelques îlots scléreux reliés par des tractus fibreux. De-ci et de-là des lacs sanguins, sans doute dus à quelques dilatations anévrysmatiques. L'aorte est généralement semée de plaques scléreuses, jaunâtres ou gélatiniformes et boursouflées, entraînant ou non, suivant leur localisation, des déformations des valvules sigmoïdes.

Au *microscope* on voit l'infiltration considérable des différentes tuniques par les cellules embryonnaires, avec prédominance endartérielle ou péri-artérielle. La question du point de départ est toujours très discutée. Il semble que l'on tende aujourd'hui à admettre la prédominance au début des lésions péri-artérielles, avec sclérose autour des vaisseaux, puis l'oblitération vasculaire par endartérite et ses conséquences (Kœster et Lancereaux, Lamy, etc.).

Au point de vue clinique, cette affection frappe d'une façon spéciale les jeunes, entre trente-cinq et quarante ans au maximum. Il est bien difficile de lui reconnaître une allure particulière. Il s'agit dans presque tous les cas de malades présentant assez brusquement des troubles graves, accès d'angine de poitrine ou autres symptômes aortiques, angoisse, dyspnée, douleurs précordiales, puis les phénomènes cardiaques se manifestent, l'arythmie apparaît, le cœur s'hypertrophie, et l'asystolie à marche progressive s'établit avec œdème, ascite, congestions hépatiques, infarctus pulmonaires, ordinairement terminée par la mort subite, de cause embolique ou asphyxique.

Quelques observations de Brissaud, Vaquez paraissent établir des rapports du pouls lent permanent avec des lésions syphilitiques de la paroi inter-auriculo-ventriculaire (Voir Rostaine, *in* Gaucher, 1909).

On doit surtout retenir cette intéressante notion que le traitement spécifique a donné d'excellents résultats chez des sujets jeunes présentant des troubles cardio-aortiques graves, résistant aux médications classiques. L'asœno-benzol, malgré quelques succès publiés, est formellement contre-indiqué.

2 Péricarde. — On rattache à la diathèse quelques péricardites fibreuses, plastiques, coïncidemment développées chez des syphilitiques. Si tant est qu'elles existent à l'état isolé, elles sont des plus rares. Dans sa statistique, Mracek (1893) ne trouve que 2 péricardites sur 61 lésions cardiaques. On a signalé des plaques isolées, d'autres plus étendues, quelquefois l'oblitération plus ou moins complète de la cavité ; mais l'action du processus spécifique n'est pas prouvée.

Elle serait plus nette en cas de gommes, mais celles-ci sont encore plus rares. Quelques cas ont été cités, de gommes siégeant presque toujours sur le feuillet viscéral et conséquences des néoplasies myocardiques. Signalons encore la possibilité de lésions péricardiques par l'intermédiaire d'une néphrite syphilitique concomitante.

3 Artères. — L'existence de lésions artérielles dans la syphilis est aujourd'hui hors de discussion. On est à peu près d'accord sur les conséquences qu'elles entraînent pour le vaisseau malade, les manifestations symptomatiques de l'organe atteint dans sa nutrition. On est moins fixé sur la part exacte de la syphilis, et sur le véritable caractère de spécificité de ces lésions.

A. Étiologie. — Les parois artérielles incessamment balayées par un sang malade deviennent fréquemment le siège d'inflammations. Les artérites ainsi créées ne présentent rien de particulièrement spécifique. Dans leur formation, il y a probablement synergie de causes spécifiques et de causes banales, dans une mesure difficile à déterminer. Il en est de même dans toute infection ou intoxication.

Mais la syphilis est capable de réaliser à elle seule des artérites. La preuve en est dans certains cas typiques, dans l'âge jeune des sujets, l'absence des autres causes connues, l'efficacité du traitement spécifique et la localisation fréquente sur quelques territoires artériels déterminés.

Les artérites sont des manifestations d'ordre tertiaire, survenant habituellement de la troisième à la douzième année après le chancre. A noter quelques cas rares de morts par artérite cérébrale au cours de la première année.

B. Anatomie pathologique. — L'artérite syphilitique est généralement cantonnée à un territoire restreint. Elle est *régionale* et ne se généralise pas.

a. *État macroscopique*. — Parmi ces lieux d'élection, citons tout d'abord les *artères cérébrales*. Rarement l'hexagone est frappé en entier. Plus souvent les lésions se localisent, soit au carrefour antérieur (carotide interne et ses branches), soit au tronc basilaire avec les vertébrales et les cérébrales postérieures. En second lieu vient l'*aorte*, puis bien plus rares, les coronaires cardiaques, le tronc cœliaque, le poplité, la fémorale, ces dernières connues surtout par leurs anévrysmes.

Les artères sont déformées, irrégulières, couvertes de plaques blanchâtres ou crémeuses, annulaires ou limitées. Au toucher on sent les parois épaisses, non élastiques ; la lumière est obstruée, quelquefois filiforme. Comme, malgré leur dureté, les parois sont plus faibles, elles se laissent distendre par endroits et constituent des poches ampullaires ou fusiformes qui sont de véritables petits anévrysmes.

b. *Étude histologique.* — Dès le début, la *tunique interne* est épaissie. L'épaississement est concentrique ou localisé, aug-

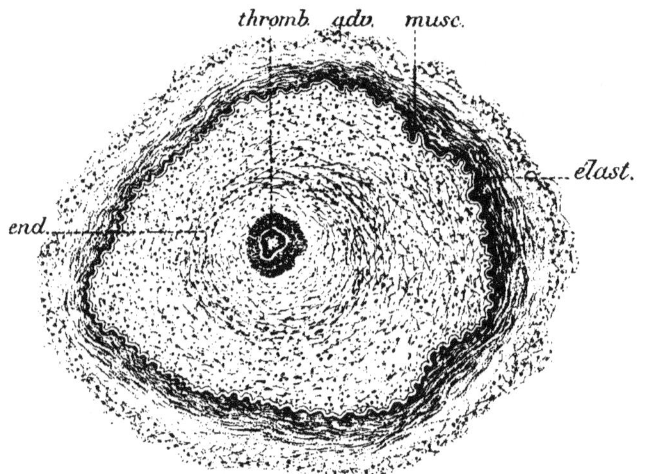

Fig. 56. — Artérite syphilitique oblitérante (artère vertébrale gauche, grossissement 24 1).

La tunique interne (*int*) a subi un épaississement énorme et concentrique ; elle est formée de larges cellules fusiformes ou étalées dans un stroma granuleux. La lumière centrale du vaisseau, de calibre tout à fait réduit et oblitérée par un caillot récent (*thromb.*). La lame élastique (*élast*) est intacte. La tunique moyenne (*musc*) est dissociée par du tissu fibreux dans ses couches externes. L'adventice (*adv.* est fibreuse et parsemée de cellules lymphoïdes clairsemées.
D'après Darier. *De l'artérite syphilitique*, 1904.)

menté en certains points par des bourgeons saillants, autour desquels s'organisent des caillots. Cette hyperplasie est composée d'éléments cellulaires plus gros qu'à l'état normal, étoilés, munis de prolongements en réseau unis par une substance granuleuse ou vaguement fibrillaire. Sauf dans les cas aigus, les cellules rondes, embryonnaires, y sont rares, et l'on trouve peu de granulations graisseuses.

La *membrane élastique interne*, qui la limite, est le plus ordinairement intacte et constitue même un point de repère précieux. Mais, en certains cas, on a signalé (HEUBNER) la néoformation de feuillets élastiques sur sa face interne, si bien que
cette couche paraît doublée ou triplée. Ce clivage ou cette

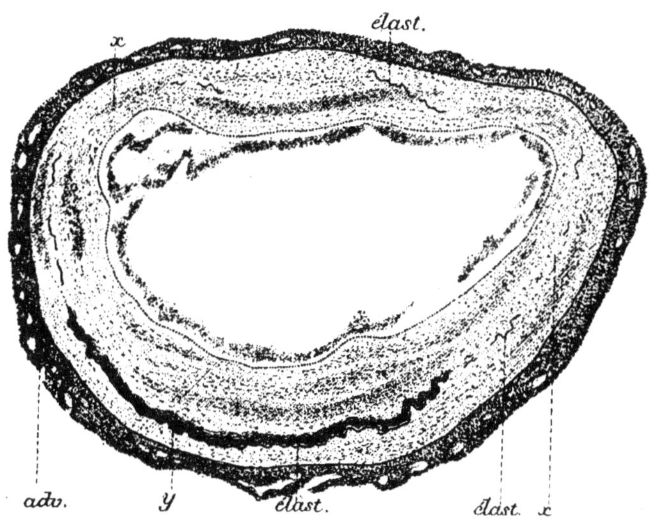

Fig. 57. — Artérite syphilitique ectasiante; altération du tissu
élastique (grossissement 24/1).

adv., tunique externe infiltrée de cellules embryonnaires. — *élast.*, lame élastique, rompue en fragments, absente en certains endroits (*x*), feuilletée en d'autres
(*y*). — En *x*, l'endartère très épaissie se confond en une seule couche fibreuse avec
la tunique moyenne sclérosée, dont les fibres musculaires sont à peine reconnaissables.
(D'après Darier. *De l'artérite syphilitique*, 1904.)

néoformation seraient peut-être dus à l'introduction entre ses
feuillets du tissu de granulation.

La *tunique moyenne*, musculaire, peut être dépourvue de
lésions. En dedans, elle est défendue par la couche précédente.
En dehors, la tunique externe, très encastrée, envoie quelquefois des bourgeonnements dans l'intérieur de la couche
moyenne, envahie dès lors par le tissu conjonctif, les cellules
rondes et les vaisseaux néoformés.

La *tunique externe, adventice*, est toujours le siège d'une infiltration embryonnaire plus ou moins marquée. Celle-ci peut être étendue en nappes diffuses ou circonscrite en amas nodulaires. Les vasa-vasorum de l'adventice sont également atteints.

Ces altérations se retrouvent, suivant les cas, dans des proportions très variables. Dans des cas très aigus, l'adventice est tout entière transformée, les couches musculaires et élastiques sont fragmentées par place, la tunique interne a la structure d'une lésion embryonnaire. Il y a *panartérite aiguë*. — En d'autres circonstances plus communes et plus chroniques, l'adventice est fibreuse, confondue avec des tissus voisins, semée de traînées de cellules rondes. Les éléments musculaires ou élastiques ont disparu en partie, d'où la tendance ectasiante des parois et leur prédisposition à l'anévrysme.

Ces cas sont tout à fait dissemblables, non seulement chez des sujets différents, mais même chez le même sujet. Ainsi s'expliquent les divergences d'opinions, les interminables discussions entamées depuis HEUBNER sur la priorité de l'endartérite ou de la périartérite. Il n'y a pas plusieurs espèces d'artérites syphilitiques. Elles vivent concurremment sur un même sujet et il y a entre elles d'insensibles transitions (DARIER, *Artérites syphilitiques*, 1904).

Ainsi s'expliquent :

α) La forme avec *endartérite* prédominante, de HEUBNER.

β) La *périartérite* de BAUMGARTEN, à laquelle se rattache la forme *gommeuse*. En certains points de la paroi, dans l'adventice surtout, l'infiltration se concrète sous forme de nodules gommeux avec dégénérescence caséeuse centrale.

γ) La *panartérite*, de SCHMAUS, de LETULLE, avec ses modalités embryonnaires ou fibreuses, suivant que l'évolution en a été aiguë ou chronique.

Voilà pour l'artérite proprement dite. Une question intéressante, et non définitivement résolue, est celle des *rapports de l'athérome et de l'artério-sclérose avec la syphilis*. Parmi les causes multiples de l'une et de l'autre, il est très plausible de faire figurer la syphilis, soit qu'elle crée par son virus propre des altérations spécifiques, soit qu'elle engendre des lésions banales.

Il est vrai que l'on peut soutenir l'intervention des infections secondaires. Et leur part est histologiquement impossible à déterminer.

Les *conséquences de ces lésions pariétales* dépendent surtout de l'état de la tunique moyenne, musculaire et élastique. Elles sont de deux ordres : tantôt c'est la rupture avec ses conséquences hémorrhagiques quelquefois mortelles, tantôt c'est la dilatation en un point des parois et la formation d'un *anévrysme*.

c. *Anévrysmes syphilitiques*. — Dès le xvie siècle, FERNEL et Ambroise PARÉ rangeaient l'anévrysme parmi les complications de la syphilis. Bien souvent répétée depuis, cette assertion n'est devenue vérité scientifiquement démontrée que du jour où sous l'influence de MAURIAC, JACCOUD, THIBIERGE, etc., on connut les rapports qui existaient entre les lésions artérielles et l'anévrysme. Depuis cette époque, les travaux se sont multipliés et l'origine syphilitique de la plupart des anévrysmes paraît aujourd'hui démontrée.

Un argument simple et probant est tiré de la fréquente coïncidence des deux affections.

THIBIERGE sur 15 anévrysmes trouve 7 fois la syphilis, SCHMIDT 40 fois sur 100, HUCHARD 16 fois sur 30, ETIENNE 166 fois sur 240, DEGUY 3 fois sur 7, soit en moyenne 40 à 50 pour 100 des cas observés.

Un autre argument d'une grande valeur est la coïncidence sur un même individu d'un anévrysme et d'une autre lésion nettement syphilitique, telles que des perforations du voile du palais, de la cloison du nez, des périostoses ; des lésions cérébrales spécifiques (DIEULAFOY, *Leçons cliniques*, 1897).

L'amélioration thérapeutique, quoique rare, a cependant été constatée. LEUDET, RICHET, LANCEREAUX, DIEULAFOY, etc., ont vu des guérisons par l'iodure.

Enfin quelques autopsies ont permis de constater dans la paroi la présence de gommes petites et multiples auxquelles on pourrait rattacher les petits anévrysmes de l'aorte, comme étant d'anciennes gommes développées dans la paroi du vaisseau (LETULLE).

L'anévrysme syphilitique apparaît de quinze à vingt ans

après le chancre, par conséquent chez des adultes de trente-cinq à quarante ans, en règle générale.

Voici leurs *sièges* les plus fréquents, d'après Etienne (*Annales de Dermatologie*, 1897).

Aorte	133 fois
Poplité	34 —
Fémorale	18 —
Cérébrales	14 —
Iliaque externe	10 —
Carotides	9 —
Sylvienne	5 —
Sous-clavière	4 —
Tronc brachio-céphalique	3 —
Pédieuse	2 —
Iliaque interne	2 —
Vertébrale	1 —
Coronaire	1 —
Tronc cœliaque	1 —
Radiale	1 —
Pulmonaire	1 —
Tibio-péronière	1 —

Au point de vue pathogénique, il semble que l'on puisse distinguer deux sortes d'anévrysmes :

Dans un *premier groupe* sont les anévrysmes syphilitiques vrais, dus à des lésions des vasa-vasorum, entraînant consécutivement la nécrose des éléments de résistance de la tunique artérielle. L'endartère se désagrège et disparaît, la tunique externe se sclérose et supporte seule l'effort de la pression artérielle, d'où hernie et anévrysme par distension. Cette forme est relativement précoce, d'évolution rapide et subit heureusement l'effet de la médication mercurielle.

Dans un *second groupe* se rangent les énormes anévrysmes, insidieusement et longuement développés sur une aorte athéromateuse. Ici, la syphilis passe au second plan, les processus dégénératifs et de calcification l'emportent, et quelquefois les infections secondaires au cours d'une affection intercurrente, grippe ou pneumonie, par exemple. Cette forme est éloignée, *quaternaire*, et ne subit pas l'action thérapeutique.

d. Quelques mots seulement sur les *aortites* et les *artérites des membres*, les autres manifestations étant étudiées à propos de la syphilis nerveuse.

On peut diviser, avec DIEULAFOY, les aortites en deux formes : *l'aortite sus-sigmoïdienne*, qui revêt l'aspect de l'angor pectoris, avec symptômes douloureux tenaces, et la *syphilis de l'orifice avec insuffisance*, ayant l'aspect classique de cette affection. Comme formes plus rares, *l'aortite diffuse*, réalisant le type clinique de la maladie de Hodgson, et le *rétrécissement aortique* (GAUCHER et NATHAN, *S. de Derm.*, 1908).

REUTER (1906) a découvert des tréponèmes dans la paroi de l'aorte malade.

L'artérite syphilitique périphérique n'a rien qui la distingue des artérites infectieuses en général. Douleur locale au début, puis irradiations, gêne fonctionnelle, claudication intermittente, et enfin symptômes subjectifs avec apparition des signes d'oblitération. La gangrène est une complication redoutable de cette affection, plus fréquemment peut-être qu'on ne le croit, d'après les travaux de DRUELLE (Thèse de Paris, 1906) et de BORY (*Annales des mal. vénér.*, 1908).

Rien de particulier dans la symptomatologie des *anévrysmes*.

e. De temps à autre, si l'on dépiste à temps l'origine spécifique, on a, avec le traitement mixte, de vraies résurrections, dans des cas d'aortites menaçantes et quelquefois même la guérison d'anévrysmes au début (A. FOURNIER, BRODIER, *Soc. de Derm.*, 1908).

Le traitement doit être appliqué avec prudence, mais vigoureusement, s'il est bien toléré.

4° Veines. — L'expression la plus précoce des lésions veineuses syphilitiques est la *phlébite*. Souvent rangée dans le cadre des manifestations secondaires, elle apparaît cependant assez tard, et sa persistance, les désordres qu'elle laisse quelquefois à sa suite, montrent qu'elle correspond à une altération réelle des parois veineuses. Elle est signalée par GOSSELIN, MAURIAC, plus récemment par MENDEL, FOURNIER, BONDESCO (Thèse de Paris, 1899), etc. C'est plutôt une *péri-phlébite*, s'attaquant de préférence aux veines superficielles des membres inférieurs, généralement aphlegmasique, apyrétique, indolente, mais aussi plus étendue qu'une phlébite ordinaire. Les troubles circulatoires sont très rares, et ce sont, en somme, des affections assez bénignes.

Plus tard, les lésions veineuses sont plus tenaces, soit que l'on ait affaire à une *phlébite tertiaire* avec endophlébite, soit que l'on soit en présence de *phlébite gommeuse*, dont quelques cas fort rares ont été publiés, ou d'une *phlébite scléreuse*. Cette dernière est généralement une découverte d'autopsie chez un malade porteur de lésions syphilitiques.

I) — Système nerveux

Le virus syphilitique atteint le système nerveux avec une prédilection remarquable. Il y détermine des altérations souvent profondes, frappant la substance nerveuse elle-même, les vaisseaux qui la nourrissent, l'enveloppe ostéo-fibreuse (os et méninges) qui la protègent, les cordons qui en émanent ou y aboutissent.

Le polymorphisme est un des caractères dominants de la syphilis tant au point de vue clinique qu'anatomique. Le plus souvent, toutefois, le tableau symptomatique est tel que les altérations anatomiques peuvent être rattachées directement à la cause productrice. La *spécificité* de la cause est assez probable pour que l'hésitation ne soit pas longue.

Dans d'autres cas, les lésions n'ont pas ce caractère indubitablement spécifique : la syphilis entre dans leur étiologie pour une certaine part et joue le rôle de cause prédisposante au même titre que les autres infections : ce sont la paralysie générale et l'ataxie. La clinique et l'anatomie pathologique en sont différentes : une description distincte est nécessaire pour chacune de ces deux classes.

Nous nous occuperons tout d'abord de la syphilis nerveuse proprement dite.

Le tableau n'est pas le même suivant que le processus se

localise exclusivement ou avec prédominance sur le cerveau, la
moelle ou les nerfs périphériques [1].

1° — *Syphilis cérébrale.*

1° Anatomie pathologique. — Nous envisagerons successivement les lésions des enveloppes, celles des vaisseaux nourriciers et celles qui se développent primitivement dans le tissu
encéphalique.

a. *Lésions des enveloppes.* — Elles peuvent être secondaires
ou primitives. Dans le premier cas, elles succèdent à une ostéite
ou à une périostite de la boîte cranienne dont le point de départ
serait à la face interne de l'os. A cet égard, il convient de citer
particulièrement les méningites basilaires consécutives aux
lésions des os du plancher cranien : sphénoïde, ethmoïde. Beaucoup de syphilis à symptomatologie basilaire ont pour origine
une ostéite tertiaire des fosses nasales. Il en résulte une pachyméningite externe par propagation, avec apparition de néomembranes et de vaisseaux de nouvelle formation à la face
interne de la dure-mère, constituant alors un véritable hématome spontané.

Les altérations primitives sont de deux ordres :

α) La *pachyméningite scléreuse* siège de préférence au niveau
des lobes fronto-pariétaux et de la région du chiasma. Elle
constitue des adhérences fibreuses entre les méninges, la substance cérébrale, les origines des nerfs craniens. Ces adhérences
sont caractérisées par leur forme limitée, irrégulière, leur disposition asymétrique, leur dissémination. Leur structure est
celle du tissu fibreux adulte. Souvent, on observe des adhérences entre la voûte cranienne et l'encéphale, une véritable
symphyse cranio-cérébrale.

β) La *méningite gommeuse* envahit les mêmes régions et peut
siéger sur l'une quelconque des trois enveloppes, envahissant
rapidement les autres. On rencontre des gommes proprement

---

[1] Nous remercions vivement M. le Dr Péhu pour l'aide qu'il nous
a prêtée dans la rédaction de ce chapitre.

dites, grosses comme une amande ou une noisette, le plus souvent multiples. Leur contenu est caséeux, analogue à du marron d'Inde ; en leur centre peut se trouver un liquide filant, ressemblant à la résine ou gomme de certains arbres. Elles sont parfois très petites et très nombreuses, envahissant certains points, les artères de la région sylvienne de préférence, se logeant d'abord dans l'adventice. L'infiltration scléro-gommeuse des méninges est compacte, d'apparence lardacée, couenneuse. Cette infiltration peut s'étendre à de larges surfaces et renfermer dans sa masse de petites tumeurs gommeuses. Les gommes étalées en plaques ou en nappes diffèrent encore des variétés circonscrites ou scléro-gommeuses. Elles sont développées sur la pie-mère ou dans l'espace sous-arachnoïdien. On les rencontre à la base du cerveau, étalées à la surface des méninges, irrégulièrement accrochées aux saillies de la région, semblables à du collodion coagulé. Elles sont parfois fort étendues, occupent un ou deux lacs sous-arachnoïdiens, quelquefois toute la base. Elles s'entourent d'un exsudat gélatineux assez abondant.

b. *Lésions des vaisseaux nourriciers.* — L'artérite syphilitique des vaisseaux du cerveau est de beaucoup la plus intéressante et la plus étudiée. Une monographie de DARIER (l'*Artérite syphilitique*, 1904) en a bien fixé les principaux caractères.

L'inflammation artérielle a une prédilection remarquable pour la base du cerveau. Les deux points d'élection du processus sont : les branches antérieures du carrefour de Willis, la cérébrale antérieure et la sylvienne, d'une part, le tronc basilaire, d'autre part. La cérébrale postérieure est moins souvent frappée. Les rameaux vasculaires sont atteints à quelques centimètres seulement de l'hexagone. On note souvent une tendance à la symétrie et à la bilatéralité. Macroscopiquement, on constate que les artères sont déformées, épaissies, irrégulières, avec des points d'un blanc crémeux, ou grisâtre, d'étendue variable, depuis la simple tache lenticulaire jusqu'à la virole complète, engainant la totalité du vaisseau. Ces deux variétés anatomiques consistent soit dans un *processus oblitérant*, autant que peut se surajouter de la thrombose dans la lumière du vaisseau ; soit dans une *variété ectasiante* qui peut aboutir à la rupture et inonder le tissu sous-arachnoïdien.

Nous ne revenons pas sur l'étude histologique déjà faite à propos de l'artérite.

Suivant que le processus a une marche plus ou moins rapide, on distingue des cas où la maladie, brûlant les étapes, entraîne une panartérite subaiguë avec rupture, et dans lesquels toutes les tuniques sont profondément infiltrées et désorganisées. Ou bien c'est la forme commune, le type subaigu ou chronique, oblitérant ou ectasiant. Une variété particulière de cette dernière forme est l'anévrysme disséquant qui infiltre peu à peu la tunique vasculaire, à la suite d'une brèche faite dans le vaisseau (*hématome pariétal* d'Eppinger).

On sait que les discussions ont été nombreuses et renouvelées pour savoir quel est le point de départ de l'altération artérielle. Heubner pense que c'est l'endartère qui est primitivement lésée ; Köster, la moyenne ; Lancereaux, Baumgarten, Friedlander, Ziegler, admettent que l'adventice subit les premiers coups. En réalité, les cas particuliers ne sont nullement semblables. Darier, R. Tripier (*loc. cit.*) sont d'avis que les tuniques externe ou interne peuvent être indifféremment lésées et qu'il n'y a aucune règle définie à établir.

Nous devons rappeler que, dès longtemps déjà, Virchow avait décrit comme spécifique de l'intoxication syphilitique la *dégénérescence amyloïde* des artères. Pour cet auteur, cette forme de dégénérescence était la signature de la vérole. Mais on lui accorde beaucoup moins d'importance aujourd'hui et en ce qui concerne spécialement les artères cérébrales, il est certain qu'elle peut manquer sans qu'il soit nécessaire pour cela de retirer aux lésions une origine syphilitique.

c. *Lésions du tissu nerveux encéphalique.* — Les *gommes* envahissent de préférence les lésions superficielles de l'encéphale, près de l'écorce où le tissu conjonctivo-vasculaire est le plus abondant. Les lobes fronto-pariétaux, la région pédonculaire sont ses localisations ordinaires, mais non exclusives.

Quelquefois unique et volumineuse, la gomme est toutefois rarement isolée ; la multiplicité est la règle. Ce sont des tumeurs du même type que celui décrit précédemment pour les méninges. L'*encéphalite spécifique* participe des localisations de la méningite dont elle dépend. Elle peut affecter la forme d'encéphalite scléreuse (VIRCHOW), disséminée et très consistante. D'autres fois, la lésion est contituée par des plaques irrégulières, à contour dentelé offrant une partie centrale jaunâtre et une bavure rosée, rappelant une coupe de gomme (CHARCOT et GOMBAULT).

Quant aux *altérations banales*, elles consistent dans le ramollissement, l'hémorrhagie cérébrale, l'hydropisie ventriculaire relevant de compressions des troncs veineux de l'encéphale. Il faut cependant ne pas oublier qu'on peut observer une véritable épendymite spécifique ou des lésions des plexus choroïdes, comme on a coutume de le constater dans l'hérédo-syphilis cérébrale ou dans l'hydrocéphalie interne dont l'origine, spécifique est depuis longtemps établie.

d. *Lésions des nerfs craniens.* — Nous avons déjà signalé la localisation élective des néoplasies spécifiques à la base et surtout aux points d'émergence des cordons nerveux. On les trouve quelquefois englobées dans le tissu néoformé, adhérent, tuméfié et rougeâtre. Leur tissu propre est envahi par une infiltration nodulaire. Elles deviennent plus tard atrophiées et grisâtres. L'infiltration est diffuse ou circonscrite. L'altération de l'élément nerveux est presque toujours secondaire, bien que quelques observations de névrite primitive aient été publiées (*polynévrite radiculaire* de KŒLER).

Les nerfs les plus atteints sont les *nerfs optiques*. Le *chiasma* est le point d'élection des infiltrations syphilitiques. Les lésions consécutives sont irrégulières et asymétriques. Puis viennent le *nerf oculo-moteur commun* et le *facial*. Celui-ci loin derrière le premier. Les paralysies des autres nerfs sont exceptionnelles.

e. *Liquide céphalo-rachidien.* — Quelques résultats pratiques découlent des nombreuses études faites depuis dix ans sur le liquide céphalo-rachidien chez les syphilitiques, car celui-ci est presque constamment modifié au cours de ces lésions nerveuses.

A l'aspect, le liquide est louche et trouble, rose en cas d'hémorrhagies. Il n'y a de coagulum fibrineux par le repos. L'hypertension est le symptôme le plus constant.

La réaction cytologique est de règle au cours des accidents nerveux, et elle résiste longtemps au traitement : ce sont surtout des lymphocites, des mononucléaires et quelques éléments à type de plasmazellen.

Sauf 5 cas (dont un seul sur le vivant) les recherches bactériologiques n'ont jamais donné de résultats.

L'albumine recherchée par le sulfate d'ammonium (WIDAL, RAVAUT), n'est pas constante, mais elle est très fréquente et précoce dans le tabes et la paralysie générale. Il en est de même pour la réaction de Wassermann (LEVADITI et RAVAUT), qui est habituellement positive avec le liquide céphalo-rachidien des malades au cours d'accidents nerveux.

En somme, si des réactions passagères n'ont pas une grande importance, des réactions cytologiques et albumineuses permanentes, chez un sujet soupçonné de syphilis ancienne, à localisation nerveuse, doit éveiller l'attention et même justifier une thérapeutique énergique.

La rachicentèse permet aussi d'établir que le processus est d'emblée généralisé à toute l'étendue du névraxe et rend compte des altérations qui peuvent sourdement s'établir dans les méninges et dans le système artériel périmérien, dès le début de l'infection syphilitique, alors même que rien ne vient les déceler cliniquement.

2° Symptômes et formes cliniques de la syphilis cérébrale.

— La symptomatologie de la syphilis cérébrale est essentiellement variable. Suivant la nature du processus, sa localisation, l'évolution anatomique qu'il présente, le tableau change. Il est difficile, à l'exemple de TEISSIER et ROUX de décrire à la syphilis cérébrale des formes basées sur la nature histologique des lésions ; formes artérielle, méningée, gommeuse, car la physionomie clinique n'est pas calquée sur les lésions. Il vaut mieux, selon nous, décrire des variétés aiguës et des variétés chroniques de la syphilis cérébrale.

Cependant quelques traits sont communs aux différentes modalités, en ce qui concerne les *prodromes* de la maladie.

La *céphalée* est de ce nombre. Elle a des caractères bien tranchés, apparaissant le plus souvent au début même de l'évolution anatomique de la lésion encore silencieuse se développant peu à peu jusqu'à l'éclosion des accidents ou disparaissant pour revenir ensuite. Cette douleur est profonde, gravative (encéphalalgie de FOURNIER). Les sujets qui en sont atteints disent ressentir l'impression d'un broiement ou d'un éclatement du crâne. Elle est surtout accentuée par la chaleur du lit, plutôt que par le repos nocturne (ROLLET). Elle traduit l'altération des centres nerveux par le virus syphilitique, elle s'accompagne en effet de lymphocytose du liquide céphalo-rachidien (WIDAL et CROUZON). A la période prémonitoire, elle est d'un précieux secours pour le diagnostic.

Avec la céphalée, il faut mentionner une diminution plus ou moins considérable de l'activité cérébrale, un état de *torpeur intellectuelle* accompagné d'affaiblissement physique souvent marqué (anémie d'origine cérébrale de FOURNIER) ; des symptômes de déficit à physionomie multiple : *vertiges, insomnie, perte de connaissance*, généralement de courte durée et à type essentiellement résolutif, *aphasies transitoires* dont l'apparition chez un sujet jeune et indemne d'athérome ou de cardiopathie doit éveiller l'idée d'une syphilis à localisation cérébrale, *ophtalmoplégies parcellaires*, etc., on conçoit de quelle importance sont ces prodromes, particulièrement pour conduire à instituer précocement une thérapeutique active.

Aussi bien, les prodromes peuvent manquer et l'on peut se trouver en présence d'un malade qui réalise d'emblée l'une des variétés suivantes de syphilis de l'encéphale.

A. FORMES AIGUES. — Elles sont relativement rares, en général observées dans la proportion de 1 sur 10, ont un début brusque, une évolution rapide ou foudroyante et entraînent presque toujours la mort du malade.

L'issue peut se produire sans aucun prodrome ; c'est la mort subite ou prompte, amenée par la rupture d'un gros vaisseau,

particulièrement du tronc basilaire avec hémorrhagie méningée
consécutive. Le coma profond avec stertor et résolution musculaire caractérise cette forme qu'il est d'ailleurs le plus souvent
très difficile de distinguer d'états apoplectiques ressortissant
à une autre origine.

Parfois la maladie affecte le type d'une paralysie bulbaire
aiguë avec dysarthose, dysphagie ou paralysie très marquée
d'un nerf bulbo-protubérantiel. C'est le tableau de DUCHENNE
avec une allure extraordinairement rapide, causée par une
atteinte d'un gros tronc bulbaire.

Enfin, la syphilis peut traduire ses effets par l'apparition
d'une hémiplégie à évolution foudroyante, et à échéance précoce relativement au début de l'infection syphilitique. Il s'agit
en pareille occurrence d'une destruction vaste de la substance
cérébrale par une oblitération artérielle.

B. FORMES CHRONIQUES. — Le plus souvent, l'affection se
présente soit avec le tableau d'une paralysie plus ou moins
étendue, soit sous le masque d'une tumeur cérébrale.

a. *Hémiplégies ; paralysies d'origine encéphalique.* — Le cas le
plus commun est celui d'une hémiplégie semblable à celle des
gens âgés athéromateux. L'évolution est souvent un peu différente, en ce sens que le malade assiste lui-même à la paralysie.
Une monoplégie, brachiale ou crurale, incomplète et fugace,
ouvre d'abord la scène ; puis les phénomènes se caractérisent :
tout un côté du corps est envahi. L'aphasie est observée le plus
souvent quand la paralysie motrice siège à droite. L'ictus peut
manquer ou affecter un type fruste. L'affection est à caractère
torpide et elle n'entraîne pas d'issue fatale.

L'hémiplégie n'est pas la conséquence forcée d'une syphilis à
localisation artérielle ; une monoplégie peut être le seul accident
observé. Ou bien c'est une diplégie avec participation de la
face, du type cérébral. On peut enfin voir une paralysie du
type pseudo-bulbaire, dont on sait qu'elles sont causées par une
lésion siégeant sur un point quelconque du trajet du faisceau
géniculé depuis les ganglions centraux jusqu'au bulbe (DÉJÉ-
RINE et COMTE).

b. *Forme de tumeur cérébrale.* — Elle est plutôt symptomatique d'une lésion méningée et osseuse, sans que, nous le répétons, il y ait toujours superposition exacte entre le tableau clinique et les lésions constatées. Celles-ci portent avec prédominance sur la région basilaire ; d'où la fréquence des compressions nerveuses ; mais elles peuvent également siéger dans la convexité cérébrale ou sur le cervelet.

Dans la première éventualité, les symptômes sont ceux d'une paralysie de l'un quelconque des nerfs craniens, avec production d'une paralysie sensorielle, sensitive ou motrice. Ces paralysies sont isolées ou réunies ; elles peuvent se grouper variablement de façon à constituer un des nombreux types de *syndromes paralytiques alternes* décrits avec ou sans participation des membres, du facial, etc.

En dehors de ces cas, la *névrite optique* avec ses caractères ophtalmoscopiques spéciaux est d'une fréquence relative dans la syphilis cérébrale. Certaines névralgies du *trijumeau* dont quelques-unes mêmes apparaissent au cours de la roséole (Gilles de la Tourette) sont de nature spécifique et cèdent avec une rapidité surprenante au traitement approprié, après échec de toutes les autres médications. La paralysie *faciale* est une complication possible de la syphilis à localisation sur les méninges qui s'étendent au voisinage du rocher.

Si la convexité du cerveau est atteinte, il en résulte une *épilepsie* affectant en général le type *jacksonien*. On sait qu'une règle absolue en clinique est de traiter par la médication mercurielle toute épilepsie jaksonienne qui ne reconnaît pas indubitablement une origine traumatique. Même il est possible d'observer des épilepsies généralisées, simulant le mal comitial, mais à survenance beaucoup plus tardive chez des sujets jusquelà indemnes de toute manifestation nerveuse ; elles sont souvent l'indice d'une syphilis méningée à marche active et à propagation rapide. Le diagnostic est facile avec l'épilepsie essentielle, car il est rare que celle-ci apparaisse après l'âge de vingt ans.

Là encore, la ponction lombaire est utile, car il paraît démontré que la lymphocytose du liquide céphalo-rachidien n'existe pas dans l'épilepsie vulgaire (MILIAN, *Le liquide céphalo-rachidien*, 1904).

Donc la syphilis, à l'égal des tumeurs cérébrales, est susceptible de revêtir des formes diverses : elle peut même, comme ces dernières, affecter le type de *psychose*, appartenant plutôt au domaine de l'aliénation mentale que de la neuropathologie. FOURNIER, en effet, insiste sur les modalités délirantes de la syphilis cérébrale, les unes avec excitation, les autres avec dépression, mélancolie, amoindrissement extrême des facultés mentales, ces dernières étant souvent mal différenciées avec la neurasthénie qui survient facilement chez les syphilisés.

Les recherches hématologiques semblent démontrer encore davantage les liens étroits qui unissent la syphilis et les divers états d'aliénation mentale (RAVIART, *Presse médicale*, 1908).

En somme, qu'il s'agisse des formes aiguës ou chroniques, les symptômes ont d'étroites analogies avec des affections similaires (athérome, tuberculose, néoplasies, maladies infectieuses). On retrouve là une application stricte de cette loi en vertu de laquelle la séméiologie d'une affection du système nerveux dépend non de la nature anatomique de la maladie causale, mais de sa localisation topographique sur le névraxe.

c. *Paralysies oculaires dans la syphilis.* — Atténuées ou complètes, elles sont d'une grande fréquence. Elles reconnaissent le plus souvent pour cause des altérations de la région basilaire du cerveau (méningite, artérite) intéressant les origines des nerfs destinés au globe oculaire, au niveau de la protubérance ou des pédoncules : les ophtalmoplégies sont donc plutôt *tronculaires* que *nucléaires*. Elles sont fréquemment incomplètes et transitoires : elles s'accompagnent parfois des signes de la syphilis cérébrale confirmée, principalement la céphalée. Les manifestations peuvent porter sur la musculature externe de l'œil ou sur sa musculature interne.

Parmi les *muscles extrinsèques* de l'œil, c'est le moteur oculaire commun qui est le plus souvent frappé, il en résulte de l'amblyopie, de la diplopie, du ptosis ou du strabisme divergent. Si c'est la sixième paire qui est atteinte, on observe du strabisme convergent. Il n'est pas besoin d'insister sur la caractéristique symptomatique de ces paralysies. On doit cependant observer que ces ophtalmoplégies d'origine syphilitique existent rarement localisées à tel ou tel nerf oculaire : souvent les troisième ou sixième paire sont frappées à un degré variable.

La syphilis, quand elle envahit le névraxe, laisse rarement indemne la *musculature* de l'œil, et particulièrement le *sphincter pupillaire*. Sous son influence, la pupille peut être paralysée à la fois pour l'accommodation à la lumière et pour l'accommodation à la distance. Ou bien, seul, le réflexe lumineux disparaît, tandis que les modifications à la vision rapprochée ou lointaine persistent : c'est le *signe d'Argyll-Robertson*. Celui-ci était jusqu'à présent considéré comme l'apanage à peu près exclusif de deux maladies dites para-syphilitiques, le tabes et la paralysie générale confirmée. Mais les récentes recherches de BABINSKI vérifiées par plusieurs auteurs ont montré qu'il fallait étendre sa signification : sa seule constatation, en l'absence de tout autre signe caractéristique doit faire conclure à l'existence, d'une syphilis des centres nerveux.

Souvent ces parésies ou paralysies oculaires doivent être recherchées avec soin, les troubles subjectifs passant inaperçus. Le malade n'accuse qu'une diplégie mal caractérisée : l'examen méthodique du champ visuel est nécessaire.

L'évolution de ces troubles de l'appareil moteur visuel est variable. Quelques-uns sont passagers, éphémères, disparaissant avec le traitement iodo-hydrargyrique, d'autres, au contraire, persistent indéfiniment : le signe d'Argyll-Robertson est de ce nombre. Sa disparition momentanée a été cependant notée dans quelques observations.

d. *Méningite syphilitique.* — A côté de la forme scléro-gommeuse, connue depuis longtemps, les recherches modernes ont permis, depuis quelques années, d'identifier d'autres formes moins précisées.

α) Des *formes latentes* ou *frustes*, marquées par des céphalées, de l'insomnie, de l'agitation, quelques vertiges, etc., survenant précocement, souvent en pleine période secondaire. Depuis les premiers travaux de WIDAL sur la cytologie du liquide céphalo-rachidien (1902), ceux-ci se sont multipliés, démontrant (Ravaut, Milian) l'hypertension et la leucocytose habituelle (Mantoux, Th. de Paris, 1904). Le tréponème n'a pas été retrouvé, sauf peut-être dans un cas (Schriddes, 1907).

β) Des *formes aiguës*, rappelant de façon absolue le tableau clinique de la méningite tuberculeuse, que la ponction lombaire et l'injection au cobaye permet d'éliminer. Cas rares : une douzaine d'observations publiées depuis 1902 (voir Boidin et Weill, *Presse médicale*, 1907).

γ) Des *formes chroniques*, localisées à la convexité (céphalées, épilepsies partielles, paralysies corticales) — ou à la base (paralysies des nerfs craniens), — variables comme symptômes, suivant que l'on a affaire à une gomme circonscrite, un syphilome diffus ou une méningite scléreuse.

3° Diagnostic. — Le diagnostic de la syphilis cérébrale est entouré parfois de difficultés considérables. Les commémoratifs, quand on peut les obtenir du malade, seront d'un grand secours. Nombre de syphilis restent ignorées cependant dans leurs manifestations secondaires. Un interrogatoire minutieux du sujet est nécessaire. Certains symptômes caractéristiques traduisent la localisation de la syphilis sur le cerveau, la céphalée à type spécial, la multiplicité des troubles, leur fugacité dans certains cas, la prédominance des lésions à la base du cerveau sont les principaux. L'évolution de la maladie se fait par poussées se succédant les unes aux autres : la syphilis du cerveau est essentiellement une affection à épisodes (Lamy). Il faut cependant songer à la possibilité d'*accidents névropathiques simples*, survenant chez des prédisposés, chez des syphilophobes : la différenciation avec des accidents organiques est parfois malaisée.

Le diagnostic de la syphilis cérébrale devra être fait surtout avec les *tumeurs cérébrales*, les *méningites* de la convexité ou de la base, de cause infectieuse ou toxique, les *hémorrhagies* ou *ramollissements* du cerveau dus à des artérites (maladies aiguës et surtout artério-sclérose et athérome) ou à une cardiopathie, l'*épilepsie* essentielle ou symptomatique, plus particulièrement d'une néoplasie de l'encéphale. Parfois, le tableau simule à grands traits la *paralysie générale*.

L'épreuve thérapeutique elle-même n'est pas toujours décisive, car certaines lésions de nature manifestement syphilitique à l'autopsie, ne cèdent pas au traitement, et, d'autre part, quelques manifestations non spécifiques sont amendées par lui.

4° Pronostic. — Le pronostic de la syphilis du cerveau est, dans son ensemble, assez sombre, on peut admettre, avec RUMPF, que 15 p. 100 des cas sont mortels et qu'un tiers seulement est suivi de guérisons complètes. Souvent, le pronostic immédiat lui-même est grave : la mort peut survenir par état de mal, apoplexie ou coma. En dehors de cette terminaison, il faut compter avec les lésions irréparables, avec les récidives. Le pronostic ne peut être d'ailleurs fixé en une formule générale, car il change avec chaque variété de la maladie : la forme artérielle avec ses conséquences redoutables pour la substance nerveuse est plus grave ; la méningite, au contraire, est fréquemment curable, et, à tout prendre, moins menaçante.

2° — *Syphilis médullaire.*

Nous suivrons le même plan que pour la syphilis cérébrale, description des lésions d'abord, puis des formes cliniques.

1° Anatomie pathologique. — Nous étudierons les lésions des enveloppes et celles du tissu médullaire, dans lesquelles nous comprendrons les lésions vasculaires.

A. LÉSIONS DES ENVELOPPES. — Comme pour le crâne, les lésions vertébrales, maux de Pott syphilitiques, carie localisée, etc., peuvent se transmettre aux méninges et se compliquer de pachyméningite externe. Les rapports moins étroits de la dure-mère vertébrale avec les os explique la rareté plus grande de cette complication.

Les *gommes primitives* sont également rares. On signale

quelques cas de gommes solitaires. Plus fréquemment on trouve de petites nodosités multiples de la grosseur d'un grain de mil, localisées en un point quelconque, de préférence au niveau des émergences nerveuses.

La *pachyméningite interne* se rencontre plus communément. Elle amène un épaississement anormal des enveloppes et des adhérences avec la moelle, en sorte que celle-ci est engainée d'un épais manchon, représentant les trois enveloppes soudées entre elles. Ce manchon offrant tout d'abord la structure du syphilome infiltré, quelquefois semé de gommes, devient plus tard fibreux. La région la plus atteinte est la région cervicale. Elle continue quelquefois des lésions de même nature à la base de l'encéphale, d'où méningite cérébro-spinale syphilitique, évolution clinique asesz spéciale à la syphilis.

B. LÉSIONS DE LA MOELLE. — Les *gommes médullaires* sont d'une rareté extrême ; tout au plus une dizaine de cas sont-ils authentiques. Il y a même lieu de faire à leur sujet les mêmes réserves que pour les gommes cérébrales. La véritable lésion syphilitique de la moelle est l'*infiltration diffuse*, la *méningo-myélite*. Que l'on accorde la prédominance à l'inflammation de la première et à sa propagation à la moelle, que l'on considère l'artérite comme le fait capital, on ne peut scinder l'étude de ces deux ordres de lésions. Suivant l'extension du processus, on peut faire deux classes.

a. *Méningo-myélite aiguë.* — A l'œil nu, il est souvent difficile, même dans des cas suraigus, de trouver des lésions macroscopiques. Elles sont en général peu marquées ; quand elles existent la moelle paraît en certains points ramollie jusqu'à la diffluence dans les cas extrêmes, et congestionnée avec piqueté hémorrhagique. Ce sont des altérations en foyers, siégeant à la région dorsale ou dorso-lombaire.

L'examen microscopique fait reconnaître les altérations de la pie-mère, des vaisseaux, des éléments nerveux.

La *pie-mère*, hypertrophiée par places, est abondamment pénétrée de cellules rondes à gros noyaux, massés autour des capillaires, et pénétrant dans la moelle par leur chemin. Des foyers gommeux s'en détachent pourtant vers le centre de la moelle. Les lésions sont souvent cantonnées autour des vaisseaux, d'où la possibilité du début dans leurs parois (SOTTAS, Thèse de Paris, 1894).

Les *altérations vasculaires* ont une importance capitale et sont souvent indépendantes de la lésion nerveuse concomitante. Veines et artères sont atteintes, les premières autant, sinon plus, que les secondes. La question d'origine a été posée, comme pour les artères cérébrales, et les mêmes doutes subsistent. Le fait dominant est que l'infiltration s'est habituellement montrée à son maximum dans l'adventice et autour des vasa-vasorum.

Les *altérations nerveuses* portent sur la substance grise et la substance blanche.

La substance grise est spécialement atteinte dans les formes graves. Ce sont des foyers d'hémorrhagies avec dilatation vasculaire, exsudats interstitiels infiltrés entre les éléments, enfin des altérations nerveuses, avec toutes les variétés d'atrophie et de dégénération cellulaire, sans qu'aucune d'elles soit spéciale à la syphilis. Ces modifications pathologiques sont d'ordre nécrobiotique, et dues aux trouples circulatoires, que ceux-ci soient sous la dépendance de l'artère spinale antérieure thrombosée (LANCEREAUX) ou des petits vaisseaux nourriciers oblitérés (SOTTAS).

Les lésions de la substance blanche dépendent tout d'abord de l'ischémie et aussi de l'infiltration spécifique d'origine méningée. Mais en d'autres endroits, elles sont indépendantes de tout voisinage. Dans ce cas elles sont distribuées en foyers, les plus nombreuses siégeant à la périphérie.

Dès le début le cylindraxe est atteint, il perd ses affinités colorantes, puis se désagrège et disparaît laissant à sa place un amas de corps granuleux cellulaires, de gouttelettes réfringentes d'origine myélinique, la gaine de myéline ayant été de suite réduite en fines granulations. On constate le premier degré de la prolifération irritative de la névroglie. Les altérations s'étendent à toute la surface de la moelle blanche, sauf à la zone qui entoure immédiatement la substance grise. Mais elles peuvent aussi se présenter en foyers et se limiter à un territoire vasculaire. En tout cas, elles sont sans relation avec le système de faisceaux de la moelle.

b. *Méningo-myélite scléreuse.* — Ces variétés chroniques relèvent très vraisemblablement du même processus primordial que les myélites aiguës. Elles en diffèrent essentiellement par la moindre étendue des lésions et aussi par les modifications consécutives : sclérose et dégénérations secondaires.

La *sclérose* est toujours en foyer. Elle occupe un segment de la région dorsale ou dorso-lombaire où elle indure et déforme l'arbre médullaire, collé à la pie-mère. Tantôt discrète, apparaissant sous forme de points limités, autour des vaisseaux ou dans un département vasculaire, tantôt envahissant toute la surface transversale de la moelle.

Les *dégénérations secondaires* apparaissent, quand la lésion transverse est assez étendue pour les produire.

Concomitamment, on trouve toujours des lésions *névrogliques* et des lésions *vasculaires*. Les premières revêtent la forme de tissu très dense, ou au contraire ressemblent à du tissu conjonctif vulgaire, surtout à la périphérie. Les secondes sont caractérisées par l'invasion des trois tuniques, avec, de-ci et de-là, altérations en voie d'évolution telles que infiltration néocellulaire, foyers gommeux ou nécrotiques, etc.

Les zones rachidiennes sont d'ordinaire infiltrées au niveau de la région principale. Les lésions des enveloppes et des vaisseaux peuvent se poursuivre bien plus loin et jusque dans les régions qui ne semblent nullement atteintes. Ce fait a une certaine importance doctrinale, car il est une preuve de plus de l'importance et probablement de la priorité des lésions vasculaires dans la myélite syphilitique.

2° Étiologie. — Elle se réduit aux données suivantes : Elle est d'une fréquence moyenne, diversement appréciée par les auteurs, elle constitue l'apanage des formes graves, sérieuses ou tenaces de la syphilis. Elle apparaît, en général, dans les quatre premières années qui suivent le chancre : au delà de la dixième elle est très rarement observée. La prédominance du sexe masculin est souvent notée. L'influence atténuatrice du traitement sur les manifestations ultérieures est indéniable, bien que son importance ait été probablement exagérée. Comme pour le cerveau, les surmenés, les alcooliques, les nerveux héréditaires fournissent à l'infection syphilitique un contingent plus fort.

3° Symptômes de la syphilis médullaire. — Comme sur le cerveau, la syphilis produit sur la moelle des altérations multiples et polymorphes ; il en découle que la symptomatologie n'est pas uniforme.

Les localisations spinales de l'infection héréditaire trouveront ailleurs leur place. Seule, la syphilis médullaire acquise sera envisagée ici. On peut lui décrire trois variétés principales, suivant que les fonctions motrices, sensitives ou trophiques de la moelle sont troublées, isolément ou de façon prépondérante. C'est en effet moins la *nature* du processus (méningite, gomme ou artérite) que sa *localisation* qui imprime à la maladie sa physionomie symptomatique.

À l'état de pureté, voici quels sont les traits principaux de chacune de ces variétés.

a. *Forme paraplégique.* — Elles répondent, soit à la *paralysie spinale syphilitique* de Erb, soit à l'affection dite *myélite transverse*.

Le *début* de ces paraplégies se fait soit d'une façon lente et progressive, soit brusquement, sans prodromes attirant l'attention du malade : myélite apoplectiforme (Hayem). L'*impotence motrice* est le symptôme prédominant. Il s'y ajoute cependant des modifications de la *sensibilité* et des *troubles sphinctériens*. La douleur diffuse, étendue à toute la colonne vertébrale est fréquente : à l'égal de la céphalée, elle est souvent prodromique (rachialgie syphilitique de Charcot). De plus, les sujets ressentent des crampes, des fourmillements des extrémités, parfois des douleurs fulgurantes, en ceinture, etc. ; ou bien encore, telle ou telle portion du tronc et des membres est plus ou moins insensible. L'état des *réflexes* est important à connaître. Au début d'un certain nombre de paraplégies à type extensif ou dans les formes s'accompagnant de lésions massives et à tendance destructive, les réflexes sont abolis. Plus souvent, ils sont exagérés, quand survient la dégénérescence cordonale. Pour Déjerine, la paraplégie spasmodique est la forme la plus habituelle de la syphilis médullaire. La contracture est fréquente en effet et les phénomènes parétiques sont effacés devant l'intensité de cette dernière. Les troubles de l'innervation vaso-motrice s'ajoutent à l'ensemble symptomatique.

Il est à remarquer que la localisation habituelle de la syphilis spinale étant la région dorsale de la moelle, la paraplégie spécifique intéresse surtout les *membres inférieurs*. On peut cependant observer une paralysie des quatre membres, véritable quadriplégie, sans participation de la face. D'autre part, quand il existe des altérations médullaires ou méningées au niveau du segment inférieur de la moelle, le tableau clinique est celui des lésions du cône terminal ou de la queue de cheval : troubles de la motilité limités au domaine d'innervation du plexus sacré avec troubles de la sensibilité et des sphincters, et abolition des réflexes achilléen et cutané plantaire. Cette localisation est d'ailleurs exceptionnelle.

L'*évolution* des paraplégies syphilitiques est fort variable. Tantôt elles ont une *marche aiguë* : après un début brusque ou rapide, les accidents progressent à grandes étapes et le malade est conduit à la mort, en peu de jours, dans l'espace de quelques semaines, succombant à des accidents de paralysie bulbaire aiguë (polypnée, troubles du rythme respiratoire, vomissements, etc.). L'affection se présente alors avec le masque de la maladie de Landry ou paralysie ascendante aiguë (Collet). Ou bien le malade peut être emporté par des accidents septico-pyohémiques amenés par des eschares, ou des accidents urinaires. Parfois, avec une allure grave cependant, au début, les symptômes s'amendent promptement et la guérison complète termine cette scène cependant menaçante à l'origine. Dans l'opinion de Sottas, il s'agit, là, de paralysies purement fonctionnelles par tractus circulatoires simples. Parfois, les accidents, pour n'être pas précipités dans l'ensemble, n'en ont pas moins une allure rapide.

Mais, en règle générale, le tableau est plutôt celui d'une *paralysie chronique*, flasque d'abord, spasmodique ensuite. Le sujet est condamné à une impotence des quatre membres, ou plus souvent, des membres inférieurs.

La paraplégie chronique revêt deux formes : l'une avec contracture, trépidation épileptoïde, exagération des réflexes, trouble des sphincters et de la sensibilité ; l'autre, accompagnée de démarche spasmodique, paralysie des fléchisseurs, parésie des adducteurs, a été décrite par ERB (1891) sous le nom de paraplégie spinale syphilitique.

b. *Formes sensitives.* — Parfois les troubles sensitifs ouvrent la scène (rachialgie prémonitoire). Mais quand ils sont satellites des paralysies ou parésies motrices, leur importance est souvent minime.

Ils peuvent tenir la première place : dans quelques cas, on a noté de la dissociation syringomyélique de la sensibilité. Ou bien, ils se localisent sur les quatre membres ; exceptionnellement, ils affectent le domaine des nerfs de la queue de cheval. Mais le plus souvent, on observe le *syndrome de Brown-Séquard.*

Ce syndrome, décrit en 1849, est causé par une altération d'une moitié seulement de la moelle et comprend les éléments essentiels que voici :

1º Du côté correspondant à la lésion. Hémiplégie motrice, ou mieux hémiparésie — hémihyperesthésie, puis anesthésie cutanée transversale étroite, laquelle est surmontée d'une zone d'hyperesthésie ;

2º Du côté opposé à la lésion : motricité intacte ; anesthésie correspondant au territoire de la paralysie motrice, puis hyperesthésie en bande, au-dessus de laquelle est une zone d'anesthésie.

Des troubles du sens musculaire ou osseux, des phénomènes se passant dans le domaine du sympathique, du côté où siège la paralysie motrice, sont encore observés.

Dans l'ignorance où nous sommes actuellement sur la destinée des fibres sensitives dans la moelle, on ne peut que proposer des explications purement hypothétiques de ce syndrome ;

mais sa constatation clinique, en dehors d'un traumatisme ou d'une altération osseuse de la colonne, doit éveiller l'idée d'une syphilis médullaire.

Aux formes de la syphilis spinale intéressant les voies sensitives de la moelle, il faut ajouter le *pseudo-tabes syphilitique*. Il peut être causé par des névrites ; mais également par une méningite embryonnaire diffuse (OPPENHEIM), l'inflammation intéressant secondairement les cordons postérieurs. Le tableau clinique est, au début, celui de l'ataxie locomotrice de Duchenne ; puis, dans une phase plus ou moins avancée, apparaissent la trépidation épileptoïde, l'exagération des réflexes rotuliens avec une paraplégie plus ou moins complète. C'est l'association des phénomènes moteurs qui vient donner à la maladie son cachet spécial, et témoigne de l'origine véritable des troubles observés.

c. *Forme amyotrophique.* — Sous cette dénomination, GILBERT et LION décrivent une modalité de la syphilis médullaire où prédomine l'atrophie musculaire. Les phénomènes de début sont de la diplopie et des troubles divers de la sensibilité. Puis l'affection prend le masque de l'*atrophie musculaire progressive*. Le plus souvent, ce sont les membres supérieurs qui sont intéressés. Anatomiquement, cette forme spéciale est explicable par des lésions considérables des cellules des cornes antérieures de la moelle, après inflammation des méninges ou des vaisseaux de la moelle.

4° Diagnostic. — Le diagnostic de la syphilis médullaire est fondé sur un certain nombre d'éléments dont le plus important est, cela va sans dire, la connaissance du chancre ou d'accidents secondaires. Or, pour la syphilis de la moelle, les antécédents sont plus faciles à découvrir que pour la syphilis cérébrale, car les complications médullaires accompagnent d'une façon plus constante les formes d'infection relativement graves ou sévères, qui se traduisent par des accidents cutanés, muqueux, osseux ou testiculaires. Dans le tableau symptomatique, la rachialgie avec ses caractères spéciaux doit être prise en considération pour asseoir plus solidement le diagnostic de la cause. Enfin, comme toujours, le succès du traitement est là, comme ailleurs, fort important.

Au début, la maladie peut être confondue avec des névralgies diverses de la colonne osseuse ou des muscles qui l'entourent : *arthrite vertébrale*, *névralgies* des membres, diffuses et caractérisées par des douleurs au niveau de l'émergence des troncs nerveux, lumbago, etc.; mais l'erreur ne peut être de longue durée ; les caractères spéciaux de la douleur, les modifications des réflexes, les troubles génito-urinaires aident au diagnostic.

Plus tard, s'il s'agit d'une forme à évolution *chronique*, la syphilis médullaire peut être confondue avec l'affection naguère appelée *myélite transverse* qui ressortit à la compression lente de la moelle en particulier. Si cette compression est due à une tuberculose vertébrale, l'existence d'un point douloureux localisé sur la tige osseuse, d'un abcès par congestion est de la plus haute importance.

Parfois, cependant, les vertèbres elles-mêmes sont le siège d'une ostéite spécifique. Le *tabes dorsal spasmodique* prête à une confusion. Mais la syphilis a une marche plus brève ; les troubles de la sensibilité y font rarement défaut. Certaines *paraplégies hystériques* peuvent donner le change ; mais la présence des stigmates évite cette erreur. Il n'est pas jusqu'à la *syringomyélie* qui simule la syphilis spinale : il faudra, dans ces cas, rechercher soigneusement les troubles de la sensibilité, avec leur dissociation caractéristique, l'atrophie musculaire, la scoliose, les arthropathies.

Dans les formes à marche rapide, ou rapidement envahissantes, le diagnostic est parfois difficile avec certaines *myélites centrales aiguës*, qui d'ailleurs ne se distinguent qu'au seul point de vue étiologique ; avec la *poliomyélite antérieure aiguë*, ou maladie de Landry, dans laquelle on observe seulement des phénomènes moteurs. L'*hématomyélie* a un début brusque, sans mouvement fébrile et sans douleur.

Il ne faut pas oublier que chez les syphilitiques, des symptômes peuvent apparaître qu'on a quelque tendance à rapporter à l'atteinte des centres nerveux, alors qu'ils sont seulement l'indice d'une neurasthénie ou d'une hystérie provoquée par le virus spécifique.

5° Pronostic. — Quant au pronostic de la syphilis médullaire il comporte une certaine gravité. Certaines statistiques admettent que 30 p. 100 des cas se terminent par la mort. La brusquerie du début, l'étendue de la paralysie, l'intensité des troubles sphinctériens, particulièrement de l'incontinence urinaire qui entraîne fréquemment des complications ascendantes, la présence d'eschares profondes, amenant des accidents infectieux sont des facteurs qui assombrissent le pronostic. Toutefois la guérison complète est possible ; ou bien on peut compter sur un arrêt des phénomènes. Comme pour le cerveau, les formes artérielles sont plus sévères que les formes gommeuses ou méningées. Mais il faut toujours envisager la possibilité de récidives.

3° — *Syphilis cérébro-spinale.*

Le virus syphilitique ne se cantonne pas invariablement dans telle ou telle portion du névraxe : il peut envahir à la fois la moelle et le cerveau. Jurgens avait même prétendu que les symptômes ont, dans nombre de cas, une marche envahissante de haut en bas, de l'encéphale vers la moelle. En fait, toutes les modalités sont possibles, suivant le caprice de l'infection causale.

Avec Gilbert et Lion, on peut distinguer, dans la syphilis cérébro-spinale, une forme méningitique, la paraplégie avec phénomènes cérébraux, la forme à manifestations diffuses.

Quand il s'agit de la *forme méningitique*, le tableau clinique est celui d'une inflammation généralisée à toute l'enveloppe méningée. Des douleurs violentes, sous forme de céphalée ou de rachialgie, marquent le début. La nuque est raide. Puis apparaissent des paralysies étendues, des troubles oculaires, des troubles de la paroles, puis des phénomènes bulbaires. Durant toute cette scène d'allure grave, et simulant d'assez près la méningite cérébro-spinale due au pneumocoque de Weichsseilbaum, l'apyrexie est à peu près complète, ou la fièvre est très modérée. L'affection est cependant susceptible de s'amender sous l'influence d'un traitement énergique.

Parfois, des *troubles cérébraux* précèdent la paraplégie ou surviennent après celle-ci. Les formes symptomatiques sont ici variables à l'extrême. Nous rappelons cependant que, dans l'opinion de DÉJERINE, la paraplégie spécifique se présente le plus souvent à l'état isolé.

Enfin, des altérations diffuses dans le névraxe peuvent donner lieu à des symptômes dont la physionomie ne se prête à aucune description d'ensemble : c'est la *syphilose cérébro-spinale disséminée* de FOURNIER. Cette variété ressortit à une malignité grande du poison, qui atteint simultanément ou successivement des régions étendues des centres nerveux sans épuiser sa virulence. Le pronostic de ces formes est, évidemment, des plus sévères.

Une forme de transition (*syndrome de* GUILLAIN *et* THAON) a été décrite par ces auteurs en 1905. Elle tient du tabes par l'ataxie, le signe de Romberg, les douleurs fulgurantes ; de la myélite, par la parésie des membres inférieurs, l'exagération des réflexes, les troubles uro-génitaux ; et enfin les signes oculaires et cérébraux font songer au début d'une paralysie générale. Polymorphisme clinique qui correspond à un polymorphisme de lésions cérébro-médullaires.

Pour ces questions un peu spéciales, comme pour tout ce chapitre d'ailleurs, on consultera avec avantage la monographie de GILBERT et LION sur la Syphilis de la moelle (*Actualités médicales*, 1908).

4° — *Syphilis des nerfs.*

Il a déjà été question des localisations nerveuses les plus habituelles. Rappelons ici quelques formes plus particulières à la période tertiaire.

1° Radiculites. — On désigne sous ce nom l'ensemble des symptômes et des lésions dues aux altérations inflammatoires ou dégénératives de ces racines. Celles-ci engendrent des troubles sensitifs et moteurs, très variables suivant leurs localisations. Notons parmi les plus fréquentes :

α) Les *sciatiques radiculaires* (LORTAT, JACOB, 1905), semblables à toute sciatique, mais s'en différenciant par l'extension des troubles de la sensibilité qui empiètent sur la région anale, la face externe de la jambe et le dos du pied. On ne trouvera pas les points de Vallex le long du trajet du nerf (MIRRAILLÉ, *Progrès méd.*, 1908).

β) Les *lésions de la queue de cheval* ou *hippuropathies*, consistant en périostoses, gommes ou méningite comprimant les racines à ce niveau. Ces lésions engendrent des douleurs violentes, augmentées par la pression lombo-sacrée, la disparition progressive de la sensibilité, une paralysie plus ou moins complète, toujours flasque, des troubles uro-génitaux constants, tout ceci très différent suivant la hauteur de la lésion et les nerfs atteints. On trouvera un excellent travail d'ensemble sur ce sujet dans les *Archives générales de Médecine* (PADOA, 1907).

D'une façon générale, toute modification motrice ou sensitive ne correspondant pas au trajet d'un nerf périphérique doit invoquer l'idée du syndrome radiculaire. Il faut donc bien connaître les territoires du nerf atteint. Ceux-ci sont rappelés très complètement sous forme de tableaux par MILIAN (*in* GAUCHER, *La syphilis nerveuse*, 1910).

2° Névrites. — Nous en avons déjà parlé en diverses circonstances (période secondaire, organes des sens, syphilis cérébrale). Contentons-nous de rappeler les localisations les plus fréquentes, craniennes ou rachidiennes :

α) Le *nerf moteur oculaire commun*, dont la paralysie entraîne l'ophtalmoplégie externe, le strabisme externe divergent, le ptosis, et la mydriase (par paralysie du muscle radié de l'iris). C'est le cas le plus ordinaire, la paralysie de l'*oculaire externe* (strabisme externe convergent) ou du *pathétique* (diplopie en hauteur) étant des raretés. En général, ces paralysies sont incomplètes, partielles, réunissant rarement la totalité des symptômes, et d'autre part plusieurs nerfs sont souvent touchés à la fois.

β) Le *trijumeau* est souvent comprimé par des lésions de voisinage, soit à son émergence, soit le long de son trajet : céphalées continuelles, souvent atroces, avec maximum vespéral, sensibilité objective atteinte sur tout le domaine du nerf, abolition des réflexes locaux, parésie de la branche motrice, et souvent des nerfs voisins.

Cette névrite compte parmi les symptômes initiaux du tabes. Elle survient sous forme de douleurs fulgurantes, et s'accompagne de troubles trophiques (MILIAN, *Arch. génér. de Médecine*, 1903).

γ) Le *facial* est plus souvent atteint dans les périodes précoces. La symptomatologie est d'ailleurs la même, plus tard, sauf dans les cas de compression méningée. Mais dans ce cas d'autres nerfs sont également pris.

δ) Pour les nerfs périphériques, le *cubital* (GAUCHER) et le *sciatique* sont les plus intéressés, comme pour la période secondaire. Rien de particulier dans leur symptomatologie.

5° — *Tabes et paralysie générale*
Affections para-syphilitiques de Fournier.

Sous ce titre, nous comprenons toute une catégorie d'affections qui « pour n'avoir plus rien de syphilitique comme nature, n'en ont pas moins, pour nombre d'auteurs, une origine souvent syphilitique ».

L'énumération serait longue des maladies du système nerveux dans l'étiologie desquelles figure, en plus ou moins bonne place, la syphilis, en partant des malformations congénitales du cerveau ou de l'encéphale, et en passant par la sclérose latérale amyotrophique, la sclérose en plaques, l'épilepsie (WIDAL). Dans chacune de ces affections, on peut, avec une fréquence plus ou moins grande, retrouver ce facteur au nombre des causes efficientes.

Dans deux maladies surtout, l'on s'est efforcé de retrouver l'influence prépondérante de la syphilis : le *tabes* et la *paralysie générale*.

Nous ne voulons pas entreprendre l'étude de ces deux affections, qui ressortent du domaine de la pathologie générale. Nous dirons seulement quelques mots de leurs rapports avec la syphilis.

Avant Fournier, ces rapports paraissaient assez lâches. Charcot soutint que la syphilis ne joue qu'un rôle effacé dans la production de ces affections, Virchow niait absolument l'importance de la syphilis dans la genèse des tabes. Dans un important travail, Fournier les réunit sous le nom d'*affections para-syphilitiques*, adopté depuis par la majorité des auteurs et s'efforça de prouver la part essentielle de la syphilis dans leur étiologie.

En ce qui concerne l'origine du *tabes*, on accorde aujourd'hui à la syphilis une part prépondérante, sous l'influence des statistiques de Erb, Fournier, Quinquaud, qui montrent presque toujours cette maladie dans les antécédents des ataxiques. Mais est-elle la cause directe du tabes ? ou a-t-elle seulement une vague action prédisposante ? Le tabes est-il dû à la toxine syphilitique, tandis que la paralysie générale serait causée par le microbe ? (Strunpell.) En tout cas, on n'a presque jamais, au cours des autopsies, retrouvé de lésions caractéristiques ; les résultats thérapeutiques obtenus par la médication spécifique sont à peu près nuls ; enfin, dans nombre de cas, il est impossible de retrouver la syphilis dans les antécédents. Nous croyons que la syphilis, comme toutes les autres infections, a un rôle prédisposant. A une période très éloignée de son évolution, période que nous avons appelé *quaternaire*, elle agit sur les tissus en favorisant la sclérose d'un organe ou d'un système. Tel est son rôle dans les rétrécissements du rectum, dans les anévrysmes. Tel nous semble-t-il être dans le tabes. Rôle fréquent, mais secondaire, et qui ne montre rien de la spécificité du début.

En 1857, Essmarch et Jessen émirent l'hypothèse de l'origine syphilitique de la *paralysie générale*. Fournier la classa parmi ses affections *parasyphilitiques*. La lecture des classiques (Déjerine, Raymond, etc.) nous montre quel chemin a fait cette idée depuis cette époque. Les arguments de cette école peuvent se résumer ainsi :

Fréquence extrême, reconnue par nombre d'auteurs, des antécédents de syphilis chez les paralytiques généraux (de 60 à 90 p. 100, d'après Fournier).

Variations parallèles des statistiques de syphilis et de paralysie générale, suivant les agglomérations (la campagne moins atteinte), le sexe (la femme l'est très rarement), les professions, etc.

Existence d'une paralysie générale juvénile issue de l'hérédité syphilitique.

On trouve la paralysie générale chez des syphilitiques non traités ou mal traités (sur 100 cas de paralysie générale, 95 fois le traitement antérieur fut insuffisant, FOURNIER).

Impossibilité d'inoculer la syphilis à des paralytiques généraux avérés (KRAFT-EBING, Congrès de Moscou, 1897).

Quelle que soit leur valeur, ces arguments sont loin d'avoir entraîné la conviction de tous. De retentissantes discussions (Académie de médecine, mars 1905) ont montré que l'accord ne régnait pas à ce point de vue entre syphiligraphes et neurologistes. Ces derniers (JEOFFROY, LANCEREAUX) admettent que l'une des explications de la paralysie générale se trouve plus ou moins fréquemment dans la syphilis, mais d'autre part ils soutiennent :

Qu'il n'y a quantité de paralysies générales non syphilitiques.

Que certains pays (Japon, Tunisie, Extrême-Orient)pullulent en syphilis non traitées, alors que la paralysie générale y est très rare ou même inconnue.

Que les autopsies de paralysie générale ne montrent presque jamais les lésions cutanées ou viscérales tertiaires (2 gommes sur 275 autopsies de paralysie générale dans la statistique de MÜLLER).

Que les lésions de méningo-encéphalite ne se rapprochent en aucune façon des lésions spécifiques (CORNIL).

Enfin que le mercure, loin d'améliorer les malades, aurait plutôt une influente néfaste sur les suites de l'affection.

Sans vouloir préjuger de la solution du problème, qui est loin d'être tranché, on peut dès maintenant conclure que la syphilis joue simplement le rôle d'agent provocateur, au même titre que toute autre diathèse, qu'elle n'en est pas cause effi-

ciente *prépondérante*, enfin que la paralysie générale *syphilitique* n'existe pas à l'état d'affection différenciée.

6° — *Traitement de la syphilis des centres nerveux.*

Le traitement est variable avec chaque cas, et les résultats
bien différents suivant l'état général, la localisation de l'accident et l'ancienneté de la maladie.

1° Syphilis nerveuse. — Les iodures sont considérés par
nombre d'auteurs comme les vrais spécifiques de cette période.
Il faut se rappeler que le seul ordinairement choisi, le seul vraiment efficace d'ailleurs, est l'*iodure de potassium*. Pour les
mêmes auteurs, en présence d'un malade soupçonné ou atteint
d'une forme grave de la syphilis des centres nerveux, on doit
l'administrer à une dose forte d'emblée (5 à 6 grammes) qu'on
peut élever progressivement. On le donnera par voie gastrique
si le malade peut avaler, ou en lavement s'il est dans le coma.
La méthode des injections sous-cutanées, préconisée par Gilles
de la Tourette, a l'inconvénient d'entraîner des douleurs
vives. On doit cependant se souvenir que, dans les ictus récents
ou les formes congestives, on doit attendre avant de donner
l'iodure, qui sera ordonné très prudemment au début.
Le *mercure* est également nécessaire. Pour l'administrer, on
peut user des *frictions*, méthode d'une application facile, mais
un peu incertaine ; des *injections intra-musculaires* de sels
solubles (benzoate, biiodure, cyanure, etc.) ou insolubles (calomel, huile grise, salicylate) ou des transfusions veineuses. La
méthode de choix est, sans contredit, l'injection intra-musculaire. Le calomel a ses partisans. Pratiquée suivant les
règles ordinaires, avec une dose moyenne de 10 centigrammes
auxquels on adjoint de l'orthoforme pour diminuer la douleur,
l'injection est souvent d'une réelle efficacité. Mais elle a ses inconvénients, consistant dans la formation de nodosités souvent
très douloureuses, malgré l'adjonction d'analgésiques, et qui
peuvent s'abcéder. S'il y a une lésion rénale, il faut s'abstenir.

On donne actuellement la préférence aux injections de sels solubles, benzoate, biiodure associé à l'iodure de sodium en solution isotonique. C'est à ces deux composés chimiques qu'il conviendra de recourir toutes les fois qu'on aura affaire à une forme d'intensité moyenne, une hémiplégie soupçonnée syphilitique, une paralysie plus ou moins étendue des nerfs craniens, une épilepsie du type jacksonien.

L'essentiel est d'agir vite et de frapper ferme : il importe, dès que l'on est en présence d'accidents nerveux graves ou menaçants, d'une hémiplégie avec coma symptomatique, d'une altération cérébrale étendue, d'une paraplégie avec troubles sphinctériens caractérisés, de commencer sans tarder la médication spécifique ; la vie du malade en dépend, et l'urgence de la situation le commande. On obtient souvent ainsi de très beaux résultats. Il faudra cependant ne 'pas abuser, et savoir que les contractures et les affections spasmodiques sont une contre-indication relative de cette médication.

L'*hectine*, combinée ou non à l'*hectargyre*, sont conseillés par quelques auteurs qui affirment d'excellents résultats en pareil cas.

L'*arseno-benzol* est très discuté. Avec une égale énergie, partisans et détracteurs affirment, les uns, des guérisons inespérées, les autres des désastres. Les deux sont vrais. Un fait certain, c'est que la plupart des morts consécutives à l'injection d'arseno-benzol se retrouvent chez des malades atteints de localisations nerveuses. Et, à côté de quelques réussites imprévues, les résultats ont été en général assez médiocres. Jusqu'à nouvel ordre, il semble que le praticien doive s'abstenir en pareils cas.

Dans les accidents confirmés, certains soins d'*hygiène* ne seront pas négligés : ils ne sont pas différents de ceux prescrits dans les affections organiques des centres cérébraux ou spinaux : cathétérisme régulier de la vessie, purgations répétées, pansement soigneux des escharres. Les lavages répétés de la bouche, les bains sont également nécessaires.

Parfois, surtout s'il s'agit d'individus débilités, il est nécessaire de relever l'état général : les injections sous-cutanées de sérum artificiel (formule Hayem) sont, dans ces cas, des adjuvants précieux du traitement iodo-hydrargyrique (V. AUGAGNEUR).

Il est inutile d'insister sur la *prophylaxie* à mettre en œuvre chez les syphilitiques avérés contre des accidents nerveux : une existence calme et bien réglée, sans surmenage du cerveau et de la moelle est de nécessité première pour ces malades. Le rôle du médecin est d'insister sur ces moyens préventifs. Le traitement thermal est souvent fort utile.

2° Affections para-syphilitiques. — On ne peut encore parler fermement à l'heure actuelle d'une thérapeutique à diriger contre les affections, dites para-syphilitiques, des centres nerveux. Certaines observations, cependant, rendraient légitimes des tentatives dans ce sens.

LEREDDE s'est élevé contre l'abstention de tout traitement antisyphilitique dans le tabes et la paralysie générale, et a insisté sur la nécessité d'instituer précocement une médication iodo-hydrargyrique. Pour lui, l'inefficacité de cette dernière tiendrait à l'insuffisance des doses ordinairement employées, et il préconise les injections mercurielles à haute dose dans la thérapeutique de la paralysie générale, même bien confirmée, et de la sclérose des cordons postérieurs.

Les recherches cliniques faites dans ce sens n'ont pas été très favorables à cette manière de voir ; beaucoup de neuropathologistes ont fait à la méthode des objections d'ordre théorique et pratique. Tout d'abord, il est bien certain qu'un traitement spécifique doit avoir une efficacité bien relative contre ces lésions, qui n'ont avec la syphilis que des relations étiologiques, et non anatomiques, le processus étant bien différent. Il paraît donc aussi difficile d'agir sur ces altérations qu'il l'est, par exemple, de modifier, par le salicylate de soude, des lésions cardiaques d'origine rhumatismale. D'autre part, les guérisons sont peu nombreuses, les améliorations sont discutables. Il faut compter, en effet, avec la possibilité de *rémissions* bien connues des neuropathologistes, au cours de la paralysie générale et du tabes. On ne peut donc se prononcer qu'après une période d'observation minutieuse et longue. D'autre part, on ne doit pas perdre de vue que le diagnostic est parfois très difficile entre un tabes vrai et une méningo-myélite d'origine spécifique, celle-ci plus curable que celui-là. Enfin, on peut admettre aussi que, passagèrement, le mercure porte son action excito-motrice sur les cellules des cornes antérieures, d'où réapparition possible, mais passagère, des réflexes rotuliens ou achilléens. Il faut donc apporter la plus grande réserve dans l'interprétation des résultats pour ne point donner au malade ou à son entourage un espoir trompeur, et ne pas s'obstiner dans une thérapeutique intense qui n'est pas toujours exempte d'inconvénients locaux ou à distance.

3° Injections sous-arachnoïdiennes. — Dans ces derniers temps, on a tenté de porter le mercure au contact direct des éléments malades en l'introduisant par injection dans le canal sous-arachnoïdien. Pour la première fois, SCHACHMAN (1901) injecta du benzoate de mercure dans des cas de myélite. Puis vinrent les essais de MARCHAND, DUHOT, SICARD, la communication de CARRIEU (Congrès de Buda-Pesth, 1909), sur l'emploi du mercure colloïdal qui fut également employé par CLAUDE et LHERMITTE, CLAISSE et JOLTRAN.

On trouvera une étude complète de cette question dans le travail de LÉVY- BING et LÉVY (*Ann. des maladies vénér.*, 1910). Dans les cas graves ayant résisté à toute autre médication plus simple, les auteurs conseillent de tenter, avec toutes les précautions d'usage, l'injection intra-dure-mérienne de doses très faibles de cyanure de mercure, non sans avoir préparé la moelle par l'injection sous-arachnoïdienne préalable de sérum chloruré isotonique. Nuls dans la paralysie générale, les résultats obtenus dans le tabes et surtout les méningites et méningo-myélites peuvent autoriser cet essai en cas d'échec du traitement ordinaire ou de danger immédiat.

§ 4. — SYPHILIS QUATERNAIRE

Nous avons déjà signifié quel sens très précis nous donnions à ce terme. Nous ne voulons nullement, avec certains auteurs (JULLIEN), désigner ainsi les syphilis arrivées à une sorte d'épuisement cachectique, suite d'accidents graves et prolongés. A une période très tardive de son évolution, la syphilis peut encore faire sentir son action sur les éléments anatomiques. Mais alors elle présente ce caractère essentiel de se localiser sur le tissu conjonctif d'un système ou d'un organe qui évolue, sans étapes intermédiaires, dans le sens de la sclérose. De plus, la lésion ainsi constituée est totalement réfractaire à tout traitement, quel qu'il soit, démontrant ainsi combien elle a perdu le caractère spécifique des accidents du début.

Nous n'avons pas voulu scinder l'étude des lésions organiques. Aussi avons-nous compris celles qui nous intéressent dans le chapitre précédent, en indiquant, au passage, le caractère quaternaire, tardif et irréductible de quelques-unes d'entre elles. C'est ainsi que nous avons signalé : le léontiasis syphilitique, la laryngite hypertrophique, le rétrécissement du rectum. Rappelons que les anévrysmes parmi les accidents vasculaires, le tabes, la paralysie générale parmi les accidents nerveux, font également partie de cette classe. On se reportera à ce que nous en avons dit dans les chapitres qui les concernent.

ARTICLE VI

PRONOSTIC

Ce chapitre comprendra l'étude des facteurs susceptibles d'influencer la marche d'une syphilis normale, puis l'énumération des manifestations de malignité, enfin le pronostic de la guérison.

§ 1. — PRONOSTIC DE L'ÉVOLUTION DE LA SYPHILIS

Il est des véroles bénignes qui, simplement traitées, se bornent au chancre suivi d'une roséole et de quelques plaques muqueuses. Il en est de mauvaises qui naissent telles, qui, pendant toute la durée de leur évolution, auront une indéniable tendance à la malignité et ceci malgré tous les traitements. C'est le « germe morbide », l'essence propre de l'affection, disait-on autrefois. Question de graine, dira-t-on aujourd'hui. On ne peut que constater ces faits sans pouvoir les expliquer. Bien que suffisamment traitées, bien que tout à fait bénignes pendant les deux premières périodes, certaines véroles font cependant de terribles accidents tertiaires. D'autres, qui s'annonçaient comme déplorables au début, guérissent avec un minime traitement. Faisons donc la part de l'inconnu et disons de suite qu'il est à peu près impossible au début d'une syphilis de pouvoir pronostiquer son évolution.

Ceci admis, il est de toute nécessité de connaître les facteurs susceptibles d'avoir sur la syphilis une influence quelconque, et d'apprécier les limites de leur action. Ces facteurs peuvent être :

1º *Accidentels* . . . . . {
Traumatismes de toute nature.
Grossesse.
Maladies fébriles.

2º *Physiologiques* . . . {
Age.
Mode d'existence.
Hérédité.
Sexe.

3º *Diathésiques*. . . . . {
Alcoolisme.
Impaludisme.
Scrofule et tuberculose.
Diabète.
Cancer.

4º *Thérapeutiques* . . . Influence du traitement.

1º Facteurs accidentels. — En premier lieu, les *traumatismes*. Nous prenons le mot *traumatisme* dans son sens le plus large. Tout organe touché antérieurement par une maladie quelconque, tout point de l'organisme taré de n'importe quelle façon, constituera un siège de prédilection pour la localisation syphilitique. Sans vouloir cependant aller trop loin dans cette voie, rappelons seulement que les jambes variqueuses seront de préférence le siège des ecthymas, que la muqueuse buccale non soignée, irritée par le tabac, sera tapissée de plaques muqueuses et verra survenir les glossites, que les anus, les plis génito-cruraux non lavés seront plus facilement atteints de condylomes. Quelques faits sont plus précis, tels les syphilides survenant au niveau de brûlures, de cicatrices de vésicatoire (Cazenave, Barthélemy), les gommes envahissent le foyer d'anciennes fractures, etc. ; mais ces faits appartiennent déjà à la classe des raretés.

La *grossesse* a sur la marche de la syphilis une influence incontestable. Le chancre, du moins lorsqu'il est génital, est plus gros, plus suintant, quelquefois ulcéreux. La cicatrisation en est plus longue. Pendant la période secondaire, les douleurs névralgiques sont plus fréquentes et plus fortes, les pigmentations plus étendues. La fièvre apparaît souvent sans cause, avec ses différents types d'intermittence, de continuité et de maximum vespéral. Les syphilides génitales sont surtout influencées. Les plaques végétantes, hypertrophiques, à revêtement macéré, sont loin d'être rares. L'œdème des grandes lèvres survient de temps à autre et persiste. Toutes ces manifestations guérissent péniblement et sont éminemment récidivantes.

Pourquoi cette forme spéciale de la syphilis chez les femmes enceintes ? Elle est très explicable. L'état spécial de la région génitale, la leucorrhée, les troubles de la circulation en retour, entraînant l'œdème et les hémorrhoïdes, font que toutes les conditions sont réunies pour faciliter la pullulation des syphilides. D'ailleurs, la bénignité des autres localisations, la guérison rapide après l'accouchement prouvent la cause toute locale de leur volume et de leur ténacité. Quant aux autres phénomènes, algiques ou fébriles, ils sont facilement explicables par l'état de nervosisme spécial où se trouve la femme enceinte. Il est notoire que la grossesse crée des phénomènes nerveux chez les femmes qui paraissent le moins susceptibles de les éprouver. La syphilis également, surtout quand elle végète sur terrain nerveux. Les phénomènes de réaction sont, de par le fait de leur réunion, d'autant plus intenses, d'où, suivant les cas, névralgies, céphalées ou fièvre (AUGAGNEUR, *Province médicale*, 1892).

Les *maladies fébriles* peuvent avoir quelque influence sur les diverses périodes de la syphilis. A titre de curiosité, signalons deux cas, l'un de JULLIEN, l'autre personnel (AUGAGNEUR), dans lesquels les chancres apparurent quatre-vingt-dix et quatre-vingt-seize jours après le coït infectant; un phlegmon était survenu dans le premier cas, une orchite fortement fébrile dans le second, entre le coït et le chancre. Le chancre lui-même guérit rapidement dès qu'apparaît la fièvre. De nombreuses observations en font foi. PETROWSKI vit une variole, DIDAY une pneumonie guérir en quelques jours des syphilides ulcéreuses graves ayant résisté à une sérieuse médication. DESPRÉS a rapporté dans son *Traité de l'érysipèle* nombre de guérisons d'ulcérations nasales profondes ou labiales. Il semblerait même qu'une maladie fébrile intercurrente ait une action heureuse sur le cours même de la syphilis (AUGAGNEUR).

Il y a évidemment là double action : en premier lieu celle de la chaleur. PASTEUR a démontré son heureuse influence sur le charbon des poules ; on arrête également par la chaleur le virus chancrelleux, etc. En second lieu, celle du virus, plus théorique, mais non moins incontestable. Étant donné deux maladies virulentes semées sur le même terrain, deux organismes culturés sur le même bouillon, l'un absorbe et détruit l'autre dans un laps de temps plus ou moins long. Nous signalerons seulement ces deux explications, sans nous attarder à résoudre le problème plus complexe de la prépondérance de l'une ou de l'autre de ces actions.

2º Facteurs physiologiques. — La syphilis évolue différemment suivant l'*âge*. Chez les *impubères* (il ne s'agit ici que de la syphilis acquise) l'évolution en est généralement simple et bénigne, lors même que le traitement est tardif, fait assez fréquent. La roséole est discrète, les plaques nombreuses, mais vite guéries par le mercure, l'état général indemne. L'ecthyma est une rareté, le tertiarisme se voit fort peu : quant aux cas de mort signalés dans quelques statistiques, ils sont presque toujours le fait de maladies intercurrentes (diphtérie, variole, etc.). Les cas de mort par syphilis vaccinale sont presque tous dus au manque de soins ou à l'inanition, suite d'accidents buccaux. Par contre, la réaction ganglionnaire est habituelle, énorme, généralisée, y compris l'hypertrophie amygdalienne. Outre la résistance particulière à cet âge, cette défense de l'appareil lymphatique nous paraît la véritable cause de la bénignité particulière à l'enfance, comme nous l'avons déjà expliqué à propos des adénopathies.

Chez le *vieillard*, soit après cinquante ans environ, c'est-à-dire au moment de l'affaiblissement génésique normal, le chancre est peu différent de celui de l'adulte, mais la réaction ganglionnaire est, au contraire, à peu près nulle. La période secondaire est marquée par l'abondance des phénomènes généraux (insomnies, lassitudes, algies, fièvre), la délicatesse des organes sensoriels (irido-choroïdites, otites, surdité), mais surtout par l'importance des syphilides cutanées, leur tendance ulcéreuse, leur ténacité, leur récidive. Les muqueuses sont moins atteintes. La période tertiaire est marquée chez le vieillard par la fréquence des manifestations hépatiques ou cérébro-spinales qui peuvent lentement mener à la mort. La syphilis revêt quelquefois chez eux un caractère de malignité précoce très particulière, capable d'arriver en cinq à six mois à une véritable cachexie adynamique, aux ulcérations multiples, manifestations cérébrales, torpeur générale, prostration, œdème et finalement coma terminal. Ces faits sont d'ailleurs des exceptions.

Les causes de cette malignité sont multiples. Tout d'abord le chancre du vieux libidineux est souvent extra-génital, étant donné que, seuls, les attouchements un peu savants réveillent en lui le sens génésique. Il peut donc passer inaperçu et, de plus, il le cache aussi longtemps que possible, d'où retard du traitement et aggravation.

Mais surtout l'organisme du vieillard n'est plus aussi apte à la défense. La barrière ganglionnaire, absente ou endormie, n'oppose plus une vigoureuse résistance à l'intrusion du virus qui pénètre ainsi dans l'organisme, abondant et non modifié. Les vaisseaux, en voie d'athérome ou déjà athéromateux, n'apportent plus aux tissus la quantité nécessaire de sang ; et enfin ce sang lui-même, moins fourni en hématies, plus riche en substances toxiques, par diminution de l'action dépurative des reins, est incapable de fournir aux organes des éléments de la résistance. Il y a donc dystrophie des tissus par insuffisance d'apport sanguin, par manque d'oxygène et, par conséquent, prédisposition aux lésions (AUGAGNEUR).

Le *mode d'existence*, les occupations, les habitudes, la profession sont autant de causes susceptibles de changer le pronostic de la syphilis. D'une façon générale, tout surmenage physique ou moral capable d'asthénier l'organisme, de diminuer sa résistance normale, rend la syphilis plus redoutable. Aux extrémités opposées de l'échelle sociale, des causes tout à fait différentes peuvent amener des effets identiques. D'un côté, l'hygiène défectueuse, l'alimentation insuffisante, le manque de soins corporels, le travail excessif, en un mot, la *misère physiologique*, entrent parmi les facteurs les plus importants des syphilis aggravées. D'autre part, quoique en proportions moindres, le surmenage intellectuel, mondain, avec ses fatigues cérébrales et son alcoolisme décent a également une influence prédisposante indéniable sur le tertiarisme Les localisations seront différentes suivant les sujets, syphilides ulcéreuses dans un cas, orchite, hépatite ou hémiplégie dans l'autre, suivant les lieux de moindre résistance offerts à l'infection.

Doit-on faire jouer un rôle à l'*hérédité pathologique* ? Faut-il croire que les nerveux héréditaires soient des victimes désignées pour les manifestations médullaires ou cérébrales ? La chose est théoriquement possible, mais les quelques observations publiées dans ce sens ne permettent pas d'affirmer ce rapport.

Le *sexe féminin* a le privilège des véroles bénignes, en dehors de toute question de grossesse. La femme est certainement moins maltraitée que l'homme. Le chancre est invisible dans plus de la moitié des cas. De très bonne foi, quantité de malades atteintes de roséoles affirment n'avoir jamais vu le moindre bouton. Quelques auteurs ont même édifié la théorie de la syphilis sans chancre sur cette affirmation, explicable par la disposition anatomique et la bénignité de l'accident. Plus tard, on constate moins de syphilides papuleuses que chez l'homme, moins de plaques muqueuses buccales, mais une tendance marquée aux syphilides génitales, à la névropathie et surtout à la syphilide pigmentaire. Les lésions tertiaires sont bien plus rares que chez l'homme ainsi que les complications nerveuses.

3º Facteurs diathésiques. — Parmi les facteurs de gravité de la syphilis, l'*alcoolisme* est peut-être le plus incontestablement admis. Depuis le début de l'infection jusqu'aux périodes ultimes, l'alcool agit à titre néfaste, aggravant les manifestations secondaires, précipitant le tertiarisme, prédisposant aux lésions organiques les plus graves. L'alcoolisme est presque toujours la cause de ces « syphilis malignes précoces » où les lésions cutanées et muqueuses s'ulcèrent prématurément et persistent malgré la médication. Il entraîne également les syphilis malignes tardives avec leurs différentes localisations scléro-gommeuses et quelquefois la cachexie terminale. Tous les organes peuvent être atteints, mais surtout la peau, le foie, le système nerveux. L'alcoolisme figure avec une réelle fréquence dans les antécédents étiologiques des affections nerveuses. L'action sur le foie est facilement explicable. Quant aux syphilides cutanées, elles deviennent, chez les alcooliques, anormalement profuses, récidivantes, hypertrophiques, ulcéreuses et destructives. L'incurie corporelle et le manque de soins en sont bien souvent la cause. Mais il faut aussi faire la part de l'état de la peau elle-même, nourrie par un sang moins riche en globules, plus ou moins asphyxique, moins apte à la défense. Le système glandulaire cutané peut aussi être impressionné par l'excrétion chronique de l'alcool et la peau s'en ressent.

Pour les mêmes raisons, l'*impaludisme* exerce sur la syphilis une action comparable à celle de l'alcoolisme. On sait qu'un seul accès de fièvre abaisse le nombre des globules de plusieurs centaines de mille par millimètre cube, d'où l'état d'affaissement, de dépression et par conséquent de prédisposition des paludiques. L'observation clinique montre de façon irréfutable la gravité plus grande des syphilis évoluant sur le terrain paludéen et tout particulièrement des syphilis exotiques, la malignité de nombre d'entre elles étant explicable de cette façon.

Il est plus difficile de préciser l'action de la *scrofule* ou de la *scrofulo-tuberculose*. Le terme lui-même demanderait à être défini s'il est possible. Nous ne comprenons pas sous ce vocable le ramassis de symptômes pris à quantité de maladies dont BAZIN avait fait un ensemble où entrait de force toute la pathologie humaine. La thèse de RAMONAT (Paris, 1883), inspirée par VERNEUIL, contient 90 cas de scrofulo-syphilis, parmi lesquels on trouve des tuberculeux avérés, des alcooliques et plus de 30 malades auxquels l'épithète de scrofuleux paraît appliquée sans preuves bien suffisantes. Tenons-nous donc aux symptômes types, aux ganglions engorgés ou suppurés qui constituent la caractéristique de ces états scrofuleux.

Chez les descendants des syphilitiques, le scrofulate de vérole de Ricord, les scrofuloïdes de Maisonneuve se ramènent en somme à des manifestations de syphilis héréditaire tardive, dont l'origine est prouvée par le succès de la médication spécifique. Ces lésions, d'apparence scrofuleuse, en réalité syphilitiques, sont aujourd'hui bien connues (GAUCHER).

Dans la syphilis acquise, ces adénites, même suppurées, ne sont nullement fonction de scrofule. Elles sont dues, par l'intermédiaire des lymphatiques, à toutes sortes d'irritations externes (stomatite, dents cariées, affections du cuir chevelu, etc.), lesquelles engendrent des adénites banales. Mais ces ganglions, une fois enflammés, restent extrêmement susceptibles, malgré leur guérison apparente. Viennent alors quelques chancres, plaques ou lésions syphilitiques quelconques sur les mêmes régions ; l'adénite assoupie se réveille et s'engorge d'autant plus facilement. L'érosion spécifique sert alors de porte d'entrée aux microbes pathogènes, à l'infection secondaire, et la suppuration peut survenir.

Quant aux autres lésions dites scrofulo-syphilitiques, tuméfactions amygdaliennes, rhinites, ophtalmies, elles sont simplement dues à la présence de plaques *in situ*, lesquelles facilitent à leur surface la pullulation des bacilles et les infections secondaires (AUGAGNEUR, *Province médicale*, 1892).

La *tuberculose* proprement dite n'a pas une action plus néfaste sur les syphilitiques que sur ceux qui ne le sont pas. La proportion de mortalité est à peu près semblable chez les uns et chez les autres (statistique de MATTHIS, de Iéna). Une syphilis secondaire grave est une prédisposition mauvaise dont la tuberculose pourra profiter. La syphilis tertiaire semble ne pas être influencée par une tuberculose concomitante, pas plus qu'elle ne l'influence. La moyenne d'âge des syphilitiques morts tuberculeux est toujours vingt-cinq à trente-cinq ans. Quelques auteurs (PORTULACIS, MONTEVERDI) ont même attribué à la syphilis une influence salutaire sur la marche de la tuberculose. En réalité, elle ne semble pas en être bien modifiée, ni dans un sens ni dans l'autre.

Le *diabète* entre en ligne de compte. On a depuis longtemps remarqué que, chez les diabétiques, le chancre, génital surtout, est plus ulcéreux, plus étendu, à tendance phagédénique ou gangreneuse, obligeant à un traitement local sérieux. Les syphilides secondaires sont peut-être plus hâtives(?), en tout cas plus confluentes, à tendance érosive ou ulcéreuse, avec une préférence marquée pour les régions génitales et péri-génitales. Pas d'influence bien marquée sur la période tertiaire.

Cette prédisposition cutanée est due en grande partie aux modifications de la peau sous l'influence d'une sécrétion sudorale anormale et sucrée. Il est vrai que cela suppose un diabète d'une certaine gravité. Quant aux ulcérations génitales, elles sont très explicables par le contact de l'urine sucrée et irritante qui prédispose à la fermentation et à l'infection.

L'hybride combinaison du *cancer* et de la syphilis fut ima-

ginée par Verneuil qui publia dans la thèse de Ozenne
(Paris, 1884) 30 cas de lésions cancéro-syphilitiques. Ces observations sont bien douteuses. Réunies en fort peu de temps, elles
admettent, avec une facilité un peu excessive, l'existence antérieure de la syphilis chez les sujets atteints de cancer. Les deux
diathèses paraissent cependant bien différentes, ne se portant
en aucune façon sur les mêmes organes. Depuis cette époque,
quelques observations ont paru, confirmatives en apparence
(Lang, Fournier, Brault, etc.). En réalité, il s'agit toujours
de néoplasmes de la langue développés sur des lésions chroniques
et récidivantes, fait qui n'a rien de particulier à la syphilis.
Toute vieille ulcération, suppurante ou irritée, est susceptible
de se transformer en cancer, ceci est un fait très connu de pathologie générale. Rien d'extraordinaire à ce que les cellules prolifèrent dans un sens épithélial sur des leucoplasies ou des infiltrats ulcérés. Admettre l'influence cachectisante de la syphilis
comme prédisposant au cancer est déjà plus osé. Quant à
l'hybridité proprement dite, elle n'a aucune signification
réelle, et n'est plus admise par personne (Etcheverry, *Annales
de Dermatologie*, 1904).

4° Facteurs thérapeutiques. — Sauf quelques rares exceptions, on peut affirmer qu'une syphilis se montre légère ou
grave suivant qu'elle a été traitée ou non. La syphilis est peut-
être la maladie sur laquelle la thérapeutique a le plus d'action.
Si un malade est traité dès le début, s'il prolonge suffisamment
ce premier traitement, le plus important de tous, enfin s'il peut
être surveillé pendant deux ou trois ans, de façon à le reprendre de temps à autre, en cas de besoin, il y a assurance à peu
près formelle que ce malade échappera au tertiarisme. Chez
plus de 93 p. 100 des malades traités, la syphilis reste réellement bénigne. En somme, on peut dire que le pronostic pré-
visionnel de la syphilis est surtout fonction de traitement ; et
nous ajouterions, de traitement précoce.

Nous voyons d'ailleurs tous les jours, dans les hôpitaux, les
résultats inverses des syphilis non soignées. Nombre de malades
de nos consultations arrivent à la dernière extrémité, forcés par

l'extension du mal à s'en préoccuper et aboutissent, souvent malgré tous les soins, aux formes graves, ulcéreuses ou scléro-gommeuses.

Ajoutons que le traitement doit être de suite intensif. Il est malheureusement classique de donner dès le début un traitement quelconque, et souvent sous forme de sirop de Boutigny, sirop de Gibert, ou toute autre préparation déguisée sous le vocable rassurant de « dépuratif ». Ces mélanges d'iodure et de mercure ne valent rien, au début moins que jamais. Leur teneur insuffisante en mercure, les maux d'estomac et la débilitation qu'ils entraînent, sont l'explication trop fréquente des syphilis récidivantes ou aggravées.

En résumé, l'ensemble des notions que nous venons d'exposer ne résoud qu'insuffisamment le problème du pronostic de la syphilis. Les lacunes du sujet sont nombreuses, et la part de l'inconnu est énorme. D'autant qu'il est impossible de se baser sur la bénignité des premiers symptômes pour affirmer qu'ils resteront tels. D'autre part, tout praticien connaît des malades débarrassés à tout jamais de leur syphilis par un modeste traitement et une hygiène quelquefois médiocre, au lieu que les soins les plus minutieux n'arrivent souvent pas à en guérir d'autres. Donc, tout en faisant une large part à la connaissance des conditions pronostiques individuelles ou thérapeutiques, reconnaissons qu'il est presque impossible à son début, et très difficile par la suite, de présager comment une syphilis évoluera.

§ 2. — MANIFESTATIONS DE MALIGNITÉ
DE LA SYPHILIS

Il est utile de savoir comment une syphilis manifeste sa gravité, quelles sont les lésions ou l'ensemble de symptômes qui la font classer parmi les syphilis anormales. En dehors de toute complication, une syphilis peut être grave :

1° Par *diffusion et accentuation des accidents secondaires*. Normalement, la période secondaire est marquée par la roséole, des plaques muqueuses buccales, plus rarement anales ou génitales, quelques syphilides du cuir chevelu, un peu de céphalée. Mais toute la série des accidents peut apparaître à cette période : papules hypertrophiques ou ulcéreuses, condylomes cutanés ou muqueux, plaques généralisées et tenaces, ecthymas, algies violentes, arthropathies, etc., aboutissant à un état de déchéance physique qui crée la *cachexie secondaire*. Pareil état est rare aujourd'hui. Les descriptions laissées par les annalistes du xvi⁰ siècle nous montrent, au contraire, la fréquence de ce syndrome vers cette époque, alors que la syphilis, insuffisamment traitée, se développait aisément sur des organismes sordides, et vierges de toute hérédité immunisante.

2° Par *persistance des anciens accidents*. Ce sont de véritables syphilis *subintrantes*, où les éruptions papuleuses et ulcéreuses s'enchevêtrent et se succèdent sans raisons bien précises. En pareils cas, la persistance peut se localiser ; les plaques muqueuses buccales sont fréquemment la seule et tenace manifestation, qui, pendant des mois, occupe le malade, malgré l'hygiène et le traitement. D'autres fois, les manifestations les plus diverses réapparaissent sur les régions les plus éloignées, se succédant sans que rien les fasse prévoir.

3° Par *localisation fâcheuse des lésions tertiaires destructives*. Ce sont là complications dues au pur hasard. Qu'un syphilitique ait une ou deux gommes sur la jambe, il en sera quitte pour un mois de pansements. Que cette gomme survienne au niveau du nez, sur le voile du palais, qu'elle atteigne et nécrose les os voisins, le malade sera porteur d'une lésion mutilante entraînant une cicatrice indélébile et peut-être dangereuse. Mieux encore, cette gomme peut être cérébrale, et les conséquences en seront autrement graves. Mais ici la maladie n'est pour ainsi dire plus en cause, la lésion est tout, ainsi que sa localisation. De plus, la gravité tient encore à l'importance et à la délicatesse fonctionnelle de l'organe atteint (œil, oreille, larynx) ou enfin au caractère envahissant, phagédénique ou gangreneux, que la lésion revêt accidentellement.

4° Par *apparition des accidents quaternaires*, ceux-ci, très tardifs, pouvant engendrer des dystrophies définitives et incurables sur certains organes (léontiasis de la face, rétrécissement du rectum, laryngite diffuse), sur le système circulatoire (aortite, anévrysme) ou sur le système nerveux (ataxie, paralysie générale).

5º Par *précocité des accidents destructifs et toxiques. Syphilis précoce maligne.* — Tel fut le nom donné par BAZIN à cette forme très rare et très grave de syphilis. On peut la soupçonner dès le chancre : celui-ci s'ulcère, s'étend et ronge dès le début. Il est encore en pleine évolution lorsqu'apparaissent les accidents cutanés et muqueux. De suite, ceux-là prennent l'allure tertiaire, puis phagédénique. Et pendant que les infiltrations se nécrosent, des symptômes apparaissent, dénotant une profonde intoxication de l'organisme : fièvre, céphalée atroce, algies, périostites, asthénie générale, vertiges, et quelquefois accidents cérébro-médullaires. Le tout, en trois ou quatre mois, et sans que rien, dans les antécédents du sujet, ait pu faire prévoir une pareille évolution.

La guérison est possible, mais pas certaine, d'autant plus que la médication donne des résultats absolument nuls, peut-être nocifs ; au point que nous nous sommes demandés, à la suite de QUEYRAT, s'il s'agissait bien là de syphilis (CARLE, *Annales des mal. vénér.*, 1911). Il est certain que l'effet du mercure est déplorable. L'iodure, à notre avis, donne des résultats bien plus appréciables, sans être constants. L'abstention est quelquefois la meilleure conduite, combinée avec le repos complet, le grand air, quelques fortifiants ; et surtout aucun traitement local, précepte trop oublié. Les enveloppements à l'eau bouillie sont très supérieurs à toutes les cautérisations. L'arseno-benzol a donné quelques excellents résultats. Mais dans les cas publiés, il y a beaucoup de phagédénismes tertiaires, et peu de vraies précoces malignes.

§ 3. — PRONOSTIC DE LA GUÉRISON

Cette question est doublement intéressante, au point de vue individuel et prophylactique. Elle nous est presque toujours posée à propos d'un mariage prochain ; circonstance en laquelle il est de toute nécessité pour le syphilitique de savoir s'il n'est plus contaminant, s'il est capable d'engendrer des enfants normaux, en un mot, s'il est guéri. Il est peu de questions où la précision soit plus nécessaire, car il en est peu où la responsabilité médicale soit si souvent, et si directement, engagée. Problème resté des plus complexes cependant, obscurci encore par la question de la contagiosité possible des accidents tertiaires, par celle de la syphilis conceptionnelle, obscurci surtout par les trop nombreux axiomes, les chiffres trop précis, donnés par les maîtres les plus éminents, et derrière lesquels se réfugient, pour donner leur réponse, ceux qu'effraie le pénible examen de chaque cas en particulier.

1° Historique. — Quelques mots seulement pour les anciennes opinions. Il est maintenant entendu que les accidents primaires et secondaires sont très contagieux, et RICORD lui-même, s'il vivait aujourd'hui, ne fixerait plus à six mois la limite de cette contagiosité. Après lui, elle fut étendue par ROLLET, HUTCHINSON, à deux ans, par DIDAY, de douze à quinze mois, par TARNOWSKY à trois ans, bref à toute la période secondaire. Et comme rien, après eux, n'est venu permettre de mettre en doute ces affirmations, comme l'expérimentation et la clinique n'ont fait que les confirmer, nous pouvons établir ce premier principe : *tout syphilitique en période secondaire est susceptible de transmettre la syphilis à sa femme et par conséquent à son enfant.* Et comme conséquence : traitée ou non traitée, forte ou faible, *la vérole est, dans ces délais, une contre-indication formelle au mariage.*

Mais dès qu'il s'agit, non plus de contagion, mais de transmission héréditaire, on voit les chiffres disparaître, les limites s'estomper. On sent que chaque auteur, si expérimenté qu'il soit, a quelquefois songé aux cas exceptionnels dont parle DIDAY « où malgré l'absence d'accidents constitutionnels, depuis quatre, six et dix ans, un individu peut procréer des enfants syphilitiques ».

D'où le doute dans lequel restent plongés les praticiens qui cherchent dans les livres la réponse à cette question que leur pose anxieusement le candidat au mariage.

Pour Bazin, la transmissibilité héréditaire n'avait pas de limites, opinion déjà formulée par Cullerier. Pour Diday, elle n'est pas précise. Balzer croit les transmissions exceptionnelles à partir de la quatrième année, Campana, Lassar, Blaschko ne fixent rien, le professeur Fournier pense qu'après six ans la contagion est rare, mais que la syphilis semble se transmettre plus longtemps par l'hérédité que par tout autre mode et, de plus, que la contagiosité est possible par les accidents tertiaires. Cette opinion recule, pour ainsi dire, indéfiniment les limites de cette contagiosité.

On comprend la gravité de cette loi, dont la conséquence, si on l'adoptait, serait le veto à peu près absolu mis au mariage de tout syphilitique. Mettre un tel veto, disait déjà Diday, « serait travailler de bonne foi au très prochain dépeuplement de la terre ». Ajoutons que le conseil serait peu écouté et peu suivi. Sans aller jusque-là, il s'agit donc de savoir dans quelles limites le praticien peut donner son autorisation.

2° De la contagiosité. — *Les accidents secondaires* sont contagieux. Mais combien de temps durent-ils, *en général ?* Trois ou quatre ans en moyenne, dit-on. Une statistique de Barthélemy, sur 531 syphilis de Saint-Lazare, donne 20 syphilis encore contagieuses après cinq ou six ans. C'est peu, et, telle qu'elle fut faite, cette statistique était d'ailleurs d'un contrôle difficile. Le sujet a été repris récemment (Thèse de Fourcade, Lyon, 1903) sous l'inspiration du professeur Augagneur. On a pris comme sujets les femmes inscrites syphilitiques, depuis 1890 jusqu'en 1904. Celles-ci, celles du moins restées à Lyon pendant ce laps de temps, sont tenues à la visite tous les huit jours, et en cas de lésions suspectes, de quelque nature qu'elles soient, sont envoyées à l'hôpital spécial des Chazeaux. En compulsant leurs observations depuis cette époque, on a constaté que le diagnostic de plaques muqueuses buccales ou vulvaires réapparaissait sur les feuilles pendant un délai moyen de *deux ans*. Passé ce délai, les mêmes femmes venaient encore, mais pour d'autres affections (chancres mous, pédiculi, pertes blanches, etc.). Au bout de deux ans, aucune de ces femmes n'était atteinte d'accidents contaminants. A noter les conditions exceptionnellement défectueuses où sont ces femmes, qui fument, boivent et ne suivent pas leur traitement.

Mais si les *accidents tertiaires* sont contagieux, que nous importe la durée de la période secondaire ? Or les **vingt** cas rapportés par FEULARD au Congrès de Londres (1896) ont posé la question. Les observations, prises avec autant de conscience qu'il est possible en pareille matière, sont toutes calquées sur le même thème : un syphilitique de six, huit, dix ans, se marie et infecte sa femme, dans un délai plus ou moins éloigné, la plupart du temps plusieurs années après le mariage, soit à la suite de syphilides buccales ou scrotales, soit sans causes bien appréciables (écorchure du gland, etc.). D'autre part, LANDOUZY a réuni dans la thèse de TARRASSEWITCH 25 autres cas du même genre, la plupart recueillis à l'étranger.

Même en admettant ces faits, ce serait peu, trop peu pour établir une loi aussi générale. Et, de plus, ils sont bien sujets à la critique. Que signifient toutes les affirmations d'une femme que l'on découvre syphilitique au bout de quelques années de mariage ? Et existe-t-il un seul argument qui permette d'affirmer de façon péremptoire que son origine n'est pas extra-conjugale ? En l'espèce la fidélité féminine ne peut pas être considérée comme argument scientifique, ici moins qu'ailleurs. Et rien n'empêchera ce doute de planer sur les observations les plus impartialement prises.

Enfin, la réinfection est rare, mais possible. Actuellement les cas de *réinfection* publiés sont plus nombreux que ceux de syphilis tertiaires contagionnantes. Il n'est pas possible de ne pas tenir compte de ce facteur. En lisant les observations de FEULARD, on trouve plusieurs *écorchures du gland*, données comme cause de l'infection, qui évoquent bien l'idée d'accident primitif. Quoi d'impossible à ce que les maris incriminés aient été atteints d'une réinfection syphilitique, et soient devenus contagionnants, de par ce fait ?

En somme, sans prétendre que le procès soit jugé, il semble que l'on puisse adoucir les terribles conclusions qui découleraient du rapport de FEULARD, et permettre plus largement

aux syphilitiques anciens et traités l'accès des voies matrimoniales. Mais dans quelles limites peut-on autoriser ce mariage ?

3° De l'autorisation au mariage. — Dans les deux années
qui suivent le chancre, le précepte est formel : *éviter le mariage.*
Même sans lésions, même avec un traitement régulièrement
suivi, le malade n'est pas à l'abri de poussées intempestives de
plaques muqueuses et les considérations de santé vigoureuse,
ou d'autre ordre, que fera valoir le malade, ne devront pas
attendrir le médecin.

A partir de la troisième année, si la syphilis s'est bornée au
chancre, suivi de roséole et de quelques poussées de plaques, si
le malade a été suivi de près et le traitement régulièrement
institué, si *pendant plus de six mois le malade est resté sans mercure et sans lésions*, il n'y a aucune objection sérieuse au mariage.
Mais si les poussées cutanées ou muqueuses sont revenues
plusieurs fois, malgré le traitement, si d'autres accidents ont
fait leur apparition, il est prudent de demander un délai,
pendant lequel on observera suffisamment le sujet pour ne pas
laisser passer un accident inaperçu. L'on fera en même temps un
traitement intensif. Si les accidents étaient de nature secondaire,
laisser écouler un nouveau délai de six mois sans traitement.
Si rien ne paraît pendant ce laps de temps, on peut permettre
le mariage, après confirmation par la réaction de Wassermann.

La troisième année passée, le syphilitique est, en général,
mariable. Ceci est question de traitement et d'intensité des
lésions. Pour le syphilitique avéré, qui n'aurait subi qu'un
traitement sommaire, au début, on fera bien d'attendre
quelque peu et d'instituer une médication vigoureuse. DIDAY
voulait que le malade sollicitât par une vie agitée, par des
exercices forcés, par l'usage des eaux sulfureuses, la manifestation de la récidive possible. De même, les quelques cas
où les manifestations tertiaires sont multiples et tenaces, à
plus forte raison, ceux où le processus s'attaque de bonne
heure au squelette, au système nerveux, ne sont pas précisément de bon augure, ni pour le futur ménage, ni pour sa postérité. Et s'il n'y a pas lieu d'être sévère pour les malades rapi-

dement guéris par un traitement mercuriel ou mixte, on doit au contraire faire envisager la possibilité d'une santé bien compromise et d'enfants malingres aux syphilitiques atteints d'interminables lésions et marqués d'avance pour le tertiarisme. Mais ici, c'est un tout autre point de vue que la contamination qui est envisagé.

La question a été traitée d'une façon très large par CIVATTE (*Ann. de Derm.*, 1907) qui a réuni dans une vaste enquête l'opinion des syphiligraphes des deux mondes. Sauf quelques rares exceptions, leurs conclusions corroborent en général assez bien celles que nous venons d'exposer. La plupart des Anglais et des Américains autorisent sans restrictions le mariage après deux ans de bon traitement. Les Français adoptent en général la formule de FOURNIER : quatre ans de cure intermittente, dont les deux dernières sans accidents. Les Allemands sont plutôt sévères : de quatre ans (FINGER-UNNA), à dix ans (HERXHEIMER). Mais tous (sauf MIBELLI), se basant sur des raisons scientifiques, morales ou sociales, autorisent le mariage des syphilitiques. Il est intéressant de signaler que la plupart des auteurs autorisent le mariage précoce à l'homme bien plus tôt qu'à la femme, celle-ci leur paraissant bien plus susceptible de léguer la maladie à sa descendance, question sur laquelle nous reviendrons.

Ces prescriptions seraient défectueuses, si elles étaient formelles. Aussi n'ont-elles aucune prétention à l'absolutisme. Elles représentent simplement les cas les plus ordinaires, négligeant les exceptions dont on a souvent trop de tendance à exagérer l'importance. Aussi demandent-elles à être, non pas suivies à la lettre, mais interprétées par un médecin qui tienne compte des circonstances particulières à chaque cas.

ARTICLE VII

PROPHYLAXIE DE LA SYPHILIS

Il existe, contre la syphilis, deux sortes de mesures préventives : Les unes dépendent de l'individu lui-même, et comprennent l'ensemble des précautions que chacun peut et doit prendre pour se protéger ; les autres sont du ressort de la société, qui intervient dans une certaine mesure, par les lois ou les décrets, pour réglementer les faits et gestes qui accompagnent la prostitution et, au besoin, réprimer ses excès.

Donc, prophylaxie individuelle, prophylaxie sociale.

1° — *Prophylaxie individuelle.*

Les précautions que chacun doit prendre sont de deux sortes, suivant qu'il s'agit de rapports sexuels, source la plus ordinaire des contaminations, ou bien des rapports auxquels les relations sociales ou les exigences professionnelles entraînent certaines personnes, en dehors de toute idée génitale.

1° De la prophylaxie au cours des rapports sexuels. — Dans cet ordre d'idée, on peut pécher par ignorance de diverses façons : ignorance du danger à courir, ignorance des précautions à prendre, ignorance de la possibilité de la maladie, autrement dit excès de confiance mal placé.

Reprenons chacun de ces points :

a. *Ignorance du danger.* — Si invraisemblable que cela paraisse, on se trouve assez fréquemment en présence de malheureux jeunes gens fraîchement contaminés, et qui apprennent de ce fait l'existence des maladies vénériennes. Le cas se présente aussi bien chez les ouvriers que dans les milieux élevés... dits instruits. Due à une négligence souvent excusable, presque compréhensible dans le premier cas, cette ignorance est fréquemment, de la part des parents, dans les classes supérieures, le fait d'une pudeur systématique, fille d'une certaine éducation religieuse, qui préfère laisser à l'enfant devenu homme les illusions du premier âge : mentalité bien dangereuse cependant, et dont il sera trop souvent l'innocente victime.

La question est délicate évidemment, et ce rôle de moraliste en chambre manque d'attraits. Mais, à ce point de vue, on peut dire que depuis quelques années, le rôle du père de famille est singulièrement facilité ! Il n'y a pas encore bien longtemps que la seule évocation de la syphilis, même en des milieux non timorés, aurait jeté un froid considérable. Actuellement, on s'est familiarisé avec elle ; par le théâtre, le roman et la presse, elle s'est démocratisée, elle est tombée dans le domaine public ; et les problèmes scientifiques et sociaux qu'elle comporte ont fait sortir les discussions du cadre étroit des sociétés savantes. On fait des conférences partout, au régiment, dans les écoles supérieures, dans les universités populaires, et même dans les lycées. Les brochures abondent : *Ce que tout jeune homme devrait savoir. Ce que toute jeune fille...*, etc..., et surtout le petit travail du professeur FOURNIER, dédié *à nos fils quand ils auront dix-huit ans*, édité par les soins de la Société de prophylaxie. Malgré les exagérations forcées dans lesquelles tombent toutes les œuvres de vulgarisation, on doit féliciter les initiateurs de ce mouvement, car ils ont fait beaucoup pour l'éducation des milieux sociaux. Il est évident qu'il faut aujourd'hui à un jeune homme des yeux bien fermés et un esprit bien peu curieux pour ne pas soupçonner, au moins d'une façon vague, l'existence et les dangers des maladies vénériennes.

b. *Ignorance des précautions à prendre.* — Dûment instruit, dans quelle mesure peut-on se protéger contre la contamination, et quelle est la valeur des divers moyens de prophylaxie ?

De tous ces moyens, le plus anciennement préconisé, et peut-être aussi le plus sûr, est cette enveloppe de baudruche ou de caoutchouc, à laquelle le docteur anglais CONDOM laissa son nom, vulgarisé sous l'épithète de capote anglaise. Que ce léger instrument ait autrefois mérité par sa fragilité les anathèmes de RICORD, c'est possible ; mais il semble qu'il ait beaucoup gagné depuis les progrès de la vulcanisation du caoutchouc, et qu'il tienne actuellement un juste milieu entre la toile d'araignée et la cuirasse. En réalité, sans être absolue, la protection ainsi accordée aux organes en présence est la meilleure que l'on puisse trouver. Il est regrettable pour beaucoup que, dans notre pays, le port de la capote ne soit pas une habitude normalement acceptée de part et d'autre, comme cela se passe pour tout rapport occasionnel, en pays étranger.

Faut-il en accuser notre tempérament resté chevaleresque...
ou simplement notre sensualité, qui, paraît-il, ne trouve pas
son compte en pareil cas ? Quelle que soit la raison morale
ou immorale, adoptez le « préservatif » le plus souvent possible,
quelles que soient les protestations de l'objet de votre passagère affection.

D'autres précautions s'imposent : avant, pendant et après.

Avant : un lavage soigneux des organes en présence est nécessaire. Il faut exiger l'injection vaginale préalable, antiseptisée
ou non, cela n'a aucune importance. L'essentiel est qu'elle soit
abondante. Après quoi, le graissage s'impose, car il n'est rien de
mieux pour adoucir la rudesse des contacts, et par conséquent
éviter les écorchures, porte d'entrée de la future infection. Il n'y
a pas de contamination sans érosion : que l'on sache bien cela,
et l'on comprendra l'importance de ce principe. Là encore,
l'adjonction d'antiseptique est secondaire. METCHNIKOFF a
récemment prôné, comme préservatif de tout premier ordre,
la pommade au calomel au tiers. Ceci est fort bien, mais il ne
fallait pas exagérer; et l'allure scientifique de cette communication, malheureusement vulgarisée par une circulaire ministé-
rielle, a fait naître d'imprudentes espérances, et provoqué
ainsi la contamination de quelques braves gens trop confiants
(CARLE, *Lyon Médical*, 1908). C'est là une excellente précaution, nous le répétons, mais à laquelle il ne faut pas se fier de
façon absolue.

Pendant : On oublie en général les préceptes, et surtout les
plus sages. Rappelons néanmoins les vieux adages de nos pères.
Non morari in coïtù, non bis in idem, etc.

Après : Avec ou sans pommade, un grand nettoyage s'impose *au savon*, bien préférable à toutes les spécialités possibles.
Après quoi il sera toujours loisible de perfectionner sa toilette
à l'aide de quelques ablutions à la liqueur de Van Swieten ou
de quelques liquides légèrement alcoolisés. Si l'on découvre
quelque érosion, on peut la badigeonner à la teinture d'iode
ou au nitrate d'argent, on la recouvre pendant quelques heures
avec un peu d'onguent napolitain. Le reste est affaire de chance
ou de guigne ! Et ne pas s'affoler de la poussée d'herpès qui

viendra presque infailliblement à la suite de ces opérations un peu irritantes pour une muqueuse.

c. *Ignorance de la possibilité de la maladie.* — La plupart de nos malades connaissent toutes ces précautions et cependant ils sont contaminés. Pourquoi ? Parce que l'idée ne leur est pas venue un seul instant que l'objet de leur affection pouvait être atteint de cette maladie.

Pourquoi encore, demandons-nous chaque fois ? Les raisons sont toujours excellentes. Tantôt la contaminante est une petite ouvrière vivant dans sa famille, tantôt c'est une femme de maison publique, régulièrement visitée, comme chacun sait, tantôt enfin la femme est au-dessus de tout soupçon, parce qu'elle est mariée, ou la maîtresse de votre meilleur ami, ou menant une vie tout à fait régulière.

Or toutes ces raisons se valent. Il faut tout faire pour détruire cette légende que la syphilis est l'apanage de la basse pègre, de l'étage inférieur de la prostitution. La syphilis court les ateliers, comme les grands bars et les salons. La protection que peut assurer la surveillance des parents, la visite sanitaire, dont nous reparlerons, ou la présence d'un époux légitime n'est que bien relative. A l'encontre de certaines convictions, basées sur des raisons sentimentales, les statistiques démontrent de la façon la plus absolue que l'ouvrière, qui ignore les principes de l'hygiène, est bien plus contaminante que la prostituée, incitée par sa profession à d'abondantes ablutions, et d'ailleurs syphilisée dès le plus jeune âge. Que l'on sache donc bien que l'excès de confiance n'est jamais de mise, quelles que soient les apparences et qu'un scepticisme solide est la meilleure préface de toute bonne prophylaxie.

2° Syphilis d'origine extra-génitale ou professionnelle. — Il y a bien des façons de contracter la syphilis, et celle dont nous venons de parler est la plus habituelle. Mais il est bon de savoir que tel n'est pas le seul mode de contamination, que toutes les muqueuses sont susceptibles d'être atteintes, et que, dans certaines circonstances, le plus chaste des baisers peut être l'origine de la maladie.

Sans nier leur agrément, ni demander leur suppression officielle comme le fit certain législateur américain, il est bien certain que l'acte du baiser, lorsqu'il consiste à accoler étroitement les muqueuses labiales, est rarement une manœuvre de première nécessité, du moins entre parents ou amis. Donc il vaut autant l'éviter. Ces manifestations affectives un peu vives sont en général les premiers symptômes d'une prise de possession plus complète. Et comme, en pareil cas, ni la baudruche ni la pommade au calomel ne sont de mise, le sujet en mal d'amour fera bien de se renseigner quelque peu, et de ne pas livrer ses lèvres à tout venant.

Dans un domaine plus moral, certaines classes de la société sont plus particulièrement prédisposées, par leurs habitudes professionnelles, à ces syphilis extra-génitales.

En tête, le *médecin*. Toutes les statistiques s'accordent à reconnaître la fréquence du chancre des doigts chez les médecins. Et cependant les précautions sont simples, mais encore faut-il les prendre. Toucher avec la plus grande précaution les accidents suintants, au besoin avec un linge ou des doigts de caoutchouc. Si l'on découvre une petite plaie imbibée par l'exsudat, si l'on se pique avec une aiguille infectée, nettoyer immédiatement à l'alcool à 90°, toucher plusieurs fois à la teinture d'iode, et avec une pointe d'électro-cautère, si on l'a sous la main. Une petite friction locale à l'onguent napolitain peut avoir son utilité. Se méfier également du malade qui peut vous cracher dans l'œil au cours d'un examen de la gorge.

Dans d'autres circonstances, le médecin peut avoir une action prophylactique de tout premier ordre sur son entourage, tant par les conseils qu'il peut donner que par sa surveillance directe.

Dans le *choix des nourrices*, par exemple, la responsabilité est double. Car il s'agit aussi bien de donner à un enfant une nourrice saine que d'éviter à cette même nourrice d'allaiter un hérédo-syphilitique. Le second point surtout est délicat, car quelques jours sont souvent nécessaires pour l'éclosion des premiers accidents. Si l'on a le moindre doute, exiger l'allaitement maternel, ou le biberon, au moins momentané. C'est là un des cas où la réaction de Wassermann pourra rendre quelques services.

Il en est de même des circonstances très nombreuses où, chez le médecin, le spécialiste de la gorge, le dentiste, le gynécologue et surtout le vaccinateur, le même *instrument* doit servir à toute une série de malades. Quelques cas isolés et même de véritables petites épidémies sont quelquefois la triste rançon de pareilles négligences. Bien se souvenir surtout que l'antisepsie n'est qu'un vain mot, et les antiseptiques un trompe-l'œil. Toutes les drogues antimicrobiennes répandues à profusion depuis vingt ans n'ont aucune espèce de valeur pour nettoyer convenablement un instrument. Même si celui-ci doit en souffrir, il faut recourir à l'ébouillantement ou à la flamme, seules assurances certaines que nous ayons contre la transmission des germes. Mieux vaut un instrument terni par l'eau bouillante qu'un revêtement bien nickelé, mais chargé de spirochètes !

Ajoutons que les *épidémies d'origine vaccinale* ne se voient plus depuis que l'on a substitué le virus de génisse à la vaccination de bras à bras, et le flambage de la lancette à un simple nettoyage.

2° — *Prophylaxie sociale.*

Par l'intermédiaire de ses représentants choisis ou élus, la Société cherche à se défendre contre le péril vénérien, comme elle le fait à l'égard de toutes les autres épidémies ou endémies. En France, les mesures préventives prises dans ce but par les pouvoirs publics sont de deux sortes : les unes sont *légales*, c'est-à-dire qu'elles puisent dans l'arsenal des lois existantes les moyens propres à refreiner et à corriger ; les autres sont *administratives*, destinées à combler les vides de la loi, et elles agissent directement sur les prostituées, en les obligeant à des visites régulières et à l'hospitalisation. Il sera enfin intéressant de savoir dans quelle mesure la société exerce actuellement cette réglementation, et jusqu'à quel point elle en a le droit.

1° Prophylaxie légale. — Voyons de quels moyens dispose la loi, en France, aux points de vue préventif et répressif.

α) Avec beaucoup de logique, la loi cherche à atteindre tout d'abord le *proxénétisme*. Jusqu'en 1900, la législation devait forcément être inefficace, puisqu'aucune entente internationale n'existait contre ce genre de commerce. A la suite de quelques scandales retentissants, le Congrès de Londres en 1899 vota la création d'un comité international permanent qui s'occupa activement de la question ; à Amsterdam en 1901, à Paris en 1902, on prit toute une série de mesures concernant l'embauchage, l'extradition des coupables et la protection de la jeune fille. Ce mouvement aboutit en France à la revision des articles 334 et 335 du Code pénal, votée par la Chambre en mars 1903. Dans un paragraphe particulièrement dédié aux souteneurs, même lorsqu'ils *paraissent exercer* d'autres professions (ce qui était essentiel), les peines édictées contre ceux qui protègent la prostitution d'autrui sont sévèrement majorées, et vont jusqu'à trois ans de prison et dix ans d'interdiction de séjour. Il serait à souhaiter que cet article fût plus souvent appliqué et que l'on fît trêve à cet humanitarisme pleurard qui semble aujourd'hui présider aux décisions de la plupart des tribunaux.

β) On s'occupe aussi activement de la *protection des mineures*, se livrant à la prostitution. Depuis la loi Th. ROUSSEL, les mineures de dix-huit ans sont conduites devant le tribunal correctionnel, qui statue sur l'envoi aux parents ou la maison d'éducation. Plus jeunes, elles sont considérées comme ayant agi sans discernement, et envoyées dans une maison d'assistance. Trop souvent encore, les tribunaux s'obstinent à leur accorder le discernement, et dans ce cas, si la famille n'en veut pas, elles sont renvoyées à la rue, et de là à la mise en carte après deux ou trois arrestations. Ici l'initiative individuelle a fait œuvre utile, créant, dans toutes les grandes villes, des refuges pour jeunes filles libérées, des maisons d'assistance et de relèvement, remplaçant la sévère maison de correction d'autrefois. L'avenir nous dira si le résultat en est meilleur !

γ) Les peines contre le *racolage* sont encore à l'état de projet.

Jusqu'ici, si le racolage ne s'exerce pas avec scandale, il est simplement toléré, sous l'œil bienveillant de la police, et il nous semble même qu'il soit considéré avec une indulgence un peu exagérée. Nous croyons cependant que c'est là la cause la plus fréquente de ces rencontres passagères, d'où naît la tentation, puis l'acte, puis la maladie. Toute facilité mise à sa réalisation est une faute antisociale, et ce fut l'avis de bien des législateurs, G. BERRY (1884), BÉRENGER (1895), dont les propositions furent d'ailleurs repoussées. Il est vrai qu'actuellement un seul article serait applicable, l'article 330 du code pénal ; et les peines édictées sont un peu lourdes. Aussi, dans le rapport de la Commission extra-parlementaire (BULOT et AUGAGNEUR), a-t-on proposé de modifier le § 2 de cet article 330, en appliquant les peines de contravention prévues à l'article 479 du Code pénal, à tous « ceux qui, en réunion de plus de deux personnes, auraient racolé dans un but de libertinage ». La diminution des peines et surtout leur édiction par un tribunal régulier seraient un gros progrès sur l'état actuel. Mais le projet tout entier dort, pour un nombre indéterminé d'années, dans les cartons de la Chambre.

δ) Il serait plus facile, avec quelque bonne volonté, de poursuivre ce racolage, mêlé de proxénétisme, qui s'exerce dans quantité de boutiques de marchands de vins, de bars, de débits de boissons, surtout dans les quartiers ouvriers. Au cours des consultations gratuites, il suffit de s'enquérir de l'origine de la contamination pour voir qu'il s'agit la plupart du temps d'une petite bonne de café louche. Or l'autorité municipale a le droit absolu d'interdire aux cafetiers de loger chez eux, ou dans des chambres reliées à leur établissement, des femmes ou des filles. Elle peut même, en cas de soupçon, étendre cette prohibition aux logeurs de profession. Inutile de dire que la chose n'a jamais été faite. Il ne faut faire aux marchands de vins nulle peine, même légère, car l'on risquerait, à ce petit jeu, de voir se dresser contre soi l'électeur influent, doublé de la Ligue des droits de l'homme et du citoyen !

ε) *La responsabilité civile en matière de contamination vénérienne* est un principe incontesté. Les articles 1382 et 1383 du

Code civil solutionnent cette question, et condamnent à une indemnité variable, dans tous les cas où sont nettement établies les relations de cause à effet entre la faute et le préjudice commis. Quelques jugements étayent cette jurisprudence, mais ils sont très rares (sauf peut-être en ce qui concerne les contaminations de nourrissons à nourrice), car il est en réalité très difficile de faire la preuve. Avec raison les juges sont très sévères sur ce point, car l'interprétation trop large de ce principe ouvrirait la porte à tous les chantages. Au point de vue pénal, il n'existe que de vieux textes peu précis, que les tribunaux ne semblent en aucun cas vouloir exhumer, malgré les vœux du Congrès de Bruxelles (LANDOUZY, GAUCHER, QUEYRAT, GAILLETON) sur le double délit de contamination.

2° Prophylaxie administrative. — Si invraisemblable que cela puisse paraître, rien n'autorise légalement l'existence de la surveillance des prostituées, telle qu'elle fonctionne aujourd'hui ; ou plutôt les textes sur lesquels repose cette organisation sont actuellement archaïques ou tellement vagues qu'il a toujours été possible de les discuter et même de les attaquer, quelquefois avec succès.

a. *L'état actuel.* — Précisons : La vieille ordonnance de 1778, du préfet LENOIR, basée elle-même sur une ordonnance encore plus vieille du 20 avril 1684, est le frêle pivot autour duquel tourne toute cette machine administrative. Or, dans cette ordonnance, il n'est question ni de jugement, ni de visite de filles, ni d'internement en cas de maladie. Il n'y a pas plus de précision dans les lois de 1784, de 1790 et 1791 qui s'occupent surtout du bon ordre et de la police intérieure de la cité. Et dans les textes qui ont suivi (juillet 1837, mars 1852), on ne trouve encore rien se rapportant de façon précise au régime auquel doivent être soumises les prostituées. Si bien qu'il a fallu, au nom de la morale et de la tranquillité publique, créer un peu artificiellement toute une réglementation à grands coups de décrets préfectoraux ou municipaux, soumis à toutes les variations des régimes ainsi qu'aux vicissitudes électorales. Bien souvent, les jurisconsultes de nos Parlements se sont essayés à légaliser le système actuel.

Mais c'est là matière bien délicate pour la masse de nos représentants, plus sensibles à quelques effets oratoires sur la liberté humaine outragée, qu'à des raisonnements vraiment pratiques. Aussi tous ces projets reposent-ils paisiblement dans les cartons depuis le projet déposé par M. Fallières en 1894, jusqu'au récent rapport de la Commission extra-parlementaire !

En sorte que nous pouvons lire, dans le Répertoire de police administrative et judiciaire (Arrêté municipal, § 6), cette phrase qui est le meilleur résumé et la plus admirable mise au point de la question à l'heure actuelle : « La tranquillité et la salubrité publiques sont également intéressées à ce qu'une surveillance sévère soit exercée sur la prostitution. Le législateur a toujours reculé devant la réglementation complète de cette matière particulière. Mais une longue tradition l'a abandonnée au pouvoir discrétionnaire de la police municipale. Ce pouvoir, en droit strict, serait peut-être contestable, mais la pratique et un accord tacite de toutes les juridictions l'ont en quelque sorte consacré. »

Voyons en quoi consiste cet accord tacite : Actuellement la *mise en carte* est le procédé officiel. Toute fille qui en fait la demande peut, après enquête, recevoir une carte qui, moyennant des visites sanitaires hebdomadaires, régularise pour ainsi dire sa situation, en se portant garant de son état de santé. On peut également inscrire toute fille plusieurs fois arrêtée pour racolage scandaleux, s'il est avéré qu'elle exerce habituellement la prostitution, et qu'elle en vit. En cas d'infraction, la délinquante est traduite devant le commissaire spécial chargé de la police des mœurs, qui décide de son renvoi à sa famille, de la mise en carte ou de la peine à subir, s'il y a eu scandale ou récidive. Au préalable, la visite médicale a décidé de son état sanitaire et de l'utilité de l'hospitalisation.

Au fond, on voit que ce système n'est pas aussi féroce qu'il le semblerait, d'après les descriptions de quelques farouches abolitionnistes. Le commissaire, est, en général, un bon enfant, auquel on pourrait surtout reprocher un excès de mansuétude. Il connaît la plupart des filles inscrites, sait ce qu'elles sont, ce qu'elles valent, et leur applique des peines très inférieures à celles que décernerait le moindre juge de paix. De temps à autre, il peut se tromper, comme tout le monde ; et la presse humanitaire fait alors grand bruit de ces erreurs, dues le plus souvent à des excès de zèle de quelque subalterne. Enfin la prison-hôpital et le médecin-geôlier sont des exceptions, bonnes pour le théâtre, et n'ayant aucun rapport avec la réalité.

Mais, dans la forme, il faut bien le reconnaître, rien ne légalise cette manière de faire. Arrestation illégale, tribunal irrégulier constitué par un fonctionnaire qui est juge et partie; pas de défense, pas d'appel, pas de témoins, et arbitraire absolu du jugement ! Rien n'y manque et il y a là évidemment belle matière à protestations pour les abolitionnistes. Aussi les victimes de ces procédés ont-elles bien souvent tenté une action civile. Mais presque toujours les tribunaux sont restés sourds à ces appels, et ont fait une déclaration d'incompétence basée sur le principe de la séparation des juridictions. Dans quelques cas cependant, dont l'un à Lyon en 1904, la cour d'appel déclara que le tribunal civil était compétent et condamna les agents. Il ne semble pas que ces principes aient fait école, et, aujourd'hui, tout fonctionne comme auparavant.

Laissant de côté les arguments d'ordre sentimental, le vrai reproche que l'on peut faire à ce système est d'atteindre un nombre infime de prostituées. Il faut bien reconnaître que l'énorme majorité de ces dames sont détournées de l'inscription et de la visite par la crainte de l'internement. Cependant il n'est pas possible de s'en remettre de façon absolue à leur bonne volonté, et les résultats obtenus par la suppression absolue de toute surveillance sont vraiment trop peu encourageants pour que l'on soit tenté de l'essayer. Comment faire pour concilier tout cela ?

b. *Les réformes possibles*. — D'abord, à la base du système, *maintenir et même renforcer les mesures policières* destinées à assurer le bon ordre et la morale dans la rue. Tirer de leur obscurité les propositions Yves GUYOT, BÉRENGER, BERRY et le Rapport de la commission extra-parlementaire qui, tout en précisant le rôle de la police, étend sa surveillance à tous les faits et gestes accompagnant la prostitution, y compris le racolage et le proxénétisme. L'attentat à la dignité humaine n'est qu'un vain mot ! Sous prétexte de choléra illusoire ou de tuberculose hypothétique, on nous fait subir des visites sanitaires, quarantaine, isolement, désinfection, etc. La vie avec nos semblables est une suite perpétuelle d'atteintes à notre liberté. Et, malgré l'évidente sympathie de notre époque pour les déchets sociaux, il serait vraiment curieux que les prostituées et les apaches fissent seuls exception, et que l'on n'ait pas la possibilité de se défendre contre leurs plaques muqueuses ou leurs surins !

Puis, *enlever au pouvoir administratif tout son rôle judiciaire* en le transférant à un tribunal régulier, devant lequel seront déférées, dans les formes habituelles et légales, les délinquantes arrêtées par les agents. Ce tribunal décidera des détentions préventives, des pénalités et des inscriptions nécessaires. Ainsi sera supprimé tout empiètement des pouvoirs l'un sur l'autre ; et cette indépendance, les dépouillant de tout arbitraire, leur permettra d'agir d'autant plus vigoureusement.

Enfin *ouvrir largement à toutes les prostituées l'accès des polycliniques spéciales*, ainsi que les services pour vénériens, d'une part en supprimant l'obligation et l'internement forcé, d'autre part, en leur donnant à la consultation même, renouvelée autant qu'il est nécessaire, tous les soins et les conseils que nécessite leur état. Ainsi en avons-nous fait à Lyon où depuis deux ans le Service sanitaire, autrefois uniquement chargé du contrôle, a été transformé en Polyclinique antivénérienne, où sont traitées les malades et distribués les médicaments, l'envoi à l'hôpital étant facultatif. Depuis cette époque, les filles inscrites et mêmes clandestines, viennent beaucoup plus régulièrement, et en bien plus grand nombre qu'autrefois. Nous croyons que, dans ce sens, doit désormais aller la prophylaxie médicale, étant donnée l'impossibilité morale et matérielle de la coercition pendant toute la durée de la maladie.

En somme, le provisoire actuel dure depuis plus d'un siècle, et c'est bien là la meilleure preuve qu'à côté de ses imperfections il présente aussi quelques qualités. « Il existe sur la matière toute une législation à laquelle il est prudent de ne toucher qu'avec une extrême réserve, car le temps et l'expérience en ont démontré l'efficacité. » Tel était le vote du Sénat, le 8 mai

1877. A peu de chose près, il pourrait encore être répété aujourd'hui, sous réserve de la légalisation du système. L'arbitraire qui le régit est quelquefois même utile, car il permet une interprétation plus large, suivant les espèces. Le système vaut en somme ce que valent ceux qui l'appliquent, fonctionnaires ou médecins, et c'est là à la fois sa qualité et son défaut essentiels.

ARTICLE VIII

TRAITEMENT DE LA SYPHILIS [1]

La syphilis est une maladie générale, et, dès son apparition, doit être traitée comme telle, sans négliger la médication symptomatique variable avec la localisation des accidents. D'où deux grandes divisions : traitement général, traitement local.

§ 1. — TRAITEMENT GÉNÉRAL

Ce chapitre comprend l'étude des cinq questions suivantes : 1º Quand faut-il traiter la syphilis ? 2º thérapeutique de la période précoce ; 3º thérapeutique des périodes éloignées ; 4º médication hygiénique ; 5º médication préventive.

A) — QUAND FAUT-IL TRAITER LA SYPHILIS ?

La cure spontanée de la syphilis est aujourd'hui considérée comme une dangereuse utopie, dont les statistiques et l'observation ont fait justice. Le procès des antimercurialistes BROUSSAIS, RICHONS DES BRUS, MURPHY, LORINZER, etc.) est terminé. On doit traiter la syphilis, lors même que les manifestations premières en sont bénignes et simples.

On a longtemps pensé qu'une corrélation nécessaire existait entre l'intensité des premiers symptômes et de ceux à venir.

---

[1] Cette question du traitement de la syphilis a pris depuis quelques années une telle extension, qu'il serait vain de ne prétendre à aucune omission. Pour détails plus complets, on lira avec le plus grand intérêt, sur ce sujet, les ouvrages de ARDRY et NICOLAS (Baillère, 1909), EMERY et CHATIN (Masson, 1909), TISSIER et BLONDIN (Maloine, 1912).

Du peu d'importance des premières éruptions, on a souvent tiré un excellent pronostic. Or, il n'est pas de prophétie plus dangereuse, et les statistiques accumulées ont bien démontré que les accidents tertiaires les plus graves avaient souvent eu à leur point de départ le chancre le plus bénin, les manifestations éruptives les plus légères. La majorité des accidents cérébraux ou médullaires semble, au contraire, se trouver chez ceux dont la syphilis originelle a passé le plus inaperçue. Et ceci, purement et simplement parce que le traitement institué au début a été nul ou incomplet, du fait même du peu d'importance de ces premières manifestations. Sans vouloir entrer dans de plus grands détails sur un point aujourd'hui admis, concluons seulement qu'*il faut traiter toute syphilis*, puisque la bénignité du début n'est nullement une garantie contre l'éventualité d'accidents ultérieurs graves, lors même que de longues années s'écoulent avant le réveil de la diathèse.

La question du *moment propice à l'institution du traitement* est, même de nos jours, bien plus discutée. Faut-il donner de suite le mercure ? Sans revenir sur les multiples dangers attribués à tort ou à raison à l'ingestion mercurielle, et explicables surtout par les abus de ce médicament, il est certain que nombre de praticiens ont trouvé, et trouvent encore, une série d'arguments spécieux.

Le traitement immédiat est inutile, a-t-on dit, puisqu'il laisse souvent les accidents secondaires se produire à sa suite ; il est dangereux parce qu'il irrégularise le cours de la maladie, qu'il rend les récidives plus fréquentes, et surtout qu'il affaiblit par avance l'effet thérapeutique du mercure dans un organisme qui en est déjà saturé lorsqu'apparaissent de nouvelles manifestations. Déjà bien anciennes, ces objections sont toujours répétées (HEUSS, *Correspondenz-Blatt fur Schweiger Aerzte*, 1901). Et la conclusion toute naturelle est qu'il suffit largement d'administrer le mercure au moment de l'apparition des accidents secondaires et pendant leur évolution (ULMANN, *Wiener med. Presse*, 1907).

Cette méthode d'exception est évidemment moins dangereuse que celle qui fait de l'inertie un principe thérapeutique. Cependant elle ne semble pas avoir rallié les suffrages de la majorité des syphiligraphes. A la suite de Ricord, Hutchinson, Fournier et quantité d'autres, nous pensons qu'*il y a tout intérêt à donner, aussitôt qu'il est possible, le traitement dit spécifique.* On ne saurait le commencer trop tôt, car le bon effet s'en fait sentir de suite, sur les plus précoces des manifestations constitutionnelles. Du principe d'expectation de Cullerier et de Diday, il reste ceci : qu'il n'est pas rationnel d'infliger à tous les vérolés les mêmes traitements intensifs. On doit se laisser guider par ce que l'on peut connaître ou deviner de la résistance possible du sujet, de ses prédispositions héréditaires ou acquises. Il est évidemment permis de tâter ses idiosyncrasies. Mais le fait essentiel n'en persiste pas moins, de *la nécessité du traitement spécifique dès la constatation ferme du premier accident syphilitique.* L'expectation ne peut être expliquée que par un diagnostic douteux, que les examens microscopiques ou l'apparition des accidents secondaires éclairciront.

B) — Thérapeutique de la période précoce, le mercure

1° Historique. — Dès l'apparition de la vérole en Europe, le mercure fut appliqué au traitement de ses manifestations. En 1495, Marcellus Cumanus l'ordonne sous forme d'onguent, et après lui Torrella, Fallope, Bérenger de Carpi, Ambroise Paré. Mais l'on ne considéra pas toujours « la nature et la force des corps » comme le recommandait ce dernier, et nonobstant « les flux de bouche, de ventre et autres », on en arriva dans le courant du xvi° siècle à une déplorable exagération. De cette époque datent les descriptions célèbres des « grands remèdes » par lesquels on « passait ». Outre une soigneuse préparation par les purgatifs, la saignée ou les ventouses, les malades étaient séquestrés pendant un mois ou deux dans une chambre transformée en étuve, où ils subissaient deux fois par jour de vigoureuses frictions avec une de ces pommades fantastiques, composées de vingt à trente ingrédients destinés à « corriger » les propriétés trop actives du mercure. On continuait jusqu'à apparition d'une salivation abondante, que l'on attendait comme le gage d'une guérison prochaine. Une bonne salivation devait durer un mois environ, quelquefois plus ; la quantité moyenne devait être de quatre à six livres d'une salive « visqueuse, gluante, pituiteuse ». Ainsi FRACASTOR, BŒRHAVE traitèrent leurs malades. De pathétiques descriptions en restent dans l'ouvrage du chevalier Ulrich de HUTTEN (*Sur la maladie française et les propriétés du bois de gaïac*. Trad. Potton. Lyon, 1865). Les moindres conséquences de ce traitement étaient de terribles stomatites, des troubles digestifs et intestinaux des plus graves, de nombreuses intoxications. D'autres mouraient étouffés, tous prenaient des syncopes. Ulrich de HUTTEN estime à 1 p. 100 la proportion des guérisons obtenues !

Un autre mode de traitement, appliqué avec le même zèle et aboutissant aux mêmes résultats, consistait en *fumigations*. Le malade inhalait pendant une demi-heure ou une heure (suivant ses forces) une vapeur intense provenant de la lente combustion de tablettes de graisses, encens, oliban, où étaient incorporées des substances mercurielles (cinabre ou calomel, de préférence). La séance était renouvelée tous les jours jusqu'à salivation. Les résultats ne furent pas brillants. FALLOPE, BRASSAVOLE relatent nombre de morts « par les parfums ».

Aussi n'est-il pas étonnant de voir s'élever de partout des protestations motivées. Les médecins, PINCTOR, VOSCHS, mettent les malades en garde contre les charlatans, vendeurs d'orviétan ; les hôpitaux interdisent la fabrication des pommades au vif-argent ; des ordonnances en défendent la vente. Ainsi s'explique également la vogue passagère dont jouit le gaïac, qui faillit un instant détrôner le mercure.

Depuis cette époque, la question a été mise au point.

Sagement dosé, limité dans son emploi, surveillé dans ses effets, le mercure a toujours été ordonné par les praticiens, malgré ses détracteurs. Avec la majorité des syphiligraphes, nous dirons que le mercure est un remède *spécifique* de la vérole. Mais encore faut-il s'entendre sur le sens de ce mot : spécifique n'est pas synonyme d'infaillible ; spécifique ne signifie pas que le mercure chasse complètement la maladie, en lui interdisant toute manifestation. D'un côté, ce remède a évidemment ses insuccès, ses défaillances, exceptionnelles d'ailleurs. De l'autre il a seulement là prétention de réduire au minimum les manifestations nécessaires de la maladie, sans les supprimer complètement pour cela. Le mercure n'empêche pas les éruptions secondaires, il ne les arrête pas, il les atténue, de même qu'il atténue toutes les manifestations ultérieures. Des malades classiquement traités ont vu survenir des complications graves, la chose est indéniable. Aussi n'est-ce pas sur un cas qu'il faut baser une critique, mais sur des statistiques. Celles-ci sont formelles pour reconnaître la fréquence des accidents tertiaires et des formes graves chez les malades peu ou pas mercurialisés.

2° Modes d'administration. — Le mercure ou ses sels peuvent être absorbés par la peau (frictions), par les voies respiratoires (inhalations), par le tube digestif (ingestions), par la voie hypodermique (injections sous-cutanées, intra-musculaires, ou intra-veineuses).

1° — *Frictions mercurielles.*

Cette vieille méthode d'administration du mercure est encore, et à juste titre, très fréquemment usitée.

A. Technique. — La pommade la plus connue est l'*onguent napolitain*, onguent mercuriel double, composé de parties égales de mercure et d'axonge, ou de lanoline. Fraîchement préparée, elle n'irrite pas la peau. Bien dosée, elle ne cause pas d'accidents érythémateux. Le dosage est nécessaire. La quantité à employer par jour est de 4 à 5 grammes, quitte à augmenter dans les cas de syphilis grave. La friction peut se faire sur n'importe quel point de la surface cutanée, de préférence sur les régions glabres à peau peu délicate, telles que les parties latérales du tronc, les faces externes des cuisses, le pli du coude, simplement pour éviter les complications eczémateuses. Il est d'ailleurs excellent de varier la région et de changer le siège de la friction tous les jours pendant six à huit jours, avant de revenir aux premiers points frottés. Eviter le scrotum, les aisselles, le parties génitales. La friction doit être sérieuse. On doit écraser la pommade contre la peau jusqu'à ce que le doigt sente à nouveau le grain de l'épiderme. Si l'on se sert d'un gant on doit frotter jusqu'à sensation de résistance, de dessèchement. Le tout doit durer cinq à dix minutes, en moyenne. Un bandage de flanelle ou de toile couvrira la région jusqu'à la prochaine friction, vingt-quatre heures après, la friction ayant été faite le soir, moment le plus propice à ce genre d'opération.

Les Allemands, les Russes continuent ces frictions pendant des mois, sur des malades très surveillés, il est vrai. Il semble préférable de ne les indiquer que pour un temps limité, trois semaines environ, et de prescrire un certain temps de repos avant la reprise du traitement. Tout ceci est affaire très individuelle. Tout dépend de la façon dont la peau et les gencives du sujet tolèrent ce mode de traitement.

D'autres pommades ont été essayées. Le *calomel*, employé autrefois, est tombé en discrédit. Récemment cependant Bovero l'a utilisé à nouveau, se fondant sur ce fait qu'au contact de la chaleur, il se réduit partiellement en mercure métallique et sublimé (Bovero, 1901). La formule employée est la suivante :

```
Calomel à la vapeur . . . . . . .   0,5 à 1 gramme
Lanoline . . . . . . . . . . . . .   3 grammes
Beurre de cacao . . . . . . . . .   1      —
```

L'oléate de mercure à 10/100 a été conseillé chez les enfants (Snow, 1898).

On a également employé les *savons* comme étant plus facilement maniables et plus propres. Le plus connu est celui de Unna comprenant un corps savonneux gras composé de lessive de potasse et de graisse benzoïnée, plus un tiers de son poids de mercure. Unna conseille quatre grammes par jour en savonnage.

Rappelons aussi les emplâtres multiples employés dans le même but, depuis le vieil emplâtre de Vigo, dont les vingt-quatre composants ont été réduits à douze, jusqu'à l'emplâtre au calomel de Quinquaud.

B. Mode d'absorption du mercure par la peau. — Le mercure en frictions est absorbé, c'est un fait. Sa présence souvent constatée dans l'urine, les désordres qu'il peut créer dans l'organisme, ses effets thérapeutiques en sont la preuve. Mais comment est-il absorbé ?

Tandis que les uns admettent que le mercure métallique extrêmement divisé pénètre directement dans l'organisme, les autres croient à la nécessité d'une transformation, qu'il soit volatilisé et absorbé sous forme de vapeurs, ou qu'il soit changé en composés solubles par les corps gras existant dans les follicules pileux. Enfin, une dernière opinion est celle de MERGET (Thèse de Bordeaux, 1888) qui soutient l'action des voies respiratoires inhalant le mercure volatilisé par la chaleur du corps.

La question est loin d'être tranchée. Les partisans de l'absorption par la peau ont retrouvé des particules mercurielles dans les follicules d'un lambeau de peau enlevé après frictions, particules disparues si l'on examine, un certain temps après, un autre lambeau. Mais d'autre part, il est prouvé que le mercure est beaucoup plus volatil à la température ordinaire qu'on ne le croyait tout d'abord.

JULIUSBERG a institué l'expérience suivante (Congrès d'Aix-la-Chapelle, 1900). Deux chiens étant également frottés de pommade mercurielle dans une même chambre, l'un respire l'air de cette chambre, l'autre, trachéotomisé, ne reçoit que l'air du dehors par l'intermédiaire d'un tube. Or, les organes du premier contiennent à l'autopsie une bien plus grande proportion de mercure que ceux du second. L'action inspiratoire paraît donc probable. Les expériences de PICCARDI (1898) aboutissent à ces conclusions que ces deux modes d'absorption sont possibles, puisque dans chacun d'eux, l'autre étant éliminé par le dispositif adopté, on retrouve une certaine quantité de mercure dans les urines.

La question est pendante. Cliniquement, il semble que la part importante revienne à la friction, la partie volatilisée étant en somme bien négligeable.

C. AVANTAGES, INCONVÉNIENTS, INDICATIONS. — Le traitement par les frictions est très actif ; il produit des effets thérapeutiques rapides et marqués. Il agit même sur un certain nombre de lésions tertiaires particulièrement tenaces.

Il épargne les voies digestives : ce point est de prime importance pour les gastralgiques, les dyspeptiques, pour les nombreux malades à qui l'ingestion des pilules procure des diarrhées, pour les enfants et les nouveau-nés qui ne s'accommoderaient pas facilement d'un traitement interne. De plus, cette voie devient libre pour toute autre médication, soit iodurée, soit fortifiante.

Comme *inconvénients*, cette médication a en premier lieu sa malpropreté, et, par cela même, son incommodité. Elle n'est pas facile à dissimuler, et exige évidemment certaines conditions de solitude, et beaucoup de bonne volonté.

Viennent ensuite les *accidents mercuriels* ordinaires, surtout, à un degré remarquable, les éruptions érythémateuses, quelquefois eczémateuses et les stomatites. Tout traitement hydrargyrique y prédispose, mais celui-ci plus qu'un autre. On est obligé à une surveillance continuelle du côté des gencives et la rapidité d'apparition des lésions déjoue quelquefois toutes les prévisions.

Enfin, l'effet de ces frictions n'est pas sûr. Rien n'est plus variable que la faculté absorbante de l'épiderme. On doit l'essayer, et analyser les urines si l'effet thérapeutique paraît tarder à se produire (CARLE et BOULUD, *Annales de dermatologie*, 1904). Le résultat dépend aussi beaucoup de la façon dont la friction est faite.

En somme les frictions *sont indiquées* sans conteste :

1º Dans la *syphilis des nouveau-nés et des jeunes enfants*, dont l'estomac ne peut supporter une autre médication ;

2º Chez les malades dont l'*état gastro-intestinal* empêche le traitement par cette voie, et qui ne peuvent se soumettre au traitement hypodermique.

2º — *Fumigations et inhalations.*

Nous rapportons ces modes d'administration basés sur les propriétés volatiles du mercure, plutôt à titre de curiosité, car ils sont sortis l'un et l'autre de la pratique ordinaire. Très employées autrefois, les fumigations mercurielles sont aujourd'hui réduites à quelques essais de volatilisation de 2 à 4 grammes de calomel à l'aide d'un vaporisateur. Le malade, assis sur une chaise au-dessus du vaporisateur, en aspire les fumées. Quelques récents essais de MELAZZA (*Journal italien des maladies vénériennes et de la peau* 1901) avec des fumigations mercurielles à air chaud, les ont momentanément rappelées.

Les inhalations de tissus imprégnés de mercure très finement divisé ont été essayées comme conséquence thérapeutique du travail de MERGET (*loc. cit.*). Ces tissus découpés sont mis sous la taie d'oreiller ou portés comme des scapulaires de façon à déterminer une inhalation continue chez le porteur. On a récemment (BLOMCUIST, 1899) prôné un nouveau produit, le *mercuriol*, fine poudre grise peu adhérente, destinée à être portée dans un sachet sur le devant de la poitrine C'est un amalgame de magnésium, d'aluminium et de mercure contenant 40 p. 100 de mercure métallique qui se dégage à l'état d'oxyde hydraté. WELANDER s'est déclaré satisfait en certain cas de cette forme de traitement (*Arch. von derm. und syphil.*, 1901).

Original et simple, ce procédé est trop incertain comme dosage, et trop inconnu comme résultats pour être usuellement employé. Il ne présente pas d'indications particulières.

3° — *Méthode par ingestion.*

Ce procédé de thérapeutique, usité dès l'apparition de la syphilis, a traversé les siècles, et jouit encore d'une certaine faveur que lui vaut son extrême commodité. Aussi les composés mercuriels, préconisés comme agents de mercurialisation par la voie gastrique, sont-ils très nombreux. Dès les premiers temps, la forme pilulaire, plus simple et moins fatigante pour l'estomac, a été employée de préférence. De l'ancienne pharmacopée, restent encore les *pilules de Barberousse* contenant du mercure métallique, les *pilules de Belloste*, les *pilules bleues anglaises*, les *pilules de Sédillot* dont le principe actif est le mercure purifié. Voici la formule de ces dernières :

> Mercure purifié . . . . 5 grammes
> Conserve de roses . . . . 7^{gr},50
> Poudre de réglisse. . . . . 2^{gr}.50

Pour 100 pilules. Chacune d'elles contenant 5 centigrammes de mercure.

Le mercure en nature donne peut-être les meilleurs résultats. Nous l'ordonnons fréquemment sous cette forme :

> Onguent hydrargyrique . . . . $0^{gr},10$
> Savon médicinal. . . . . $0.^r,06$
> Opium . . . . $0^{gr},01$

Pour une pilule, deux par jour (AUGAGNEUR).

Le *biiodure de mercure*, le *protochlorure*, le *byoxyde*, l'*acétate*, le *cyanure*, datent du XVIIIe siècle, et sont fort peu employés aujourd'hui du moins, sous cette forme.

Plus récemment, le *peptonate de mercure*, auquel on reproche sa mobilité, le *tannate de mercure*, très en vogue dans les pays de langue allemande.

Voici la formule de LUTSGARTEN :

> Tannate de mercure . . . . 1 gramme
> Acide tannique. . . . . $0^{gr}.$ 0
> Sucre de lait. . . . . 4 grammes
> Poudre d'opium . . . . $0^{gr},50$

Pour 10 pilules. Une à deux pilules par jour, soit de $0^{gr},10$ à $0^{gr}.20$ de sel.

Le *salicylate de mercure*, venu du Brésil, a été fréquemment essayé dans ces derniers temps et semble avoir de réelles qualités antisyphilitiques. On l'emploie à la dose de 5 à 10 centigrammes.

L'*hémoliodomercurique* préconisé par RILLE, à la dose de 3 à 4 pilules de 20 centigrammes chaque, a donné quelques résultats, à l'étranger.

Enfin, deux mercuriaux ont traversé les âges et sont consacrés par l'expérience et par le temps, ce sont le *bichlorure de mercure* ou *sublimé* et le *protoiodure de mercure*.

Le *sublimé* était déjà connu lorsque BŒRHAVE et VAN SWIETEN le vulgarisèrent. On l'emploie sous quantité de formes. Il est généralement ordonné soit en solution, soit en pilules.

En *solution*, il constitue la liqueur de *van Swieten*, ainsi formulée :

> Eau distillée. . . . . 900 grammes
> Alcool à 90° . . . . 100 —
> Sublimé . . . . 1 —

Chaque cuillerée contient donc environ un centigramme et demi de sublimé. Deux cuillerées à bouche par jour, ou une cuillerée à café toutes les quatre heures (soit 4 à 6 par jour) dans un demi-verre de lait sucré (BROCQ, 1901).

En *pilules*, il entre dans la composition des *pilules de Dupuytren* :

> Sublimé. $0^{gr},01$
> Extrait d'opium . . . . $0^{gr},02$
> Extrait de gaïac . . . . $0^{gr},04$

Pour une pilule.

FOURNIER, se basant sur l'inutilité du gaïac et la dose excessive d'opium, formule simplement :

> Sublimé . . . . }
> Extrait d'opium . . . . } àà $0^{gr},01$

Pour une pilule.

La dose moyenne par jour est de 2 à 3 centigrammes suivant les malades. Une pilule ou deux seront suffisantes. Ceci est évidemment très variable, et l'équation personnelle joue ici un rôle considérable. Il est du devoir du médecin de prévoir les sujets résistants et de deviner les susceptibilités particulières, afin de ne pas rester en deçà, et de ne pas aller au delà.

Autant que possible, les pilules doivent être fraîchement préparées et suffisamment molles pour être résorbées dans l'intestin, au lieu de le traverser comme des grains de plomb. C'est ainsi qu'il sera bon de formuler par exemple :

> Sublimé . . . . $0^{gr},01$
> Extrait thébaïque. . . . . $0^{gr},005$
> Savon médicinal . . . . $0^{gr},10$
> Glycérine. . . . . Q. S. pour une pilule molle.

Deux par jour, prises avant les repas.

Ces pilules, prises à jeun, causent souvent de désagréables tiraillements d'estomac. Il est mieux de les prendre pendant le repas et aussi éloignées que possible les unes des autres.

Le sublimé, peu nocif pour les gencives, indifférent pour l'intestin, présente ce gros inconvénient de produire souvent des désordres gastriques. Même à dose très minime, certains malades ne peuvent en aucune façon le supporter à cause des crampes quelquefois intolérables qu'il occasionne. Cette intolérance stomacale empêche bien souvent de doubler les doses, et dans les cas graves, il ne peut pas être ordonné. Il n'est donc pas indiqué chez les personnes dont l'estomac déjà malade ou simplement délicat fait prévoir une susceptibilité anormale de cet organe. C'est là un renseignement précieux à connaître, lorsqu'en présence d'un cas un peu intense, on se demande à quel sel on doit donner la préférence.

Le protoiodure de mercure a été expérimenté pour la première fois par Biett, mais il doit aux travaux de Ricord et à l'emploi, qu'il en faisait, la vogue considérable dont il jouit de nos jours.

Son insolubilité dans l'eau et dans l'alcool oblige à l'employer exclusivement sous forme de pilules.

La formule préconisée par Ricord est la suivante :

> Protoiodure de mercure . . . . 3 grammes
> Extrait thébaïque 1   —
> Thridace 3   —
> Conserve de roses 6   —

Pour 60 pilules. Soit 5 centigrammes de protoiodure par pilule et 1 centigramme et demi d'opium.

On peut les modifier de la façon suivante :

> Protoiodure de mercure 0gr,05
> Extrait d'opium 0gr,01

Pour un adulte, la dose moyenne est de 8 à 10 centigrammes. Pour une femme, 6 centigrammes suffisent. Comme pour le sublimé, il est bon d'espacer les pilules, et de les prendre au moment des repas. Ne pas ordonner une trop grande quantité à la fois, de façon à éviter leur durcissement, circonstance défavorable à l'absorption.

Ce sel présente encore l'avantage de pouvoir être formulé

en cachets, ce qui donne au moins l'assurance qu'il est absorbé
(A. RENAULT).

> Protoiodure de mercure 0gr,05
> Poudre d'opium brut 0gr,01
> Poudre de quinquina . . . . Q. S. pour un cachet.

Le protoiodure est facilement toléré par l'estomac. Par
contre, il attaque les gencives prédisposées, et affecte très souvent l'intestin. La stomatite qu'il occasionne est tenace.

Il est d'ailleurs facile de la prévoir. En prescrivant des pilules
de protoiodure à un malade dont la dentition paraît défectueuse, il est toujours prudent de lui recommander l'arrêt
momentané du traitement, en cas de salivation anormale et de
sensation de constriction légère avec goût métallique dans la
bouche. Cette surveillance est facile, le remède simple, et c'est
pourquoi la stomatite est chose exceptionnelle.

Il n'en est pas de même de la diarrhée. Soit dans les premiers jours, soit au cours du traitement elle est fréquente.
Rarement grave, d'ailleurs, car l'accoutumance intestinale
peut se faire d'elle-même, ou s'obtenir en augmentant légèrement la dose d'opium dans les pilules. En cas de persistance,
il y a indication à modifier la thérapeutique.

D'une façon générale, le protoiodure est bien mieux toléré,
et il présente cet avantage de pouvoir être donné à doses bien
plus fortes, sans danger pour le malade. Ce double fait explique
la faveur dont il jouit en ce moment.

4° — *Méthode des injections.*

Cette méthode consiste à user de la voie hypodermique pour
amener la pénétration du médicament dans l'organisme, soit
par absorption interstitielle, soit par l'intermédiaire du système veineux.

Cette méthode est relativement récente. Elle date des publications de SCARENZIO, de Pavie (1864) et de LEWIN, de Berlin,
en 1867. Son côté séduisant et ses réels avantages l'ont immédiatement fait essayer de tous et adopter de plusieurs. Aussi

les comptes rendus sur ce sujet sont-ils innombrables. On a épuisé la série des sels mercuriaux. Il est déjà impossible de faire même un résumé des nombreux travaux que cette thérapeutique a inspiré. Nous signalerons les plus importants au cours de ce chapitre.

A. Manuel opératoire. — Les injections exigent tout d'abord une asepsie absolue du liquide à injecter, de la seringue et de la peau. On peut employer une simple seringue de Pravaz, à condition que celle-ci soit absolument aseptique, nettoyée et flambée dans toutes ses parties. La seringue en verre, plus facile à nettoyer, est préférable. L'aiguille doit être suffisamment longue (au moins trois ou quatre centimètres) et faite en platine iridié, qui ne s'oxyde pas.

On introduit le liquide soit dans le tissu cellulo-graisseux sous-cutané, soit en plein tissu musculaire. On peut enfin faire pénétrer le liquide directement par la voie veineuse.

a. *Voie sous-cutanée.* — Après avoir été longtemps employé, à l'exclusion des autres, ce premier mode d'introduction fut à peu près délaissé et l'est encore, au profit de la voie intra-musculaire. On accuse, non sans raison, les injections sous-cutanées de causer des complications locales, inflammatoires ou gangreneuses et d'augmenter considérablement la douleur de l'injection. De plus, il semble bien que le liquide intra-musculaire s'absorbe mieux et plus vite. Ceci est exact, mais il est bon d'ajouter que les douleurs déterminées par ces dernières injections, plus rares il est vrai, sont aussi, quand elles surviennent, beaucoup plus tenaces, irradiées et névralgiformes, la cause n'en étant plus la simple distension, mais bien souvent la piqûre ou la compression d'une branche nerveuse. Nous n'insistons pas sur le manuel opératoire bien connu de ces injections, d'autant qu'elles sont à peu près délaissées aujourd'hui.

b. *Voie intra-musculaire.* — Certaines régions du corps sont plus aptes que d'autres à recevoir les injections intra-musculaires, tant à cause de leur sensibilité moindre, de l'épaisseur des tissus que par l'absence ou l'éloignement des gros troncs vasculaires ou nerveux. De ce nombre sont :

La *fossette rétro-trochantérienne*, ou point de *Smirnoff*.

La *région fessière*, et plus spécialement le point déterminé par l'intersection de deux lignes conventionnelles, l'une horizontale, passant à deux travers de doigt au-dessus du grand trochanter, l'autre verticale, séparant le tiers interne de la fesse de ses deux tiers externes (point de *Galliot*). D'après Camous (1905), il faut éviter le point d'émergence du nerf fessier supérieur, situé sur une ligne allant de l'épine iliaque postéro-inférieure au grand trochanter, à huit centimètres de la ligne médiane, donc à la limite inférieure de la zone de *Galliot*.

Sur le trajet d'une ligne allant de la *partie supérieure du pli interfessier* à *l'épine iliaque antéro-supérieure*, de préférence sur les deux tiers internes de cette ligne.

La *région lombaire*, dans les gouttières rachidiennes.

La région choisie, éloignée autant que possible d'une récente injection, bien nettoyée, il ne reste qu'à enfoncer l'aiguille d'un coup brusque, perpendiculaire à la peau jusqu'à une profondeur de trois, quatre ou cinq centimètres suivant l'adipose des sujets. On pousse l'injection lentement, on retire l'aiguille. Une compression d'une minute arrête la gouttelette de sang, si elle paraît. Le collodion est inutile. Le massage consécutif agit quelquefois comme calmant.

c. *Voie intra-veineuse.* — La voie intra-veineuse, préconisée par Baccelli, présente l'avantage d'une introduction directe et immédiate du sel dans le courant circulatoire, et comme conséquence, une dose minime à injecter. L'opération se fait dans les veines du bras et ne présente pas de difficultés chez un sujet peu adipeux.

Discutée au 66ᵉ congrès des médecins allemands (1894), mollement défendue par Blaschko, Lang, Neisser, Schwimmer, vigoureusement attaquée par Kaposi et Bœhrend, la méthode n'a pas fait fortune. Outre une certaine technique à connaître, il est notoire que les phlébites, périphlébites, thromboses et embolies sont des conséquences possibles, et, en tout cas, souvent observées, bien qu'un des défenseurs de la méthode les mette sur le compte d'un manuel opératoire défectueux (Stoukowenkoff, *Thérap. Wochenschrift*, 1895). Certaines statistiques favorables ont paru, presque toutes résultant de l'emploi du cyanure de mercure à la dose de un centigramme tous les jours ou tous les deux jours [(Lang (1896), Chopping (1895)]. Récemment Barthélemy et Lévy-Bing (*La syphilis*, 1905) ont essayé le biiodure de Hg, à la dose quotidienne de 1, 2 et 3 centigrammes. Ils ne voient aucune indication particulière à ce mode d'injection, ni aucun avantage, son indolence ne rachetant pas les périphlébites et les eschares qu'elle peut occasionner. Dans certaines formes graves et surtout accompagnées de désordres oculaires, ce procédé semble avoir donné de rapides améliorations (Ababie, *Société de dermatologie*, avril 1897). Quoi qu'il en soit, il doit être réservé à quelques cas très limités, quand les injections intra-musculaires ont échoué.

B. Des produits injectés et de leur mode d'administration. — Il est deux façons d'administrer les mercuriaux :

Les uns se servent *de produits solubles* et rapidement diffusibles, permettant une injection quotidienne d'une certaine quantité du médicament, qui ne s'accumule pas.

Les autres utilisent *les produits insolubles*, en introduisant une quantité relativement forte, dont l'absorption se fait lentement, en plusieurs jours, permettant ainsi d'espacer considérablement les injections.

a. *Méthode des injections mercurielles solubles.* — Tous les sels de mercure ont été plus ou moins utilisés. Leur bibliographie constitue un travail long et inutile, plusieurs d'entre eux, malgré les promesses du début, n'ayant eu qu'une destinée éphémère.

α. Parmi les *solutions employées*, signalons les plus connues :

Le *sublimé* (Lewin) avec la formule suivante :

```
Bichlorure de mercure. . . . . . . . . . .   0gr,50
Chlorure de sodium. . . . . . . . . . .   1 gramme
Eau distillée. . . . . . . . . . . . . .   100  —
```

soit 5 milligrammes de bichlorure pour 1 gramme de la solution.

· Sa dose est de 1 /2 à 1 centigramme par jour. L'injection est douloureuse.

On peut encore faire une solution huileuse après avoir au préalable dissous le sublimé dans l'éther.

Il est plus simple de faire une solution de sublimé à 4 p. 100 et d'ordonner une injection de 1 centimètre cube tous les deux, quatre ou six jours suivant les cas (PELIZZARI).

Le *cyanure de mercure* (CULLINGWORTH, 1894), d'un effet thérapeutique assez sûr, diversement formulé par SIGMUND, GALEZOWSKI, etc. La forme la plus récente et la plus simple consiste à prescrire un centimètre cube de la solution à 1/100 tous les jours ou moins (CHOPPING, *The Lancet*, 1899).

Les *peptonates de mercure*, et surtout le peptone mercurique ammonique (MARTINEAU, *Mémoires de la Société médicale des hôpitaux*, 1881), combinaison de peptone, de sublimé et de chlorure d'ammonium, contenant un centigramme de sel actif par seringue d'un gramme. Une à deux seringues par jour. Le grand défaut de toutes ces solutions peptonisées ou albumineuses, théoriquement excellentes, puisque très diffusibles, est de ne pas être des composés définis, de manquer de stabilité.

Le *benzoate de mercure* donne de très bons résultats, mais n'étant pas soluble, il est nécessaire de lui adjoindre certains sels.

Formule de Stoukovenkoff modifiée :

Benzoate de Hg . . . . $\Big\}$ àà 0gr,30
Chlorure de sodium . . . .
Chlorhydrate de cocaïne 0gr,10
Eau distillée . . . . Q. S. pour 30 cm³.

Formule du professeur Gaucher :

Benzoate de Hg 0gr,30
Benzoate d'ammoniaque neutre 1gr,50
Eau distillée . . . . Q. S. pour 30 cm³.

ou encore la récente formule de DESMOULIÈRE et LAFAY :

Benzoate de Hg récent . . . . . 1 gramme
Chlorure de sodium pur . . . . . 1 —
Saccharose pur . . . . 10 —
Eau distillée . . . . Q. S. pour 100 cm³.

Chaque centimètre cube contient un centigramme de sel. On

peut, suivant les cas, injecter deux, trois quatre, centigrammes
par jour.

Le *biiodure de mercure*, en solution aqueuse :

                Biiodure de mercure 0ᵍʳ,10
                Iodure de sodium. 0ᵍʳ,10
                Eau distillée . . . .   10 cm³

auquel on peut également ajouter du saccharose comme précédemment.

Ou en solution huileuse (PANAS) :

                Biiodure de sodium. 0ᵍʳ,04
                Huile stérilisée. . . . .   10 grammes

Un gramme de cette dernière contient quatre milligrammes
de biiodure, dose insuffisante et douteuse comme résultat.

Dose moyenne : un à deux centigrammes de sel par jour.
Résultats thérapeutiques excellents. Douleur locale très supportable.

Le *cacodylate iodo-hydrargyrique neutre*, préconisé par BROCQ
(*Annales de Dermatologie*, 1899), pour les cas graves. Chaque
centimètre cube contient quatre milligrammes de biiodure et
trois centigrammes de cacodylate de soude. Un à deux centimètres par jour.

Le *bibromure de mercure*, d'après la formule de VICARIO,
recommandé par EMERY (1907) :

                Bromure mercurique. 1ᵍʳ.80
                Bromure de sodium 1ᵍʳ,03
                Eau distillée. . . . .   Q. S. pour 100 cm³.

Soit 1 centigramme de mercure métallique par centimètre
cube. Deux centimètres cubes tous les deux jours. En général
bien supporté, mais surveiller les gencives.

Signalons enfin, parmi les bonnes préparations à mercure
dissimulé : l'*hermophényl* (phénol de sulfate de mercure), et
l'*énesol* (salicylarsinate de mercure).

Les remèdes sont donc multiples et les indications des uns
et des autres fort peu précisées. En attendant que des expériences systématiquement conduites aient prouvé l'heureux

effet de l'un ou de l'autre sur telle ou telle lésion, nous ne pouvons que rester dans des généralités. Le biiodure de mercure et le benzoate de mercure sont les plus employés, et semblent jusqu'aujourd'hui avoir donné les meilleurs résultats. Après eux, le sublimé, excellent mais douloureux, et le cyanure de mercure.

β) Les *avantages* de la méthode sont les suivants :

1º La rigoureuse application du remède, et son absorption intégrale. Ceci a son importance si l'on songe au petit nombre de malades hospitalisés qui suivent réellement leur traitement, surtout dans les salles de femmes ;

2º Elle expose moins le système gastro-intestinal que la méthode ingestive, moins la peau et la muqueuse buccale que les frictions ;

3º Elle a une action rapide et indéniable sur les déterminations syphilitiques.

γ) *Elle est donc indiquée* :

1º Lorsqu'on a des raisons de croire à la non-application du traitement;

2º Pour les estomacs déjà fatigués, les intestins sensibles, les peaux eczématophiles — en un mot pour les malades chez qui l'anamnèse ou l'expérience directe font prévoir ou constater une action nuisible des pilules ou des frictions. De même la méthode est très indiquée quand on voudra utiliser la voie stomacale pour toute autre médication ;

3º Enfin elle est excellente dans les cas qui réclament une thérapeutique intense et rapide, quelle que soit la forme des accidents et la période de la maladie, et surtout lorsque les frictions semblent ne pas donner les résultats voulus.

Donc, dans ces conditions, la voie hypodermique est préférable aux autres.

δ) Mais les *inconvénients* de cette méthode existent : D'abord elle est encombrante, elle exige une visite quotidienne ou à peu près au médecin, chose impossible pour nombre de malades, difficile pour la plupart. Elle est plus ou moins douloureuse, de suite ou pendant les quelques heures qui suivent. Cette douleur est peu de chose il est vrai, et très variable, suivant le nervosisme du sujet.

Les nodosités douloureuses, avec inflammation locale et hyperesthésie de la région sont fréquentes, mais sans dangers. Les points limités de sphacèle, les abcès, deviennent bien plus rares depuis qu'on a abandonné les injections sous-cutanées.

Enfin, il n'est pas possible d'affirmer que ce mode de mercurialisation soit absolument sans dangers. On a constaté les divers accidents inhérents à l'intoxication mercurielle, la stomatite, l'entérite, l'érythème scarlatiniforme, quoique plus rarement qu'avec les autres modes d'absorption, quand on s'en tient aux doses moyennes.

b. *Méthode des injections mercurielles insolubles.* — Cette méthode consiste à faire pénétrer dans l'économie une dose massive d'un composé mercuriel insoluble, qui, au contact des tissus, devient peu à peu résorbable, et pénètre ainsi lentement dans l'économie au fur et à mesure de sa diffusibilité.

α) *Sels employés.* — Des divers mercuriaux essayés (oxyde jaune de mercure, sulfate de mercure, phénate de mercure, thymol-acétate de mercure, etc.), trois sont surtout employés :

Le *calomel* est le plus ancien des sels de mercure introduits par la voie hypodermique (Scarenzio, 1864).

La formule la plus usitée est la suivante :

<pre>
Calomel à la vapeur. . . . .   1 gramme
Huile de vaseline pure. . . . .   Q. S. pour 10 cm³.
</pre>

Une seringue de 1 gramme contient 10 centigrammes de calomel.

Une demi-seringue ou une seringue tous les huit ou dix jours suivant les cas, la dernière dose étant intensive. Cette préparation est la plus active.

L'*huile grise*, créée par Lang (de Vienne, 1886), modifiée par Balzer, qui a supprimé la plupart de ses inconvénients en y introduisant l'huile de vaseline. L'huile grise se formule aussi

<pre>
Mercure purifié (à l'état d'extrême division) 20 grammes
Teinture de benjoin.   5   —
Huile de vaseline.   10   —
</pre>

Une seringue de Pravaz contient environ 30 centigrammes de mercure métallique.

Ou encore la formule suivante (EMERY) :

> Mercure purifié . . . . 20 grammes
> Vaseline . . . . 10 —
> Huile de vaseline . . . . 20 —

soit 40 centigrammes de mercure pour 1 gramme d'huile grise.

La dose active étant à peu près de 5 à 10 centigrammes de mercure par semaine, on injectera chaque fois de 6 à 12 gouttes de cette dernière préparation, si l'on se repère sur le compte-goutte étalon, appréciation peu facile. On peut utiliser les divisions de la seringue de Pravaz et se rappeler que la quantité à injecter varie de deux à quatre divisions de cette seringue. Il est bien préférable de se servir de seringues spéciales construites à cet effet et graduées en vue de leur utilisation (BARTHÉLEMY, Edmond FOURNIER).

Les injections se font par séries de six à huit, tous les huit jours environ, chaque série pouvant être espacée de un à plusieurs mois suivant le moment et ses opportunités.

Le *salicylate de mercure*, couramment employé autrefois par TARNOWSKI, JADASSOHN, HALLOPEAU, est dissous dans l'huile de vaseline.

> Salicylate de mercure . . . . 4 grammes
> Huile de vaseline . . . . 30 —

Chaque centimètre cube représente 13 centigrammes de sel. Un demi-centimètre cube, soit 6 centigrammes et demi de sel tous les quatre jours.

β) *Technique*. — Même manuel opératoire, même choix des régions, mêmes précautions antiseptiques que pour les injections solubles. Une seringue de Pravaz est suffisante ; rappelons cependant qu'il existe des seringues spéciales pour l'huile grise.

Les injections sous-cutanées sont très douloureuses ; aussi est-il d'usage de les faire intra-musculaires.

La grande aiguille de 4 à 5 centimètres, étant enfoncée jusqu'à la garde, on attend un instant, pour s'assurer que quelques gouttes de sang n'apparaissent pas dans son conduit : cas auquel on referait une autre piqûre, pour ne pas risquer l'introduction dans un vaisseau de ces substances insolubles. On adapte alors la seringue, dont le piston est très doucement poussé, de façon à ne pas distendre brusquement les tissus, et éviter les effractions vasculaires.

Notons cependant que quelques auteurs considèrent que les injections intra-musculaires sont seules causes des embolies. KLOZ (1898), MULLER (1901) GAUCHER, ont réuni à ce point de vue de peu rassurantes statistiques.

γ) *Avantages et inconvénients*. — Cette méthode présente, d'une façon générale, l'*avantage* de réaliser une thérapeutique suffisante (huile grise, salicylate) ou intensive (calomel), sans astreindre le malade aux visites multiples nécessitées par les injections solubles.

Les deux premiers corps constituent une bonne médication moyenne, commode, peu encombrante.

Le troisième est d'un emploi plus restreint, il est plus désigné comme traitement héroïque dans certains cas particulièrement résistants dans lesquels il donne des résultats rapides et excellents.

Les *inconvénients* tiennent à la méthode ou aux composés employés.

Les premiers procèdent de ce fait qu'il est impossible d'apprécier d'avance la dose de mercure absorbée et la rapidité avec laquelle il le sera.

Si donc le malade n'est pas suffisamment tolérant, si ses gencives s'enflamment, si des phénomènes intestinaux se déclarent, il sera impossible d'y parer, ne pouvant réglementer l'absorption intra-musculaire.

Le médecin sera réduit à pallier ces accidents et à attendre l'élimination quelquefois lente du remède.

'Les accidents peuvent être plus graves, les parcelles insolubles déterminant des embolies. Chaque année nous apporte quelques faits de ce genre, parmi lesquels les embolies cardio-pulmonaires tiennent la première place.

Les accidents diffèrent suivant le corps employé.

Le *calomel* est douloureux localement. Dans la moitié des cas, cette douleur est forte, insupportable. La cocaïne (1 centigramme par seringue), l'orthoforme (8 centigrammes par seringue) ont donné des résultats très inégaux. Le calomel fraîchement préparé est beaucoup mieux supporté.

La douleur débute le lendemain pour durer de deux à six jours, locale et irradiée, gênant la marche, obligeant quelquefois à garder le lit. Une réaction inflammatoire survient, moyenne dans 45 p. 100 des cas, forte dans 16 p. 100 (FOURNIER) pouvant se terminer par un nodule empâté (cas ordinaire) ou un abcès.

Les phénomènes généraux sont rares. Dans les vingt-quatre heures qui suivent, le malade présente quelquefois un malaise général, avec un peu de courbature, fièvre, sueurs, céphalalgie, de peu de durée.

L'*huile grise* est bien supportée localement, parfois un nodule douloureux, très rarement inflammatoire.

Par contre, les symptômes d'intoxication, quand ils paraissent, sont tenaces, la stomatite surtout, et plus fréquents qu'avec le calomel. Les embolies sont presque toujours survenues à la suite d'injections d'huile grise. N'oublions cependant pas que ces accidents sont relativement très rares.

3° Accidents dus au mercure. — Le mercure peut léser la peau, le rein, l'appareil gastro-intestinal, la bouche. Disons de suite que les accidents aigus et passagers, ainsi déterminés, n'ont aucun rapport avec les graves lésions de l'hydrargyrisme chronique et professionnel qui atteint les os, le foie, les mâchoires, etc. Au début d'un traitement, il est de toute nécessité de rassurer le malade, généralement terrifié par la perspective de l'absorption du mercure et par les légendes populaires répandues au sujet de sa nocivité. Il faut tenir grand compte des prédispositions spéciales du malade. Certains organismes ne supportent pas une friction sans érythème ou dix pilules sans stomatite. En matière d'hydrargyrisme, l'idiosyncrasie joue un grand rôle.

On trouvera dans les *Annales de Dermatologie* (1908), en plusieurs articles, les résultats d'une enquête mondiale faite par LASSERRE sur le passif des injections mercurielles. Au total, on réunit 133 cas d'embolies ou troubles pulmonaires sans suites, 110 cas d'accidents graves, et 70 morts, dont 15 dues au calomel, 32 dues à des huiles grises, 8 au salicylate de mercure, 7 à d'autres sels insolubles, et les 8 derniers à des sels solubles, en majorité au sublimé. L'entéro-colite, la néphrite et la stomatite ont joué le rôle essentiel dans ces terminaisons fatales.

Ajoutons que ce chiffre, quoique regrettable, est tout à fait insignifiant par rapport au nombre des injections déclarées par les cent et quelque syphiligraphes qui ont répondu à cette enquête.

a. *Accidents cutanés.* — Il faut distinguer les *dermites* locales, dues à l'irritation directe par la pommade mercurielle et les *érythèmes desquamatifs étendus* dus au traitement interne. Les premières guérissent vite par suspension de la cause. Les seconds sont légers (type scarlatiniforme, avec grandes nappes rouge vermillon, prurigineuses, desquamant abondamment au bout de quelques jours) ou graves. Dans ce cas, l'éruption est généralisée à tout le corps, érésypélatoïde sur la face, avec bouffissure étendue, craquelures, suintement aux plis, état général mauvais. La durée est de deux à six semaines. On a vu des terminaisons fatales.

b. *Accidents rénaux.* — L'*albuminurie* s'observe seule ou accompagnant les autres accidents. Elle n'a d'autre symptôme particulier que son caractère transitoire. Après quelques jours de traitement, on doit toujours examiner les urines des malades à ce point de vue.

c. *Accidents gastro-intestinaux.* — Douleurs *gastriques* violentes au moment de l'ingestion, crampes, perte d'appétit, langue saburrale, plus rarement vomissements. Du côté de l'*intestin*, coliques, tiraillements, diarrhées. Les pilules procurent facilement ces divers malaises, d'ailleurs sans gravité la plupart du temps.

d. *Accidents buccaux, stomatite.* — Il est de règle de prescrire au malade, avant tout traitement mercuriel, une rigoureuse hygiène buccale. Passer en revue les dents douteuses et les faire réparer. Puis chaque jour utiliser les poudres, les gargarismes, les dentifrices. En cours de traitement, examiner chaque jour les gencives, et arrêter dès les premiers symptômes d'irritation. Les pilules de protoiodure, les frictions, les injections de sels insolubles prédisposent tout particulièrement aux stomatites.

Début par la salivation, goût métallique dans la bouche, sensation d'irritation, de constriction des mâchoires, liseré rouge autour des incisives médianes inférieures, autour des chicots, rougeur inflammatoire de la languette de chair située derrière la dernière molaire. Tout peut se borner là, ou bien la stomatite suit son cours.

Suspension du traitement mercuriel. Pendant la période d'éréthisme du début, gargarismes émollients (guimauve, pavot, orge) ou anesthésiques (laudanum, cocaïne). A la période d'ulcérations, attouchements au nitrate d'argent, à la teinture d'iode, gargarismes au chlorate de potasse, au borate de soude, ou mieux, à l'eau oxygénée à 3 volumes ; avec permanganate de potasse ou sublimé (1 p. 5 000) si l'infection survient. Opium et lait.

C) — Les préparations arsenicales[1]

Nous dirons, à propos de l'arseno-benzol, par quelle filière on est arrivé à obtenir une médication arsenicale anti-syphilitique intensive. Pour l'instant, rappelons que depuis plusieurs années déjà, sous l'influence d'Armand Gautier, quelques résultats cliniques intéressants avaient été obtenus par Danlos, Brocq, Prokhorow, avec l'aide du cacodylate ou des combinaisons arseno-mercurielles. Mais depuis cette époque, depuis l'apparition de l'atoxyl, et surtout de l'arseno-benzol, les travaux se sont multipliés de telle façon qu'il est impossible même de les rappeler dans un ouvrage de vulgarisation, d'autant que nombre d'entre eux sont des plaidoyers, intéressants d'ail-

[1] Chapitre rédigé par M. le Dr André Augagneur jusqu'à l'arseno-benzol.

leurs, en faveur de tel médicament ou de telle conception. On trouvera tous ces détails dans les ouvrages de HALLOPEAU et FOUQUET, MILIAN, EMERY, TISSIER et BLONDIN.

1° Atoxyl (anilarsinate de soude). — Ce sel a été découvert par BÉCHAMP en 1863. Les premiers essais thérapeutiques ont été faits par les Allemands au Cameroun pour le traitement de la maladie du sommeil. En 1907, à l'Institut Pasteur, Salmon l'employa dans la syphilis expérimentale de singe, puis l'appliqua à la syphilis de l'homme. La question fut alors étudiée par de nombreux auteurs, notamment par HALLOPEAU, LASSAR, HOFFMANN, KREIBICH, UHLENHUTH, von ZEISSL, SCHERBER, KRAUS. NEISSER préconisait un traitement qui, commencé quelques jours après le début de l'infection, aurait arrêté définitivement l'évolution de la syphilis. HALLOPEAU a soutenu les mêmes conclusions.

Mais tous les résultats merveilleux publiés à cette époque ne furent pas constants et, en plus d'une certaine irrégularité dans son action, l'atoxyl peut être la cause d'accidents graves. A fortes doses, il détermine des troubles digestifs, avec vomissements, fièvre, courbature, phénomènes qui disparaissent avec l'arrêt du traitement. Tout cela ne serait pas pour faire rejeter l'emploi de l'atoxyl, s'il n'y avait un autre danger très grave, les accidents oculaires ; ces accidents surviennent brusquement, un malade en plein traitement ayant reçu 5 ou 6 injections devient subitement aveugle. Cette cécité peut parfois régresser, mais cela est très rare. Ces cas de cécité ont été nombreux, HALLOPEAU en a signalé 14 ; sur 29 malades KOPKE en a observé 6 cas, dont 3 avec cécité définitive.

Les avantages de cette méthode ne compensant en rien les dangers à encourir, elle est à peu près complètement abandonnée.

Le mode d'administration du médicament consiste en injections sous-cutanées et intramusculaires ; on emploie une solution aqueuse à 10 ou 15 p. 100 en injections de 0^{gr},50, tous les deux jours pendant trois semaines ; d'autres auteurs l'ont employé à 0^{gr},50 tous les trois jours.

Quelques auteurs ont pris la défense de l'atoxyl, entre autres

Neisser qui avait attribué les accidents observés à des altérations du produit ou à des défauts de fabrication ; mais malgré cela il conseille de ne pas faire d'injections d'atoxyl à des malades ayant des lésions cardiaques, rénales, etc.

2° Arsacétine. — Pour éviter les accidents dus à l'atoxyl on a employé une préparation arsenicale présentée par Erlich et Bertheim sous le nom d'arsacétine. Neisser en a vivement recommandé l'emploi, l'indiquant comme médicament absolument inoffensif n'ayant jamais donné aucun accident. Il l'employait en injections sous-cutanées, 0gr,50 en séries. Ce produit considéré comme inoffensif fut reconnu comme aussi toxique que l'atoxyl, et a déterminé des accidents oculaires graves. Bakers d'Iéna a rapporté deux cas d'amaurose complète observés par Iversen et Brucke après des traitements par l'arsacétine. De plus Bakers signale des cas d'albuminurie survenant dès la première injection. Cette action nocive sur l'œil et le système rénal ont fait abandonner l'emploi de l'arsacétine.

3° Hectine. — Ce produit a été découvert par Mouneyrat ; c'est le sel de soude de l'acide benzo-sulfone-para-aminophényl-arsénique. Il a été introduit dans la thérapeutique antisyphilitique par Hallopeau et Balzer, qui le considèrent comme aussi actif que les autres dérivés arsenicaux, avec une moindre toxicité et ayant en outre l'avantage de relever l'état général du malade. Le produit fut essayé par le Pr Gaucher, Milian, Manotti, Emery, Dive, Guiard, Hallopeau et Fouquet ; pour ces auteurs la tolérance est aussi remarquable que l'influence sur les accidents syphilitiques.

Le 3 août 1909 Hallopeau, au congrès de l'Association française pour l'avancement des sciences, fit une communication intitulée : « Sur une nouvelle méthode de traitement de la syphilis puissamment atténuante, et peut-être abortive ».

Chez un malade présentant un chancre syphilitique évoluant depuis moins de vingt jours on pouvait obtenir l'arrêt complet de l'évolution de la maladie par le traitement suivant :

Localement : injections quotidiennes d'hectine dans le fourreau de la verge, intra et péri-chancreuses ; en même temps pansements du chancre avec une pommade à l'atoxyl ou à l'arsacétine. Parallèlement un traitement mercuriel était fait, consistant en injections intra-musculaires de benzoate de mercure et absorption de potion avec 2 grammes de K. I. chaque jour.

A ce moment, HALLOPEAU présentait sa méthode comme éloignant les accidents secondaires et même les supprimant. Petit à petit, ce traitement devint abortif. Il présenta, en mai 1910, 141 cas sans récidives, et il affirmait la guérison de toute syphilis traitée par cette méthode pendant les vingt premiers jours du chancre, allant même jusqu'à autoriser le malade ainsi traité à se marier.

Inutile de dire avec quel enthousiasme la méthode fut accueillie; les publications furent nombreuses. HALLOPEAU, MARIOTTI et FOUQUET, MONIZ de ARAGAO, BARRIEU, signalent des abortions et GUIARD une réinfection.

Mais l'accord n'est pas complet au sujet de l'abortion, et les échecs commencent à être publiés. FAGE et LE BLAYE reconnaissent que le traitement local par l'hectine amène une guérison rapide du chancre, mais n'admettent pas la valeur abortive. On signale des quantités de récidive. Les conclusions d'EMERY et LACAPÈRE reconnaissent que, quelquefois, il y a eu retard dans l'apparition des accidents secondaires, mais pas d'abortion certaine.

A la clinique de Lyon, à l'Antiquaille, des essais sous la direction du professeur NICOLAS ont été faits par JAMBON, MOUTOT et A. AUGAGNEUR.

Les résultats obtenus ont été des plus décevants, sur 6 malades traités rigoureusement selon la technique d'HALLOPEAU, deux n'ont jamais été revus et les quatre autres ont présenté des accidents secondaires.

a. *Technique*. — Au point de vue technique on emploie l'hectine de trois manières :

· α) *Par la voie digestive*, en gouttes ou en pilules si elle est bien tolérée ;

β). *Par la voie sous-cutanée*, elle ne détermine qu'une douleur minime et parfois un peu d'œdème ;

γ) *Par la voie intra-musculaire*, elle est presque indolore et s'élimine rapidement. Les doses à employer sont de 0ᵍʳ,10 à 0ᵍʳ,20, tous les jours ou tous les deux jours, pendant un mois. Des doses plus élevées ont été administrées sans accident (doses de 0ᵍʳ,40 à 0ᵍʳ,60) (Nicolas et Moutot).

Mais la vraie méthode de HALLOPEAU est mixte. Pour renforcer l'action du traitement général, on injecte quotidiennement dans le chancre lui-même, dans son voisinage, et sur le trajet des lymphatiques des doses de 20 centigrammes d'hectine jusqu'à disparition de l'induration primitive.

b. *Résultats.* — La question de l'abortion de la syphilis par l'hectine est jugée, le promoteur lui-même ayant réparé ce que ses premières affirmations (*Académie de médecine*, février 1911), avaient d'excessif. Il reste regrettable que des affirmations aussi hasardées aient pu être faites du haut d'une tribune aussi retentissante.

Au point de vue curatif, l'hectine nous semble présenter quelques indications, dues à la facilité de son administration, à son élimination rapide, et à la façon remarquable dont les malades le supportent. On peut la recommander en injections intra-musculaires dans les cas où, le mercure n'étant pas toléré, l'arseno-benzol étant jugé trop actif, il faut cependant continuer une médication. La tendance actuelle paraît être de l'ordonner assez couramment dans les complications nerveuses éloignées ou para-syphilitiques. Son emploi dans tout autre cas grave ou immédiatement menaçant serait une perte de temps inutile.

4° **Hectargyre**. — Ce sel est une association arsenico-mercurielle (benzosulfopara-aminophénylarsinate de mercure), également due à MOUNEYRAT, qui a ainsi combiné l'hectine et l'oxycyanure de mercure. La dose quotidienne représente 10 centigrammes d'hectine et 1 centigramme de sel hydrargyrique ; on peut aussi la continuer pendant vingt jours, sauf diarrhées.

5° Arseno-benzol. — Ce dernier venu fit dans le monde une apparition tapageuse en août 1910. Pour la première fois, on vit un médicament, dont l'avenir a montré la valeur, user des procédés de lancement réservés jusqu'ici aux réclames commerciales, et passant par-dessus les estimations médicales, s'adresser directement au public. Avant d'avoir acquis droit de cité scientifique, le médicament était déjà auréolé d'une légende merveilleuse ! De là l'atmosphère un peu spéciale dans laquelle se poursuivirent les recherches de contrôle et de perfectionnement, rendues d'autant plus difficiles par l'enthousiasme exagéré des uns et le dénigrement systématique des autres : défauts qui se retrouvent à l'origine de toutes les conceptions prématurément vulgarisées. Sans insister davantage, étant donné la personnalité des savants qui furent les promoteurs, nous regrettons seulement qu'ils aient cru devoir mêler la presse politique à nos débats thérapeutiques ; et nous souhaitons bien sincèrement, pour la dignité du corps médical, que cet exemple ne soit pas suivi.

Deux ans se sont écoulés depuis les premières recherches, et ce recul, insuffisant pour porter un jugement définitif sur le salvarsan, nous permet cependant d'avoir déjà quelques notions précises sur sa valeur et ses indications, grâce au nombre et la qualité des travaux publiés. Ceux-ci sont innombrables ; il serait vain de vouloir tenter une bibliographie forcément incomplète. Aussi, dans cette étude, nous en tiendrons-nous aux plus connus, à ceux qui représentent une étape, ou une recherche pour l'avenir.

a. *Historique.* — Il serait également trop long de rappeler les recherches biologiques et chimiques par lesquelles le professeur ERLICH aboutit à la constitution du dioxydiamidoarsénobenzol. Ses premières recherches portèrent sur les maladies à tripanozomes. C'est en expérimentant sur des animaux infectés que le professeur ERLICH établit quelques principes directeurs : l'action parasitotrope de certains médicaments appartenant au groupe des arsenicaux, et l'utilité des doses massives pour la stérilisation de l'organisme. A la même époque Armand GAUTIER continuait ses études sur les cacodylates, grâce auxquels Marchal traitait avec succès la dourine du cheval. En même temps, Laverand démontrait l'action de l'arsenic sur les tripanozomes (1903).

Se basant sur l'analogie des tripanozomiases avec les spirilloses, quelques auteurs essayèrent dès cette époque, et avec succès, le traitement de la spirillose des poules par l'atoxyl (Uhlenhuth, Lassar, etc.). Si bien que, lorsqu'il fut démontré que la syphilis humaine devait être également rangée parmi les spirilloses, les essais commencèrent de suite, soit avec du cacodylate (Danlos, Brocq, Gastou), soit avec l'atoxyl.

Les accidents survenus avec ce dernier sel incitèrent à chercher mieux. C'est alors que Erlich et Bertheim recherchèrent la véritable formule de constitution de l'atoxyl et isolèrent le sel sodique de l'acide arsanilique, qui devint le point de départ des combinaisons nouvelles. L'arsénophénylglycine constituait déjà une étape intéressante, à laquelle succéda l'arsénobenzol proprement dit, ou plus exactement le bichlorydrate de dioxy-diamidoarsénobenzol.

Le salvarsan se présente sous l'aspect d'une poudre fine, jaune claire, soluble dans l'eau qui donne une réaction acide, dans l'alcool méthylique, et dans la glycérine. Il s'altère rapidement à l'air, donnant alors naissance à des combinaisons toxiques. Il doit se dissoudre complètement dans l'eau à la dose de 10 centigrammes pour un centimètre cube. On a enfin modifié une fois encore ce sel cette année. Par condensation du formoldéhyde sulfoxylate de soude sur le salvarsan, on a obtenu une poudre neutre, soluble dans l'eau, et moins toxique, à poids égal. C'est cette poudre que nous employons aujourd'hui sous le nom de néosalvarsan.

Les premières expériences ont été faites par Hata sur des lapins atteints de kératite ou de syphilis scrotale. Les résultats apparurent comme très intéressants et les essais commencèrent de suite.

b. *Répartition et élimination.* — A la suite des injections, l'arsenic tend à s'éliminer rapidement par l'urine et les voies digestives, surtout à la suite des injections intra-veineuses de se montrer dès la première demi-heure, et on peut le retrouver, à dose massive, pendant cinq ou six jours ; mais il est encore possible de le déceler pendant deux ou trois semaines, surtout à la suite des injections intra-musculaires, et plus encore, quand celles-ci se sont enkystées.

Il est donc probable que le sel se fixe dans l'organisme. On ne le retrouve pas dans le sang, passé les premiers jours. Il persiste au contraire longtemps dans le foie, les reins, la moelle osseuse, beaucoup moins dans les muscles, très peu dans le système nerveux (FISCHER et HOPE, ULLMANN).

c. *Action sur le tréponème.* — Sous l'influence des injections, les tréponèmes subissent d'abord des modifications dans leur mobilité et dans leur forme. Ils perdent leur mouvement d'oscillation ; leur faible réfringence disparaît ; ils deviennent irréguliers, granuleux, se réunissent en amas en dehors des éléments cellulaires et disparaissent. Cet effet est en général rapide, il se fait sentir au bout de quelques heures. Leur disparition peut être complète dans la semaine, mais elle n'est souvent que momentanée.

d. *Mode de préparation et d'injections .*— Laissant de côté l'injection sous-cutanée, à peu près abandonnée aujourd'hui, nous nous en tiendrons aux deux procédés les plus couramment employés : l'injection intra-musculaire, et l'injection intra-veineuse.

1° — *Injection intra-musculaire.*

Les modes de préparation sont assez différents. Nous les étudierons d'abord avant de rappeler la technique et les indications.

A. MODES DE PRÉPARATION. — On peut préparer ce sel en solution acide, alcaline, neutre ou à l'aide des excipients huileux.

a. *Injection acide.* — La plus simple, mais aussi la plus douloureuse. On dissout le sel dans dix fois son poids d'eau distillée et stérilisée. On peut ajouter quelquefois un centimètre cube d'alcool méthylique (DUHOT), on injecte la moitié sur chaque fesse. Procédé peu recommandable à cause des douleurs consécutives.

b. *Injection alcaline.* — La préparation est celle de l'intra-veineuse dont nous parlerons plus loin. Procédé à rejeter également pour la même raison que précédemment.

c. *Injection neutre.* — On a proposé un grand nombre de méthodes de préparation dont nous rappellerons les plus connues.

α) Dans le *procédé de Wechselmann*, l'instrumentation nécessaire comprend :

1° Un mortier et son pilon en porcelaine ou en verre facilement stérilisable ;

2° Une solution de soude caustique à 40 p. 1000 ;

3° Une solution alcoolique de phénolphtaléine ;

4° Un tube centrifugeur.

On procède de la façon suivante :

Triturer dans le mortier la poudre d'arseno-benzol avec 1 centimètre cube de la solution de soude. Puis on ajoute 1 goutte de la solution de phénolphtaléine, 2 à 3 gouttes d'acide acétique et 6 centimètres cubes de sérum artificiel. Placer le tout dans le tube à centrifuger, et centrifuger pendant un quart d'heure. Retirer avec une pipette la partie supérieure du liquide de façon qu'il ne reste que 2 centimètres cubes au fond du tube. Vérifier si la solution est alcaline au moyen du tournesol. Ajouter du sérum de façon à obtenir 15 centimètres cubes. La solution est prête à être injectée.

β) Dans le *procédé de Michaelis*, on se sert d'une éprouvette de verre d'une contenance de 50 centimètres cubes. On y verse le sel, puis on l'imbibe avec 2 centimètres cubes d'alcool méthylique, puis on ajoute 15 centimètres cubes d'eau distillée chaude, et on agite. Lorsque la dissolution est faite, on ajoute 1 centimètre cube de solution de soude à 40 p. 100 par déci-gramme de sel. On y ajoute une solution de phénolphtaléine à 1/200. La coloration devient rouge, on ajoute quelques gouttes d'acide acétique, il se forme un précipité et lorsque la décolo-ration est complète on ajoute 2 à 3 gouttes de solution alca-line. On a alors une suspension d'environ 20 centimètres cubes.

γ) Dans le *procédé de Blaschko*, on triture la poudre dans un mortier en y ajoutant une solution de soude caustique à 20 p. 100, dans la proportion de 0,09 par décigramme de sel. On ajoute 4 centimètres cubes d'eau bouillie ; si la liqueur est alcaline, on y ajoute 2 centimètres cubes d'eau chaude. On a alors 6 centimètres cubes de liquide.

Il existe bien d'autres procédés, particuliers à ceux qui sont restés fidèles aux injections intra-musculaires (Herxheimer, Troisfontaines) ou à ceux qui y sont revenus (Wechselmann).

d. *Injection huileuse.* — Ce mode d'injection a été préconisé par Volk qui se sert d'huile d'olive stérilisée, puis par Pasini qui emploie un mélange d'huile de lanoline et de vaseline, et récemment par L. Spillmann. On a encore recommandé le mélange de Dujardin : une partie de lanoline pour 9 parties d'huile d'œillette, proportion à peu près adoptée par Lévy-Bing et Lafay qui emploient l'huile d'œillette froissage.

La technique est très simple : elle consiste à verser dans un mortier une quantité d'excipient choisie, soit environ 1 centimètre cube pour 10 centigrammes de salvarsan. Puis l'on triture avec le pilon pour obtenir un mélange bien homogène. Il est essentiel de se servir d'une aiguille à fort diamètre. Malgré cela l'on est quelquefois brusquement arrêté au cours de l'injection, ce qui est dû à l'obstruction de l'aiguille par un bouchon gélatineux occasionné par la précipitation du mélange huileux avec une goutte d'eau ou de sérum sanguin. Donc bien assécher l'instrument et s'assurer que le sang ne remonte pas dans l'aiguille.

B. Technique. — Pour toutes ces injections intra-musculaires, il faut choisir dans la fesse les lieux classiques d'injections déjà signalés à propos des sels mercuriels insolubles. Parmi ces points d'élection, il est préférable de négliger le point de Smirnoff, trop voisin du sciatique, le point de Galliot, trop voisin de la ligne médiane, et de s'en tenir au milieu de la ligne qui réunit le sommet de la rainure interfessière à l'épine iliaque antérieure et supérieure. L'injection doit être profonde, cette profondeur étant variable suivant l'adipose du sujet. Suivant la quantité injectée, on peut se contenter d'une seule piqûre ou déposer dans chaque fesse la moitié de l'injection. Le manuel opératoire ne présente rien de particulier, sinon que les précautions aseptiques doivent être minutieuses, surtout en ce qui concerne l'instrumentation.

C. AVANTAGES ET INCONVÉNIENTS. — Ce mode d'injection présente l'avantage essentiel d'être rapidement préparé et injecté, sauf peut-être les solutions aqueuses neutralisées, d'une préparation un peu plus complexe. Mais, à des degrés variables, elles sont en général toujours douloureuses, quelquefois même très douloureuses, au point d'obliger au repos complet. Il se produit souvent une recrudescence des douleurs vers le quatrième jour, avec irradiation dans toute la jambe. Puis tout s'atténue peu à peu, à moins qu'il ne survienne, de temps à autre, des accidents de sphacèle, superficiels ou profonds. Ceux-ci sont surtout fréquents avec les solutions neutres.

Les excipients huileux sont certainement les mieux tolérés. Avec une technique à peu près identique à celle de SPILLMAN (*Annales des maladies vénériennes*, 1911), nous en avons fait un grand nombre, sans autres ennuis que quelques raideurs douloureuses. Cependant il se produit de temps en temps des ankystements persistants, pour lesquels une intervention est nécessaire (NICOLAS et MOUTOT).

D. INDICATIONS ET DOSES. — Tous ces modes d'administration ont l'inconvénient d'agir lentement, d'abord parce que l'absorption n'est pas immédiate, ensuite parce que la crainte des accidents locaux empêche l'emploi des doses massives. Il peut cependant rendre service dans deux cas : ou bien comme terminaison de traitement, chez un malade dépourvu d'accidents, à la suite d'une ou deux injections intra-veineuses ; car dans ce cas la lenteur d'absorption est plutôt une qualité. Ou bien encore en présence d'accidents résistant au mercure, quand le médecin ne sait pas, ou ne veut pas, utiliser l'injection intra-veineuse.

41.

Dans ces conditions, on peut injecter des doses de 30 à 50 centigrammes en une seule fois. Mais il est fort probable que l'on aura encore tendance à fractionner ces doses. Dans les cas les plus ordinaires, où la dose forte stérilisante n'est pas de rigueur, le praticien soucieux de ne pas immobiliser son malade, préférera toujours une série de 5 ou 6 injections à 15 ou 20 centigrammes chaque, faites à huit jours d'intervalles. Et il est fort possible que dans l'avenir ce soit là la véritable indication des injections intra-musculaires. Dans ces cas il est probable que l'excipient huileux sera choisi de préférence.

2° — *Injections intra-veineuses.*

On a compliqué à plaisir le manuel opératoire de ces injections, en exagérant les difficultés et en multipliant les flacons à tubulure. Chaque auteur a cru bon d'avoir son procédé et son appareil. Nous avons tenu à oublier les uns et les autres, pour exposer la manière de faire qui nous a paru la plus simple, n'exigeant ni installation, ni instrumentation particulière, mais seulement la connaissance des règles ordinaires de l'asepsie et de la ponction veineuse. Nous rappellerons ensuite les variantes les plus importantes.

A. Technique opératoire. — Tout d'abord on se munit d'une ampoule de verre toute préparée et fermée, contenant du sérum physiologique à 7,5 p. 1000, très fraîchement préparé, filtré à la bougie et stérilisé à l'autoclave, aussi récemment que possible. Avec les ampoules de *néo-salvarsan* qui viennent d'être livrées récemment aux essais médicaux, le sérum doit être à 4 p. 1000. On dissout même bien souvent ce sel dans l'eau distillée.

Ces ampoules se trouvent en général chez tous les pharmaciens : et ceux qui ne peuvent les fabriquer eux-mêmes se les procurent en tout cas facilement dans les divers laboratoires de spécialités médicales.

On prend donc une ampoule contenant, suivant les cas, 150 à 250 centimètres cubes de sérum physiologique. Ces ampoules ont une extrémité recourbée en forme de crochet (pour permettre de la suspendre) et l'autre rectiligne présentant un renflement, précédé d'un étranglement et suivi d'une partie effilée (servant à adapter un tube de caoutchouc).

A l'aide d'un trait de lime, on brise la pointe effilée rectiligne de l'ampoule : on verse, en agitant simplement l'ampoule, environ 20 centimètres cubes de sérum dans un flacon poudrier ordinaire d'une capacité de 60 centimètres cubes, contenant quelques billes de verre. Ce flacon est muni d'un bouchon à l'émeri. Il est entendu que ce flacon, comme toute l'instrumentation, a été longuement stérilisé au préalable par l'ébullition.

Après avoir chauffé légèrement cette quantité de sérum, en plongeant le flacon quelques minutes dans un récipient d'eau chaude, on introduit dans le flacon la dose de sel. Ce chauffage est inutile si l'on utilise le néosalvarsan.

Ce médicament est contenu dans de petites ampoules toutes préparées sous forme de poudre jaune, différemment dénommées suivant les maisons (salvarsan, novarsan, néosalvarsan, etc.).

On verse donc simplement le contenu du tube de salvarsan dans le flacon poudrier, et après avoir bouché ce flacon, on agite vigoureusement pendant deux ou trois minutes pour obtenir la dissolution complète.

On ajoute ensuite au moyen d'un compte-goutte normal la quantité de soude caustique nécessaire pour alcaliniser le liquide. On se sert pour cela de soude caustique à 15 p. 100 (lessive de soude ordinaire du codex diluée de moitié du poids).

La quantité de lessive de soude à ajouter au sérum arséno-benzolé est variable suivant les doses d'arséno-benzol au sérum. On peut pour cela se conformer au tableau suivant :

Pour 10 centigrammes de salvarsan	. .	4 gouttes
— 20 —	— . .	8 —
— 30 —	— . .	12 —
— 40 —	— . .	15 —
— 50 —	— . .	18 —
— 60 —	— . .	23 —

Mais il n'y a pas d'inconvénient à ajouter une ou deux gouttes de plus, car il est préférable d'avoir une solution qui soit plutôt hyperalcalinisée qu'insuffisamment alcalinisée.

A mesure que l'on verse les premières gouttes de soude dans le sérum arséno-benzolé, il se produit un précipité gélatineux jaune verdâtre, qui se redissout lorsqu'on arrive au nombre de gouttes nécessaire pour obtenir la solution alcaline. En agitant on obtient une solution absolument limpide, qu'on doit faire tiédir légèrement. On laisse alors reposer un instant le liquide (quelques-uns le filtrent) ; puis à l'aide d'une seringue stérilisée de 10 à 20 centimètres cubes de capacité, on aspire le liquide que l'on transvase ensuite dans l'ampoule de sérum physiologique.

Avec le *néo-salvarsan*, cette alcalinisation de la solution devient inutile. Il suffit de dissoudre simplement la quantité voulue de sel dans le sérum, par agitation ; comme équivalence, 90 centigrammes de néo-salvarsan correspondent à 60 centigrammes de salvarsan. Inutile de faire tiédir la solution.

Voilà donc la solution préparée, il ne reste plus qu'à procéder à l'*injection proprement dite.*

Pour cela on adapte à l'extrémité rectiligne de l'ampoule un long tube en caoutchouc, muni d'un index en verre et terminé par un tube de raccord que l'on ajustera à l'aiguille une fois celle-ci introduite dans la veine. Quant à l'extrémité recourbée de l'ampoule, on en brise la pointe et après avoir purgé d'air tout l'appareil, on adapte à cette extrémité le tube d'une soufflerie de thermo-cautère, qui sera utilisé ou non, suivant les cas. Il n'y a plus alors qu'à suspendre l'ampoule à une certaine hauteur (0,50 à 1 mètre), au-dessus du champ opératoire et à pratiquer l'injection.

Pour faire l'injection intra-veineuse, on se sert d'une *aiguille* en platine iridiée de 2 centimètres et demi de long environ, et de calibre variable suivant la grosseur des veines du sujet, pas trop fine, pour éviter la coagulation. Sa pointe est taillée en biseau court, cela afin d'éviter la perforation des deux parois de la veine.

Le *point d'élection* des injections intra-veineuses est constitué par la région du pli du coude, où les veines deviennent rapidement turgescentes, lorsqu'on a posé au-dessus une ligature élastique. On choisit alors la veine la plus visible et la plus saillante, céphalique, médiane du coude ou même basilique.

On applique donc un lien constricteur au-dessus du pli du coude (simple tube de caoutchouc que l'on fixera avec une pince à forcipressure) ; puis, après avoir bien repéré la veine, après avoir fait un nettoyage de la région à l'éther-alcool et badigeonné la peau à la teinture d'iode, on flambe l'aiguille et on procède à l'*introduction dans la veine.*

Pour cela, après avoir perforé la peau, il faut tenir son aiguille horizontalement pour la faire pénétrer dans la veine sans risquer de perforer la paroi opposée. Du reste un léger ressaut de l'aiguille indique généralement que celle-ci a franchi la paroi vasculaire, et d'ailleurs la canule de l'aiguille donne issue à une certaine quantité de sang noir coulant en nappe, ce qui prouve qu'on est bien dans la veine.

On introduit alors dans l'aiguille le raccord du tube de caoutchouc et on desserre la ligature du bras sans secousse de façon à ne pas déranger l'aiguille de sa position. Puis on ouvre le robinet (si le raccord est à robinet) et l'écoulement du liquide se produit, en vertu de la différence de niveau. S'il est trop lent, on peut l'activer en agissant sur la soufflerie.

Si au début de l'injection il se produit une tuméfaction saillante des tissus entourant la veine, cela signifie qu'on l'a perforée de part en part, ou qu'on est dans le tissu cellulaire ; on retire alors son aiguille et on recommence l'opération sur une autre veine, ou à l'autre bras.

L'injection de 200 centimètres cubes de sérum arséno-benzolé demande en général cinq à six minutes.

Lorsque la pénétration du liquide est terminée, on retire brusquement l'aiguille, en pinçant le tube, de façon à ne pas répandre de liquide dans le tissu cellulaire, et on malaxe un peu la région pour détruire le parallélisme de la piqûre cutanée et la piqûre veineuse. On badigeonne à nouveau la peau avec de la teinture d'iode.

Le patient, jusque-là allongé sur une table d'examen, peut se lever et rentrer chez lui.

Tel est le rôle du médecin. Quant au malade, il a, de son côté, quelques précautions à prendre. Inutile de jeûner toute la journée comme on l'a dit ; il suffit de procéder à l'opération quelques heures après le repas. De même, après l'injection, il est préférable de rester à jeun et au repos jusqu'au lendemain matin, ou plutôt de réduire le repas du soir à un potage léger. Nos malades ont bien souvent été obligés de contrevenir à cette règle, et de voyager quelques heures après l'injection, souvent assez longtemps. Cela n'est pas recommandable, mais nous croyons tout à fait exagéré de mettre certains accidents consécutifs graves, et même mortels, sur le compte d'une petite promenade ou d'une innocente bouchée de chocolat, comme cela a été fait.

B DES MODIFICATIONS DU MANUEL OPÉRATOIRE. — Le procédé que nous venons de décrire est le plus simple et le plus employé. Nous avons ainsi pratiqué, avec les Drs JAMBON et RIBOLLET, plusieurs centaines d'injections sans aucun désagrément pour le malade. On peut y apporter certaines variantes portant, soit sur la solution, soit sur l'instrumentation ; nous rappellerons les plus connues.

a. *La solution.* — Quelques auteurs (DUHOT, SPIETHOFF, FLEIG) ont affirmé la supériorité des infusions acides au point de vue des résultats thérapeutiques. DUHOT recommande de faire infuser directement 30 centigrammes de salvarsan dans 300 centimètres cubes de sérum artificiel et de ne donner que 30 centimètres de pression. L'injection doit en effet être faite très lentement, car les accidents immédiats sont beaucoup plus fréquents. Peut-être les risques encourus ne sont-ils pas en proportion avec les résultats.

Par contre, il semble bien qu'il ne soit pas nécessaire d'employer le sérum à 7 ou 9 p. 1000. Il est préférable d'abaisser la dose à 4/1000, le chlorure de sodium pouvant avoir ses inconvénients. Dans certains cas, EMERY a simplement utilisé l'eau distillée, excipient habituel avec le néosalvarsan.

L'un des promoteurs de la méthode, WECHSELMANN, conseille de faire toujours bouillir le sérum quelques minutes avant l'injection, pour faire ainsi disparaître tout accident fébrile. D'après lui, on fait ainsi disparaître les parasites thermostabiles, fréquents dans le sérum stérilisé depuis longtemps. EMERY croit plutôt que cette amélioration est due à ce que l'eau est ainsi privée d'oxygène. Hâtons-nous d'ajouter que même avec ce procédé les frissons et l'état nauséeux persistent bien souvent. Notre modeste avis est qu'entre deux corps injectés, l'un inoffensif et l'autre toxique, il semble plus rationnel d'incriminer le second dans la production de ces accidents.

b. *L'instrumentation.* — On a proposé quantité d'appareils, destinés à faciliter la stérilisation, ou la dissolution, et mettant à l'abri du contact de l'air. C'est ainsi qu'on utilise en Allemagne l'appareil de WECHSELMANN, d'IVERSEN qui utilise la pression de l'air au-dessus du liquide. A noter encore les appareils à seringue, dont le type le plus répandu est celui de SCHREIBER, muni d'un robinet à trois voies ; de sorte que l'on peut, soit aspirer dans la seringue la solution d'arséno-benzol, ou du sérum physiologique, soit injecter l'un ou l'autre dans la veine.

En France, on utilise quelquefois les appareils d'EMERY et PÉPIN, de TISSIER, etc. Il y a aussi des appareils moins simples de HAUPTMANN, de BÉNARIO, etc.

On a également essayé de compliquer l'aiguille en lui donnant la forme de baïonnette (SCHREIBER), ou en la doublant d'une canule ordinaire.

Il est fort probable que, sous peu, tous ces appareils n'auront plus qu'une valeur historique.

C. DES ACCIDENTS. — Les accidents peuvent survenir au cours de l'injection ou à la suite de l'injection.

a. *Accidents immédiats.* — Les accidents peuvent être locaux ou généraux, les uns et les autres étant d'ailleurs fort rares. Localement, le malade peut éprouver une douleur vive à l'arrivée du liquide. Si l'on persiste, une boule d'œdème et une sensation de brûlure indiquent la pénétration dans le tissu cellulaire sous-cutané, d'où nécrose possible. Il faut arrêter de suite comme il a été dit. Il peut également survenir, assez fréquemment, des syncopes émotives ; si elles se prolongent il vaut mieux cesser momentanément l'injection. Très rares, mais autrement impressionnantes sont les manifestations congestives avec sensation de constriction thoracique, dyspnée, facies vultueux, et pouls imperceptible. Ces accidents qualifiés d'apoplexie séreuse ne sont généralement pas mortels. Il faut arrêter l'injection de suite, faire des injections d'huile camphrée ou de caféïne, quelquefois une ponction lombaire. On a incriminé l'hyperalcalinité, et puis l'hypoalcalinité, puis les vieilles eaux distillées, puis l'injection trop rapide...

b. *Accidents consécutifs.* — Localement on peut avoir un petit thrombus persistant souvent assez longtemps. Mais les accidents généraux sont les plus ordinaires, indiquant l'intoxication plus ou moins complète de l'organisme. Ceux-ci débutent quelques heures, ou même quelques jours après l'injection. Le début est marqué par une sensation de froid et un malaise général, de temps en temps par un frisson plus ou moins prolongé avec température. Des maux de tête surviennent, quelquefois violents, accompagnés de vomissements ou de diarrhée. Tout ceci dure de six à vingt-quatre heures, puis s'améliore rapidement. Très fréquents autrefois, ces phénomènes réactionnels deviennent de plus en plus rares avec le néosalvarsan, et l'on fait des séries entières sans autres incidents que quelques céphalées, quelques selles liquides et quelques frissons.

Mais il arrive également que les symptômes peuvent indiquer une intoxication plus grave ou une localisation sur certains organes. C'est ainsi que la fièvre peut atteindre 40° et persister plusieurs jours, s'accompagnant de maux de gorge, d'éruptions rubéoliformes ou érythémateuses, avec ictère ou albuminurie, sang dans les urines et état général grave. Il est rare que ces symptômes persistent plus d'une huitaine de jours. Ils peuvent s'expliquer par un mauvais état général antérieur chez le malade, une dose excessive de médicament, ou une idiosyncrasie particulière à son égard.

D'autres fois il semble que le médicament ait une tendance à se porter sur le système nerveux, et, d'une façon plus précise, *sur les nerfs craniens*. Il est absolument certain que les paralysies sensorielles se sont multipliées d'une façon tout à fait insolite depuis les injections intra-veineuses. On a surtout signalé, et en grand nombre, les lésions des nerfs oculo-moteurs, du nerf optique, avec papillo-rétinite et du nerf auditif ; plus rarement sont atteints le facial, le trijumeau, et de temps à autre le sciatique ou le péronier. Ces paralysies peuvent survenir dans la semaine, ou même dans le mois qui suit l'injection. Sauf quelques rares cas, elles sont à peu près définitives et ont peu de tendance à régresser spontanément,

Ces faits ont dû être reconnus, même par les partisans les plus systématiques de l'arséno-benzol. Ils sont assez curieux pour avoir suscité les explications les plus fantaisistes. Les uns ont pensé qu'il s'agissait simplement de lésions syphilitiques ordinaires, qui auraient apparu de même en toute autre circonstance ! Cela peut être vrai quelquefois, puisqu'on a eu des cas de guérison en poursuivant la médication arsenicale (ÉMERY) ou en la remplaçant par le mercure. Mais on ne peut en faire la règle, car il serait vraiment extraordinaire que ces accidents, rares autrefois, soient subitement devenus si nombreux depuis un an ! L'arséno-benzol a forcément une part dans leur éclosion. S'agit-il d'une fixation élective du sel, par un véritable *neurotropisme*, sur le tissu nerveux ? C'est très probable, car tous les poisons ont aussi leur lieu d'élection. Mais cette explication simple ne saurait être du goût des injecteurs à outrance, qui préfèrent admettre que, par un phénomène analogue à la réaction de Herxheimer, la mise en liberté d'une grande quantité d'endotoxines, sous l'action spirillocide du sel, expliquerait ces paralysies. Mais encore, pourquoi se fixeraient-elles de préférence sur les troncs nerveux ?

Enfin, on a publié un certain nombre de *cas mortels*. Là encore, comme dans toute cette question du 606, on a été porté de suite à l'exagération ! Il faut dire de suite que ces cas sont rares, très rares, par rapport au nombre des malades injectés.

Il faut dire également que, comme le démontrent les statistiques les plus récentes (LERREDDE et KUENNEMAN, février, 1912), la grosse majorité de ces accidents mortels est survenue chez des malades déjà gravement atteints, cardiaques, aortiques ou parasyphilitiques. Ces médications in extremis ont toujours leurs risques, et c'est question morale de savoir si le médecin a le droit de les appliquer.

Mais ce qui est bien plus grave, c'est qu'en certaines circonstances, sans que rien ne l'ait fait prévoir, en pleine santé, chez des sujets jeunes et sans tares, la mort est survenue, rapide, et aussi imprévue que possible. Chaque mois voit éclore quelques cas de ce genre. Quelques malades meurent en asystolie, d'autre dans le coma urémique ou diabétique ; mais la plupart du temps le syndrome est identique, et évoque le tableau de la méningo-encéphalite aiguë. Deux ou trois jours après l'injection, surviennent brusquement des frissons, céphalées, vomissements, raideurs et contractures, auxquels succèdent bientôt des attaques épileptiformes, le coma, et la mort. L'autopsie a presque toujours révélé des lésions méningo-encéphaliques, et souvent aussi des lésions d'artérite chronique, anciennes et même insoupçonnées.

Comme il fallait quand même une explication, on s'en fut encore chercher la réaction de Herxheimer. Et sous prétexte que la roséole subit quelquefois (?) un peu d'exacerbation à la suite d'un gros traitement mercuriel, des auteurs, habituellement sérieux cependant, vinrent soutenir, par analogie, que ces cas de mort ressortissaient de la même cause : autrement dit, c'est la syphilis qui est coupable, et non le remède ; car il ne s'agirait que de la réaction plus ou moins vive qui se produit chaque fois qu'un médicament antisyphilitique actif est donné à dose suffisante ! Nous connaissons également un chasseur humanitaire qui prétend que tous ses lapins meurent d'intoxication saturnine !

En réalité, nous ne comprenons rien à ces cas mortels, très rares heureusement, nous le répétons. Et le désarroi qui règne dans les sociétés savantes, lorsqu'on les discute, en est la preuve. Car l'on préfère chercher les explications les plus baroques, plutôt que d'incriminer simplement le remède, lequel, comme tous les remèdes vraiment actifs, a le droit d'avoir ses inconvénients et le temps en temps ses désastres.

D. Contre-indications. — La conclusion logique de ce qui précède est qu'il faut s'entourer de toutes les précautions avant de procéder aux injections intra-veineuses, même chez les sujets les mieux portants en apparence.

Un examen complet du malade s'impose tout d'abord, d'autant plus minutieux que le malade sera âgé ou antérieurement taré. D'une façon générale, il y aura *contre-indication absolue* toutes les fois que le malade sera atteint d'affections organiques prononcées, cardiaques, aortiques, rénales, hépatiques, ou cérébro-spinales. S'assurer toujours que le foie, et surtout le rein, jouent parfaitement leurs rôles d'émonctoires (analyse des urines, perméabilité rénale, etc.). Il peut y avoir quelque atténuation à cette règle lorsque, le malade est soupçonné porteur d'une lésion organique d'origine syphilitique. Dans ces cas, on a quelque droit à tenter ce traitement, d'autant mieux si la médication hydrargyrique est inefficace ou mal supportée. Mais il est alors recommandé de débuter par des doses tout à fait faibles, et de ne continuer que si la tolérance a été remarquable et le résultat appréciable.

Il en est de même pour l'*idiosyncrasie*, que rien ne peut faire deviner. En présence de ces cas, on recommande toujours une première injection de 20 centigrammes. Mais que reste-t-il alors de la grande conception d'Erlich !

Enfin un des rares principes admis à peu près par tout le monde, c'est qu'il faut être extrèmement prudent, et même s'abstenir, toutes les fois qu'une première injection a été suivie d'une réaction vraiment forte, particulièrement au point de vue des symptômes nerveux.

Les affections aiguës fébriles, et les états cachectiques, sauf cachexie syphilitique avérée, sont aussi de formelles contre-indications.

E. Résultats thérapeutiques. — En cette année 1912,

avec un recul de deux ans seulement, il est scientifiquement impossible de porter sur la nouvelle médication un jugement à prétentions définitives. La plus élémentaire sagesse nous engage à ne pas préjuger de l'avenir et surtout à ne pas entretenir dans l'esprit de nos malades de vaines espérances.

Il est non moins impossible de tenter une revue bibliographique des résulats obtenus, tellement la matière est abondante. Les innombrables publications sur ce trajet aboutissent à des conclusions bien disparates, mais il est certains points sur lesquels on est déjà d'accord, ou à peu près. Un ouvrage de ce genre, destiné aux étudiants, ne peut prétendre à entrer dans le vif des discussions, quelquefois aigres, dont retentissent encore en ce moment nos Sociétés savantes. Nous basant sur nos lectures et sur nos propres résultats, nous nous bornerons à un résumé aussi simple que possible de ce que nous pouvons affirmer, en bien et en mal, et de ce que nous pouvons espérer.

Nous envisagerons la question à deux points de vue, suivant qu'il s'agit de l'action sur les accidents ou sur l'évolution même de la maladie.

a. *De l'action sur les lésions syphilitiques.* — D'une façon très générale tous les accidents syphilitiques sont influencés par le traitement arsenical, mais dans des proportions variables.

A la période primaire, le chancre traité au début guérit rapidement, de dix à vingt jours en moyenne. Ce sont là d'excellents résultats, comparables sans plus, à ce que nous obtenons depuis longtemps avec des injections de biiodure de mercure suffisamment dosées et rapprochées. Comme avec le mercure également, l'adénopathie résiste bien plus longtemps, et aussi l'induration cartilagineuse qui survient de temps à autre à la suite de certains accidents primitifs.

Nous obtenons par contre des cicatrisations rapides dans les cas de chancres gangreneux, à surface fongueuse ou à tendance précocement ulćreuse. Certains d'entre eux résistent absolument à toute médication mercurielle, et il est alors tout à fait indiqué d'essayer l'arséno-benzol, dont l'effet est alors surprenant. Il suffit habituellement d'une seule injection pour avoir une solide cicatrisation en quelques jours.

A la période secondaire, les lésions sont presque toutes heureusement influencées par deux ou trois injections intra-veineuses d'arséno-benzol : les unes dans des proportions tout à fait remarquables ; ce sont les lésions des muqueuses, et d'une façon plus précise, les lésions ulcéreuses, et celles des muqueuses buccales et pharyngées. Là encore, dira-t-on, le mercure donne les plus heureux effets. C'est exact neuf fois sur dix. Mais il est incontestable que nous nous trouvons encore trop souvent en présence de plaques muqueuses récidivantes, persistantes, et souvent à l'état ulcéreux, malgré les médications les plus actives. L'arséno-benzol fait alors merveille, d'autant plus vite, semble-t-il, que le malade a été préalablement saturé de mercure. La douleur cède en vingt-quatre heures, puis on voit se cicatriser en huit jours des lésions ulcéreuses qui avaient résisté pendant des mois ; et chose plus curieuse, cette cicatrisation est la plupart du temps définitive.

Quoique rapide encore, l'effet est moins surprenant sur les lésions végétantes vulvaires, les syphilides ulcéreuses génito-crurales ou cutanées. Là encore, la cicatrisation se fait très bien, un peu plus vite qu'avec nos traitements hypodermiques intensifs, et, en somme, avec moins de dérangement pour le malade, puisque cet effet est appréciable dès la deuxième injection.

Les autres accidents, tels que roséole, syphilides papuleuses, céphalées, alopécies, sont influencées dans des proportions moindres, ou plutôt les résultats sont assez paradoxaux. Le plus souvent l'effet n'est guère supérieur à celui d'un traitement mercuriel moyen. Quelquefois l'éruption résiste longtemps, telles certaines formes lenticulaires ou lichénoïdes ; quelquefois encore il y a une augmentation passagère ou durable, par exemple avec les céphalées. Mais il arrive également qu'on a la surprise agréable de voir fondre rapidement certains accidents très tenaces, tels que onyxis, kératoses palmaires,

albuminurie, et même, affirment certains, syphilide pigmentaire.

Ce n'est pas la règle, hâtons-nous de l'ajouter, car ces accidents sont, en général, assez résistants, surtout les pigmentations. Signalons également, comme peu influencés par ce traitement, les adénites secondaires, les névralgies sciatiques ou
cubitales, les macules post-papuleuses. Ajoutons enfin qu'on
a obtenu quelques heureux résultats dans des paralysies précoces des paires craniennes ; mais ces résultats sont loin d'être
constants, et il n'est pas encore démontré qu'il n'y ait pas
quelque danger à cette médication des lésions nerveuses.

Les *accidents tertiaires* nous arrêteront peu, car nous avons
déjà précisé, au cours de l'ouvrage, pour chacun d'entre eux,
les indications particulières de l'arséno-benzol. Rappelons
seulement que le triomphe de la méthode est dans les grosses
infiltrations, à la fois proliférantes et ulcéreuses des syphilis
lointaines, méconnues ou non traitées depuis longtemps. Mais
tous ceux qui les ont systématiquement traitées par le mercure
et l'iodure à dose massive savent depuis longtemps que, sous
leur apparence terrifiante, ces lésions sont les plus vite cicatrisées. A noter cependant l'effet extraordinairement rapide
de ce médicament sur les lésions mutilantes de la face et du
pharynx, où l'obligation d'agir vite en fait une des indications les plus précises de l'arséno-benzol.

La question de la *syphilis nerveuse* reste très discutée. Si l'on
publia quelques résultats heureux, le nombre des insuccès
les dépasse de beaucoup. On a même signalé quelques désastres.
Il vaut mieux réserver son opinion, et conseiller l'injection
en cas de nécessité absolue, comme on proposerait une opération chirurgicale, après avoir prévenu le malade ou sa famille
des risques possibles de l'intervention.

Dans les *affections para-syphylitiques*, les opinions sont
encore plus partagées, bien qu'une importante majorité décon-
seille ces injections, comme au moins inutiles. A signaler cependant, dans le tabes, quelques améliorations des douleurs
fulgurantes, des crises gastriques, des phénomènes vésicaux,
quelquefois même des troubles moteurs. Là encore, et surtout

dans la paralysie générale, on a vu survenir des accidents graves à la suite de ces injections ; et il sera bon de s'entourer de toutes les précautions.

b. *Action sur l'avenir de la syphilis.* — L'observation de quelques mois a déjà fait justice de la thérapia stérilisans magna, merveilleuse conception pour le lancement du médicament, mais qui n'a pas résisté à l'épreuve du temps. C'est d'ailleurs le contrôle de cette épreuve qui nous manque encore, et c'est pourquoi toute opinion en ce sens est encore prématurée. Nous avons tous connu des syphilis qui attendirent la troisième année pour se manifester de façon désagréable ; et même les cas publiés de réinfection, froidement analysés, sont très loin de nous convaincre, d'autant que quelques-uns d'entre eux avaient subi pour tout traitement une *seule* injection intra-musculaire (MILLIAN, TISSIER) et qu'il faut vraiment un optimisme à toute épreuve pour oser affirmer une guérison définitive après une aussi simple médication. Le pourcentage des rechutes publiées, rechutes cliniques ou rechutes de laboratoire, est déjà très considérable ; et celui des rechutes non publiées, observées tous les jours dans la clientèle de cabinet l'est encore davantage. Voilà un point établi : on n'a pas le droit, même après trois injections intra-veineuses, même après un Wassermann négatif, d'affirmer au malade qu'il n'aura pas d'accidents, et de suspendre la médication.

Mais un point non moins établi, c'est que le praticien a tout à fait le droit, quand il le peut, de conseiller à son malade, au début de l'affection, les deux ou trois injections intra-veineuses, sans préjudice du traitement mercuriel. Il n'est pas trop, au début d'une affection de ce genre, de toutes les ressources de la thérapeutique ; et puisqu'il y a quelques espoirs d'abortion, on a le devoir de faire feu de toute pièce, suivant la vieille expression du professeur FOURNIER. Mais ne pas se réjouir trop tôt. Quantité de cas ainsi traités n'ont pas encore eu d'accidents, mais il en fut de même avec un grand nombre de malades traités par l'huile grise ou les injections solubles. Et ajoutons pour nous rappeler à la modestie que les pilules en ont quelquefois fait autant.

Nous n'insistons pas davantage devant traiter cette question à propos de la direction générale du traitement.

D) — IODURE DE POTASSIUM ET SES SUCCÉDANÉS

WALLACE (1836) préconisa le premier l'iodure de potassium comme anti-syphilitique. RICORD l'adopta, et montra les merveilleux résultats de son administration dans les manifestations tertiaires de tout genre. L'iodure de potassium est resté, malgré la concurrence que lui ont toujours fait les autres sels ou composés iodés, plus nombreux que jamais.

1° Indications. — L'iodure est considéré par la majorité des praticiens comme spécifique de la période tertiaire, des accidents éloignés et locaux, des syphilides tuberculeuses, hypertrophiques, tenaces et profondes, des gommes, des exostoses, des infiltrations viscérales et nerveuses. L'iodure agit remarquablement sur tous les éléments artério-scléreux, qui se retrouvent à l'origine de la plupart des lésions, dans les étapes tardives de la diathèse.

Cependant, on avait depuis longtemps remarqué que certaines lésions essentiellement tertiaires, telles que syphilides tuberculeuses, glossites scléreuses, etc., guérissaient bien mieux avec le traitement mixte et même avec le mercure seul. Systématiquement traitées depuis quelques années par le traitement mixte, les lésions tertiaires semblent se résoudre plus facilement, et les déceptions deviennent plus rares.

Même dans le traitement des lésions nerveuses, il semble que l'on ait fortement exagéré l'action spécifique de l'iodure et les améliorations obtenues. Nous avons déjà signalé ce fait. Bref, il semble que la tendance actuelle soit de restreindre considérablement le domaine de ce médicament. Tout en lui reconnaissant un rôle auxiliaire utile, un rôle préventif indubitable, on n'abandonnera plus à lui seul la cure des lésions éloignées de la diathèse, pas plus que l'avenir du malade. Même dans ces manifestations tardives, le mercure ou l'arsenic restent les vrais remèdes de la syphilis.

Dans toute manifestation grave, précoce ou tardive, le traitement mixte est donc absolument indiqué.

2° Mode d'administration. — On donne quotidiennement la dose de 2 à 3 grammes, en moyenne. On doit d'abord s'assurer du degré de tolérance du malade, puis graduer le médicament et augmenter jusqu'à 5, 6 et 8 grammes, si besoin est, dans les lésions réfractaires ou menaçantes, par exemple.

Une dose supérieure devient dangereuse et inutile. Ne jamais la donner d'emblée.

On peut prescrire simplement la formule :

> Iodure de potassium . . . .   25 grammes
> Eau distillée.   500   —

Soit un gramme par cuillerée. Mais le goût piquant et désagréable de l'iodure demande à être masqué pour nombre de malades ; et, suivant les délicatesses du palais ou les susceptibilités de l'estomac, on pourra le mélanger avec du sirop d'écorces d'oranges amères, du vin de quina, de l'anisette additionnée d'eau, du kirsch, du sirop de café, du lait, de la bière ou de l'eau de seltz, etc. Pris deux fois par jour, immédiatement avant ou pendant les repas, il est généralement bien supporté. Ne pas l'ordonner à jeun.

En cas d'intolérance gastrique absolue, on donne l'iodure de potassium en *lavements* ou en *injections sous-cutanées*.

Le *lavement* sera ainsi formulé :

> Iodure de potassium. . . . .   2 à 5 grammes
> Laudanum . . . .   X gouttes.
> Eau bouillie. . . . .   200 grammes

Evacuer le rectum auparavant, garder le liquide aussi longtemps que possible.

Les *injections hypodermiques* se font avec les précautions habituelles. On se servira de la solution :

> Iodure de potassium . . . .   5 grammes
> Eau distillée stérilisée. . . . . . .   Q. S. p. 10 cm³.

soit 50 centigrammes par centimètre cube. De 2 à 6 centimètres cubes par jour suivant les besoins. Douleurs immédiates vives et eschares de temps à autre.

3° Avantages et inconvénients. — Donc, ce remède présente des *avantages* incontestables qu'il doit à la rapidité de sa diffusion dans l'organisme (il apparaît dans l'urine un quart d'heure après l'injection), et à son action indéniable sur toutes les productions gommeuses ou scléreuses des périodes tardives.

Mais il n'est pas sans comporter des *inconvénients*, en tête desquels nous mettons le coryza, les éruptions acnéiques et les troubles digestifs.

Le *coryza* peut avoir tous les degrés, depuis le simple enchiffrènement jusqu'à la congestion généralisée de toute la face, bouffissure, œdème de la gorge, conjonctivite, sialorrhée, accompagnée de symptômes grippaux, céphalalgie, agitation, dyspnée.

L'*acné iodique* est la forme la plus ordinaire de ses éruptions. Elles se bornent habituellement à quelques classiques pustulettes, restreintes au visage et en petite quantité. Mais elles peuvent devenir bien plus graves, plus étendues, représentées par des pustules volumineuses, inflammatoires, furonculeuses. De plus, d'autres éruptions pemphigoïdes, purpuriques, pustulo-crustacées les accompagnent quelquefois ou les suivent.

Les *troubles digestifs*, signalés tout d'abord par une saveur spéciale, iodurique, métallique, que les malades ont constamment à la bouche, le matin surtout, et après absorption. Puis viennent les douleurs gastriques, l'inappétence, la diarrhée, les vomissements. Certains malades ne peuvent jamais s'habituer à l'iodure, quelle que soit la forme sous laquelle on la leur ordonne.

Bien plus rares sont les *accidents cardiaques*, les *œdèmes* aigus des voies respiratoires, du poumon et surtout de la glotte. Quelques cas d'asphyxie suivis de mort, quand la trachéotomie n'est pas intervenue à temps, ont même été mis sur le compte d'une idiosyncrasie spéciale : car il est à noter que ces cas ne correspondent nullement à des absorptions immodérées d'iodure. Il s'agit donc d'idiosyncrasie, peut-être d'altérations du filtre rénal.

Ceci est une raison de plus pour tâter d'abord avec de très petites doses la susceptibilité particulière du malade. Un peu d'extrait de belladone (AUBERT) (5 à 10 centigrammes par jour), l'extrait de ratanhia (GAUCHER), le bicarbonate de soude sont employés comme préventifs des accidents.

Quelques composés iodés ont été préconisés comme succédanés de l'iodure de potassium, ou comme pouvant le remplacer en cas d'intolérance absolue.

4° Autres composés iodés. — *L'iodure de sodium*, mieux toléré, moins irritant, mais moins énergique, pour la plupart des syphiligraphes.

Le congrès d'Aix-la-Chapelle (1900) lui a cependant accordé une place d'honneur (MEISSNER).

L'iodure d'ammonium, souvent ordonné en combinaison avec les deux précédents.

L'iodure de rubidium (COLOMBINI, *Reforma Medica*, 1898).

L'iode (CULLERIER, GUILLEMIN) ainsi formulée :

> Teinture d'iode au 10° . . . .   5 grammes
> Eau distillée . . . .   1 000   —

Deux à trois cuillerées à bouche matin et soir avant les repas. Insuffisant et inégal dans ses effets.

L'iodol (SCHWIMMER) peu énergique.

L'iodipin, mélange d'iode et d'huile de sésame dans la proportion de 10 à 25 p. 100, dont la vogue semble croître en ce moment à l'étranger. On l'administre, soit par la bouche jusqu'à concurrence de 2 à 3 grammes d'iode par jour, soit en injections sous-cutanées (2 grammes d'iode tous les cinq jours (KLINK-MULLER, *Berliner Klin. Woch.*, 1899).

L'huile iodée (BARTHÉLEMY et LAFAY, *Ann. de derm.*, 1901) résulte de l'action de l'acide iodhydrique sur l'huile d'œillette, renfermant 40 p. 100 de son poids d'iode — bien tolérée par ceux qui ne supportent pas l'iodure de potassium — injectable à la dose de 1 à 5 seringues de Pravaz, ou à l'aide de seringues spéciales (BARTHÉLEMY, CHATIN).

5° Médication mixte. — Nous avons déjà dit que le traitement mixte était bien souvent indiqué, dans les périodes éloignées de la syphilis. En effet, si l'iodure ne paraît pas d'un grand secours dans la période secondaire, son emploi devient au contraire tout à fait indiqué dès que le caractère ulcéreux des lésions indique leur changement de nature. A plus forte raison, cette médication mixte sera-t-elle utile pour les lésions organiques. Cette aide réciproque et certaine que se donnent ces deux médicaments avaient déjà été depuis longtemps signalés, comme le prouvent les formules des anciennes pharmacopées. Voyons comment elles peuvent s'allier.

Quelques préparations bien connues les unissent ; le *sirop de Boutigny*, la *solution de Ricord*, le trop célèbre *sirop de Gibert* :

Iodure de potassium.	10 grammes
Biiodure d'hydrargine	0ᵍʳ,20
Sirop simple.	500 grammes

Cette préparation présente le triple inconvénient d'être désagréable au goût, nocive pour les voies digestives et tout à fait insuffisante comme médication (8 milligrammes de biiodure et 40 centigrammes d'iodure par cuillerée à bouche. C'est trop de biiodure, pas assez d'iodure). Une meilleure formule serait la suivante :

Biiodure de mercure.	0.25 — 0.35 centigrammes
Iodure de potassium.	20 — 30 grammes
Eau distillée.	300 grammes

Il est très préférable, si le traitement mixte est indiqué, de faire pénétrer le mercure par la voie endermique ou en injections, tandis que l'iodure sera ordonné par ingestion, avec telle formule qui facilitera l'absorption. L'estomac, étant libre, supportera plus longtemps, sans fatigues, la médication iodurée. Il y aura là tout avantage pour le malade. En réalité, on obtient des résultats bien supérieurs, en donnant le mercure d'abord, l'iodure ensuite. Ce dernier semble alors donner un

coup de fouet à l'action du mercure, et produit de rapides
guérisons.

E) — Traitement hygiénique

Il existe une relation indéniable entre la gravité du processus
syphilitique et la constitution du malade.

En relevant l'état général, en améliorant la nutrition, en
imposant une hygiène soigneuse de la personne, on arrive à
réduire considérablement les manifestations actuelles ou
nécessaires, à prévenir les suivantes.

On peut s'aider de certains remèdes. Il est de règle, en Allemagne et en Autriche, de prescrire une série de fortifiants.
Les plus connus sont la *tisane de Zittmann*, où domine la salsepareille mêlée au fenouil, séné, réglisse, cannelle, avec adjonction d'un peu de calomel, et la *tisane de Pollini* (salsepareille et
squine). L'huile de foie de morue, l'iodure de fer, l'arsenic sont
couramment ordonnés .FINGER prescrit :

        Arsenic blanc pur. 0.10
        Protochlorure de fer. 1
        Chlorhydrate de quinine. 3
        Poudre de cannelle 9.5
    Pour 18 pilules 4 à 5 par jour.

Le meilleur des traitements toniques nous paraît consister en
une bonne nourriture et une propreté scrupuleuse.

Si le malade le peut, une cure balnéo-thérapique est indiquée.
On fait grand cas en Allemagne de ces cures dans des stations
d'eaux minérales iodées (Hall, Bassen, Heilbrunn, Saxon, etc.),
salines (Baden-Baden, Wiesbaden) ou sulfureuses (Baden, près
Vienne, Aix-la-Chapelle). Aux avantages du grand air, du bain
et des frictions, se joignent ceux d'un régime rigoureux, reposant et moral, quelquefois un peu assujettissant. En France, les
stations de Uriages, Saint-Gervais, Barrèges, Luchon, sont
également très appréciées.

Mais ce traitement n'est pas à la portée de tous. En général,
les bains sulfureux seront ordonnés toutes les fois qu'il sera
possible, un par semaine au minimum. Ils maintiennent la

propreté de la peau, excellente condition pour prévenir les syphilides futures et faciliter l'élimination mercurielle.

L'alimentation doit être suffisante, plutôt abondante ; une nourriture fortifiante et bien digérée est le meilleur garant d'une guérison rapide. Diminuer autant que possible la dose des vins, si le malade en a l'habitude. Supprimer complètement les liqueurs alcooliques ou fermentées. Pas de mets indigestes, congestionnants, trop épicés ; pas de soupers trop fins ni de mets trop recherchés.

Les soins de la bouche sont essentiels. Obtenir que le malade se gargarise après chaque repas à l'eau pure. Lavages quotidiens des dents, avec une poudre de préférence. Gargarismes deux ou trois fois par jour, même en dehors des poussées de plaques muqueuses.

Et surtout interdiction de fumer. Faire au malade un sombre tableau des conséquences buccales de cette imprudence.

Dans le même but préventif, recommander aux femmes de fréquents lavages du vagin et de la région vulvaire.

Enfin, éviter tout ce qui peut être surmenage physique ou cérébral. De là à interdire de façon absolue pendant trois ans les veilles, le travail de nuit, les distractions (bals, théâtres, jeu, etc.), il y a loin. Cette défense serait doublement inutile, d'abord parce qu'elle ne serait pas écoutée, ensuite parce qu'elle est excessive. Tout ceci demande à être réglementé plutôt que supprimé. La claustration entraîne la névropathie. Laisser vaquer le malade à ses occupations quotidiennes pour qu'il ne se neurasthénise pas dans une inaction inaccoutumée. Pendant toute la période des accidents, abstention aussi complète que possible de rapports sexuels, cette défense étant basée sur des raisons d'ordre moral et de prophylaxie personnelle.

F. — Traitement préventif

Il est peu de malades qui ne s'inquiètent de la durée probable du traitement. A la question ainsi posée au début de l'affection, il est bien difficile de faire une réponse précise. Car dans une maladie chronique à manifestations variables et intermittentes, le traitement suit les fluctuations propres à chaque cas, et dure plus ou moins suivant le nombre et l'intensité des accidents.

Auparavant, nous croyons devoir consacrer quelques lignes au *traitement abortif*, dont il fut souvent question dans ces dernières années. Comme nous l'avons déjà écrit (CARLE, *Lyon médical*, 1908) il s'agit là en somme de traitement très intensifs, institués dès le début de la maladie, et à prétentions abortives, quelquefois justifiées, nous devons le reconnaître. Mais il est bien difficile de suivre un malade avec une telle rigueur que l'on puisse certifier l'absence *absolue* de tout accident ; car bien souvent les malades ne s'en aperçoivent pas eux-mêmes ! Avec l'arséno-benzol, cette question a repris une nouvelle vigueur. Et ceux-là mêmes qui faisaient déjà de l'abortion avec l'huile grise, les injections solubles, l'atoxyl, en firent d'autant mieux avec ce nouveau remède. Cela tient sans doute aux fortes doses employées, et peut-être aussi à une certaine tournure d'esprit teintée d'un heureux optimisme.

Il n'en est pas moins vrai qu'avec les traitements vigoureux et précoces, mercuriels et arsenicaux, l'évolution de la syphilis est radicalement transformée. Il est permis aujourd'hui de promettre à un malade qui se traitera ainsi le minimum d'accidents secondaires, tout au plus quelques plaques muqueuses banales indolentes et passagères, et surtout l'absence à peu près certaine d'accidents tertiaires. Quant aux accidents plus lointains, l'avenir en jugera.

Le traitement systématique a de tout temps été préconisé. Déjà DUPUYTREN le voulait d'une durée double au temps nécessaire à la cicatrisation du chancre, VIDAL comptait environ 120 pilules, CHOMEL six mois, RICORD ajoutait trois mois de traitement ioduré, etc. Tout ceci est insuffisant. Les limites de la vérole ont été de nos jours considérablement reculées ; on connaît aujourd'hui ses lointaines manifestations. La conséquence en a été l'augmentation du temps jugé nécessaire à la guérison. Premier point établi : *le traitement doit être long*. Et comme il est un certain degré de saturation que le malade ne doit pas atteindre, comme son organisme n'est pas indéfiniment complaisant, qu'il a besoin de repos, on en est arrivé à la notion des *traitements intermittents*.

Mais comment fixer le nombre, la durée, le moment de ces traitements intermittents ? Sur ce point, les auteurs sont beaucoup moins d'accord. Les uns exigent 6 à 8 cures au cours de la première année, soit sept à huit mois de traitement, quatre pendant la seconde, deux pendant la troisième. Les autres veulent un traitement presque ininterrompu pendant les six premiers mois, pour y revenir ensuite tous les deux mois, puis tous les quatre mois, etc., jusqu'à la troisième année où la médication recommence avec l'iodure de potassium. Les uns n'ordonnent que les pilules, les autres des frictions. Le benzoate de Hg, l'huile grise, l'hectine, l'arséno-benzol, ont leurs partisans systématiques et, avec chacun d'eux, l'intermittence et le nombre des périodes de cure varie.

Il nous semble impossible d'établir ainsi un traitement anticipé et théorique de la syphilis à ses diverses périodes.

On ne peut établir une thérapeutique qui soit une sorte de dogme intangible, guide infaillible des praticiens. Chaque malade fait sa syphilis à sa façon, chaque malade supporte plus ou moins bien tel mode d'administration hydrargyrique : sur ces deux principes doivent se baser la quantité de mercure à prendre, et la façon de l'ordonner. Certains ouvrages fourmillent d'indications trop précises et même de petits tableaux schématiques, sortes de commandements du syphilitique, où, mois par mois, jusqu'à la troisième année sont indiquées les médications à appliquer. Ceci est impossible à prévoir. Et la thérapeutique sera forcément variable avec chaque individu.

Ceci dit, voici les principes généraux dont nous nous inspirons dans l'appréciation du traitement d'une syphilis d'intensité moyenne.

Dès que le diagnostic de syphilis est formel, le traitement doit être institué. Et plus tôt il le sera, meilleur sera le pronostic. Suivant les susceptibilités individuelles et les exigences professionnelles, on décidera le mode d'administration et la quantité de mercure et d'arsenic.

Toutes les fois que ce sera possible, cette médication sera hypodermique, c'est-à-dire sous forme d'injections intra-musculaires, solubles de préférence, par exemple douze à quinze injections de biiodure ou de benzoate de Hg, de trois centigrammes chaque, une tous les deux jours. En cas d'impossibilité, frictions (vingt à trente de suite) ou pilules, si l'on ne peut faire autrement.

Concurremment, et surtout si la maladie est prise à son début, on est autorisé à employer la médication arsenicale, sous forme de deux ou trois injections intra-veineuses d'arséno-benzol, la première à dose faible (30 centigrammes), les autres plus fortes (40 à 60 centigrammes), avec les précautions d'usage. Cette adjonction est d'autant plus recommandable si l'accident primitif a un mauvais aspect, si le malade supporte mal le mercure, ou s'il ne peut suivre régulièrement un traitement mercureil hypodermique.

Cette première période de traitement ne se termine pas avec le chancre. Presque sans intermède, suiviennent la roséole, les plaques muqueuses et autres accidents. Donc, on doit continuer. *Pendant toute cette période d'accidents secondaires*, et *quelle qu'en soit la durée, le mercure sera donné régulièrement*. Les périodes de repos seront déterminées par l'intolérance médicamenteuse, sans attendre l'arrivée d'accidents pénibles. Deux ou trois semaines de repos de-ci et de-là, pour prévenir la salivation ou la diarrhée, puis l'on reprendra les doses ordinaires.

En principe et pendant une durée de deux ans environ, les séances de traitement seront continuées, leur intensité et leur rapprochement étant en raison directe des accidents, en raison inverse de l'âge de la maladie. C'est ainsi qu'on laissera le temps minimum entre les deux ou trois permières séries, (trois semaines environ), au lieu qu'on pourra autoriser plus tard, un, deux ou trois mois, suivant les accidents et la tolérance du sujet. Là encore, la médication normale sera mercurielle, avec adjonction, suivant le cas, d'arséno-benzol ou d'iodure de potassium, chacun d'eux ayant leurs indications très précises, comme nous l'avons déjà établi.

Ceci fait, doit-on s'en tenir là ? Certainement non. L'expérience a démontré qu'il fallait non seulement savoir guérir, mais prévoir.

Donc, même sans accidents, il sera bon de conseiller trois

traitements dans le cours de la troisième année, deux pendant la quatrième, sans préjudice d'une forte médication avant le mariage, si cet événement se présente. Après quoi, on peut s'accorder quelque liberté.

Cependant, le sujet sera en observation, prévenu de la possibilité et de la forme d'accidents ultérieurs. *Dès leur reprise, le traitement sera à nouveau appliqué non seulement pendant la durée des lésions, mais encore quelque temps après*. Si, dans le délai de deux à trois ans, les accidents s'arrêtent, si le *malade reste six mois sans traitement et sans accidents*, il est bien probable qu'il est guéri et bien guéri.

Si, au contraire, les accidents tertiaires surviennent, on instituera la médication mixte, comme elle a été conseillée.

Cette thérapeutique de surveillance n'est évidemment possible qu'avec les malades soigneux, ou que l'on est à même d'examiner en cas de doute. Nombre de malades, une fois les premiers accidents passés, ne s'inquiètent plus guère de quelques manifestations buccales ou cutanées, ou même ne sont pas dans la possibilité d'être surveillés. Chez ceux-là, il sera toujours préférable de conseiller quelques cures mercurielles préventives dans le délai des deux premières années.

A lire quelques articles scientifiques, et même certains classiques, il semble que la réaction de Wassermann soit le guide obligé et infaillible de tout praticien dans cette médication. Il n'en est rien. Nous avons établi par ailleurs sa réelle utilité en certains cas ; mais, à ce point de vue particulier, ses réponses sont si souvent infidèles ou vagues qu'il serait tout à fait illusoire d'en faire le critérium de l'état sanitaire du sujet. Il serait dangereux de redoubler la médication sous prétexte de Wassermann positif ; il serait encore plus dangereux de l'interrompre parce que celui-ci est négatif. Que cette recherche soit un complément d'information intéressant pour les médecins ou les malades qui peuvent facilement la faire exécuter, c'est certain ; mais pour la plupart elle est une grosse difficulté, ou même une impossibilité. Et que ceux-là ne s'en émeuvent pas trop, car, s'ils le veulent bien, ils n'en guériront pas moins bien leurs malades.

En somme le traitement sera fonction de l'intensité de la syphilis. Dans l'impossibilité où nous sommes de pouvoir pronostiquer au début sa gravité future, nous établirons de suite et pour toute la première période un traitement intensif, après quoi nous nous guiderons sur les manifestations pour fixer les doses et limiter le traitement.

G) — Sérothérapie

Cette question est encore trop récente et les essais trop peu nombreux pour qu'il soit permis de porter une appréciation définitive. L'idée d'utiliser au profit de l'homme l'immunité relative que présentent les animaux est déjà ancienne. Les expériences ne manquent pas, mais les résultats ne sont pas très encourageants.

Quelques succès semblent cependant avoir couronné les premiers efforts. FEULARD (*Soc. de derm. et de syphil.*, 1891) obtint la résolution d'énormes syphilides particulièrement récidivantes en injectant du sérum de chien. TOMMASOLI (1892) reconnaît les bons effets de quelques centimètres cubes de sang d'agneau dans huit cas de syphilodermies graves. Mais KÖLLMANN (1892), LEWIN (1896) et bien d'autres n'obtiennent aucun résultat.

On essaya de syphiliser des animaux et d'injecter le sérum ainsi obtenu (RICHET, HÉRICOURT, BARTHÉLEMY, TARNOWSKI. Pas de résultats appréciables.

Les dernières expériences de NEISSER (1906), ROUX et METCHNIKOFF, tendent à démontrer que le sérum de singes inoculés avec du sang de syphilitiques ne jouit d'aucune propriété curative. Par contre, il aurait, in vitro, une action légèrement bactéricide.

Mais les résultats obtenus avec les virus atténués sont également bien discutés et les récents congrès de Lisbonne et de Berne ont surtout fait ressortir la discordance des résultats obtenus. D'un côté, METCHNIKOFF assure que le virus spécifique, par passage successif sur des macaques, perd peu à peu son activité qui devient tout à fait nulle, et il s'appuie sur un cas de transmission à l'homme d'une syphilis très atténuée. Mais NEISSER nie énergiquement la réalité de cette atténuation, se basant sur toute une série d'expériences semblables. En tout cas, le fait d'inoculation humaine signalé par METCHNIKOFF n'est pas défendable cliniquement.

D'autre part, les conclusions de FINGER et LANDSTEINER se rapprocheraient plutôt de celles de METCHNIKOFF ; mais celles de BERTARELLI s'en éloignent absolument, puisqu'il n'a constaté qu'une indubitable exaltation de la virulence, après des séries d'inoculation sur les lapins.

Mêmes résultats négatifs obtenus avec les virus syphilitiques filtrés (METCHNIKOFF et ROUX) ou traités par la chaleur.

Enfin on a encore utilisé les liquides pathologiques provenant de syphilitiques tertiaires, liquide d'hydrocèle (BŒCK, 1896), liquide d'ascite symptomatique de lésion hépatique (TOMMASOLI, 1896), de sérum d'une femme dont l'enfant était né syphilitique, elle-même étant saine (PICCARDI, 1901), de liquide amniotique d'une autre femme dans les mêmes conditions (MOORE). Rien de tout cela n'a produit de modifications sérieuses.

En somme, sans aller jusqu'à proclamer la vanité absolue de la sérothérapie (Thèse de LAMBERT, Paris, 1897) et même en y ajoutant les quelques faits récents, on doit reconnaître qu'elle n'a pas encore donné des résultats bien remarquables. On doit cependant prendre note des améliorations obtenues dans quelques cas, d'autant plus intéressants que les lésions étaient plus graves. D'autres travaux sont nécessaires pour permettre des conclusions plus générales.

§ 2. — TRAITEMENT LOCAL

On doit soumettre au traitement local toutes les manifestations qui peuvent contribuer par leurs sécrétions à propager la maladie, toutes celles qui se distinguent par leurs dimensions, leurs tendances à l'ulcération ou à l'hypertrophie.

1º Traitement du chancre. — RICORD affirmait la guérison du chancre et l'arrêt de l'infection par une cautérisation vigoureuse ou l'excision précoce. Le fait confirmé serait d'une importance considérable et autoriserait ces procédés comme traitement courant de la première manifestation. L'expérience a prouvé qu'il n'en était rien. L'emploi des *caustiques* violents a été rapidement abandonné, car ils n'ont pas de raison d'être, le chancre étant une lésion minime dont la tendance naturelle est de se réparer spontanément.

Quant à l'*excision*, nombre d'auteurs, tels que NEWMANN, MATZNAUER, admettent quelques succès et en tout cas, une incontestable diminution d'intensité de la maladie. SIBUT (Thèse de Paris, 1897) donne comme proportion 5 p. 100 de succès, et 16,5 p. 100 d'amélioration obtenue par l'excision hâtive du chancre.

Ces résultats sont tentants, mais nullement prouvés. Et ceci à cause de ce fait très simple, que, avant la découverte du tréponème, il était bien difficile d'affirmer, sans erreur possible, le caractère spécifique de l'insignifiant bouton que l'on avait enlevé. De plus, sait-on jamais quelle sera l'intensité future d'une syphilis ? De ce qu'elle est, peut-on conclure à ce qu'elle aurait été ? Cette prescience n'a rien de scientifique. Les conclusions de NEISSER (Congrès de Lisbonne, 1906) ne sont pas favorables à cette intervention. Il a observé des macaques sur lesquels la syphilis s'est développée régulièrement, bien que l'excision ait été pratiquée quelques heures après l'inoculation. Cependant nous ne rejetons pas systématiquement l'éradication. Quand un chancre ou deux sont bien placés sur la couronne préputiale, que le prépuce est long ou phimosique, que la balanite se déclare (fait très ordinaire) chez un malade incapable de se nettoyer comme il le devrait, on peut pratiquer la circoncision. En dix jours, au plus, la cicatrisation est faite, et le malade guéri d'une affection locale qui aurait traîné un mois et demi, ou deux, en supposant qu'elle ne se complique pas.

Encore est-il permis de se demander, pour certains malades, s'il n'y a pas intérêt à leur laisser ce bouton chancreux ou cette bride phimosique, qui les oblige à une continence forcée pendant la période la plus contaminante de la maladie.

Exception faite pour ces cas, d'ailleurs rares, les traitements les plus simples sont les meilleurs. Il est inutile de prescrire des antiseptiques forts qui ne peuvent qu'irriter la lésion ou son voisinage. Des lavages abondants et fréquents à l'eau boriquée, à l'eau blanche, à l'eau oxygénée à 6 volumes, des pansements avec une poudre quelconque (mélange en parties égales de calomel-bismuth, de talc et d'oxyde de zinc) sont très largement suffisants, quitte à employer le sublimé et le xéroforme, si l'ulcération s'infectait secondairement. Rejeter complètement la poudre d'alun, perchlorure de fer, pierre infernale, etc., insuffisants dans les cas graves, inutiles dans les cas bénins, et qui sont souvent cause d'indurations persistantes. Il est évident que le traitement général et hygiénique doit être immédiatement institué.

2° Syphilides cutanées. — Ces manifestations ne méritent un traitement local qu'autant qu'elles sont ulcérées. En cas d'extension considérable sur différents points du revêtement cutané, on recommande de donner des *bains* alcalins ou sulfureux, avec savonnage et frictions à l'alcool. Dans quelques cas rares, et avec beaucoup de prudence, on peut essayer le sublimé. La proportion est environ de 15 grammes de sublimé pour un bain de 200 litres. On donne de même des bains locaux, bras ou jambes, si les syphilides sont localisées.

Pour les lésions locales, il est essentiel de se souvenir des règles suivantes :

Tant que l'ulcération présente un fond non détergé, recouvert d'une pseudo-membrane escharotique ou fibrineuse, cautériser après lavages, une fois par jour ou tous les deux jours.

A une seconde période, la plaie est devenue simple, rouge, bourgeonnante, muco-purulente : lavages abondants, fréquemment répétés, poudres antiseptiques et excitantes. Les emplâtres (Vigo, Vidal) sont également indiqués. Pansement soigneux et repos du membre, surtout si les ulcérations sont sur les jambes.

, Les cautérisants de la première période sont : le crayon de nitrate d'argent, le chlorure de zinc (de 1 p. 100 à 30 p. 100); nous l'employons ordinairement à 10 p. 100 et cette dose ne nous paraît pas excessive. Ajoutons le sulfate de cuivre à 3/30, la teinture d'iode, l'éther iodoformé à 5/35, en pulvérisations, avec le spray.

Les lavages seront faits au sublimé 1/1000, ou à l'eau blanche (sous-acétate de plomb 2/100), à l'eau oxygénée, à l'eau de Goulard (eau blanche plus 8 p. 100 d'alcool). Quant aux poudres, il n'en est pas de spécifiques ; on peut user du calomel, mélangé au-sous-nitrate de bismuth, ou d'iodoforme, xéroforme, dermatol, aristol, diiodoforme, etc.

Les *ulcérations ecthymateuses des périodes tardives*, souvent persistantes et atones pendant des mois, sont justiciables des emplâtres, soit emplâtre de Vigo, déjà cité, soit emplâtre rouge de Vidal (au minium et au cinabre). Pour produire un bon effet, on doit appliquer des bandelettes imbriquées d'un tiers les unes au-dessus des autres, dépassant de 2 centimètres la limite de la plaie, dont elles rapprochent les bords par tractions. Elles peuvent rester plusieurs jours et amènent des cicatrisations véritablement merveilleuses.

Les *syphilides hypertrophiques et ulcéreuses, des régions à peau fine* (pli génito-crural) méritent une mention spéciale. Leur aspect repoussant et leur volume n'implique pas pour cela un pronostic bien mauvais. Sous l'influence d'un traitement simple, elles disparaissent avec une rapidité qui étonne souvent le médecin lui-même.

Lavages tri-quotidiens avec la liqueur de Labarraque (solution d'hypochlorite de soude) à laquelle il est bon d'ajouter deux ou trois fois son poids d'eau bouillie. Puis poudrage, avec :

> Calomel . . . .)
> S. n. bismuth . . . .) àà

Sur des condylomes limités, des cautérisations à l'acide chromique (5/20) tous les trois jours donnent des résultats excellents.

Il est entendu que, pour toutes ces lésions ulcéreuses, on ne commencera le traitement qu'après nettoyage des croûtes qui les recouvrent habituellement, nettoyage facilement obtenu par les pansements humides ou les cataplasmes chauds.

Les *syphilides psoriasiformes* des mains et des pieds sont désespérantes de ténacité. On a eu quelques bons résultats par le décapage de la région à l'aide de cataplasmes, de compresses mouillées, de pommades au goudron ou d'enveloppement caoutchouté, suivi d'onctions à la pommade mercurielle.

3° Syphilides muqueuses. — Ces localisations méritent des soins tout spéciaux en raison du grand danger de propagation qu'elles présentent.

Dans la bouche, il est nécessaire de les cautériser fortement, de bien recommander aux malades de se faire examiner, dès qu'ils ressentent une sensation anormale dans une région quelconque de la bouche, généralement au cours de la mastication d'aliments épicés (salades) ou d'absorption d'alcools. Cautériser de suite avec le crayon de nitrate d'argent ou la solution à 1/10, ou avec le sublimé :

        Sublimé . . . .   1 gramme
        Alcool.   20   —

ou enfin avec la solution concentrée de nitrate-acide de mercure. Ce dernier corps est excellent, mais dangereux à manier. Nous le réservons aux plaques palatines, labiales, linguales. Son emploi sur les amygdales et le pharynx ayant amené des œdèmes fâcheux, il est nécessaire de l'appliquer avec prudence sur ces régions et de ne pas abandonner ce soin aux malades.

Si l'évolution est normale, on peut se contenter de gargariser plusieurs fois par jour avec de simples infusions (coca à 10 p. 1000, guimauve, camomille, etc.).

Si les lésions sont infectées et douloureuses, redoubler de précaution pour les lavages de la bouche, user trois fois par jour des gargarismes :

        Chlorate de potasse. . . . .   5 grammes
        Acide borique   10   —
        Sirop diacode ou mellite de roses. .   50   —
        Décoction de guimauve.   250   —

auquel on peut ajouter un gramme de laudanum en cas de douleurs gênantes, dues à des ulcérations étendues ou mal placées,
ou encore :

    Teinture d'iode. . . . .   5 grammes
    Iodure de potassium.   1   —
    Sirop de mûres.   50   —
    Eau distillée.   500   --

ou

    Eau oxygénée à 12 vol. . . . .   100 grammes
    Eau distillée   200   —

ou tout autre antiseptique (phénosalyl, thymol, etc.).

Quel que soit le gargarisme adopté, s'il est médicamenteux,
ne jamais continuer son emploi trop longtemps, car il finit
toujours par irriter la muqueuse buccale.

Redoubler les recommandations au point de vue des dangers
du tabac. Engager vivement au traitement des dentitions défectueuses. Et prescrire matin et soir un nettoyage avec une
poudre dentifrice, d'où sera soigneusement exclu tout antiseptique (salol, menthol, etc.).

Pour les plaques muqueuses *vulvaires*, *péniennes* ou *anales*,
un lavage matin et soir avec :

    Liqueur de Labarraque. . . . . . .   50 grammes
    Eau distillée.   200   —

puis sécher et poudrer avec :

    Calomel. . . . .   )
    S. n. bismuth . . . .   ) ää

Une injection vaginale tous les jours, et une cautérisation
de temps à autre, mais sans excès, et surtout pour les formes
proliférantes.

4° Syphilides tardives, gommes. — Le traitement consiste à empêcher leur extension, surtout lorsqu'on redoute une
destruction entraînant une difformité ou un trouble fonctionnel.

Les gommes non ulcérées seront recouvertes d'emplâtre gris

ou rouge qui amène quelquefois la résorption, avec l'aide du traitement général. Ne pas les ouvrir au bistouri.

Quand la gomme est ulcérée, le seul traitement local consiste à veiller à la propreté de l'ulcération, à empêcher l'accumulation des croûtes par des pansements humides, et à faire une fois par jour un léger nettoyage à l'eau oxygénée. Toute intervention plus active, sauf séquestre osseux sous-jacent, est inutile, et même dangereuse. En principe, le traitement général suffit à la guérison des gommes les plus étendues.

On peut quelquefois hâter la guérison par injection de 1 ou 2 centimètres cubes d'une solution d'iodure de potassium à 3 p. 100 autour de la gomme (BOISSEAU, Thèse de Paris, 1906).

Les infiltrations dermiques ou hypodermiques seront traitées par application de pommades mercurielles, pommades iodurées, pommades au calomel ou des emplâtres.

On fait de même résorber les infiltrations douloureuses du périoste. Quand celles-ci suppurent, l'ostéite et la carie peuvent s'ensuivre. Dès lors, elles sont du ressort de la chirurgie, mais le traitement général antisyphilitique rigoureusement appliqué permet à leur égard un pronostic favorable, tant au point de vue durée qu'au point de vue gravité.

Il en est d'ailleurs de même de toutes les localisations organiques de cette période éloignée, dont nous avons déjà suffisamment rappelé le traitement spécial en faisant l'étude de leurs symptômes.

§ 3. — TRAITEMENT DES COMPLICATIONS

Les complications viennent soit du chancre, soit des syphilides. De plus, dans certains cas, les phénomènes généraux atteignent une intensité inquiétante, en même temps que les accidents cutanéo-muqueux ; les formes dites malignes, ou précoces malignes, suivant le moment de leur venue, méritent quelques soins particuliers.

1° Complications du chancre. — a. *Le chancre est à découvert.* — *Le chancre enflammé* est rapidement guéri par des enveloppements humides permanents, puis par quelques poudres, dès que la période congestive est terminée. Eviter surtout les antiseptiques.

Le *chancre gangreneux* n'est pas une complication sérieuse, tant qu'on peut le surveiller. Grands lavages deux fois par jour à l'eau oxygénée très dédoublée. Dans l'intervalle, pansements humides aussi insignifiants que possible, ou poudres inertes. Il est dangereux d'irriter avec des applications antiseptiques, et encore plus d'intervenir prématurément par des grattages ou des cautérisations.

Quand l'eschare est formée et délimitée, elle s'élimine peu à peu, on cautérise au chlorure de zinc 10/100, et on panse. La guérison est rapide.

Le *chancre phagédénique*, justiciable de lavages et de pansements antiseptiques dans les cas ordinaires, exige quelquefois des curettages suivis de cautérisations au fer rouge. L'essentiel est de ne pas s'obstiner dans une médication, si elle ne réussit pas. Les cautérisations timides, superficielles, ne valent rien. Il faut brûler au thermo-cautère la plaque et l'infiltration périphérique. Ou, ce qui est bien préférable, se contenter de nettoyer chaque jour à l'eau blanche, avec pulvérisations ou pansements humides émollients, et poudres dans l'intervalle (aristol, xéroforme).

Le professeur GAUCHER a obtenu, dans des cas très graves, une série de succès avec des insufflations d'air chaud. La méthode est d'application facile pour qui possède une prise de courant, et l'appareil peu compliqué. Cette médication est donc très recommandable.

Comme pour tous les phagédénismes, le traitement général réserve bien des déceptions. Il faut cependant l'instituer de suite, sous forme intensive (biiodure de Hg, en injections, de préférence), et lui adjoindre toujours l'iodure de potassium à forte dose. Mais, en cas de persistance, on ne doit pas insister, et il est indiqué de recourir à deux injections intra-veineuses d'arséno-benzol, qui ont déjà donné quelques succès.

b. *Le chancre est sous un phimosis.* — Le phimosis est congénital ou acquis.

α) *Si le phimosis est congénital*, que le chancre soit situé sur la couronne ou la partie terminale du prépuce, on doit décider le malade à se laisser enlever le tout. D'abord il sera débarrassé d'un prépuce gênant, et de plus la cicatrisation opératoire sera autrement moins longue que la guérison du chancre, toujours susceptible dans ces conditions de créer une balanite.

β) *Si le phimosis est acquis*, que le gland puisse encore être découvert de temps à autre, il suffira de faire deux ou trois fois par jour des lavages à l'eau blanche, ou n'importe quelle autre solution faiblement titrée. En cas de balanite, presque inévitable d'ailleurs, alterner ces lavages avec d'autres plus forts, au nitrate d'argent (de 2 à 3 p. 100) ou au sulfate de zinc 2 à 5 p. 100). Ces lavages doivent être faits, soit avec un tube de caoutchouc introduit jusqu'au sillon balano-préputial, soit avec une seringue à longue embouchure. Il est bon, dans l'intervalle, d'introduire un peu de gaze entre le prépuce et le gland.

Si le phimosis est complet, lavages alternés et fréquents (plusieurs fois par jour) à l'eau oxygénée, au nitrate d'argent à 1 p. 100, à l'eau blanche, sous le prépuce à l'aide d'une seringue. Par-dessus tout, surveillance attentive de l'œdème du fourreau ; s'il apparaît, bains très chauds et prolongés de la verge et pansements humides. Même si la douleur devient intense, si la verge prend la forme en battant de cloche, avec lymphangite et balano-posthite, si la sanie accumulée entre le prépuce et le gland devient abondante, d'une odeur infecte, on doit espérer de bons résultats avec ce traitement. Cependant, si l'inflammation persiste, si l'écoulement jaunâtre contient des grumeaux et des débris sphacélés, on ne doit pas hésiter à endormir le malade, et profiter de l'anesthésie pour cautériser fortement toute la surface de la muqueuse au chlorure de zinc à 50 p. 100, après nettoyage très complet et curettage, en cas de plaque escharotique. La circoncision est quelquefois nécessaire et donne même d'excellents résultats. La cicatrisation est un peu lente, mais la guérison est bien plus rapide que par l'expectative.

On prévient ainsi souvent des destructions insidieuses d'une grosse partie du gland, destruction pouvant aller jusqu'à l'urèthre. Le débridement par incision sur la face dorsale est un palliatif insuffisant et donne des résultats esthétiques très défectueux.

γ) Enfin le *paraphimosis* peut être une conséquence du chancre. Essayer la réduction, par les procédés classiques. Si elle ne réussit pas, attendre, sauf signes d'étranglements, tout en conseillant les bains et les compresses d'eau bouillie ; sinon, le gonflement et l'œdème, les ulcérations du dos de la verge, l'extension du chancre sont des indications de lever l'étranglement au bistouri. Les mouchetures faites sur la région œdématiée sont inutiles et dangereuses.

2º Complications des syphilides. — Ces complications sont de même ordre que celles du chancre et justiciables des mêmes procédés thérapeutiques.

Ceux-ci se résument ainsi : transformation de la syphilide ulcéreuse, à fond pultacé ou jaunâtre, suppurant ou gangreneux, en plaie simple, passible de bourgeonnement et de cicatrisation. La cautérisation suffit souvent. Si son extension ou l'épaisseur de l'eschare l'exigent, on cautérisera au chlorure de zinc fort ou au thermo-cautère. Quelques pansements humides à l'eau blanche seront ensuite nécessaires.

Puis on pansera à sec, comme pour une ulcération simple. Des plaies profondes et envahissantes se comblent très vite sous l'influence de ce traitement, sans préjudice d'une médication générale intensive.

3º Syphilis maligne. — Certaines formes de syphilis réclament une thérapeutique spécialement active en raison de l'intensité précoce et anormale de leurs manifestations.

En présence de pareils cas, il est urgent de ne pas s'attarder aux petits moyens, sans cependant intoxiquer les malades de mercure dès le début, car l'inanition consécutive à une diarrhée tenace ou à une stomatite suffirait pour amener des résultats désastreux.

D'un côté, on doit prêter une attention toute particulière aux syphilides ulcéreuses ou gangreneuses qui abondent généralement. Des bains répétés, suivis de séchage, de poudrage. Au besoin cautérisations au chlorure de Zn, ou au nitrate d'Ag sur les plus profondes et les plus fongueuses ; bandelettes de Vigo sur les plus superficielles. Ceci est affaire de soins minutieux et de temps. Mais nous ne saurions trop répéter la nécessité absolue de ce traitement externe, expliqué par l'influence déplorable de ces syphilides persistantes sur l'état général du malade.

Le traitement général est essentiel et doit être bien conduit. Si ces manifestations malignes sont précoces, et c'est le cas le plus intéressant, on ne doit pas fatiguer l'estomac avec des préparations dites reconstituantes, mélanges de quina ou d'alcools. On doit recourir de suite au mercure, sous la forme la plus rapidement assimilée et la plus sûre, par les injections intra-musculaires. Les uns ont employé le calomel, les autres le biio-dure de mercure, le cacodylate iodo-hydrargirique avec succès.

Sans attendre que le malade soit épuisé, on pourra recourir à l'arseno-benzol, à dose faible pour la première injection intra-veineuse, la seconde plus forte et pas trop éloignée de la première si les résultats ont paru satisfaisants. Ne jamais oublier l'iodure de potassium qui, à lui seul, et à forte dose (3 à 6 grammes par jour) donne quelquefois les résultats les plus rapides et les plus satisfaisants.

Le principe essentiel est de ne pas s'arrêter à une méthode, de savoir varier et le sel et le mode d'ingestion, jusqu'à ce qu'on ait trouvé le plus efficace ou le mieux supporté. Comme adjuvants, le fer, la liqueur de Fowler, sont les meilleurs. Donner en même temps l'iodure de potassium. Commencer par les doses minimes, d'autant plus que le malade sera plus affaibli. Mais arriver rapidement à 6 ou 8 grammes, si la médication est bien supportée.

Pour les malades en proie à une prostration profonde, épuisés par les vomissements ou les diarrhées, voisins de la cachexie, il est utile d'instituer concurremment une médication plus vigoureuse.

Les injections de sérum artificiel dans les masses musculaires ont amené des améliorations extraordinairement rapides, dans des cas presque désespérés.

On a expérimenté (méthode de CHÉRON-ERMENGE, *Annales de Dermatologie*, 1899) le sérum artificiel bichloruré :

    Bichlorure de mercure. 0gr,25
    Chlorure de sodium. . . . .   1 gramme
    Acide phénique neigeux.   1   —
    Eau distillée stérilisée.   100   —

On injecte la solution par doses fractionnées de 10 centigrammes de sublimé.

Nous avons retiré de grands avantages de l'emploi du sérum :

    Chlorure de sodium. . . . .   7 grammes
    Phosphate disodique cristallisé . .   2   —
    Eau distillée . . . .   1.000   —

injecté tous les huit jours environ à la dose de 500 grammes chaque fois (AUGAGNEUR, *Annales de Dermatologie*, 1899) jusqu'à relèvement de l'état général et arrêt des ulcérations.

En somme, en présence d'un malade atteint de syphilis précoce maligne ; il importe d'agir de suite, et de façon vigoureuse. Mais il importe surtout de ne pas s'obstiner à une médication, et surtout à la médication mercurielle, qui, en pareil cas, est très souvent illusoire, non plus qu'aux topiques et aux antiseptiques locaux. Nous avons publié quelques cas (CARLE, *Ann. des Mal. Vénér.*, 1911) où l'amélioration a exactement daté du jour où nous avons cessé toute médication spécifique et toute cautérisation.

Dans les cas de ce genre, il ne faut pas oublier que ces malades ne peuvent guérir qu'avec un changement d'air, de milieu, d'habitude. Il faut tenir compte de l'état proesyphilitique, soigner les diathèses concomitantes, l'état nerveux, le moral, faire alterner les saisons au bord de la mer, les altitudes, les villes d'eaux, grâce auxquelles on verra régresser des lésions tenaces et mutilantes, au fur et à mesure de l'amélioration de l'état général.

CHAPITRE II

SYPHILIS HÉRÉDITAIRE

On peut résumer en quelques lignes, empruntées à DIDAY,
l'historique de la syphilis héréditaire.

« La vérité, un moment entrevue et nettement esquissée par
« les écrivains de la première période, s'obscurcit bientôt au
« milieu des contemplations spéculatives qui sacrifiaient l'étude
« des phénomènes objectifs de la maladie à l'aventureuse re-
« cherche de la cause primordiale ; de telle manière qu'il fallut
« ensuite un changement complet dans les habitudes scientifi-
« ques, pour renouer la chaîne brisée des saines traditions et
« pour asseoir sur une base solide la détermination étiologique
« de la syphilis congénitale. » Ces lignes de DIDAY (*De la syphilis des nouveau-nés*, 1854) rappellent et résument magistrale-
ment les trois périodes que l'on pourrait établir dans l'histoire
de cette question.

Certainement, dès l'apparition de la syphilis en Europe, la
possibilité de son existence chez l'enfant, et même de sa transmission par voie héréditaire est connue. Sans vouloir multiplier les textes, que l'on retrouvera dans MAHON et BERTIN,
DIDAY, JULLIEN, rappelons seulement que, dès 1498, TORELLA
écrivait : « In pueris lactantibus prima infectio apparet in ore,
aut in facie ; et hoc accidit propter mammas infectas, aut fa-
ciem, aut os nutricis, seu alicujus alterius ». Quelques années
plus tard, VELLA (1508) soupçonna la possibilité de la transmission héréditaire, mais sans l'affirmer. PARACELSE (1529)
est plus explicite et son axiome, précis comme une loi, est encore
aujourd'hui invoqué : « Fit morbus hereditarius, et transit a
patre ad filium ».

Les choses s'obscurcissent par la suite. Il ne faudrait cependant pas condamner en bloc tout le XVIe siècle. Des notions acquises, quelques-unes furent toujours connues et étudiées, telles l'apparition et la multiplicité des symptômes chez les enfants peu après la naissance, ainsi que l'infection des nourrices par le petit malade. Les bons observateurs surent toujours voir les symptômes, sinon les interpréter : « Præterea videbitis puerulos nascentes ex femina infecta, ut ferant peccata parentum, qui videntur semi-cocti (FALLOPE, 1555) ». « Souvent on voit sortir les petits enfants hors le ventre de leur mère, ayant cette maladie, et, tôt après, avoir plusieurs pustules sur leur corps » (A. PARÉ, 1561). « Ego vidi puerum nasci totum coopertum pustulis morbi gallici » (RONDELET, 1560). Le fait existe donc et il est admis.

Mais la plupart de ces bons cliniciens s'embarrassent peu des questions pathogéniques. Ils admettent simplement la transmission par le lait, ou un attouchement impur à la naissance. C'est là l'opinion de BRASSAVOLE (1553), FERNEL (1556) BOTAL (1563). Quant aux théoriciens de cette époque, ils avaient là belle matière à étudier les rapports de la semence avec l'être produit. Dans le chaos des opinions émises, quelques-uns frappent par leur vérité : Cum in utero morbus contrahitur, tanquam hereditarium fit malum, et tanquam corruptum elementum una cum paterno vel materno semine infunditur ; aut si mater a die conceptionis in morbum incideret, communicatio fœtui, vitiosis infectisque humoribus » (FERRIER, 1553). Il est simplement regrettable que de telles constatations soient basées sur l'étude des conjonctions astrales ou des textes hippocratiques, alors que l'observation clinique aurait pu fournir les premiers éléments. En sorte que ces assertions, rares d'ailleurs et noyées dans le nombre des étiologies bizarres, au lieu de devenir le point de départ de travaux intéressants, étaient d'avance frappées de stérilité.

Peu de progrès encore au siècle suivant. La contagion par l'allaitement est toujours considérée comme la cause ordinaire de ces syphilis infantiles (DE BLEGNY). Il faut attendre les travaux de BOERHAAVE et d'ASTRUC pour retrouver la question de l'hérédité de la syphilis, le mécanisme variable de l'infection, la part du père et de la mère dans la contamination de leurs produits. Et encore ces questions sont-elles simplement abordées, sans être résolues, faute d'arguments cliniques.

Ceux-ci devinrent possibles du jour où fut créé à Vaugirard un hôpital spécial affecté aux femmes enceintes syphilitiques. Cette période d'observation fut marquée par les travaux de DOUBLET, CULLERIER, CAZENAVE, MAHON et surtout l'ouvrage de BERTIN (*Traité de la maladie syphilitique chez les nouveau-nés, les femmes enceintes et les nourrices* (1810). Vinrent ensuite les recherches cliniques de DEPAUL, TROUSSEAU, RICORD, BAUMÈS. Toutes les observations accumulées furent recueillies et mises en valeur par DIDAY dans son ouvrage encore classique aujourd'hui : *Traité de la syphilis des nouveau-nés* (1854), où tous les problèmes concernant la syphilis héréditaire furent exposés, et même résolus, quelques-uns définitivement.

Ces questions nettement posées sollicitèrent alors des recherches plus actives, d'autant que l'expérimentation et l'anatomie pathologique apportaient un nouveau contingent de travaux, ajoutés à ceux, chaque année plus nombreux, provenant des observations cliniques.

Nous retrouverons les noms de ces auteurs, au cours de cette étude, attachés aux travaux qui leur sont propres ou aux doctrines qu'ils représentent.

ARTICLE PREMIER

ÉTIOLOGIE

La question de l'origine de la syphilis héréditaire, de la part respective de chacun des générateurs, de son mécanisme, fut l'une des plus discutées, et reste l'une des plus intéressantes de la syphiligraphie. Débarrassés des théories vitalistes et nuageuses qui les obscurcissaient au début, aidés de l'expérimentation et d'observations nouvelles, les mêmes problèmes se posent aujourd'hui, un peu éclairés, non résolus. Nous envisagerons successivement : l'influence maternelle, l'influence paternelle, leurs conséquences connues sous le nom de lois de Colles et de Profeta, enfin l'influence du fœtus sur la mère, autrement dit la syphilis conceptionnelle.

§ 1. — INFLUENCE DE LA MÈRE

Cette influence peut s'exercer de deux façons, suivant que la mère est infectée *avant la conception*, ou bien *au cours de la grossesse*.

1º La syphilis est ante-conceptionnelle. — La mère atteinte, avant la conception, d'une syphilis en évolution donne le jour à des enfants syphilitiques. Ce point est le mieux et le plus anciennement établi. Les multiples observations des médecins de l'hospice de Vaugirard, BERTIN, MAHON, CULLERIER, réunies dans le mémoire de BARDINET (1852), mises en valeur par DIDAY, sont, à ce point de vue, définitivement convaincantes. D'autant qu'il ne s'agit pas d'une simple accumulation de faits. Quelques-uns d'entre eux ont la valeur de véritables expérimentations. Telle l'histoire d'une nourrice, mère de beaux enfants, et qui, contaminée par un nourrisson étranger, mit au monde par la suite une petite fille couverte de plaques muqueuses. Ces histoires de nourrices sont des plus typiques et DIDAY en rapporte quatre autres tout à fait semblables (LALLEMAND, BERTREHAUD, BARDINET, BERGERET). Cette dernière, en particulier, est curieuse : Un nourrisson X... contamine une femme P... qui infecte un autre nourrisson Y.... qui contamine une femme N... dont l'enfant, malade à son tour, est confié à une femme C..., qui prend un chancre du sein. Cette femme C...., qui avait eu cinq enfants de constitution robuste, accouche l'année suivante d'un petit syphilitique qui meurt au bout de sept semaines (*Moniteur des hôpitaux*, 29 novembre 1853).

Inutile d'insister davantage. D'ailleurs, mieux que la lecture des mémoires, l'expérience de tous les jours nous apporte de trop nombreuses vérifications de la possibilité de cette transmission de la mère au fœtus.

Mais la multitude des faits n'a pas éclairci la pathogénie. *L'ovule est-il syphilitique, ou bien l'infection se fait-elle au cours de la grossesse ?*

On peut tout d'abord se demander, raisonnant par analogie, pourquoi l'ovule serait syphilitique, alors que le spermatozoïde ne l'est pas. Et il est bien prouvé, par de nombreuses inoculations (MERCIER, HUNTER, LANGLEBERT, ROLLET, PROFETA, etc.) que le sperme des syphilitiques, même en pleine évolution contagieuse, n'est nullement infectant. Il en est de même de la salive. De tous les produits physiologiques normaux de l'organisme, pourquoi l'ovule ferait-il exception ?

D'autre part, l'ovule, étant syphilitique, devrait causer *habituellement* l'avortement au cours des premiers mois ; or il n'en est rien. Ceux-ci sont rares, en infime minorité, par rapport aux accouchements prématurés. L'influence abortive de la syphilis s'exerce surtout du cinquième au septième mois, notion sur laquelle nous aurons l'occasion de revenir à propos des avortements.

Certains auteurs ont admis pour la syphilis ce que l'on reconnaît pour la tuberculose, c'est-à-dire la possibilité pour la mère de léguer héréditairement non pas la maladie, mais la prédisposition à cette maladie. Cette opinion est longuement soutenue par LA MENSA (*Journal italien de vénéréologie*, 1898) qui, à la suite d'expérimentations nombreuses, n'admet pas la possibilité pour l'ovule, pas plus que pour le spermatozoïde, de pouvoir englober l'agent virulent de la syphilis. Mais l'un et l'autre peuvent communiquer à l'enfant un état spécial, qu'il appelle le *syphilisme*, résultat de l'influence délétère de l'infection existante. Le syphilisme a fait quelques adeptes, et nous devions le signaler.

Quoi qu'il en soit de cette opinion toute hypothétique, nous concluons que *l'ovule ne naît pas syphilitique.*

L'infection se fait donc *au cours de la vie intra-utérine.* Au fur et à mesure que l'œuf se développe, les relations deviennent de plus en plus intimes entre l'organisme maternel et le fœtus.

Par l'intermédiaire du placenta, celui-ci reçoit abondamment un sang virulent, qui pourra causer, suivant les cas, la maladie ou la mort. Dans cette conception, la maladie date de l'époque placentaire ; elle n'est plus héréditaire, elle est congénitale ; et le mécanisme de sa transmission, sur lequel nous allons revenir, est le même que dans le cas suivant.

2° La syphilis est post-conceptionnelle. — *La mère atteinte de syphilis au cours de la grossesse est susceptible de la transmettre à l'enfant.* Le fait en lui-même est bien établi depuis longtemps. « Qui conteste aujourd'hui, disait DIDAY en 1854, cette influence exercée sur l'enfant par les matériaux impurs de nutrition provenant de la circulation maternelle ? » Personne ne l'a contesté depuis cette époque, et il nous semble inutile de rappeler les observations anciennes qui ont servi à édifier cette théorie.

Deux autres questions sont plus intéressantes : l'une, théorique, touchant *la manière dont s'effectue cette infection,* l'autre, plus pratique, déterminant les *conditions dans lesquelles elle réalise ses effets.*

La *première question* est simplifiée par la connaissance des relations intimes et directes qui unissent l'enfant et la mère par l'intermédiaire du placenta. Les vieilles idées de JACQUEMET sur la barrière placentaire ne sont plus guère de mise. Les expériences de STRAUSS et CHAMBERLAND sur l'immunité des produits de brebis charbonneuses ont démontré le passage direct, effectif, des bactéries à travers le placenta. D'autres expériences, plus anciennes, faites avec l'indigo et le cinabre, avaient déjà fait supposer cette pénétration. On peut donc dire aujourd'hui que la question du passage par le placenta des produits morbides n'est plus discutée.

Il se passe pour la syphilis le même phénomène que pour les autres infections. On sait l'influence des intoxications chroniques sur l'arrêt de la gestation. C. PAUL a cité des chiffres à propos du saturnisme : sur 19 femmes intoxiquées par le plomb, il a constaté que 102 grossesses avaient été interrompues 76 fois par des accouchements prématurés. Un récent travail de Guido Pierracini cite une statistique curieuse à propos des femmes employées dans les manufactures de tabac, lesquelles avortent dans la proportion de 37 p. 100, faits auxquels la nicotine ne serait pas étrangère (*Clinica moderna*, 1903).

Le même mécanisme se retrouve dans la syphilis qui agit comme intoxication chronique, par transmission directe du virus à travers le placenta par l'intermédiaire de la circulation. Le fœtus infecté meurt plus ou moins vite et l'expulsion s'ensuit.

Dans un autre ordre de faits, l'accouchement prématuré est justiciable d'une explication encore plus simple. En effet, les organes nutritifs du fœtus, le placenta, le cordon sont quelquefois le siège de lésions diverses : infiltrations scléreuses, foyers gommeux, congestions vasculaires, pouvant amener des hémorrhagies et consécutivement le décollement du placenta. De son côté, le cordon peut être le siège de péri-artérite, de périphlébite, de thromboses. Quelle que soit la lésion, la conséquence en est toujours la diminution progressive de l'hématose fœtale ; asphyxie du fœtus et expulsion avant terme.

Telles sont les deux explications plausibles : *intoxication directe* de la mère au fœtus par l'intermédiaire de la circulation placentaire ou *lésion syphilitique du placenta ou du cordon*. Elles s'appliquent surtout aux accouchements prématurés du cinquième au septième mois, et non aux avortements proprement dits, comme nous aurons l'occasion de le répéter.

Dire que cette assertion solutionne toutes les difficultés serait fort exagéré. Car, en somme, tous les fœtus ne sont pas atteints. Il semble donc bien que le placenta n'agisse pas comme un simple conduit de passage, mais comme un filtre, qui de temps à autre serait un *filtre actif, faisant une sorte de sélection*.

Trois cas peuvent se présenter, dit Finger dans un rapport très étudié sur la question (*Congrès des médecins allemands*, 1897). Ou bien le placenta est complètement perméable, tant au virus qu'aux toxines, et dans ce cas l'infection se produit avec toutes ses conséquences.

Ou bien les toxines seulement peuvent filtrer, ce qui expliquerait les immunisationss, que schématise la loi de PROFETA, et peut-être aussi les cas de syphilis tertiaires d'emblée, généralement tardives(?).

Enfin l'imperméabilité du placenta peut être absolue ; l'enfant naîtra et vivra normalement.

Tout ceci est hypothèse satisfaisante pour l'esprit et adaptée aux faits, mais difficilement démontrable.

L'étude des *conditions* dans lesquelles ces hypothèses peuvent se trouver réalisées dévoile les difficultés de la question.

L'infection du fœtus par la mère est-elle possible à toutes les périodes de la gestation ? Lorsqu'il établit sur des bases solides les lois de cette transmission, DIDAY affirmait en même temps qu'aux deux extrémités de la grossesse, au cours du premier mois et pendant les trois derniers, la mère pouvait être contaminée que sans le fœtus s'en ressentît. L'étude des rapports qui unissent l'embryon à la mère, et la série d'observations que DIDAY rapporte d'après GILBERT, DEPAUL, BERTIN, BAUMÈS, etc., sont évidemment en faveur de cette assertion. Depuis cette époque, des protestations se sont élevées. Quelques cas d'infections dans les derniers mois (JULLIEN, FINGER) sont publiés. On a établi d'autre part les rapports très intimes de l'embryon avec la paroi utérine dès le premier mois (MULLER, Congrès allemand, 1897). En somme, l'immunité des premières semaines est bien difficile à prouver ; mais il semble par contre admis que, si la mère contracte la syphilis après le sixième mois, l'enfant a beaucoup de chances de rester indemne, sans faire pourtant de ce fait une loi absolue.

Bien d'autres influences peuvent agir, l'âge de la syphilis, sa gravité, le traitement subit, enfin la résistance spéciale du fœtus, indéniable quoique difficile à apprécier. La loi de décroissance, l'action thérapeutique se retrouvent ici comme ailleurs, facilitant plus ou moins la transmission, modifiant dans tel ou tel sens l'évolution future de la maladie.

A un point de vue pratique, il semble de plus en plus avéré que l'influence de la mère est largement prépondérante dans la transmission de la syphilis héréditaire. L'enquête de CIVATTE

(*Ann. de Derm.*, 1907) est formelle à ce point de vue, et il n'y a presque pas de dissonances. Certains considéraient même cette influence comme exclusive, se basant, pour expliquer les cas contraires, sur la bénignité et la latence de la syphilis chez la femme, et aussi sur les difficultés du diagnostic au cours de la grossesse. Il est de toute évidence qu'il faut suivre une femme pendant des mois pour avoir la certitude clinique de son état de santé, et qu'une observation insuffisante, basée sur un interrogatoire et un seul examen, n'a aucune espèce de valeur. Les découvertes hématologiques viennent d'apporter un appoint très intéressant à cette manière de voir. Recherchant systématiquement la réaction de Wassermann dans le sang des mères d'enfants syphilitiques, nombre d'auteurs, BAUER, THOMSON et BOAS (1908), ENGELLMANN, WASSERMANN(1909), SWIFT, BEHRING, etc. (1910), ont trouvé les réactions les plus positives, malgré toutes les apparences de santé. Quelquefois même, l'arrivée d'accidents caractéristiques est venue certifier le diagnostic (CARLE, *Ann. de Derm.*, 1911). Il paraît en somme de plus en plus évident aujourd'hui que, dans le legs héréditaire, la part de la mère est de beaucoup la plus grande, mais qu'il faut vouloir la chercher et ne pas s'en tenir à une observation superficielle.

§ 2. — INFLUENCE DU PÈRE

De nombreuses observations ont été publiées, cherchant à démontrer que le père, seul atteint, peut transmettre la syphilis au fœtus. Le plus grand nombre mérite peu de considérations. Elles fourmillent dans les anciens auteurs et, celles-là mêmes qui furent rapportées comme typiques par CAMBBELL, BERTIN, HUTCHINSON, DIDAY, se bornent la plupart du temps à constater qu'un père notoirement syphilitique et une mère non atteinte de lésions ont donné le jour à un enfant syphilitique. La question est plus complexe, car il s'agirait de savoir si réellement la mère a été indemne, si elle n'a pas présenté au cours de la grossesse quelque symptôme passé inaperçu, s'il n'y a pas eu quelque syphilis antérieure à la gestation, toutes questions très difficiles et quelquefois impossibles à résoudre.

Cependant le nombre de ces observations, les noms de leurs auteurs, tant ceux qui ont soutenu autrefois cette théorie, que ceux qui la défendent aujourd'hui, font admettre sa possibilité, et même sa fréquence. Il est difficile de récuser les cas de LIÉGEOIS, de TAYLOR, de FOURNIER, où des séries d'accouchements prématurés furent interrompus par l'administration au père d'un traitement mercuriel vigoureux.

Et cependant de multiples arguments protestent contre la généralisation de cette loi. Dans quantité de cas, des syphilitiques plus ou moins bien guéris, ou même en pleine période secondaire, procréent des enfants très bien portants, s'ils ont pris soin de ne pas contagionner leurs femmes. Nous ne rappellerons pas les observations de LANGLEBERT, de CULLERIER, de NOTTA, parce que de pareils faits ont pu être observés par tous les syphiligraphes.

Quelques-uns d'entre eux sont particulièrement curieux : celui d'un malade syphilitique devenu doublement père, en même temps, par sa femme et par sa maîtresse. La première, infectée par lui, met au monde un avorton cachectique ; la seconde, restée saine, accouche d'un bel enfant bien portant (CHARRIER). Quelques statistiques méritent d'être rappelées. FOURNIER, en 1880, avait suivi 87 de ses malades, qui, mariés, n'avaient jamais infecté leurs épouses, et avaient eu un total de 156 enfants sains. ADAM ŒWRE (de Christiana), surveilla rigoureusement dans les mêmes conditions 50 femmes devenues enceintes à la suite de rapports avec des syphilitiques, sans présenter elles-mêmes aucun signe d'infection. Toutes eurent des enfants très bien portants. La statistique de NOTTA porte sur 17 cas. Trois fois la mère fut contaminée. Dans ces trois cas — et dans ceux-là seulement — les enfants naquirent syphilitiques.

Et d'ailleurs, peut-on dire, le sperme n'est pas contagieux. Quantité d'expériences l'ont prouvé. Dès lors, comment admettre que ce sperme, non directement contagieux, non inoculable, serait capable, sans rien produire de visible chez la mère, de créer un enfant syphilitique. Le spermatozoïde serait-il syphilitique, alors que le sperme ne l'est pas ? Cette hypothèse est acceptée par nombre d'auteurs. Mais dans ce cas, transmet-il la maladie ou la prédisposition ? Mêmes discussions que pour l'ovule, sur lesquelles nous ne revenons pas.

L'enquête de CIVATTE sur le mariage des syphilitiques a montré combien se généralisait la tendance à autoriser bien plus tôt la procréation, lorsque le père est seul malade. Reprenant les idées déjà anciennes de LANGLEBERT, NOTTA, JULLIEN, un grand nombre de syphiligraphes ont affirmé la possibilité pour le père, même avant les délais classiques, d'engendrer un enfant en bon état, alors que la mère doit se traiter beaucoup plus longtemps avant d'arriver au même résultat (WELANDER, ENGMANN, de AMICIS, JADASSOHN, HUTCHINSON, etc.). Adoptant une opinion plus exclusive, déjà soutenue par JULLIEN, MATZNAUER, BALZER, nous prétendons que *la syphilisation du fœtus par le père est loin de se présenter avec les mêmes caractères de certitude et de fréquence que la syphilisation par la mère*, en un mot qu'elle est exceptionnelle. Si l'on fait la part des symptômes méconnus, des latences de la maladie, on conclura à la très grande difficulté de la constatation de l'intégrité de la femme dans la plupart des cas, et aussi à la nécessité absolue d'une très longue observation pour pouvoir certifier l'état de santé ou de maladie des uns et des autres (CARLE, *Ann. de Derm.*, 1908). Comme nous l'avons vu à propos de l'influence maternelle, les résultats donnés par le séro-diagnostic confirment chaque jour cette conception, et la part du père se restreint de plus en plus.

§ 3. — LOI DE COLLES

Des connaissances précédentes, on a extrait, sous forme de lois, deux principes généraux intéressants à connaître, tant par leur importance théorique et pratique, que par les nombreuses discussions qu'ils suscitent encore entre leurs détracteurs et ceux qui les considèrent comme le pivot de la doctrine hérédo-syphilitique.

Le premier a été formulé par BAUMÈS (de Lyon), en 1840 sous la forme suivante : « *Une mère ayant porté dans son sein un enfant syphilitique qui doit l'infection au sperme du père, ne contracte pas, généralement, en nourrissant son propre enfant, la maladie syphilitique, comme pourrait la contracter une nourrice étrangère* ». Déjà exprimé par WALLACE, en 1833 (au dire de MACKENSIE, *The Lancet*, 1899), ce principe fut affirmé. en 1837, par COLLES, et la large publicité donnée par DIDAY à ce dernier auteur, fit que le nom de *loi de Colles* lui est resté.

On voit le gros intérêt de cette loi. D'un côté, elle implique la possibilité pour le père de transmettre la syphilis à son enfant sans contamination préalable de la mère, de l'autre, cette conséquence pratique autrement importante, que l'on peut toujours, et sans crainte, donner le nourrisson syphilitique à sa mère, même lorsque celle-ci n'a pas, au cours de la grossesse, présenté des signes de syphilis.

Nous ne voulons pas refaire ici l'éloquent plaidoyer de DIDAY en faveur de cette loi. Reprenant les observations anciennes. l'auteur de la « Syphilis des nouveau-nés » a démontré que la plupart d'entre elles corroboraient l'opinion de COLLES. Soumettant celles qui paraissaient négatives à un examen minutieux, il a prouvé que dans tous ces cas un élément étranger s'était interposé ; qu'entre la mère contaminée et le nourrisson contaminant, s'était trouvé une nourrice à qui quelques jours de nourrissage avaient suffi pour syphiliser l'enfant, sain auparavant ; que, dans d'autres cas, les symptômes constitutionnels signalés chez la mère n'étaient que la suite de symptômes antérieurs, parus au cours de la grossesse, ou même encore plus anciens.

L'expérimentation, quoique osée, en l'espèce, a confirmé la loi de Colles. CASPARY n'a pas réussi à inoculer avec la sécrétion de plaques muqueuses une femme qui venait d'accouchez prématurément d'un fœtus syphilitique, sans avoir présenté elle-même aucun symptôme. La même expérience a été refaite cinq ou six fois par NEWMANN avec le même résultat.

Donc, cette loi paraît tout à fait admissible, et la multitude des observations publiées à la suite de sa très nette expression par DIDAY est une preuve de plus qu'elle correspondait à la généralité des cas.

Comme toute loi, celle-ci a ses exceptions. DIDAY publiait déjà un cas de CAZENAVE, où une femme ayant nourri son enfant, couvert de syphilides, fut à son tour, après la mort de son nourrisson, atteinte de la même affection. Plus tard, BŒHREND rapporte deux nouveaux faits tout à fait indiscutables (GUIBOUT, RANKE). JULLIEN en ajoute trois autres (RESTINIO, SCARENZIO, PELLIZZARI). Au congrès allemand de 1897, FINGER en compte vingt-un. Quelques autres ont paru depuis, élevant à une trentaine le nombre des cas négatifs où la mère fut infectée par son enfant.

C'est évidemment peu, par rapport à la quantité des cas positifs. Et l'on peut dire que le principe n'en subsiste pas moins, avec quelques réserves cependant. En effet, *à quoi est due cette immunité maternelle ?*

Dans l'énorme majorité des cas, *elle est due à ce que la mère a été infectée par le père*, que les symptômes aient manifestement apparu au cours de la grossesse, ou qu'ils aient passé inaperçus, ce qui arrive d'autant plus facilement pendant la période de gestation. Cette opinion, que nous exprimions déjà dans notre première édition (1906) tend aujourd'hui à devenir classique, depuis que les recherches hématologiques, poursuivies à l'étranger surtout, ont démontré que le sang de la femme, mère d'enfant malade, réagissait comme celui de la syphilitique la plus avérée. Faites sur une très vaste échelle, ces recherches ont permis à BAUER, BEHRING, KNOPFELMACHER en Allemagne, JADASSOHN en Suisse, SWIFT et GURD en Angleterre, GIOSEFFI en Italie, LEROUX et LABBÉ, CARLE en France (*Prov. méd.*, 1911, et *Ann. de Dermat.*, 1912), de conclure que *les prétendues immunités dénoncées par la loi de* COLLES *correspondent simplement à des syphilis latentes, passées inaperçues ou non diagnostiquées*. En somme, la syphilis mitigée, imperceptible, dont parlait DIDAY, était une explication toute semblable, et plus rationnelle en tout cas, que l'action vaccinante du fœtus par l'intermédiaire du placenta.

Mais ceci se rattache à la question de la syphilis conceptionnelle que nous allons exposer (voy. p. 634).

§ 4. — LOI DE PROFETA

Le second principe est le suivant : « *Un enfant reconnu sain, né d'une mère syphilitique, est inapte à contracter la syphilis, soit par l'allaitement, soit par tout autre contact, provenant de la mère ou de personnes étrangères. Cette invulnérabilité ne s'étend d'ailleurs pas à toute l'existence.* Exprimé déjà par BŒREND en 1860, ce principe fut repris par PROFETA en 1865 sous forme de règle générale. Il est admis par la majorité des syphiligraphes et l'observation clinique a souvent confirmé cette loi. DIDAY l'admet également, mais en restreignant cette immunité des rejetons à ceux qui sont produits au cours de la période secondaire, c'est-à-dire quand la mère est en état de transmettre elle-même la maladie. C'est également la conclusion d'une étude très complète de OGILVIE, qui, malgré l'assertion contraire de FINGER, croit que les produits issus de parents syphilitiques anciens sont tout à fait susceptibles de contracter plus tard cette maladie. S'ils ne la prennent pas de leur mère, c'est simplement parce que celle-ci n'est plus en état de la transmettre.

On a publié un grand nombre de cas contraires à la loi de PROFETA, et il en est un bien plus grand nombre qui ne sont pas publiés. Car il ne faut pas se dissimuler les difficultés de l'observation en pareil cas. Parmi les enfants issus de mères syphilitiques, à côté de ceux qui naissent franchement malades, un grand nombre présentent des symptômes peu marqués, qui passent inaperçus au milieu des multiples éruptions de la première enfance. Ceux-là feront plus tard leurs formes tertiaires, et seront qualifiés d'héréditaires tardifs. Il en sera de même de quelques autres à symptômes imperceptibles, mais chez qui la réaction de Wassermann apparut nettement positive, entre les mains de KNOPFELMACHER et LEHNDORF, BEHRING (1910). Il faut enfin faire la part de ceux qui ne prendront pas la syphilis simplement parce qu'ils n'auront pas l'occasion de la prendre, et aussi de ceux qui contractent un chancre dès leur naissance, au passage de la vulve, grâce à une écorchure (FINGER, HASLUND, *Ann. de Derm.*, 1911), ce qui prouve au moins qu'ils ne sont pas bien immunisés. On voit que la question est complexe, et que la loi repose sur des bases bien fragiles.

§ 5. — SYPHILIS CONCEPTIONNELLE

Nous avons vu l'influence que les générateurs pouvaient exercer sur l'enfant au cours de sa vie intra-utérine. Inversement, il est permis de se demander *si un fœtus infecté ne peut à son tour avoir une action sur l'organisme maternel qui le contient.* Cette question, posée par DIDAY, fut résolue par lui dans le sens de l'affirmative. Après avoir longuement débattu les opinions positives de RICORD, de DEPAUL, les objections de MAISONNEUVE et MONTANIER, après avoir exposé les considérations théoriques et les observations qui lui paraissent probantes, DIDAY conclut que *la syphilis du fœtus peut être transmise à la mère par l'intermédiaire du placenta.* Une femme peut donc être atteinte d'accidents secondaires au cours d'une grossesse, à la suite d'une fausse couche, sans chancre visible, parce que l'infection aura pénétré par le placenta, qui aura été la véritable porte d'entrée. La syphilis par l'intermédiaire de la conception, la *syphilis conceptionnelle*, serait donc possible.

Les conséquences de cette possibilité, logiquement déduites et exposées par HUTCHINSON, seraient très intéressantes. Dans un premier groupe de faits, le fœtus transmet à sa mère une quantité de virus suffisante pour l'infecter, et dans ce cas, les accidents secondaires se manifestent au cours de la grossesse. Dans un second groupe, HUTCHINSON range les cas où l'infection est mitigée, bénigne, manifestée de suite par quelques phénomènes légers et souvent inaperçus, chute de cheveux, algies diverses, etc. Plus tard, ces mêmes femmes seront atteintes d'ulcérations cutanées ou muqueuses, de gommes et d'autres manifestations tertiaires à tendances destructives, constituant ces formes de *syphilis tertiaires d'emblée* publiées de temps en temps par les auteurs. Un troisième groupe renferme les mères chez qui aucun symptôme n'est apparu, mais qui sont cependant immunisées contre le mal, comme l'affirme la loi de COLLES, qui serait ainsi expliquée. Dans quelques cas rares, enfin, les femmes ne seraient ni atteintes ni immunisées.

En somme, dans cette théorie, l'élément virulent est le spermatozoïde. Celui-ci infecte l'ovule. Là, le virus trouve une sorte de bouillon de culture où il se concentre pendant la gestation et se propage ensuite. Mais cette propagation n'est pas uniforme. Suivant la quantité ou la qualité des produits transmis à la mère, suivant l'action variable du filtre placentaire, le fœtus transmet à sa mère la syphilis immédiate ou tardive, ou l'immunité.

Cette théorie est évidemment ingénieuse. D'autant plus, que les travaux de STRAUSS et CHAMBERLAIN sur les brebis charbonneuses ont bien démontré la possibilité pour la mère de léguer l'immunité à sa descendance. On a retrouvé dans le sang des petits les bactéries qui démontraient la réalité du passage à travers le placenta. La thèse d'agrégation de BLAISE a développée cette idée, appuyée encore par les expériences de CHAUVEAU sur les bovidés. Rien d'étonnant qu'elle ait été acceptée longtemps sans discussion, et qu'aujourd'hui encore elle soit pour nombre de syphiligraphes un dogme indiscutable.

Tout en la reconnaissant hypothétique, c'est, en somme, la théorie d'HUTCHINSON que FINGER a exposée en 1897, rajeunie par la conception nouvelle de l'action différente des virus et des toxines. Que les uns et les autres passent par le filtre placentaire, et la mère sera infectée. Que les toxines passent seules, il pourra s'ensuivre, suivant la quantité, l'immunisation (loi de COLLES) ou la syphilis héréditaire tardive. Enfin, le filtre peut être complètement imperméable, ce qui expliquerait les exceptions à la loi de COLLES.

S'il s'agissait là de question purement théorique, il serait oiseux de discuter la vraisemblance plus ou moins grande de la syphilis conceptionnelle. Mais il n'en est pas ainsi, car de cette théorie découlent des *conséquences* très pratiques. *D'un côté*, le fait de savoir si l'on peut toujours donner à sa mère l'enfant né syphilitique sans crainte de contamination pour elle ; *de l'autre*, le fait de connaître le moment de la maladie où le mari n'est plus dangereux pour sa femme, moment qui devient tout à fait vague, et même impossible à fixer, si l'on admet que l'homme peut rester contagieux par sa postérité, alors qu'il ne l'est plus par ses accidents.

Disons de suite que cette idée de la syphilis conceptionnelle est *loin de présenter les caractères de la certitude*. En premier lieu, rien n'est moins prouvé que la contamination de l'ovule par un spermatozoïde virulent. Nous avons déjà traité cette question et n'y revenons pas. Une fois le produit infecté, en supposant qu'il le soit, quel est l'argument essentiel qui fait adopter l'idée de la syphilisation de la mère par le fœtus ? C'est *l'absence de chancre chez la femme*. Il suffit de relire, pour s'en persuader, les observations de Diday, de Rodet, etc., calquées sur le schéma suivant : Une femme présente une roséole au cours d'une grossesse, ou à la suite d'une fausse couche. Cette femme n'a jamais vu son chancre, le médecin qui l'examinait de temps à autre ne l'a pas constaté : donc elle est atteinte de syphilis du fait de son enfant, par l'intermédiaire du placenta. Telle est la suite des déductions dans cet ordre d'idées.

Cette argumentation est insuffisante, étant donnée la quantité de cas où le chancre ne peut être constaté chez la femme. Même en dehors de la grossesse, le chancre est rarement observé chez elle ; il est plus caché, plus fugace. A plus forte raison devient-il encore moins perceptible, lorsque la vulve est œdémateuse, que des liquides l'inondent, qu'elle est le siège d'irritations, d'éruptions, dues à la grossesse. Il faut également faire la part des chancres du col de la matrice, presque toujours inaperçus, et même du chancre intra-utérin, auquel Aubert, en 1880, donnait une certaine importance dans l'étiologie de la syphilis conceptionnelle.

Sans être taxé d'exagération, on peut affirmer que le chancre est aussi souvent absent chez les femmes grosses que chez celles qui n'ont jamais été enceintes. Ne pas retrouver un chancre chez la femme, soit par l'examen, soit par l'interrogatoire, si minutieux soit-il, ne suffit pas pour affirmer qu'elle n'en ait jamais eu.

Là encore, nous ferons remarquer combien les recherches hématologiques récentes éclairent cette conception, en permettant de soupçonner, et quelquefois de déceler d'authentiques syphilis, là où l'on ne songeait qu'à l'immunité. Nous ne revenons pas sur ce point déjà élucidé.

Une statistique très curieuse est celle que rapporta Hochsinger au Congrès allemand de 1897. A l'institut des enfants malades de Vienne, soixante-douze femmes enceintes furent soumises à une surveillance telle qu'il leur était impossible de communiquer avec le dehors, et par conséquent d'avoir des rapports sexuels pendant toute la durée de la gestation. Dans ces conditions Hochsinger n'a pas constaté *un seul cas* de syphilis conceptionnelle, de choc en retour. Il croit donc de façon très ferme que la syphilis conceptionnelle n'est qu'une syphilis acquise au cours de la grossesse.

D'ailleurs, même au point de vue théorique, il n'est pas très simple de comprendre comment l'infection se transmet dès le second ou troisième mois de la grossesse. Les échanges entre les organismes maternels et fœtaux ne commencent qu'à une date postérieure à cette époque, qui est également celle des avortements (Thèse de Merger, Paris, 1896). Un enfant naît sans symptômes bien précis ; il présente, trois ou quatre semaines après, des accidents secondaires ; il est seulement alors en période virulente. Dès lors comment expliquer qu'au troisième mois de la grossesse, sa mère ait pu présenter des syphilis cutanées ou muqueuses, qui seront évidemment attribuées à une syphilis conceptionnelle ? Et comment, à cette période de la vie intra-utérine, le fœtus pouvait-il être virulent ? (Hochsinger).

Reste une objection. Comment expliquer l'immunité chez une femme n'ayant présenté aucun symptôme ? Constatons d'abord que ces cas, bien observés, sont la minorité. Ensuite, pourquoi ne pas admettre que certaines personnes sont *complètement* réfractaires à la syphilis ? Rosinski rapporte à ce point de vue cinq cas bien curieux. Il s'agit de femmes ayant eu de leurs maris syphilitiques un ou plusieurs enfants, à terme ou non, notoirement atteints. Les mêmes femmes, remariées ou ayant eu des rapports avec d'autres individus sains, donnèrent le jour à des enfants absolument bien portants. Elles-mêmes n'avaient jamais, malgré les rapports conjugaux, présenté aucun signe de spécificité (Congrès de 1897). Il n'est d'ailleurs pas de praticien qui n'ait eu l'occasion d'observer de ces cas où certaines personnes semblent défier la syphilis par la façon dont elles s'exposent, sans jamais être atteintes.

En somme, sans vouloir entrer dans des considérations trop risquées ou trop nouvelles, nous dirons seulement que la *syphilis dite conceptionnelle nous paraît rationnellement explicable par la contamination directe de la mère par le père, ou par tout autre contact survenu au cours de la grossesse. C'est une syphilis acquise*, que rien ne permet de différencier d'une autre syphilis prise en dehors de la période de gestation, sinon peut-être la facilité plus grande avec laquelle elle passera inaperçue, ce dernier fait étant suffisant pour expliquer nombre des immunités consécutives et toutes les pseudo-syphilis tertiaires d'emblée qui se manifesteront par la suite.

ARTICLE II

MANIFESTATIONS CLINIQUES
DE LA SYPHILIS HÉRÉDITAIRE

Suivant dans notre description l'ordre chronologique de ces manifestations, nous étudierons tout d'abord les avortements et accouchements prématurés, puis les symptômes de la syphilis héréditaire.

§ 1. — AVORTEMENTS ET ACCOUCHEMENTS PRÉMATURÉS

Les recueils scientifiques regorgent d'observations où l'on voit la syphilis des générateurs aboutir soit à l'avortement, soit à la naissance d'enfants vérolés. Dans l'observation de BERTIN, toujours rappelée parce qu'elle est typique, il s'agit d'une femme de vingt-six ans, atteinte de « pustules plates » aux grandes lèvres. La première grossesse aboutit à un avortement à six mois, la seconde se termina à sept mois, la troisième à sept mois et demi. Le quatrième produit vint à terme et vécut dix-huit heures, le cinquième six semaines. Enfin, le sixième, atteint de pustules aux fesses et au cuir chevelu, fut très malade jusqu'à quatre mois. Soumis à un traitement mercuriel, il se rétablit fort bien par la suite.

Nous disons que cette observation est typique : d'*abord* parce qu'elle montre, et l'influence de la syphilis sur les couches et son action décroissante au fur et à mesure que le virus vieillit ; *ensuite* parce qu'elle précise les dates de ces fausses couches, dates plutôt éloignées de l'époque de la conception.

Le *premier point* est surabondamment prouvé. Tous les auteurs insistent sur la *fréquence des avortements*. Sur 18 grossesses de femmes syphilitiques, Diday signalait 11 avortements Whitehead en rapporte 119 sur 256 couches. Les 2/3 des femmes syphilitiques avortent (Stoltz), 34 p. 100, dit Weber, 141 sur 390, dit Jullien, d'après une statistique de Lourcine. Sur 161 avortements de cause connue, Varnier relève 64 fois l'insertion vicieuse du placenta, 52 fois la syphilis, 27 fois l'albumine, etc. En somme, la cause est entendue, au point que, chez les femmes soupçonnées de syphilis, la notion d'avortements antérieurs prend une importance considérable dans l'affirmation du diagnostic.

Un *second point* également bien établi est l'*influence décroissante de l'action morbide*, avec l'âge et avec le traitement.

Ces fausses couches se font, pour ainsi dire, *en cascade*, même lorsque la femme n'est soumise à aucun traitement. Arrêtées d'abord à cinq ou six mois, les grossesses vont ensuite au huitième mois, ou même à terme, aboutissant à un rejeton mort-né, auquel pourront succéder des produits vivants, quoique malades, mais susceptibles de rétablissement. A plus forte raison, cette amélioration croissante se fera-t-elle sentir si la mère ou le père, suivant les cas, sont soumis à un traitement sérieux. Et, dans cette hypothèse, l'on voit survenir, bien plus tôt, des enfants susceptibles de survie et même en bon état. Nous n'insistons pas sur ce fait, bien qu'il fut autrefois l'origine de polémiques sans fin. Sans rappeler DE BLEGNY, qui trouvait « le fœtus trop faible pour résister à l'émotion que cause le mercure », nous voyons HUGUIER affirmer en 1840 à l'Académie de médecine que « l'avortement arrive surtout aux femmes traitées par le mercure ». La question est aujourd'hui jugée.

Le *dernier point* est beaucoup moins connu, parce qu'il fut moins envisagé. *A quelle époque de la grossesse la syphilis est-elle la plus abortive ?* La plupart des statistiques disent *avortement,* sans préciser le moment. Et c'est là un tort. Car au point de vue pathogénique et clinique, il y a une différence essentielle entre l'avortement ovulaire des premiers mois, dans la période præplacentaire et l'avortement des derniers mois, post-placentaire, véritable accouchement prématuré. Or, si l'on détaille les observations, si l'on fouille les statistiques, on arrive à ce résultat que, dans l'énorme majorité des cas, *cet avortement est en réalité un accouchement prématuré*, qu'il se produit avec une incontestable fréquence autour du septième mois. Les statistiques réunies des auteurs précédents donnent des résultats suivants : 70 mères atteintes de syphilis avant la conception ont accouché de 72 produits, dont 30 à terme, se décomposant ainsi : 15 morts, 4 malades, mais guéris, 10 indemnes, et 43 avant terme représentés par 34 morts, 3 syphilitiques survivants et 6 sans lésions. Or, sur ces 43 avant terme, *six* seulement sont venus avant le sixième mois. Voilà la proportion, dont nous faisons ressortir la faiblesse.

Et si nous insistons sur ce fait, c'est qu'il peut éclairer la pathogénie de ces fausses couches. Que la syphilis détermine au troisième mois des avortements, elle en a tout à fait le droit, en sa qualité de maladie virulente, de même qu'elle crée au même moment des phénomènes infectieux ou névropathiques. Mais c'est là l'exception. Le plus souvent l'accident se produit plus tard, lorsque le placenta fœtal est bien constitué.

On ne peut avec certitude rattacher à la syphilis les avortements des premiers mois, ou, du moins celle-ci joue simplement le rôle de cause prédisposante, au même titre que toute

autre infection. Chez la femme nerveuse, la grossesse augmente
déjà cette prédisposition. Il est de notion courante qu'un incident banal, une émotion, une fatigue suffisent à déterminer un
avortement. La syphilis, survenant à titre d'infection, agit de
façon double, en affaiblissant l'organisme, et en développant
encore, sur ce terrain prédisposé, des phénomènes névropathiques. On sait que les troubles sensitifs, les algies, les anesthésies, la fièvre sont l'apanage de la femme syphilitique.
Chez elle, tous les phénomènes de réaction sont plus vifs.
L'avortement ovulaire doit être considéré comme l'une de ces
manifestations, sans que la syphilis intervienne en tant qu'infection spécifique.

Les avortements post-placentaires, les accouchements prématurés sont au contraire de nature syphilitique. Nous avons
déjà dit à propos de l'étiologie comment nous comprenions
cette action : filtration directe des principes virulents par l'intermédiaire du placenta ou lésion syphilitique, scléreuse,
gommeuse, hémorragique, des placentas et du cordon (voy.
influence de la mère, p. 771).

§ 2. — SYMPTÔMES DE LA SYPHILIS HÉRÉDITAIRE

Nous divisons ce paragraphe en deux chapitres : syphilis
héréditaire précoce, syphilis héréditaire tardive. Nous réunirons
toute la description symptomatique dans le premier chapitre,
indiquant au fur et à mesure les lésions plus particulières à la
forme tardive, dont nous résumerons dans le second chapitre
les caractères essentiels.

A) — SYPHILIS HÉRÉDITAIRE PRÉCOCE

Le rejeton hérédo-syphilitique naît en état de moindre résistance. L'infection native s'accuse surtout au début de l'existence et prive le nouveau-né du degré de force, de résistance
organique, nécessaire à la vie. Né malingre et chétif, athrepsique,
il peut être emporté de suite par émaciation progressive et fatale.
Ou bien encore, il semble s'accroître de façon à peu près régu-

lière, puis tout d'un coup décline et dépérit, soit par le fait d'accidents imputables à la diathèse, soit d'une façon inexplicable. Enfin, s'il traverse sans encombre la dangereuse période qui suit la naissance, il se ressent cependant longtemps de la chétivité originelle. Cet état se traduit chez lui par les multiples manifestations qu'engendre toute débilitation, toute déchéance organique profonde, et aussi par l'état de réceptivité spéciale qu'il présente à l'égard des maladies.

La description du nouveau-né hérédo-syphilitique, de celui chez qui l'intensité de l'infection conceptionnelle ne permettra qu'une survie bien courte, a été bien souvent faite. Son allure d'avorton rabougri, atrophié, chétif, son facies malingre, ridé, à peau terreuse, flasque, plissée, ses yeux fermés, sa voix éteinte, tout cet ensemble sénile ou simiesque est assez caractéristique. C'est là le facies et l'habitus de l'athrepsie. Il n'a rien qui appartienne en propre à la syphilis ; mais elle est une des causes les plus fréquentes de cette athrepsie intense, précoce, fatale, sans manifestations précises et localisées.

Ajoutons que tout ceci est loin d'être constant. Même chez les hérédo-syphilitiques atteints de telles ou telles lésions, il n'est pas rare de rencontrer de belles santés et des guérisons bien complètes.

Cet état général s'exprime par un poids inférieur à celui de l'enfant normal. Le poids moyen d'un nouveau-né est de 3 250 grammes, d'après les classiques. Or, ce poids est rarement atteint chez le petit malade. Il ne dépasse guère 2 500 grammes. La courbe d'accroissement est également modifiée. Au lieu de perdre dans les trois premiers jours 100 à 150 grammes pour reprendre ensuite sa croissance normale, en augmentant de 20 à 30 grammes par jour, le petit hérédo-syphilitique descend brusquement de 3 à 400 grammes, puis continue encore à maigrir pendant dix ou quinze jours, quelquefois plus longtemps, quelquefois jusqu'à la terminaison fatale. Le plus souvent, le mouvement d'ascension se dessine, mais lent, sans régularité, soumis à des fluctuations sans causes précises, qui sont d'un mauvais pronostic. Et, dans ce cas, l'impression doit être d'autant plus mauvaise que le nouveau-né aura les appa-

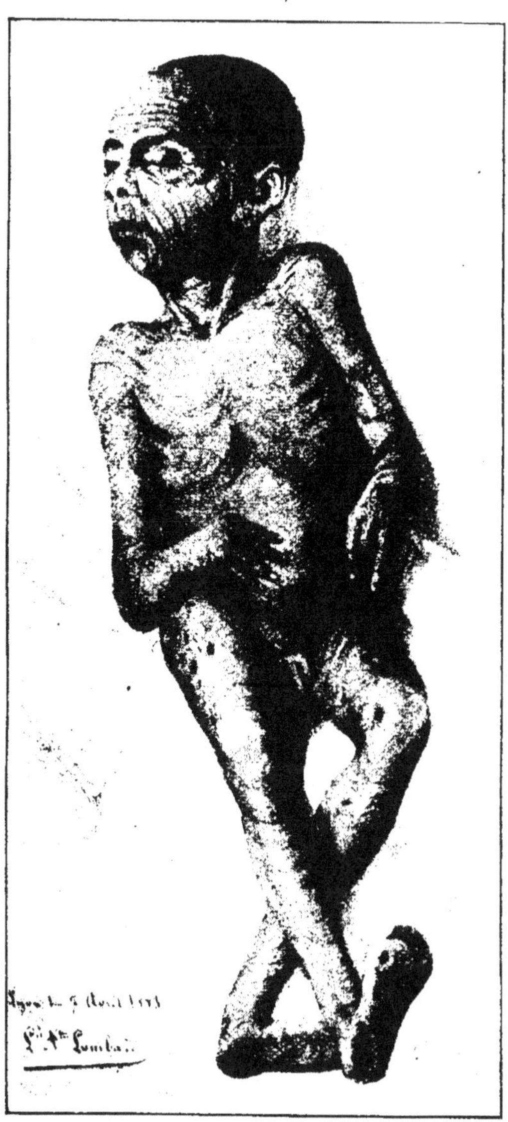

Fig. 58.

rences d'une santé normale, qu'aucun accident de nourrissage ne pourra expliquer cette dénutrition.

1° Placenta. — Après avoir examiné nombre de placentas syphilitiques, Schwab conclut dans sa thèse (Paris, 1896) que rien ne les caractérise à l'*examen macroscopique*. Ils sont en général volumineux, gros, œdématiés, offrant des cotylédons séparés par des sillons profonds. De-ci, de-là, des néoplasmes de forme polypeuse sont implantés dans la partie libre de la caduque, tandis que d'autre part des tumeurs dures, d'aspect papuleux ou condylomateux pénètrent comme des coins dans le tissu des cotylédons placentaires. En d'autres points, on perçoit à la palpation des épaississements sans nodosités apparentes, ou peu profonds, constituant de véritables plaques scléreuses formées par un tissu grisâtre et résistant, le plus souvent superficielles. Les gommes macroscopiques sont rares. Ces lésions n'ont rien de bien spécial, et, de plus, elles manquent très souvent.

La question du *poids du placenta* est autrement importante, car elle entraîne d'intéressantes considérations pronostiques. Depuis les recherches de Pinard, exposées dans la thèse de Diaz (Paris, 1891), il est admis que le poids du placenta syphilitique représente 1/4 du poids d'un fœtus syphilitique à terme, tant chez les fœtus qui naissent vivants que chez ceux qui succombent *in utero*. Or ce rapport, quand il est normal, étant de 1/6, cette augmentation du poids du placenta devient un facile moyen de diagnostic au moment de la naissance. Cette loi de Pinard, si simple à contrôler, a été confirmée par nombre d'auteurs, Ribemont, Wallich, Schwab, Bridier (Thèse de Paris, 1893) et récemment encore dans la thèse de Blanchet (Paris, 1902). D'après Bridier, la disproportion entre le poids du fœtus et celui du placenta tient à l'augmentation de cet organe et non à la diminution du fœtus.

Comme toute loi, celle-ci a des exceptions. Elles seraient même si nombreuses, au dire de Petit (Thèse de Lyon, 1904), que son crédit en serait fortement ébranlé. Se basant sur quantité d'observations recueillies par Fochier et par Fabre Petit

affirme que, *dans près de la moitié des cas* d'enfants syphilitiques, le rapport fœto-placentaire est égal ou même inférieur à
1 /6 ; que, d'autre part, dans des accouchements tout à fait normaux, il a trouvé ce rapport égal à 1 /4. Et il rapporte de nombreux exemples des uns et des autres, soit personnels, soit même
recueillis dans les publications des partisans de l'axiome de
PINARD.

Le *microscope* décèle des lésions plus caractéristiques. Cellesci peuvent être localisées, ou diffuses. Souvent ces formes s'associent. Mais plus souvent encore, elles atteignent indistinctement les différents éléments des placentas maternel ou fœtal
(SCHWAB). Il semble que la partie maternelle soit plus souvent
et plus gravement lésée (JULLIEN).

Une coupe grossière montre l'aspect général d'une nodosité. A
la périphérie, une couche fibreuse, compacte, grise, semée de
points jaunes, isolés, dont les ramifications s'enfoncent avec les
mêmes caractères dans les profondeurs du placenta fœtal, constituant un réseau semé d'épaississements ; au centre, une masse
molle, jaunâtre, d'apparence caséeuse. Rarement, des gommes
localisées, plus souvent des lésions banales, noyaux fibro-graisseux, foyers hémorrhagiques dont la transformation produit
des infarctus blanchâtres.

La première lésion en date est l'endopériartérite et l'endopériphlébite plus ou moins généralisée. L'infiltration embryonnaire périvasculaire qui s'ensuit détermine les phénomènes
congestifs et hyperplasiques, cause des déformations des villosités, dont l'épithélium de revêtement est le siège d'une prolifération particulière. A ce stade succède assez vite l'infiltration
scléreuse qui détermine l'oblitération d'un grand nombre de
vaisseaux, les épaississements scléreux, et l'atrophie des villosités, en même temps que la destruction de leur épithélium. La
cirrhose placentaire est le terme habituel de ce processus.

2° Peau. — Comme la plupart des autres symptômes, les
manifestations cutanées n'apparaissent pas de suite. Rares
pendant les trois premières semaines, leur maximum de fréquence se trouve vers la quatrième et la cinquième semaine

(70 p. 100), puis elles décroissent, 20 p. 100 pour le second mois, 10 p. 100 pour le troisième et le quatrième.

Toutes les lésions déjà étudiées du revêtement cutané se retrouvent chez le syphilitique héréditaire, mais avec une fréquence infiniment moindre, une allure plus fugace, et quelquefois aussi avec des caractères particuliers rarement signalés dâns la syphilis acquise.

La *roséole* est parfois constatée ; mais, en réalité, elle doit très souvent passer inaperçue. De larges plaques cuivrées ou brunes, lenticulaires puis en nappes apparaissent sur la face, le cou, la paume des mains, la plante des pieds. Le plus souvent lisse, unie ou dépouillée, leur surface se recouvre quelquefois d'une desquamation particulière, donnant à la plaque l'allure du psoriasis, avec plus d'infiltration dermique et pas de prurit. Cette forme squameuse envahit de préférence, outre les mains, la région péri-unguéale, les sillons de la face, les paupières et diffuse de là fort loin, recouvrant quelquefois de larges surfaces (*érythème squameux* de Trousseau).

L'*éruption papuleuse* est plus rare que chez l'adulte. Elle consiste en saillies plates, plus ou moins rouges, en plaques lenticulaires, arrondies ou circinées, presque toujours délimitées par un bourrelet perceptible au doigt. Ces plaques sont généralement situées autour des orifices, des lèvres, de l'anus, de la vulve, sur les régions à peau délicate, quelquefois aussi sur le front, les jambes. Superficielles et étendues chez le nouveau-né, elles peuvent survenir beaucoup plus tard, et sont alors plus restreintes, plus infiltrées et souvent suivies d'une ulcération.

L'*éruption bulleuse*, le *pemphigus du nouveau-né* est doublement intéressant, d'abord parce qu'il est une des manifestations les plus fréquentes de la syphilis infantile, ensuite parce qu'il est l'apanage exclusif du nouveau-né.

Cette lésion se manifeste du sixième au quinzième jour, quelquefois plus tôt, rarement plus tard. Elle apparaît tout d'abord à la plante des pieds et à la paume des mains. Elle s'y localise souvent ; plus abondante, elle envahit les membres et quelquefois le tronc.

La lésion débute par une tache violacée, ronde ou polycy-

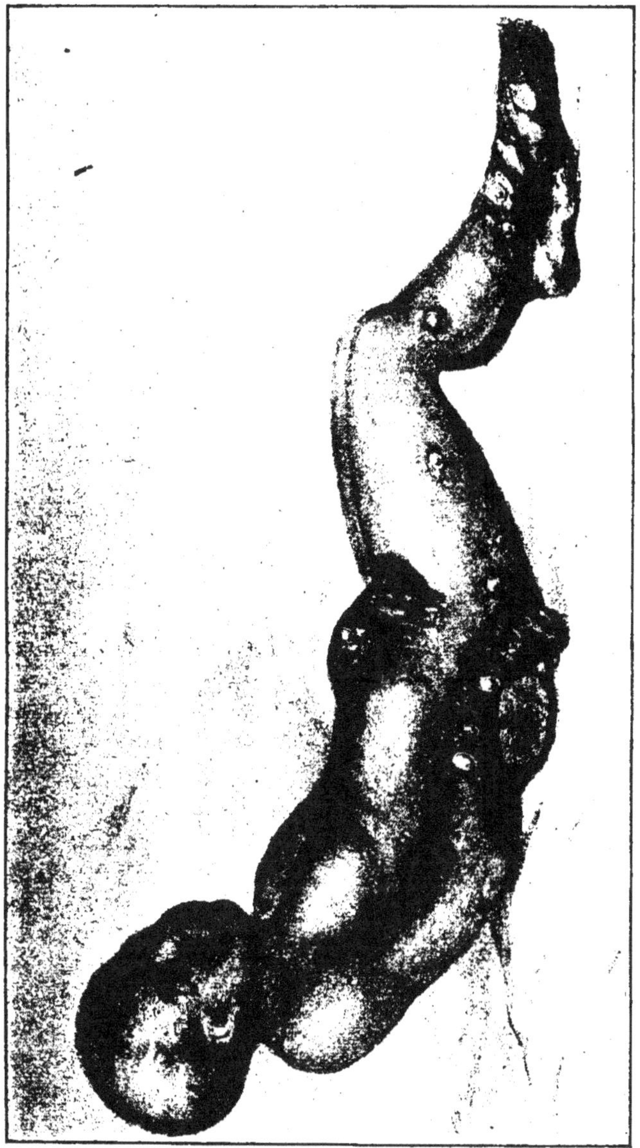

Fig. 59.

clique, plus foncée à la périphérie qu'au centre. Deux ou trois jours après, l'épiderme se soulève et constitue une petite élevure phlycténoïde de la grosseur d'un pois. Cette phlyctène contient un liquide transparent, qui devient vite purulent, plus rarement hématique. En trois jours, la bulle caractéristique est constituée. Quatre ou cinq jours après, la résorption commence, ou bien la bulle crève, laissant une ulcération superficielle reposant sur un fond violacé, quelque peu infiltré. La durée moyenne de l'éruption est de deux à trois semaines.

Non traitée, elle dure plus longtemps. Les ulcérations se creusent, accompagnées d'un état général inquiétant. On doit se souvenir que ce petit signe est bien souvent l'avant-coureur d'une cachexie grave, et qu'il implique par conséquent un traitement rigoureux.

On ne devra pas le confondre avec le *pemphigus aigu simple* fébrile, épidémique et endémique, non localisé; que l'on peut également constater chez les enfants quelque temps après la naissance.

L'*impétigo*, l'*acné* et l'*ecthyma* sont également possibles, soit spontanés, soit conséquences des lésions précédentes.

Les *tubercules* se présentent sous forme de nodosités arrondies, mamelonnées, dures, incluses dans le derme. Ils aboutissent presque toujours à la fonte caséeuse, donnant naissance à des *gommes circonscrites*, siégeant ordinairement à la face.

Ces gommes s'ulcèrent et créent des pertes de substance, à tendance destructive. A noter la tendance de ces lésions à se localiser vers la région temporale, autour de l'angle externe de l'œil, y laissant persister une cicatrice indélébile.

3° Muqueuses. — Les *plaques muqueuses* surviennent sur les *lèvres*, la *langue*, le *nez*, le *pharynx*, l'*anus*.

a. *Sur les lèvres.* — Elles se localisent de préférence sur le frein de la lèvre supérieure, le milieu des joues, les bords de la langue, la voûte palatine. Mais elles peuvent aussi atteindre le pharynx, et, dans ces conditions, l'examen est difficile. « Le médecin, disait DIDAY, ne peut jamais répondre qu'il n'y a pas quelques lésions dans l'arrière-bouche d'un enfant nouveau-né. » Et le nombre de nourrices infectées par des enfants déclarés sains certifie cette remarque.

Ces plaques ont les mêmes caractères que chez l'adulte, une simple élevure blanche à contour irrégulièrement arrondi. Leur seule caractéristique est qu'elles sont ici moins saillantes et plutôt exulcérées.

On fera le *diagnostic* avec les stomatites, le muguet, les aphtes, le noma.

Les *rhagades fissuraires* péri-labiales, surtout celles de la commissure des lèvres, *les plaques lisses dépapillées* de la langue, entourées d'un bourrelet plus ou moins saillant, se rencontrent également.

b. *Sur le nez.* — Les *plaques muqueuses des fosses nasales* déterminent par leur localisation un ensemble de symptômes connus sous le nom de *coryza syphilitique des nouveau-nés.*

Cet accident est d'autant plus utile à connaître qu'il est quelquefois le seul symptôme de l'affection, et, en tout cas, un des plus précoces, survenant vers la quatrième semaine généralement.

L'enfant rend tout d'abord par le nez un liquide séreux qui devient de plus en plus épais et irritant, gênant la respiration, éteignant la voix, formant des croûtes toujours renouvelées, dont le décollement provoque des hémorrhagies. Non traitées, ces plaques s'ulcèrent, offrant autant de portes d'entrés à l'infection. Aussi la sécrétion nasale change-t-elle de caractère, devenant sanieuse et purulente, pendant que l'orifice nasal gonfle et rougit, se couvrant de pustules, de fissures plus ou moins profondes et douloureuses. Enfin l'ulcération peut, quoique rarement, atteindre le squelette osseux et cartilagineux, perforant la cloison, effondrant les os propres du nez.

La conséquence la plus ordinaire de l'affection est la gêne respiratoire, l'insuffisance de l'hématose, et par conséquent le dépérissement de l'enfant, plus marqué chaque jour. D'ailleurs, l'enfant se nourrit mal, car la tétée lui est difficile, la bouche étant la seule voie d'accès de l'air. Aussi refuse-t-il le sein, d'où nouvelle cause de dénutrition.

D'autres accidents sont plus rares, mais plus graves, tels la chute des croûtes dans le pharynx, l'inspiration et le retrait de la langue en arrière entraînant des phénomènes asphyxiques (Bouchut).

Le diagnostic de l'affection peut se baser sur son apparition à la fin du premier mois (elle peut encore survenir jusqu'au huitième), sa bilatéralité, son caractère apyrétique, les ulcérations et fissures péri-narinaires, la déchéance physique qui l'accompagne.

Ces caractères assez particuliers le feront distinguer des autres corizas, aigus simples, rubéoliques, ou diphtéritiques.

Le traitement a une grosse influence sur le pronostic.

c. *Sur le pharynx*. — Les *plaques des amygdales* et des *piliers* n'ont rien de particulier, sinon leur tendance ulcéreuse. On a décrit (Monteggia) un *érythème du voile palatin* qui serait caractéristique de la syphilis. Cet érythème, d'abord vif et brillant, fait place, dès les premières semaines, à une ulcération blanc jaunâtre, lardacée, lisse, qui est remplacée à la longue par un tissu cicatriciel lent à disparaître. Cet érythème peut être étendu, mais, plus souvent, il apparaît sous forme de pustules isolées, sur le palais et sur la langue. A l'encontre des auteurs italiens, Parrot considère cette lésion comme un indice d'athrepsie, et non de syphilis.

Les *syphilides ulcéreuses pharyugo-buccales* sont autrement plus intéressantes, tant par leur fréquence dans la syphilis héréditaire tardive, que par les analogies qu'elles offrent avec les ulcérations scrofulo-tuberculeuses. On reconnaîtra les premières à leur début habituel sur les piliers, à leur contour semi-circulaire, nettement arrêté, à leurs bords bien taillés, gonflés, rouges, à leur fond régulier et tourbillonneux. Bien que les caractères de l'ulcère scrofuleux soient inverses, le diagnostic reste très difficile, à moins que des lésions concomitantes (perforation de la cloison ou du voile du palais, plaques linguales, etc.) ne viennent l'éclairer. Dans le doute, on doit plutôt pencher pour la syphilis, et, en tout cas, essayer le traitement spécifique.

d. *A l'anus*. — Les *régions ano-génitales* doivent toujours être minutieusement examinées, car elles sont le siège fréquent d'érosions caractéristiques. Au début, elles sont rouge vif, et bien délimitées, puis elles se recouvrent d'un exsudat diphtéroïd ou de croûte, et s'infectent avec la plus grande facilité. On les trouve plutôt sur la peau que sur la muqueuse elle-même.

4° Onyxis. — L'inflammation de la matrice de l'ongle, avec desquamation et pustulation est rare. Il s'agit le plus souvent d'une lésion organique de la matrice unguéale qui réagit sur l'ongle lui-même. Il devient sec, blanchâtre, violacé, se détache et tombe. Quelquefois aussi il est cerné par la suppuration et se déchausse encore plus vite. L'ongle qui repousse peut subir le même sort, et ainsi deux ou trois fois de suite.

5° Appareil locomoteur, les os. — Nous étudierons les manifestations osseuses chez les nouveau-nés, chez les adolescents, enfin l'influence dystrophique de la syphilis.

A. Lésions osseuses hérédo-syphilitiques des nouveau-nés. — Le *crâne* est le siège habituel de ces lésions. Elles consistent, soit en ulcérations plus ou moins étendues avec perte de substance, soit en une altération diffuse, sorte d'exagération de l'état poreux de l'os, que l'on dirait avoir été rongé. Ces ulcérations se produisent toujours de l'extérieur à l'intérieur et sur le côté du crâne opposé au décubitus.

Des ossifications périostiques nouvelles déterminent de volumineuses ostéophytes autour du bregma, sur le frontal, la moitié antérieure des pariétaux. Un tissu ostéoïde poreux revêt par nappes la calotte cranienne, la doublant par endroits et donnant lieu à certaines déformations.

A l'hérédo-syphilis, on a autrefois rattaché (Parrot) le *craniotables* ou cranio-malacie, ramollissement avec amincissement et raréfaction de la substance osseuse, lésion prédominante sur l'occipital, les pariétaux, la portion osseuse du temporal. On a aujourd'hui quelque tendance à faire des enfants cranio-malaciques, des candidats rachitiques.

Sur les membres, on distingue plusieurs variétés de ces lésions, d'ailleurs tout à fait semblables à celle que nous avons étudié chez l'adulte, sur lesquelles nous ne reviendrons pas.

Cher le nouveau-né, elles siègent autour de la diaphyse ou au niveau de la zone diaphyso-épiphysaire. Dans l'un comme dans l'autre cas, elles se manifesteront par des tuméfactions globuleuses ou fusiformes, régulières, douloureuses, localisées de préférence sur les deux tiers inférieurs de l'humérus, les deux tiers supérieurs du cubitus, le tibia, les côtes, surtout de la troisième à la septième. Sur les doigts apparaissent des déformations tout à fait analogues au spina ventosa ; les dactylites syphilitiques siègent sur la première phalange.

PARROT a décrit sous le nom de *pseudo-paralysie syphilitique des nouveau-nés* une impotence fonctionnelle qu'il expliquait par les décollements épiphysaires dus à une ostéite juxta-épiphysaire. Cette lésion a été récemment étudiée par WAGNER, sous le nom d'*ostéochondrite syphilitique* ; il décrit un relâchement entre le cartilage et la zone d'ossification, irrégulièrement proliférée, amenant la séparation complète entre l'épiphyse et la diaphyse. Cette affection est caractérisée par l'impossibilité absolue des mouvements spontanés, malgré la conservation des contractions musculaires et la présence de lésions juxta-articulaires. Elle atteint quelquefois les quatre membres, mais de préférence le fémur et l'humérus.

Une question intéressante et toujours discutée est celle des rapports existant entre le *rachitisme* et l'hérédo-syphilis. Sous l'influence de PARROT (Congrès de Londres, 1881), on admit que le rachitisme reconnaissait la syphilis pour cause essentielle, sinon unique. Des protestations s'élevèrent contre cette opinion trop exclusive. On démontra que les déformations typiques, régulières du rachitisme, ne se retrouvaient pas ailleurs ; que le tissu spongoïde, caractéristique pour PARROT, n'appartient pas uniquement au rachitisme ou à l'hérédo-syphilis, qu'il y a discordance géographique absolue entre les deux affections, que jamais le rachitisme n'a cédé au traitement spécifique, etc.

On tend aujourd'hui à adopter une opinion mixte. On a peut-être forcé la note en voulant exclure complètement le rachitisme du cadre de la syphilis. Celle-ci peut être considérée comme une cause spécifique exerçant sur l'économie une influence commune et vulgaire de déchéance organique générale, de dégénérescence. Ce serait un simple affluent du rachitisme. Un certain nombre d'observations où l'on voit le rachitisme s'associer à diverses manifestations de la syphilis, quelques cas d'enfants, nés de parents infectés, et naissant alternativement syphilitiques ou rachitiques, plaident en faveur de cette opinion.

B. Lésions osseuses tardives. — Un certain nombre d'accidents osseux syphilitiques, dérivant d'une infection héréditaire, se produisent à un âge plus ou moins avancé de la vie. Les statistiques de Fournier ont fourni les résultats suivants :

    De 3 à 5 ans.   5 cas
    De 5 à 12 ans. . . . .   54 —
    De 13 à 19 ans. . . . .   24 —
    De 20 à 28 ans. . . . .   7 —

Il y a identité presque complète entre ces ostéopathies hérédo-syphilitiques et les lésions acquises tertiaires.

Comme ces dernières, elles peuvent se diviser en *ostéopériostites* et *ostéomyélites*. Les gommes ne sont que le développement, au dehors, de bourgeons syphilomateux ayant troué la coque nouvelle, quelquefois le périoste, et apparaissant sous les téguments. De même les hyperostoses sont constituées par des ossifications nouvelles, travail de défense périostique opposé à l'irritation centrale. Les syphiloses acquises et héréditaires se rapprochent encore par leur multiplicité, la latence des lésions, l'absence habituelle de nécrose et de suppuration, les arthropathies, la production de fractures pathologiques.

Depuis quelques années (Congrès de New-York, 1907), le professeur Gaucher a démontré l'importance des lésions osseuses tardives, à forme de tumeur blanche ou de mal de Pott. Les recherches systématiques dans des hôpitaux d'enfants (Winfeld, 1909) ont confirmé la fréquence de ces suppurations dans la descendance des syphilitiques, et les excellents résultats donnés par le traitement spécifique. Même résultats confirmatifs obtenus par le professeur Nicolas, soit à propos de lésions articulaires, soit à propos d'affections ganglionnaires simulant à s'y méprendre les adénites tuberculeuses.

Quelques caractères spécialisent cependant les affections héréditaires :

Leur siège de prédilection sur l'extrémité terminale de la diaphyse, le bulbe, le segment qui sert d'union entre la diaphyse et l'épiphyse, et l'extension consécutive à une grande partie de l'os.

La destruction par résorption d'une partie osseuse, sans élimination au dehors d'une portion quelconque.

L'action d'arrêt sur le développement de l'os, d'où raccourcissement du segment osseux.

Les déformations, et tout spécialement l'incurvation arciforme du tibia à convexité antérieure (tibia en lame de sabre).

L'intégrité des ganglions et la conservation de l'état général.

Les lésions affectent de préférence les os longs, quelquefois la colonne vertébrale ou le bassin.

Les considérations cliniques faites à propos de la syphilis acquise tertiaire sont tout à fait applicables à la syphilis héréditaire tardive.

C. DYSTROPHIES. — L'hérédo-syphilis peut aussi restreindre son effet, localiser son influence sur un système, un organe et prédisposer aux dystrophies.

a. *Crâne.* — Les dystrophies craniennes sont les plus nombreuses et consistent en déformations, soit congénitales, soit manifestées dans les premiers mois de la vie, mais toujours liés à une dystrophie originelle. Elles affectent une préférence marquée pour le front, *front olympien*, bombant en avant, *front à bosselures latérales, front en carène.* Sur ses parties postéro-latérales, le crâne peut être élargi par deux renflements symétriques séparés par une rigole médiane (*crâne natiforme*).

La syphilis est également signalée dans les antécédents des asymétriques, les acrocéphales, dolichocéphales et microcéphales.

Niée par Bouchut, d'Espine et Picot, Hutchinson, Baginsky, l'*hydrocéphalie hérédo-syphilitique* gagne aujourd'hui du terrain depuis les travaux de Moncorvo, Haushalter, d'Astros; Edmond Fournier en a réuni 98 cas dans sa thèse (Paris, 1898).

b. *Mâchoires*. — Les modifications les plus importantes portent sur le maxillaire supérieur. Elles peuvent être réparties dans les divers groupes suivants :

Rétrécissement transverse de la mâchoire supérieure, conformation rare ;

Ogivalité de la voûte palatine, anomalie très commune, constituée par ce fait que les apophyses palatines des maxillaires sont refoulées en haut ;

Malformation et atrophie de l'os incisif, d'où prognatisme supérieur ;

Engrenage vicieux des arcades dentaires, d'où défectuosité d'articulation réciproque des dents, difficulté de la mastication, impossibilité de serrer les incisives, etc., et aussi, comme conséquences, les irrégularités d'implantation et l'espacement anormal de certaines dents.

Quelques chirurgiens, Lannelongue, Broca, Kirmisson), ont noté la syphilis dans les antécédents héréditaires des *becs-de-lièvre*.

c. *Nez*. — Il est commun de rencontrer des enfants hérédo-syphilitiques porteurs de nez épatés, aplatis, déprimés au-dessous de l'épine nasale du frontal. Cette lésion est due à une malformation des os propres du nez et représente l'un des stigmates les plus indéniables de l'hérédo-syphilis.

d. *Colonne vertébrale*. — Lannelongue a publié en 1883 quatre cas de *spina bifida* où l'origine syphilitique pouvait légitimement être invoquée. E. Fournier en a réuni vingt-trois observations en 1898. Néanmoins, cette opinion n'est encore qu'une hypothèse qui demande confirmation.

e. *Membres*. — Le cartilage de conjugaison, agent actif de l'accroissement des os en longueur, peut, sous une influence infectieuse, être altéré ou détruit. D'où une série de malformations que nous nous bornerons à énumérer :

Allongement excessif des os, portant de préférence sur le radius et le tibia, créant des types très curieux de gigantisme partiel.

Le gigantisme et le nanisme peuvent également dériver de la même cause. Quelques exemples en ont été publiés par Fuchs, Legrain, etc.

De même pour la syndactilie, la polydactilie, l'ectromélie, etc.

f. *Côtes*. — On a signalé (Legrain) l'arrêt de développement des côtes, et la disposition connue sous le nom de thorax en entonnoir, ou en carène.

g. *Bassin*. — Le professeur Pinard a remarqué que, chez les femmes présentant des stigmates de syphilis héréditaire, le bassin était généralement vicié, l'anomalie consistant le plus souvent en un rétrécissement des dimensions transversales du bassin.

6° Œil. — Toutes les parties de l'œil sont atteintes avec une fréquence variable. Nous aurons donc : 1° Des maladies du segment antérieur du globe oculaire, *iritis et irido-cyclites ;* 2° Des maladies du segment postérieur : *choroïdite, rétinite pigmentaire, névrite optique ;* 3° Des maladies de la cornée : *kératite interstitielle ;* 4° Enfin des *malformations.*

Bien que ces affections puissent se retrouver aussi bien chez le nouveau-né que plus tard, les premières sont cependant manifestement plus fréquentes dans la syphilis précoce. Nous commençons par elles.

1. Iritis et irido-cyclites. — Ces lésions surviennent en général trois ou quatre mois après la naissance. Elles sont le plus souvent monolatérales. Elles diffèrent de l'iritis acquise par le peu de réactions qu'elles déterminent, leur indolence relative, leur marche torpide, et leur tendance à adopter la forme plastique. Les formes séreuses et aiguës sont rares. La forme gommeuse est un peu plus fréquente avec possibilité d'hypopyon. Comme dans la forme acquise, il y a une tendance marquée à créer des synéchies postérieures et à faire de l'obstruction papillaire par dépôts d'exsudats plastiques.

B. Choroïdites et névrites. — La forme aiguë est très **rare.** Il s'agit le plus souvent de choroïdites intra-utérines, dont **on** observe plus tard les lésions cicatricielles à l'ophtalmoscope.

a. *Rétino-choroïdites.* — Celles-ci peuvent être *légères* ou *graves :*

α) *Légères*, les symptômes fonctionnels sont réduits à peu de chose, seulement un peu de rétrécissement du champ visuel, et acuité visuelle diminuée. A l'ophtalmoscope on constate :

1° Des séries de petites taches rouges jaunâtres, répandues en grand nombre à la périphérie, rares au centre ;

2° Des foyers pigmentés, isolés ou agglomérés, également périphériques, quelquefois plus, quelquefois moins abondants que les précédents ;

3° Des amas blancs jaunâtres au niveau desquels le pigment rétinien a complètement disparu. Il est quelquefois amassé sous leurs bords. Ces amas impliquent déjà une complication, par leur tendance à gagner le centre, et, par conséquent, à créer des troubles notables de la vision.

β) *Graves*, par la diminution excessive de l'acuité visuelle et du champ visuel. On constate une décoloration nette de la papille, contrastant avec l'hyperpigmentation énorme de la région papillaire. De-ci et de-là des foyers jaunâtres de chorio-rétinites. Pigmentation ordinaire de la périphérie.

b. *Rétinite pigmentaire.* — Cette sclérose progressive de la rétine, grave par sa bilatéralité et la cécité qui la termine, a été signalée comme fréquente chez des hérédo-syphilitiques.

Cette opinion semble même gagner du terrain, depuis que Galezowski l'a identifiée avec nombre de rétinites congénitales.

Antonelli (Thèse de Paris, 1897) a décrit sous le nom de *cadre pigmentaire* un anneau noir complet ou un secteur, entourant la papille, caractérisé par le déchiquetage de son bord externe et la régularité de son bord interne. Le cadre pigmentaire serait, pour lui, caractéristique de la syphilis héréditaire.

C. Kératite interstitielle. — Cette affection est remarquable par sa fréquence (59 p. 100 des syphilis héréditaires, d'après Huguenin), et sa tendance à survenir tardivement.

La maladie débute par une période d'*infiltration*, caractérisée par une opacité diffuse du centre de la cornée, qui se ternit rapidement. Puis d'autres foyers se constituent, et la cornée tout entière est opaque. En même temps apparaît toujours une injection périkératique assez marquée. Peu de photophobie, mais un brouillard augmentant avec l'infiltration et empêchant finalement de distinguer les objets. Puis la *vascularisation* commence. Des petits vaisseaux se ramifient dans les couches profondes de la cornée, et se multiplient jusqu'à ce que la cornée ait tout entière une teinte rouge cerise due au nombre des capillaires entre-croisés. Puis, la *résorption* survient, dans les deux mois, rarement complète, laissant persister des leucomes, traces indélébiles de l'affection, et gêne plus ou moins marquée pour la vue.

Les complications sont l'irido-chroroïdite, les opacités du cristallin, etc.

Le maximum de fréquence est de huit à dix ans. Mais elle est possible dès le début ; et Hutchinson en avait relevé l'importance en rangeant la kératite dans sa triade symptomatique de la syphilis héréditaire. Peut-être y a-t-il là quelque exagération. La scrofulo-tuberculose, le rhumatisme, les affections utérines et toutes les infections peuvent également lui donner naissance, quoique dans de moindres proportions.

Pour Alexander, elle ne serait spécifique que dans 36 p. 100 des cas.

Parmi les manifestations plus rares, on peut ranger les dacryoadénites et les dacriocystites (Antonelli, *Ann. des mal. vénér.*, 1910).

D. Malformations. — Rappelons seulement les pertes de substance, microphtalmie, buphtalmie, cataractes congénitales, strabisme, etc.

7° **Oreilles.** — L'otite moyenne suppurée survient chez les jeunes enfants. Elle se présente avec les caractères ordinaires, de suppuration persistante, mais avec un minimum de phénomènes inflammatoires et douloureux. Le tympan se perfore, les osselets se nécrosent et s'éliminent.

La maladie persiste souvent plusieurs mois pour se terminer par la surdité. L'otite scléreuse consécutive avait été rangée par HUTCHINSON à côté des déformations dentaires et de la kératite interstitielle.

D'autres surdités s'installent de façon plus rapide, soit dans l'enfance, soit aux approches de la puberté sans lésions constatables. Cette surdité s'établit brusquement, et devient complète en quelques semaines, sans que le traitement mercuriel le plus intensif y apporte quelque modification.

8° Appareil digestif. — La plupart des lésions ne diffèrent pas de celles de la syphilis acquise, telles les ulcérations de la bouche, du pharynx, etc. Nous consacrerons seulement quelques lignes aux lésions plus spéciales des dents, du foie et de la rate.

A. SYSTÈME DENTAIRE. — Sans contredit, le système dentaire est celui qui est affecté le plus souvent par l'influence hérédo-syphilitique. Ces stigmates consistent en diverses défectuosités du développement, portant de préférence sur la seconde dentition, multiples toujours et souvent symétriques. Ces anomalies affectent quatre modes principaux, d'après EDMOND FOURNIER :

a. *Les érosions dentaires.* — Ce sont les plus types. Elles ne consistent pas en une perte de substance, survenue au cours du développement, mais elles représentent une non-formation du segment manquant. Celle-ci est la conséquence d'une interruption momentanée survenue dans le processus de dentification.

Ces érosions sont dites *coronaires*, quand elles se localisent sur la couronne, *cuspidiennes* quand elles atteignent le sommet de la dent.

Ces *dystrophies coronaires* consistent : 1° en *cupules* ou en godets, petits enfoncements, se détachant grâce à leur teinte grisâtre sur le reste de la dent. Généralement multiples et rangées sur une ligne horizontale ; 2º en *sillons*, rainures linéaires, superficiels ou profonds, parallèles entre eux, perpendiculaires à l'axe de la dent, de teinte foncée ou grisâtre ; 3º en *nappes*, occupant une large partie de la couronne, la creusant quelquefois de véritables alvéoles, foncées ou jaunâtres.

Les *dystrophies cuspidiennes* sont encore plus communes. Elles consistent toutes en atrophies du sommet dentaire qui se présentent sous des aspects très variés :

Sur la première grosse molaire, la surface triturante apparaît au début hérissée d'éminences rugueuses et d'anfractuosités. Puis sous l'influence des frottements, elle s'effrite peu à peu, et se polit si bien qu'il en reste une dent aplatie et raccourcie, terminée par un plateau lisse, aspect que FOURNIER considère comme caractéristique.

Sur les canines, l'atrophie cuspidienne se produit par un étranglement du sommet de la dent, d'où il semble qu'un tronçon dentaire aigu surgisse d'une base plus volumineuse.

Sur les incisives, les variétés sont nombreuses : la dent peut être élimée (à sommet usé sur ses faces), laminée (à sommet atrophiquement aminci), en clou de girofle (tronçon cuspidien divisé en deux ou trois petits bourgeons juxtaposés). Le type le plus connu est la *dent à échancrure semi-lunaire*, occupant le bord libre de la dent, affectant de préférence les incisives médianes supérieures (*dent d'Hutchinson*). A ce caractère majeur s'en ajoutent souvent deux autres : la forme de la dent en tournevis, par le double fait de l'élargissement au niveau du collet, et du rétrécissement au niveau de son bord libre, et la disposition oblique, convergente en dedans, des axes verticaux parallèles des incisives médianes supérieures.

Bien qu'ils puissent exister seuls, ces divers types coïncident généralement. L'association est la règle.

b. Les *anomalies de volumes*. — Le gigantisme dentaire est chose rare et coïncide ordinairement avec des troubles mentaux. Le microdontisme, au contraire, se rencontre assez fréquemment, localisé sur deux ou trois dents au plus. Sa généralisation est exceptionnelle.

c. Les *anomalies de forme*. — Très fréquentes, dents torses en touches de piano, dent de poisson, triangulaire et pointue, dent cannelée, en tricorne, etc.

d. *Vulnérabilité dentaire.* — Ce serait encore une conséquence de l'hérédo-syphilis. Vicieusement constituées, mal défendues par un émail insuffisant, ces dents s'émiettent, s'altèrent, se brisent, et sont fatalement vouées à une caducité précoce. Une sorte de carie particulière, la carie noire, forme surtout infantile, serait assez spéciale à l'hérédo-syphilis :

e. *Absence de certaines dents.* — C'est là une dystrophie remar-

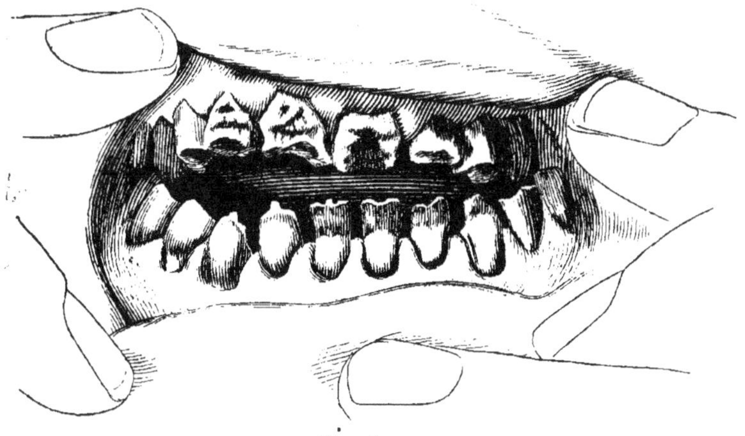

Fig. 60.

quable par sa fréquence. Elle se limite presque toujours à un petit nombre de dents ; elle est habituellement latérale et symétrique, avec une prédisposition spéciale pour les incisives latérales supérieures.

Enfin la *persistance des dents de lait* est possible et Chompret affirme l'avoir rencontrée dans un tiers des cas sur les sujets hérédo-syphilitiques. Elle porte de préférence sur les secondes, puis les premières prémolaires.

f. *Dent d'Hutchinson.* — Hutchinson avait signalé la plus caractéristique de ces déformations ; *l'échancrure semi-lunaire du bord libre des incisives.* Il avait fait ressortir son importance, mais aussi sa rareté, et lui accordait une valeur symptomatique de premier ordre, lorsqu'elle était accompagnée de kératite interstitielle et d'otite scléreuse, *triade symptomatique* à laquelle HUTCHINSON a laissé son nom.

En réalité, les déformations vraiment caractéristiques de l'hérédo-syphilis sont rares. On a une tendance trop grande à qualifier délibérément de *dent d'Hutchinson* toute incisive quelque peu laminée ou ébréchée. Il n'en est rien. Les lésions précédentes sont intéressantes à connaître, mais, sur leur seule présence, on ne basera pas un diagnostic.

B. FOIE. — L'étude de ses lésions est d'une grande importance. Elles sont d'ailleurs signalées depuis longtemps (GUBLER, TROUSSEAU, DIDAY). Elles peuvent se présenter sous deux aspects :

Ou bien une sorte d'*hépatite diffuse*, avec hypertrophie hépatique, hémorrhagies multiples, précoce et presque **toujours** fatale ;

Ou bien une *cirrhose hypertrophique*, sans ictère, avec **un foie** énorme, douloureux et splénomégalie, aboutissant à des phénomènes cachectiques, mais susceptible de guérison sous l'influence du traitement.

Dans les deux cas, *foie énorme*, que l'on peut sentir sous la peau, et c'est là le symptôme essentiel. Ne jamais négliger d'examiner la rate.

Cette hypertrophie est l'expression de la congestion générale du foie, de la prolifération embryonnaire péri-vasculaire qui caractérise les premiers stades de la maladie. Puis survient une sclérose diffuse portant sur le tissu conjonctif interstitiel, en même temps que des altérations cellulaires. A la coupe, le tissu offre une couleur jaune assez caractéristique (*foie silex*, de GUBLER), généralisée ou localisée en certains points. Sur ce fond jaune se détachent quelquefois, de petits points clairs qui sont de minuscules gommes, dont la réunion constituera de véritables gommes, plus volumineuses. Quelques-unes de ces proliférations aboutissent à la sclérose.

Le foie du nouveau-né est l'organe où l'on trouve des spirochètes avec le plus de facilité. RAVAUT avait déjà signalé en

1906 leur abondance, et LEVADITI avait précisé leur disposition péri-vasculaire. On comprendra ainsi le rôle important joué par les extraits de foie hérédo-syphilitiques dans les premières recherches de WASSERMANN.

C. RATE. — Les recherches de PARROT, de LANCEREAUX avaient déjà montré l'importance de l'hypertrophie splénique dans le diagnostic de l'hérédo-syphilis. Celles plus récentes de MARFAN ont permis d'asseoir cette affirmation sur des données précises. MARFAN a trouvé comme poids moyen de la rate hérédo-syphilitique à la naissance 38 grammes, au lieu de 9 grammes (poids normal). Ce poids persiste quelque temps, puis diminue jusqu'à 21 grammes environ au bout d'un mois, et encore moins par la suite. La proportion de ces hypertrophies chez ces enfants serait de 77 p. 100.

9° **Appareil respiratoire**. — Le larynx, le poumon, le thymus sont le siège des lésions.

a. *Larynx.* — L'existence des *plaques du larynx* est démontrée par la toux éraillée et faible du nouveau-né, la raucité particulière de sa voix, analogue à la dysphonie des syphilitiques secondaires. Symptôme plus ou moins tenace suivant sa cause, érythème, érosion ou ulcère.

La *syphilose tardive du larynx* se manifeste par les mêmes lésions que chez l'adulte tertiaire ; elle en diffère par sa gravité plus grande, la mort rapide étant la conséquence ordinaire des déformations épiglottiques, sclérose laryngée, destruction de cartilages, qu'elle entraîne.

Deux autres cas peuvent se présenter : l'un rare, passant presque toujours inaperçu, est un *spasme glottique*, survenant un mois ou deux après la naissance, accompagné ou non de convulsions, quelquefois suivi de mort rapide chez des enfants absolument dépourvus de lésions. D'autres fois, les cordes vocales sont le siège d'*ulcérations*, provenant sans doute de lésions déjà anciennes. Dès le début, la raucité de la voix, les accès de toux, les troubles respiratoires attirent l'attention, et font deviner la cause, surtout si d'autres signes, coryza, fissures, lésions des fesses, facilitent le diagnostic. Prise à temps, cette forme est curable.

b. *Poumon*. — Ces lésions n'ont pas d'histoire clinique. Quand on les soupçonne, on les voit revêtir l'allure d'une broncho-pneumonie, sans que rien puisse déceler leur caractère spécifique. A l'autopsie, on peut constater soit une splénisation peu caractéristique à noyaux disséminés, avec prolifération embryonnaire et conjonctive des parois alvéolaires, soit une lésion beaucoup plus spéciale : hépatisation blanche de Parrot, pneumonie blanche de Virchow. Des noyaux blancs rosés ou gris blanchâtres sont disséminés dans le parenchyme, soit à l'intérieur, soit plutôt à la périphérie, faisant saillie sur une étendue plus ou moins large. Ces noyaux sont constitués par d'abondantes cellules épithéliales qui obstruent les canalicules pulmonaires. Peu de retentissement ganglionnaire.

Les altérations microscopiques sont tout à fait analogues à celles du foie : début par congestion générale avec prolifération embryonnaire à tendance conjonctive et à début péri-vasculaire. Terminaison par sclérose.

c. *Thymus*. — On a rencontré (DEPAUL) des cavités remplies d'une matière épaisse, jaunâtre et grumeleuse, disséminées dans les lobes de la glande hypertrophiée. Il s'agissait probablement de gommes. FURTH les signale 7 fois sur 200 autopsies. On ne les confondra pas avec des foyers purulents, erreur souvent commise au cours des premières recherches (DUBOIS, 1830).

10° Cœur. — Aucun phénomène clinique appréciable. A l'autopsie, on a constaté surtout des gommes dans les parois ventriculaires (ROSEN, MORGAGNI, WENDT), des lésions interstitielles de myocardite diffuse avec points jaunâtres (MRACEK), la dégénérescence graisseuse (WAGNER). Quelques observations de HUTCHINSON, MOUSSOUS, Edmond FOURNIER tendraient à faire jouer un rôle prédisposant à cette hérédité dans quelques malformations : persistance du trou de Botal, maladie bleue.

11° Rein. — La seule lésion diagnostiquable est la néphrite interstitielle de l'hérédo-syphilis précoce. Chez un enfant suspect, présentant de l'œdème, de la diarrhée, des vomissements, du coma consécutif à des convulsions, il sera nécessaire, malgré les difficultés, de prendre et d'examiner l'urine. On y trouvera de l'albumine et quelquefois des cylindres granuleux. Une médication bien ordonnée peut amener la guérison. Inutile de dire que la plupart du temps ces symptômes passent inaperçus. A l'autopsie, on trouve un petit rein blanc atrophique ou un petit rein granuleux. Les lésions microscopiques sont les mêmes que celles des autres glandes. Les gommes peuvent également s'y rencontrer ; ce sont des trouvailles d'autopsie.

12° Organes génitaux. — Chez le nouveau-né, les lésions testiculaires sont peu apparentes ; quelques inégalités à la surface, et un peu de dureté en certains points. Plus tard seulement le développement ou l'organisation des syphilomes miliaires interstitiels amène la compression des tubes, d'où *atrophie* consécutive, avec tous ses symptômes, appréciables surtout au cours de la seconde enfance.

13° Système nerveux. — Avant ces vingt dernières années, la question de l'hérédo-syphilis nerveuse existait à peine, et se bornait à quelques cas d'épilepsie juvénile guéris par le mercure (TURNER, PLENCK, ROSEN). Le cadre en est aujourd'hui bien plus vaste, englobant toute une série de dystrophies et de lésions familiales, peut-être un peu hâtivement rattachées à cette hérédité. Il n'en est pas moins que, si l'on englobe, d'un côté, les lésions nerveuses trouvées à l'autopsie chez les enfants morts sans cause appréciable pendant les premières semaines, et, d'un autre côté, les manifestations plus tardives survenues en général de dix à quinze ans après la naissance, on arrivera à un chiffre assez considérable, dépassant le 13 p. 100 donné par RUMPF dans sa statistique. Comme pour les organes précédents, nous ne pouvons décrire une hérédo-syphilis précoce et tardive, parce que les symptômes apparaissent indifféremment à l'une ou l'autre de ces périodes, sauf quelques prédispositions que nous signalerons. Disons seulement qu'ils passent presque toujours inaperçus chez les nouveau-nés, qu'ils augmentent de fréquence jusqu'à l'âge de douze ans, pour décroître ensuite. On a cru pouvoir en signaler jusqu'à trente-deux ans après la naissance (CHARCOT et LÉPINE), et même bien plus tard (E. FOURNIER).

L'hérédité syphilitique n'est certainement pas le seul facteur à invoquer. L'alcoolisme, la névropathie ont également leur part dans le legs pathologique qui créera plus tard la maladie. Il semble que ces influences, peu marquées au début, soient de plus en plus appréciables à mesure que le sujet avance en âge.

L'infection peut agir sur le système nerveux de trois façons : par influence spécifique directe, par son influence prédisposante, enfin par son influence dystrophique (INGELRANS, *Hérédo-syphilis du système nerveux*, Gazette des hôpitaux, mai 1904).

A. LÉSIONS SYPHILITIQUES PROPREMENT DITES :

a. *Hydrocéphalie.* — L'hydrocéphalie, niée par PARROT et ROGER, semble cependant devoir être rangée parmi les possibilités hérédo-syphilitiques, soit qu'on la considère comme une dystrophie résultant de l'influence dégénérative de la maladie héréditaire, soit, ce qui est plus précis, qu'on en fasse une hydrocéphalie de nature syphilitique déterminée par des lésions spécifiques de l'épendyme et de la région opto-striée (D'ASTROS, 1891). E. FOURNIER en réunit 170 cas. Depuis, OPPENHEIM, ELSNER et tout récemment HOCHSINGER (1904) ont publié des statistiques, mais ils semblent faire une large part aux tares des générateurs, autres que la syphilis.

HOCHSINGER, sur 362 hérédo-syphilis, a trouvé 35 cas d'hydrocéphalie. Les sujets peuvent naître normaux et le développement du crâne survenir par la suite, avec des convulsions, des contractures, et un état de déchéance intellectuelle plus ou moins marqué.

Le traitement mercuriel est toujours à essayer, puisqu'il a quelquefois donné de sérieux résultats.

b. *Lésions corticales.* — Quoique de date récente, leur étude est déjà complexe, puisque l'on a voulu considérer comme étant de nature syphilitique la plupart des hémiplégies et diplégies de l'enfance, expression d'encéphalites chroniques diversement localisées. Les travaux de BOURNEVILLE, qui ne trouve la syphilis que 24 fois sur 2872 observations d'encéphalites chroniques, ceux de RICHARDIÈRE, de LANDOUZY (voir Thèse de MEYER, Paris, 1904) démontrent que le traumatisme, les infections aiguës de l'enfance, le saturnisme et l'alcoolisme des parents ont une part autrement importante dans leur étiologie. KŒNIG estime à 7 p. 100 la part de la syphilis dans les paralysies cérébrales infantiles. En somme, l'hémorrhagie cérébrale et le ramollissement paraissent exceptionnels. La sclérose se trouve souvent consécutive à la méningite, la forme ordinaire est la gomme, ou l'infiltration gommeuse diffuse.

c. *Lésions méningées.* — La méningite est la forme ordinaire, fréquente, banale de l'hérédo-syphilis. Toutes les formes anatomiques s'y retrouvent, depuis l'infiltration gommeuse diffuse jusqu'aux pachyméningites les plus variées, avec retentissement ordinaire sur le tissu encéphalique et les nerfs sousjacents. Mêmes lésions, en somme, que dans la syphilis acquise.

Parmi ces malades, les uns succombent en quelques semaines, dans un état de débilité extrême, sans manifestations nerveuses, ou à la suite de convulsions. Les autres peuvent présenter, dès leur première enfance, un ensemble de symptômes que FOURNIER a classé sous trois chefs principaux :

α) *Des symptômes épileptiques ou convulsifs* qui sont la forme la plus anciennement connue. Le type du grand mal comitial peut se présenter dans toute sa pureté, ou sous forme d'épilepsie jacksonienne, ou se trouver combiné à d'autres accidents cérébraux (vertiges, céphalées, troubles intellectuels, etc.). Ces accidents sont les plus curables. RIPOLL, CHARCOT, DIEULAFOY rapportent des guérisons d'épileptiques vrais ou jacksoniens déjà anciens, sous l'influence du traitement spécifique.

β) *Des symptômes céphalalgiques*, bien plus fréquents que les précédents, mais d'autant plus difficiles à dépister qu'ils ne présentent aucun caractère spécial, depuis la simple migraine jusqu'à l'alourdissement complet et tenace. Cette forme est également curable.

γ) Enfin, des *symptômes intellectuels* et *moraux* de toute nature, depuis le simple engourdissement intellectuel jusqu'à l'idiotie, symptômes graves rapidement compliqués, résistant à la médication. Leur origine syphilitique n'est d'ailleurs rien moins que prouvée, si l'on en croit les statistiques des spécialistes. Car si ZIEHEN (1901) admet 10 hérédo-syphilitiques sur 100 idiots, chiffre déjà peu élevé, BROWN trouve 2 p. 100, SHUTTLEWORTH, 4 sur 1 000, BOURNEVILLE à peine 1 p. 100.

d. *Lésions des nerfs craniens.* — Ceux-ci sont fréquemment atteints au cours des pachyméningites, et leurs lésions apparaissent surtout comme complications des précédentes, portant de préférence sur le facial, le trijumeau, les moteurs oculaires. Il y aurait peut-être beaucoup à dire sur le rôle de l'hérédo-syphilis dans certaines atrophies du nerf optique (KŒNIG), dans certaines surdités bilatérales survenant sans cause appréciable, avec une rapidité très grande et rebelle à toute intervention (HUTCHINSON, GRANCHER, FOURNIER). La surdi-mutité trouverait également sa place dans le même cadre. Mais les faits sont encore trop dispersés pour que l'on puisse se permettre une appréciation.

e. *Lésions de la moelle.* — Les altérations médullaires sont identiques à celles de la syphilis acquise, y compris la fréquence de la participation méningée. Après un début d'engourdissement et de douleurs, les paralysies surviennent, différentes suivant le siège de la sclérose. Les troubles de la sensibilité et des sphincters existent plus ou moins, quelquefois l'amyotrophie, d'autres fois l'ataxie locomotrice, ou des symptômes bulbaires. La diffusion des lésions explique la diversité de ces symptômes. Cette même diffusion, la guérison intermittente et l'apparition de signes oculaires suspects, pourront faciliter le diagnostic étiologique.

On a également trouvé la syphilis dans les antécédents héréditaires des myélites d'Erb (MENDEL), des scléroses latérales amyotrophiques (CURCIO), des scléroses en plaques (MONCORVO), des maladies de Friedrich (BAVET, MOUSSOUS, OPPENHEIM), etc.

B. LÉSIONS DITES PARASYPHILITIQUES. — Quelle que soit la nature réelle de ces lésions, qui n'ont plus l'allure syphilitique et qui résistent au mercure, nous rangeons sous ce titre les plus connues d'entre elles : le tabes précoce et la paralysie générale juvénile, auxquels se joignent quelques cas moins déterminés. — a. *Tabes précoce*. — En 1902, BABINSKY réunissait 20 cas de tabes hérédo-syphilitique, et affirmait leur fréquence tout en reconnaissant qu'ils ne s'imposaient pas à l'attention. En 1903, MARBURG (de Vienne) en trouvait 34. Cette notion semble donc s'affermir, puisque les observations se sont multipliées depuis qu'EULENBURG publia la première en 1877.

b. *Paralysie générale juvénile*. — Sur ce point, les observations sont survenues avec une rapidité encore plus grande, depuis le premier mémoire de RÉGIS, paru en 1883. Cette forme de paralysie générale diffère assez sensiblement de celle des adultes. Le délire mégalomaniaque, la suractivité intellectuelle du début font défaut ainsi que les ictus apoplectiformes. Les changements survenus dans la manière d'être, dans les sentiments affectifs, dans la mémoire sont les premiers signes de la démence simple qui s'ensuit. Ceci coïncidant avec un affaiblissement musculaire considérable, un état choréiforme, un arrêt du développement physique, et des troubles sexuels. Ajoutons que dans presque tous les cas on relève l'hérédité nerveuse ou alcoolique.

Nous en aurons terminé avec ces localisations médullaires quand nous aurons dit que certains auteurs s'accordent pour ranger la maladie de LITTLE parmi les affections para-syphilitiques, s'appuyant sur quelques observations où l'hérédité leur paraissait démontrée.

C. LÉSIONS DYSTROPHIQUES. — Il s'agit d'un certain nombre d'observations relatant des anomalies, des arrêts de développement d'une partie quelconque du système nerveux coïncidant ou non avec d'autres lésions congénitales, telles que spina bifida, pied bot, etc. C'est poser toute la question des rapports de la tératologie avec la syphilis, encore à l'état d'ébauche aujourd'hui.

B) — SYPHILIS HÉRÉDITAIRE TARDIVE

De temps à autre, on publie d'intéressantes observations de sujets âgés de dix à vingt ans, atteints d'indéniables symptômes de syphilis tertiaire, et indemnes jusque-là, semble-t-il, de toute manifestation de spécificité. Quelques auteurs en concluent à la possibilité d'une syphilis héréditaire tardive, sorte de tertiarisme d'emblée, ayant une évolution spéciale et des caractères particuliers.

Or, nous croyons que l'existence de pareils cas est très difficile, pour ne pas dire impossible, à affirmer. Les symptômes de l'hérédo-syphilis précoce chez l'enfant sont souvent si légers et si fugaces, que leur non-observation ne doit nullement faire conclure à leur absence. Ils peuvent fort bien céder spontanément, sans médications, et ne pas reparaître de longtemps. Nous pensons donc qu'il s'agit là simplement de manifestations tertiaires d'une hérédo-syphilis ordinaire, dont les premiers symptômes ont passé inaperçus. Nous soutenons depuis de longues années cette manière de voir, acceptée aujourd'hui par la plupart des syphiligraphes. Dans notre thèse (AUGAGNEUR, Lyon 1879) nous avions déjà réuni 83 observations tendant à fixer la nature et les caractères de ces manifestations. Nous avons repris et soutenu cette conception dans un récent travail (CARLE, *Ann. de Derm.*, février 1911). Fouillant les observations d'hérédo-syphilis dites tardives, nous avons démontré que dans la plupart des cas, de l'aveu même des auteurs, des symptômes suspects s'étaient manifestés depuis longtemps, souvent depuis la première enfance, sous forme d'éruptions cutanées, d'affections pharyngo-laryngées tenaces, d'adénite ou de mauvais état général. Suivant la localisation, ces manifestations avaient été diversement étiquetées ; jusqu'au jour où le hasard d'un accident plus caractéristique, ou d'une consultation plus clairvoyante avait fait porter le diagnostic et institué le traitement, qui amène souvent, en pareil cas, des guérisons aussi imprévues que définitives. Et dans ces observations, obstinément qualifiées d'hérédo-syphilis tardives, il n'y a, nous le répétons, que le diagnostic qui soit tardif.

Les accidents tardifs, peut-être plus fréquents dans le sexe féminin, apparaissent surtout de dix à vingt ans, mais peuvent survenir bien plus tard (9 sujets de plus de quarante ans). L'époque de la puberté agit manifestement comme provocatrice d'accidents, ainsi que les traumatismes, les maladies infectieuses, en général toute condition susceptible de modifier ou d'affaiblir l'organisme.

Le problème se complique encore si l'on veut faire la part exacte des *syphilis acquises dès le premier âge*, et qui, non observées pendant cinq ou dix ans, s'expriment alors par des accidents tertiaires. Cette différenciation n'aurait d'ailleurs qu'un intérêt théorique ; tous ces accidents peuvent pratiquement s'identifier.

L'ensemble des manifestations syphilitiques consécutives à l'infection héréditaire se développe de cinq à vingt ans environ, avec un maximum assez net vers la douzième année. Nous n'entreprendrons pas leur étude, car la plupart d'entre elles nous sont déjà connues. Nous retrouverions donc une foule de lésions déjà décrites, soit à propos de la syphilis tertiaire, soit à propos de la syphilis héréditaire. On peut diviser ces symptômes en deux grandes classes :

1º Des *lésions tertiaires*, dont la variété est grande, toutes pouvant s'y retrouver, depuis les ulcérations cutanées jusqu'aux affections nerveuses, en passant par tous les désordres organiques déjà décrits à propos de la syphilis tertiaire acquise. Insistons cependant sur la fréquence des syphilis profondes, ulcéreuses, de la face, de la langue, du voile du palais, du pharynx, ainsi que sur les atteintes du système osseux.

Quelques-unes de ces manifestations, les lésions nerveuses surtout, peuvent survenir plus ou moins tôt, ou affecter certaines formes cliniques, plus spéciales à l'enfant. Nous avons signalé ces formes et leur fréquence relative dans les symptômes de la syphilis héréditaire précoce. L'étude la plus complète des manifestations de ce genre a été faite par Edmond FOURNIER, en un grand nombre de publications. A signaler particulièrement la plus récente (1912) sur l'*Hérédo-syphilis de l'adulte* et même du vieillard, accompagnée d'une série d'observations et de gravures du plus grand intérêt, pour ceux qui voudront creuser cette question.

2º Les *dystrophies*, directement léguées par la syphilis héréditaire précoce, reliquats qui attestent le double caractère spécifique et héréditaire de lésions précédentes, et sont, par cela même, importantes à connaître. Rappelons les anomalies dentaires, les érosions dentaires, les déformations craniennes, nasales, osseuses (tibia, côtes, etc.), les cicatrices cutanées ou muqueuses autour des orifices, la bouche surtout, les perforations ou adhérences du voile du palais. Ajoutons la kératite interstitielle et l'otite moyenne entraînant des opacités cornéennes indélébiles et la surdité, lesquelles, avec les érosions dentaires, constituent une triade dont la fréquence et l'importance diagnostique ont été signalées par HUTCHINSON. Nous avons déjà décrit toutes ces lésions.

ARTICLE III

TRAITEMENT

Nous ne revenons pas sur le traitement prophylactique, dont il a été parlé à propos du mariage des syphilitiques, au chapitre du pronostic. Nous parlerons du traitement de la mère pendant la grossesse et du traitement de l'enfant.

§ 1. — TRAITEMENT DE LA MÈRE
PENDANT LA GROSSESSE

Certaines conditions indiquent d'une façon formelle le traitement anti-syphilitique, que la mère soit en pleine évolution de syphilis au cours de sa grossesse, ou qu'elle ait, dans ses antécédents, plusieurs accouchements prématurés ou des symptômes suspects. Quand la syphilis de la mère est avérée, ou soupçonnée, soit par des fausses couches, soit par un Wassermann positif, il faut instituer un traitement immédiat et intensif. Les préparations mixtes (sirop de Gibert, modifié par PINARD) sont absolument insuffisantes. Les injections intra-musculaires de biiodure ou de benzoate de mercure sont nécessaires, à bonne dose. Et les résultats sont souvent excellents. Il n'est pas rare à la suite d'une forte cure de voir un nouveau-né normal, survenir à la suite de plusieurs avortons ou fausses couches.

Dans ces conditions, il nous semble tout à fait inutile de risquer l'arséno-benzol. Il y a eu quelques cas malheureux (HERXHEIMER, GLUCK, etc.). Mais il semble bien que cette action fœticide ne soit pas habituelle (LEMELAND, *Obstétrique*, avril 1911). Nous croyons simplement que l'on peut l'obtenir aussi bien avec les injections mercurielles solubles. Pour la majorité des auteurs, on doit instituer le traitement toutes les fois que le père est ou a été malade, la femme fût-elle absolument saine, opinion qui nous paraît fortement exagérée.

§ 2. — TRAITEMENT DE L'ENFANT

Le médecin peut se trouver en présence d'un enfant suspect ou d'un enfant nettement syphilitique.

1° Enfant suspect. — On doit attendre et surveiller l'enfant de près, en prévenant les parents de l'allure générale des accidents, de façon à ce que, le cas échéant, ils puissent eux-mêmes les surprendre. L'enfant doit être placé dans les meilleures conditions hygiéniques possibles. Sa mère doit le nourrir. En cas d'impossibilité, on se contentera de l'allaitement artificiel. En aucun cas, on ne le confiera à une nourrice, celle-ci pouvant être contaminée.

2° Enfant syphilitique. — Le traitement comprend le traitement général, le traitement local, et l'hygiène de l'alimentation.

A. TRAITEMENT GÉNÉRAL. — L'enfant tolère très bien le mercure; il n'y a aucun danger à le lui donner dès le début, car on n'a pas à craindre la stomatite, et l'hydrargyrisme est très rare.

a. *Mercure.* — Le mercure peut être donné *par la bouche, en frictions, en solutions hypodermiques :*

α) *Par la bouche*, on peut utiliser la *liqueur de van Swieten* par gouttes, dans un peu de lait sucré, environ vingt gouttes par jour pour débuter. On peut aller à trente gouttes dès la troisième semaine, puis quarante, cinquante, sans trop dépasser ce dernier chiffre, sauf cas spéciaux.

Il est préférable d'employer la solution de LACAPÈRE plus exacte que l'administration par gouttes :

Solution aqueuse de sublimé à 1 p. 1.000.   40 grammes
Eau distillée   160   —
Un milligramme par cuillerée à café.

· D'après l'auteur (*Annales des mal. vén.*, 1908), les doses maxima vont de 3 milligrammes (à un mois) à 20 milligrammes (à quinze mois).

La *poudre grise* (mercurium cum creta), très usitée dans la pharmacopée anglaise (STILL), a été recommandée par VARIOT, à la dose de 2 à 5 centigrammes par jour, mélangée au lait. On la donne en prises de 3 centigrammes mêlée à 6 centigrammes de bicarbonate de soude et de craie.

On se sert également de *calomel*, à la dose de 5 milligrammes à 3 centigrammes, deux ou trois fois par jour.

Même surveillés, ces médicaments produisent des vomissements et de la diarrhée.

β) Aussi les *frictions* sont-elles très préférables. On fait tous les jours une friction avec un gramme d'onguent napolitain, puis deux grammes dès le deuxième mois. Elles peuvent être continuées trois mois sans arrêt, puis reprises par la suite, plus ou moins longtemps, suivant les accidents. C'est la médication la plus couramment employée, et à juste titre, car elle suffit presque toujours.

γ) Les *injections* ont été essayées, chez l'enfant, dès 1882 par SMIRNOFF (calomel à la dose de 24 milligrammes à 36 milligrammes) par MONCORVO et FERRENO, en 1891 (calomel, huile grise, salicylate de Hg). L'huile grise a été récemment défendue par BARTHÉLEMY, qui recommande la dose hebdomadaire de un centigramme d'huile grise à 40 p. 100, suivant la technique ordinaire, pour des nouveau-nés, cette dose pouvant être portée à 2 ou 3 centigrammes au cours des trois premiers mois. Le biiodure de Hg (deux tiers de milli-

gramme par jour et par kilog.) a été conseillé par Lévy-Bing
et Schwab (1903).

b. *Iodure de potassium.* — Celui-ci est utile dans les manifestations viscérales, osseuses, gommeuses, dont on connaît la
fréquence en pareil cas. Il est également bien toléré à la dose
de 20 à 30 centigrammes par jour.

c. *Arseno-benzol.* — On a tenté de traiter le nourrisson par
le lait de la mère préalablement injectée à l'*arséno-benzol*
(Tœge, Duhot). Les recherches récentes de Peiser (Berlin, 1911), de Jeanselme (*Ann. de Gynéc.*, 1911) ont démontré
le danger de pareils essais pour l'enfant.

On a également pratiqué, avec des succès divers, l'injection
directe, à la dose de 0^{gr},1 à 0^{gr},015 . Plusieurs cas mortels
tardifs ont été publiés. La plupart des auteurs s'accordent
pour reconnaître la nécessité de commencer par une série de
frictions mercurielles. A notre avis, et sauf cas tout à fait
exceptionnels, ces frictions suffisent largement. C'est dans ces
cas qu'il peut être utile d'employer l'arseno-benzol en lavement,
comme l'a conseillé Geley (d'Annecy). En dissolvant dans le
sérum, il n'y a aucune irritation locale. Le professeur Weill
(Lyon) a récemment confirmé les bons résultats que l'on pouvait ainsi obtenir chez les enfants.

B. Traitement local — Celui-ci est de toute nécessité en
présence de plaques buccales, vulvaires, anales, lésions cutanées
ulcéreuses, etc. Il consistera toujours en lavages, poudrages,
onctions, (pommade au calomel à faible dose, à l'oxyde jaune
de Hg). Pour le coryza, on évitera toute injection antiseptique
dans les narines. Instiller trois à quatre fois par jour quelques
gouttes d'eau oxygénée à 4 volumes, alternant avec des onctions
à l'huile de vaseline stérilisée. Au besoin, une goutte d'adréna-
line au 10/1000, si la perméabilité respiratoire est menacée.

C. La question de l'hygiène. — Celle-ci comprendra quelques points essentiels : tout d'abord le nourrissage par la mère,
autant qu'il sera possible. Jamais d'allaitement par une autre
nourrice, celle-ci pouvant être contaminée. Si la mère ne peut
pas nourrir, employer le lait stérilisé. Surveillance attentive du

lait, des troubles digestifs, des selles, du poids de l'enfant, etc. De plus, une propreté minutieuse sera nécessaire (lavages, bains, etc.). Ce traitement demande à être prolongé. On ne doit pas s'en tenir à la disparition des symptômes des deux premiers mois, mais surveiller les suites pendant deux ans et plus, suivant leur ténacité, comme on le ferait pour une syphilis de l'adulte, en appliquant le même traitement préventif et curatif.

3° Syphilis héréditaire tardive. — En présence de la *syphilis héréditaire tardive*, ou plus exactement des manifestations tardives d'une syphilis héréditaire, la conduite à tenir est un peu différente. D'ailleurs, en pareil cas, c'est le diagnostic qui fait la difficulté, et non pas le traitement. Le cas habituel est le suivant : on est en présence d'un enfant de 5 à 12 ans, porteur de lésions cutanées, ganglionnaires, ou osseuses qui, presque toujours, sont considérées comme lupiques ou scrofuleuses. On applique des traitements en conséquence. L'échec de la médication, un examen plus complet, la survenue d'autres symptômes évoquent alors l'idée de la spécificité, qu'une réaction de Wassermann pourra quelquefois confirmer. Dans ces conditions, on demande au traitement, non seulement une guérison, mais encore la confirmation d'un diagnostic hésitant. Il faut donc s'adresser de suite aux médications intensives, aux injections mercurielles solubles intramusculaires, sans préjudice d'une ou deux injections intraveineuses d'arseno-benzol, à dose faible, variable avec l'âge de l'enfant. On obtient ainsi en quelques jours la transformation de lésions étendues, fongueuses ou ulcéreuses, qui avaient résisté pendant des années à tout autre traitement. Et la médication sera ensuite régulièrement instituée, comme dans toute autre syphilis.

QUATRIÈME PARTIE

HERPÈS, PAPILLOMES GÉNITAUX, BALANITES

§ 1. — HERPÈS GÉNITAL

On désigne sous le nom d'herpès une affection vésiculeuse et prurigineuse, pouvant se développer spontanément sur un point quelconque de la peau ou des muqueuses. La fréquence de sa localisation génitale, son importance au point de vue diagnostic, nous obligent à rappeler son existence. Car cette éruption, fort peu vénérienne, ne se rattache qu'indirectement aux affections qui nous occupent.

1° Étiologie. — Ses causes locales sont tout à fait banales : une irritation quelconque de la muqueuse peut déterminer son apparition, coïts excessifs, frottements prolongés, surtout chez une femme atteinte de pertes blanches, dont le contact irritant a une influence incontestable. Les causes générales ne sont guère mieux connues et, en tout cas, pas plus spécifiques. Il existe évidemment une prédisposition diathésique, que l'on rattache banalement à l'arthritisme. Il est bien rare que les malades ne présentent pas dans leurs antécédents quelques manifestations eczémateuses, prurigineuses, pityriasiques. La syphilis peut exister également, mais elle ne joue que le rôle effacé de cause prédisposante de deuxième ordre. En somme, il ne semble pas que la poussée herpétique soit, comme le prétendait DIDAY, une sorte d'antécédent obligé du chancre et que le lien qui le rattache aux maladies vénériennes soit bien étroit.

Quelques cas de transmission accidentelle ou expérimentale prouvent de façon très insuffisante la contagiosité des vésicules herpétiques.

2° Symptômes. — L'*éruption herpétique* siège de préférence sur le prépuce chez l'homme, les grandes lèvres chez la femme. Elle est annoncée par une sorte de tension prurigineuse localisée, de feu, « d'ardeur locale ». En même temps, une observation minutieuse décélera déjà une surélévation papuleuse de la muqueuse, petite et bien délimitée. Sur ce plateau apparaissent, au bout de deux jours environ, de petites vésicules à contenu transparent d'abord, louche ensuite. La vésicule se rompt, une croutelle se forme, jaunâtre, peu épaisse, adhérente, persistant plus ou moins longtemps suivant que la région est lubréfiée ou non. Dans le premier cas, il reste à la place des vésicules de petites érosions superficielles qui s'unissent, dont l'ensemble constitue une surface rouge, lisse, un peu suintante, à bords festonnés, constitués par une série d'arcs de cercle réunis bout à bout. La cicatrisation se fait en cinq ou six jours. Le défaut de propreté, l'excès de cautérisations peuvent la retarder, indurer la lésion, la compliquer d'inflammation. Quelquefois une adénite douloureuse se déclare dans la région ganglionnaire correspondante, mais ne persiste pas.

La *complication* la plus gênante est la *récidive*, soit *in situ*, soit en d'autres points des muqueuses. Elle se fait sous l'influence des mêmes causes qui ont causé la première poussée. Les érosions peuvent s'infecter, s'enflammer, se creuser sous l'influence du manque de soins.

3° Diagnostic. — Le diagnostic se fait surtout avec le chancre mou, plus rarement avec le chancre syphilitique. Leurs caractères différentiels ont été étudiés. On doit également songer aux ulcérations traumatiques, aux syphilides ulcéreuses ou érodées. Enfin, une éruption concomitante peut faire songer au zona.

4° Traitement. — Le traitement est simple. A la période de prurit, on onctionne avec de la vaseline cocaïnée. Quand les érosions surviennent, on lave à l'eau blanche, ou mieux à la solution :

Sulfate de zinc.	1
Tanin.	2
Eau distillée.	200

On poudre légèrement (talc-bismuth), ou, en cas de démangeaisons vives, on pommade deux fois par jour. Pas de cautérisations violentes, ni de lavages irritants.

On soignera en même temps les complications et surtout la
balanite ou la vulvite concomitante.

§ 2. — Papillomes génitaux

Après avoir été longtemps rangés parmi les manifestations
vénériennes, les végétations ont aujourd'hui repris la place qui
leur revient, et sont considérées comme de simples hyperplasies
d'origine papillaire, nullement vénériennes et nullement spéciales aux muqueuses génitales. Depuis les premières recherches
de Benjamin Bell, cette question fut souvent discutée, et
semble définitivement tranchée par les dernières polémiques
où Rollet et Diday soutinrent contre Vidal et Baumès le
caractère non spécifique de ces productions.

1° Étiologie. — Ce n'est pas que leur étiologie soit bien
claire. Nous ignorons à peu près leurs causes prédisposantes.
Certains tempéraments sont-ils plus sujets que d'autres à ces
poussées ? On a incriminé l'herpétisme, l'arthritisme ? le
diabète, la tuberculose (Terrillon). Ceci est bien vague.
Le seul fait à admettre, c'est que, chez certains individus, le
derme a un pouvoir proliférant tout à fait spécial — quelquefois même spontanément — La concomitance fréquente sur
un même sujet, des verrues aux mains, de *molluscum conta-
giosum*, de crêtes de coq, tend à leur faire reconnaître la même
origine et à les rattacher à une même diathèse (Gémy, 1893).

Les causes locales sont mieux connues. Il est certain que toute
irritation prolongée de quelque nature qu'elle soit, peut créer
l'hyperplasie papillaire. La notion de qualité est ici secondaire.
Écoulement blennorrhagique, pertes blanches, balanite chronique, accumulation de sébum chez les sujets peu soigneux,
à prépuce long, plaques muqueuses, syphilomes végétants sont
autant de raisons d'être des papillomes, presque toujours retrou-

vées dans les antécédents. A ce point de vue, la grossesse est une excellente prédisposition, mais elle agit surtout comme cause locale, par l'abondance et la persistance des écoulements leucorrhéiques, agissant sur un terrain physiologiquement congestionné (Thèse de LEFER, Paris, 1899).

La notion de contagiosité et d'auto-inoculabilité est loin d'être établie. Quelques expériences de VELPEAU, de AUBERT, de GÉMY tendraient à la faire admettre. D'autres sont négatives. D'ailleurs, les cas positifs ne sont pas très probants, car ils peuvent être expliqués par l'aptitude spéciale du derme à proliférer sous l'influence d'une cause irritante.

2° Anatomie pathologique. — Ces tumeurs sont des papillomes, c'est-à-dire des papilles hypertrophiées, recouvertes d'un épiderme anormalement proliférant.

Les papilles en voie de prolifération poussent des prolongements de bas en haut en plein tissu épithélial. Chaque papille se compose d'une charpente fibreuse dont le milieu est occupé par une artériole et une veinule. Au-dessus, dans le tissu sous-jacent, le tissu fibreux se prolonge et s'infiltre quelquefois profondément, semé de cellules embryonnaires en grand nombre.

Les papilles sont coiffées par l'épiderme plus ou moins hyperphasé. Rarement réduit à un simple revêtement, il constitue le plus souvent de grosses masses proliférées qui contribuent à donner à la tumeur son aspect irrégulier et bourgeonnant. Dans certains cas, l'épiderme pousse des prolongements dans le derme, s'entremêlant avec les papilles, mais toujours d'une façon régulière, typique et limitée. Cette couche épithéliale superficielle a généralement une épaisseur dix ou vingt fois plus grande que la couche papillaire.

3° Symptômes. — Le siège ordinaire de ces végétations est la muqueuse ano-génitale dans les deux sexes. Mais toutes les muqueuses peuvent proliférer de même façon, sous l'influence d'irritations analogues. On a décrit des papillomes des lèvres, de la langue, de la conjonctive, des fosses nasales, de la luette, etc.).

La végétation apparaît sous forme de granulations miliaires, dures, indolentes, hémisphériques, isolées ou réunies en semis en un point du gland, du sillon balano-préputial, de l'anus, de la vulve, du prépuce, du pénis, etc. Elles peuvent rester longtemps stationnaires recouvertes d'une muqueuse normale et ne gênant aucune fonction. — Puis, sous une influence quelconque, elles se dressent, végètent et pullulent. Sessiles ou pédiculées, elles atteignent quelquefois un volume considérable, et constituent des surfaces surélevées, inégales, multilobées, faciles à diviser par l'écartement en une série de segments massifs ou filiformes, séparés par des sillons plus ou moins profonds. Les épithètes de marisques, fiscs, fleurs de thym, poireaux, choux-fleurs, crêtes de coq, indifféremment appliquées à ces productions, caractérisent assez bien les divers aspects qu'elles peuvent revêtir. Le revêtement est toujours normal, sauf dans les parties superficielles où la desquamation épidermique très marquée donne une apparence poudreuse ou kératosique suivant les cas. Les symptômes fonctionnels sont variables avec le siège et toujours peu marqués. Ceux de l'anus, du méat urinaire sont les plus gênants. Les papillomes de l'urèthre, surtout chez la femme, donnent lieu à de petites hémorrhagies qui persistent autant que la cause, et peuvent quelquefois inquiéter.

Les complications sont rares. Non traitées, elles deviennent énormes, s'enflamment et causent des adénites.

La repullulation est la règle, et souvent dans un espace de temps très court, surtout en période de grossesse.

4° Diagnostic. — Il doit surtout se faire avec les syphilides secondaires végétantes, hypertrophiques, condylomateuses (voir ces chapitres).

5° Traitement. — Le seul traitement véritable, à la fois expéditif et efficace, est la cautérisation par le feu ou la section au ciseau. Le premier moyen est à conseiller pour les petites végétations, miliaires, sessiles, disséminées sur une large surface. Une fine pointe de thermo-cautère — ou mieux d'électro-cautère les fera disparaître. Ne pas craindre de brûler la base du papillome pour prévenir la récidive, autant que possible. Quand les végétations sont abondantes et pédiculées, on les sectionne à la base d'un coup de ciseau, et on brûle la racine restante, soit avec l'électro-cautère, soit avec une goutte d'acide chromique à 5 ou 10 p. 20, dont l'emploi à cette dose doit être très surveillé.

La douleur n'est pas si insupportable qu'elle soit une contre-indication. Elle peut être très atténuée par la solution cocaïnée à 1/20 en applications trois minutes avant l'opération. Quant à l'hémorrhagie, elle est négligeable et n'exige aucun hémosta-tique. Un peu de compression à la gaze, maintenue par un pan-sement, est suffisant. La cautérisation consécutive suffit en général pour l'arrêter.

Le ciseau, suivi de cautérisation, est préférable à la curette, qui enlève, ou plutôt déchire, trop de téguments sains. La liga-ture lente, élastique est un procédé d'une autre époque.

Cependant, nombre de malades refusent ces procédés simples, mais un peu douloureux. On a alors le choix entre les *caus-tiques* : nitrate acide de mercure, acide acétique, acide azotique, pâte de Vienne, acide chromique à 5/20, acide phénique pur, ou les *astringents :* tanin, alun calciné, sulfate de cuivre, poudre de sabine et de rue (parties égales, avec un peu d'alun calciné) ou les *préparations mystérieuses :* feuilles de souci pilées, jus de chélidoine, tuya officinalis !

On doit reconnaître la rapidité avec laquelle disparaissent certains papillomes de la muqueuse balanique sous l'influence de lavages minutieux et de quelques attouchements au nitrate d'argent. Mais, la plupart du temps, toutes ces applications sont d'une efficacité nulle ou douteuse. L'application de poudre de sabine et d'alun, alternée avec des lavages destinés à effriter peu à peu les parties mortifiées, donne de meilleurs résultats — mais toujours à longue échéance. Les caustiques exigent de très nombreuses applications, une surveillance continuelle et la possibilité d'accidents inflammatoires ou même gangre-neux. On laissera le moins possible un flacon de nitrate acide de mercure ou d'acide chromique entre les mains du malade. Enfin, on préviendra toujours le sujet de la nécessité, pendant toute la durée de l'affection, d'une propreté absolue, de lavages

répétés, de la longueur du traitement, et de la repullulation
possible.

§ 3. — BALANITES [1]

On donne le nom de balanite à l'inflammation de la muqueuse du gland. Cette inflammation généralement accompagnée de celle du prépuce reçoit alors le nom de balano-posthite.

1° Symptômes. — Pendant longtemps la balanite fut confondue avec la blennorrhagie : on distinguait une blennorrhagie vraie, la blennorrhagie urétrale, une fausse blennorrhagie ou blennorrhagie du gland. Pour les unicistes, elle était confondue avec la blennorragie comme une manifestation de la syphilis. Jusqu'en 1767 cette manière de voir fut partagée par les différents auteurs. Petit à petit, la classification des différentes maladies se fait : BALFOUR, HERNANDEZ, isolent la blennorrhagie. Un pas décisif est fait par RICORD qui établit la distinction entre le chancre et la blennorrhagie. Quelque temps après, les travaux de DIDAY et de FOURNIER l'isolent définitivement et à ce moment-là FOURNIER déclare que :

1° La balanite est une affection non vénérienne, spontanée. produite par le phimosis, la malpropreté, les excitations locales

2° Puis viennent les balanites consécutives â des lésions locales : chancres, blennorrhagie. Ces conclusions furent admises au début et firent autorité pendant quelques années. Petit à petit de nombreux travaux sont venus éclaircir la question, et, parmi les plus intéressants, il faut citer les travaux de BERDAL et BATAILLE, de DU CASTEL, de FRIEDRICH, de CORDIER, de QUEYRAT.

Actuellement, on peut établir la classification suivante :

1° Balanites primitives. . .	Érosive de Berdal et Bataille Pustulo-ulcéreuses de Du Castel
2° Balanites secondaires ou associées à un état local. .	Balanite séborrhéique Balanite blennorrhagique Balanite chancrelleuse Balanite chancreuse

[1] Paragraphe dû à la collaboration de M. le Dr André AUGAGNEUR.

3º Balanites dues à une in- { Balanite diabétique
    fection générale   { Balanite brightique
4º Balanite médicamenteuse | balanite iodo-hydrargyrique

Nous rappellerons seulement les plus intéressantes :

A. Balanoposthite érosive circinée de **Berdal et Bataille**. — En 1889, Berdal et Bataille ont décrit une variété de balanite nettement caractérisée par les points suivants :

a. *Symptômes*. — Si l'on inocule du pus de cette balanite par piqûre, par contact ou raclage dans la muqueuse préputiale d'un individu sain, on reproduit exactement les mêmes lésions que celles constatées chez l'individu sur lequel on a prélevé le liquide inoculé. Environ vingt-quatre heures après, au point d'inoculation, on observe de la rougeur et un suintement léger. Quelques heures plus tard, on voit se former une petite érosion qui s'accroît petit à petit les jours suivants et prend les caractères d'une érosion superficielle de coloration rouge vif bordée par un bourrelet blanchâtre légèrement surélevé qui s'étend peu à peu. Cette érosion s'accompagne d'un écoulement purulent crémeux d'odeur fade, très abondant. L'évolution est en général la suivante : les premières lésions font leur apparition au niveau du sillon balano-préputial, grâce à leur progression excentrique, elles finissent par se rencontrer et se confondre les unes avec les autres, et donnent lieu à des lésions polycycliques qui finissent par envahir toute la muqueuse. A cette période, elles s'accompagnent de phénomènes locaux que l'on est habitué à rencontrer dans toutes les variétés de balanites, c'est-à-dire d'œdème préputial, rougeur, cuisson ayant son maximum lorsque le malade urine. Progressivement l'affection se généralise à toute la muqueuse, mais s'arrête au niveau du méat qu'elle n'envahit jamais, laissant une bordure du muqueuse saine. La guérison survient en quelques jours, mais il faut se souvenir que les rechutes sont très fréquentes.

Si l'on fait un examen microscopique d'une goutte de pus on est frappé de la quantité et de la variété des microorganismes. On rencontre principalement un spirille que Berdal et Bataille considèrent comme l'agent causal de l'infection, mais qu'ils n'ont pu réussir à cultiver. Ce spirille avait été signalé déjà dans des travaux différents par Donné, Alvarez, Tavel.

b. *Complications.* — En plus des complications que l'on rencontre dans les autres formes de balanites (phimosis, adhérences), la balanoposthite érosive peut causer de la lymphite sous forme de cordons qui apparaissent tardivement pour disparaître en deux ou trois jours. On peut aussi se trouver en présence d'une adénite inguinale bilatérale analogue à celle produite par le chancre syphilitique. Toutefois elle se différencie de cette dernière par la rapidité de sa résolution, alors que la pléiade due au chancre peut persister pendant plusieurs mois.

B. Balanite pustulo-ulcéreuse de du Castel. — Du Castel, sous le nom de balanite pustulo-ulcéreuse, a décrit une variété de balanite qui survient quelques jours après le coït. Elle débute dans le sillon balano-préputial par une ulcération recouverte d'un enduit diphtéroïde. La lésion est limitée par une bordure très rouge. En même temps apparaissent des vésico-pustules jaunâtres disséminées sur la muqueuse. Elles se rompent et laissent échapper leur contenu, et à leur place on voit une ulcération. Plusieurs pustules rapprochées se rompent et les ulcérations se réunissent pour en former une seule plus étendue. Pendant longtemps cette forme a été confondue avec l'herpès génital dont elle se distingue et par l'aspect et par son évolution. La lésion consécutive est beaucoup plus profonde que dans l'herpès.

C. Balanites secondaires. — Ce sont des balanites venant s'ajouter à une lésion locale (herpès, chancres mous, chancres syphilitiques, blennorrhagie), qui ont toutes été déjà étudiées.

D. Balanites dues a une infection générale. — Le type que l'on rencontre le plus fréquemment est la *balanite diabétique*. Comme toutes les balanites, celle-ci est favorisée par la longueur du prépuce. C'est dans cette forme que Friedrich a montré la présence de l'oïdium albicans qu'il considère comme

47.

le parasite de cette affection. L'inflammation est déterminée par le dépôt de sucre laissé au niveau de la muqueuse. Le méat est œdématié, la muqueuse est colorée en rouge et il s'écoule un pus abondant très fétide. A cela il faut ajouter un signe excellent, le prurit absolument intolérable chez certains malades. Le gland est douloureux, couvert de petites vésicules qui laissent après elles des ulcérations dans lesquelles on retrouve le parasite signalé par FRIEDRICH.

Cette affection a une évolution très lente, mais est tenace et rebelle à toute thérapeutique. On a signalé quelques cas de gangrène suivis de mort.

E. BALANITE MÉDICAMENTEUSE. — Balanite iodo-hydrargyrique de CORDIER. Cette forme s'observe chez les malades qui font des pansements de la verge avec de la poudre ou de la pommade au calomel et qui, en même temps, absorbent de l'iodure de potassium. Cette variété est due à la transformation du calomel en protoiodure. Elle est favorisée par la longueur du prépuce qui, permettant la stagnation de l'urine, favorise les réactions chimiques.

2⁰ Diagnostic des balanites. — Deux cas se présentent au médecin appelé à examiner un malade porteur d'une balanite : 1⁰ ou bien le malade découvre facilement son gland et le diagnostic est aisé ; 2⁰ ou bien il y a un phimosis empêchant de découvrir l'organe.

a. *Le gland est visible.* — En dehors des différents types de balanites déjà décrits, diverses lésions peuvent se présenter.

Le *chancre syphilitique* est une lésion d'un diagnostic difficile, étant donnée l'apparence érosive du chancre induré. Le premier signe sera l'induration qui, plus ou moins prononcée, est à peu près constante dans le chancre et ne se rencontre jamais dans la balanite. La coloration rouge sombre du chancre se différencie de celle de la balanite qui est d'un rouge plus vif. De plus, les lésions de la balanite sont limitées par une bordure très nette alors que le chancre se continue sans délimitation avec les tissus voisins. Néanmoins le diagnostic est difficile lorsque les deux lésions sont coexistantes et que l'on a affaire à des lésions de balanoposthite érosives et circinées. L'adénite inguinale qui est bilatérale et polyganglionnaire dans les deux cas vient singulièrement compliquer les choses. Cette confusion n'est possible qu'au début, alors que la balanite est limitée à une seule lésion.

La *plaque muqueuse* peut égarer un instant surtout s'il s'agit de balanite érosive. La coloration est différente, la plaque muqueuse est plus grise et n'a pas tendance à s'accroître excentriquement comme la balanite.

Les *lésions herpétiques* sont caractérisées par une plaque érythémateuse sur laquelle apparaissent des vésicules et s'accompagnant de prurit. La confusion peut se faire surtout avec la balanite pustulo-ulcéreuse .Mais alors que dans l'herpès, il s'agit de vésicules arrondies transparentes à contenu séreux, dans la balanite au contraire il s'agit de pustules à contenu louche et tendant à suppurer.

L'*eczéma* du gland ne peut guère prêter à la confusion, étant la plupart du temps accompagné de lésions cutanées.

La *gale* peut quelquefois dérouter un instant, mais la coexistence de lésions prurigineuses aux sièges d'élection facilitera le diagnostic.

L'affection décrite par QUEYRAT sous le nom d'*érythroplasie du gland* doit trouver ici une place. C'est une affection caractérisée par des placards rouges de la muqueuse et s'accompagnant d'une légère infiltration. L'évolution se différencie de celle de la balanite par sa durée. C'est une affection durant des années et pouvant évoluer vers l'épithélioma.

b. *Le gland est invisible.* — Lorsque le gland est recouvert par un prépuce long qu'il est impossible de ramener en arrière, le diagnostic est délicat et doit être très réservé. Il faudra s'aider de tous les signes tels que l'aspect extérieur du prépuce, l'examen des lymphatiques, l'inspection de la surface cutanée, l'examen bactériologique de l'écoulement et quelquefois enlever le prépuce, ablation qui aura le double avantage de faciliter le nettoyage et l'examen clinique des lésions sous-jacentes.

47..

3° Traitement. — Comme pour le diagnostic, deux cas sont à envisager :

a. *Le gland est découvert*. — Faire des lavages avec une solution antiseptique quelconque : eau boriquée, eau blanche, permanganate de potasse, etc., après le lavage, faire un badigeonnage sérieux avec un tampon de ouate hydrophile imbibé de la solution :

$$
\begin{array}{ll}
\text{Nitrate d'argent.} & \text{1 gramme} \\
\text{Eau bouillie} & \text{30 —}
\end{array}
$$

Faire une application étendue. Ensuite on peut poudrer avec du talc ou du bismuth, mais cela n'est pas nécessaire. Il est préférable d'isoler au moyen d'une petite épaisseur de **gaze**, imbibée à une solution plus faible.

b. *Le gland est caché*. — S'il y a phimosis, et que pour une cause quelconque on ne puisse débrider, faire des lavages sous-préputiaux abondants et répétés avec une solution antiseptique, puis on pourra injecter quelques gouttes d'une solution de nitrate d'argent à 1/50.

La ligne de conduite à suivre est en général : lavages antiseptiques suivis d'une application de nitrate d'argent.

INDEX ALPHABÉTIQUE

TABLE DES MATIÈRES

PREMIÈRE PARTIE

BLENNORRHAGIE

DEUXIÈME PARTIE

CHANCRE SIMPLE

TROISIÈME PARTIE

SYPHILIS

QUATRIÈME PARTIE

HERPÈS ET PAPILLOMES GÉNITAUX

EVREUX, IMPRIMERIE CH. HÉRISSEY, PAUL HÉRISSEY, SUCC^r